CB080464

ATLAS DE CIRURGIA EM ORTOPEDIA PEDIÁTRICA

TERCEIRA EDIÇÃO

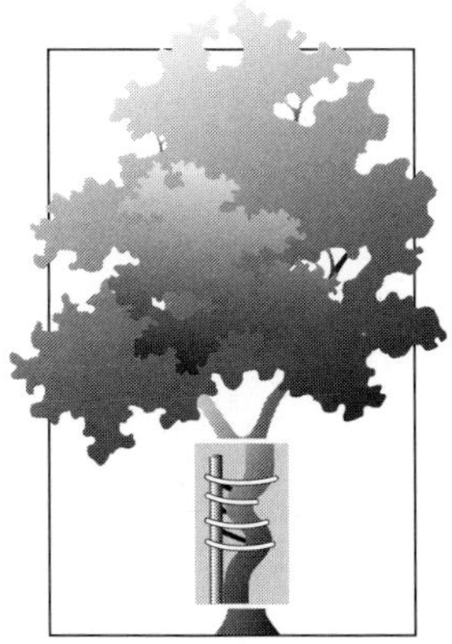

ATLAS DE CIRURGIA EM ORTOPEDIA PEDIÁTRICA

TERCEIRA EDIÇÃO

RAYMOND T. MORRISSY, M.D.

(Medical Doctor)
Chief
Department of Orthopaedics
Children's Healthcare of Atlanta
at Scottish Rite
Clinical Professor of Orthopaedics
Emory University
Atlanta, Georgia

STUART L. WEINSTEIN, M.D.

(Medical Doctor)
Ignacio V. Ponseti Chair of Orthopaedic Surgery
Department of Orthopaedics Surgery
University of Iowa Hospital
Iowa City, Iowa

Manole

Copyright © 2001 by Lippincott Williams & Wilkins

Título do original: *Atlas of Pediatric Orthopaedic Surgery – Third Edition*

Tradução: Sonia Strong

Revisão científica: Dr. Jayme de Paula Gonçalves
Sócio Efetivo da Sociedade Brasileira de Cirurgia do Joelho
Ex-professor Adjunto de Ortopedia da Faculdade de Medicina da FUA
Título de Especialista em Medicina do Esporte pela Sociedade Brasileira de Medicina do Esporte
Membro Titular da Sociedade Brasileira de Ortopedia e Traumatologia
Cursos de Especialização nos Estados Unidos

Editoração Eletrônica: Luargraf Serviços Gráficos Ltda.

Ilustrações: Bernie Kida

Capa: Eduardo Bertolini

CIP-BRASIL. CATALOGAÇÃO-NA-FONTE
SINDICATO NACIONAL DOS EDITORES DE LIVROS, RJ.

M858a

Morrissy, Raymond T.
Atlas de cirurgia em ortopedia pediátrica / Raymond T. Morrissy, Stuart L. Weinstein ; [tradução de Sonia Strong ; revisão científica de Jayme de Paula Gonçalves]. - Barueri, SP : Manole, 2005
il.

Tradução de: Atlas of pediatric orthopaedic surgery, 3rd ed
Inclui bibliografia
ISBN 85-204-1438-9

1. Ortopedia pediátrica - Atlas. 2. Cirurgia ortopédica - Crianças - Atlas. I. Weinstein, Stuart L. II. Título.

04-2128 CDD 617.3
CDU 617.3–053.2

Todos os direitos reservados.
Nenhuma parte deste livro poderá ser reproduzida, por qualquer processo, sem a permissão expressa dos editores.
É proibida a reprodução por xerox.

Direitos em língua portuguesa adquiridos pela:
Editora Manole Ltda.
Avenida Ceci, 672 – Tamboré
06460-120 – Barueri – SP – Brasil
Fone: (11) 4196-6000 – Fax: (11) 4196-6021
www.manole.com.br
info@manole.com.br

Impresso no Brasil
Printed in Brazil

Aos três modelos de inspiração que tiveram um significativo e duradouro efeito em minha carreira como médico e cirurgião ortopédico:

Philip O. Lichtblau, M.D.
cujo exemplo, bondade e interesse me levaram, no último ano do ensino médio, a uma carreira em medicina e ortopedia;

William H. Harris, M.D.
cuja busca incansável de questões importantes para a melhora dos cuidados ao paciente marcou de forma indelével minha abordagem aos cuidados com o paciente quando eu era um aluno de pós-graduação; e

John E. Hall, M.D.
cuja honestidade intelectual, habilidade em cirurgia e prática da arte da medicina foram um exemplo brilhante para mim quando residente em ortopedia, e tem permanecido como uma luz-guia para mim como cirurgião ortopédico.

R.T.M.

Para

Mike Bonfiglio, M.D.
cujos atributos como médico e atenção aos detalhes na arte na medicina inspiraram um internista em formação a buscar uma carreira em cirurgia ortopédica;

Ignacio V. Ponseti, M.D.
mentor, colega e amigo por quase trinta anos, cuja busca incansável por conhecimento e procura em entender a biologia da doença a fim de desenvolver soluções biológicas inspiraram todos os que tiveram o privilégio de trabalhar com ele; e

Cirurgiões ortopédicos em todo o mundo
com quem tive o privilégio de interagir durante os últimos vinte e cinco anos e que forneceram incentivo contínuo para minhas atividades acadêmicas.

S.L.W.

AVISO

A equipe editorial responsável por esta obra empenhou-se ao máximo para confirmar a precisão das informações apresentadas e para descrever os procedimentos geralmente utilizados. Entretanto, os autores e a editora responsável por esta publicação não se responsabilizam por erros ou omissões, tampouco por quaisquer conseqüências eventualmente advindas da aplicação das informações contidas neste livro, e não se comprometem em garantir, explícita ou implicitamente, que esta publicação é a mais atualizada, completa ou precisa. A aplicação das informações em uma situação prática permanece sendo de responsabilidade do médico.

Os autores e a editora empregaram todos os esforços para garantir que os fármacos receitados e a sua respectiva dosagem apontada nos textos que compõem este livro estão em conformidade com as recomendações e os procedimentos adotados atualmente. Porém, em vista das pesquisas em andamento, das mudanças nas regulamentações governamentais e do fluxo constante de informações relativas às terapias e às reações medicamentosas, recomenda-se ao leitor a checagem das bulas de cada medicamento para identificar qualquer tipo de mudança nas indicações e na dosagem, além de avisos ou precauções adicionais. Isso é particularmente importante quando o agente recomendado é uma droga nova ou pouco utilizada.

Alguns fármacos e dispositivos médicos apresentados neste livro obtiveram permissão da Food and Drug Administration (FDA)* dos EUA para utilização limitada em ambientes de pesquisa restritos. Assegurar as condições adequadas estabelecidas pela FDA para cada fármaco ou dispositivo durante a prática clínica é responsabilidade de cada profissional da saúde.

*N.E.: Recomenda-se a verificação de regulamentações do Ministério da Saúde no Brasil.

SUMÁRIO

4 O FÊMUR

5 O JOELHO

6 A TÍBIA

7 O PÉ

PREFÁCIO

Como cirurgiões em um campo que avança com rapidez, necessariamente enfrentamos a execução de procedimentos cirúrgicos que não nos foram ensinados na residência médica ou que foram modificados com o passar dos anos para melhorar os resultados. Ainda assim, ao buscar mais informações na literatura sobre esses procedimentos, freqüentemente encontramos apenas descrições resumidas e esboços que não dão aos cirurgiões os detalhes da forma precisa e sem ambigüidade que eles apreciam ter à sua disposição.

O *Atlas de Cirurgia em Ortopedia Pediátrica* foi concebido com a noção de que o aprendizado de cirurgia, tanto para residentes como para cirurgiões, é principalmente um processo visual, e que descrições narrativas dos procedimentos cirúrgicos são complementares ao *input* visual. Assim, as ilustrações neste atlas dão um nível de detalhamento que requer poucas legendas e um senso de realismo que simula um campo cirúrgico real. Com essa intenção, a grande maioria dos procedimentos ilustrados aqui foi desenhada na sala de cirurgia durante o procedimento real.

Nos esforçamos para elaborar descrições simples e claras para acompanhar as ilustrações. Esses textos descrevem os procedimentos passo a passo, e contêm pérolas e armadilhas clínicas, baseados em longos anos de experiência prática. Tomamos cuidado para manter essas descrições práticas e breves. Referências atuais são fornecidas no final da maior parte dos procedimentos para uma leitura mais extensa. Comentários breves sobre o tratamento pós-operatório e evolução esperada após a cirurgia estão também incluídos. Radiografias pré e pós-procedimento foram incluídas quando sentimos que elas realçariam a descrição do procedimento e dos resultados esperados.

Desde o seu início, o atlas foi concebido para complementar a obra *Ortopedia Pediátrica de Lovell e Winter*. O livro-texto, agora em sua quinta edição, não delineia os detalhes dos procedimentos cirúrgicos; já o atlas, de modo oposto, não desenvolve em profundidade as indicações para vários procedimentos, mas delineia seus detalhes. A grande responsabilidade que os cirurgiões levam consigo para dentro da sala de cirurgia requer o conhecimento de ambos. Usados em conjunto, esperamos que a terceira edição de *Atlas de Cirurgia em Ortopedia Pediátrica* e a quinta edição de *Ortopedia Pediátrica de Lovell e Winter* forneçam um corpo de conhecimento completo e mutuamente complementar. Para promover esse objetivo e fornecer exemplos úteis aos leitores, inserimos referências cruzadas a procedimentos específicos. Essas referências são indicadas por [➡], seguido pelo número do procedimento no atlas. Encorajamos os leitores a usar este atlas em conjunto com o livro-texto.

Mesmo que não seja possível incluir todos os procedimentos aqui, incluímos os 117 de uso mais freqüente. Novos procedimentos nesta edição incluem, entre outros:

- Redução aberta da fratura supracondilar do úmero.
- Fixação com parafuso sacral.
- Toracoplastia.
- Excisão de hemivértebra.
- Descompressão em estágio único e fusão intercorpo póstero-lateral e anterior para espondilolistese de grau avançado.
- Abordagem ântero-medial para o quadril luxado durante o desenvolvimento.
- Osteotomia valgizante para coxa vara ocorrida durante o desenvolvimento.

- Osteotomia valgizante para abdução em dobradiça na doença de Perthes.
- Epifisiodese percutânea femoral distal.
- Hemiepifisiodese por grampeamento para correção de geno valgo.
- Ressecção cirúrgica da interrupção parcial da placa de crescimento.
- Transferência do músculo reto femoral.
- Osteotomia em ponta para deformidades angulares de ossos longos.
- Epifisiodese percutânea da tíbia proximal.
- Hemiepifisiodese da tíbia proximal por grampeamento para correção de geno varo.
- Epifisiodese com parafuso para tornozelo valgo.

Alguns desses procedimentos foram substancialmente revisados para refletir avanços na prática; o procedimento de instrumentação com gancho segmentar e de parafuso em pedículo para escoliose, por exemplo, foi quase totalmente reilustrado e reescrito.

Este atlas irá ajudar o residente médico, o pós-graduando e o cirurgião ortopédico a entender melhor os aspectos técnicos de alguns dos procedimentos cirúrgicos necessários no cuidado ortopédico de bebês, crianças e adolescentes.

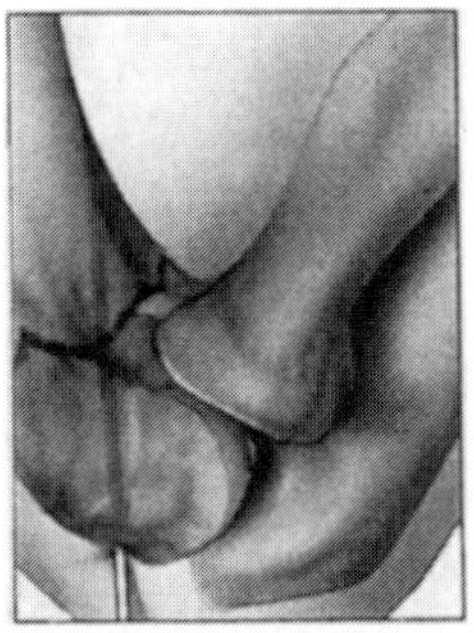

1

A EXTREMIDADE SUPERIOR

1.1 CORREÇÃO DE WOODWARD PARA DEFORMIDADE DE SPRENGEL

Escápula alta congênita, mais conhecida como *deformidade de Sprengel*, não é uma condição comum. Ela pode ser vista com graus variados de gravidade. Como resultado de programas de triagem em escolas, temos encontrado um grande número de crianças com níveis menores de elevação escapular e escápulas menores em um dos lados. Graus menores de elevação escapular não precisam de tratamento e geralmente não estão associados com outras anormalidades de desenvolvimento na região do ombro. No outro lado do espectro está a criança diagnosticada ao nascer, ou logo após o nascimento. O médico que recomenda a realização de tratamento cirúrgico e o genitor que aceita a recomendação médica devem entender que a deformidade geralmente piora com o crescimento. A resolução do problema pode ser difícil quando a criança tem entre 4 e 8 anos de idade, que é a idade ideal para uma correção mais eficiente.

A condição é o resultado de um problema surgido entre a 9ª e a 12ª semanas de gestação; sendo assim, outros órgãos podem ser afetados, bem como as estruturas ao redor da cintura escapular. É importante conhecer anatomia patológica para realizar a correção da deformidade e para evitar complicações. A escápula é mais curta em sua altura vertical do que a escápula normal oposta, e é mais côncava anteriormente para encaixar-se no aspecto superior de formato convexo da caixa torácica. Além disso, a porção supra-espinhosa da escápula geralmente encontra-se inclinada para frente, e sua porção superior medial pode ser maior. A clavícula também pode estar mais alta e ser mais curta, perdendo sua convexidade anterior normal (1). Em cerca de 1/3 dos casos, há um osso omovertebral que conecta o ângulo medial superior da escápula aos elementos posteriores da 4ª e 5ª vértebras cervicais. O osso homovertebral pode ser constituído de tecido ósseo, cartilagem ou tecido fibroso. Finalmente, os músculos da cintura escapular geralmente são afetados, sendo o problema mais comum uma hipoplasia do trapézio e do rombóide.

Duas cirurgias para a correção da deformidade de Sprengel resistiram ao teste do tempo e são as mais usadas. O procedimento de Green (2-5) separa os músculos da escápula, enquanto o procedimento de Woodward (6,7) separa as origens do trapézio e rombóide do processo espinhoso. Nós tivemos experiência com ambos os procedimentos, e achamos que o procedimento de Woodward é mais fácil de ser realizado e que ele produz os mesmos resultados com menor tempo de hospitalização e menor morbidade.

Uma das complicações mais importantes é a paralisia do nervo radial resultante da compressão do plexo braquial entre a clavícula e a primeira costela quando a escápula é puxada para baixo. Alguns especialistas defendem a divisão ou morcelação da clavícula para evitar essa complicação (1,8). Essa é uma medida eficaz, mas é importante determinar quais pacientes necessitam dela. Por ser baixa a incidência de paralisia do nervo radial (2,6,9,10), especialmente em crianças pequenas, esse procedimento adicional pode ser reservado para crianças afetadas com mais de 8 anos de idade, e para aquelas com uma deformidade mais grave. Quando a paralisia do nervo for notada após o procedimento de Woodward, a divisão da clavícula pode ser feita (Figs. 1-1 a 1-6).

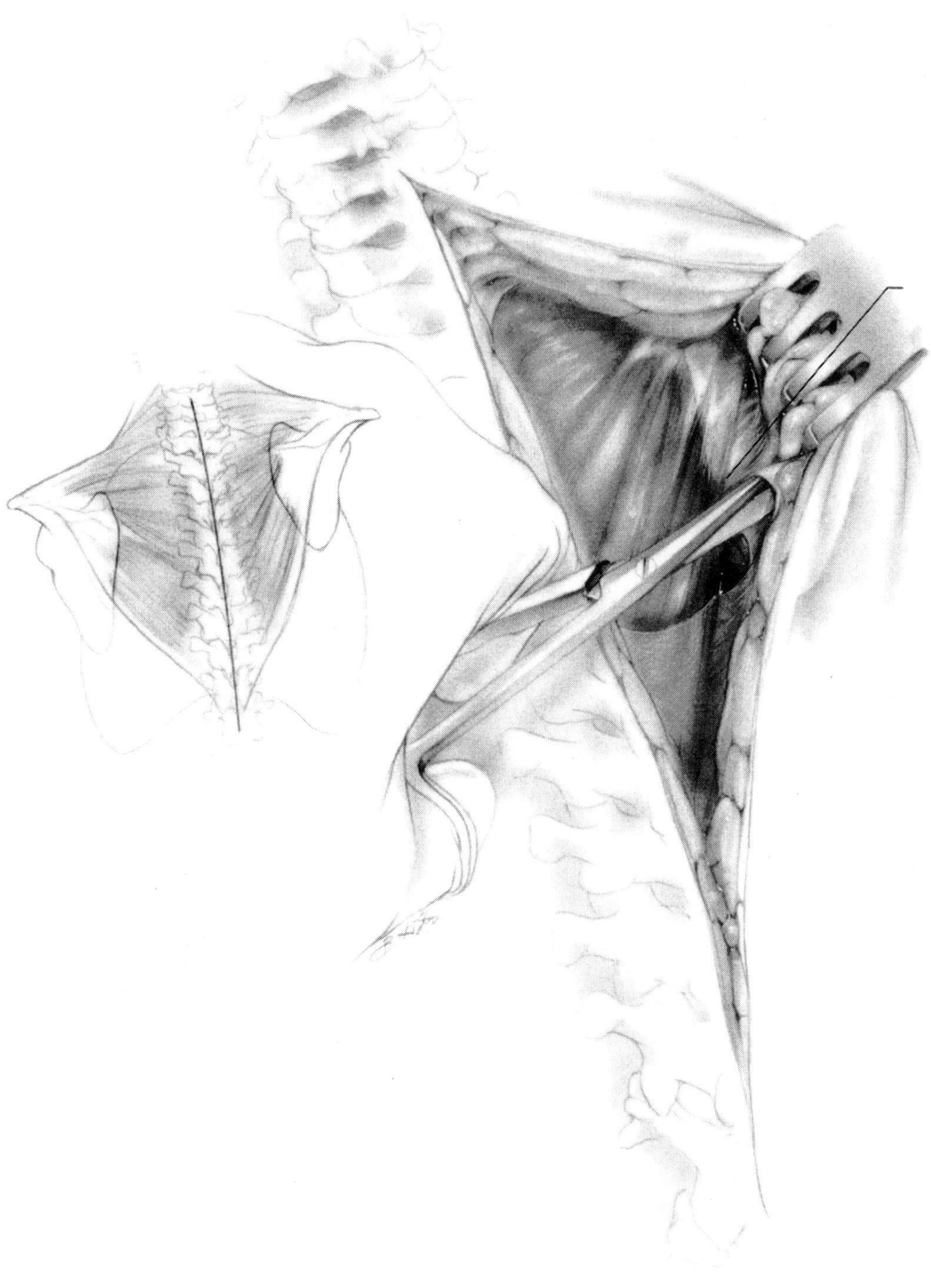

FIGURA 1-1. O paciente é posicionado em decúbito ventral. O braço e o ombro do lado afetado devem ser deixados expostos. Pode ser útil se toda a região posterior do tórax estiver no campo estéril de forma que o nível da escápula oposta possa ser observado. Também é útil posicionar a cabeça do paciente como se ele estivesse olhando diretamente à frente. A incisão deve ser feita na linha média e se estender do nível da coluna cervical superior (C1 a C2) até a coluna torácica inferior (T9 a T10).

A incisão é aprofundada através do tecido subcutâneo e é divulsionada de modo gradual no lado afetado. A dissecção deve ser levada em sentido lateral até que se possa identificar a borda lateral do músculo trapézio no aspecto inferior da ferida cirúrgica e a borda lateral da escápula em sua porção média, e suficientemente distante para permitir a exposição da metade medial da porção supra-espinhosa da espinha da escápula na parte superior.

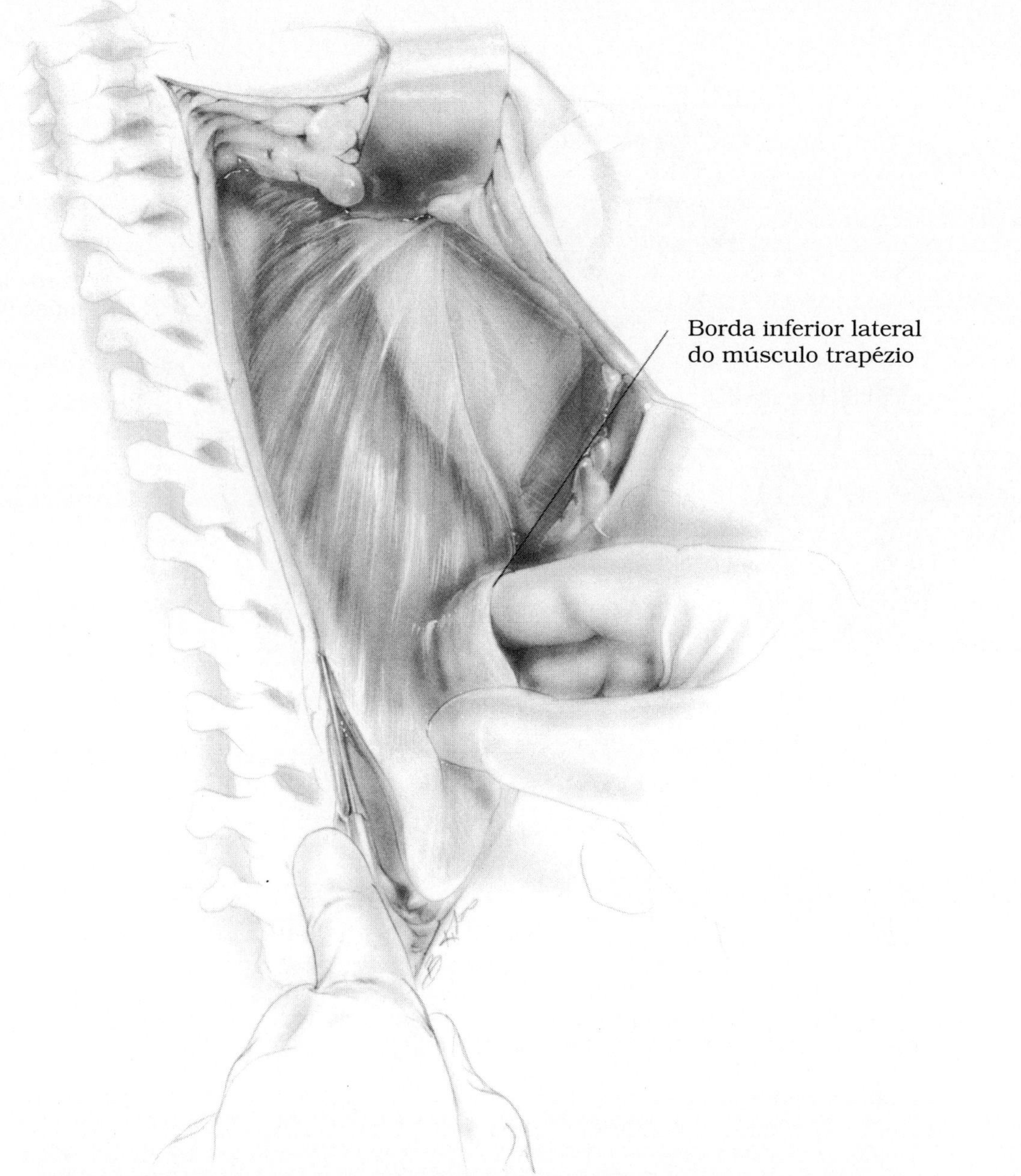

FIGURA 1-2. Embora Woodward tenha descrito a separação do trapézio e do rombóide através da separação direta de suas origens a partir da linha média, isso é praticamente impossível, porque elas se misturam inseparavelmente com todas as outras origens musculares na linha média. Primeiro, identifique a borda lateral do músculo trapézio no aspecto inferior da ferida cirúrgica e por dissecção romba com o dedo, separe-a da bem-definida fáscia toracolombar e do músculo *latissimus dorsi* (grande dorsal), que cobre os músculos serrátil e o eretor da espinha. A manobra facilita a identificação de sua origem, que pode ser destacada sem ser preciso cortar as camadas musculares mais profundas. Essa separação do trapézio é iniciada distalmente e se estende até o nível da quarta vértebra cervical, onde pode ser cortado transversalmente para completar sua liberação. Após o músculo trapézio ser destacado e rebatido lateralmente, os músculos rombóides inseridos na escápula são identificados. Dissecção romba com o dedo pode ser usada para separá-los da fáscia profunda subjacente, ajudando a destacá-los de suas origens como o músculo trapézio.

Embora essa dissecção não seja complicada em um cadáver adulto, é muito mais difícil em uma criança de 4 anos com músculos hipoplásticos e bandas fibrosas anormais. De qualquer forma, esse passo da cirurgia é a chave para a exposição e o procedimento.

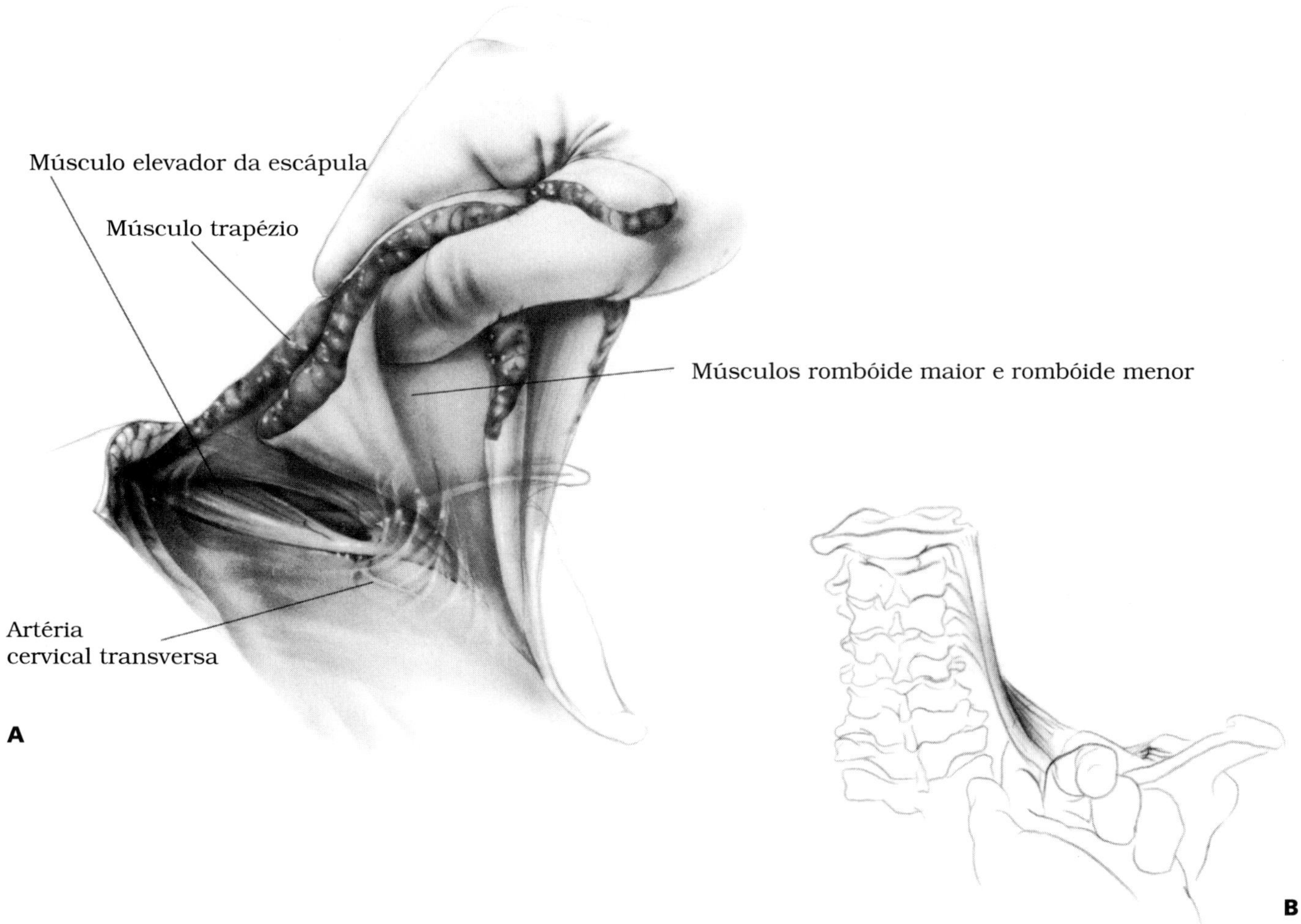

FIGURA 1-3. Com o trapézio afastado lateralmente **(A)**, o músculo elevador da escápula pode ser identificado como a estrutura que se origina no ângulo medial superior da escápula e corre em direção à coluna cervical. Embora ele se localize no mesmo plano dos rombóides, é difícil identificá-lo como uma estrutura distinta. Em cerca de 1/3 dos casos, um osso omovertebral (não ilustrado aqui), consistindo de osso, cartilagem ou tecido fibroso denso verdadeiro, origina-se dessa extremidade da escápula, geralmente localizando-se abaixo do músculo elevador da escápula. Se presente, raramente está ligado à coluna cervical através de osso e em geral pode ser destacado por dissecção cortante após o osso ter sido exposto por meio de dissecção extra-periosteal. É essencial liberar todas as estruturas nessa região, porque isso irá evitar o deslocamento descendente da escápula. Bandas fibrosas, bem como o músculo elevador da escápula, são mais facilmente isolados e divididos na borda medial superior da escápula. Note a artéria cervical transversa que corre profundamente ao músculo elevador da escápula. Deve-se ter cuidado para evitar cortá-la **(B)** inserindo-se um dedo atrás do músculo antes de dividi-lo.

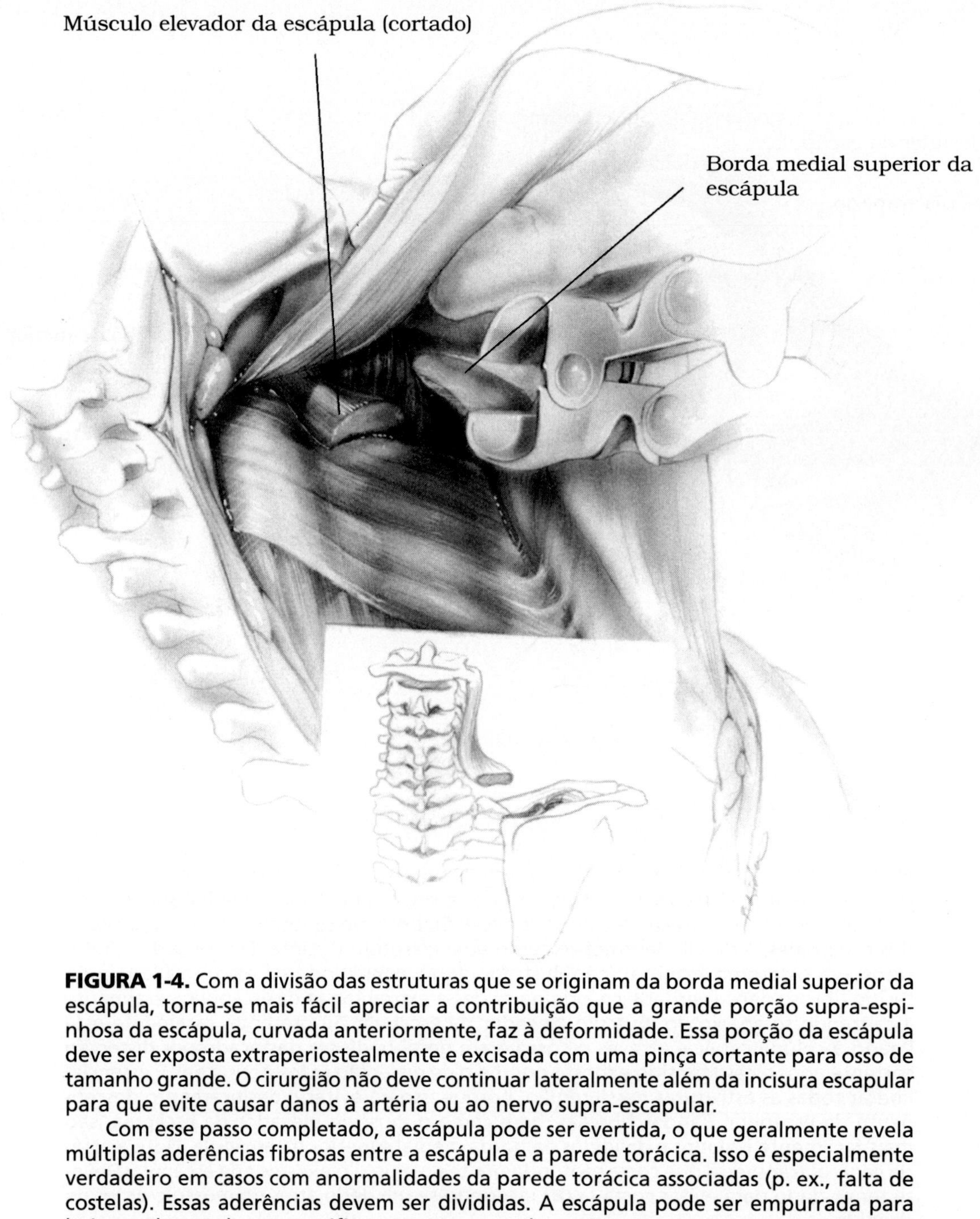

FIGURA 1-4. Com a divisão das estruturas que se originam da borda medial superior da escápula, torna-se mais fácil apreciar a contribuição que a grande porção supra-espinhosa da escápula, curvada anteriormente, faz à deformidade. Essa porção da escápula deve ser exposta extraperiostealmente e excisada com uma pinça cortante para osso de tamanho grande. O cirurgião não deve continuar lateralmente além da incisura escapular para que evite causar danos à artéria ou ao nervo supra-escapular.

Com esse passo completado, a escápula pode ser evertida, o que geralmente revela múltiplas aderências fibrosas entre a escápula e a parede torácica. Isso é especialmente verdadeiro em casos com anormalidades da parede torácica associadas (p. ex., falta de costelas). Essas aderências devem ser divididas. A escápula pode ser empurrada para baixo e observada para verificar-se a presença de quaisquer outras estruturas encurtadas e restritivas. Em casos graves, pode ser necessário dividir uma porção da inserção do músculo serrátil na escápula.

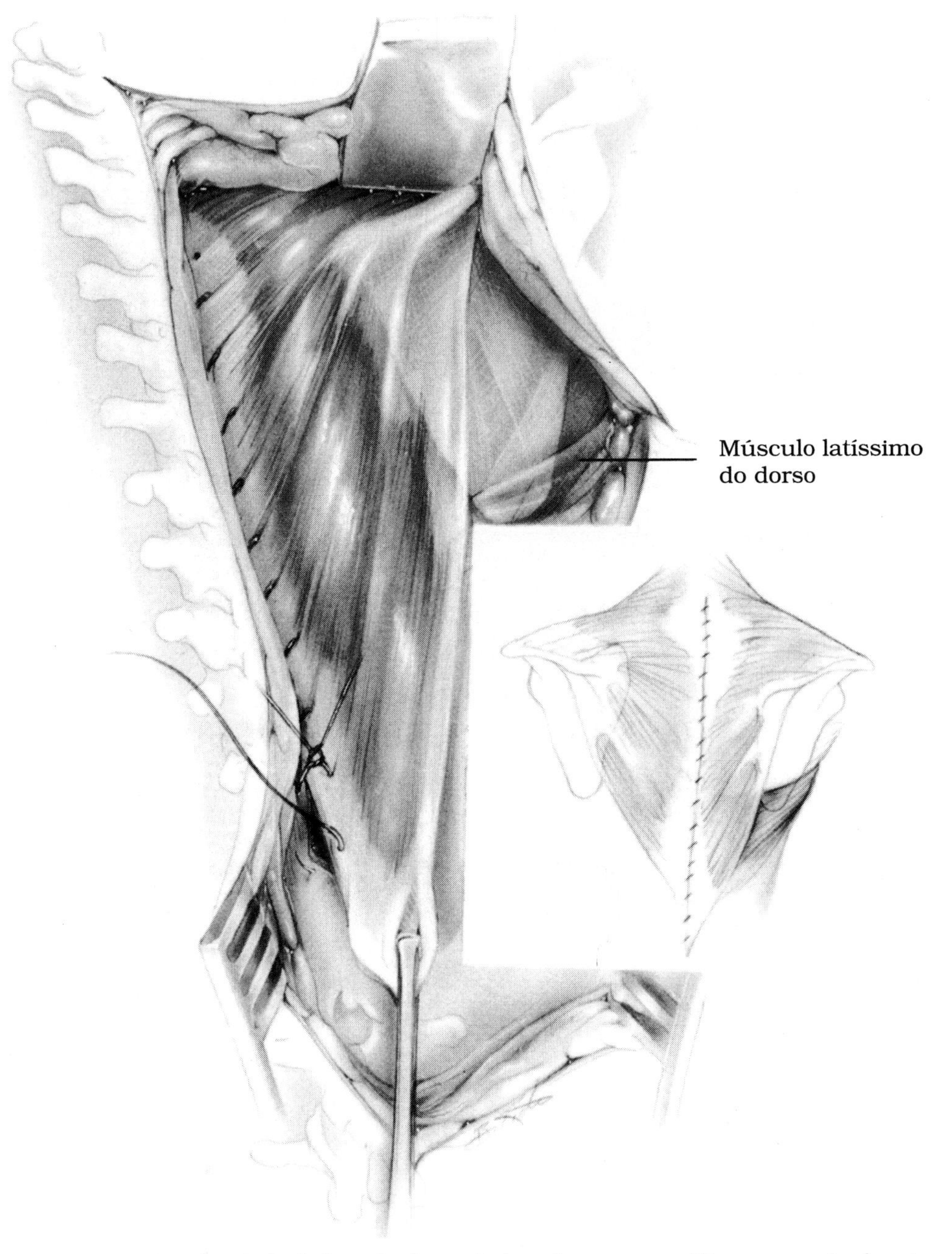

FIGURA 1-5. O músculo latíssimo do dorso é elevado para permitir que a escápula seja deslocada sob ele. Os músculos rombóide e trapézio são puxados para baixo, deslocando a escápula ao nível desejado. A escápula afetada é menor do que o normal; assim, deslocá-la de forma que sua borda inferior esteja nivelada com a borda inferior da escápula normal oposta resulta em hiperdeslocamento. Em vez disso, ela deve ser deslocada de forma que as espinhas das duas escápulas estejam no mesmo nível.

Pode-se reparar os músculos supra-escapular e sub-escapular suturando-os juntos sobre a área ressecada da borda medial superior da escápula. Se os músculos serrátil forem descolados, eles podem ser resuturados à escápula em uma localização mais cefálica. Os músculos rombóide e trapézio são religados à sua origem na linha média em uma localização nova e mais caudal. Devido ao fato de a origem mais distal do músculo trapézio (que se estende até T12) ter ficado intacta, haverá um segmento redundante de músculo e fáscia distalmente. Isso pode ser excisado. Se desejado, a extremidade da escápula pode ser suturada a uma costela subjacente com uma sutura absorvível como um meio de fixação temporária. Nós achamos esse procedimento útil para manter a rotação adequada da escápula. Finalmente, o músculo latíssimo do dorso é religado à extremidade da escápula, e a ferida cirúrgica é fechada.

A

B

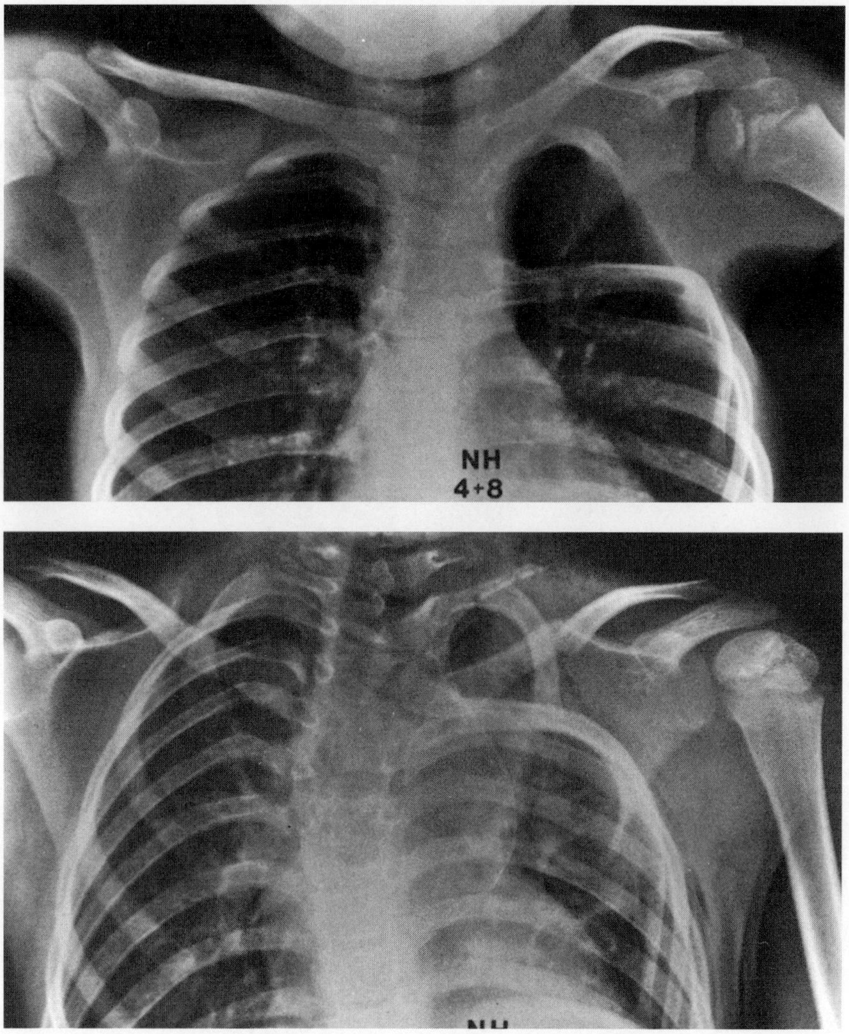

FIGURA 1-6. NH é uma menina de 4 anos e 8 meses que se apresentou à consulta com seus pais por causa de um ombro esquerdo elevado e com limitação de movimentos observada por eles em seu ombro. Eles haviam consultado um cirurgião ortopédico dois anos antes e lhes foi dito que o tratamento não seria aconselhável, pois eles estariam apenas trocando um ombro levemente elevado por uma grande cicatriz. Contudo, eles estavam convencidos de que a deformidade piorava.

A: Uma radiografia pré-operatória mostra muitas das anomalias esqueléticas vistas em associação com a elevação congênita da escápula. A mais óbvia é que a escápula é alta, mas também é menor do que a escápula oposta. Há um defeito na parede torácica, com costelas faltando ou deformadas, e leve escoliose com uma anomalia vertebral.

B: Pós-operatoriamente, a espinha da escápula esquerda está no mesmo nível da espinha da escápula normal. Seu tamanho menor é óbvio e demonstra que a escápula afetada não deve ser trazida tão inferiormente até que o seu ângulo inferior fique no mesmo nível do ângulo inferior da escápula normal.

CUIDADOS PÓS-OPERATÓRIOS

O paciente foi imobilizado com uma bandagem do tipo Velpeau por 4 semanas. De modo geral, o dreno pode ser removido no primeiro ou no segundo dia do pós-operatório, porque não é difícil obter a hemostasia. A deambulação é permitida ao paciente no dia seguinte da cirurgia. O paciente geralmente está pronto para receber alta hospitalar no segundo ou no terceiro dia do pós-operatório. Com a remoção da bandagem de imobilização, 4 semanas após a cirurgia, o paciente inicia um programa de fisioterapia voltado para a amplitude de movimento glenoumeral e o fortalecimento dos músculos do ombro e da escápula.

Referências

1. Robinson RA, Braun RM, Mack P, et al. The surgical importance of the clavicular component of Sprengel's deformity. J Bone Joint Surg [Am] 1967;49:1481.
2. Green WT. The surgical correction of congenital elevation of the scapula (Sprengel's deformity). J Bone Joint Surg [Am] 1957;39:1439.
3. Tachdjian MO. Pediatric orthopedics, 2nd ed. Philadelphia: WB Saunders, 1990:148.
4. Crenshaw AH, ed. Campbell's operative orthopaedics, 7th ed. St Louis: CV Mosby, 1987:2764.
5. Bellemans M, Lamoureux J. Results of surgical treatment of Sprengel deformity by a modified Green's procedure. J Pediatr Orthop [B] 1999;8:194.
6. Woodward JW. Congenital elevation of the scapula: correction by release and transplantation of muscle origins. J Bone Joint Surg [Am] 1961;43:219.
7. Borges JL, Shah A, Torres BC, et al. Modified Woodward procedure for Sprengel deformity of the shoulder: long-term results. J Pediatr Orthop 1996;16;508.
8. Chung SMK, Nissenbaum MM. Congenital and developmental defects of the shoulder. Orthop Clin North Am 1975;6:381.
9. Ross DM, Cruess RL. The surgical correction of congenital elevation of the scapula: a review of seventy-seven cases. Clin Orthop 1977;125:17.
10. Grogan DP, Stanley EA, Bobechko WP. The congenital undescended scapula: surgical correction by the Woodward procedure. J Bone Joint Surg [Br] 1983;65:598.

1.2 CORREÇÃO DE PSEUDO-ARTROSE CONGÊNITA DA CLAVÍCULA

A pseudo-artrose congênita da clavícula é uma condição incomum de etiologia desconhecida. Embora o nome freqüentemente faça com que a pseudo-artrose congênita da clavícula seja confundida com pseudo-artrose congênita da tíbia, não há similaridade na etiologia ou na história natural dessas duas condições. A patologia, diferente do que ocorre na pseudo-artrose congênita da tíbia, é de duas extremidades ósseas cobertas com cartilagem e freqüentemente encapsuladas com tecido e fluido sinoviais. É claro, entretanto, que a ressecção da pseudo-artrose, enxerto ósseo e fixação interna são necessários para obter a união (1-4).

Os pacientes podem apresentar um caroço indolor na clavícula em qualquer idade. Embora de modo geral seja considerado leve em termos de deformidade estética, e seja tipicamente assintomático em crianças mais jovens, a deformidade piora conforme o avanço da idade. A insatisfação com a aparência costuma se manifestar na adolescência, e o desconforto, sobretudo com atividades de arremesso, pode se desenvolver. Por essas razões, a correção cirúrgica geralmente é recomendada quando o problema é notado nos primeiros anos de idade. A época ideal para a correção da pseudo-artrose é entre os 3 e os 4 anos de idade, a fim de obter a vantagem da remodelação com o crescimento. A correção, entretanto, pode ser feita com melhoria estética e eliminação do desconforto em qualquer idade.

Vários métodos de correção têm sido recomendados. A fixação com fio de Kirschner é difícil por causa do formato da clavícula. Esse método não é o ideal porque o pequeno fio flexível, necessário para atravessar o formato torcido do osso, freqüentemente se quebra. Uma série de casos bem-sucedidos têm sido relatadas apenas com o uso de suturas para segurar as extremidades ósseas (5). Acreditamos que uma fixação mais rígida é necessária, e temos usado a técnica descrita aqui com uma pequena placa reconstrutora (Figs. 1-7 a 1-11).

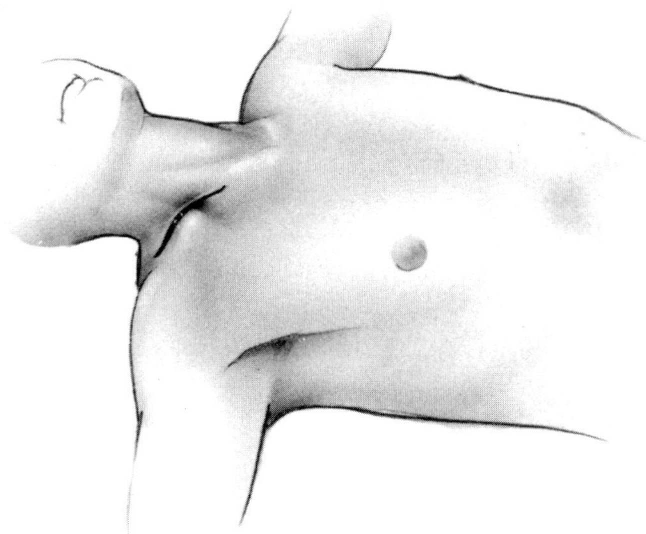

FIGURA 1-7. O paciente é colocado em decúbito dorsal na mesa de operação, com um saco de areia sob a coluna torácica superior para permitir que a cabeça e o ombro caiam posteriormente, e para melhorar a exposição da clavícula. O braço, o ombro e a clavícula são deixados expostos. A crista ilíaca anterior também é preparada para a retirada do enxerto ósseo, que será necessário durante a cirurgia. A incisão cutânea é feita ao longo da borda da clavícula. Sua extensão depende do tamanho da criança; mas não é necessário que seja excessivamente longa, porque a pele é muito móvel nessa região.

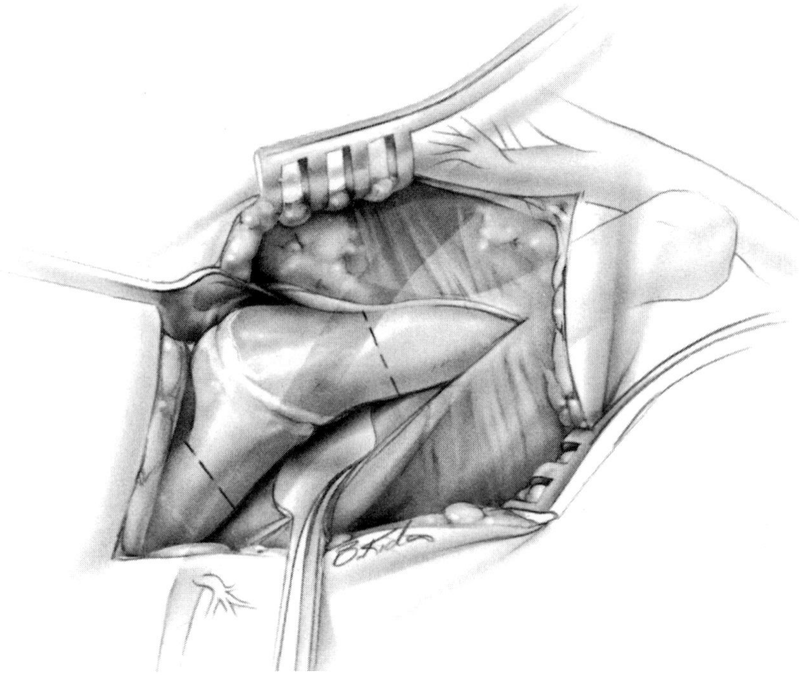

FIGURA 1-8. Após dividir a pele, a superfície perióstica da clavícula é exposta abaixo do músculo platisma. A clavícula normal e a maior parte possível das extremidades bulbosas da pseudo-artrose devem ser expostas subperiosticamente. Em crianças mais velhas, as extremidades bulbosas podem ser grandes, e nesse caso é impossível permanecer subperiosticamente. O cirurgião deve ter grande cuidado durante a dissecção por causa da proximidade da artéria e da veia subclávia e o ápice da cavidade pleural. A pseudo-artrose é então excisada com um saca-bocado. Se o cirurgião desejar preservar toda a pseudo-artrose para histologia, uma serra Gigli pode ser usada, se a dissecção circunferencial for suficiente.

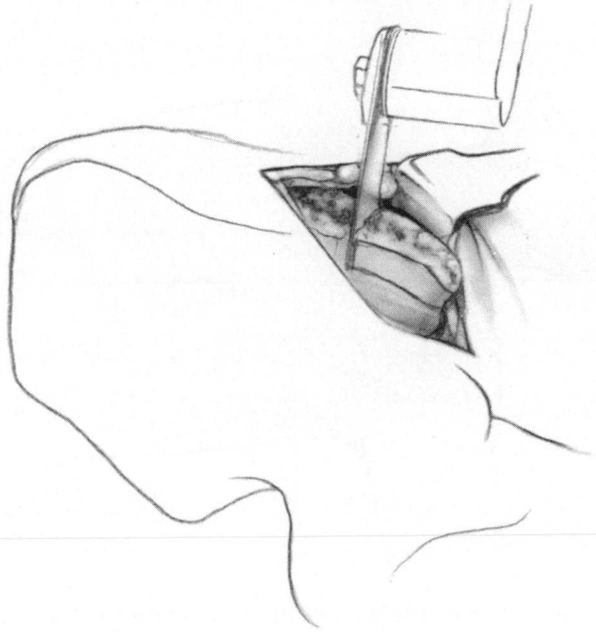

FIGURA 1-9. Após a ressecção da pseudo-artrose, um enxerto ósseo pode ser necessário para assegurar a osteossíntese e manter o comprimento da clavícula. Um pedaço de osso com espessura total (tricortical) pode ser obtido da crista ilíaca anterior imediatamente atrás da espinha ilíaca ântero-superior. A porção do osso exatamente sob a apófise é mais grossa do que as placas finas de osso que compõem a maior parte da asa ilíaca, e permite um ajuste melhor com as duas extremidades da pseudo-artrose ressecada. Um pedaço maior de osso do que o pedaço que for julgado necessário deve ser removido para permitir sua adaptação ao tamanho e contorno devidos.

FIGURA 1-10. Várias formas de fixação têm sido usadas, todas com mais ou menos sucesso. Grogan et al. (5) recomendam apenas uma sutura e nenhum enxerto. Se um enxerto for usado, é possível utilizar um fio de Kirschner, que é perfurado lateralmente a partir do local da osteotomia e então através do enxerto e do fragmento proximal. Se um fio de Kirschner for usado, é necessário deixar o fio localizado externamente à pele, dobrando-o a 90° a fim de evitar sua migração. É melhor remover esse fio totalmente em 3 a 4 semanas para prevenir infecção. ▶

Devido à forma complexa da clavícula, é impossível manter um pino ou fio de qualquer resistência dentro do canal medular da clavícula. Um fio fino de Kirschner que possa ser passado através do canal medular do osso fornece pouca fixação e, a menos que seja deixado do lado de fora da pele e dobrado, corre o risco de migração. Usar um pino ou fio também apresenta risco de migração. Para evitar esses problemas em potencial, o cirurgião pode usar pequenas placas de reconstrução.

As placas vêm em dois tamanhos: 2,7 mm e 3,5 mm. Sua flexibilidade torna possível contorná-las exatamente na forma da clavícula e enxerto. Devido ao fato de ser necessária uma imobilização em uma criança ativa, a despeito da forma de fixação, as placas são fortes o suficiente.

A, B: Com o enxerto mantido temporariamente no lugar entre as duas extremidades ressecadas da clavícula por um pequeno fio de Kirschner, a placa de reconstrução de tamanho apropriado é modelada usando o molde fornecido.

C: Quando o formato apropriado é obtido, a placa é presa por parafusos a ambas as extremidades da clavícula e do enxerto. Cada extremidade da clavícula deve ser fixada por no mínimo de dois parafusos, sendo que pelo menos um parafuso deve prender o enxerto.

A ferida cirúrgica é irrigada, um pequeno dreno é colocado adjacente à clavícula e trazido para fora através da pele lateral à incisão, e a ferida é cuidadosamente fechada por planos. Em crianças pequenas, uma bandagem tipo Velpeau gessado é aplicada, se for considerado necessário. Em crianças mais velhas, que podem ser mais cooperativas com a imobilização pós-operatória, é suficiente uma tipóia comercial com uma faixa de suporte que passa em volta da cintura para manter o braço perto do tronco.

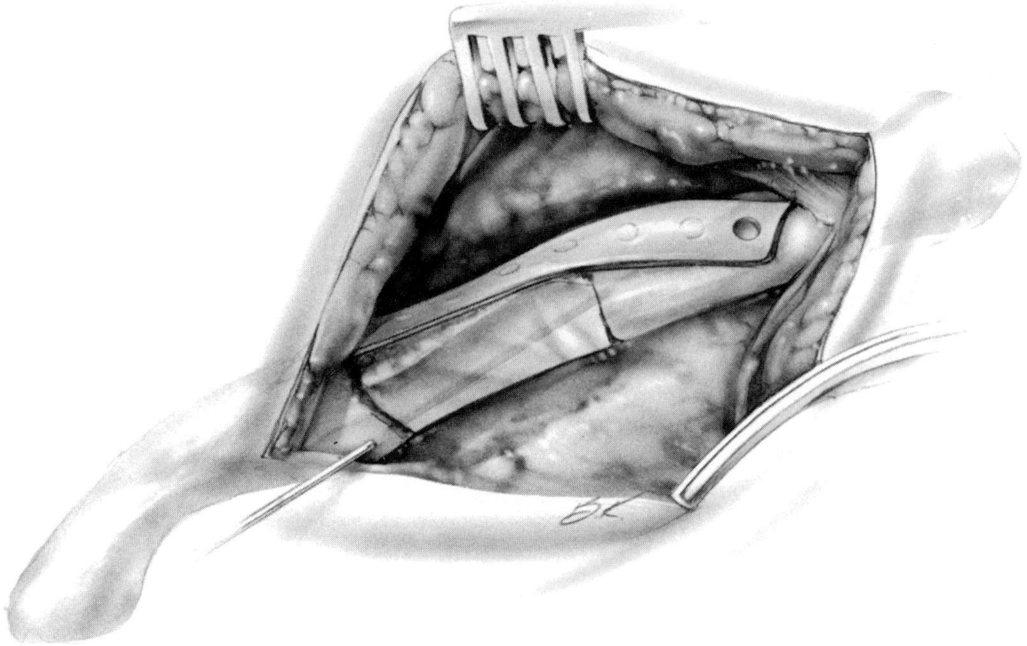

A

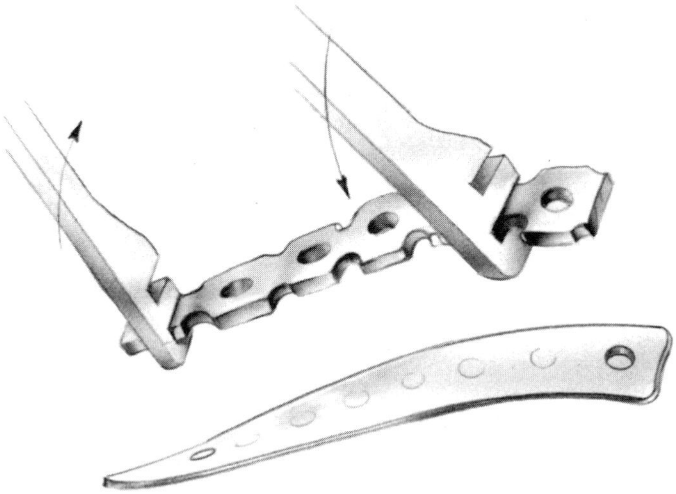

B

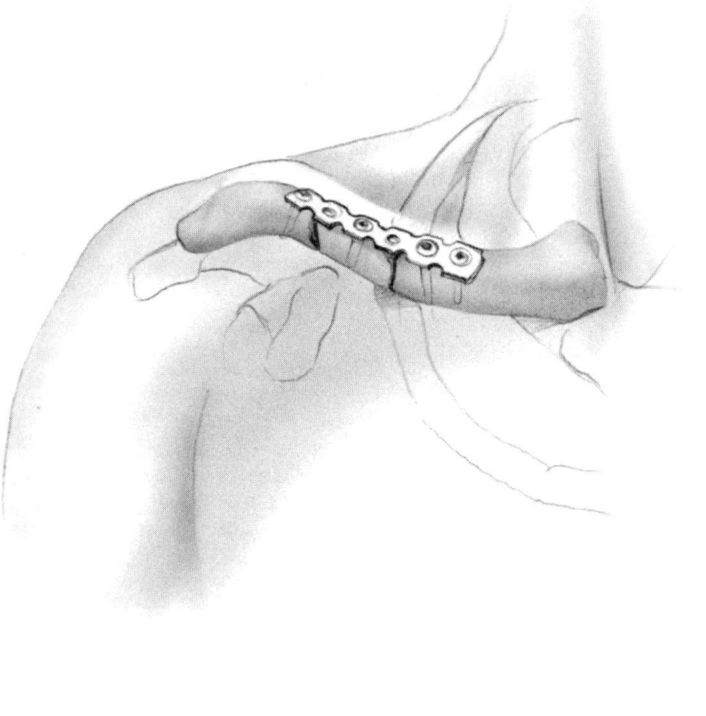

C

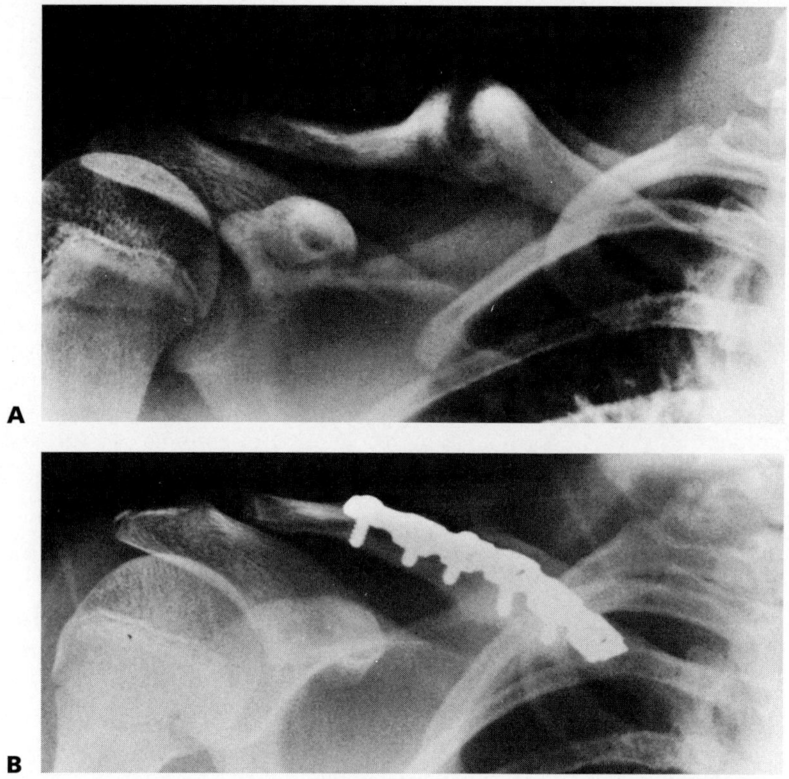

FIGURA 1-11. BC é um menino de 10 anos que notou um caroço em sua clavícula e desconforto ao praticar atividades de arremesso, desde que sofrera um ferimento três anos antes. À época do ferimento, foi-lhe dito que ele fraturara a clavícula; na época dessas radiografias, ele foi encaminhado como um caso de pseudo-artrose persistente. **A:** Radiografias demonstram uma pseudo-artrose congênita típica da clavícula direita. **B:** Resultados da excisão, enxerto e colocação de placas são mostrados. A cicatrização foi imediata e ele retornou a suas atividades sem desconforto em 6 meses.

CUIDADOS PÓS-OPERATÓRIOS

O dreno pode ser removido no dia seguinte à cirurgia. O paciente geralmente está pronto para receber alta hospitalar no mesmo dia. A imobilização deve ser mantida até que haja evidência radiográfica de consolidação óssea. Isso em geral ocorre por volta de 6 semanas. A placa pode ser removida de 6 a 12 meses depois, ambulatorialmente, de modo eletivo.

Referências

1. Jinkins WJ. Congenital pseudarthrosis of the clavicle. Clin Orthop 1969;62:183.
2. Gibson DA, Carroll N. Congenital pseudarthrosis of the clavicle. J Bone Joint Surg [Br] 1970;52:629.
3. Quinlan WR, Brady PG, Regan BF. Congenital pseudarthrosis of the clavicle. Acta Orthop Scand 1980;51:489.
4. Schnall SB, King JD, Marrero G. Congenital pseudarthrosis of the clavicle: a review of the literature and surgical results of six cases. J Pediatr Orthop 1988;8:316.
5. Grogan DP, Love SM, Guidera KJ, et al. Operative treatment of congenital pseudoarthrosis of the clavicle. J Pediatr Orthop 1991;11:176.

1.3 LIBERAÇÃO DE BANDA DE CONSTRIÇÃO CONGÊNITA

As bandas de constrição podem ocorrer em qualquer lugar de um membro. Além disso, podem ocorrer com vários graus de gravidade, variando de anéis parciais incompletos que podem não necessitar de tratamento a anéis profundos que envolvem completamente o local criando edema distal e cianose.

O anel de constrição anormal tem tanto largura como profundidade, e consiste de tecido anormal denso, semelhante a tecido fibroso. Por essa razão, a banda de constrição deve ser excisada em vez de apenas incisada. De outra forma, o tecido fibroso denso é meramente rodado em retalho. Ao fazer a excisão do anel de constrição, especialmente em áreas como os dedos ou quando o anel parece ir até o osso, deve-se ter muito cuidado para não dividir estruturas vitais que estão sob ele. Isso é particularmente difícil tratando-se dos dedos. Além disso, não mais da metade da circunferência do anel de constrição deve ser excisado de uma vez para evitar o rompimento completo da drenagem vascular e linfática proveniente da parte distal. Um intervalo de 2 a 3 meses é em geral adequado.

Não é aceitável simplesmente fazer a excisão do anel, não importa quão pequeno ele pareça, porque tentativas de reparar o defeito de forma linear resultam na contração da cicatriz, criando um problema estético. Assim sendo, o tratamento das bandas de constrição congênitas consiste na aplicação dos princípios da Z-Plastia (Figs. 1-12 e 1-13).

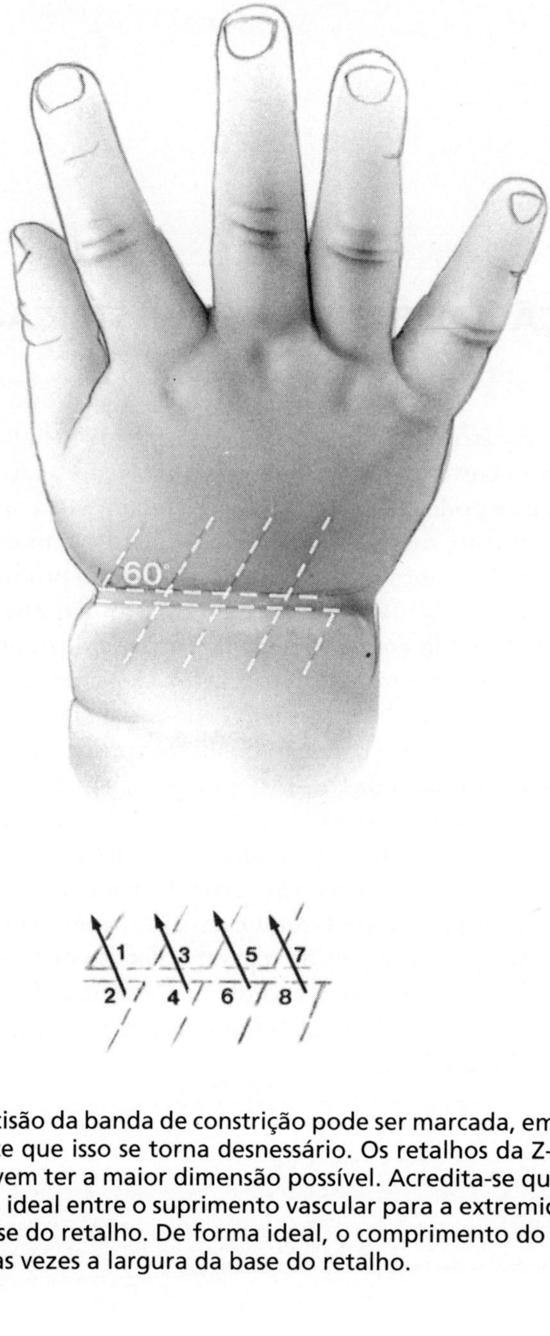

FIGURA 1-12. A excisão da banda de constrição pode ser marcada, embora geralmente ela seja tão evidente que isso se torna desnessário. Os retalhos da Z-Plastia são então planejados. Eles devem ter a maior dimensão possível. Acredita-se que o ângulo de 60° forneça o equilíbrio ideal entre o suprimento vascular para a extremidade do retalho e a mobilidade da base do retalho. De forma ideal, o comprimento do retalho não deve ser mais do que duas vezes a largura da base do retalho.

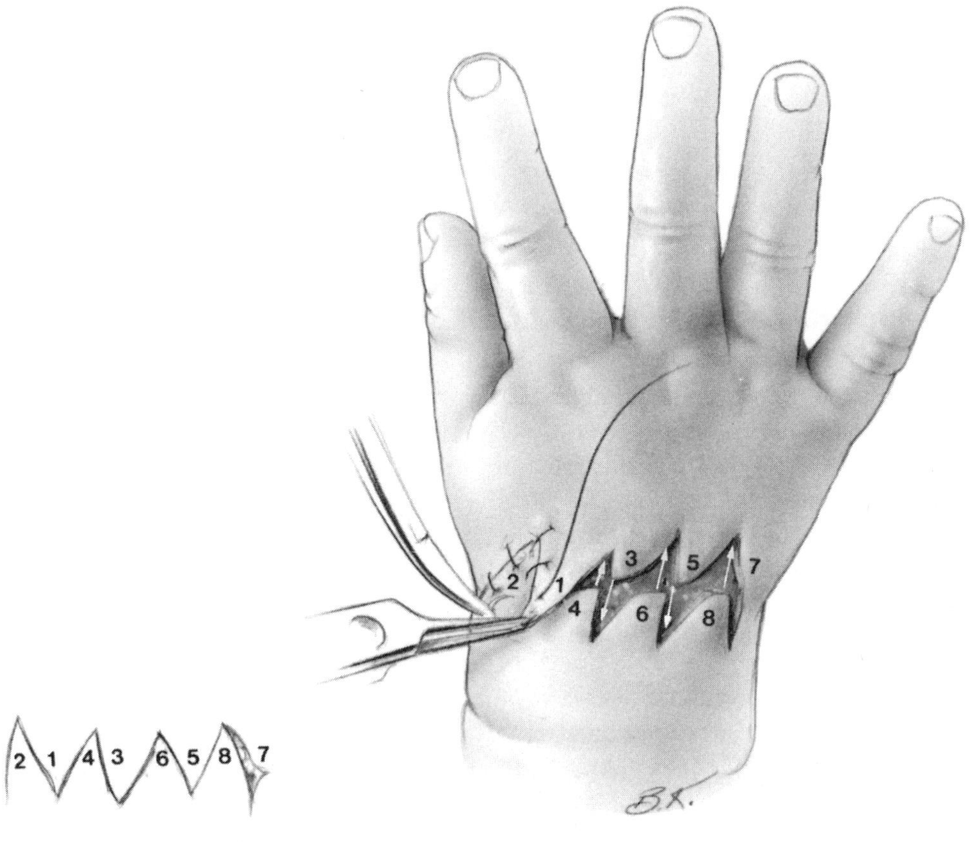

FIGURA 1-13. Após a banda de constrição ser excisada e os retalhos mobilizados, eles são transpostos. Em crianças, é melhor usar suturas finas absorvíveis para evitar a árdua tarefa de remover suturas. Deve-se ter grande cuidado ao lidar com as extremidades dos retalhos para evitar necrose. Ao colocar os pontos nos cantos, o tecido subcutâneo, e não a pele, deve ser seguro na região da extremidade do retalho, a fim de evitar necrose da ponta do retalho.

CUIDADOS PÓS-OPERATÓRIOS

É aconselhável proporcionar a máxima imobilização de tecidos moles durante o período inicial da cicatrização. Isso é feito com o uso de um curativo de pressão com gaze macia por baixo de uma tala gessada. As articulações adjacentes também devem ser imobilizadas. O curativo geralmente pode ser removido em uma semana, e o segundo estágio feito em 2 a 3 meses.

1.4 LIBERAÇÃO DE SINDACTILIA SIMPLES

A sindactilia é a anomalia congênita da mão mais comum, seguida da polidactilia. Excelentes considerações sobre esse tópico podem ser achadas em textos padrão (1,2). Apenas a separação de uma sindactilia simples é descrita aqui (Figs. 1-14 a 1-16).

Há um desacordo em relação à idade na qual cada sindactilia em particular deve ser separada, assim como em relação ao melhor método, mas não há discordância sobre diversos princípios importantes:

1. A cirurgia deve ser feita em um campo cirúrgico sem sangue.
2. É necessária a magnificação por lupa.
3. É necessário o uso de incisões em ziguezague e anguladas.
4. É necessária pele adicional na forma de enxerto de espessura parcial ou total.
5. Um retalho de pele local, e não um enxerto, deve ser usado para reconstruir a comissura.
6. Curativos pós-operatórios adequados e rígidos são necessários para assegurar a cicatrização da pele.

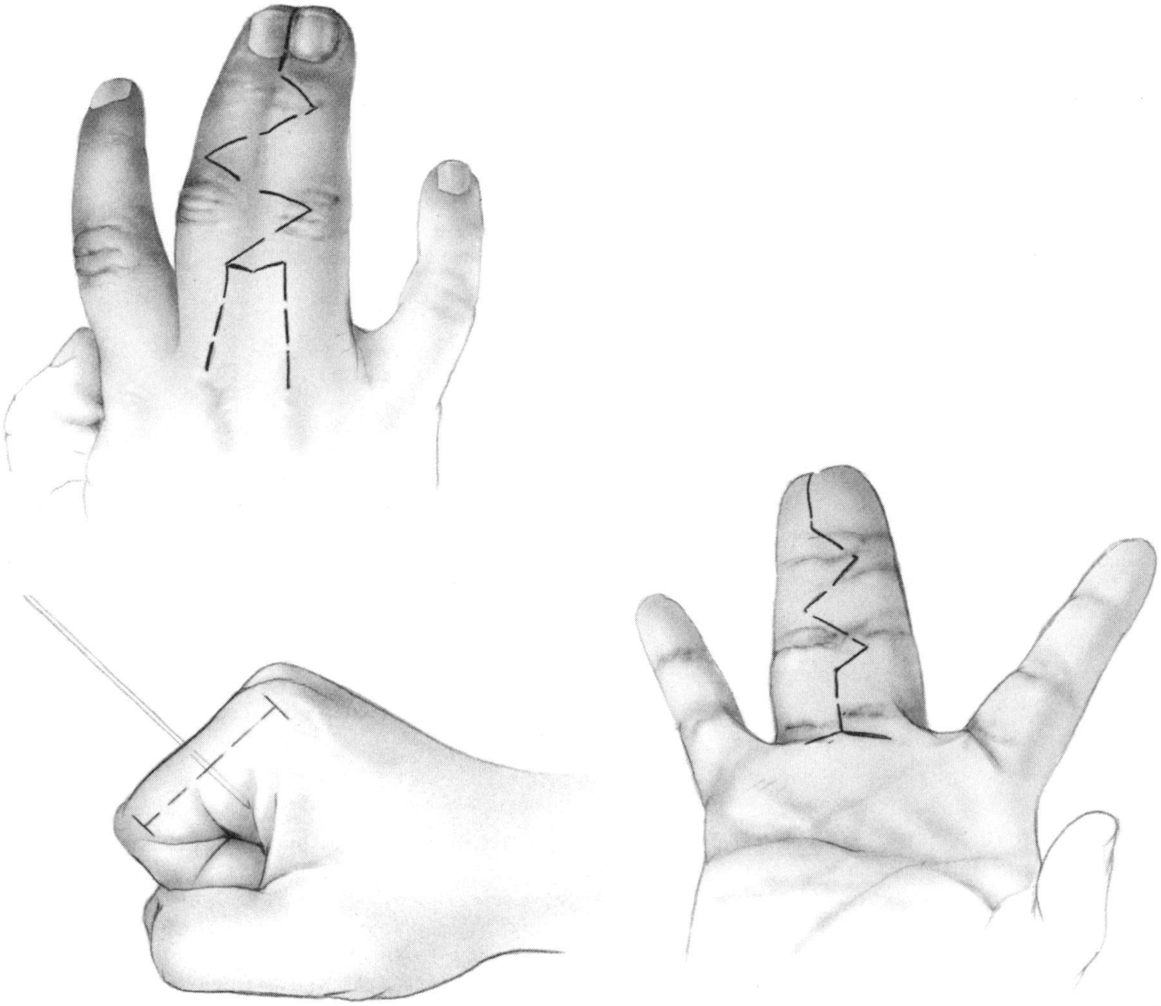

A

B

C

FIGURA 1-14. A primeira parte da cirurgia é o planejamento das incisões. Existem diversas incisões diferentes que funcionam bem, e os cirurgiões com freqüência preferem a que lhes foi ensinada. O planejamento começa com a definição de retalho de pele que será usado para reconstruir uma comissura. Um grande retalho dorsal, primeiramente descrito por Bauer et al. (3), foi recebido com ampla aceitação e é aqui descrito. O retalho começa na articulação metacarpofalangeana e se estende por aproximadamente 2/3 do caminho até a articulação interfalangeana proximal. Tem cerca de 1 cm de largura, e deve se estreitar suavemente da base até a ponta **(A)**.

Antes que as incisões volares sejam feitas, é preciso, em primeiro lugar, determinar a localização da comissura na superfície volar. Isso pode ser feito examinando-se a mão a partir do lado radial na posição de punho fechado. Na mão normal **(B)**, a comissura está situada aproximadamente na metade da distância entre a cabeça do metacarpal e o côndilo distal da falange proximal. Para marcar esse ponto, pode-se passar uma pequena agulha da superfície dorsal até a superfície volar ao longo dessa marca média. Nesse ponto, uma incisão transversal pode ser feita para prover a área onde a aba transversal será suturada.

Após esse procedimento, incisões dorsais e volares em ziguezague são feitas a partir da articulação interfalangeana na distal **(C)** de tal maneira que a base do triângulo do retalho volar encontre a ponta do triângulo do retalho dorsal e vice-versa. Pode ajudar no planejamento dessa interdigitação, passar uma pequena agulha de calibre 27 através da pele dorsal e volar para marcar as pontas dos retalhos.

A partir da articulação interfalangeana distal até a ponta dos dedos, é feita uma incisão longitudinal reta para completar a separação da pele. Deve-se tomar cuidado para não danificar o corpo da unha caso esteja ligada, devendo ser feita uma incisão cortante, firme e decisiva em sua extensão.

À medida que os retalhos vão sendo desenvolvidos, é extremamente importante que o tecido adiposo seja reduzido. Isso aumenta sua mobilidade e diminui o inchaço pós-operatório.

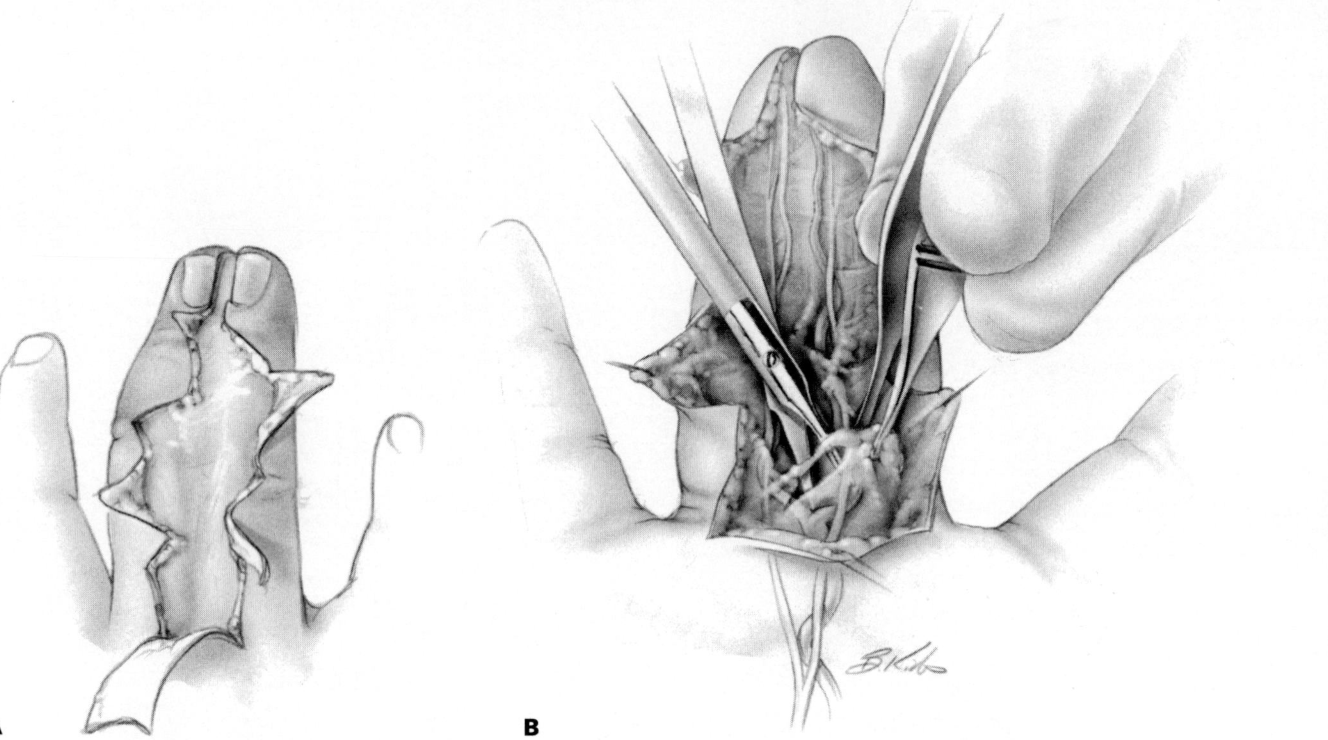

A B

FIGURA 1-15. Normalmente há uma nítida linha de separação entre dois dedos em uma sindactilia simples **(A)**, com poucos cruzamentos de bandas fibrosas ou vasos sanguíneos. Em alguns casos, no entanto, os vasos sanguíneos ou nervos podem se dividir mais distalmente que o usual. É necessário, portanto, isolar os feixes neuromusculares. Isso deve começar distalmente **(B)**, seguindo essas estruturas proximamente até que sua junção seja encontrada. Se os nervos dividirem-se mais distalmente que o desejável, eles podem ser separados. Se os vasos dividirem-se mais distalmente, o cirurgião deve decidir se divide um destes vasos para permitir que a comissura seja movida mais proximamente para a localização correta. Alguns cirurgiões não aconselham esse procedimento, embora ele seja freqüentemente executado. Se um vaso for dividido, isso deve ser registrado com cuidado nas notas de operação, de forma que planos cirúrgicos posteriores possam levar em conta o fato de que somente uma artéria supre o dedo. Isso é especialmente importante quando há uma sindactilia no outro lado do dedo afetado.

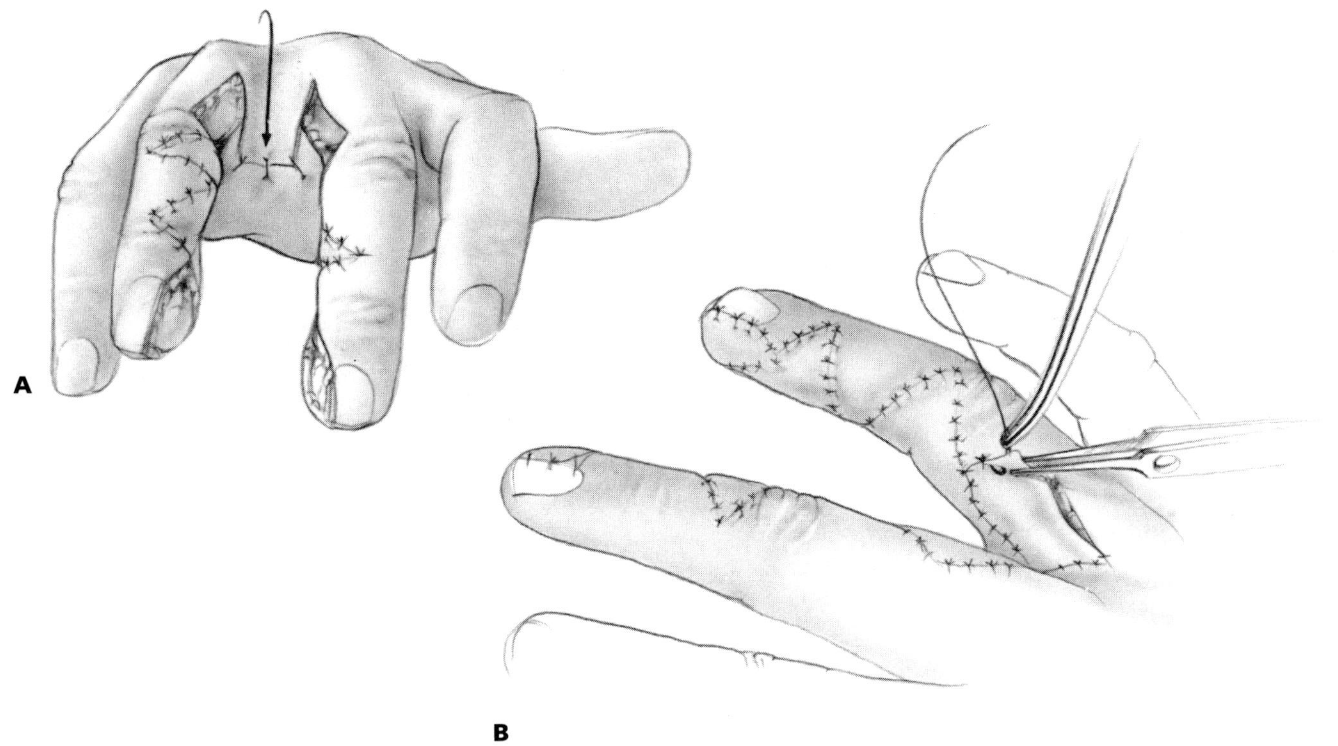

FIGURA 1-16. Os retalhos são agora suturados no lugar, começando pelo retalho dorsal. Antes que isso seja feito, é importante ter certeza de que os retalhos tenham o tecido adiposo reduzido. Os retalhos devem ser suturados com um material fino e absorvível **(A)**, de forma que essas suturas não tenham de ser removidas.

Isso deixa duas áreas em cada dedo para serem enxertadas: a mais distal e a porção mais proximal de cada dedo. Uma pele fina, de espessura total **(B)** deve ser usada para essa cobertura. Ela pode ser obtida mais facilmente a partir da dobra da virilha; contudo, o médico deve ter cuidado para ficar longe o suficiente, lateralmente, para evitar utilizar a pele na qual mais tarde nascerão pêlos. Isso deverá estar localizado pelo menos lateralmente à artéria femoral, e de preferência mais lateralmente abaixo e justamente medial à espinha ilíaca ântero-superior. O local a partir do qual o enxerto é obtido é suturado primariamente, e o enxerto é suturado nas áreas receptoras.

Um curativo compressivo que aplique uma leve pressão aos retalhos e aos enxertos de pele é essencial. Ele deve ser coberto com um aparelho de gesso longo rígido que se estenda acima do cotovelo para imobilizar o braço da criança.

CUIDADOS PÓS-OPERATÓRIOS

O curativo é normalmente deixado no lugar durante 10 a 14 dias, para permitir uma boa cicatrização dos enxertos de pele e dos retalhos. Caso seja considerado necessário, um curativo adicional pode ser aplicado por 1-2 semanas para permitir maior estabilização dos enxertos. Após esse tempo, em geral não há necessidade de maior imobilização, e o paciente poderá usar totalmente a mão.

Referências

1. Bayne LG, Costas BL. Malformations of the upper limb. In: Morrissy RT, ed. Lovell and Winter's pediatric orthopaedics, 3rd ed. Philadelphia: JB Lippincott, 1990:577.
2. Flatt AE. The care of congenital anomalies of the hand. St Louis: CV Mosby, 1977:170.
3. Bauer TB, Tondra JM, Trusler HM. Technical modification in repair of syndactylism. Plast Reconstr Surg 1956;17:385.

1.5 LIBERAÇÃO DO POLEGAR EM GATILHO CONGÊNITO

O polegar em gatilho congênito geralmente é notado pelo genitor após o nascimento. Em alguns casos, é possível estender o polegar, e quando isso ocorre é indicada uma tentativa de tratamento não-cirúrgico (1). Um período de observação é indicado na maioria dos casos, porque em cerca de 40% dos pacientes ocorre resolução espontânea. O movimento total pode ser obtido após cirurgia, se essa for feita nos primeiros 3 anos de vida (2) (Figs. 1-17 a 1-20).

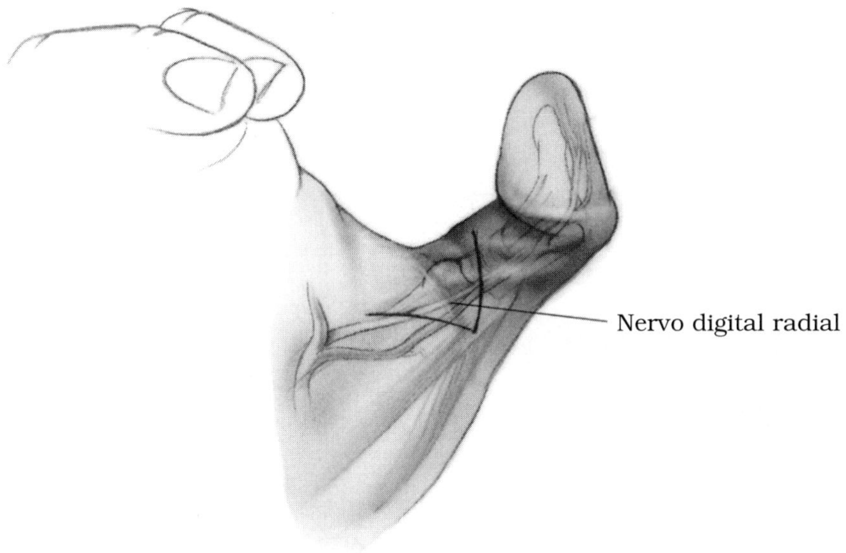

FIGURA 1-17. Embora a liberação possa ser feita por meio de uma incisão transversal simples, uma incisão em ziguezague com base no lado ulnar e localizada sobre a prega flexora da articulação metacarpofalangeana fornece uma melhor exposição. A incisão é talvez a parte mais difícil da operação, porque o nervo digital radial cruza a linha média exatamente nesse ponto; e devido ao fato de estar localizado logo abaixo da pele, o nervo pode ser dividido com facilidade ao se fazer a incisão na pele.

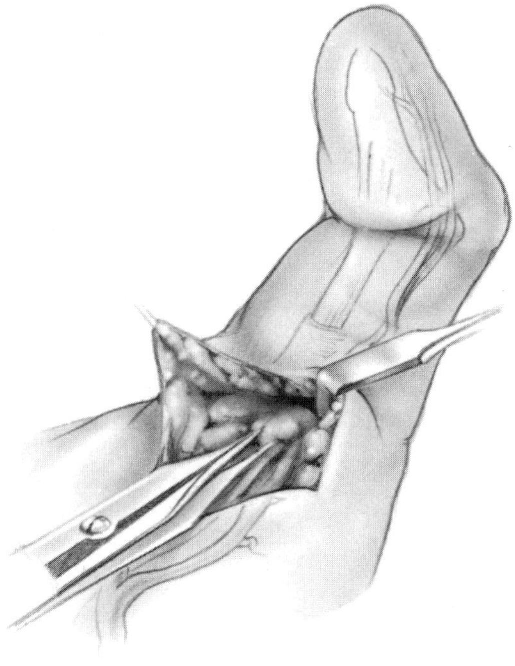

FIGURA 1-18. Após a derme ser dividida, uma tesoura pequena afiada ou um hemostato é usado para dissecar o nervo digital radial.

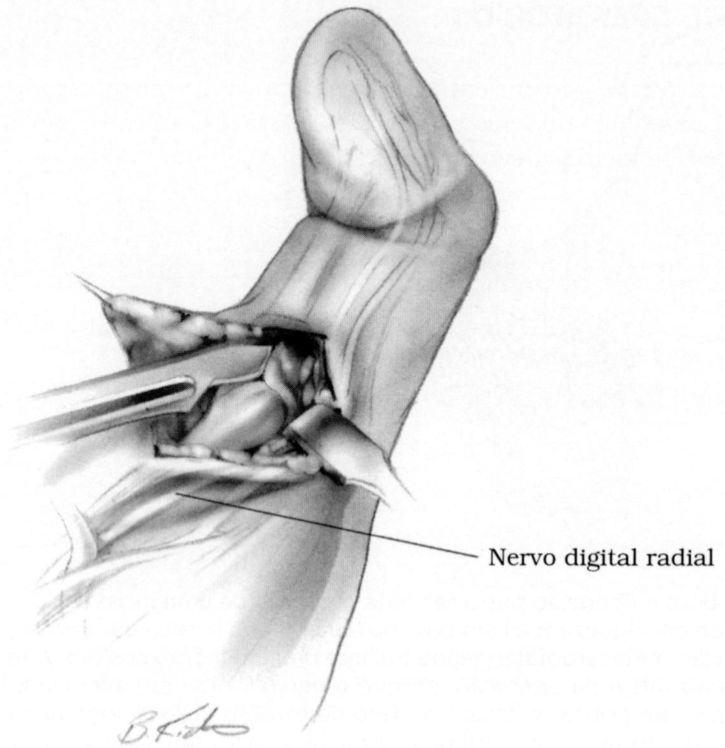

FIGURA 1-19. Após estar a salvo e afastado para fora do caminho, a polia A-1 é incisada. Geralmente não é preciso remover uma porção dessa polia nem raspar o nódulo, que desaparecerá após a liberação.

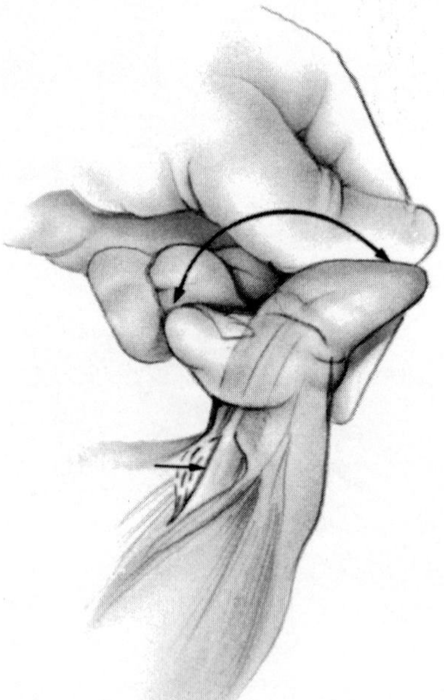

FIGURA 1-20. O polegar é estendido totalmente para se ter certeza de que a liberação foi completa. A liberação não deve ser estendida distalmente em demasia de forma a se evitar a tensão em arco do tendão flexor longo do polegar. Apenas a pele é suturada.

CUIDADOS PÓS-OPERATÓRIOS

O polegar é envolvido em um curativo leve (à prova de crianças) por uma semana, e então o curativo é removido para que seja possível o retorno às atividades normais. Nenhum tratamento adicional é necessário.

Referências

1. Bayne LG, Costas BL. The upper limb. In: Morrissy RT, ed. Lovell and Winter's pediatric orthopaedics, 4th ed. Philadelphia: Lippincott-Raven, 1996:781.
2. Ger E, Kupcha P, Ger D. The management of trigger thumbs in children. J Hand Surg [Am] 1991;16:994.

1.6 EXCISÃO DE POLEGAR DUPLICADO

A duplicação do polegar, ou polidactilia pré-axial, não é uma condição comum. Entretanto, a maioria dos cirurgiões ortopédicos encontra a polidactilia, devido ao fato de ser a mais comum anomalia congênita da mão. O tratamento dessa condição pode ser uma armadilha para o médico que não estiver ciente de sua anatomia peculiar. Por causa das razões anatômicas discutidas subseqüentemente, a excisão simples do polegar menor raramente produz um resultado satisfatório (1).

Escolher o dedo a ser removido pode ser difícil se ambos forem de tamanhos parecidos e tiverem funções similares. A função e a aparência estética devem ser consideradas. Em geral, o dedo radial é menor, e é esse que é removido. Isso confere a vantagem de deixar o ligamento colateral ulnar intacto para estabilidade durante a ação de pinça (ou segurar entre o polegar e o indicador). Entretanto, apesar de ambos os polegares terem seus próprios motores flexores e extensores, a musculatura tenar liga-se ao dedo mais radial. Sendo assim, é necessário que essas ligações sejam preservadas e religadas ao dedo remanescente. Se o dedo ulnar for removido, será preciso preservar uma aba periosteal e ligamentar da borda radial desse dedo para reconstruir o ligamento ulnocolateral para o dedo remanescente.

A ampla variedade de anomalias encontrada sob o termo *polegar duplicado* torna imperativos uma avaliação cuidadosa e o planejamento. Wassel (2) classificou essas anomalias em sete tipos, enquanto Marks e Bayne (3) criaram uma classificação mais simples, baseada no nível de duplicação. Esses autores e outros discutiram os princípios envolvidos, bem como os resultados (4,5). O cirurgião deve planejar uma incisão que não deixará uma cicatriz linear que irá retrair mais tarde, corrigir todas as deformidades angulares e rotacionais no dedo remanescente, planejar cuidadosamente uma reconstrução da articulação que resulte em estabilidade permanente, centralizar os tendões flexores e extensores e manter as fixações dos músculos tenares no dedo remanescente.

Esses princípios são ilustrados no tipo mais comum de duplicação de polegar: um Wassel tipo IV ou um Marks e Bayne tipo I, no qual há duplicação completa da falange proximal (Figs. 1-21 a 1-26).

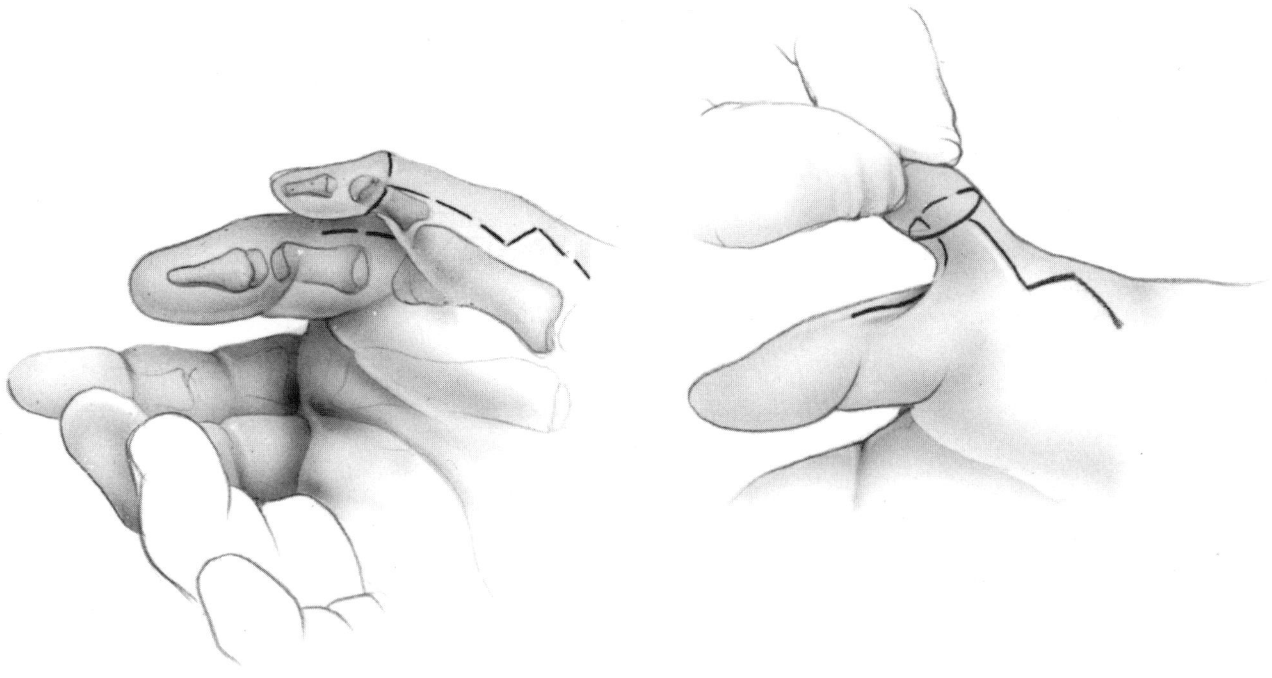

FIGURA 1-21. A incisão é planejada de forma que uma cicatriz reta seja evitada. A incisão exibida na figura mostra que o cirurgião irá remover o polegar radial. Essa incisão permite a exposição de todas as estruturas de ambos os polegares.

Se o cirurgião não tiver certeza, no início da execução da cirurgia, sobre qual polegar deve ser mantido, uma incisão diferente deve ser planejada. Isso pode ocorrer se ambos os dedos forem pequenos ou se houver uma dúvida sobre o fluxo sanguíneo para o dedo que deve ser mantido.

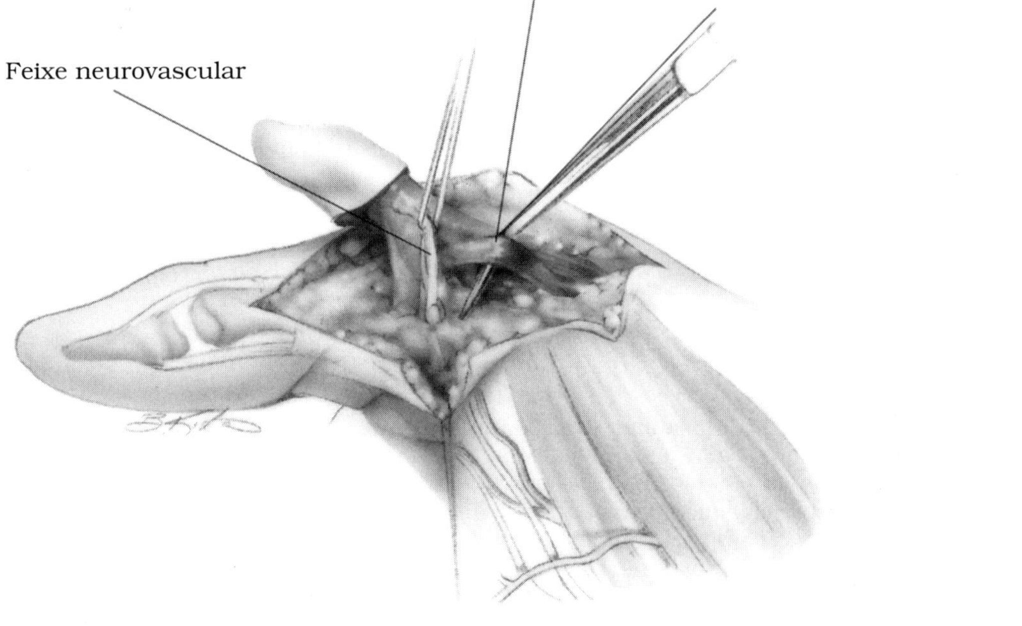

FIGURA 1-22. Depois de prontos os retalhos cutâneos, os feixes neurovasculares são identificados e seguidos até seus respectivos dedos. Isso é feito para se assegurar que eles sejam protegidos, e que o dedo a ser mantido seja inervado e vascularizado. Nesse ponto, os músculos tenares são separados da base do dedo radial. Eles serão ligados ao lado radial do dedo radial por um tendão largo. Deve ser mantida uma parte suficiente do tendão, e se for necessário, do periósteo, junto aos músculos para fornecer uma fixação forte o bastante para o dedo preservado.

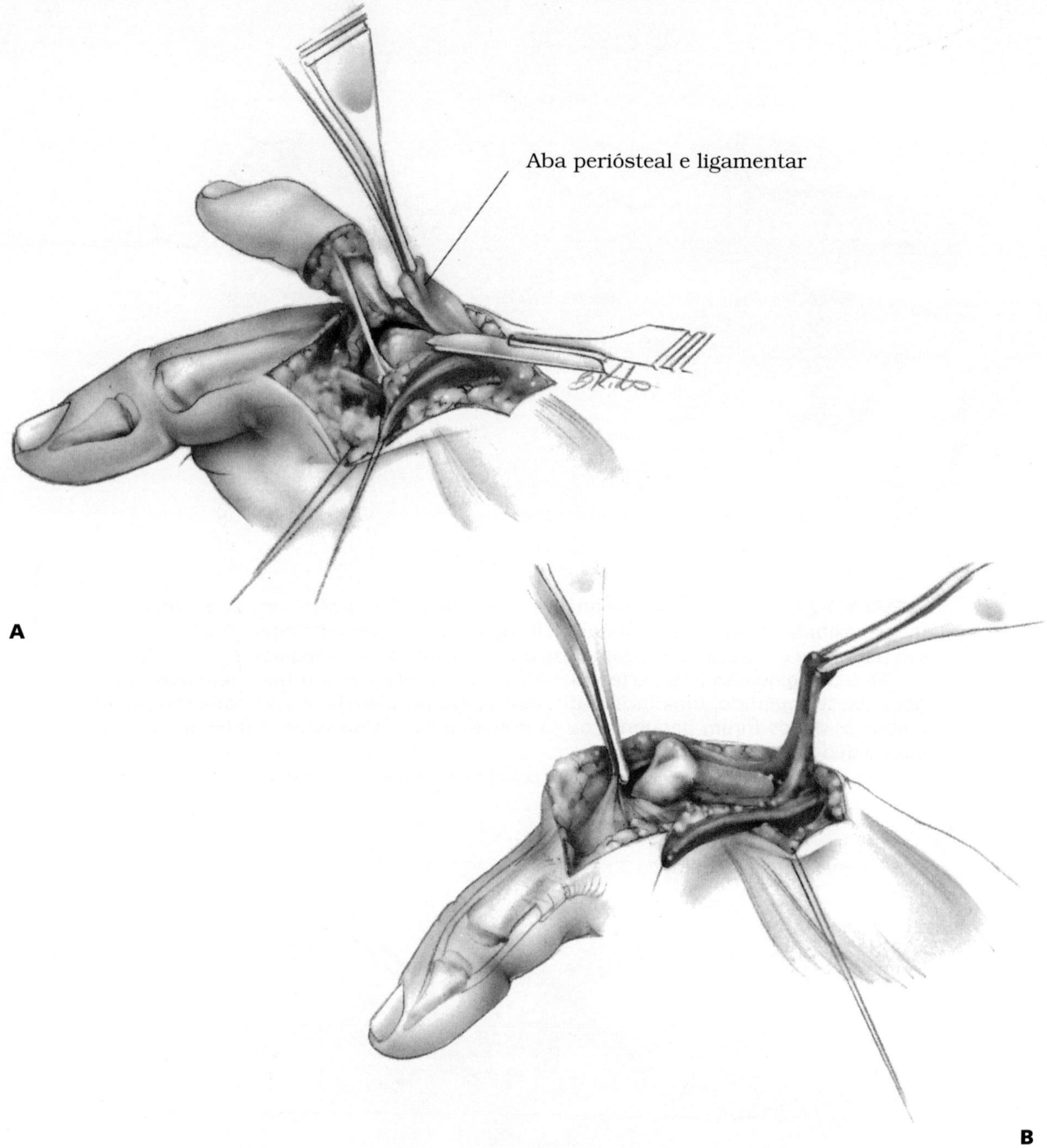

A

B

FIGURA 1-23. Com os músculos tenares separados e rebatidos, uma aba de periósteo e ligamento do dedo radial é elevada. Essa aba **(A)** é então dissecada proximalmente para longe do metacarpal. Ela será suturada no lado radial do dedo preservado para reconstruir o ligamento colateral radial. Isso é importante porque o desvio ulnar é uma das complicações mais comuns desse procedimento.

O dedo radial é então removido e o dedo ulnar remanescente é sub-luxado para expor o côndilo da articulação metacarpofalangeana **(B)**. Esse côndilo é mais amplo do que o normal e deve ser reduzido para que haja bom resultado estético, bem como boa estabilidade para o dedo remanescente. Há em geral uma pequena crista na superfície articular do côndilo que identifica aquela porção do côndilo na qual cada um dos polegares se articulava. Além disso, há freqüentemente um desvio ulnar da cabeça do metacarpal. Para manter-se fiel aos princípios delineados, é necessário corrigir esse desvio nesse momento.

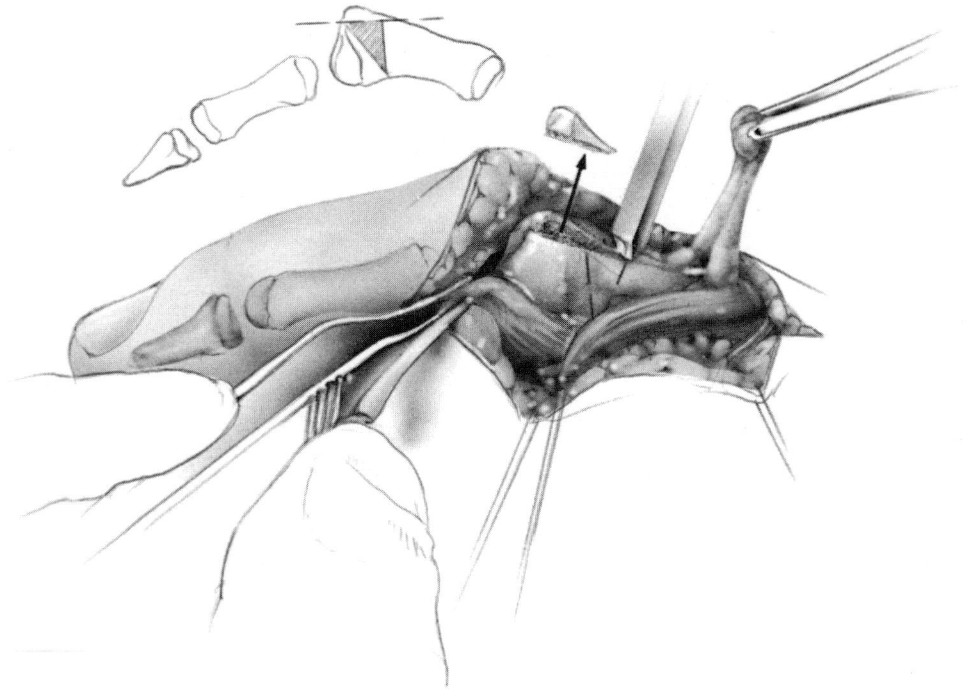

FIGURA 1-24. A porção radial em excesso do côndilo é removida com um osteótomo pequeno. Uma pequena osteotomia em cunha de fechamento é feita imediatamente atrás do côndilo do metacarpal. Isso é feito para corrigir o desvio ulnar. Qualquer mal-alinhamento rotacional também pode ser corrigido. Essa osteotomia geralmente é fixada com um fio de Kirschner pequeno, passado a partir da ponta da falange distal.

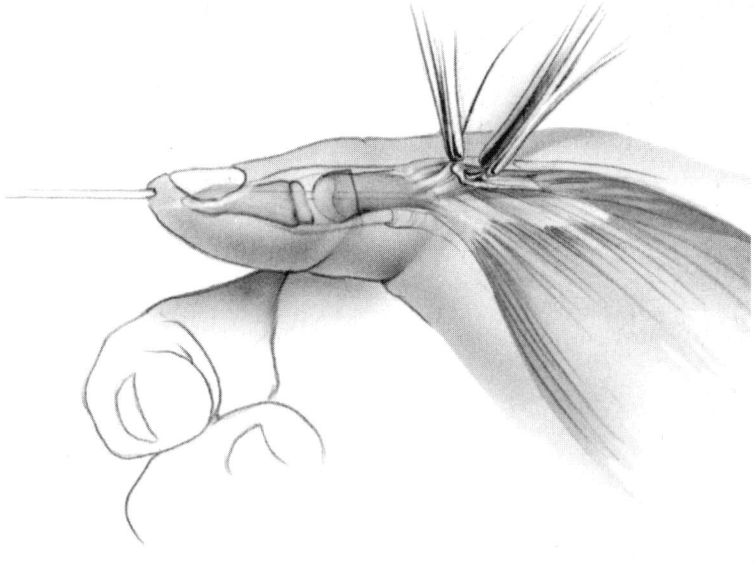

FIGURA 1-25. Quando a osteotomia estiver fixada, a aba periosteal e ligamentar (que foi elevada a partir do dedo descartado e do lado radial do metacarpal) é suturada ao lado radial do dedo preservado. Deve-se ter cuidado ao ajustar a tensão desse reparo. Em seguida, os músculos tenares são posicionados sobre essas estruturas e suturados na base do dedo preservado.

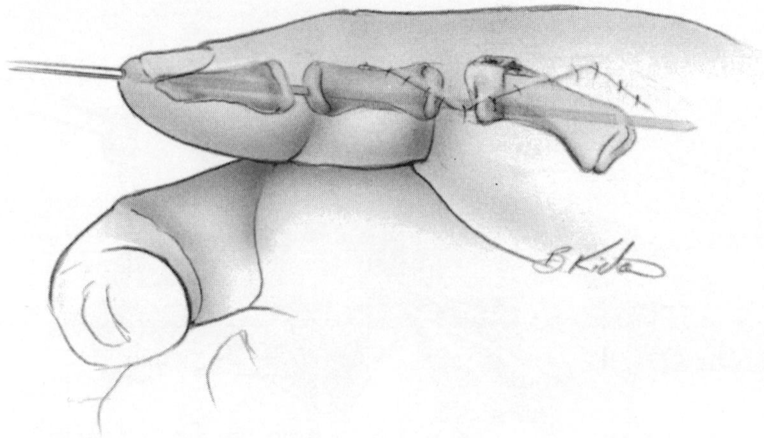

FIGURA 1-26. A pele é suturada. Não há problema com escassez de pele, mas com freqüência há algum excesso; esse excesso pode ser aparado. A linha de sutura resultante não deve ser linear. São aplicados um curativo rígido e um aparelho de gesso longo.

CUIDADOS PÓS-OPERATÓRIOS

O gesso é removido após 6 semanas, e uma tala é aplicada para proteger o reparo do ligamento colateral radial. A tala é usada o tempo todo no primeiro mês enquanto o movimento é iniciado. Após esse período, a tala é usada à noite por 6 meses.

Referências

1. Dobyns JH, Lipscomb PR, Cooney WP. Management of thumb duplication. Clin Orthop 1985;195:26.
2. Wassel HD. The results of surgery for polydactyly of the thumb: a review. Clin Orthop 1969;64:175.
3. Marks TW, Bayne LG. Polydactyly of the thumb: abnormal anatomy and treatment. J Hand Surg 1978;3:107.
4. Tada K, Yonenobu KK, Tsuyuguchi Y, et al. Duplication of the thumb. J Bone Joint Surg [Am] 1983;65:584.
5. Cheng JCY, Chan KM, Ma GFY, Leung PC. Polydactyly of the thumb: a surgical plan based on ninety-five cases. J Hand Surg [Am] 1984;9:155.

1.7 TRANSFERÊNCIA DO FLEXOR ULNAR DO CARPO PARA DEFORMIDADE EM FLEXÃO DO PUNHO

A deformidade em flexão do punho é um problema freqüente em crianças com paralisia cerebral. Há dois aspectos nesse problema. O primeiro, o que é discutido mais freqüentemente em relação à correção da deformidade, é a função. Com freqüência o punho é mantido em flexão, pronação e desvio ulnar, sem a capacidade de dorsiflexionar o punho ou abrir a mão. O segundo problema é estético. A maior parte das autoridades no assunto raramente considera que esse objetivo justifique a cirurgia. Para muitos pacientes, especialmente aqueles com hemiparesia e que vão a escolas comuns, tal objetivo pode ser considerado importante.

Os critérios para se obter um bom resultado com essa operação foram mencionados brevemente no artigo de acompanhamento sobre os pacientes originais (1). Tachdjian (2) reúne oito pré-requisitos para esse procedimento. Eles são mencionados aqui como fatores a serem considerados, alguns mais fortemente do que os outros, em vez de serem considerados pré-requisitos absolutos.

- O flexor ulnar do carpo deve ter boa força motora.
- Deve haver boa dorsiflexão passiva do punho, boa extensão dos dedos, e supinação do antebraço.
- O paciente deve ser capaz de estender os dedos ativamente, com os punhos mantidos em posição neutra.
- O paciente deve ter bom controle voluntário sobre o movimento do braço.
- Deve haver função sensitiva adequada da mão.
- O paciente deve ter capacidade intelectual razoável.
- O paciente deve ter idade suficiente para aderir ao programa de fisioterapia pós-operatória.
- Nenhum distúrbio de movimento, tal como atetose, deve estar presente.

Hoffer et al. (3) estudaram pacientes espásticos com eletromiografia dinâmica e notaram que o flexor ulnar do carpo co-contraía com os extensores dos dedos. Devido ao fato de que o ato de abrir a mão é com freqüência mais problemático do que o ato de agarrar, eles sugeriram transferir o flexor ulnar do carpo para o extensor comum dos dedos para melhorar a liberação do ato de abrir a mão e realizar extensão do punho. Em um estudo subseqüente, Hoffer et al. (4) demonstraram a eficácia desse conceito em pacientes cuidadosamente selecionados e descreveram as indicações para cirurgia. Além da falha em se atingir o objetivo funcional desejado, a complicação mais comum desse procedimento é uma contratura da extensão do punho. Hoffer et al. declararam que a transferência do flexor ulnar do carpo para o extensor comum dos dedos evita esse problema (4) (Figs. 1-27 a 1-29).

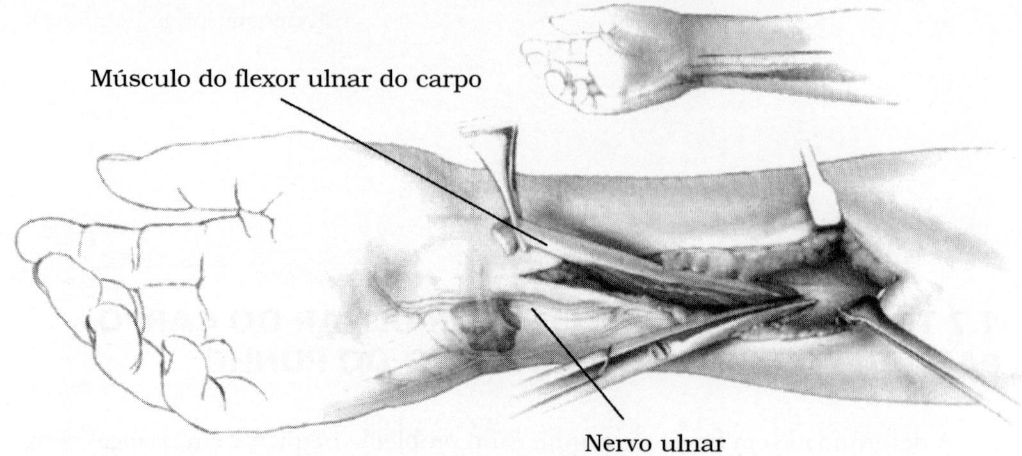

FIGURA 1-27. Embora o procedimento seja em geral feito com o paciente na posição de decúbito dorsal, a posição em decúbito ventral facilita a exposição no paciente com contratura de rotação interna do ombro juntamente com uma contratura em pronação do antebraço.

O procedimento começa com a liberação do tendão do flexor ulnar do carpo e a separação do ventre muscular de sua extensa origem ao longo da ulna. Embora duas incisões separadas tenham sido realizadas originalmente, há mais sentido em fazer apenas uma incisão porque a maior parte da dissecção é feita no aspecto distal do antebraço. A incisão inicia-se distalmente, na dobra flexora do punho e diretamente sobre o tendão ulnar do flexor do carpo, onde ele se insere no osso pisiforme. O tendão se estende a cerca de meia distância no antebraço. Um afastador de ângulo reto pode ser usado para elevar a pele na parte proximal da ferida cirúrgica, permitindo que a dissecção chegue proximalmente até a junção do terço médio e distal do antebraço. A fáscia sobre o tendão e o aspecto lateral do músculo é dividida. O nervo ulnar situa-se diretamente sob o tendão; sendo assim, deve-se ter cuidado ao separar o tendão de sua inserção no osso pisiforme.

Após o tendão ser dividido, as fibras musculares ao longo do aspecto lateral do músculo que se origina da ulna são identificadas com facilidade. Essas fibras devem ser separadas por dissecção das mesmas do periósteo da ulna. O flexor ulnar do carpo recebe sua inervação a partir do nervo ulnar subjacente. À medida que a dissecção progride proximalmente, é importante identificar e proteger esses ramos. Essa dissecção precisa se estender proximalmente pelo menos até o terço superior do antebraço – distante o suficiente para permitir que o ventre muscular seja direcionado em volta da borda medial da ulna em uma linha reta.

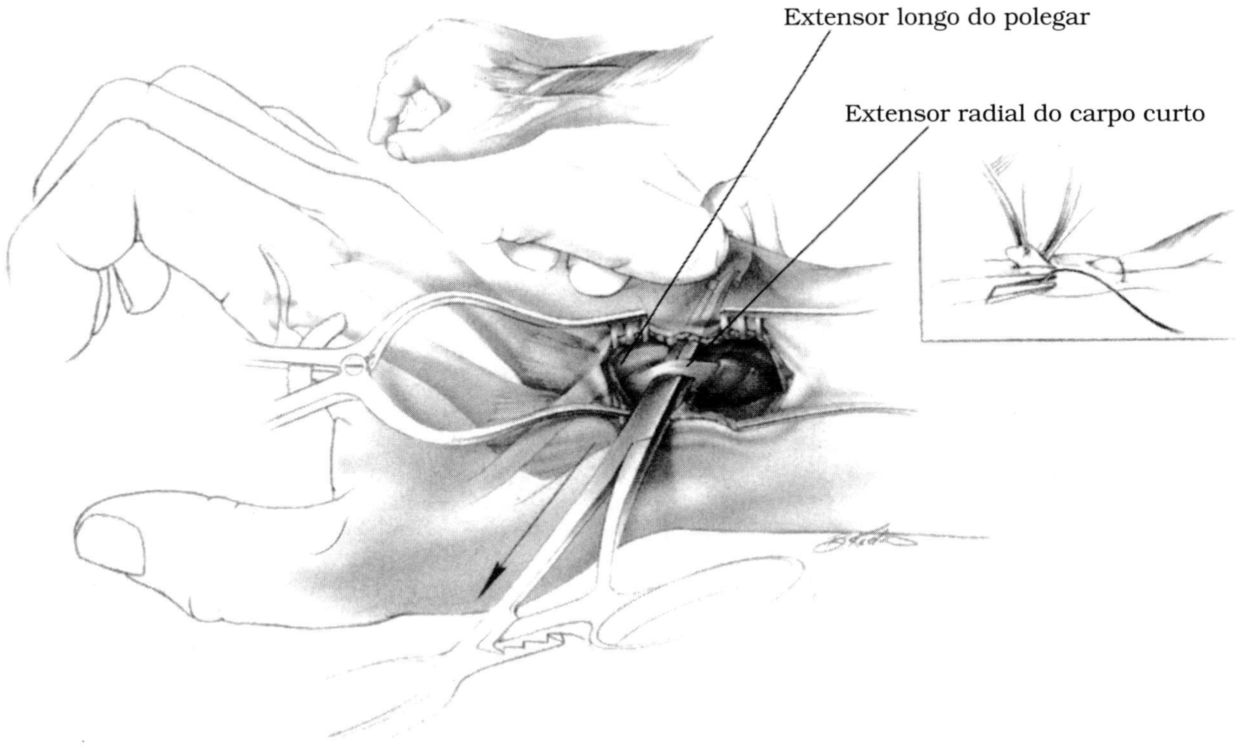

FIGURA 1-28. A segunda incisão é feita diretamente sobre o extensor radial do carpo e sobre os tendões curtos, começando na dobra extensora do punho e se estendendo proximalmente por 3 a 4 cm. Após a incisão na fáscia, os dois tendões podem ser identificados: o tendão mais radial é o extensor radial longo do carpo, e o mais ulnar é o extensor radial curto. Inserir a transferência ao extensor radial longo do carpo fornece melhor força de supinação e supera com mais eficiência o desvio ulnar, enquanto inserir a transferência no curto fornece maior força de tração central. Um túnel subcutâneo é dissecado a partir da parte proximal da incisão volar em volta da borda medial subcutânea da ulna. Um fórceps de tendão é usado para trazer o flexor ulnar do carpo em volta do aspecto medial da ulna através do túnel subcutâneo e para dentro da segunda incisão no aspecto dorsal do punho. Quando o cirurgião estiver confiante de que uma porção suficiente do septo intermuscular foi excisada e que o tendão está correndo ao longo de um trajeto relativamente reto, a primeira incisão é fechada.

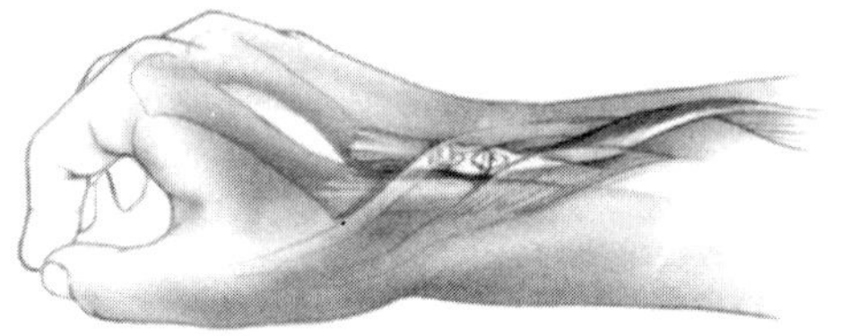

FIGURA 1-29. O flexor ulnar do carpo é então suturado ao tendão desejado. Quando isso é feito, o punho mantido em 45° da extensão, e o antebraço é mantido em posição de supinação máxima. Após a anastomose do tendão estar completa, o punho deve flexionar-se passivamente pelo menos 15° além da posição neutra com os dedos simultaneamente assumindo um movimento de extensão.

A segunda ferida cirúrgica é fechada, e o paciente é colocado em um aparelho de gesso longo no braço, com o punho em um pouco menos do que dorsiflexão máxima e o antebraço em supinação total. Devido ao fato da espasticidade ser a patologia subjacente, o polegar deve ser incorporado no aparelho de gesso em posição de abdução, e as articulações metacarpais devem estar flexionadas a cerca de 15° enquanto as articulações interfalangeanas ficam em posição neutra.

CUIDADOS PÓS-OPERATÓRIOS

O gesso é removido após 4 semanas. Uma tala removível é colocada, o que permite movimentar o punho para terapia. O retreinamento da extensão do punho, apreensão e abertura da mão é iniciado nesse momento. A imobilização com tala mantendo o punho em extensão é continuada por até 6 meses.

Referências

1. Green WT, Banks HH. Flexor carpi ulnaris transplant and its use in cerebral palsy. J Bone Joint Surg [Am] 1962;44:1343.
2. Tachdjian MO. Pediatric orthopaedics, 2nd ed. Philadelphia: WB Saunders, 1990:1744.
3. Hoffer MM, Perry J, Melkonian GJ. Dynamic electromyography and decision-making for surgery in the upper extremity of patients with cerebral palsy. J Hand Surg [Am] 1979;4:424.
4. Hoffer MM, Lehman M, Mitani M. Long-term follow-up on tendon transfers to the extensors of the wrist and fingers in patients with cerebral palsy. J Hand Surg [Am] 1986;11:836.

1.8 CORREÇÃO DA DEFORMIDADE DO POLEGAR EMPALMADO EM PARALISIA CEREBRAL

Crianças com paralisia cerebral freqüentemente têm dificuldade com a função motora da mão, e muitas vezes a deformidade do polegar é a mais óbvia. As indicações para correção de tais deformidades têm sido discutidas em detalhes por vários autores (1-3). A maioria deles tem valorizado a importância da avaliação pré-operatória no resultado, sendo que os fatores mais importantes são a avaliação do controle voluntário, sensação, cognição e capacidade de cooperar com o programa pós-operatório.

House et al. (2) classificaram as deformidades por meio da avaliação da função do polegar, e não de sua posição estática.

Tipo I: Contratura em adução do metacarpal. Essa é a deformidade mais comum e está geralmente associada com uma contratura do espaço da membrana do polegar. É causada pela espasticidade e contratura dos músculos adutor do polegar e primeiro interósseo dorsal.

Tipo II: Contratura em adução do metacarpal e deformidade de flexão metacarpofalangeana. Nessa deformidade, as articulações interfalangeanas permanecem móveis, e a articulação metacarpofalangeana permanece fixa em flexão pela contratura do flexor longo do polegar.

Tipo III: Contratura em adução do metacarpal combinada com uma deformidade ou instabilidade de hiperextensão metacarpofalangeana. Essa deformidade é causada pela espasticidade do extensor longo do polegar na ausência de espasticidade no flexor longo do polegar.

Tipo IV: Contratura em adução do metacarpal combinada com deformidades de flexão interfalângica e metacarpofalângica. Essa condição é causada por espasticidade do flexor longo do polegar e dos músculos intrínsecos do polegar, mas pode ser causada pela espasticidade isolada do flexor longo do polegar.

Os passos tomados na correção das deformidades são considerados em três categorias: liberação da pele e contraturas musculares, reforço dos músculos enfraquecidos e estabilização das articulações (Figs. 1-30 a 1-33).

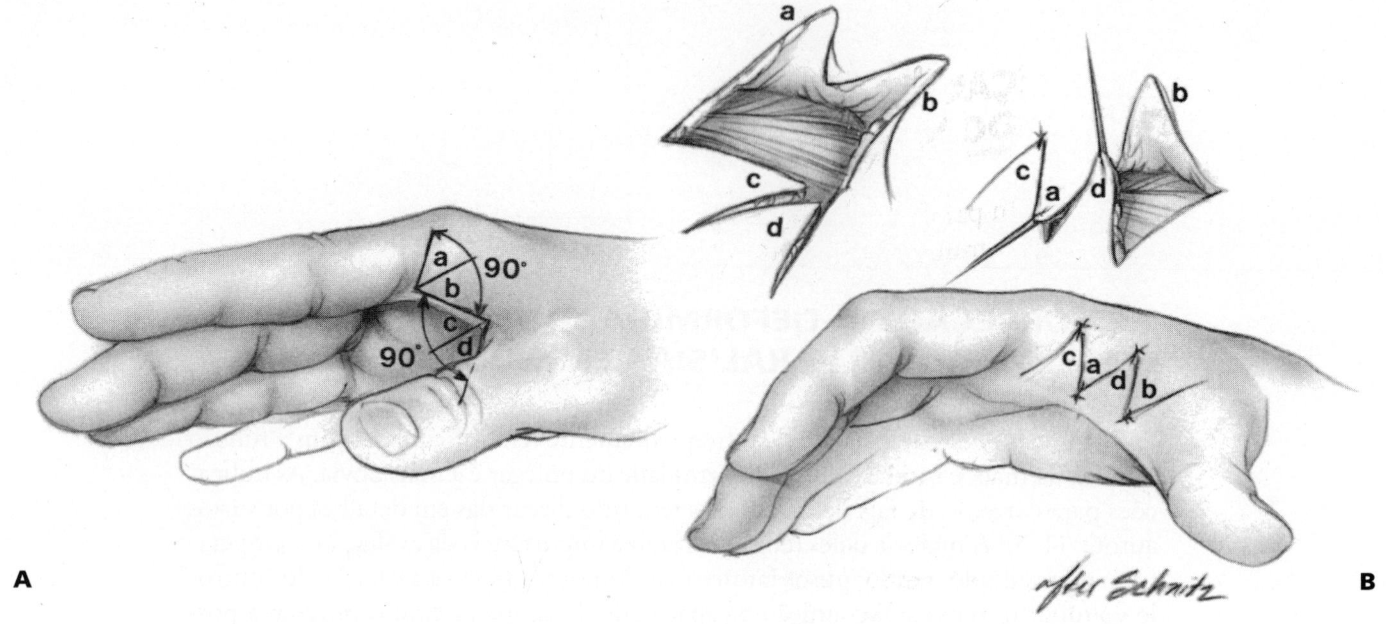

FIGURA 1-30. A liberação do espaço da membrana do primeiro polegar é conseguida por uma incisão em Z-plastia, através da qual a fáscia dorsal tensionada e os músculos que causam a contratura em primeiro lugar, os músculos adutor longo do polegar e primeiro interósseo dorsal, possam ser divididos. A incisão é uma Z-plastia de quatro abas. Essa Z-plastia tem sido descrita com ângulos de 120 e 60°, ou, como ilustrado aqui, 90 e 45°. Cada membro da incisão deve ser de igual comprimento. O primeiro membro da incisão é feito ao longo da linha da contratura máxima. Em cada extremidade dessa incisão e a 90° dela, outra incisão **(A)** é feita. O comprimento desse membro deve ter a metade do comprimento do membro longitudinal. Finalmente, um terceiro membro é adicionado a cada extremidade da incisão, que divide em dois o ângulo reto pelos dois primeiros membros. Esse deve ser igual em comprimento ao segundo membro. A incisão **(B)** é fechada pela transposição dos retalhos.

FIGURA 1-31. Após as abas da incisão terem sido criadas e retraídas e a fáscia dorsal dividida **(A)**, os músculos encurtados constituídos pelo adutor do polegar e o primeiro interósseo dorsal são facilmente identificados. A origem do músculo primeiro interósseo dorsal que surge de duas cabeças, uma no primeiro metacarpal e uma no segundo metacarpal, é liberada primeiro. Deve-se tomar cuidado, já que a artéria radial passa entre essas duas cabeças para formar o arco palmar profundo. A porção que se insere no primeiro metacarpal é liberada primeiro. Geralmente é preciso liberar pelo menos uma porção da cabeça que se origina no segundo metacarpal **(B)** porque as duas cabeças se juntam perto de sua origem.

Depois disso, o músculo do adutor polegar é liberado pela divisão parcial em sua porção intramuscular. Esse músculo pode ser encontrado correndo obliquamente por baixo do músculo primeiro interósseo dorsal. Sua divisão **(C)** é feita mais facilmente, entretanto, a partir do aspecto palmar da ferida cirúrgica. Se isso não fornecer abdução suficiente, será necessário liberá-lo de sua origem no terceiro metacarpal, como descrito subseqüentemente.

▶

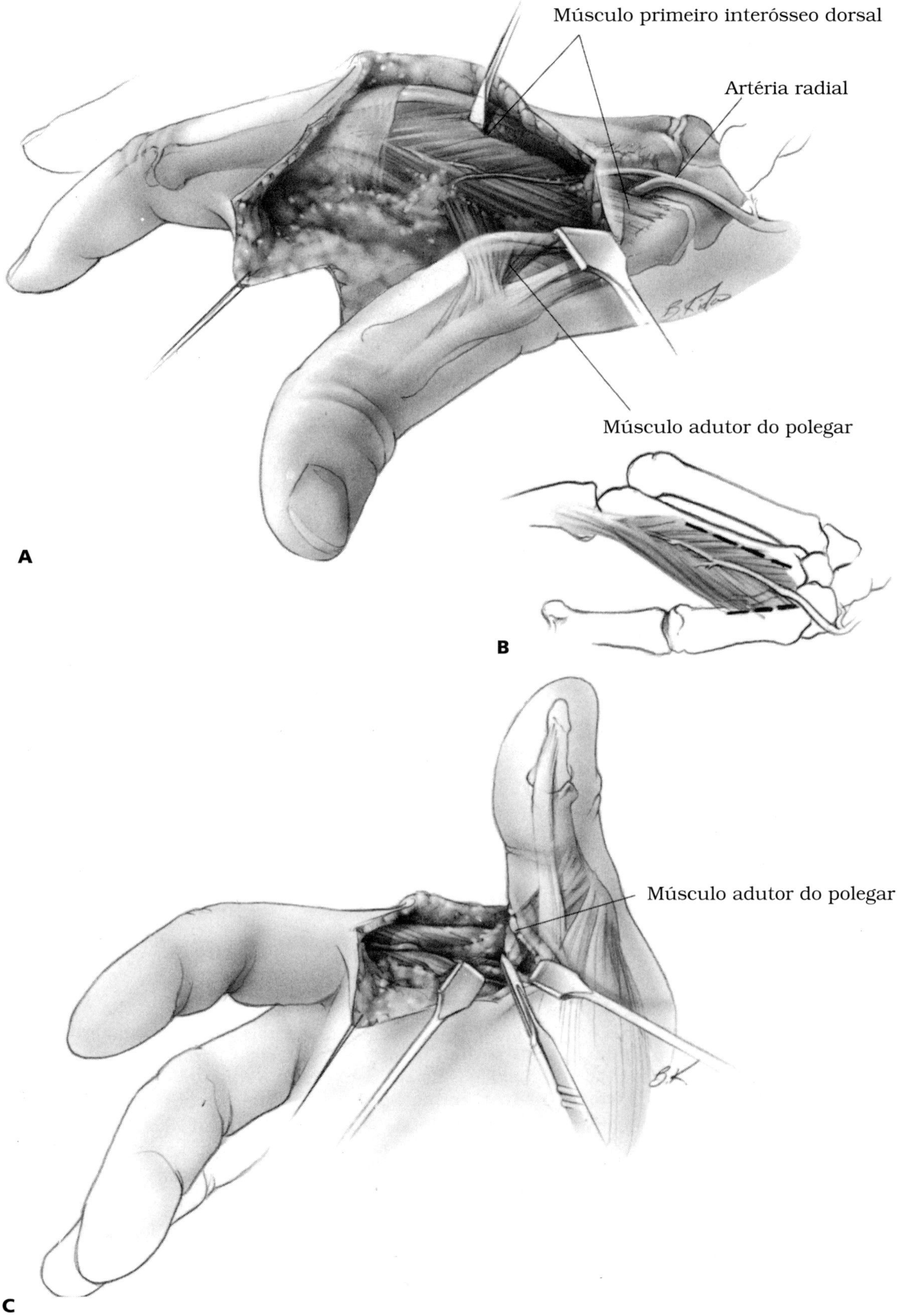
Músculo primeiro interósseo dorsal
Artéria radial
Músculo adutor do polegar
A
B
Músculo adutor do polegar
C

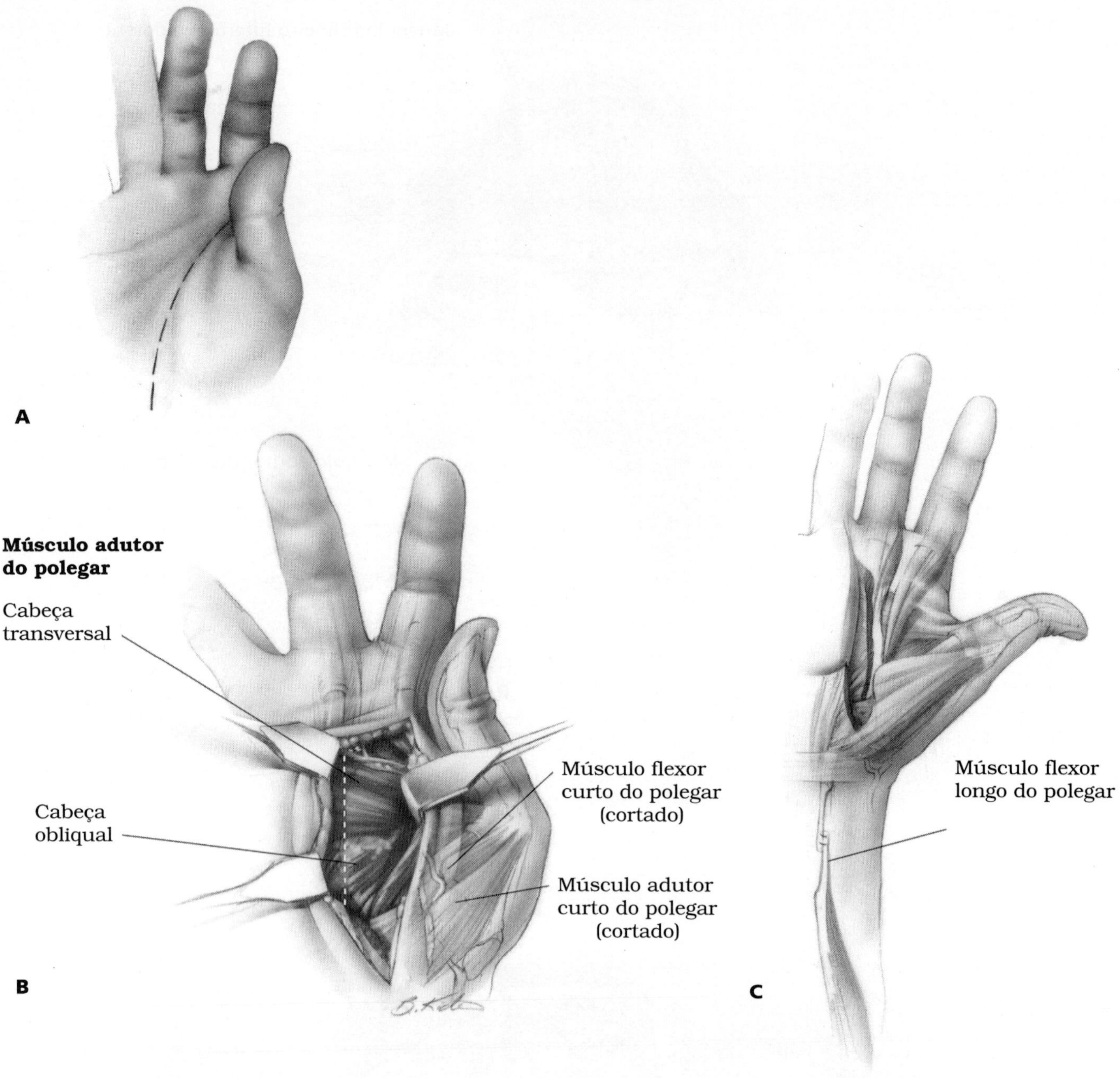

FIGURA 1-32 Nas deformidades do tipo II mais graves, geralmente é necessário liberar a origem do músculo adutor do polegar da sua inserção no terceiro metacarpal e a origem do músculo flexor curto do polegar da sua inserção no retináculo flexor. Se necessário, uma parte do músculo abdutor curto do polegar também pode ser solta (4).

É feita uma incisão palmar seguindo a linha da eminência tenar. A porção proximal dessa incisão **(A)** fica sobre o terceiro metacarpal. Após a pele e a fáscia serem divididas **(B)**, os tendões flexores do dedo médio são afastados na direção ulnar, enquanto que o feixe neurovascular e o palmar superficial que trafegam ao longo dos tendões flexores do dedo indicador são afastados em direção radial. Isso expõe (distal a proximalmente) a cabeça transversal do adutor do polegar, a cabeça oblíqua do adutor do plegar, o flexor curto do polegar e o abdutor curto do polegar que se sobrepõe ao músculo oponente do polegar. O músculo adutor do polegar **(C)** é separado do terceiro metacarpal, enquanto que a origem do flexor curto do polegar é separada do flexor do retináculo flexor (ligamento transverso do carpo).

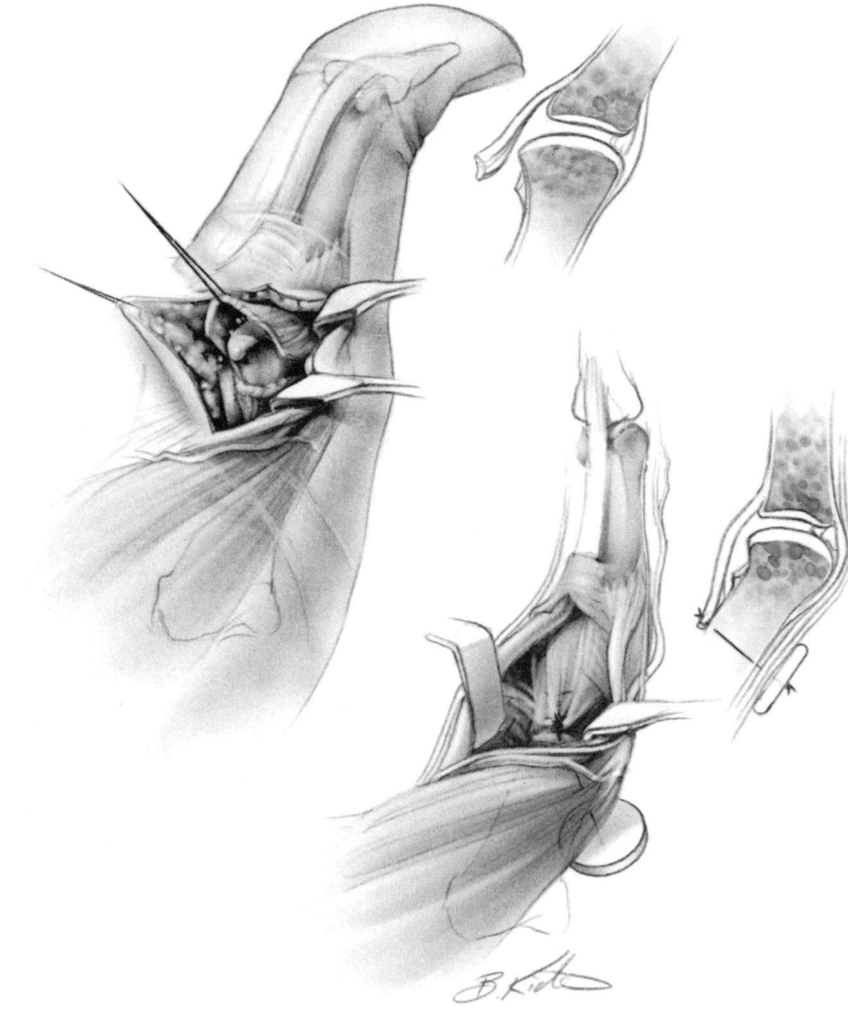

A

B

FIGURA 1-33 Nas deformidades do tipo III, pode ser necessário estabilizar a articulação metacarpofalângica do polegar. Isso pode ser feito por meio de artrodese. Na criança em fase de crescimento, isso pode ser conseguido desnudando a cartilagem da superfície articular e fixando a articulação com um pino intramedular. Esse procedimento não causa lesão ao crescimento da fise.

Outro método que preserva a maior parte das funções do polegar, entretanto, é descrito por Filler et al. (5). Por meio de uma incisão em forma de V sobre o aspecto volar da articulação metacarpofalângica, conforme descrito para liberação do dedo em gatilho do polegar, a bainha do flexor longo do polegar é parcialmente excisada para expor o tendão. Assim como na liberação do polegar, é importante identificar e retrair o feixe neuromuscular cuidadosamente, principalmente o nervo digital radial localizado logo abaixo da pele e que cruza o local da operação. Isso expõe a placa volar, ou cápsula. Sua inserção proximal (A) é incisada e liberada. Ambos os lados são, então, incisados na superfície dos ossos sesamóides de modo que a ligação distal seja mantida. A articulação é flexionada de 30 a 35° e transfixada com um pequeno fio de Kirschner. A cápsula é avançada proximalmente até que fique sob tensão. Nesse novo ponto de inserção, um pequeno sulco é aberto na cortical do osso e um pequeno orifício é feito com uma broca, indo desde este sulco até a superfície dorsal do metacarpal. Um fio removível do tipo *pull-out* ou uma sutura absorvível forte é passada através desse orifício e sobre um botão colocado na região dorsal do polegar (B) para fixar a inserção da placa volar no sulco que foi preparado.

Na deformidade do tipo IV, é necessário alongar o flexor longo do polegar. Um alongamento do tipo AZ realizado proximal ao punho pode ser feito sem dificuldades (ver Fig. 1-32 C).

Existem vários motores que podem ser usados para reforçar o abdutor longo do polegar, o extensor curto do polegar ou o extensor longo do polegar. Geralmente são usados os músculos palmar longo, braquiorradial e flexor radial do carpo.

CUIDADOS PÓS-OPERATÓRIOS

Pacientes que tiveram apenas a liberação ou extensão de músculos encurtadas são imobilizados com uma tala ou aparelho de gesso com o polegar em abdução e extensão por 4 semanas. Se uma artrodese ou capsulodese for realizada, a imobilização por até 8 semanas pode ser necessária. Após a retirada da imobilização, o paciente deve iniciar um programa de terapia para mobilizar e melhorar a função do polegar, bem como dos dedos e do punho. Uma tala de abdução é usada continuamente, exceto durante a terapia, pelas próximas 6 a 12 semanas, e então somente à noite, até que o equilíbrio dinâmico tenha sido atingido.

Referências

1. Goldner JL. Reconstructive surgery of the hand in cerebral palsy and spastic paralysis resulting from injury to the spinal cord. J Bone Joint Surg [Am] 1955;37:1141.
2. House JH, Gwathmey FW, Fidler MO. A dynamic approach to the thumb-in-palm deformity in cerebral palsy: evaluation and results in fifty-six patients. J Bone Joint Surg [Am] 1981;63:216.
3. Rang M. Cerebral palsy. In: Morrissy RT, ed. Lovell and Winter's pediatric orthopaedics, 3rd ed. Philadelphia: JB Lippincott, 1990:495.
4. Matev IB. Surgical treatment of flexion-adduction contracture of the thumb in cerebral palsy. Acta Orthop Scand 1970;41:439.
5. Filler BC, Stark HH, Boyes JH. Capsulodesis on the metacarpophalangeal joint of the thumb in children with cerebral palsy. J Bone Joint Surg [Am] 1976;58:667.

1.9 REDUÇÃO FECHADA E FIXAÇÃO INTRAMEDULAR DE FRATURA DA DIÁFISE DO ÚMERO

Ocasionalmente, é desejável obter a estabilidade de uma fratura da diáfise do úmero em uma criança ou adolescente, não porque a fratura não irá consolidar-se, mas porque é difícil manter o alinhamento. Exemplos de tais situações incluem trauma múltiplo, fraturas múltiplas na mesma extremidade e traumatismo craniano grave. Devido ao fato de que existem hastes flexíveis de vários diâmetros, variando de 3,2 a 4,5 mm, dependendo do tipo, a maioria das fraturas em crianças que requer fixação pode ser tratada com esse método. O tamanho do osso em crianças menores, entretanto, freqüentemente obriga-nos a aceitar um resultado que representa uma estabilização não tão boa quanto a que seria conseguida em um adulto. A fixação intramedular usando-se um portal único em crianças é facilitada pelo fato de haver hastes menores e mais curtas nas configurações S e C.

A diáfise do úmero pode ser fixada de duas maneiras, e cada uma tem suas indicações relativas, dependendo da localização da fratura. Essas técnicas são descritas para adultos (1-3).

O primeiro método, retrógrado, é inserir hastes flexíveis a partir da extremidade distal. Isso é adequado para fraturas do terço médio da diáfise do úmero e fraturas proximais, mas não é apropriado para fraturas da metade distal. O canal medular deve ser grande o suficiente para acomodar duas hastes. O ponto de inserção para esse método geralmente é através de um portal na superfície dorsal próximo a fossa do olécrano.

No segundo método, anterógrado, a haste é inserida em sentido proximal para distal. Este método pode ser realizado com um portal na região da tuberosidade maior. Nessa técnica, uma haste de Rush flexível ou uma mais rígida podem ser usadas. De modo geral, apenas uma haste única pode ser colocada com esse método, mas na criança menor, ou quando a rapidez da cirurgia é importante, uma única haste de Rush fornece o alinhamento para a fratura. Uma incisão maior dividindo o deltóide pode ser usada para criar um portal grande o suficiente para que 2 hastes flexíveis sejam inseridas. Nessa incisão, é preciso muito cuidado para evitar lesões ao nervo axilar, cuja localização em uma criança pode não ser óbvia para o cirurgião que raramente utiliza essa abordagem (Figs. 1-34 a 1-40).

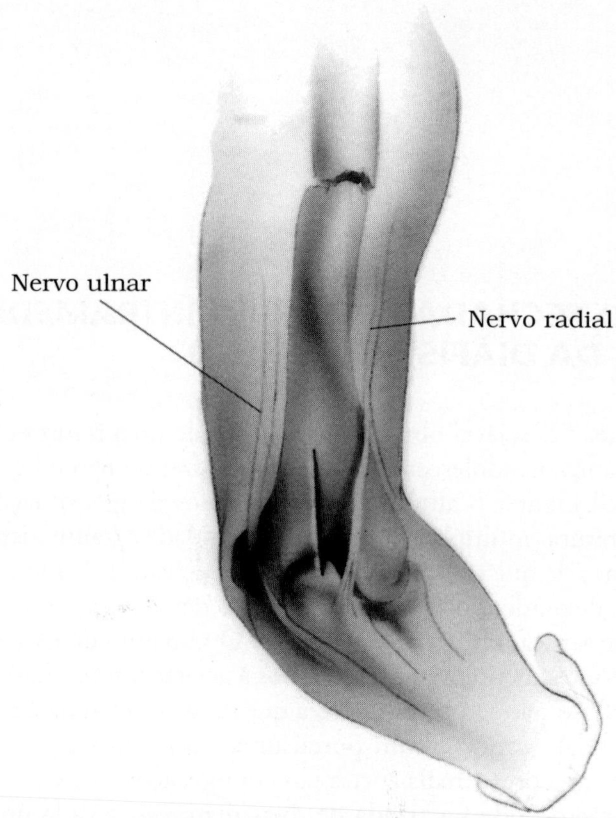

FIGURA 1-34. Para ambos os procedimentos, retrógrado e anterógrado, o paciente é colocado sobre uma mesa de cirurgia radiotransparente com a cabeça no pé da mesa, para permitir acesso ao intensificador de imagens. O paciente é posicionado mais do lado da mesa oposto ao cirurgião, de forma que a borda de metal da mesa não bloqueie a visão do intensificador de imagens. Na fixação retrógrada, um torniquete pode ser usado. Antes de iniciar a cirurgia, é aconselhável demonstrar que a fratura pode ser reduzida e que o intensificador de imagens pode visualizar todo o úmero.

Para fixação retrógrada, o braço é posicionado transversalmente sobre o corpo. Uma incisão de linha média posterior é feita estendendo-se da fossa do olécrano proximalmente por cerca de 4 a 6 cm, dependendo do tamanho da criança. A incisão é levada de forma cortante para baixo através da fáscia do tríceps, e as fibras musculares são divididas por dissecção romba para expor a superfície posterior do úmero.

A única estrutura importante que preocupa o cirurgião é o nervo radial que viaja de forma distal indo de medial a lateral. No adulto, o nervo fica a cerca de 10 cm proximalmente ao epicôndilo lateral, mas essa distância é proporcionalmente menor em uma criança. A incisão não deve se estender tão longe proximalmente de modo que encontre o nervo, a menos que o cirurgião deseje explorá-lo.

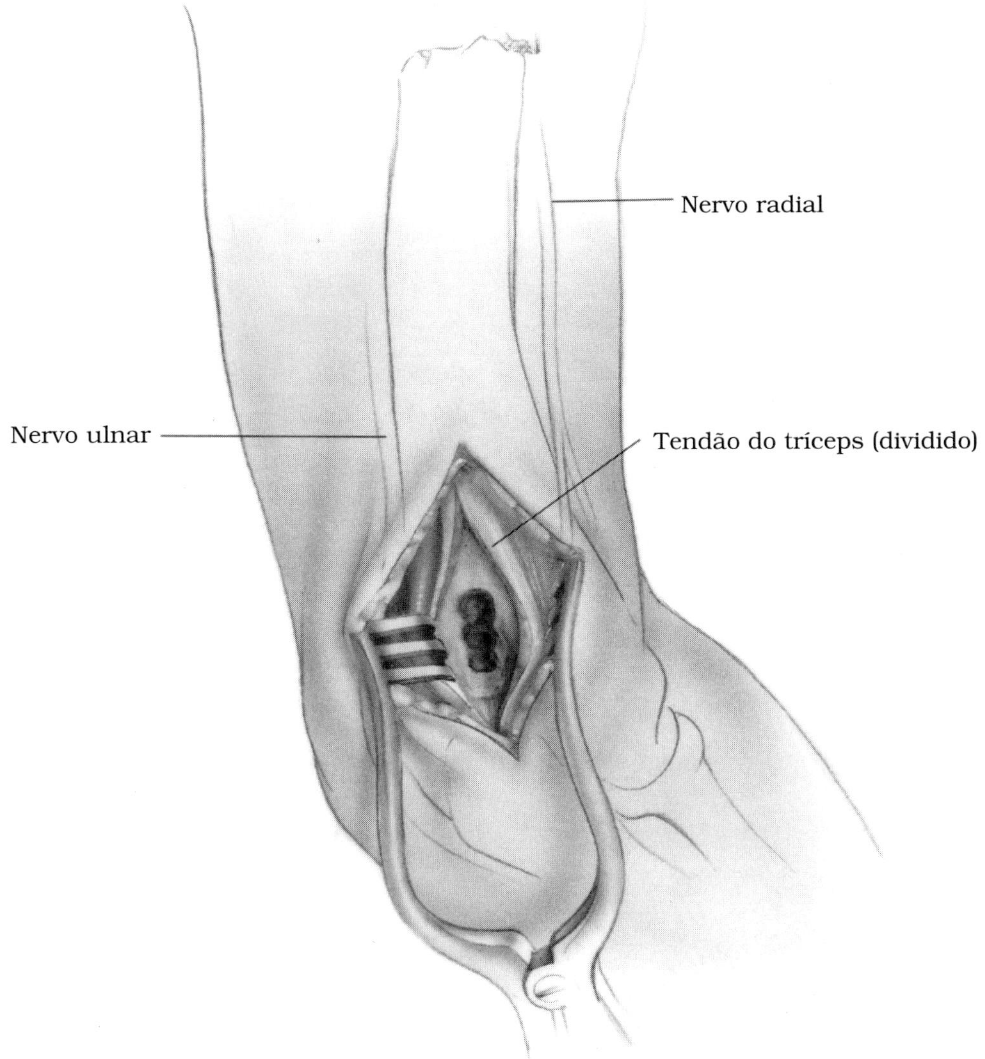

FIGURA 1-35. O lábio superior da fossa do olécrano é identificado, e um furo é feito na cortical acima da fossa para permitir a entrada no canal medular. No adulto, essa distância é de 2 a 3 cm, mas é proporcionalmente menor na criança. Furos adicionais são feitos proximalmente a esse e conectados com um saca-bocado. Além disso, o furo deve ser tão largo quanto o canal. Se esse furo não for suficientemente largo e longo, a pressão exercida pelas hastes pode quebrar a cortical, afrouxando a fixação de três pontos que é essencial nesse método de fixação.

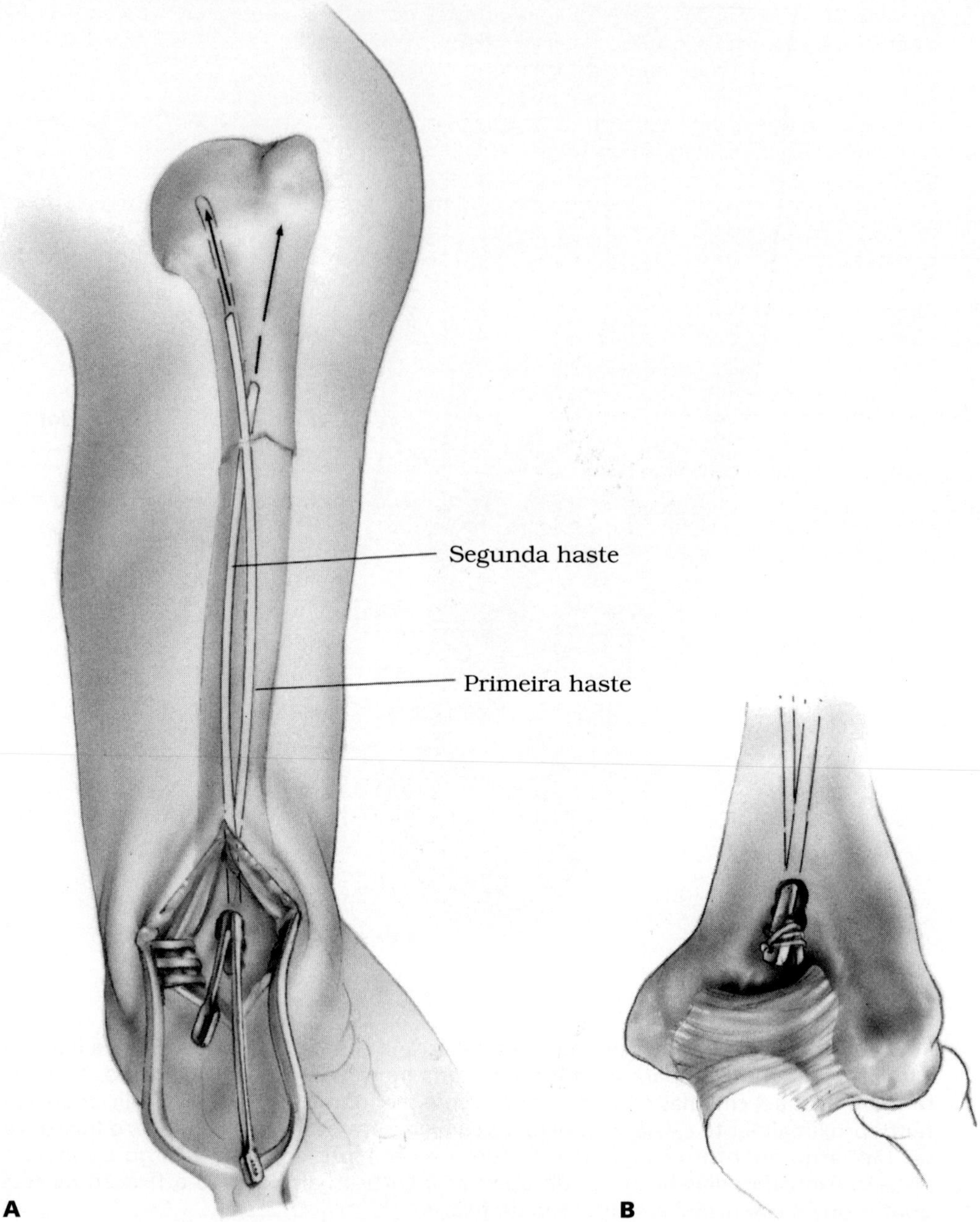
Segunda haste
Primeira haste
A
B

◀ **FIGURA 1-36.** O tamanho correto das hastes é estimado ao se segurar uma haste próxima ao úmero e visualizar ambos com o intensificador de imagens. A primeira haste é inserida e levada até o local da fratura. A fratura é reduzida e a haste levada até dentro do fragmento proximal (não tão facilmente como parece aqui). A melhor forma de ter certeza do comprimento correto é inseri-la completamente, verificando com o intensificador de imagens para ter certeza de que permaneça a 1 cm da superfície articular do úmero. Se não estiver a essa distância, a haste é removida parcialmente e deixada passando além do foco de fratura, e outra haste de comprimento correto é inserida.

A primeira haste não é inserida totalmente. Se ela foi usada para medir o comprimento, é parcialmente retirada. A segunda haste **(A)** é então inserida. É importante que as hastes terminem em áreas diferentes proximalmente, para fornecer estabilidade contra rotação. De modo ideal, uma haste é fixada na tuberosidade maior e a outra em direção à superfície articular da cabeça do úmero, mas estabilidade adequada é geralmente alcançada mesmo que não se siga este princípio. O posicionamento da haste é feito através da sua curvatura, virando-a após ser inserida.

Com ambas as hastes no lugar e nenhuma das duas completamente assentadas, um fio é passado através dos orifícios das hastes. As hastes são inseridas completamente. Somente os orifícios devem projetar-se para fora da cortical. O fio **(B)** é retorcido e apertado, ligando as duas hastes.

Uma verificação final com o intensificador de imagens é feita para assegurar-se que as hastes estejam posicionadas corretamente e que o foco de fratura não esteja separado. O ferida cirúrgica é fechada. Não é necessário deixar um dreno.

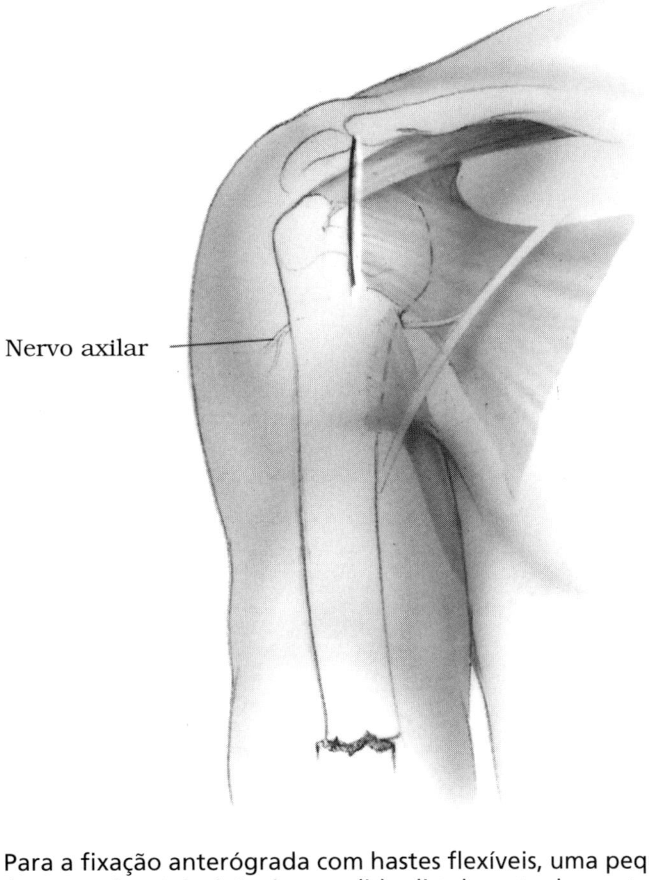

FIGURA 1-37. Para a fixação anterógrada com hastes flexíveis, uma pequena incisão é feita no deltóideo anterior. A incisão é estendida distalmente da ponta do acrômio a uma distância de 2,5 a 3 cm. A principal estrutura com a qual é preciso ter cuidado é o nervo axilar, que cruza a extremidade distal dessa incisão.O nervo não deve ser visto.

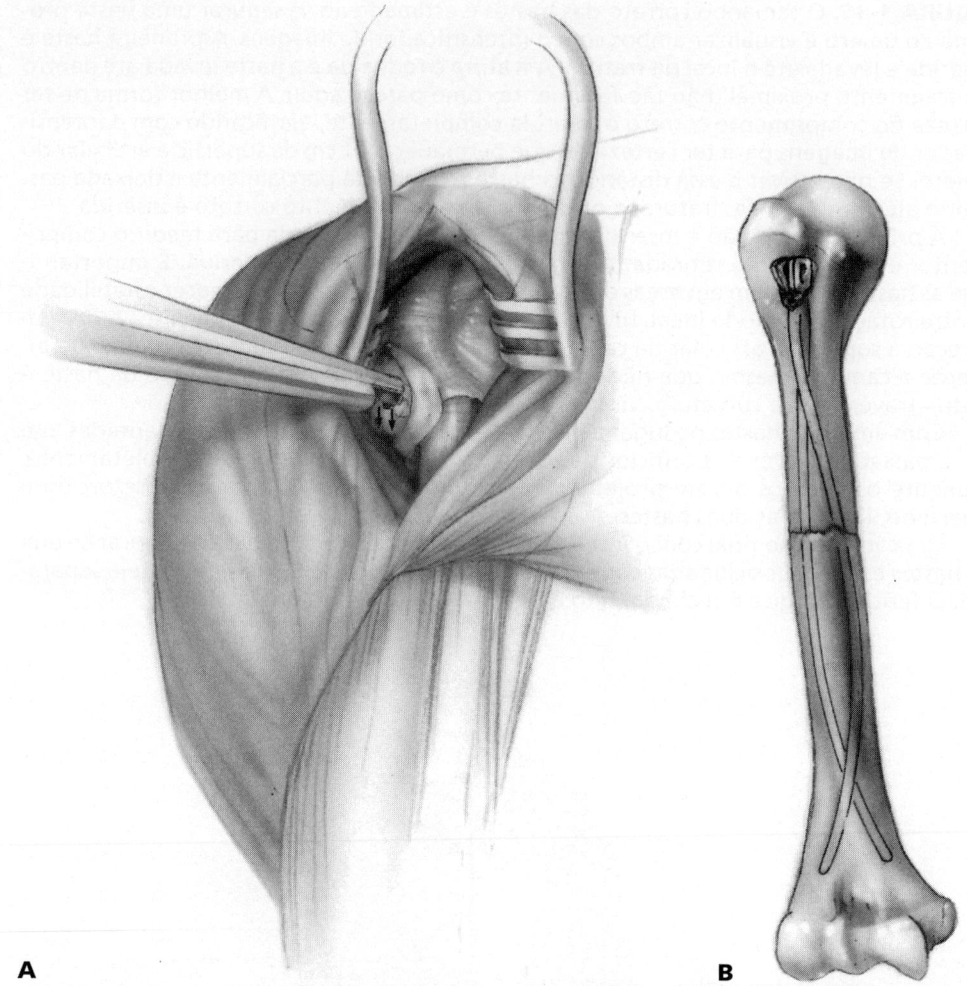

FIGURA 1-38. A: As fibras do deltóide são separadas por dissecção romba para expor o periósteo do corpo do úmero, que é aberto. Um furo grande o suficiente para admitir o saca-bocado é feito na área metafisária ântero-lateral do úmero logo abaixo da ponta da tuberosidade maior. **B:** O furo é aumentado para acomodar as hastes, duas se possível.

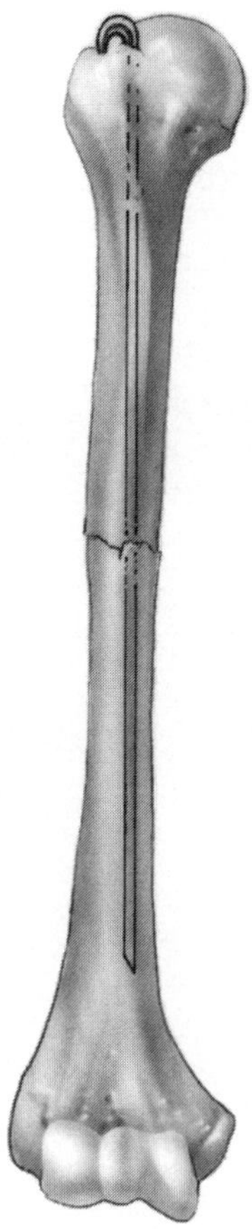

FIGURA 1-39. Quando a velocidade é importante e se deseja apenas uma única haste para ajudar a manter o alinhamento, a incisão pode ser menor. O manguito rotador é dividido e uma haste reta de Rush é inserida através da ponta da tuberosidade maior. Isso não fornece estabilidade rotacional e proporciona menos fixação da fratura em geral, mas ajuda a manter o alinhamento em uma tala de coaptação. Por causa da localização da ponta da haste irá ocorrer impacto, e a haste terá de ser removida.

A,B

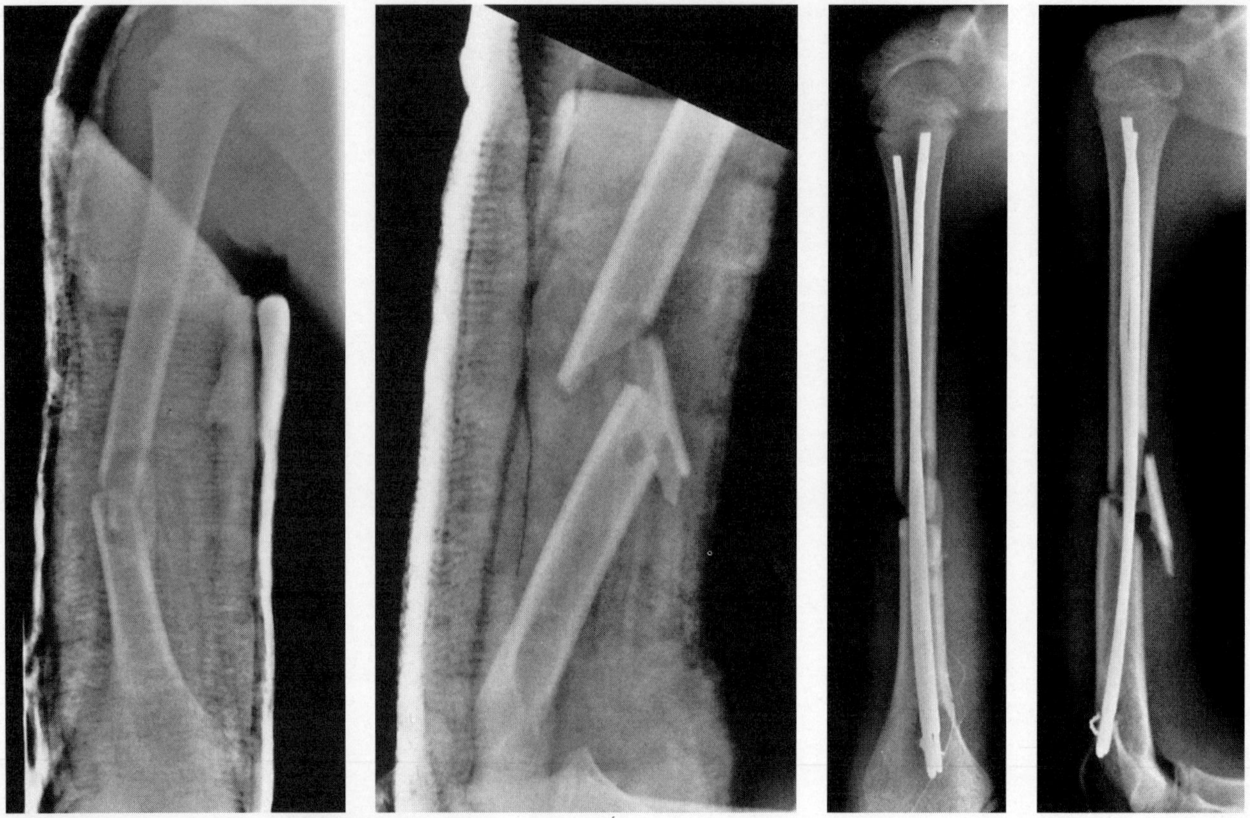

C,D

E,F

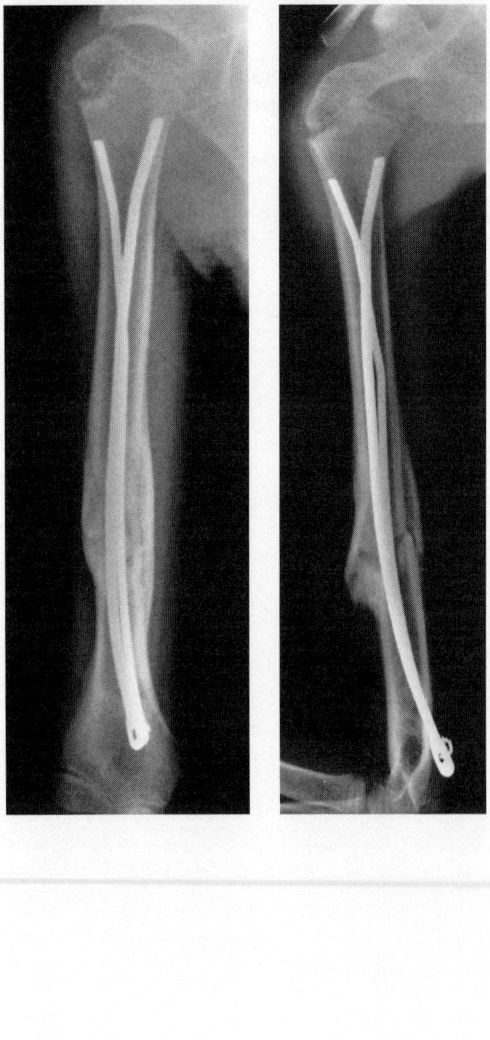

FIGURA 1-40. A, B: Radiografias de um menino de 12 anos com trauma múltiplo, incluindo fratura do úmero. Por causa de dificuldade em manter o alinhamento na tala enquanto os outros problemas estavam sendo tratados, o cirurgião preferiu fixar a fratura com hastes para manter o alinhamento. **C, D:** Radiografias tiradas na conclusão da cirurgia mostrando o alinhamento. **E, F:** Consolidação após 8 semanas.

CUIDADOS PÓS-OPERATÓRIOS

Dependendo da estabilidade, uma tala de coaptação pode ser aplicada. A consolidação da fratura é geralmente suficiente em 3 a 4 semanas para permitir remover a tala e iniciar exercícios de amplitude de movimento. As hastes são removidas eletivamente após a consolidação da fratura estar completa.

Referências

1. Brumback RJ, Bosse MJ, Poka A, et al. Intramedullary stabilization of humeral shaft fractures in patients with multiple trauma. J Bone Joint Surg [Am] 1986;68:960.
2. Hall RF Jr, Pankovich AM. Ender nailing of acute fractures of the humerus. J Bone Joint Surg [Am] 1987;69:558.
3. Dobozi WR, Hall RF Jr. Flexible intramedullary nailing of humeral shaft fractures. In: Browner BD, Edwards CC. The science and practice of intramedullary nailing. Philadelphia: Lea & Febiger, 1987:305.

1.10 REDUÇÃO FECHADA E FIXAÇÃO PERCUTÂNEA DE FRATURA SUPRACONDILAR DO ÚMERO

Historicamente, é alta a incidência de complicações nas fraturas supracondilares do úmero. A complicação mais comum é o cúbito varo, e a mais temida é a contratura isquêmica de Volkmann. Estas complicações quase desapareceram (1,2). A razão para isso é o tratamento aprimorado dessas fraturas, que inclui a avaliação das causas da síndrome de compartimento, o entendimento da biomecânica da deformidade e o uso de fixação esquelética para evitar o deslocamento.

Os dois pontos essenciais no tratamento de uma fratura supracondilar são uma redução precisa e o uso de fixação esquelética percutânea para permitir que o cotovelo se estenda até 90° enquanto a redução é mantida. Sem a fixação, é necessário manter o cotovelo a 110° graus ou mais de flexão para manter a redução. Com o inchaço subseqüente que ocorre ao redor do cotovelo, essa posição restringe a drenagem venosa do antebraço, resultando em um inchaço ainda maior e na síndrome de compartimento. Se o cotovelo for estendido até 90°, é provável que a redução se perca.

Para entender a importância de uma redução precisa, é necessário compreender tanto a anatomia do úmero no local da fratura quanto a mecânica do processo que levou à deformidade (Figs. 1-41 a 1-52).

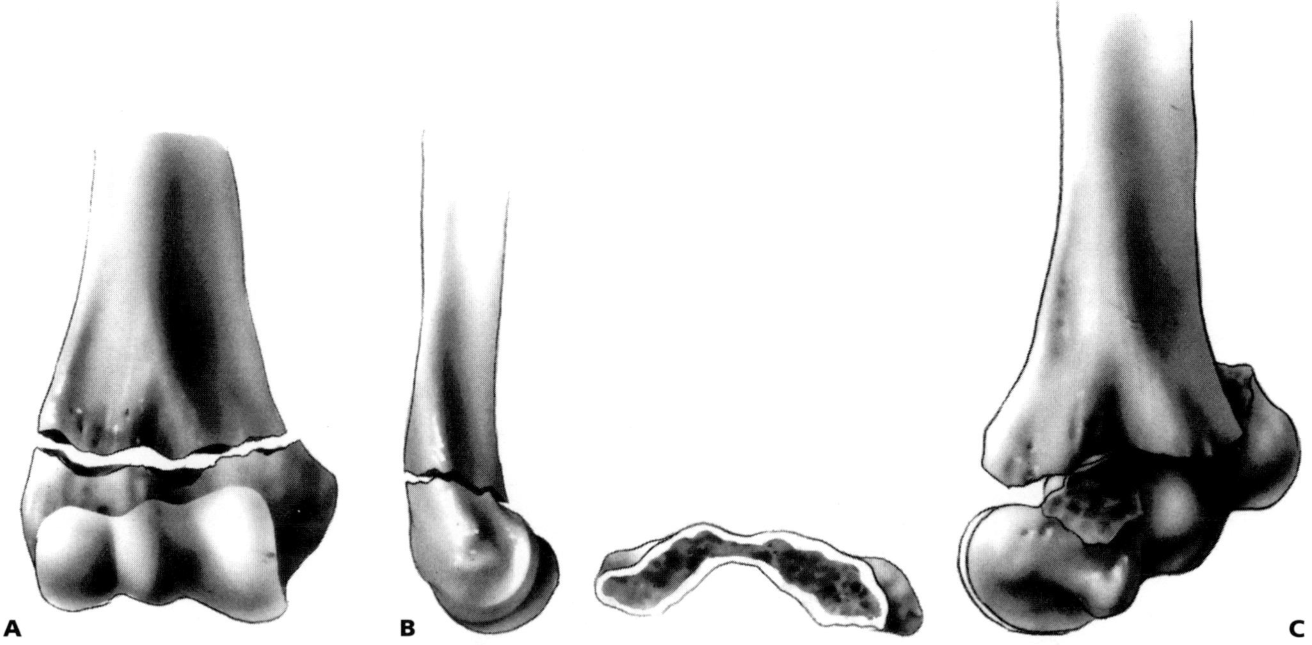

FIGURA 1-41. A fratura supracondilar do úmero **(A)** ocorre através da porção mais fina do osso: a área da fossa coronóide anteriormente e a fossa coracóide posteriormente. Um corte transversal dessa área **(B)** mostra a massa óssea medial e lateral, com a porção central sendo apenas uma estreita faixa de osso. Se a redução **(C)** não obter e mantiver uma correção rotacional, não haverá estabilidade da redução, e o fragmento distal poderá inclinar e angular, produzindo deformidade. Essa deformidade rotacional pode ser vista clinicamente em casos de deformidade angular. Devido à grande faixa de rotação na articulação do ombro, essa deformidade rotacional não é aparente esteticamente ou funcionalmente (3).

A redução da fratura supracondilar não é difícil se cada um dos passos na redução descrita por Rang (4) forem executados na seqüência apropriada. É importante lembrar que essa redução não requer força; de fato, se a redução não for executada suavemente, a dobradiça periosteal remanescente será quebrada, criando uma situação instável e de redução bem mais difícil.

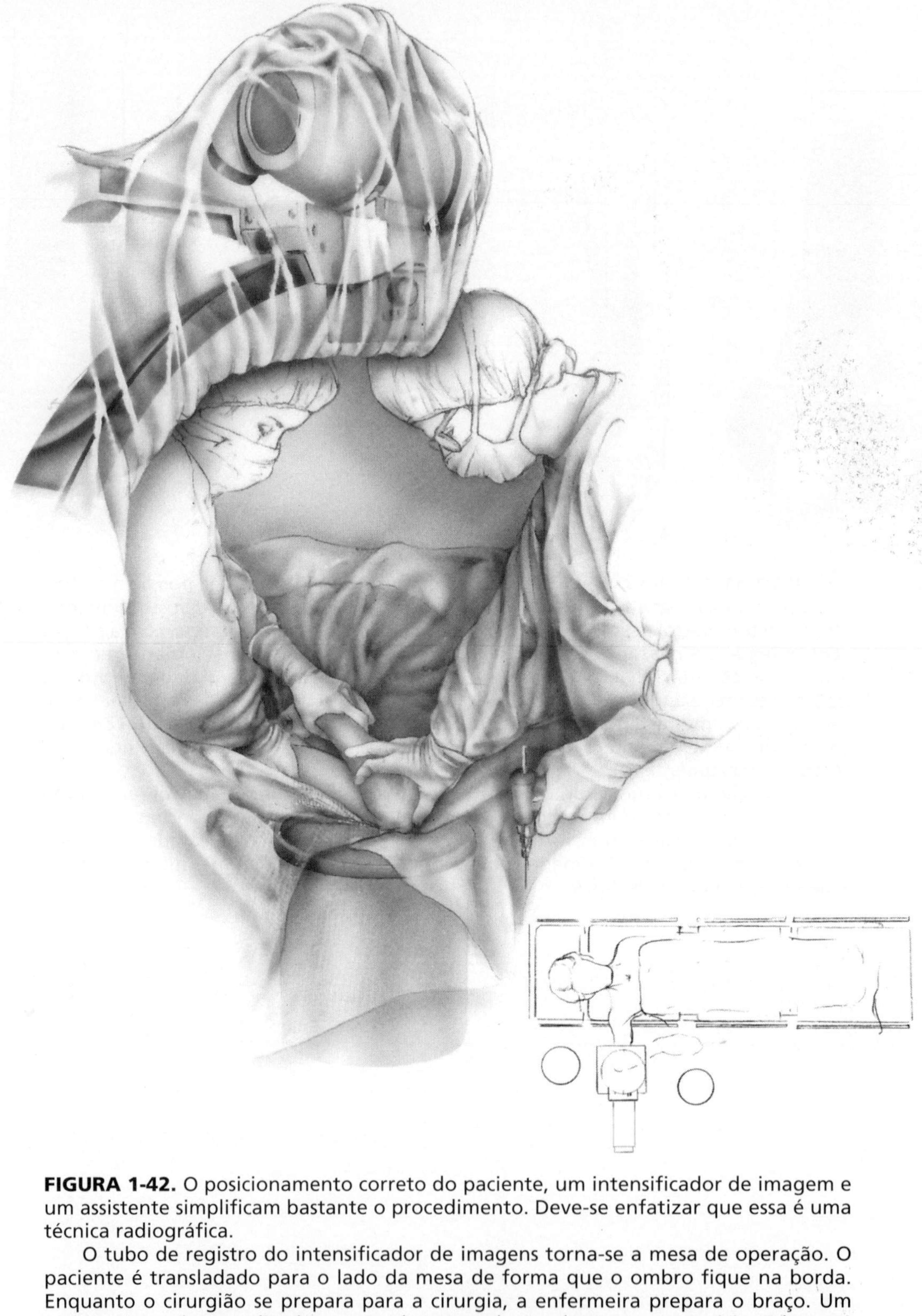

FIGURA 1-42. O posicionamento correto do paciente, um intensificador de imagem e um assistente simplificam bastante o procedimento. Deve-se enfatizar que essa é uma técnica radiográfica.

O tubo de registro do intensificador de imagens torna-se a mesa de operação. O paciente é transladado para o lado da mesa de forma que o ombro fique na borda. Enquanto o cirurgião se prepara para a cirurgia, a enfermeira prepara o braço. Um torniquete pode ser aplicado no caso de uma redução aberta ser necessária. O braço é preparado com campos cirúrgicos. Um campo estéril é colocado sobre o intensificador de imagens, que é trazido para a mesa de operação diretamente sob o braço, perpendicular à mesa e sob uma cobertura estéril. Um campo cirúrgico adicional pode envolver o braço do intensificador de imagens para produzir um campo estéril completamente isolado. Se o cirurgião for destro, ele se posiciona próximo ao braço do paciente, e o assistente abaixo.

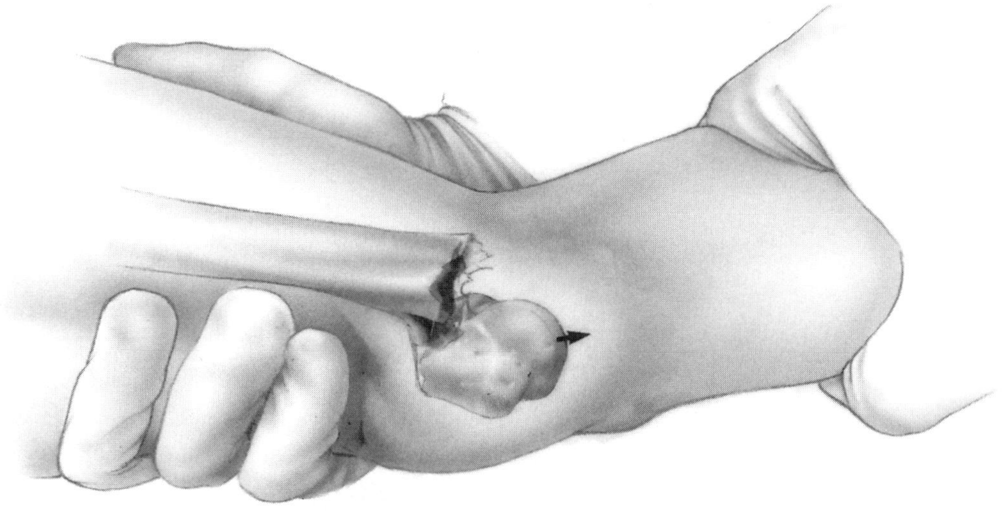

FIGURA 1-43. O primeiro passo na redução é a aplicação de tração ao braço, flexionado aproximadamente a 15° para reduzir o fragmento distal em alinhamento com o fragmento proximal. Na maior parte das fraturas supracondilares de extensão, existe um periósteo posterior intacto que auxilia na redução fornecendo um fulcro estável contra o qual é possível trabalhar.

Nos casos em que o fragmento proximal tenha penetrado o músculo braquial, a redução não será possível até que o fragmento seja desprendido do músculo. Utilizando uma manobra de ordenha, ou seja, compressão, freqüentemente é possível liberar o osso (5,6).

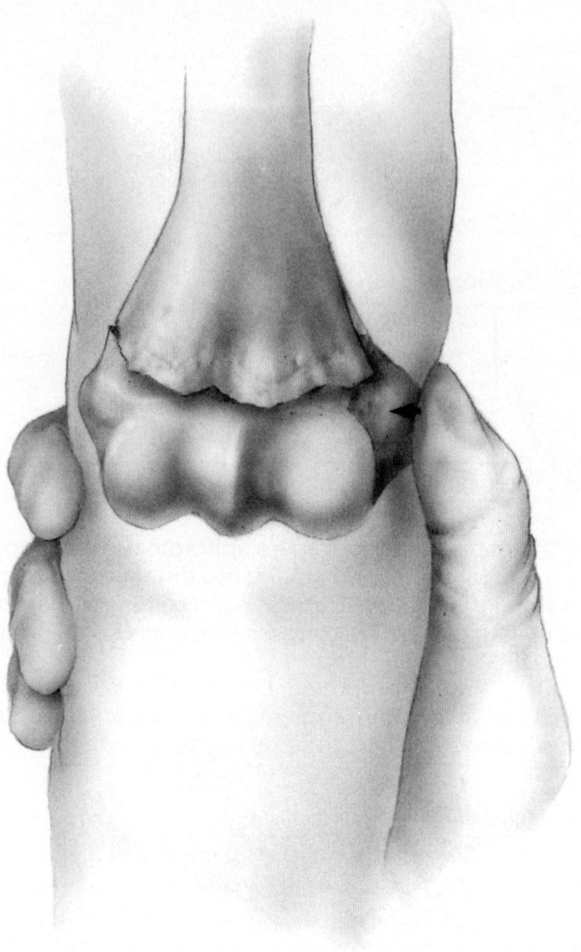

FIGURA 1-44. O segundo passo é a correção do deslocamento lateral ou medial. Isso pode ser visto a partir de uma radiografia pré-operatória ou pela imagem fornecida pelo intensificador de imagens durante a redução. Esta manobra deve ser executada antes que as superfícies dos dois fragmentos ósseos sejam colocadas em contato, porque, após a redução, é impossível fazê-los deslizar um sobre o outro.

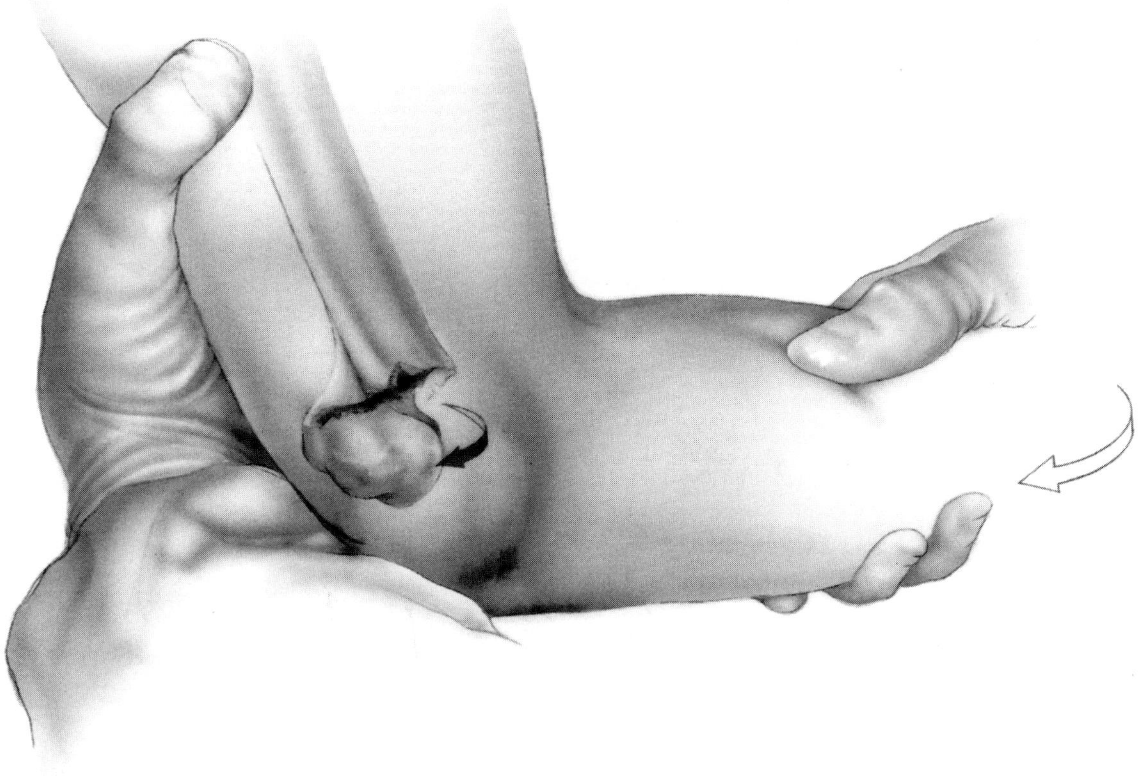

FIGURA 1-45. O terceiro passo é a correção da rotação. Isso deve ser feito antes que os dois fragmentos sejam colocados em aposição. Se a rotação não estiver correta, os fragmentos devem ser, em primeiro lugar, desengatados, antes que qualquer tentativa de correção da rotação seja feita. Na maior parte dos casos, o fragmento distal requer uma rotação externa.

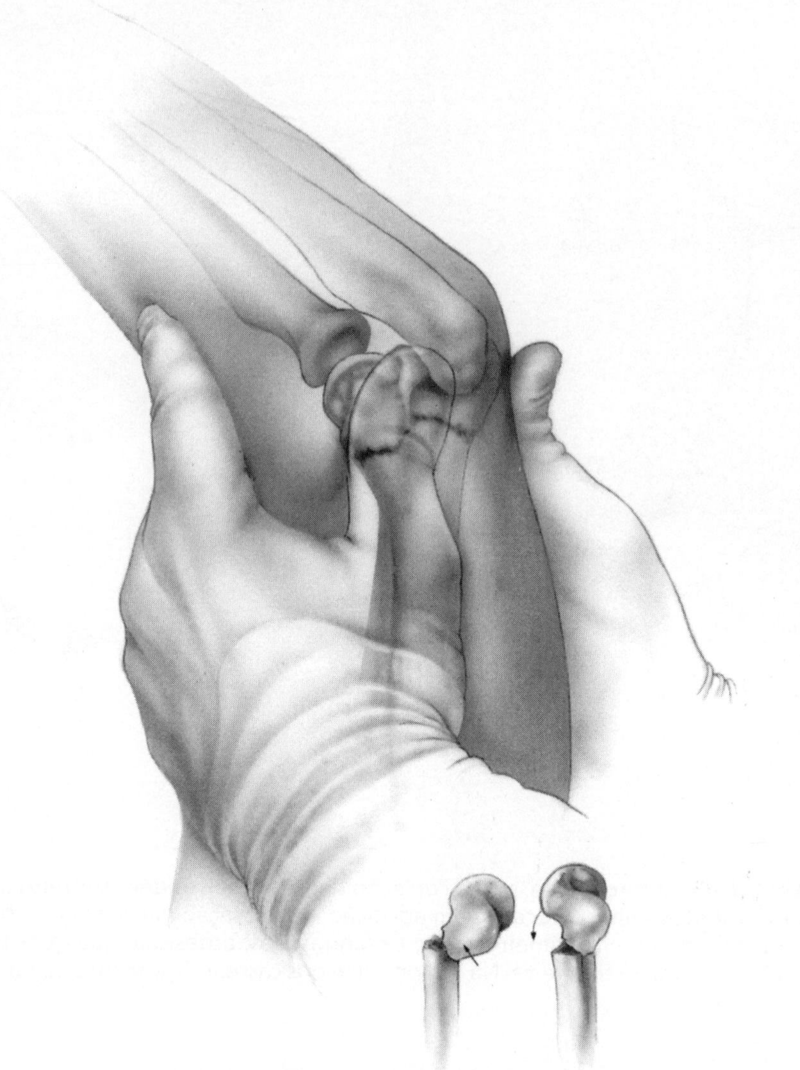

FIGURA 1-46. Com a rotação e os deslocamentos medial e lateral corrigidos, o deslocamento posterior pode ser corrigido. Enquanto o assistente sustenta o braço, o cirurgião posiciona um polegar abaixo do côndilo medial e o outro abaixo do côndilo lateral. Empurrando para frente, o cirurgião corrige o deslocamento posterior. O cotovelo é então flexionado, o que reduz a fratura.

O passo final da fixação percutânea com pino é a pronação (se deslocado medialmente) ou supinação (se deslocado lateralmente), para apertar a dobradiça periosteal medial ou lateral remanescente.

O assistente segura o cotovelo bem flexionado, o que mantém a redução.

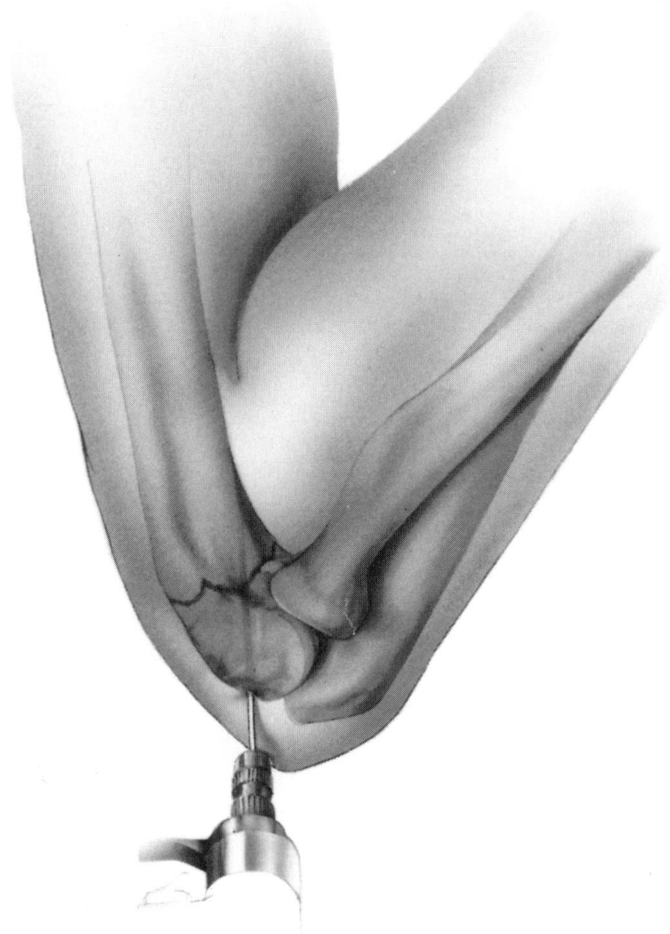

FIGURA 1-47. O braço é examinado com o intensificador de imagens para que se determine a adequação da redução. Quatro incidências devem ser examinadas por meio de rotação interna e externa do braço para frente e para trás, a fim de assegurar que o aspecto apropriado da redução seja visto. A incidência ântero-posterior é a menos útil porque o antebraço sobrejacente obscurece o detalhe ósseo do úmero. O braço é mantido em posição bem flexionada quando a incidência lateral é examinada. Se os diâmetros dos dois fragmentos no local da fratura forem diferentes, ocorreu uma rotação defeituosa. Se o ângulo adequado entre os côndilos e o corpo não tiver sido restaurado, ocorre hiperextensão e falta de flexão total do cotovelo.

A seguir, os côndilos lateral e medial são examinados por meio de incidências oblíquas. A incidência oblíqua interna mostra o côndilo lateral, e a incidência oblíqua externa mostra o côndilo medial. Se a incidência lateral mostrar que a rotação está reduzida de forma incompleta, essas incidências oblíquas mostram qual côndilo está com a redução incompleta, e se há necessidade de mais rotação interna ou externa.

Quando uma redução satisfatória é obtida, os pinos percutâneos são inseridos. Normalmente, fios de Kirschner com 0,062 mm são adequados para a fixação. Um pino medial e outro pino lateral fornecem um ótimo grau de estabilidade (7). Quando o pino lateral é inserido primeiro, é possível estender o cotovelo levemente para palpar as marcações ósseas no lado medial do cotovelo e evitar uma sub-luxação do nervo ulnar para fora do sulco. Algumas vezes, no entanto, isso desloca os fragmentos porque é mais difícil rotacionar o braço internamente que externamente.

O assistente continua a segurar o cotovelo bem flexionado enquanto o braço é rodado colocando o côndilo lateral voltado para cima. O côndilo lateral é palpado, e o fio de Kirschner no perfurador é empurrado através da pele e para dentro do osso. O intensificador de imagens pode ser usado para determinar se a localização está correta e para ajudar no direcionamento do fio, de forma que ele não passe muito distante anteriormente ou posteriormente e perca o fragmento proximal. O fio deve penetrar na cortical oposta.

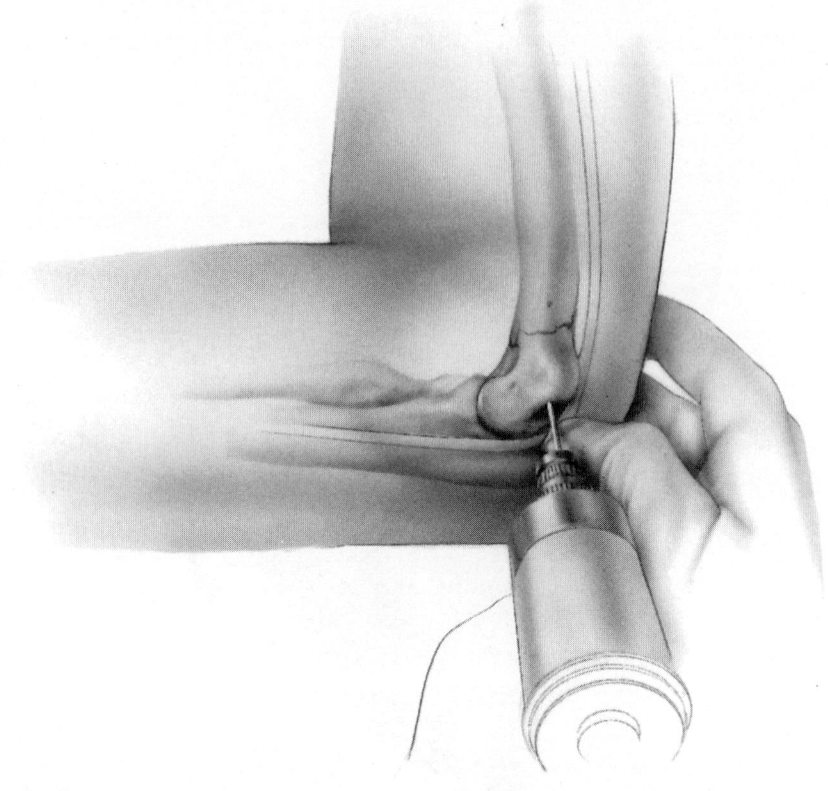

FIGURA 1-48. O braço, ainda mantido em posição bem flexionada, é rodado até que o côndilo medial esteja voltado para cima. O polegar da mão esquerda (cirurgião destro) localiza o epicôndilo medial. Se o inchaço tornar isso difícil, o cotovelo pode ser estendido levemente. O polegar deve deslizar da borda inferior do epicôndilo para o sulco ulnar, e permanecer lá segurando o nervo no sulco. O fio de Kirschner começa sua penetração rente ao topo do polegar e é direcionado com a orientação do intensificador de imagens, como no exemplo anterior. Se o cirurgião estiver inseguro quanto à localização do nervo ulnar, pode-se fazer uma pequena incisão sobre o sulco ulnar, e então localizar o nervo e segurando fora do caminho com um pequeno hemostato curvo.

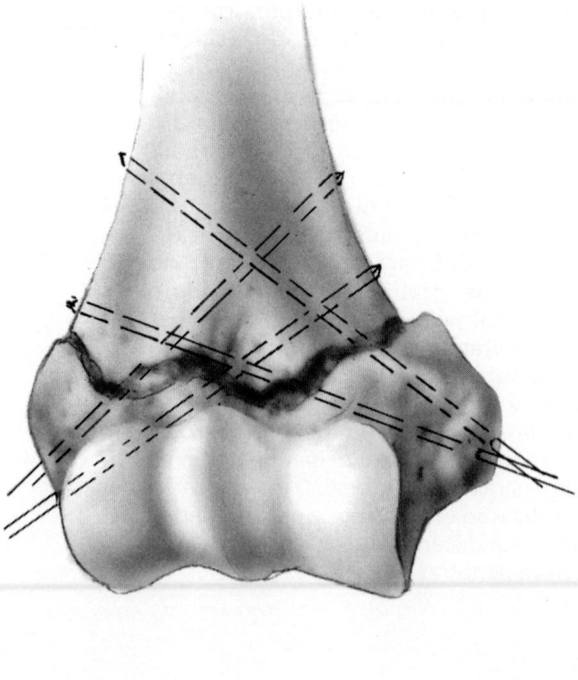

FIGURA 1-49. Ambos os pinos devem prender-se à cortical oposta. De modo ideal, eles passam pelas colunas medial e lateral do osso e não se cruzam no local da fratura. É importante assegurar-se de que os pinos estejam no fragmento distal, porque o desejo do cirurgião de evitar o nervo ulnar pode fazer com que o pino comece muito longe proximalmente e não atinja o fragmento distal. Essas incidências examinadas com o intensificador de imagens são registradas como radiografias finais porque elas são muito superiores a quaisquer filmes feitos através do gesso, e nenhuma outra mudança na fratura pode ocorrer se os pinos tiverem sido colocados de modo adequado. Por fim, o braço pode ser estendido completamente e examinado clinicamente em busca de qualquer deformidade.

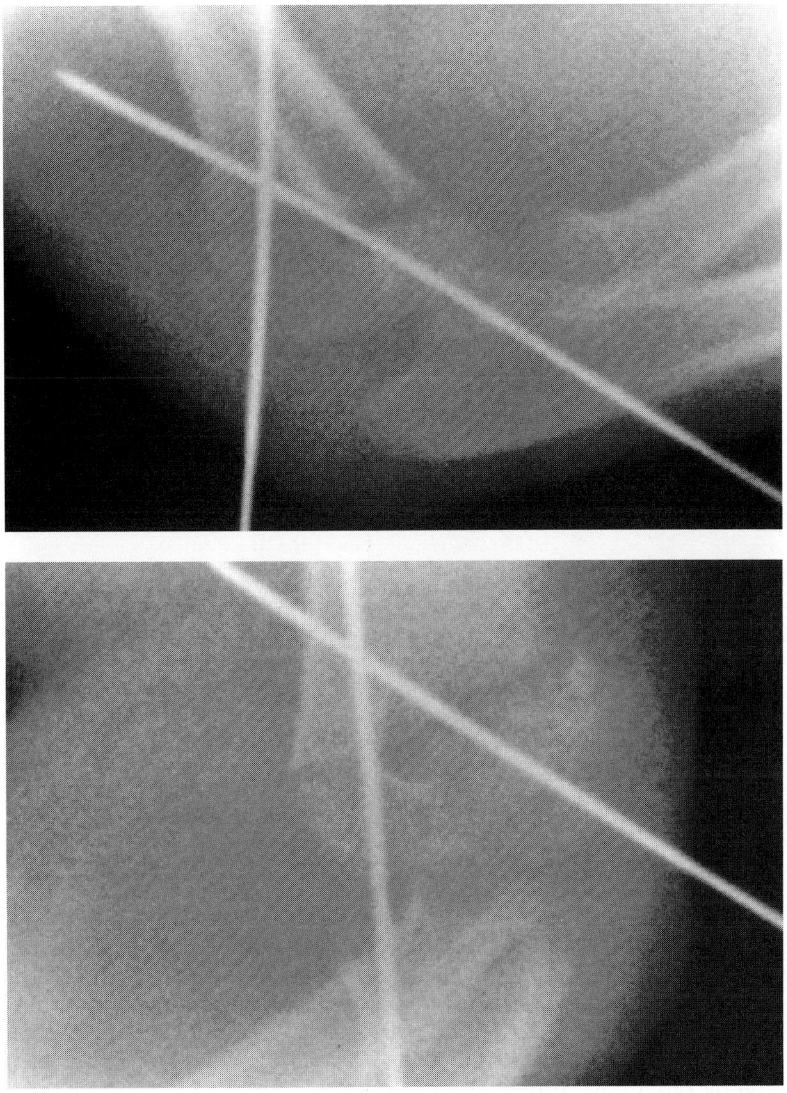

A

B

FIGURA 1-50. Após a colocação dos dois pinos, o braço é examinado novamente em todas as quatro incidências com o intensificador de imagens para confirmar a redução e a colocação correta dos pinos. A incidência oblíqua da rotação interna **(A)** mostra o côndilo lateral, e a incidência oblíqua da rotação externa **(B)** mostra o côndilo medial. Se a fratura não estiver reduzida anatomicamente, estas incidências mostram qual côndilo está reduzido de forma incompleta.

Se tudo estiver satisfatório, os pinos são cortados e dobrados, e deixados fora da pele para facilitar a sua remoção no consultório.

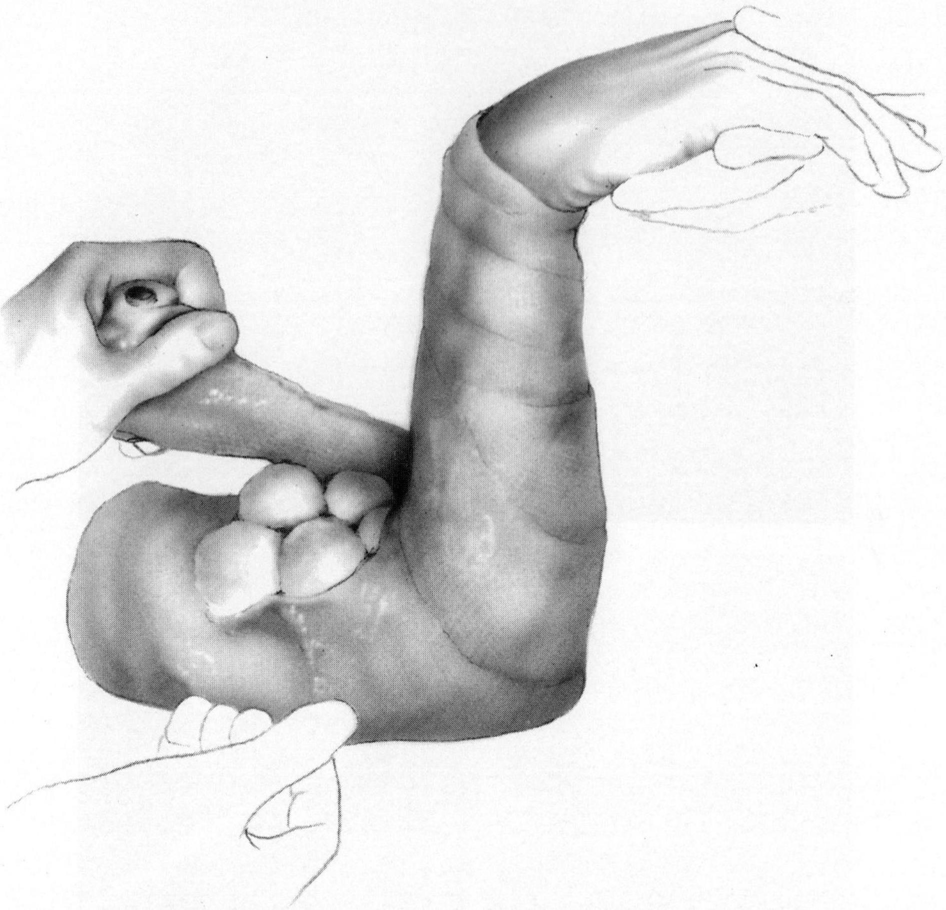

FIGURA 1-51. O braço é mantido a 90° de flexão no cotovelo e em pronação ou supinação, conforme seja indicado. Bolas de algodão são colocadas no espaço antecubital para evitar que o gesso e o material acolchoado apertem esta área, e para acomodar o inchaço na região do cotovelo evitando que o mesmo leve a uma obstrução venosa. Um aparelho de gesso sólido e longo é aplicado, e sendo mantido um espaço para acomodar o edema na região do cotovelo normalmente não é necessário fender o aparelho de gesso para avaliar o inchaço.

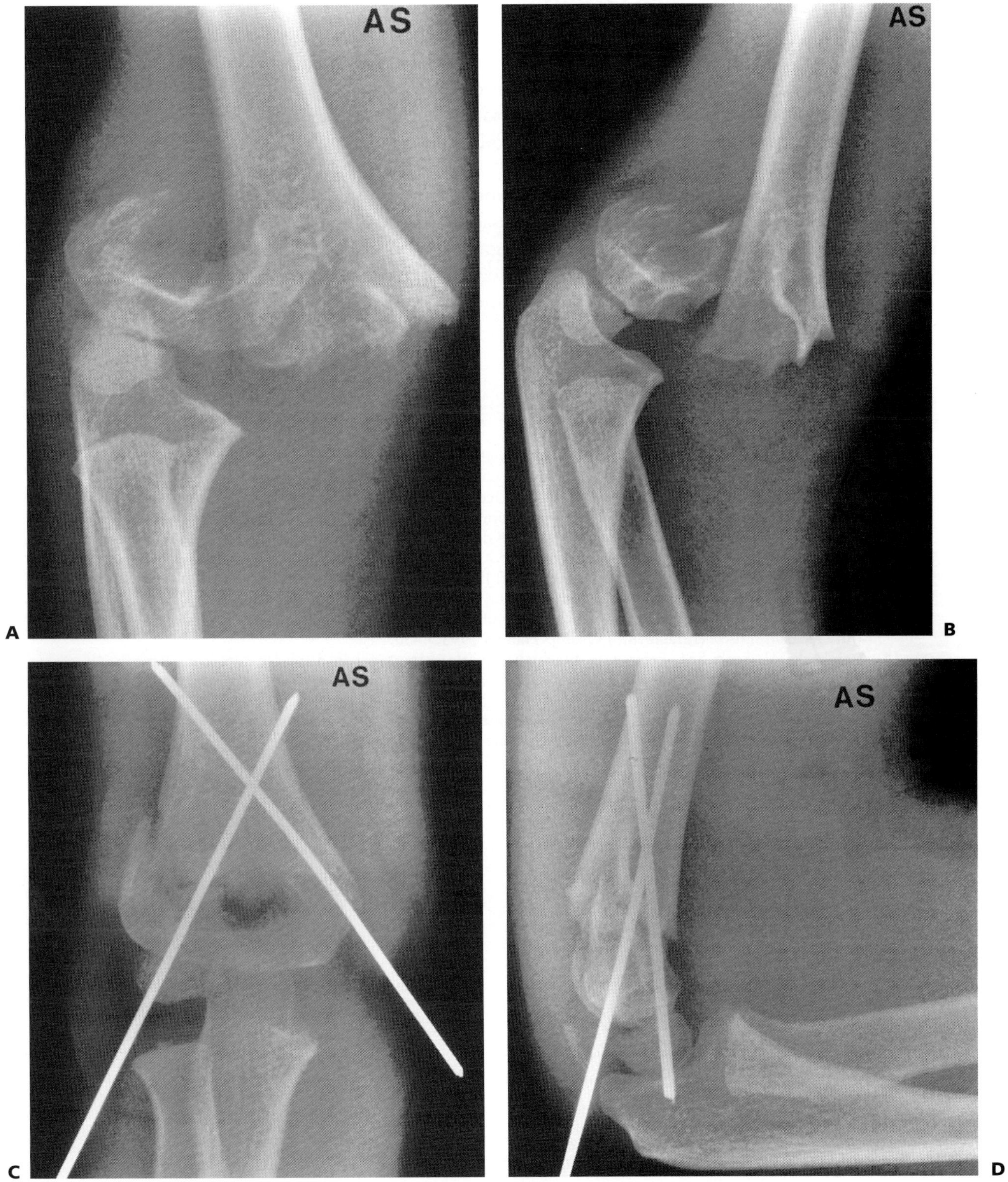

FIGURA 1-52. A, B: Uma típica fratura supracondilar do úmero de grau III. **C, D:** Incidências ântero-posterior e lateral após a redução. Observe que a fratura está reduzida anatomicamente, os pinos prendem a cortical oposta, e ambos os pinos penetram o fragmento distal.

CUIDADOS PÓS-OPERATÓRIOS

O gesso é mantido por 3 a 4 semanas. Após esse período o gesso é removido, e são feitas radiografias lateral e ântero-posterior do úmero distal. Se as radiografias mostrarem início da consolidação, como evidenciado pela presença de osso novo periosteal, os pinos são removidos. Isso pode causar apreensão ao paciente, mas pouco ou nenhum desconforto físico.

O paciente deve permanecer com uma tipóia, removendo-a somente para executar exercícios ativos e passivos sob a supervisão de um genitor. Três semanas após a remoção dos pinos, outro conjunto de radiografias é obtido, devendo mostrar a consolidação da fratura. A volta gradual às atividades é então permitida. Uma extensão total do cotovelo deve estar presente após 3 meses, embora algumas crianças possam precisar de mais tempo.

Referências

1. Boyd DW, Aronson DD. Supracondylar fractures of the humerus: a prospective study of percutaneous pinning. J Pediatr Orthop 1992:12:789.
2. Mehserle WL, Meehan PL. Treatment of the displaced supracondylar fracture of the humerus (type III) with closed reduction and percutaneous cross-pin fixation. J Pediatr Orthop 1991:11:705.
3. Wong HK, Balasubramaniam P. Humeral torsional deformity after supracondylar osteotomy for cubitus varus: its influence on the postosteotomy carrying angle. J Pediatr Orthop 1992;12:490.
4. Rang M. Children's fractures, 2nd ed. Philadelphia: JB Lippincott, 1983:143.
5. Peters CL, Scott SM, Stevens PM. Closed reduction and percutaneous pinning of displaced supracondylar humerus fractures in children: description of a new closed reduction technique for fractures with brachialis muscle entrapment. J Orthop Trauma 1995;9:430.
6. Archibeck MJ, Scott SM, Peters CL. Brachialis muscle entrapment in displaced supracondylar humerus fractures: a technique of closed reduction and report of initial results. J Pediatr Orthop 1997;17:298.
7. Ziontis LE, McKellop HA, Hathaway R. Torsional strength of pin configurations used to fix supracondylar fractures of the humerus in children. J Bone Joint Surg [Am] 1994;76:253.

1.11 REDUÇÃO ABERTA DE FRATURA SUPRACONDILAR DO ÚMERO

Em certas circunstâncias, não é possível obter uma redução anatômica da fratura supracondilar. Em tais casos, uma redução aberta é indicada. O ensinamento anterior de que essa redução não deveria ser executada porque iria resultar em rigidez foi desmentido pela experiência comum e por vários relatos. Quando uma fratura supracondilar é irredutível, o cirurgião deve parar e pensar nas razões. Se a cominuição é o problema, uma abordagem posterior, trabalhando ao redor do tríceps ou separando-o de alguma forma, é provavelmente a melhor abordagem. Se houver alguma suspeita de que as estruturas neurovasculares estão danificadas ou interpostas entre os fragmentos da fratura, uma abordagem anterior que permita o acesso a estas estruturas é a melhor. Esta é a abordagem mais universal para uma fratura supracondilar irredutível do úmero, porque fornece acesso direto ao obstáculo para a redução e permite uma exposição segura das estruturas neurovasculares. Esta abordagem é ilustrada aqui.

Diversas descobertas durante o exame físico antes e depois da redução sugerem que a abordagem anterior é a melhor. O sinal do enrugamento da pele, ou dobramento da pele na ponta de um osso, indica que a ponta penetrou no músculo braquial, e que este é o primeiro obstáculo para a redução da fratura. (Após a liberação do músculo braquial, o periósteo pode ser o próximo obstáculo). Se o músculo não puder ser "ordenhado" para fora do osso, uma redução aberta é necessária, e a abordagem anterior é a mais indicada. Freqüentemente, enquanto os fragmentos são manipulados, o cirurgião não pode sentir o crepitar característico no contato osso a osso. Normalmente esta sensação é substituída por uma sensação de borracha macia e pela incapacidade de obter uma redução anatômica. Isso costuma ser causado pela presença de tecido mole interposto, que pode incluir músculo, periósteo ou feixe neurovascular. Pode haver comprometimento vascular da mão ou ausência de pulso radial, o que pode indicar que a exposição do feixe neurovascular seja aconselhável durante a redução aberta. Essas descobertas também sugerem uma abordagem anterior.

Quando a ponta do osso é medial e o fragmento distal é póstero-lateral, o cirurgião deve suspeitar que o feixe neurovascular esteja envolvido. Pode-se abordar isso melhor com uma incisão medial anterior. Quando a ponta proximal do osso é lateral, é possível que o nervo radial esteja sobre a ponta do osso ou, o que é mais raro, esteja interposto no local da fratura. Esta situação tem melhor abordagem com uma incisão lateral anterior (Figs. 1-53 a 1-55).

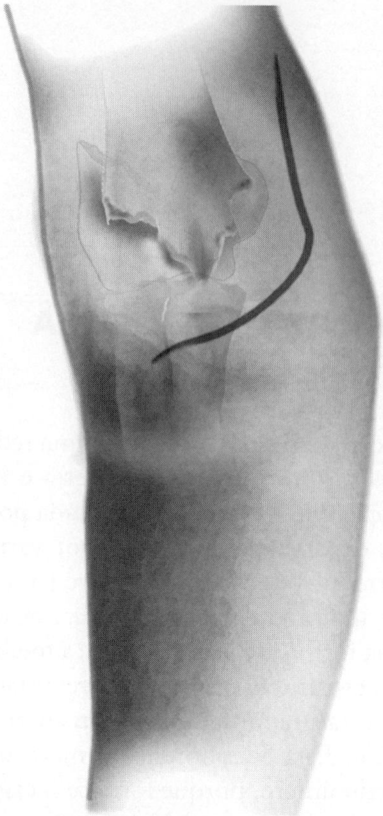

FIGURA 1-53. A incisão começa no aspecto ântero-medial do braço e cruza a dobra da articulação do cotovelo. Se o cirurgião não tem certeza de que o feixe neurovascular está preso no local da fratura, ele pode começar com a porção vertical da incisão e somente uma pequena porção do membro horizontal. Se o feixe estiver no local da fratura ou se um maior acesso a ele for necessário, a incisão é continuada através da dobra antecubital.

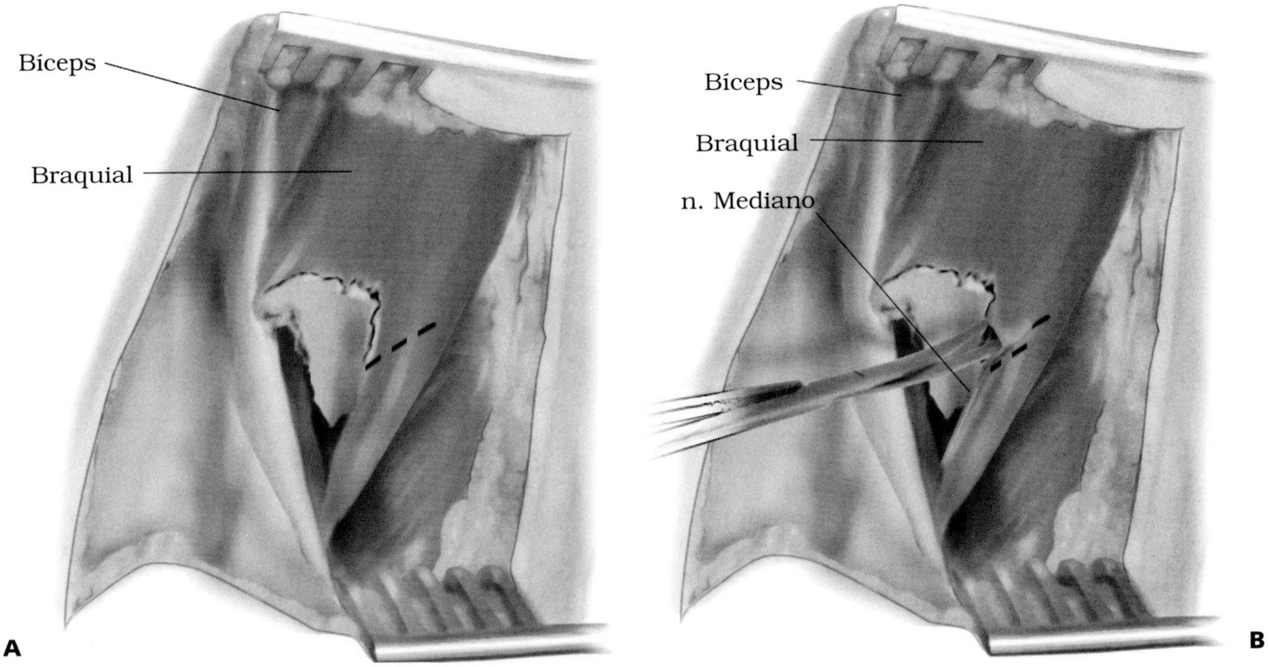

FIGURA 1-54. Muito cuidado deve ser tomado enquanto a dissecção continua através do tecido adiposo até a ponta metafisária, porque o feixe neurovascular pode estar em qualquer lugar no osso ou ao redor da ponta do osso. Além disso, os vasos traumatizados em crianças são muito pequenos e podem ser facilmente confundidos com pequenas veias no espaço antecubital. É necessário precaução para evitar a divisão de vasos importantes.

Após o afastamento do tecido adiposo, a ponta proximal do osso é a primeira estrutura identificada, porque com freqüência se encontra em posição subcutânea ou coberta somente por fino véu de tecido e porções de músculo braquial **(A)**. Antes de continuar com uma maior exposição do osso, é necessário identificar o feixe neurovascular. Disseque com cuidado através do aspecto anterior do fragmento metafisário até que o feixe seja identificado (*linha pontilhada*) **(B)**. Na maior parte dos casos nos quais há comprometimento vascular do membro, a adventícia da artéria é capturada na ponta proximal do osso, dobrando o vaso de forma aguda. Se não for encontrado ali, o feixe pode estar situado adjacente ao osso ou abaixo desse, interposto entre os dois fragmentos da fratura. Se as estruturas neurovasculares estiverem no local da fratura, será preciso maior exposição para liberá-las. A identificação do feixe neurovascular não é o primeiro objetivo da operação (a menos que a circulação esteja impedida), mas é um passo essencial na exposição. A remoção do músculo obstrutor e (mais importante) do periósteo é o passo que torna a redução possível.

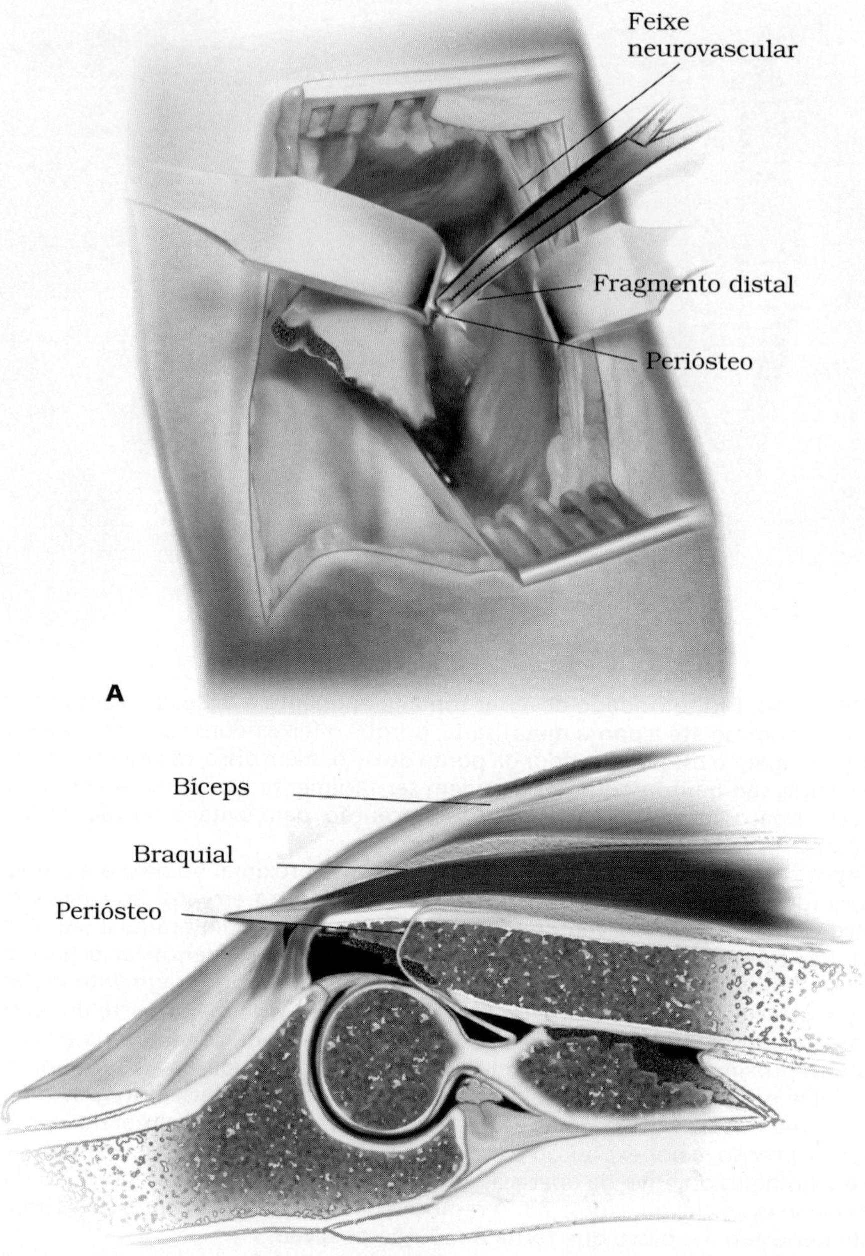

FIGURA 1-55. Após ficar livre e identificado, o vaso é suavemente afastado **(A)**. Se o cirurgião estiver certo da identificação do feixe neurovascular e puder afastá-lo o suficiente para o próximo passo, não é necessário dissecá-lo mais. O próximo passo é identificar o fragmento distal. Este pode ser o passo mais difícil para o cirurgião que estiver executando este procedimento pela primeira ou pela segunda vez. O fragmento distal é posterior e lateral. É fácil apalpá-lo, mas é difícil visualizá-lo e impossível reduzi-lo, porque o periósteo que foi arrancado da metáfise anterior do úmero está dobrado sobre a superfície fraturada do fragmento distal **(B)**. O fragmento proximal ficou essencialmente "abotoado" através do periósteo, que se fechou em volta do fragmento distal e prendeu o fragmento proximal. Este é agora o principal bloqueio para a redução.

Com o feixe neurovascular afastado medialmente de forma segura, e o fragmento proximal afastado lateralmente, o fragmento distal pode ser exposto. Alcance-o com um fórceps ou hemostato e agarre uma borda cortada do periósteo. Corte cuidadosamente o periósteo ao longo da borda fraturada do fragmento distal para abrir a casa de botão **(A)**. Após estar liberado o suficiente, o fragmento distal pode ser trazido anterior e reduzido. Após esta redução, são colocados pinos nos fragmentos da maneira usual.

CUIDADOS PÓS-OPERATÓRIOS

Os cuidados pós-operatórios são os mesmos da redução fechada, normalmente com uma semana adicional necessária para a consolidação.

1.12 OSTEOTOMIA UMERAL SUPRACONDILAR PARA CORREÇÃO DE CÚBITO VARO

De todas as complicações que são possíveis após uma fratura supracondileana do úmero, nenhuma é mais comum que o cúbito varo. A deformidade resulta de uma redução incompleta ou perda de redução. O mecanismo da deformidade explica os componentes (1). O fragmento distal está rodado internamente, permitindo que se incline em varo, ocorrendo hiperextensão com freqüência. Os 10° usuais de hiperextensão com perda concomitante de flexão é algo raramente notado pelo paciente, e não é um problema significativo. A rotação interna do fragmento distal pode resultar em leve perda da rotação externa, mas o arco de rotação do ombro é tão grande que isso também passa desapercebido pelo paciente (2). A inclinação vara do fragmento distal, no entanto, reverte o ângulo de carregação usual do cotovelo de um discreto valgo para varo. Isso, combinado com a proeminência do côndilo lateral, que também é acentuado pela rotação do fragmento distal, produz uma visível deformidade, mas raras vezes uma perda funcional. Freqüentemente, a deformidade em cúbito varo não é notada por diversos meses, levando alguns especialistas a especular que ocorre devido a um distúrbio do crescimento. Contudo, este não é o caso. A deformidade não é percebida até que a extensão da articulação do cotovelo esteja restaurada, e ela torna-se cada vez mais óbvia à medida que os últimos graus de extensão são obtidos.

O entendimento dos componentes da deformidade em relação ao problema que os pacientes enfrentam é importante para a correção cirúrgica. Normalmente não é necessário tentar corrigir tanto a rotação quanto a angulação posterior, tentar corrigir estes dois componentes acarreta um grande aumento de dificuldade na execução da osteotomia, ocasionando uma maior taxa de complicações (3-5). O ângulo de carregação do cotovelo do paciente é normalmente o problema que o paciente ou seus responsáveis querem corrigir.

Merecem atenção duas complicações relatadas com freqüência após a osteotomia corretiva. A primeira é a proeminência do côndilo lateral, após o fechamento simples de uma cunha com base lateral. Assim como na correção do valgo do tornozelo por uma osteotomia supramaleolar (ver Capítulo 6, Procedimento 6.6), simplesmente fechando a cunha sem deslocar medialmente o fragmento distal, com freqüência torna a proeminência do côndilo lateral maior. Isso tem sido relatado em vários estudos como causa de insatisfação (5,6). Osteotomias complexas, assim como rotação e hiperextensão do fragmento distal, têm sido descritas para a correção desse problema (7,8). A proeminência do côndilo lateral pode ser minimizada fazendo-se com que os dois cortes da osteotomia tenham comprimento igual, embora isso possa não corrigir inteiramente o problema no caso de deformidade grave

(3). Uma maneira simples de lidar com esse problema é executar uma osteotomia em cunha de fechamento lateral com dois membros iguais, fixá-la com um único fio de Kirschner lateral, e inspecionar o braço em extensão total. Se a proeminência do côndilo lateral estiver acentuada, o fio é removido, o fragmento distal é deslocado medialmente e a osteotomia é fixada com pinos tanto lateral como medial. Embora o deslocamento medial do fragmento distal elimine a estabilidade da dobra periosteal, que é alcançada com uma osteotomia em cunha de fechamento simples, não é mais difícil de obter estabilização do que seria em uma fratura supracondilar recente (Figs. 1-56 a 1-60).

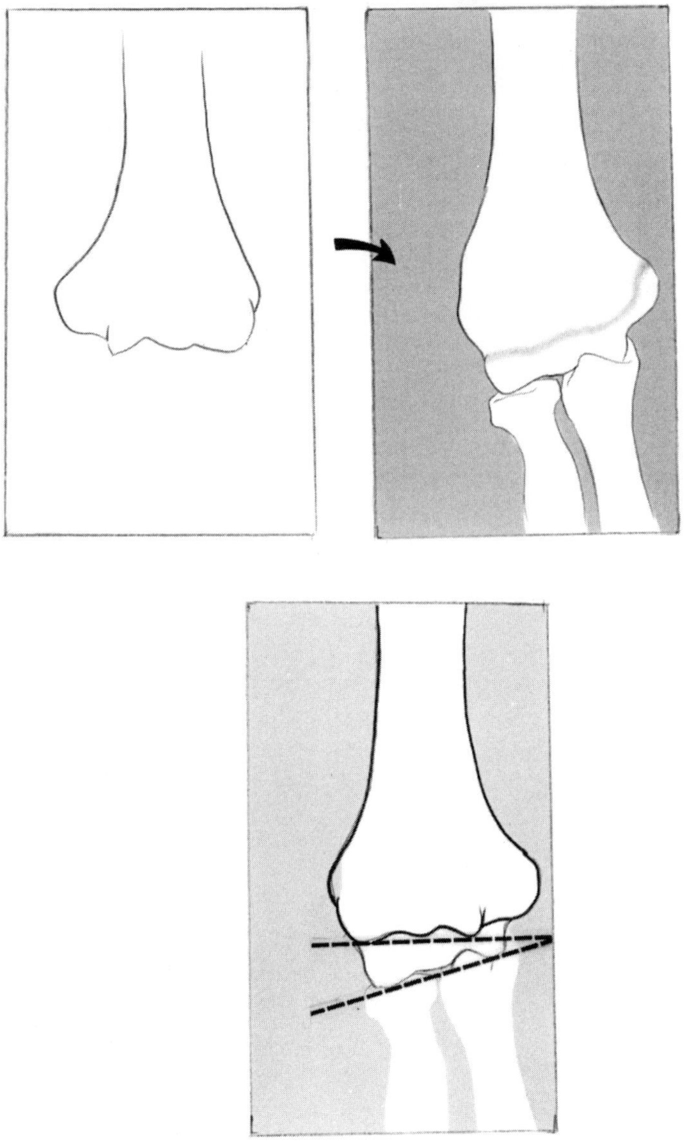

FIGURA 1-56. O tamanho da fatia do osso a ser removida é determinado por meio de radiografias dos dois braços em extensão total e supinação completa. Um método simples para estimar a fatia é descrito por Oppenheim et al. (3). Um tracejado do braço normal é revertido e sobreposto sobre o braço anormal. O tamanho aproximado da fatia pode ser determinado neste momento. Se o membro distal da osteotomia for maior que o membro proximal, a proeminência do côndilo lateral fica acentuada. Planeje para que os membros possuam o mesmo comprimento.

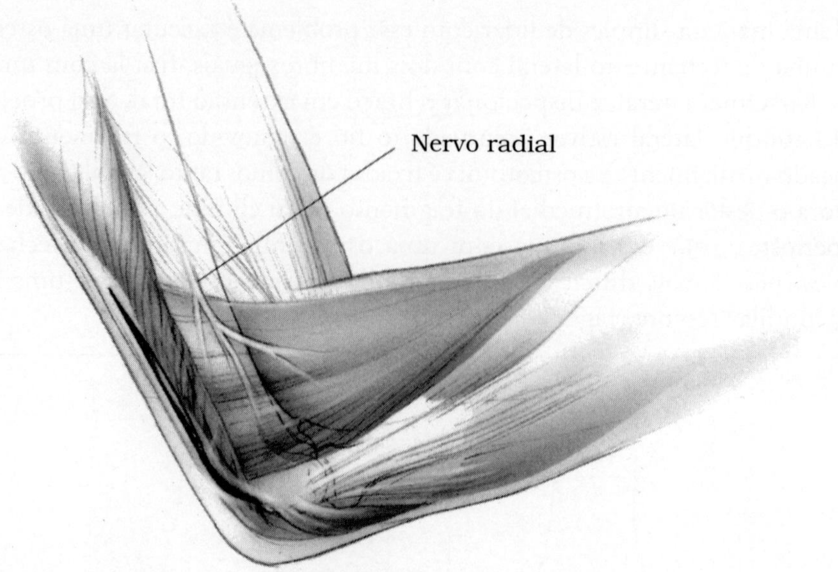

FIGURA 1-57. A osteotomia pode ser realizadas por meio de uma abordagem posterior de separação do tríceps ou incisão lateral. Esta última é muito mais fácil para o cirurgião e o paciente. O paciente é posicionado em decúbito dorsal com o braço sobre uma prancha para cirurgia de mão estreita e translúcida. A incisão tem entre 4 e 5 cm de comprimento e é feita pouco acima da crista epicondilar, para tornar a cicatriz menos visível.

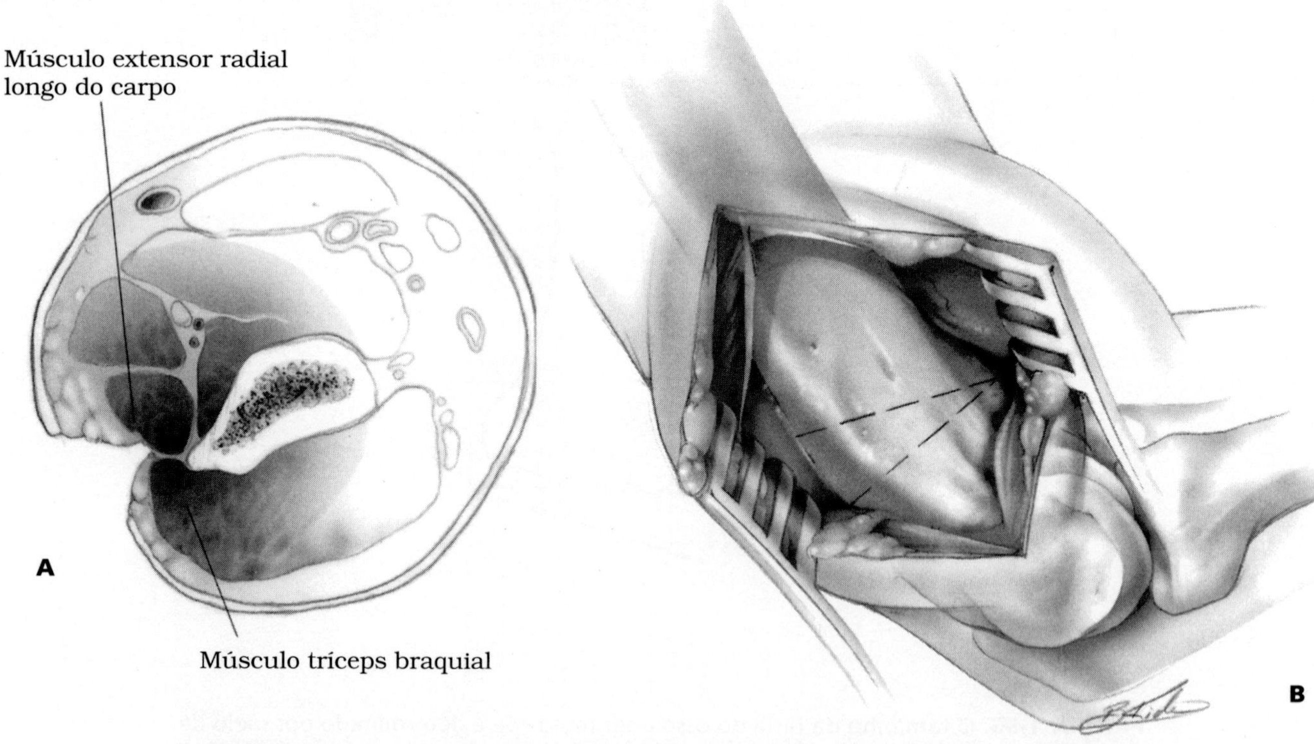

FIGURA 1-58. A incisão **(A)** é levada inferiormente até a crista epicondilar com o músculo tríceps situado posteriormente, e o músculo extensor radial do carpo longo anteriormente. O periósteo é dividido, e o úmero distal é exposto sub-periostealmente **(B),** ambos anteriormente e posteriormente até o lado medial. Se desejado, fios de Kirschner podem ser passados no osso ao longo dos membros propostos da osteotomia, e a localização e o tamanho da fatia verificados no intensificador de imagens.

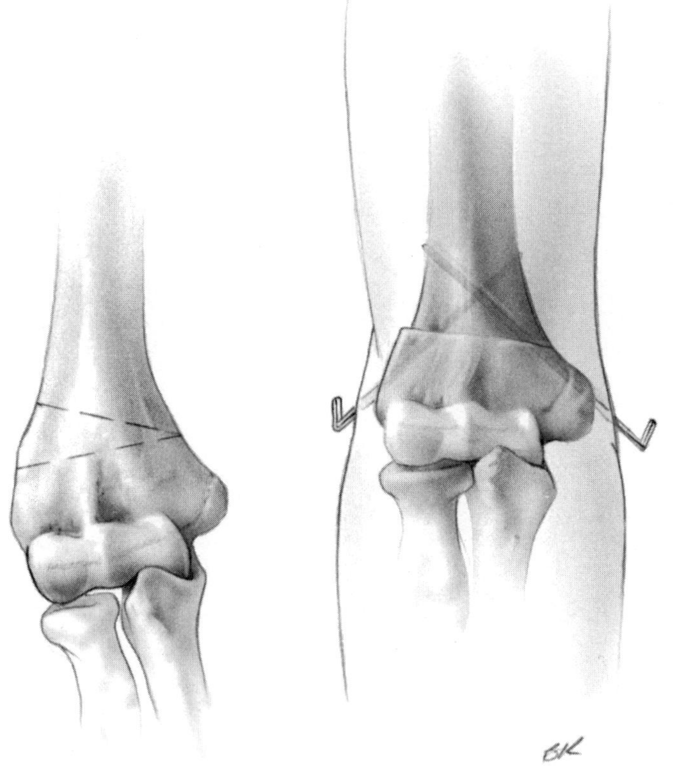

FIGURA 1-59. Uma pequena serra elétrica é usada para remover a fatia do osso. Se não tiver planejado nenhum deslocamento do fragmento distal, uma pequena porção da cortical medial é deixada intacta, e sendo quebrada como um galho verde para fechar a cunha. Isso aumenta significativamente a estabilidade e permite a fixação com somente um fio de Kirschner lateral. O cirurgião, contudo, deve ter certeza de que a fratura da cortical medial está completa e a osteotomia não tende a abrir.

Com a osteotomia fixada, o braço é estendido e a correção inspecionada. Se houver uma proeminência lateral, o pino é removido, o fragmento distal é deslocado medialmente, e fios lateral e medial de Kirschner são colocados como na fixação percutânea de uma fratura supracondilar. A estabilidade do local da osteotomia pode ser testada com o braço estendido e o local da osteotomia exposto. Desse modo, não deverá haver surpresas com perda da fixação. O intensificador de imagens deve ser usado para assegurar que os fios transfixaram ambos os fragmentos e que eles penetram na cortical oposta.

A ferida cirúrgica é irrigada e fechada. Um pequeno dreno pode ser usado, se for desejado. Os fios de Kirschner são deixados protuberantes através da pele, e ficam dobrados. Um aparelho de gesso longo é aplicado, com o cotovelo a 90° e o antebraço em pronação, da mesma forma como seria feito para uma fratura supracondilar medialmente deslocada. Diversas bolas de algodão, colocadas no espaço antecubital próximo à pele sob o gesso, permitem que o inchaço ocorra sem a compressão pelo aparelho do gesso.

A,B

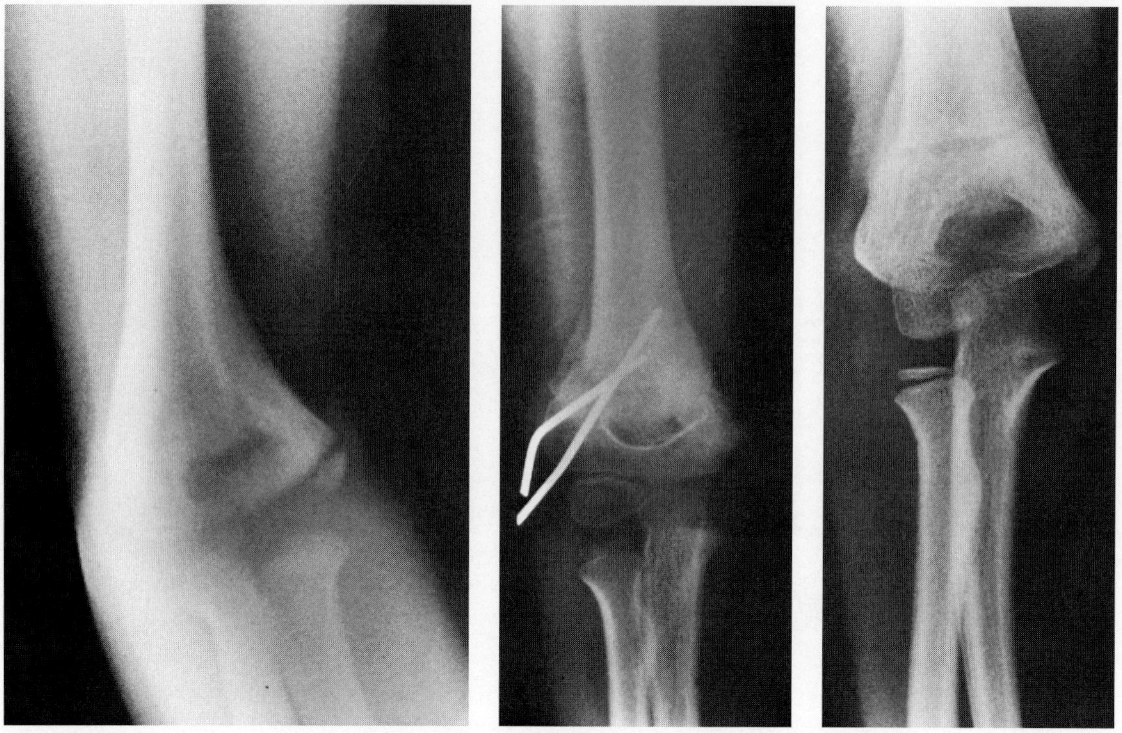

C

FIGURA 1-60. AW é uma menina de 7 anos de idade que apresentou uma deformidade em cúbito varo moderada 1 ano após a redução fechada de uma fratura supracondilar do úmero **(A)**. A osteotomia foi planejada para remover uma fatia do osso pouco menor que 1 cm. Devido ao fato de uma fatia maior não ser necessária, foi mais fácil planejar os cortes tendo tamanhos aproximados. Com a cunha fechada e sem deslocamento medial **(B)**, o braço não mostra proeminência lateral. Seis meses mais tarde **(C)**, a consolidação óssea estava completa, e a movimentação completa foi recuperada.

CUIDADOS PÓS-OPERATÓRIOS

O tratamento pós-operatório é o mesmo que o adotado após uma fratura supracondilar, exceto que a consolidação pode ocorrer com maior lentidão. Após 4 semanas, deverá haver calo ósseo suficiente para permitir que os pinos sejam removidos. O gesso é retirado, e o paciente usa uma tipóia pelas próximas 3 semanas quando então começa a fazer exercícios ativos de amplitude de movimento. Quando uma união radiográfica é observada, o uso da tipóia é interrompido, e o paciente pode retornar a suas atividades normais depois de recuperada a movimentação completa.

Referências

1. Wilkins KE. Fractures and dislocations of the elbow region. In: Rockwood CA Jr, Wilkins KE, King RE, eds. Fractures in children. Philadelphia: JB Lippincott, 1987:426.
2. Wong HK, Balasubramaniam P. Humeral torsional deformity after supracondylar osteotomy for cubitus varus: its influence on the postosteotomy carrying angle. J Pediatr Orthop 1992;12:490.
3. Oppenheim WL, Clader TJ, Smith C, et al. Supracondylar humeral osteotomy for traumatic childhood cubitus varus deformity. Clin Orthop 1984;188:34.
4. Graham B, Tredwell SJ, Beauchamp RD, et al. Supracondylar osteotomy of the humerus for correction of cubitus varus. J Pediatr Orthop 1990;10:228.
5. Voss FR, Kasser JR, Trepman E, et al. Uniplanar supracondylar humeral osteotomy with preset Kirschner wires for posttraumatic cubitus varus. J Pediatr Orthop 1994;14:471.
6. Wong HK, Lee EH, Balasubramaniam P. The lateral condylar prominence. J Bone Joint Surg [Br] 1990;72:859.
7. Laupattarakasem W, Mahaisavariya B, Kowsuwon W, et al. Pentalateral osteotomy for cubitus varus: clinical experiences of a new technique. J Bone Joint Surg [Br] 1989;71:667.
8. Uchida Y, Ogata K, Sugioka Y. A new three-dimensional osteotomy for cubitus varus deformity after supracondylar fracture of the humerus in children. J Pediatr Orthop 1991;11:327.

1.13 REDUÇÃO ABERTA E FIXAÇÃO INTERNA DE FRATURA DESLOCADA DO CÔNDILO LATERAL DO ÚMERO

As fraturas de côndilos laterais são o segundo tipo mais comum de fratura ao redor do cotovelo em crianças. Essas fraturas, assim como as fraturas supracondilares, ganharam má reputação devido às freqüentes complicações que acarretam. Quando todas as fraturas condilares laterais são consideradas, a maior parte não apresenta deslocamento, e pode ser tratada com imobilização gessada. Quando são deslocadas, contudo, redução aberta com fixação interna é o tratamento de eleição. Nestas duas fraturas os dois pontos-chave para evitar complicações são redução precisa e fixação interna rígida.

O papel da fixação percutânea com ou sem redução fechada não está claro (1,2). Não se sabe ao certo se todas as fraturas tratadas com fixação percutânea realmente precisaram dessa fixação ou se teriam sido tratadas tão bem sem ela, e ainda não foi demonstrado de modo adequado que a redução fechada é suficientemente precisa em grandes estudos de fraturas deslocadas. Mintzer et al. (3) recomendam a artrografia para determinar a congruência articular seguida de uma redução fechada e da fixação percutânea em todas as fraturas deslocadas menos de 2 mm; contudo, essas são as mesmas fraturas (menos de 2 mm de deslocamento) que muitos especialistas acreditam que podem ser tratadas seguramente com um simples gesso (4).

A alta incidência de deslocamento após um retardo de consolidação ou pseudoartrose nessa fratura pode ocorrer devido a diversos fatores. Muitas dessas fraturas, particularmente o tipo II de Milch, são inerentemente instáveis. A grande massa muscular flexora está anexada ao fragmento. Portanto, o fragmento é afetado não apenas pela flexão, extensão, varo e valgo, mas também pela pronação e supinação — um fato que pode ser demonstrado na mesa de operação. Finalmente, a fratura é intra-articular, uma área bastante fina e de periósteo menos ativo. Tem sido dito também, embora não esteja provado, que o fluido sinovial pode interferir com a consolidação da fratura. Todos estes fatores indicam a necessidade de uma redução precisa e uma fixação rígida.

Uma complicação adicional, vista mais freqüentemente nos casos de redução tardia, é a necrose avascular da tróclea. A maior parte desses casos ocorre em pessoas com redução tardia. A necrose avascular da tróclea é pouco comum em fraturas não tratadas, levando a se especular que a dissecção extensiva requerida para uma redução tardia interrompe o fornecimento sanguíneo para o fragmento (5,6). A mensagem para o cirurgião é evitar a dissecção do músculo que envolve o fragmento, sobretudo posteriormente, onde o suprimento de sangue entra no fragmento troclear (7) (Figs. 1-61 a 1-65).

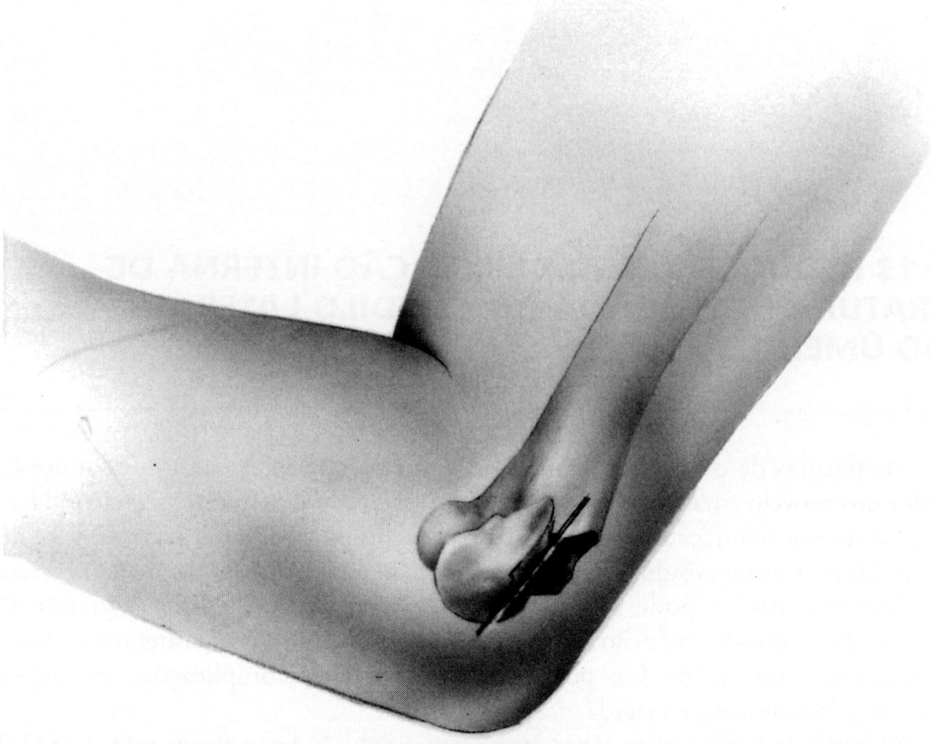

FIGURA 1-61. A operação é executada com um torniquete e com o paciente em decúbito dorsal. O braço deve ser posicionado de forma que imagens do intensificador possam ser obtidas para verificar a localização dos pinos: a redução é visualizada diretamente. Para isso, traz-se o paciente para a borda da mesa de operação de forma que o braço possa ser movido sobre o intensificador de imagem, ou usando-se um apoio de braço radiotransparente. Faz-se uma incisão pequena, reta, diretamente sobre o côndilo lateral. Uma grande incisão de Kocher não é necessária. Os pontos de referência do côndilo lateral podem ser difíceis de identificar em crianças mais novas, com o cotovelo inchado. Flexionar o cotovelo a 90° e tentar localizar a cabeça radial pode ajudar, mas em fraturas deslocadas os pontos de referência freqüentemente estão ausentes.

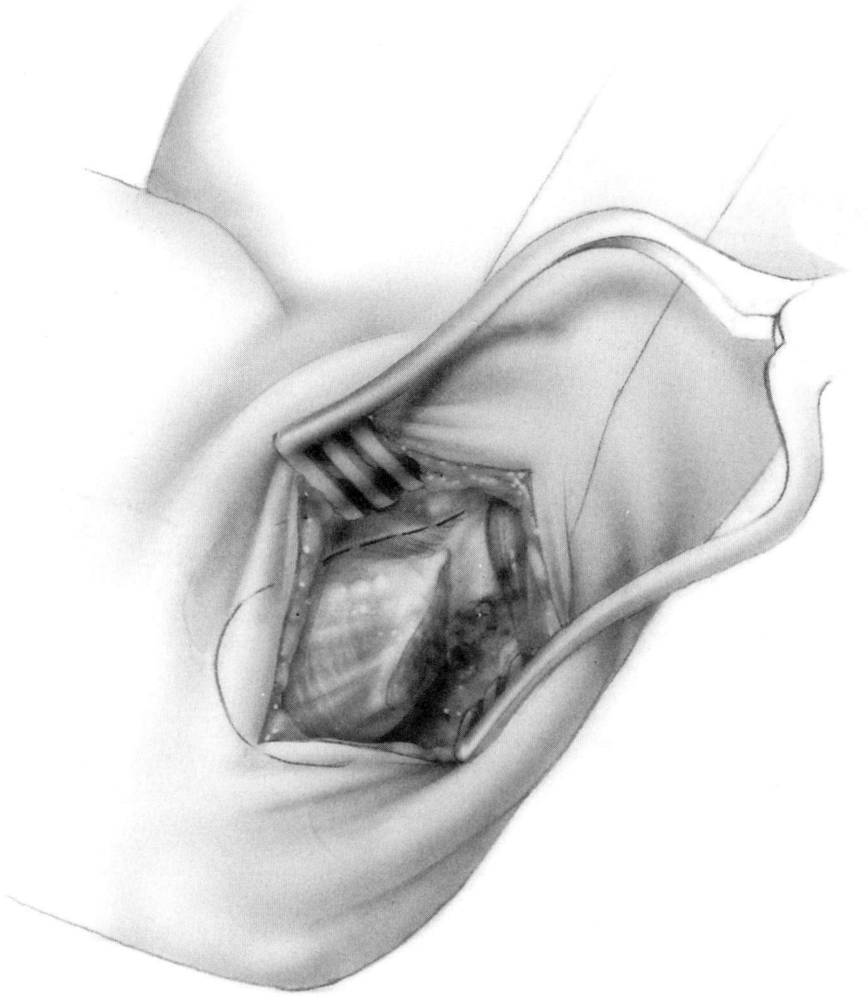

FIGURA 1-62. Esta incisão é feita através da pele e dos tecidos subcutâneos. Encontra-se a fina fáscia que contém o hematoma da fratura, e todos os tecidos estão manchados de sangue. A abertura da fáscia expõe o local da fratura. O fragmento deve ser empurrado distalmente, enquanto uma irrigação completa da articulação e do campo de operação é executada para remover o hematoma e manchas do tecido. Somente após isso a anatomia torna-se óbvia.

Neste estágio, o cirurgião pode ver somente o local da fratura, e tem uma visão limitada do interior da articulação. O cirurgião pode se sentir tentado a iniciar a redução; contudo, tal visão é inadequada para alcançar o primeiro objetivo da cirurgia: uma redução precisa. Para obter uma visão melhor da articulação, as conexões sinoviais do fragmento distal devem ser separadas. Deve ser possível inserir a lâmina de um afastador, como um afastador Army-Navy, através da articulação. A superfície articular intacta no lado medial da articulação deve ser vista para se obter uma redução precisa. Finalmente, na preparação para a redução, o periósteo é cortado a partir do fragmento distal para permitir a visualização da superfície cortical, de forma que uma aposição acurada para o fragmento proximal possa ser obtida. É imperativo evitar a dissecção do aspecto posterior do fragmento, para evitar interferência com seu suprimento de sangue.

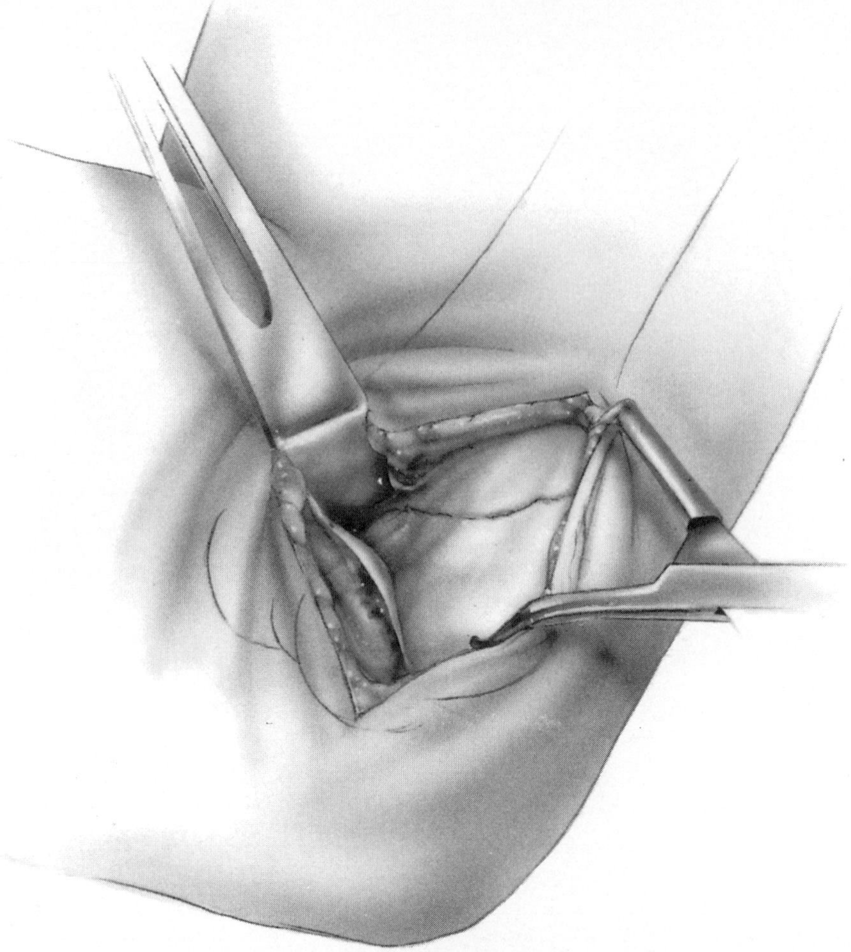

FIGURA 1-63. O fragmento da fratura está reduzido. Ele está rotado, assim como deslocado. O fragmento pode ser fixado com uma pinça de campo ou um pequeno fórceps de redução de fratura, e manipulado para a posição de redução. A flexão do cotovelo ajuda. Após a redução do fragmento, ele pode ser mantido no lugar com um tipo semelhante de fórceps ou segurado com o mesmo fórceps, o que normalmente é mais fácil. Antes de inserir os pinos, faz-se uma verificação final da redução. A redução é verificada em três áreas: a metáfise lateralmente, a metáfise anteriormente e a superfície intra-articular.

FIGURA 1-64. Talvez nesta fratura, mais que em qualquer outra, a colocação dos pinos seja crucial porque se trata de um pequeno fragmento que tem forças atuantes tentando deslocá-lo. Embora teoricamente possa ser desejável manter os pinos na metáfise, isso não é necessário. De fato, o fragmento metafisário com freqüência é pequeno, e tentar manter os pinos somente na metáfise do fragmento pode resultar em fixação inadequada. Quanto mais longe os pinos estiverem nos fragmentos, mais a estabilidade da fixação é aumentada. ▶

Na fixação ideal **(A)**, os pinos atravessam lateralmente para o fragmento, com um deles atravessando o côndilo e o outro mais proximal a cortical medial acima da fossa. Em crianças pequenas com pouca metáfise ou epífise ossificada **(B)**, os pinos paralelos, tão afastados quanto possível, são mais fáceis. Pinos que atravessam o fragmento distal ou no local de fratura **(C)** devem ser evitados porque fornecem estabilidade rotacional mínima. Se possível, os pinos são inseridos através da pele intacta. Isto é conseguido com o assistente aproximando as bordas da ferida com os dedos da mão livre enquanto segura o fragmento da fratura com a outra mão. O pino é inserido, e não haverá nenhum enrugamento da pele quando a ferida estiver fechada. Algumas vezes, o pino se projeta através da incisão. Isso não causa problemas, e a incisão é fechada ao redor do pino. Após verificar a localização do pino e, se desejado, a redução da fratura no intensificador de imagens, os pinos são cortados e curvados para possibilitar uma fácil remoção.

A ferida é fechada, e são aplicados curativos. Um aparelho de gesso longo é aplicado com o cotovelo flexionado a 90°, o antebraço em posição neutra e bolas de algodão no espaço antecubital.

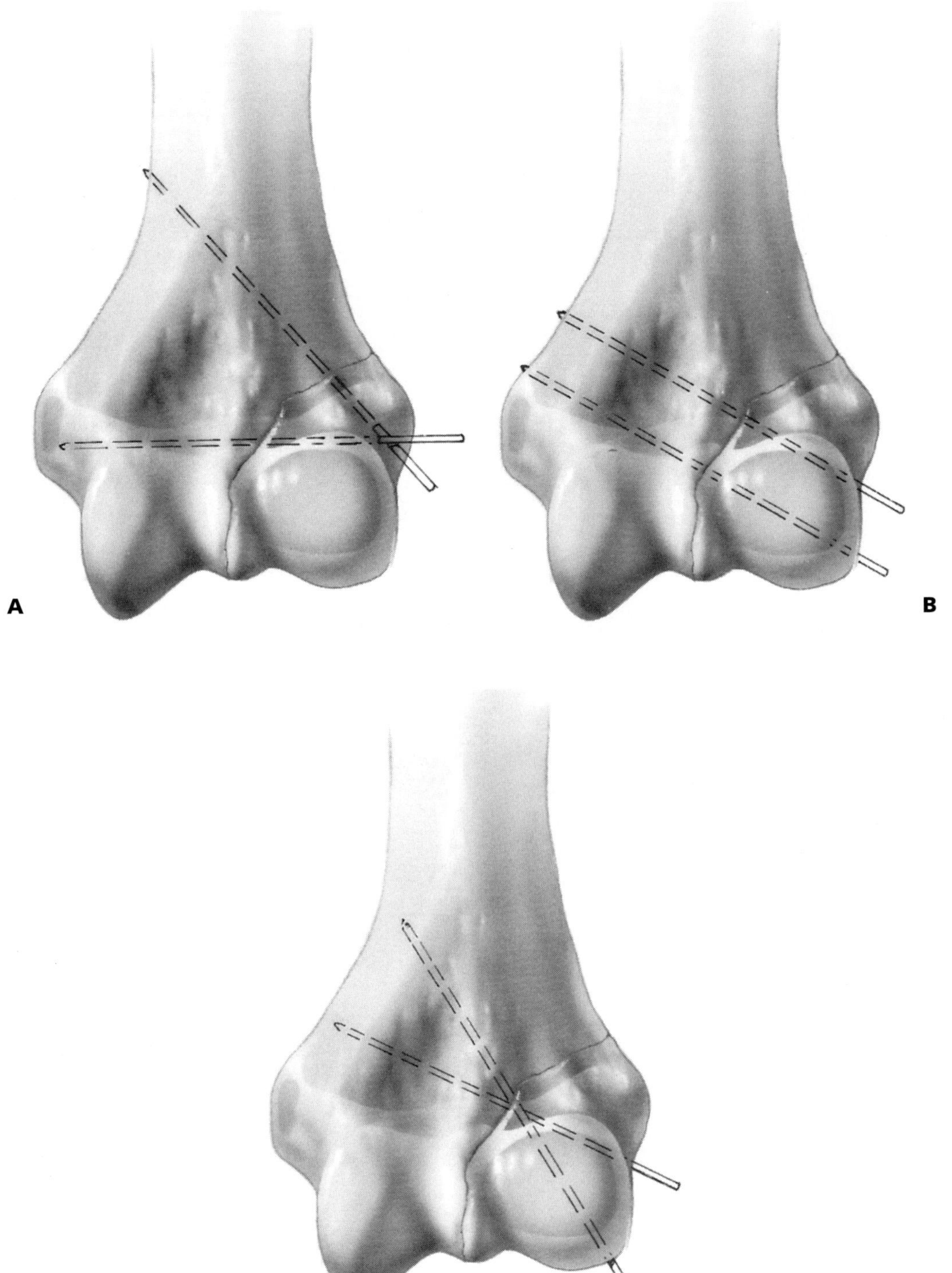

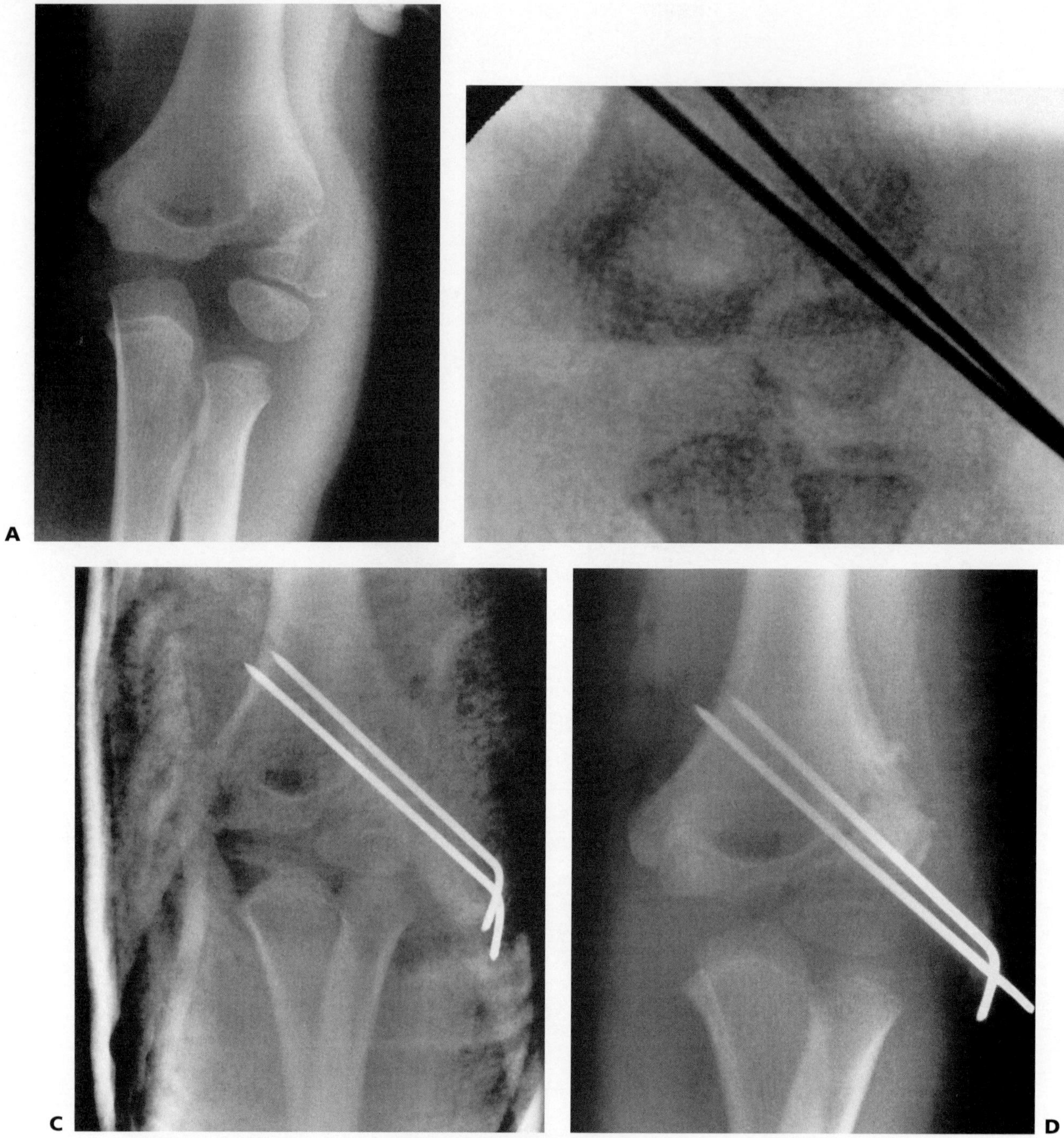

FIGURA 1-65. A: A radiografia ântero-posterior de uma fratura condilar lateral deslocada. **B:** Vista intra-operativa na tela do intensificador de imagens. A resolução da imagem não é tão boa quanto a radiografia, e graus menores de deslocamento residual podem não ser percebidos. É importante observar a linha de fratura anteriormente através da articulação. **C:** A incidência ântero-posterior no gesso; esta também é uma imagem difícil de interpretar. **D, E:** A fratura 4 semanas após a cirurgia. Uma pequena quantidade de deslocamento lateral residual pode ser vista na incidência ântero-posterior, enquanto a incidência lateral mostra que a rotação está correta. A presença de calo ósseo precoce é uma indicação de que é segura a remoção dos pinos. Este paciente recuperou o movimento total em 10 semanas.

E

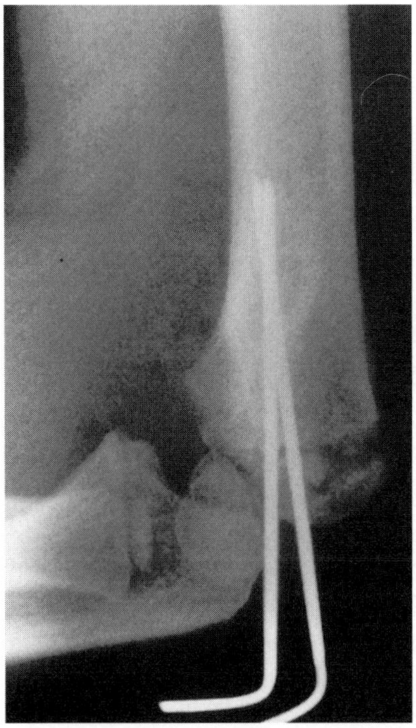

FIGURA 1-65. ***(Continuação)***

CUIDADOS PÓS-OPERATÓRIOS

O procedimento pode ser executado em um paciente ambulatorial. O paciente retorna em 4 semanas e o gesso é removido. É feita uma radiografia ântero-posterior, lateral, e mais importante, radiografias oblíquas em rotação interna do úmero distal. A consolidação da fratura é avaliada. Se o espaço da fratura estiver diminuindo e existir a deposição de osso novo periostal ligando os dois fragmentos, os pinos são removidos. O paciente é então tratado de acordo com o julgamento do cirurgião, tanto com uma tala e nenhum movimento ou então com uma tipóia e exercícios de amplitude de movimento com flexão e extensão. Entre 6 e 8 semanas, a fratura deve estar consolidada, o que é confirmado pela radiografia.

Referências

1. Foster DE, Sullivan JA, Gross RH. Lateral humeral condylar fractures in children. J Pediatr Orthop 1985;5:16.
2. Badelon O, Bensahel H, Mazda K, et al. Lateral humeral condylar fractures in children: a report of 47 cases. J Pediatr Orthop 1988;8:31.
3. Mintzer CM, Waters PM, Brown DJ, et al. Percutaneous pinning in the treatment of displaced lateral condyle fractures. J Pediatr Orthop 1994;14:462.
4. Wilkins KE. Fractures and dislocations of the elbow region. In: Rockwood CA Jr, Wilkins KE, King RE, eds. Fractures in children, 3rd ed. Philadelphia: JB Lippincott, 1991:631.
5. Hardacre JA, Nahigian SH, Froimson AI, et al. Fractures of the lateral condyle of the humerus in children. J Bone Joint Surg [Am] 1971;53:1083.
6. Jakob R, Fowles JV, Rang M, et al. Observations concerning fractures of the lateral humeral condyle in children. J Bone Joint Surg [Br] 1975;57:430.
7. Haraldsson S. On osteochondrosis deformans juvenilis capituli humeri including investigation of intra-osseous vasculature in distal humerus. Acta Orthop Scand 1959;38(Suppl):85.

1.14 REDUÇÃO ABERTA E FIXAÇÃO INTERNA DE FRATURAS DO EPICÔNDILO MEDIAL

A fratura do epicôndilo medial é em grande parte idade-dependente como resultado da ossificação do epicôndilo. A ossificação começa entre 4 e 6 anos de idade, e a fusão ocorre aproximadamente aos 15 anos de idade. No início do processo, o epicôndilo medial é uma parte de toda a epífise umeral distal. À medida que o crescimento continua, entre 9 e 14 anos de idade, essa apófise se torna separada da epífise principal, que é quando a maioria dessas fraturas ocorre.

O epicôndilo medial é uma apófise de tração, sendo que o flexor radial do carpo, flexor ulnar do carpo, flexor dos dedos, palmar longo e o pronador redondo originam-se, pelo menos em parte, dele. Além disso, os ligamentos colaterais ulnares, bem como parte da cápsula da articulação, originam-se dessa apófise.

O principal mecanismo de trauma é por avulsão. Uma fratura pode ocorrer mesmo como uma lesão isolada de arremesso em um adolescente. Um número significativo dessas lesões, entretanto, está associado com um cotovelo luxado, que com freqüência reduz espontaneamente, deixando preso o fragmento na articulação.

Fraturas minimamente deslocadas não precisam de redução; a imobilização por 3 a 4 semanas é em geral suficiente. As indicações para tratamento operativo *versus* não-operativo são controversas apenas em pacientes nos quais o fragmento está significantemente deslocado. Deslocamento significativo é acompanhado por rotação do fragmento, um dado que pode ser difícil de ser observado a partir da radiografia. Entre os artigos que comparam ambos os tipos de tratamento, constituem maioria os que relatam melhores resultados com tratamento não-cirúrgico do que com tratamento cirúrgico (1-4). Em nossa experiência, entretanto, parece que fraturas com comprometimento significativo da estabilidade lateral e com rompimento extenso de tecidos moles têm o movimento mais rápida e mais completamente restaurado quando são tratadas com redução aberta e fixação interna.

Há menor desacordo nas outras três indicações para tratamento cirúrgico: aprisionamento do fragmento na articulação, instabilidade da articulação e sintomas do nervo ulnar.

A redução fechada é considerada improdutiva quando o médico entende as conexões ao fragmento e a rotação que essas produzem. Além disso, se o tratamento cirúrgico produz resultados tão bons, por que se incomodar com redução fechada? A redução fechada com pino percutâneo parece igualmente sem sentido, dada a rotação do fragmento e a proximidade do nervo ulnar. O tratamento não-cirúrgico poderia ser recomendado se for levado em conta que se os sintomas persistirem, o fragmento poderia ser excisado, um procedimento com o qual se tem conseguido aliviar a maioria dos problemas persistentes (Figs. 1-66 a 1-69).

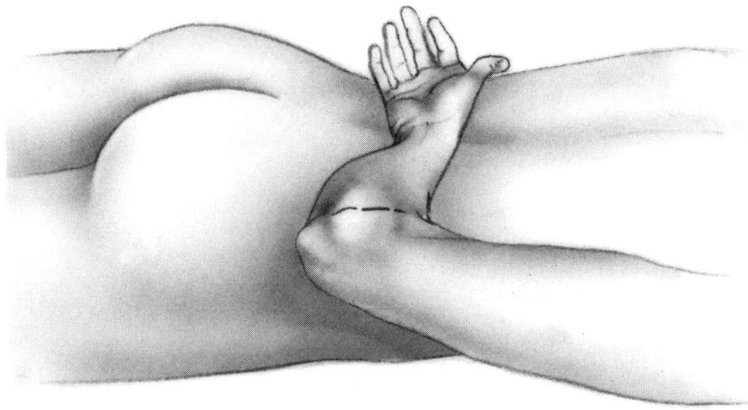

FIGURA 1-66. Tradicionalmente, o paciente fica em decúbito dorsal, com o braço estendido sobre uma mesa para cirurgia de mão. Isso, entretanto, torna a operação difícil (5). As razões para isso são evidentes na anatomia: o epicôndilo medial é posterior, e as forças de deslocamento do fragmento são maiores com o braço em rotação externa e o antebraço supinado, que é a posição requerida para ver o local da fratura. É mais fácil colocar o paciente em decúbito ventral com o braço posicionado transversalmente à coluna lombar. Uma pequena incisão transversa na prega do cotovelo no local da fratura fornece acesso direto à fratura e deixa uma cicatriz pequena.

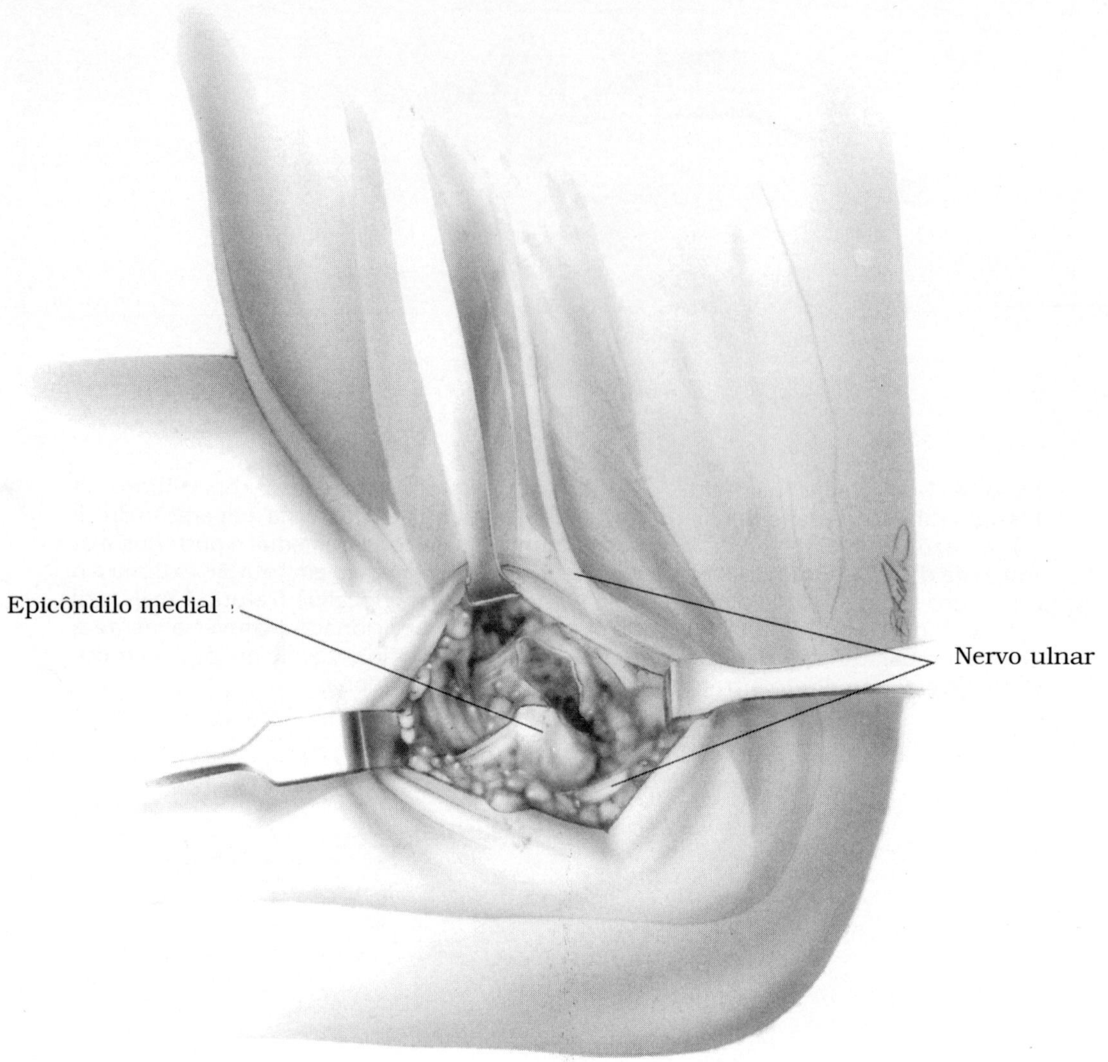

FIGURA 1-67. Após a pele e os tecidos subcutâneos terem sido seccionados, a fratura estará escondida apenas pelo hematoma. Muito dessas manchas no tecido pode ser removido com o simples uso de uma esponja molhada sobre a ferida: isso, como em todo trabalho de fratura, torna mais fácil visualizar a anatomia. O fragmento pode ser fixado com uma pinça de campo afiada ou um pequeno clampe de fratura pode puxá-lo distalmente, permitindo a irrigação da articulação e a exposição das superfícies da fratura com um pequeno elevador de periósteo.

Embora não seja necessário identificar o nervo ulnar se não houver sintomas pré-operatórios, é essencial saber sua localização geral e que não está no local da fratura. O nervo não precisa ser perturbado para que a fratura seja reduzida e fixada; entretanto, ele costuma ficar ao longo da margem posterior da fratura.

FIGURA 1-68. A fratura é reduzida com uma pinça de campo. É necessária pouca força para trazê-la para sua posição, porque todas as estruturas que se prendem ao fragmento estão relaxadas nessa posição. O fragmento é fixado com um parafuso canulado de tamanho apropriado ou com dois fios de Kirschner. ▶

A utilização do parafuso é possível em fragmentos maiores vistos em adolescentes, e ele não precisa ser removido. O cirurgião, entretanto, deve se assegurar de que o parafuso tenha atingido fixação adequada mediante a penetração da cortical oposta. Além disso, é importante ter certeza de que o parafuso não aumente a proeminência do epicôndilo, ou ele será uma fonte de irritação contínua.

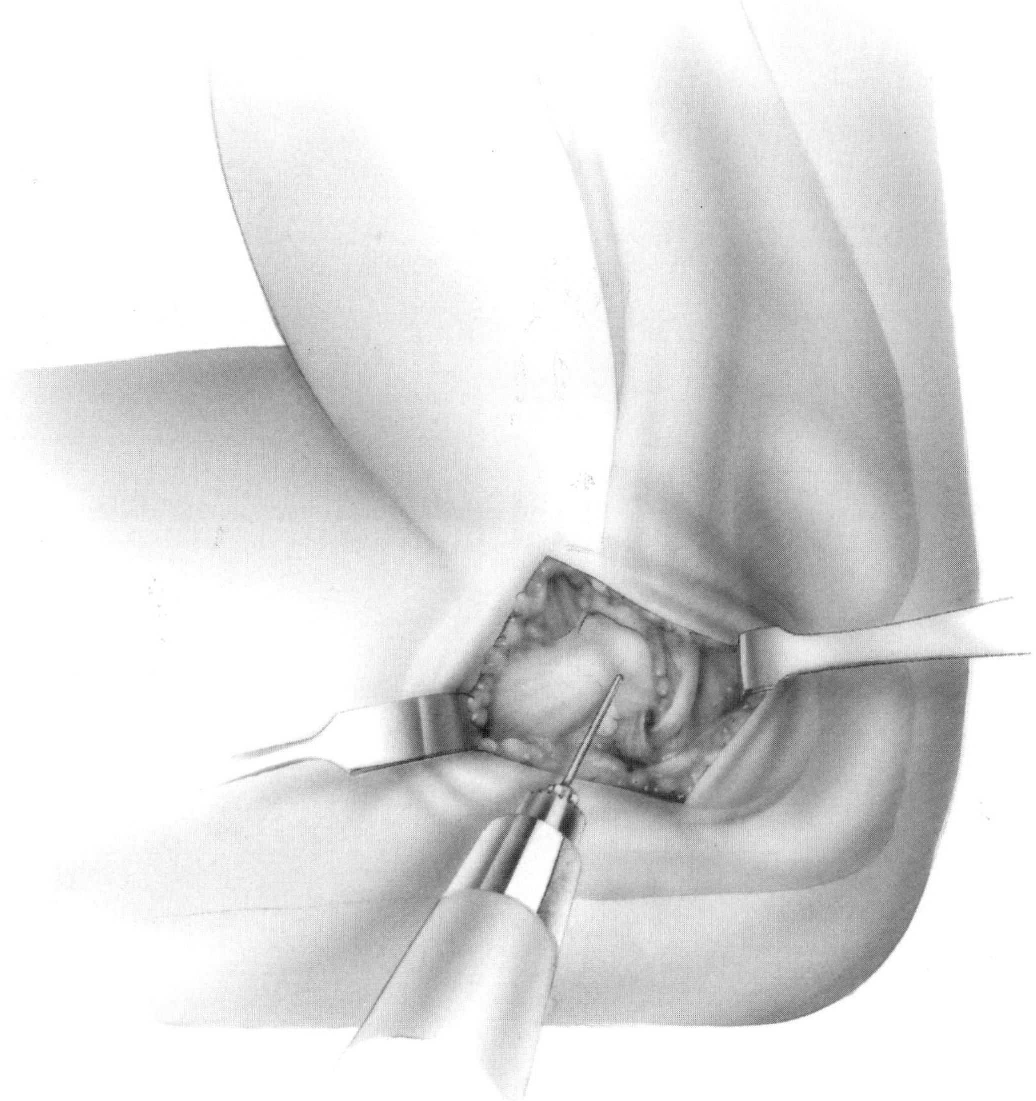

FIGURA 1-68. ***(Continuação)***

Os fios de Kirschner proporcionam excelente fixação, e podem ser removidos facilmente no consultório do médico após 3 a 4 semanas. Com a incisão transversal, é relativamente fácil colocar os fios através da pele separada a partir da incisão. O assistente mantém o fragmento no lugar com o clampe em uma das mãos, enquanto aproxima as bordas da pele com a outra de forma que não haja uma tensão indevida na pele em volta dos fios após a incisão ser fechada. Os fios também podem ser colocados através da incisão e cortados longos, e a pele é puxada sobre os fios, o que lhes permite furá-la no local apropriado.

Os fios são avançados para atingir e penetrar a cortical oposta. Quando a colocação apropriada é confirmada, os fios são dobrados do lado de fora da pele. Isso resulta em menos problemas com a ferida do que quando os fios são enterrados. Quando são deixados embaixo da pele, eles geralmente acabam por perfurar a pele, com complicações da ferida quando o aparelho de gesso é removido. Além disso, eles são difíceis de remover. O principal benefício do uso do parafuso é que os movimentos podem ser iniciados precocemente; entretanto, o início dos movimentos com 3 semanas, quando os fios são em geral removidos, não resultou em nenhuma perda de movimento nessa faixa etária.

Após o fechamento da ferida cirúrgica, o braço é colocado em um aparelho de gesso longo. Bolas de algodão, são colocadas no espaço antecubital para fornecer espaço em caso de inchaço e ao redor dos pinos para evitar movimentos, e com isso tornam o uso de um aparelho de gesso circular seguro. O aparelho de gesso circular pode ser mais leve, mais forte e mais confortável do que a tala usual.

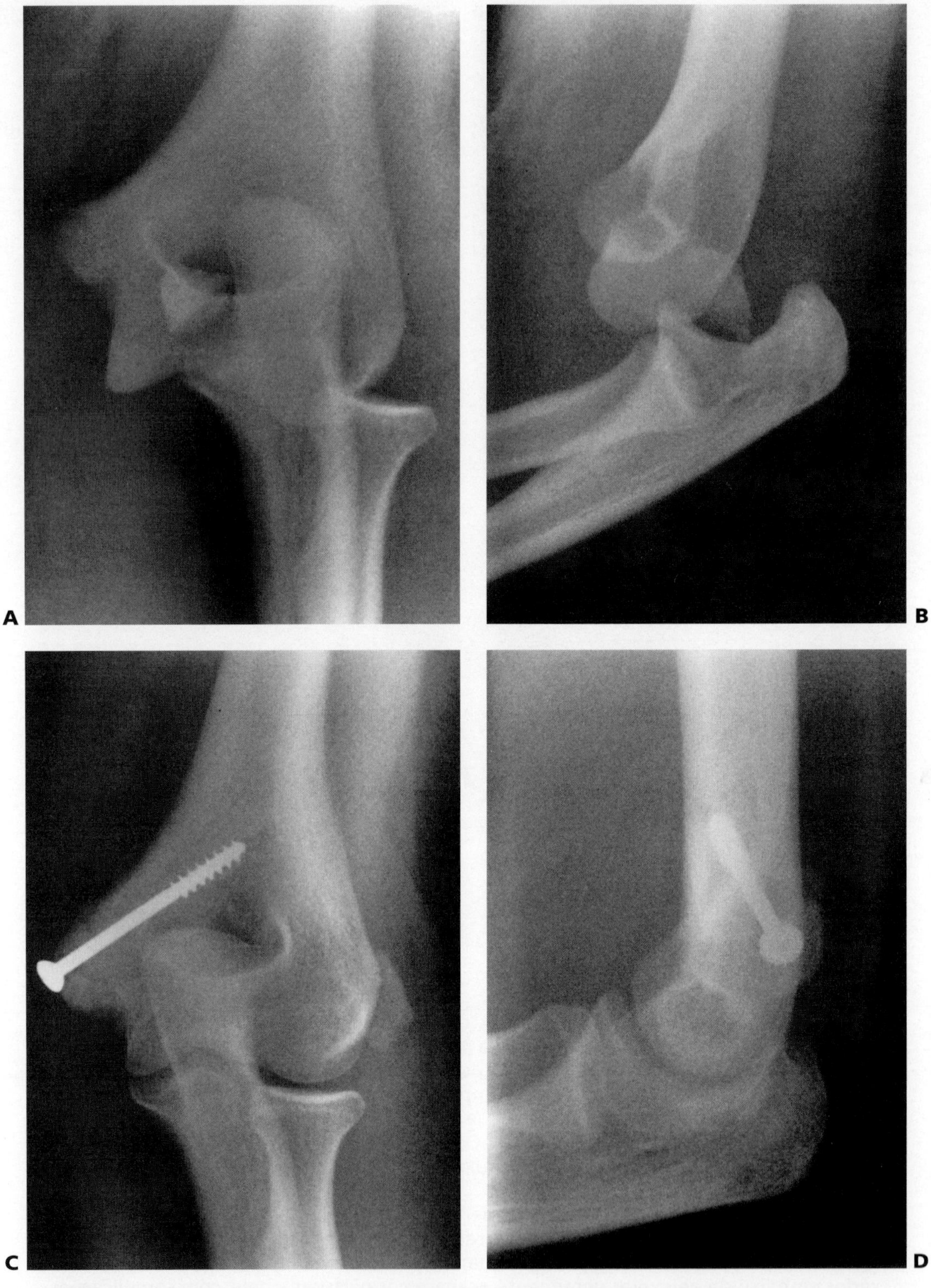

FIGURA 1-69. **A, B**: Um cotovelo luxado com fratura associada do epicôndilo medial. O fragmento do epicôndilo medial está na articulação. **C, D**: Os resultados após a redução aberta e fixação com um pequeno parafuso. É importante que o parafuso atinja e seja fixado pela cortical oposta, porque ele pode sair do lugar. Esse parafuso parece não atingir esse objetivo. Se um parafuso pequeno, de 3,2 mm, for usado, ele deve ligar-se à cortical anterior ou posterior, porque não será longo o suficiente para alcançar a cortical lateral. Essa forma de fixação funciona bem em crianças mais velhas, nas quais o movimento deve ser iniciado mais cedo. O parafuso não precisa ser removido.

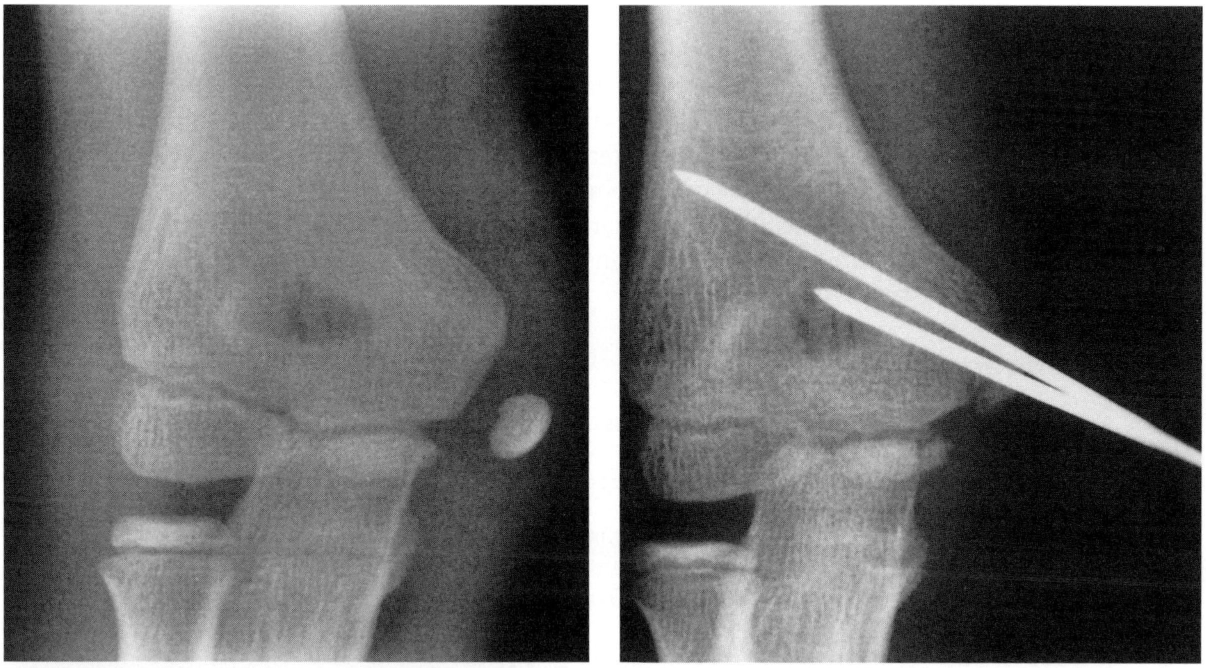

E F

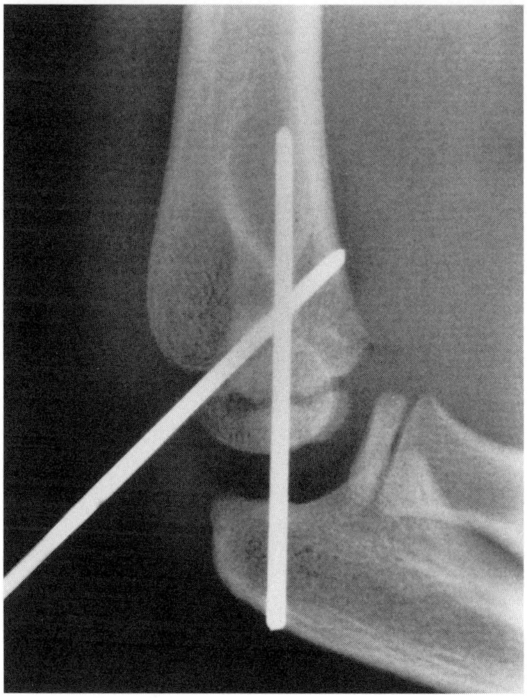

G

FIGURA 1-69. ***(Continuação)***

E: A vista ântero-posterior de uma criança mais jovem com uma fratura do epicôndilo medial deslocada. **F, G**: Fixação com dois fios de Kirschner não-paralelos de 0,62 mm. A configuração não-paralela dos fios faz com que o deslocamento ou a saída do fio seja pouco provável. Eles são removidos no consultório médico.

CUIDADOS PÓS-OPERATÓRIOS

A cirurgia pode ser feita de forma eletiva ambulatorialmente, alguns dias após o trauma. Se for feita à noite, o paciente recebe alta na manhã seguinte. Após 3 semanas, o gesso é removido e radiografias ântero-posteriores e laterais são obtidas. Novo osso periósteo geralmente indica que os pinos podem ser removidos, e o movimento iniciado. O paciente é instruído a continuar a usar a tipóia por mais 2 a 3 semanas, até que o movimento tenha melhorado e a consolidação da fratura esteja mais completa.

Referências

1. Bede WB, Lefebure AR, Rosmon MA. Fractures of the medial humeral epicondyle in children. Can J Surg 1975;18:137.
2. Bernstein SM, King JD, Sanderson RA. Fractures of the medial epicondyle of the humerus. Contemp Orthop 1981:637.
3. Fowles JV, Slimane N, Kassab MT. Elbow dislocation with avulsion of the medial humeral epicondyle. J Bone Joint Surg [Br] 1990;72:102.
4. Wilson NIL, Ingran R, Rymaszewski L, et al. Treatment of fractures of the medial epicondyle of the humerus. Injury 1988;19:342.
5. Rang M. Children's fractures, 2nd ed. Philadelphia: JB Lippincott, 1983:170.

1.15 REDUÇÃO ABERTA, FECHADA E PERCUTÂNEA DE FRATURAS DA CABEÇA E DO COLO DO RÁDIO

Fraturas do colo radial em crianças resultam em um dilema para o cirurgião em relação à tomada de decisão (redução aberta ou fechada) e aos aspectos técnicos a respeito de como conseguir reduzir a cabeça radial quando não há conexão a ela que possa ser manipulada, e como manter a cabeça radial reduzida quando ela consiste quase inteiramente de superfície articular. Há muitas recomendações, mas elas são freqüentemente confusas. A confusão aumenta porque o grau real de angulação da cabeça radial pode não ser mostrado de forma precisa por uma radiografia única, a menos que ela seja exatamente perpendicular ao eixo da angulação.

O consenso na literatura médica, de que os resultados das reduções abertas para estas fraturas são piores que os resultados das reduções fechadas, pode ser porque essas eram inicialmente fraturas piores. Há também a crença de que a cirurgia em si, junto com os métodos usuais de fixação interna, contribua para os resultados ruins. Por essa razão, a técnica de redução percutânea, no início atribuída a Bohler (1), descrita por outros autores (2,3) e recentemente popularizada (4,5), é um método de redução que pode ser superior à redução aberta para a maioria das fraturas que não são resolvidas com redução fechada. A redução percutânea é uma escolha viável porque muitas fraturas da cabeça radial, uma vez reduzidas, ficam estáveis sem fixação interna, o que é verdade também com reduções abertas (6).

Sem levar em conta a gravidade da fratura e o grau de deslocamento, comece tentando fazer uma redução fechada, porque qualquer melhora na posição do fragmento torna a redução percutânea mais fácil (Figs. 1-70 a 1-77).

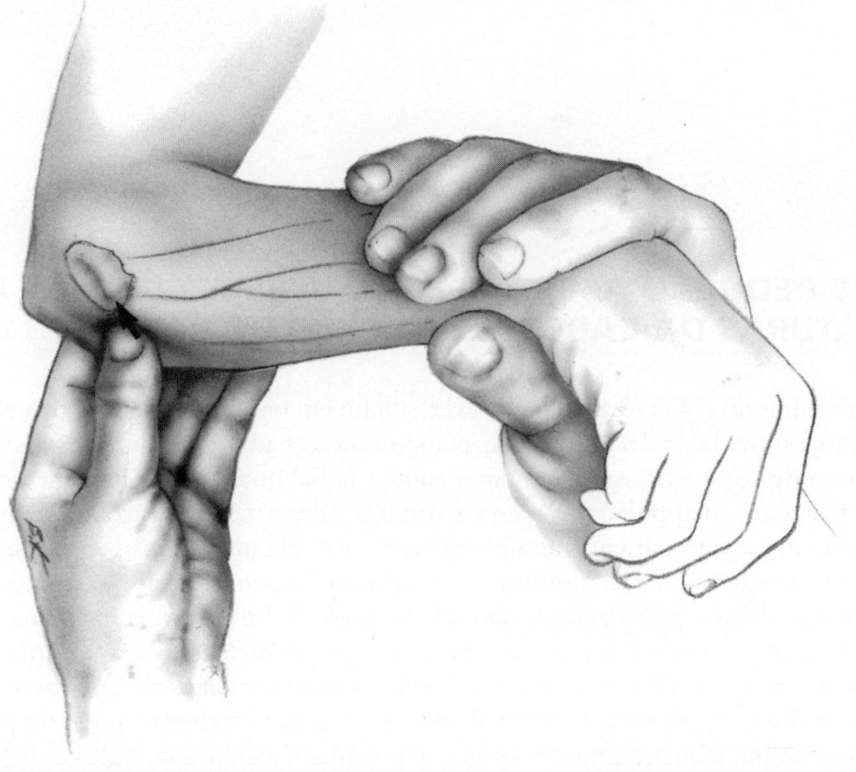

FIGURA 1-70. A redução fechada dessa fratura é conseguida de forma ideal com a ajuda de um intensificador de imagem, de forma que a cabeça radial possa ser rodada para que se veja a deformidade máxima. A infiltração da articulação com anestésico local para avaliar o grau de pronação e supinação ajuda a decidir na adequação da redução, e o cirurgião pode apoiar-se nesse fator e não no grau de angulação. Se uma redução fechada for planejada, essa infiltração local pode ser suplementada com um bloqueio de Bier. Um bloqueio de Bier, entretanto, não fornece alívio da dor em volta do cotovelo de forma confiável.

Duas técnicas para redução fechada são descritas. A primeira é a descrita por Kaufman et al. (7). Essa técnica é mais fácil, não requer um assistente experiente, e é freqüentemente bem-sucedida. Nessa técnica, o cotovelo é flexionado a 90º para relaxar a cápsula. O cirurgião segura o braço no punho enquanto a mão oposta é usada para executar a redução. Isso é feito pela rotação do antebraço enquanto o polegar da outra mão apalpa a cabeça radial. O braço é rodado até que a deformidade máxima seja apalpada, e então o polegar é usado para manipular a cabeça radial de volta à sua posição.

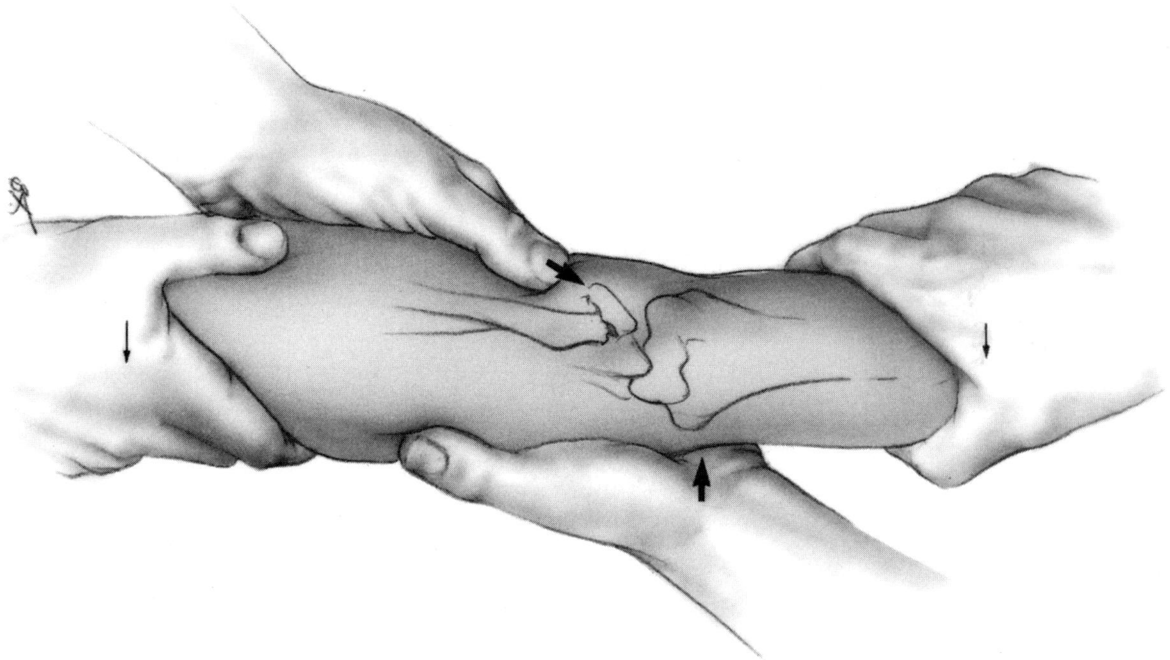

FIGURA 1-71. Se esse método falhar, o método descrito por Patterson pode ser tentado (8). Nessa técnica, o cotovelo é estendido, o antebraço é supinado, e um estresse em varo é aplicado ao cotovelo enquanto o cirurgião tenta reduzir o fragmento. A cabeça radial é muito mais difícil de ser palpada nessa técnica, a cápsula provavelmente não está relaxada e um assistente experiente é necessário.

Se a redução for bem-sucedida, o braço deve ser rodado através de uma amplitude de pronação e supinação enquanto é visualizado sob a intensificação de imagem para ter certeza de que a cabeça radial esteja estável. Isso também determina a angulação residual, e o cirurgião pode observar a amplitude de movimento. Sessenta graus de pronação e supinação são geralmente aceitáveis.

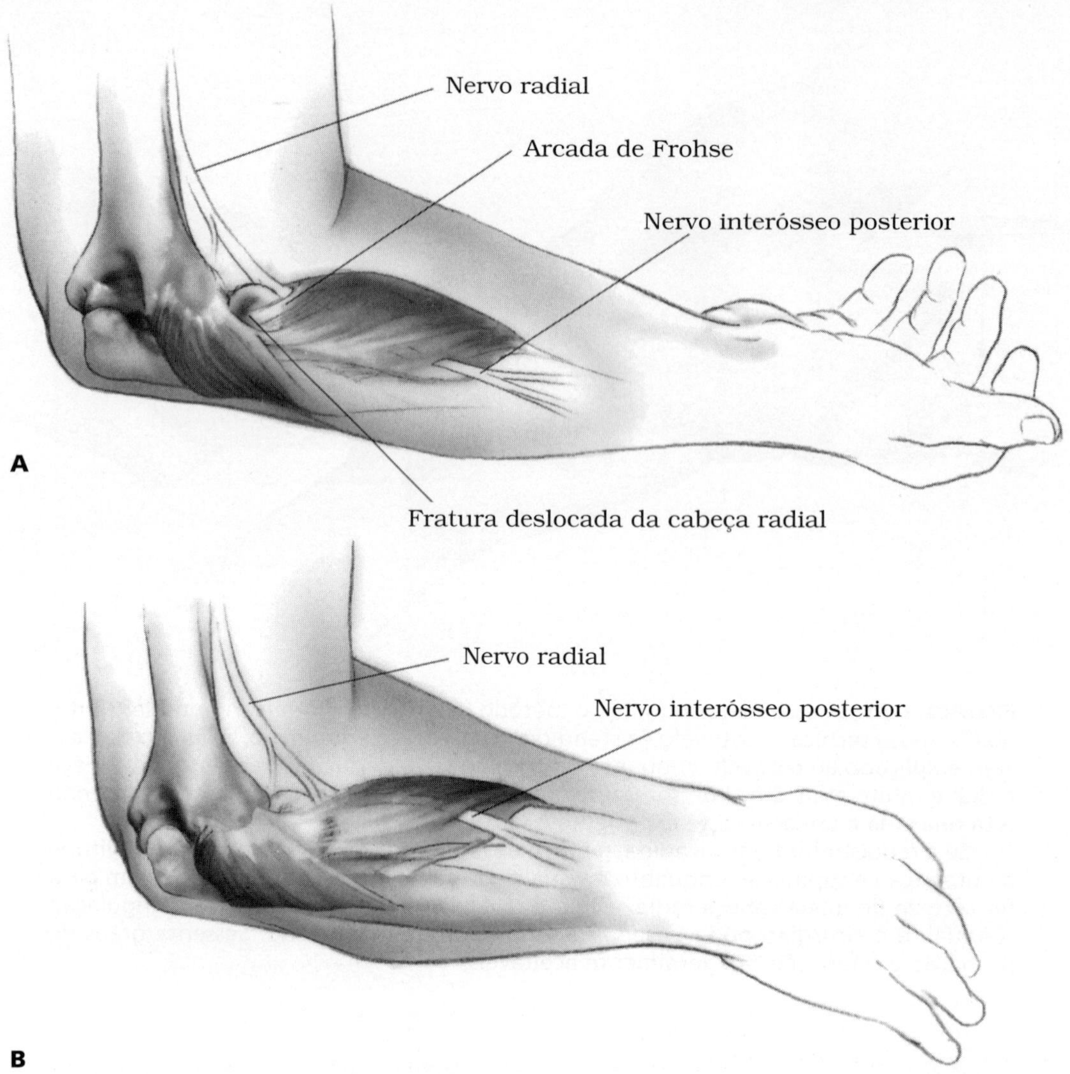

FIGURA 1-72. Se a redução fechada não for bem-sucedida, o próximo passo deve ser a redução por meio da técnica percutânea. Isso normalmente requer anestesia geral. O paciente é posicionado na borda da mesa de operações com o braço sobre uma mesa ou prancha radiotransparente. Não é necessário torniquete. O único equipamento necessário é uma pequena lâmina, para fazer a ferida cirúrgica, e dois pinos de Steinmann de tamanho suficiente, para resistir ao encurvamento.

A consideração anatômica mais importante é o nervo interósseo posterior. Esse nervo, um ramo do nervo radial, entra na arcada de Frohse em uma posição imediatamente distal ao local da fratura. Quando o antebraço está supinado **(A)**, o nervo fica localizado posteriormente, e quando o antebraço está pronado **(B)**, o nervo fica localizado anteriormente. O baço deve ficar pronado, e o local de entrada do nervo deve ficar tão posteriormente ao rádio (perto da ulna) quanto possível. O local de entrada do pino é distal à fratura e pode ser determinado usando-se um intensificador de imagens para alinhar o pino de Steinmann na posição desejada, e com o ângulo desejado em relação ao fragmento da cabeça radial.

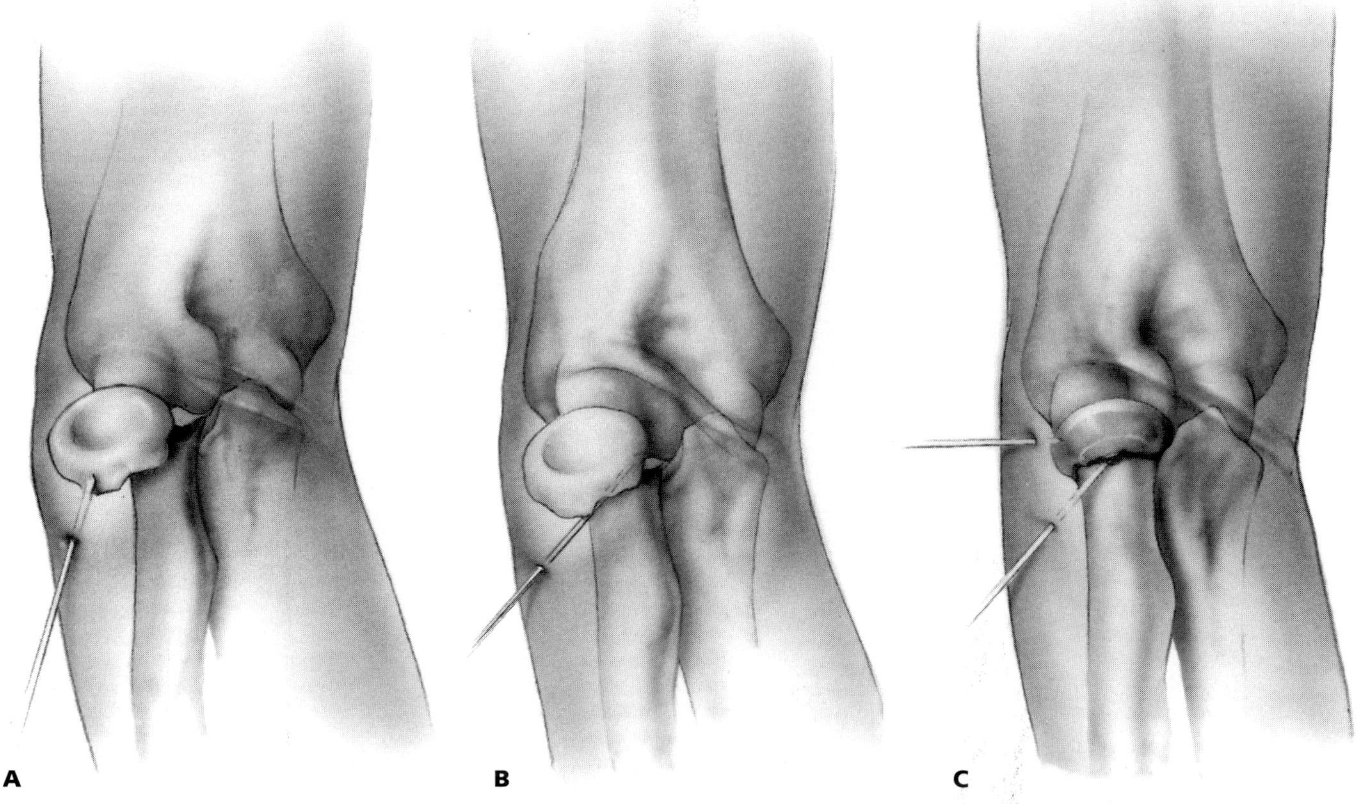

A B C

FIGURA 1-73. A técnica pode ser usada com alavancagem no fragmento ou por pressão direta no fragmento. Freqüentemente, ambos são necessários. Com o intensificador de imagens, o pino de Steinmann é inserido. O antebraço é rodado até que a imagem esteja a um ângulo reto do plano de deslocamento (isto é, a angulação máxima é observada). O fragmento **(A)** pode ser empurrado proximalmente. O pino **(B)** é inserido no local da fratura, e o fragmento é alavancado para cima para trazer as superfícies da fratura mais próximas de um plano mais paralelo. Quando isso é conseguido **(C)**, o fragmento é empurrado de volta ao lugar pelo polegar oposto do cirurgião, por um segundo pino de Steinmann ou pelo mesmo pino.

O antebraço é rodado enquanto se observa a cabeça radial com o intensificador de imagens. Isso verifica a estabilidade da redução e a angulação máxima residual, e a amplitude de movimento pode ser observada. Se a redução e a estabilidade forem satisfatórias, o braço é imobilizado por 3 semanas a 90º de flexão, e na posição de pronação ou supinação que o cirurgião acredite ser a mais estável.

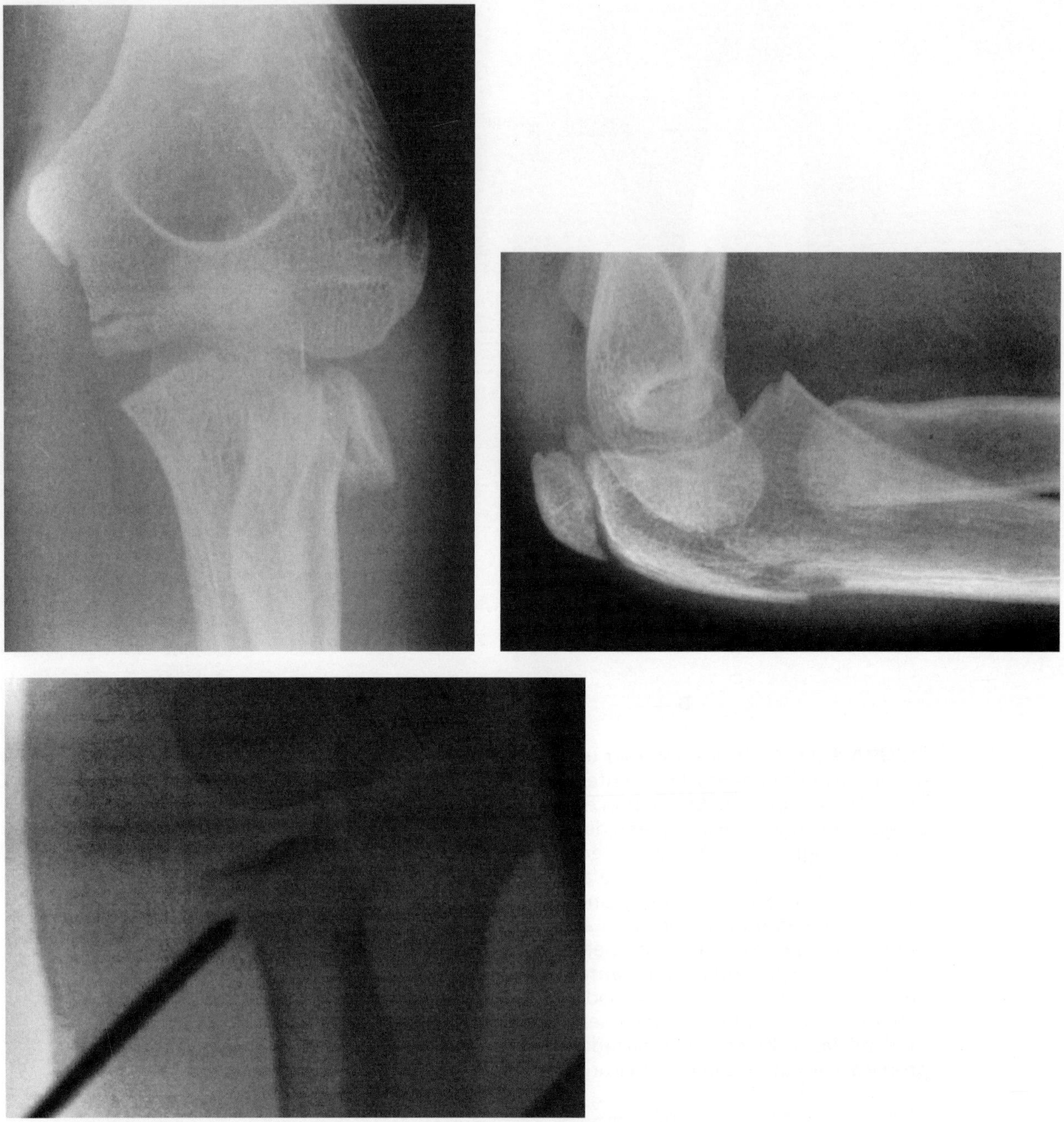

FIGURA 1-74. Incidência ântero-posterior **(A)** e lateral **(B)** de uma menina de 12 anos com fratura da cabeça radial gravemente deslocada. Note a fratura associada do olécrano que com freqüência acompanha fraturas da cabeça e do colo. Isso não exigiu nenhum tratamento, a não ser imobilização. A redução fechada sob anestesia geral não foi bem-sucedida por causa da gravidade do deslocamento. O fio de Kirschner **(C)** empurra a cabeça radial de volta para sua posição.

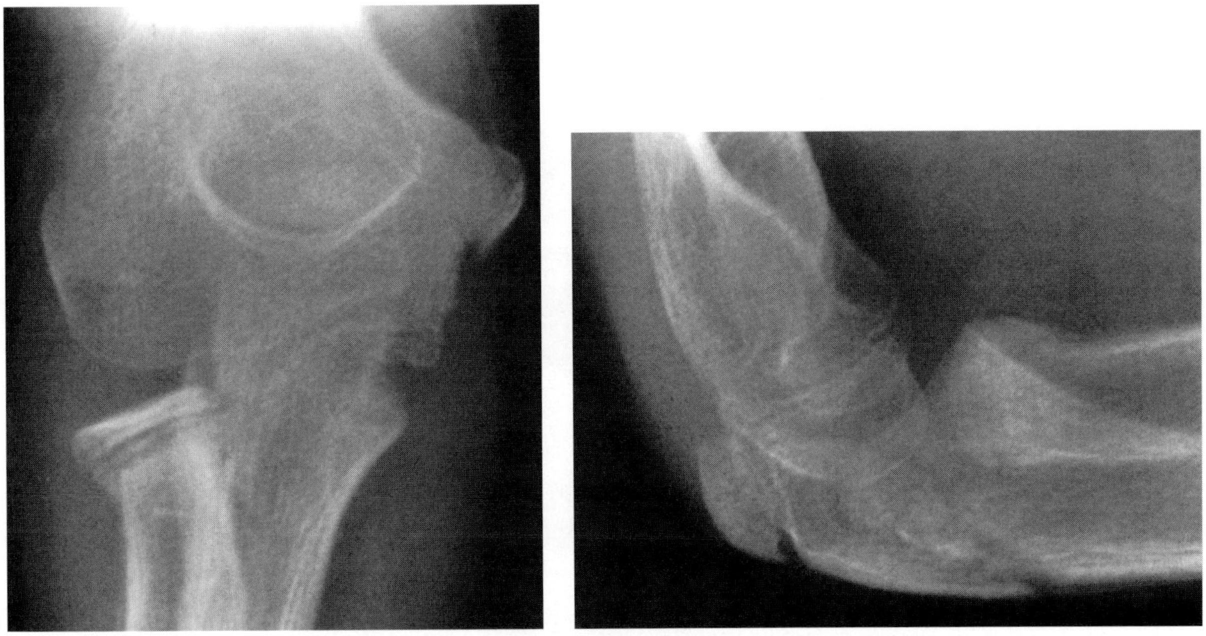

D E

FIGURA 1-74. ***(Continuação)*** Quatro semanas depois **(D,E)**, o gesso foi removido. A paciente recuperou movimentos totais.

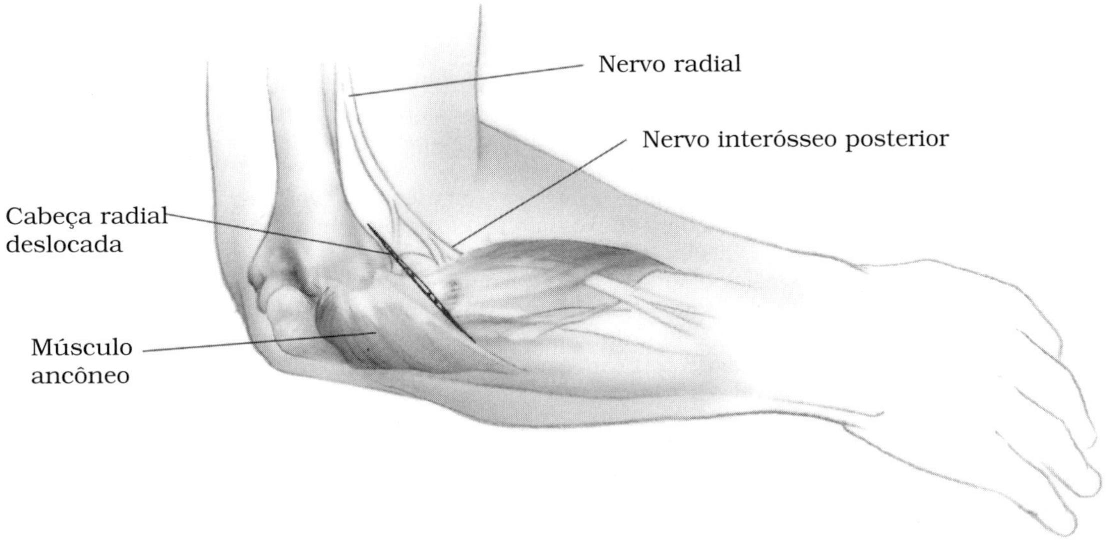

FIGURA 1-75. Se a redução percutânea falhar, uma redução aberta é necessária, se o deslocamento não for aceitável. A abordagem póstero-lateral clássica à cabeça radial é ideal para redução aberta. Embora limitada em sua exposição, ela fornece tudo o que é necessário através de uma abordagem anatômica pequena. O paciente é posicionado em decúbito dorsal ou ventral.

O braço é pronado para colocar o nervo interósseo posterior fora do caminho da dissecção cirúrgica. Com o cotovelo flexionado a 90°, uma incisão reta é feita, começando no epicôndilo lateral do úmero. A incisão se inclina distalmente em direção à ulna, cruzando a cabeça do rádio.

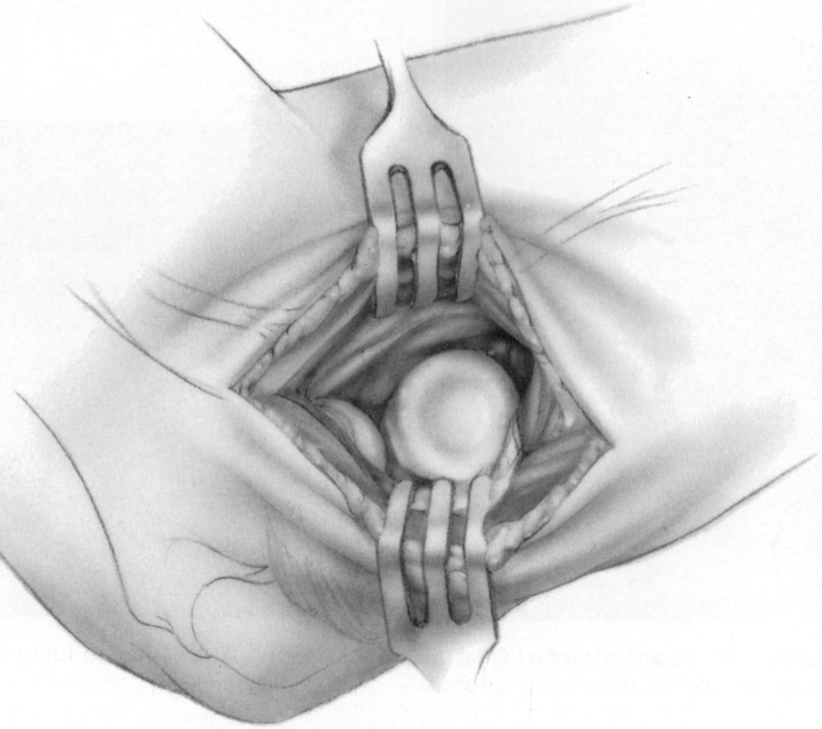

FIGURA 1-76. A fáscia é incisada na mesma linha da incisão de pele. O intervalo buscado é aquele situado entre o músculo ancôneo posterior e o músculo extensor ulnar do carpo, anteriormente. A origem desses músculos funde-se no epicôndilo umeral; sendo assim, é mais fácil achar o intervalo distal. Quando o intervalo é identificado, os músculos são separados com facilidade. O intervalo pode ser alargado por dissecção cortante de algumas das fibras do extensor ulnar do carpo no epicôndilo. Não há maneira de estender esse intervalo distalmente de forma segura.

Após a cabeça radial ser exposta, um esforço para reduzi-la deveria ser feito, com o mínimo possível de perturbação das conexões de tecidos moles. Se a cabeça radial estiver fora de um ligamento orbicular intacto, o ligamento deve ser dividido e corrigido.

Após a cabeça radial ser reduzida, o antebraço deve ser pronado e supinado para determinar a estabilidade da redução. Se estiver estável, nenhuma fixação é utilizada. Se estiver instável, entretanto, algum tipo de fixação é necessário. A colocação de um pino através do capítulo passando pela cabeça radial, e para dentro do colo radial, deve ser evitada devido ao fato de as complicações decorrentes dessa fixação serem altas (6,9). Pinos colocados obliquamente são o método mais comum. Os fios são cortados rente ao osso para evitar a necessidade de remoção cirúrgica subseqüente. Se houver um fragmento metafisário, a fixação com pequenos parafusos é uma boa escolha. Se eles forem pequenos o suficiente (p. ex., 1,5 mm), podem ser deixados no lugar.

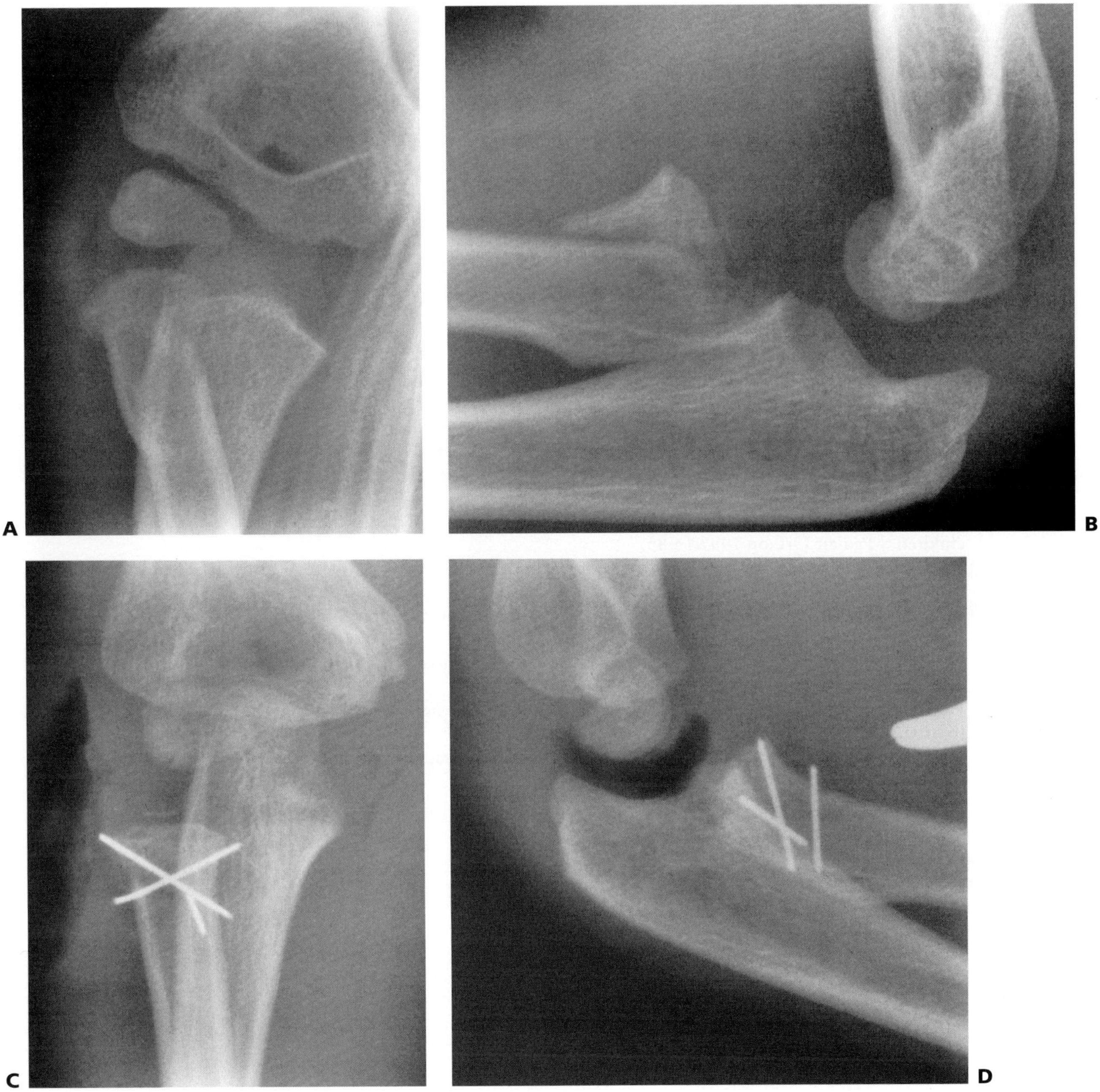

FIGURA 1-77. A, B: Fratura do colo radial deslocada dorsalmente que requer redução aberta e fixação interna. O problema com essa fratura é a fixação a ser usada. **C,D**: Resultados usando pequenos fios de Kirschner. É difícil cortar esses fios próximos o suficiente ao osso para evitar irritação dos tecidos adjacentes. Embora esse paciente tenha tido bons resultados, ele necessitou de uma remoção subseqüente dos fios. O uso de parafusos pequenos de 1,5 e 1 mm, que não precisam ser removidos mais tarde, é uma escolha melhor.

CUIDADOS PÓS-OPERATÓRIOS

Após a redução, a ferida cirúrgica é fechada, e um aparelho de gesso é aplicado como com uma fratura fechada. Dependendo da estabilidade e da quantidade de conexões de tecido mole remanescente, o gesso pode ser deixado no lugar por 3 a 6 semanas; contudo, quanto mais cedo a movimentação for iniciada, melhor. Por causa da possibilidade de necrose avascular e de demora da consolidação da fratura, o cirurgião pode decidir manter uma imobilização mais longa se não houver conexões de tecidos moles ou se for observada reabsorção do local da fratura.

Referências

1. Wilkins KE. Fractures and dislocations of the elbow region. In: Rockwood CA Jr, Wilkins KE, King RE, eds. Fractures in children, 3rd ed. Philadelphia: JB Lippincott, 1991:744.
2. Angelov A. A new method for treatment of the dislocated radial neck fractures in children. In: Chapchal G, ed. Fractures in children. Stuttgart: Georg Thieme Verlag, 1981:192.
3. Pseudo JV, Aracil J, Barcelo M. Leverage method in displaced fractures of the radial neck in children. Clin Orthop 1982;169:215.
4. Bernstein SM, McKeever P, Bernstein L. Percutaneous reduction of displaced radial neck fractures in children. J Pediatr Orthop 1993;13:85.
5. Steele JA, Graham HK. Angulated radial neck fractures in children: a prospective study of percutaneous reduction. J Bone Joint Surg [Br] 1992;74:760.
6. Wedge JH, Robertson DE. Displaced fractures of the neck of the radius in children. J Bone Joint Surg [Br] 1982;64:256.
7. Kaufman B, Rinott MG, Tanzman M. Closed reduction of fractures of the proximal radius in children. J Bone Joint Surg [Br] 1989;71:66.
8. Patterson RF. Treatment of displaced transverse fractures of the neck of the radius in children. J Bone Joint Surg 1934;16:695.
9. Fowles JV, Kassab MT. Observations concerning radial neck fractures in children. J Pediatr Orthop 1986;6:51.

1.16 FIXAÇÃO INTRAMEDULAR DE FRATURAS NO ANTEBRAÇO

A maioria das fraturas completamente deslocadas de ambos os ossos do antebraço em crianças podem ser tratadas com redução fechada e aparelho de gesso. Além disso, a redução anatômica não é necessária para um bom resultado. Entretanto, o cirurgião ortopédico algumas vezes enfrenta a necessidade da fixação interna dessas fraturas. Isso ocorre mais freqüentemente no adolescente que se aproxima da maturidade esquelética, e em casos nos quais o inchaço grave torna o uso bem-sucedido do aparelho de gesso em uma fratura instável uma possibilidade pouco provável, ou quando a redução fechada e o uso do aparelho de gesso falham. Nessas situações, a escolha de fixação por placa ou intramedular pode ser difícil (1). Muitos estudos sobre o uso da fixação intramedular atestam a sua crescente popularidade (2-5).

Quando a redução aberta é indicada, o tratamento habitual é usar uma placa para fixar os ossos. Isso requer uma grande abordagem cirúrgica, e está associado com complicações significativas na remoção da placa, especialmente recorrência da fratura. As diferenças entre adultos e crianças ficam evidentes quando se considera o que é necessário para o tratamento dessas fraturas. Em adultos, há 2 problemas com fraturas de antebraço tratadas não-operativamente: incapacidade de manter o alinhamento e demora na consolidação das fraturas. Em crianças e adolescentes, entretanto, a consolidação raramente é um problema, ocorrendo prontamente se o alinhamento puder ser mantido. O problema em crianças e adolescentes é manter o alinhamento; por essa razão, a fixação intramedular é uma boa escolha.

A fixação intramedular de fraturas do antebraço com o uso de pinos não é uma técnica nova. Relatos do uso de fios de Kirschner com esse propósito datam da década de 1920 (6,7). No ano de 1950, pinos especiais foram desenvolvidos com esse propósito (8). Embora esses métodos tenham provado ser superiores à redução fechada em adultos, eles foram substituídos pelo uso de placas de compressão. Devido a necessidades mais limitadas quando é empregada fixação intramedular em fraturas infantis, esses métodos estão voltando a ser usados (9-11). O alinhamento anatômico é menos preciso após o tratamento com hastes intramedulares do que com placas; entretanto, o grau de desalinhamento está plenamente aceitável para fraturas infantis (12).

Todos os tamanhos estão disponíveis ao se tratar crianças, de qualquer idade. Não há um dispositivo ideal com a resistência e a flexibilidade desejada para imobilizar, e permitir uma passagem fácil pelos ossos menores. Embora haja diversos pinos flexíveis disponíveis, o cirurgião pode ter de trabalhar com fios de Kirschner ou pinos de Steinmann de tamanho e flexibilidade apropriados para o osso infantil. No rádio, pequenas hastes flexíveis, tais como as hastes de Ender, podem funcionar para crianças mais velhas, enquanto fios de Kirschner são freqüentemente os melhores para crianças pequenas. Hastes de Rush na ulna dão rigidez e resistência e em geral são fáceis de inserir por causa do trajeto reto do canal.

Devido ao fato de os ossos do antebraço serem menores e cercados por muito menos músculo do que os ossos que são geralmente tratados por fixação intramedular, os ossos tendem a tomar a forma da haste que é inserida. Assim, é importante fazer o contorno da forma desejada em hastes menos flexíveis. A fixação intramedular pode ser usada como o único meio de imobilização da fratura (11, 12) ou para manter alinhamento como terapia adjunta ao uso do aparelho de gesso (10). Não é adequada para fraturas do rádio distais à porção estreita do corpo diafisário, porque o grande canal medular permite muito deslocamento dos fragmentos.

Teoricamente, o primeiro osso a se reduzir deve ser o que pode ser reduzido e fixado mais facilmente, porque isso dá maior estabilidade e restaura o comprimento, facilitando assim a redução do segundo osso. Na prática, a ulna é quase sempre a mais fácil de reduzir, porque é subcutânea e facilmente palpável. Além disso, esse osso quase sempre aceita uma haste de Rush, enquanto que o rádio pode requerer algo mais fino e mais flexível. Freqüentemente, o rádio fica tão bem alinhado ou pode ser manipulado para uma posição reduzida após a fixação da ulna, que nem sempre precisa ser fixado.

Finalmente, nem todas as fraturas que requerem redução aberta são mais bem tratadas com fixação intramedular. As fraturas tratadas tardiamente por perda de posição podem não permitir que uma haste passe com facilidade. Adolescentes mais amadurecidos representam um problema difícil ao se comparar os problemas da utilização de placa com a consolidação retardada que pode ocorrer com a utilização de hastes intramedulares. Nessas circunstâncias, a redução aberta com fixação interna é freqüentemente o melhor tratamento (Figs. 1-78 a 1-83).

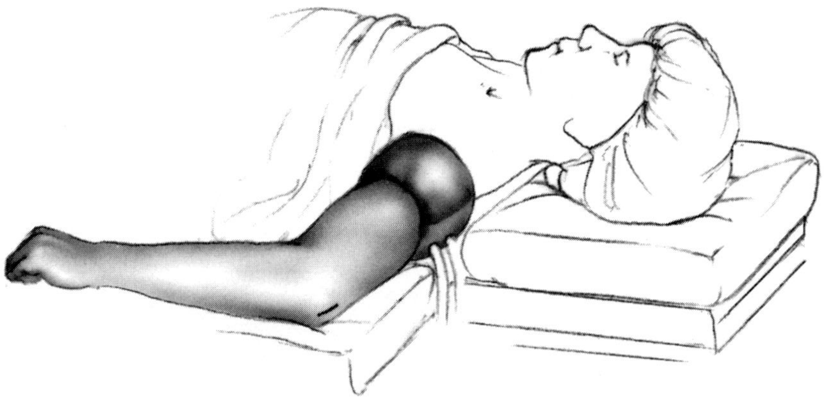

FIGURA 1-78. É mais fácil posicionar o paciente em decúbito dorsal, com uma pequena prancha radiotransparente estendendo-se a partir da mesa de operações. Isso facilita o uso do intensificador de imagens e permite que o cirurgião fique de pé enquanto flexiona o braço do paciente transversalmente no tórax para ter acesso à parte proximal da ulna. Um torniquete deve ser colocado, caso o local da fratura tenha de ser aberto.

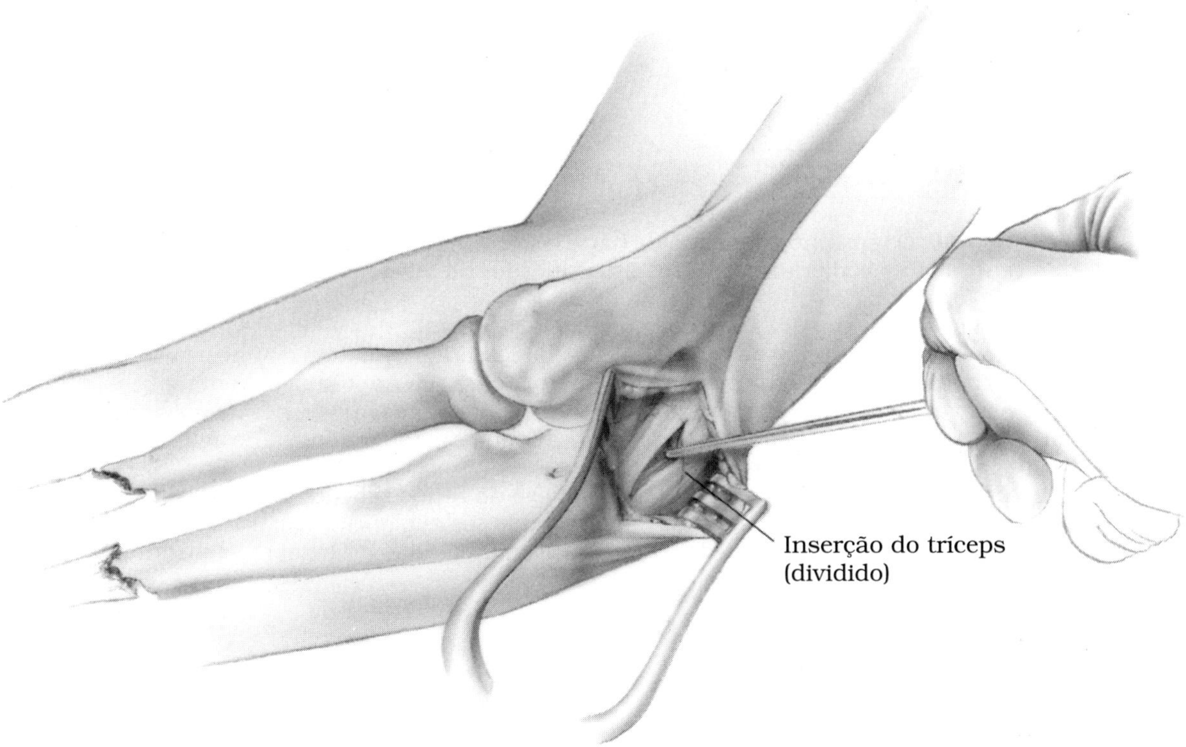

FIGURA 1-79. A ulna é exposta em sua extremidade proximal por uma pequena incisão que é levada de forma cortante diretamente até o osso através da inserção do tríceps. (A incisão é ilustrada maior do que o necessário para clareza). Uma furadeira e então uma sovela são usados para perfurar o osso até atingir o canal medular da ulna.

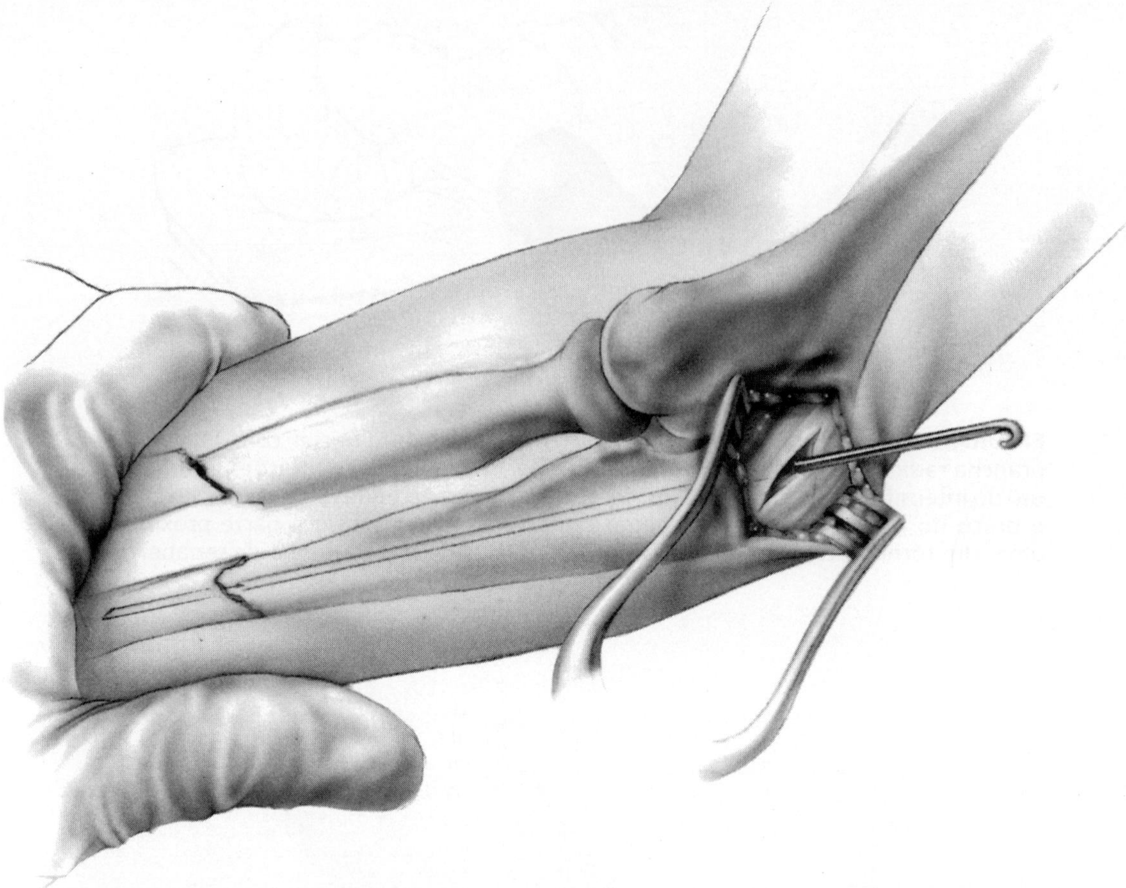

FIGURA 1-80. O tamanho adequado da haste é selecionado colocando-a junto ao braço e verificando o comprimento com o intensificador de imagem. Lembre-se de que o canal da ulna distal é estreito, e na maioria das crianças, a haste de Rush de 1/8 de polegada não irá passar até a extremidade distal da ulna.

Uma haste de comprimento correto é inserida passando pelo local da fratura e indo até um pouco além. Isso torna mais fácil enganchar o fragmento distal da ponta saliente da haste durante a manobra da redução. A ulna é reduzida, e o assistente avança a haste. Se a ulna não puder ser reduzida fechada, uma pequena incisão é feita para facilitar a redução e passagem da haste.

A haste geralmente fica proeminente embaixo do tecido subcutâneo e tende a ser sensível a contusões repetidas. Esse problema pode ser minimizado (mas geralmente não eliminado) pela impactação da haste por baixo do tendão do tríceps e fechando o tendão com uma sutura.

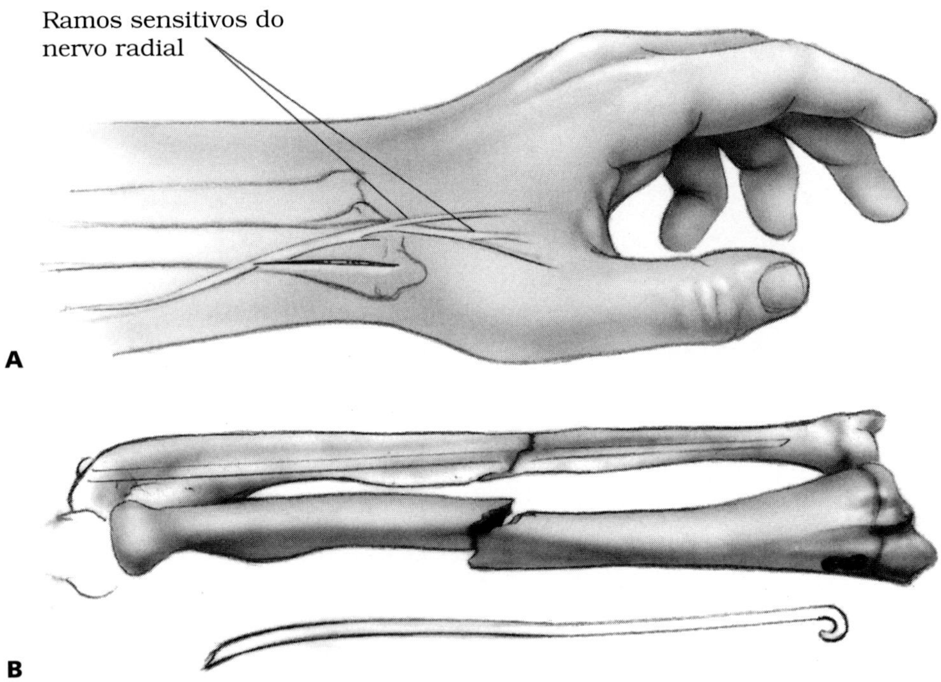

FIGURA 1-81. O rádio pode ser abordado em uma de duas formas. A abordagem lateral é mais comum, com o ponto de entrada proximal à fise. O orifício pode ser aumentado proximalmente, criando uma abertura oval para facilitar a inserção. Deve-se ter cuidado para não danificar um dos ramos sensitivos do nervo radial **(A)** embora isso não pareça ser um problema tão grande em crianças como é em adultos. A desvantagem dessa abordagem é a grande quantidade de curvas que a haste deve acomodar e o que fazer com a ponta da haste. É difícil de colocar sob a pele e corre o risco de sofrer uma infecção se deixada do lado de fora da pele. Geralmente, o fio de Kirschner tem de ser menor e mais flexível se for inserido dessa maneira. Uma pequena curvatura **(B)** a 0,5 cm da ponta da haste ajuda-a a não ficar presa na cortical medial quando está sendo inserida, ao passo que uma curvatura lateral é necessária para acomodar o arco lateral do rádio.

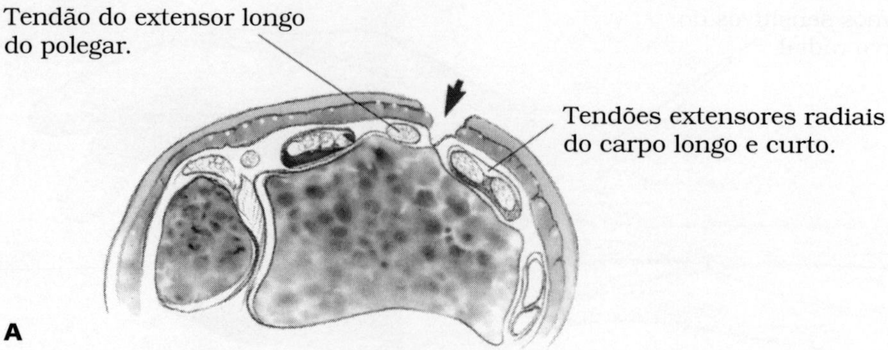

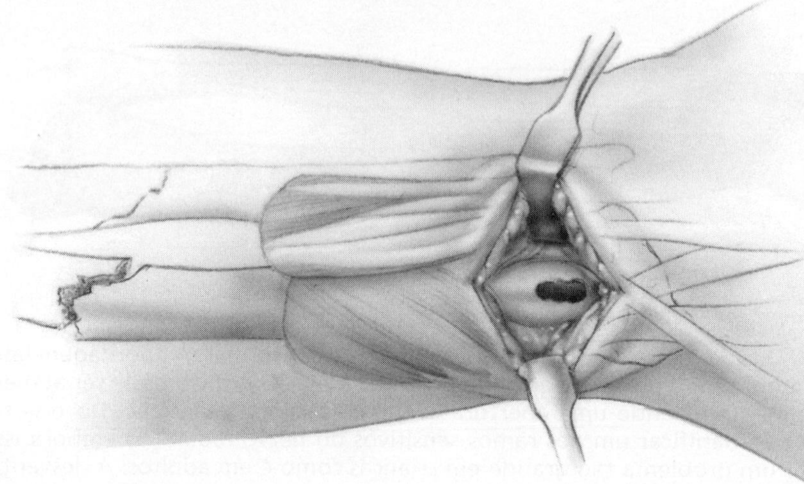

FIGURA 1-82. A abordagem dorsal é uma outra opção. O rádio pode ser alcançado, como Street (13) recomenda, pela divisão do tendão extensor radial do carpo curto e longo ou através desses tendões e o tendão extensor longo do polegar lateral para alcançar o tubérculo de Lister **(A)**. Novamente, é importante ficar proximalmente à fise, o que evita interferir com o tendão extensor longo do polegar quando ele se curva ao redor do tubérculo de Lister. Após um orifício ter sido feito até atingir a cavidade medular **(B)**, ele é aumentado proximalmente. Essa abordagem oferece um acesso mais direto ao canal medular. Uma pequena curvatura deve ser feita na ponta da haste, como descrito anteriormente. Se a haste tiver alguma rigidez, deve ser dobrada a fim de acomodar o arco lateral do rádio.

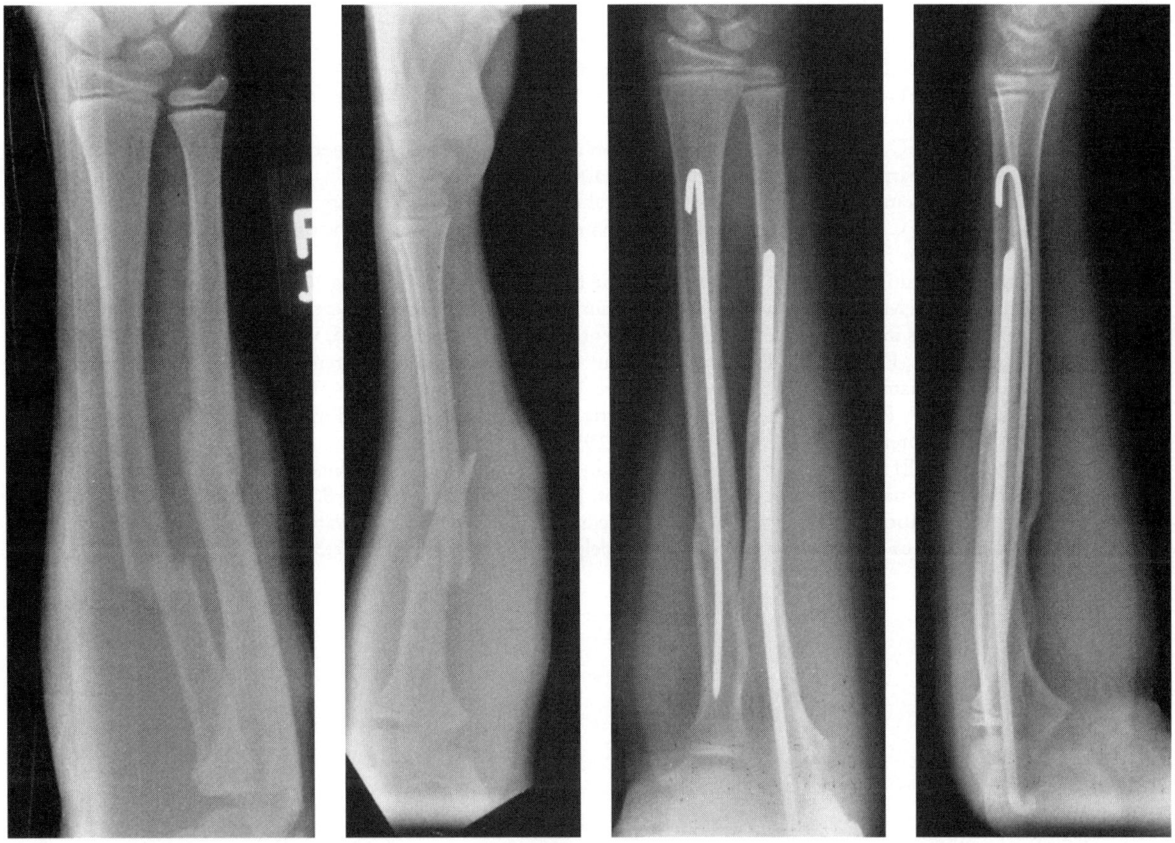

A,B C,D

FIGURA 1-83. Radiografias ântero-posterior **(A)** e lateral **(B)** de um menino de 10 anos com fratura exposta de grau 1 do rádio e da ulna. Na época da cirurgia, observou-se que o fragmento proximal do rádio havia perfurado a pele no aspecto volar do antebraço. Após exploração, irrigação e desbridamento mínimo, não foi possível assegurar uma redução estável. Como descrito anteriormente, a ulna e então o rádio foram tratados com o uso de hastes intramedulares. As radiografias 4 meses após a cirurgia **(C,D)** mostram a consolidação da fratura e a posição das hastes. Note que a haste de Rush de 1/8 de polegada é geralmente muito grande ou muito rígida para avançar até a parte distal da ulna. Um pino de Steinmann mais flexível foi usado no rádio. Ele é mais fácil de ser passado, menos provável de alterar o arco radial e fornece alinhamento adequado.

CUIDADOS PÓS-OPERATÓRIOS

Dependendo da rigidez da fixação e da preferência do cirurgião, o paciente pode ser deixado sem o aparelho de gesso ou ser tratado com um. Alguns autores relatam a ocorrência de uma rápida consolidação quando cada osso é instrumentado com uma haste e nenhuma imobilização externa é usada (10,11). Todos os pacientes que tratamos são imobilizados. A imobilização é interrompida quando for notada evidência radiográfica de consolidação suficiente. Em adolescentes, isso pode levar até 12 semanas. Os pinos podem ser removidos quando a consolidação estiver completa, e isso geralmente pode ser feito com anestesia local e sedação.

Referências

1. Van der Reis WL, Otsuka NY, Moroz P, et al. Intramedullary nailing versus plate fixation for unstable forearm fractures in children. J Pediatr Orthop 1998;18:9.
2. Yung SH, Lam CY, Choi KY, et al. Percutaneous intramedullary Kirschner wiring for displaced diaphyseal forearm fractures in children. J Bone Joint Surg [Br] 1998;80:91.

3. Luhmann SJ, Gordon JE, Schoenecker PL. Intramedullary fixation of unstable both-bone forearm fractures in children. J Pediatr Orthop 1998;18:451.
4. Griffer J, el Hayek T, Baby M. Intramedullary nailing of forearm fractures in children. J Pediatr Orthop [B] 1999;8:88.
5. Shoemaker SD, Comstock CP, Mubarak SJ, et al. Intramedullary Kirschner wire fixation of open or unstable forearm fractures in children. J Pediatr Orthop 1999;19:329.
6. Soeur R. Intramedullary pinning of diaphyseal fractures. J Bone Joint Surg 1946;28:309.
7. Lambrinudi C. Intramedullary Kirschner wires in the treatment of fractures. Proc R Soc Med 1940;33:153.
8. Sage FP. Medullary fixation of fractures of the forearm. J Bone Joint Surg [Am] 1959;41:1489.
9. Amit Y, Salai M, Chechik A, et al. Closed intramedullary nailing for the treatment of diaphyseal forearm fractures in adolescence: a preliminary report. J Pediatr Orthop 1985;5:143.
10. Verstreken L, Delronge G, Lamoureux J. Shaft forearm fractures in children: intramedullary nailing with immediate motion. A preliminary report. J Pediatr Orthop 1988;8:450.
11. Lascombes P, Prevot J, Ligier JN, et al. Elastic stable intramedullary nailing in forearm shaft fractures in children: 85 cases. J Pediatr Orthop 1990;10:167.
12. Schemitsch EH, Jones D, Henley MB, et al. A comparison of malreduction after plate and intramedullary nail fixation of forearm fractures. J Orthop Trauma 1995;9:8.
13. Street DM. Intramedullary nailing of the forearm. In: Browner BD, Edwards CC, eds. The science and practice of intramedullary nailing. Philadelphia: Lea & Febiger, 1987:325.

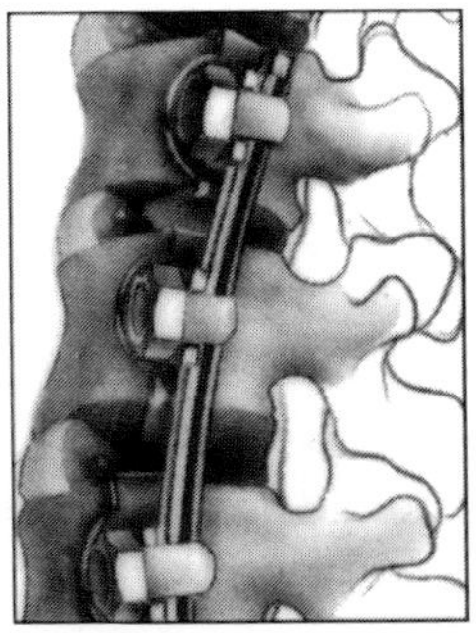

2

A COLUNA VERTEBRAL

TÉCNICAS DE ARTRODESE POSTERIOR DA COLUNA VERTEBRAL

A fusão posterior da coluna vertebral evoluiu significativamente desde a década de 1950. Essa evolução foi extremamente rápida a partir da década de 1990, e mudou muito desde a última edição deste atlas. Este capítulo apresenta várias técnicas de fusão da coluna vertebral posterior, começando com a instrumentação de Harrington e terminando com a técnica híbrida – usada em muitos centros hoje em dia – que associa hastes duplas, ganchos, fios e parafusos em várias combinações. Embora muitos dos procedimentos descritos aqui possam parecer ultrapassados para alguns leitores, eles ainda são amplamente usados em muitas partes do mundo, por razões econômicas. Além disso, o ensino de várias técnicas, tais como colocação de gancho e fios sub-laminares, pode ser mais bem entendido em seu contexto histórico.

John Hall escreveu uma excelente história da instrumentação para a coluna vertebral, que enfatiza o papel essencial exercido por Paul Harrington (1). Paul Harrington foi o pioneiro na área de instrumentação da escoliose idiopática, no início da década de 1950. Sua instrumentação consistia de uma haste única reta adaptada para um gancho em cada ponta. Os ganchos eram colocados em posição sublaminar e eram submetidos a distração permitindo desta forma obter uma retificação da coluna. A fixação era suplementada por uma haste rosqueada, na qual eram colocados múltiplos ganchos de compressão projetados para ficar presos aos processos transversos das vértebras torácicas no lado convexo da curva. A instrumentação de Harrington ganhou ampla aceitação por parte dos cirurgiões de escoliose por volta do fim da década de 1960, e, com modificações, foi o método padrão até a instrumentação de Cotrel-Dubousset se tornar possível no início da década de 1980. Com o uso disseminado, as limitações das hastes de Harrington tornaram-se evidentes: elas diminuíam a cifose torácica e a lordose lombar normais, e sua conexão em apenas duas vértebras era fraca e instável, exigindo imobilização com aparelho de gesso.

A primeira modificação da haste de Harrington (a haste de Harrington modificada por Moe) foi uma tentativa de sobrepujar um problema, cada vez mais reconhecido, da distração em linha reta da haste de Harrington: a eliminação do contorno sagital normal da coluna. A extremidade distal da haste foi projetada em formato quadrado para encaixar-se em um gancho que tinha um orifício quadrado. Com essa haste e gancho, a haste podia ser dobrada, e sua rotação para dentro da curva escoliótica seria evitada devido sua incapacidade de rodar no gancho com orifício quadrado. Isso foi de utilidade limitada, porque o gancho poderia rotar sob a lâmina, e a curvatura da haste não exercia um grande efeito no contorno sagital da coluna vertebral porque estava ligada somente às extremidades da curva.

No fim da década de 1970, a técnica de uso de fios sub-laminares começou a encontrar aceitação nos Estados Unidos. Essa técnica era usada principalmente para curvas paralíticas porque fornecia uma melhora acentuada em uma área na qual a haste de Harrington era mais fraca. Ao usar duas hastes ligadas a cada vértebra, a fixação era segura, as forças ficavam espalhadas por sobre toda a superfície de todas as lâminas, e não apenas nas lâminas de cada extremidade, e pensava-se que as forças transversais dos fios puxando a coluna para a haste ajudavam na correção da curva. Apesar de ser útil, a técnica de Luque tinha seus problemas. Métodos de fixação das hastes em cada extremidade eram difíceis, e as hastes freqüentemente deslizavam sob os fios, permitindo a rotação da espinha. Além disso, permanecia um alto grau de preocupação com o fato de passar fios pelo canal vertebral, e a possibilidade de dano neurológico.

Não demorou muito tempo até que a haste de Harrington de extremidade quadrada fosse combinada com fios sub-laminares para ajudar na manutenção do contorno sagital na correção da escoliose idiopática. Para muitos cirurgiões, esse foi o método preferido para tratar uma escoliose idiopática durante o final da década de 1970 e começo da década de 1980. A combinação de forças de distração para diminuir a magnitude da curva e aumentar o raio da curva e as forças transversais, as quais corrigem de forma mais eficiente a curva de magnitude menor, mas com raio maior, foi uma técnica que também aumentou a estabilidade da estrutura como um todo.

O grande avanço seguinte na instrumentação da escoliose foi a instrumentação de Cotrel-Dubousset. Quando a instrumentação de Cotrel-Dubousset foi introduzida no início da década de 1980, ela se ajustou à crescente compreenção de que a escoliose era uma deformidade multiplanar, e forneceu ao cirurgião as ferramentas para que ele começasse a realizar a correção da coluna em múltiplos planos. A instrumentação permitia a ligação de múltiplos ganchos que podiam sofrer distração, compressão ou rotação e ser então travados em uma haste. O gancho de pedículo, que estava disponível para a haste de Harrington, era parte integral da instrumentação para a coluna torácica porque fornecia uma fixação mais rígida à vértebra durante a rotação da haste. Hoje em dia a instrumentação de Cotrel-Dubousset evoluiu, e existem numerosas outras formas de instrumentação usando os mesmos conceitos. Embora cada uma tenha suas próprias vantagens pretendidas, todas seguem os conceitos básicos introduzidos por Cotrel e Dubousset.

A última adição à instrumentação para escoliose é o parafuso de pedículo. Originalmente desenhado por Harrington em 1966 para a correção da espondilolistese, ele provou ser muito útil em proporcionar correção adicional à coluna lombar. Embora o parafuso de pedículo tenha sido usado por muitos anos na cirurgia de distúrbios da coluna lombar de adultos, sua introdução na cirurgia de escoliose tem sido atrasada por litígios, e poucos estudos documentando suas vantagens têm surgido (2, 3).

Referências

1. Hall JE. Spinal surgery before and after Paul Harrington. Spine 1998;23:1356–1361.
2. Barr SJ, Schuette AM, Emans JB. Lumbar pedicle screws versus hooks: results in double major curves in adolescent idiopathic scoliosis. Spine 1997;22:1369–1379.
3. Hamill CL, Lenke LG, Bridwell KH, et al. The use of pedicle screw fixation to improve correction in the lumbar spine of patients with idiopathic scoliosis. Spine 1996;21:1241–1249.

2.1 EXPOSIÇÃO POSTERIOR DAS COLUNAS TORÁCICA E LOMBAR

Muitas técnicas têm sido desenvolvidas para a exposição posterior da coluna vertebral. A técnica ilustrada aqui é a ensinada pelo dr. John E. Hall. Há dois objetivos nessa exposição; as estruturas que são parte do procedimento devem ser vistas claramente, sem serem obstruídas por pedaços de tecidos moles rasgados remanescentes, e a perda sanguínea deve ser mínima.

Essa exposição, como todas as outras, é baseada na anatomia. A exposição segue os mesmos princípios para exposição do rádio ou da tíbia: músculos e ligamentos são liberados de suas inserções e o osso é exposto sub-periostealmente (1). Quando executada dessa forma, a perda de sangue para a exposição da coluna torácica e lombar para fusão de uma curva dupla não deve exceder 100 ml no paciente comum. Para minimizar a perda de sangue, o cirurgião deve expor cada segmento completamente na primeira vez, não deixando tecido mole no osso que terá de ser removido posteriormente (Figs. 2-1 a 2-9).

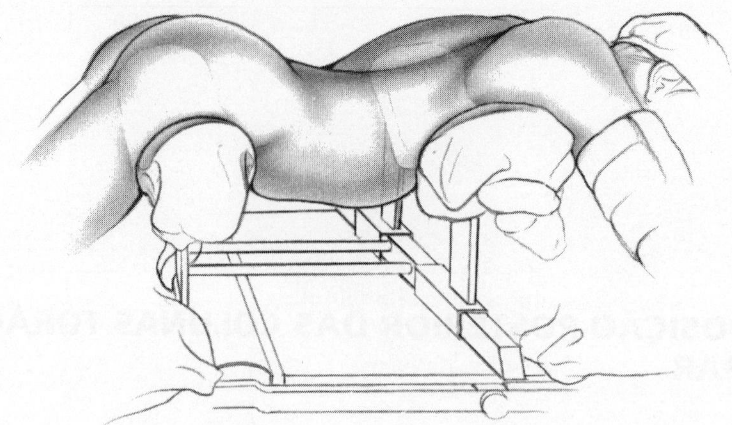

Figura 2-1. O paciente é posicionado sobre uma estrutura tal como a estrutura de Relton-Hall ou a mesa de Jackson, de forma que o abdome esteja livre. Isso reduz a pressão no abdome e limita a perda de sangue intra-operatória (1,2). Deve-se ter cuidado para que os suportes acolchoados que vão em direção à cabeça não pressionem a axila, e que eles estejam pressionando a parede lateral do tórax. Os seios devem estar "inseridos" entre os suportes para minimizar a pressão. De forma similar, é importante ter certeza de que as cristas ilíacas estão acolchoadas e que uma boa parte da pressão dos suportes acolchoados seja na porção proximal da coxa abaixo dos suportes. Os braços não devem ser hiper-abduzidos, e os nervos ulnares devem estar livres. É importante verificar a radiografia pré-operatória para ver se existe uma costela cervical. O posicionamento inadequado desses pacientes pode resultar em uma paralisia C8 ou T1. Toda a extensão das costas, bem como a parte posterior da pelve, fica no campo operatório de forma que osso da crista ilíaca posterior possa ser coletado para artrodese.

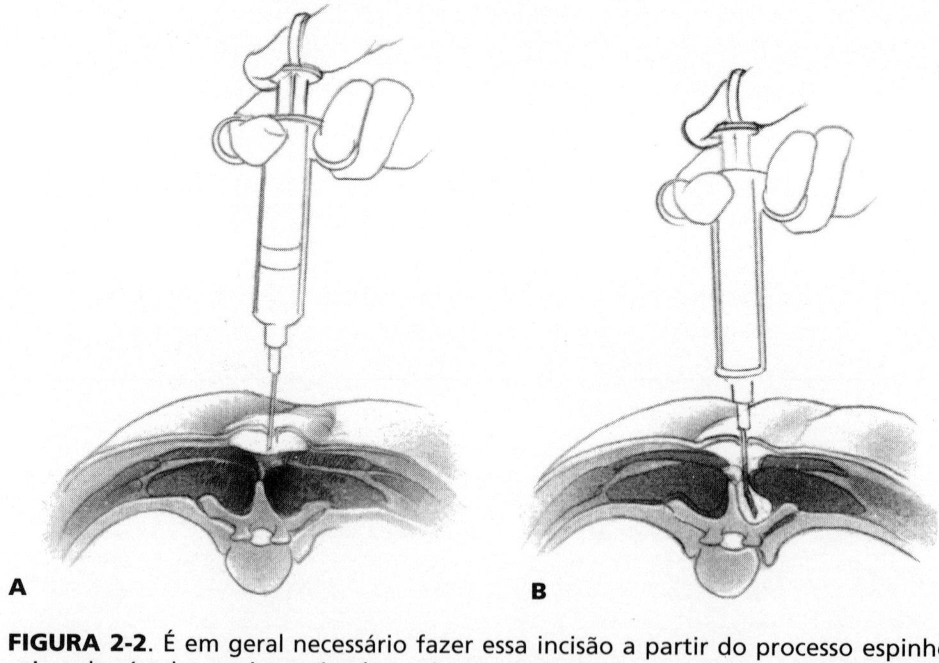

FIGURA 2-2. É em geral necessário fazer essa incisão a partir do processo espinhoso acima da vértebra mais proximal a ser instrumentada para o processo espinhoso, ou da vértebra mais caudal a ser instrumentada. A incisão deve ser uma linha reta entre esses dois pontos de forma que a cicatriz fique na linha média e deverá ficar quase reta após a correção da curva. Se, entretanto, a curva for grave e a correção não for antecipada para se aproximar de 30°, a incisão pode ser feita de maneira curva seguindo o formato da deformidade. (*continua*)

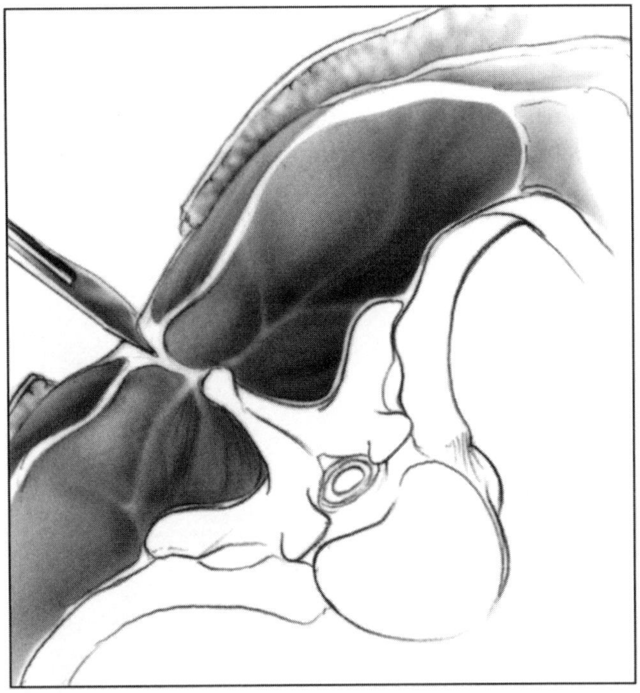

FIGURA 2-3. A incisão é aprofundada para baixo até atingir as pontas dos processos espinhosos. É importante identificar e permanecer na linha média de forma que o músculo não seja cortado, com conseqüente sangramento. A linha média é identificada como uma linha fina, que são na verdade os ligamentos interespinhosos conectando os processos espinhosos. Em casos graves de escoliose com rotação acentuada, os músculos no lado côncavo são enrolados para cima e sobre a linha média, exigindo que o bisturi (ou a ponta do cautério) esteja em um ângulo adequado sob ela para chegar à linha média. Após a identificação da apófise de cada processo espinhoso, elas são divididas até o osso com bisturi ou cautério.

◀ **FIGURA 2-2. *(Continuação)***

Se a fusão for planejada para terminar na região de L1 ou L2, uma incisão separada pode ser usada para a obtenção do enxerto ilíaco (ver Figs. 2-151–2-157). Entretanto, se as vértebras L3 ou inferiores estiverem inseridas na área a ser artrodesada, é mais fácil estender a incisão ao sacro permanecendo na linha média (ver Fig. 2-152).

Após um corte leve parcialmente feito através da derme, os tecidos podem ser infiltrados com uma solução de adrenalina e solução salina (1:500.000). Isso é injetado na derme para produzir um efeito de *peau d'orange* (casca de laranja). Um volume suficiente deve ser injetado **(A)** para causar inchaço dos tecidos. Se desejado, a mesma solução pode ser injetada profundamente. A agulha segue o processo espinhoso para baixo até a lâmina **(B),** e 5 ml da mesma solução são injetados em cada nível de cada lado.

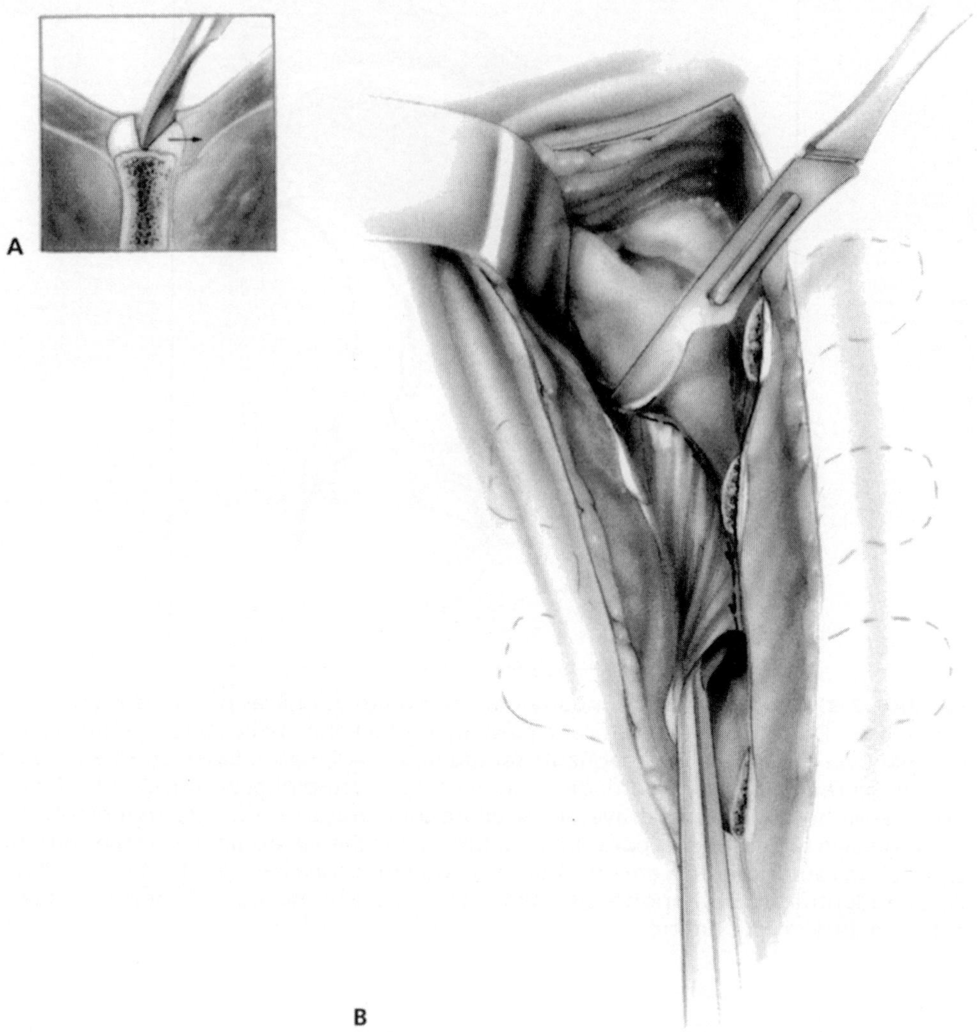

FIGURA 2-4. A exposição começa na extremidade cranial. O processo espinhoso da lâmina acima daquela a ser instrumentada é exposto separando-se a ponta cartilaginosa do processo espinhoso **(A)** girando-se o elevador de periósteo de superfície plana contra a superfície da ponta do processo espinhoso e a seguir deslizando para baixo, na direção do processo espinhoso passando-o sobre a lâmina e a base do processo transverso. Com isso obtém-se melhor exposição das vértebras abaixo. Deve-se ter cuidado para seguir a direção do processo espinhoso, a fim de evitar entrar no músculo e causar sangramento desnecessário.

Esse procedimento é então executado na vértebra abaixo de forma que o processo espinhoso, a lâmina e a base do processo transverso daquela vértebra tenham o periósteo removido. Essas estruturas, entretanto, são obscurecidas pelo tecido muscular que fica acumulado sobre o elevador. A inserção desse músculo **(B)** à margem caudal da lâmina mais superior (a primeira a ser exposta) não é óbvia. Usando um bisturi (ou ponta do cautério), essas inserções são divididas a partir do osso. O corte começa lateralmente ou medialmente, mas deveria ir da ponta do processo espinhoso à margem lateral da articulação facetária (*linha pontilhada*). A divisão dessas conexões é auxiliada ao se colocar o tecido sob tensão com o elevador.

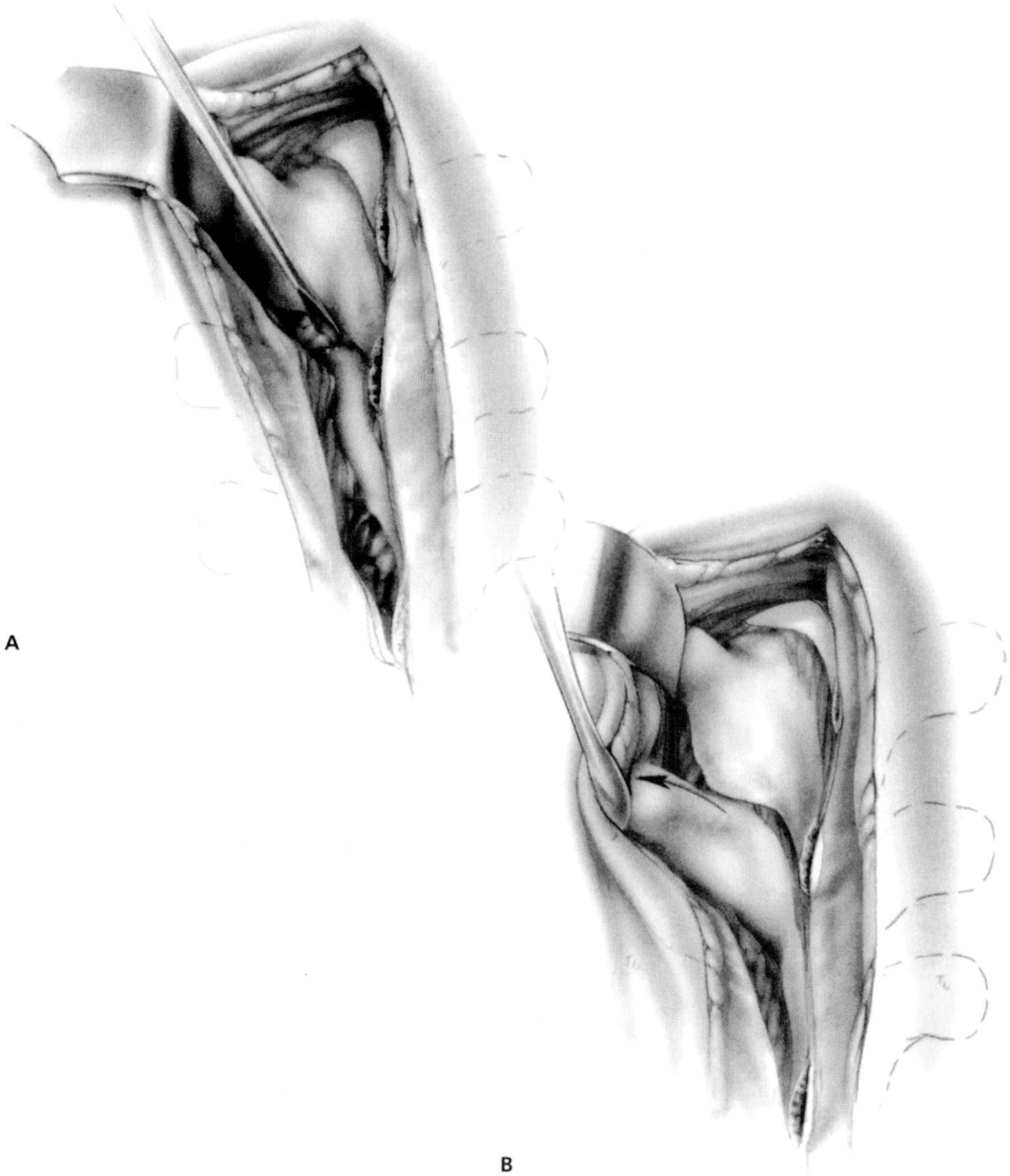

A

B

FIGURA 2-5. Após a exposição ter sido completada, e o tecido adiposo livre ter sido removido do espaço entre os processos espinhosos, o elevador de periósteo é colocado no corte que foi feito sobre a articulação facetária **(A)**. A partir daqui **(B)**, o elevador é levado para cima em direção ao aspecto cefálico do processo transverso. Isso deve remover todo o tecido que estiver situado sobre a faceta. O restante do processo transverso deve ser limpo até a ponta. A ponta do processo transverso é obscurecida pelas conexões ligamentares da costela, e na maioria das circunstâncias, pode ser deixada em paz, contanto que haja exposição suficiente do osso.

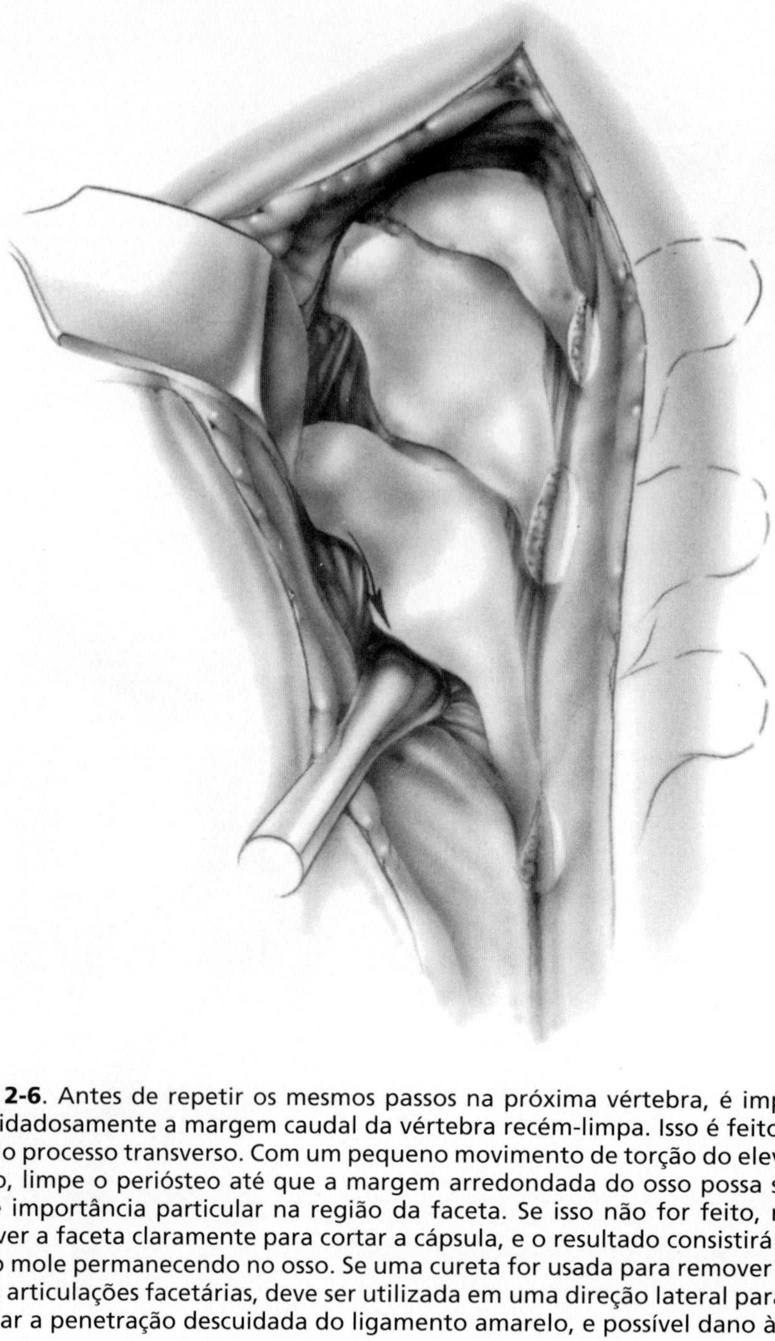

FIGURA 2-6. Antes de repetir os mesmos passos na próxima vértebra, é importante expor cuidadosamente a margem caudal da vértebra recém-limpa. Isso é feito iniciando-se pelo processo transverso. Com um pequeno movimento de torção do elevador de periósteo, limpe o periósteo até que a margem arredondada do osso possa ser vista. Isso é de importância particular na região da faceta. Se isso não for feito, não será possível ver a faceta claramente para cortar a cápsula, e o resultado consistirá em tiras de tecido mole permanecendo no osso. Se uma cureta for usada para remover o tecido mole das articulações facetárias, deve ser utilizada em uma direção lateral para medial para evitar a penetração descuidada do ligamento amarelo, e possível dano à medula espinal.

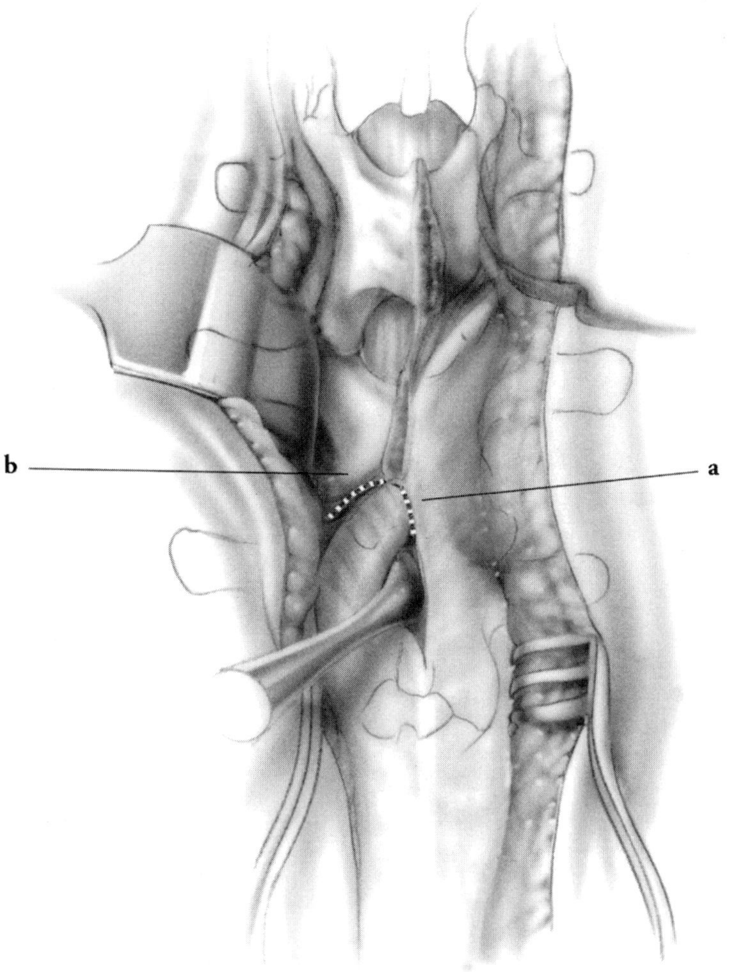

FIGURA 2-7. Na coluna lombar, a anatomia é diferente; sendo assim, a técnica é diferente.

Após chegar à coluna lombar, nota-se que os processos espinhosos estão mais distantes. O espaço entre eles está preenchido por um ligamento grosso que não é tão facilmente dividido como na espinha torácica. Usando o elevador de periósteo para colocar os tecidos sob tensão, esse ligamento é dividido ao se cortar entre os dois processos espinhosos **(a)**. Esse corte deve continuar para baixo até a lâmina. Com um pouco de cuidado, não é difícil evitar entrar no canal vertebral.

Embora a anatomia pareça diferente nessa região, os princípios são os mesmos. Por que as conexões ligamentosas estão na margem caudal da lâmina mais cefálica **(b)**, elas são divididas de forma cortante enquanto o elevador de periósteo aplica tensão e continua a dissecção sub-periosteal da lâmina. Isso traz a dissecção até a cápsula das articulações facetárias.

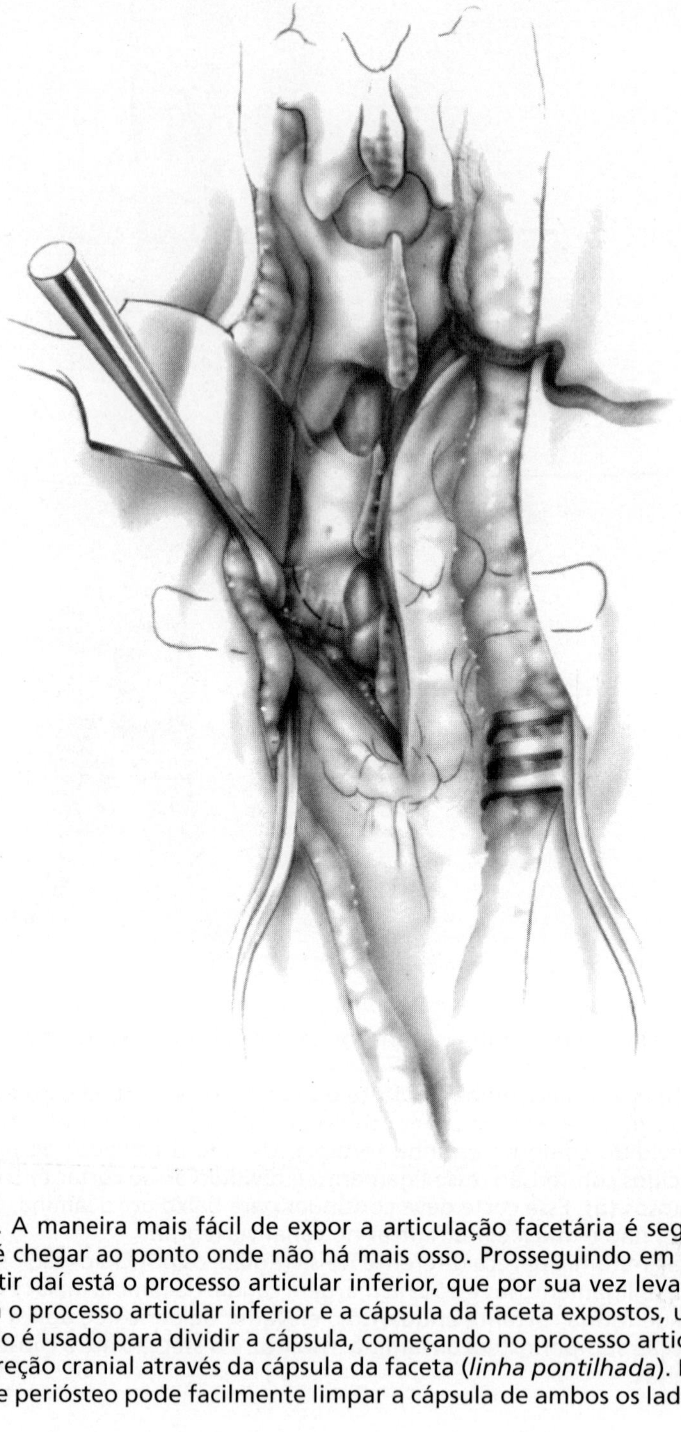

FIGURA 2-8. A maneira mais fácil de expor a articulação facetária é seguir a lâmina para fora até chegar ao ponto onde não há mais osso. Prosseguindo em uma direção cranial a partir daí está o processo articular inferior, que por sua vez leva até a faceta inferior. Com o processo articular inferior e a cápsula da faceta expostos, um bisturi ou eletrocautério é usado para dividir a cápsula, começando no processo articular inferior e indo em direção cranial através da cápsula da faceta (*linha pontilhada*). Nesse ponto, o elevador de periósteo pode facilmente limpar a cápsula de ambos os lados da faceta.

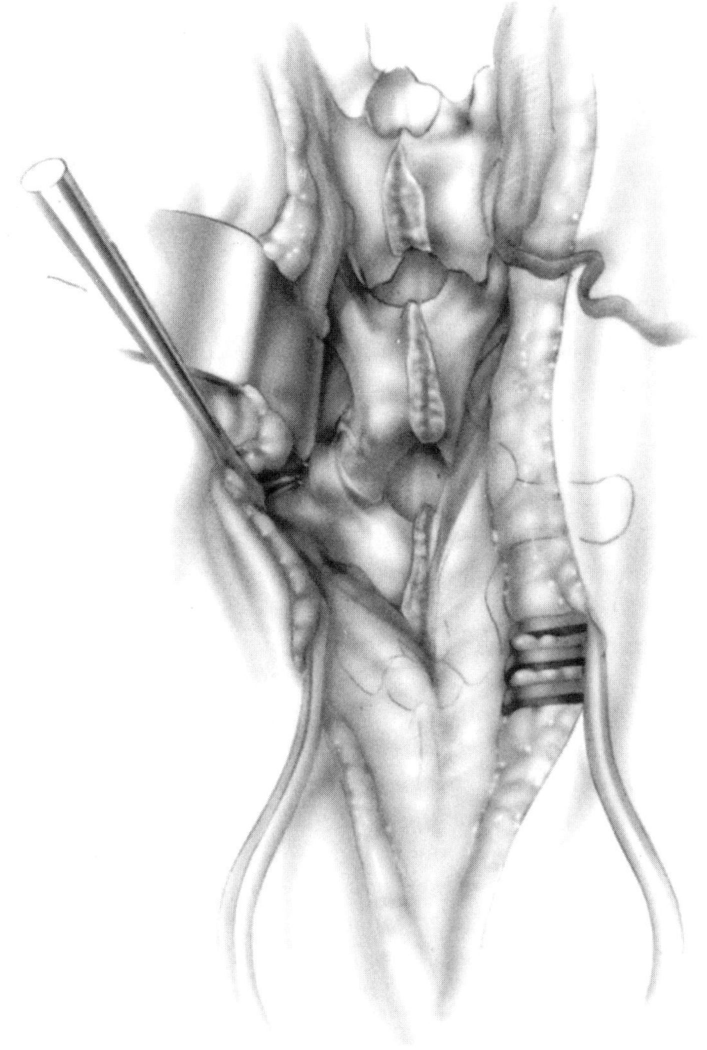

FIGURA 2-9. O processo transverso é geralmente encontrado em posição caudal ao nível da faceta. Ao desprender o lado da faceta inferior com o elevador, mantendo contato com o osso, a dissecção segue para o processo transverso. Deve-se ter cuidado com o elevador para empurrar lateralmente e para cima para expor o processo transverso.

Após os processos transversos ficarem expostos, uma compressa de laparotomia é colocada nessa área lateralmente às articulações facetárias e sobre os processos espinhosos. Isso não apenas tampona o sangramento venoso, mas também distende os tecidos, tornando a exposição e a decorticação fáceis quando o cirurgião volta para essa área.

Referências

1. Dickson JH. Posterior spinal fusion. In: Weinstein SL, ed. The pediatric spine: principles and practice. New York: Raven Press, 1994:1397.
2. Relton JES, Hall JE. An operation frame for spinal fusion: a new apparatus designed to reduce haemorrhage during operation. J Bone Joint Surg [Br] 1967;49:327.

2.2 ARTRODESE POSTERIOR DA COLUNA VERTEBRAL COM INSTRUMENTAÇÃO DE HARRINGTON PARA ESCOLIOSE

A haste de Harrington foi o primeiro tipo de instrumentação bem-sucedido empregado para correção da deformidade por escoliose. Embora haja novos métodos de instrumentação, a haste de Harrington ainda permanece em uso. Ela tem o mais longo seguimento de qualquer técnica, e é o padrão com o qual as novas técnicas são comparadas.

A maior vantagem da instrumentação de Harrington é sua simplicidade e seu baixo custo: a inserção de 2 ganchos e uma haste. Diante dos novos métodos de instrumentação, suas desvantagens se tornam mais evidentes. A força de distração pura nada faz para afetar a rotação ou o contorno sagital diretamente. Várias adaptações têm sido utilizadas para sobrepujar essas deficiências: o uso de uma extremidade quadrada na haste que se ajusta ao orifício quadrado no gancho distal e a adição de fios sub-laminares. Essas adaptações permitiram à haste ser moldada, e evitam sua rotação na escoliose. O grau de correção no plano sagital, entretanto, não se compara com o que pode ser alcançado com métodos mais novos de fixação segmentar usando ganchos múltiplos, fios sub-laminares e parafusos de pedículo. Além disso, a fixação é precária sendo necessário empregar uma imobilização gessada no período pós-operatório.

A técnica da colocação da haste de Harrington é útil para que se aprenda os fundamentos de outras técnicas relacionadas, especialmente no que diz respeito à colocação de ganchos e artrodese. Na técnica utilizada inicialmente por Harrington, uma haste de compressão era colocada no lado convexo da curva. Isso oferecia um aumento da estabilidade e encurtava a coluna, ou pelo menos oferecia resistência ao alongamento da coluna produzido pela haste de distração. Acredita-se que, em alguns casos, essa distração acarretava o raro caso com dano de medula espinal visto após a instrumentação com haste de Harrington; entretanto, a compressão aumentava a lordose que em geral estava presente. Embora não fosse notado na década de 1960 e no início da década de 1970, esse grau de hipocifose torácica não seria aceitável pelos padrões de hoje. A maioria dos cirurgiões nunca recorreu à haste de compressão, achando seu uso muito difícil.

Para a instrumentação de Harrington, os níveis de fusão são selecionados de acordo com os critérios propostos por King et al. (1) (Figs. 2-10 a 2-15). Os resultados estão relatados em vários artigos (2-5).

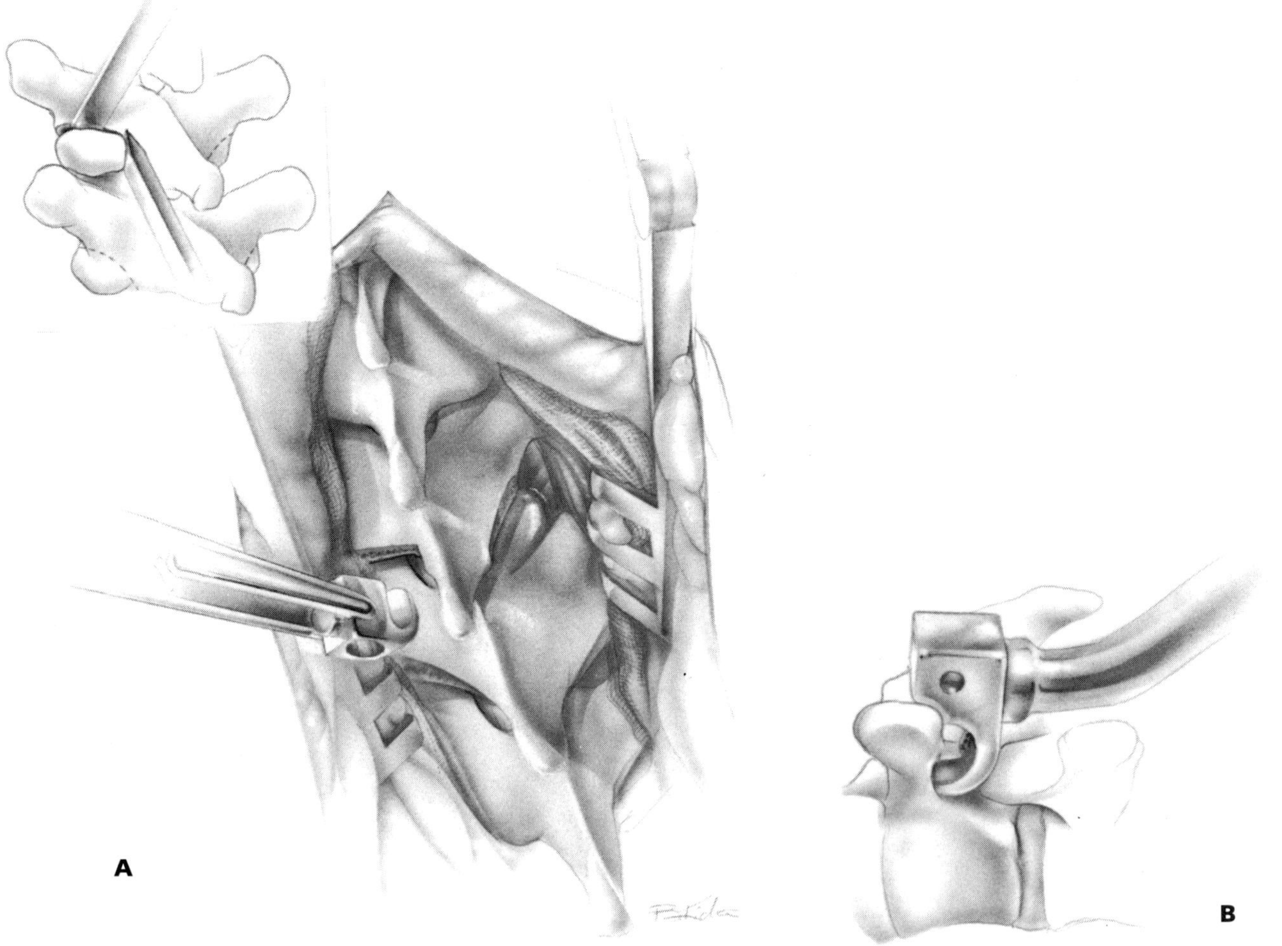

A

B

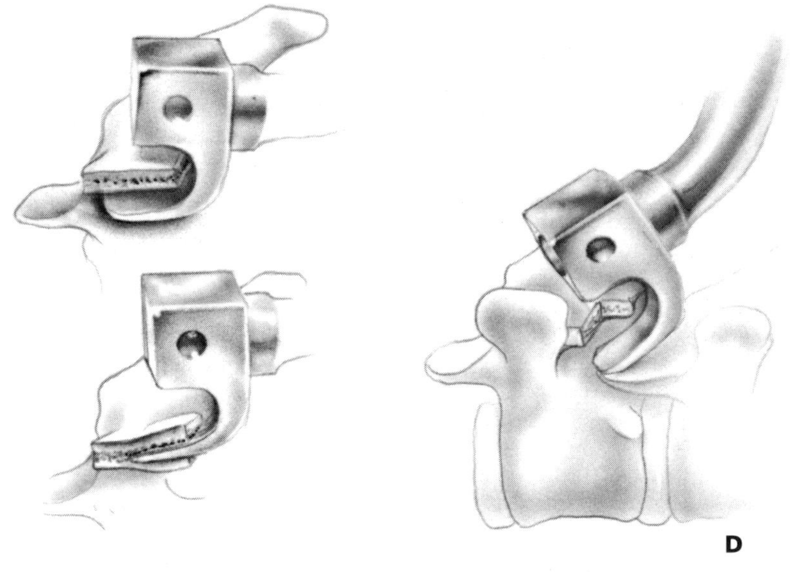

C

D

FIGURA 2-10. A Colocação do gancho infralaminar no topo da curva no lado côncavo na região torácica (**A**) é iniciada removendo-se uma pequena porção da margem caudal da articulação facetária das vértebras selecionadas. Isso é feito para permitir que o gancho se mova o suficiente em direção cefálica de modo a ficar medial ao pedículo e dentro do confinamento do canal vertebral. Assim se evita sua torção lateral para fora. A fenda na lâmina é feita com um osteótomo de 1/4 de polegada. Deve-se ter cuidado para firmar a mão que segura o osteótomo e, tanto quanto possível, dirigir o osteótomo para longe da medula espinal. Se não houver remoção exagerada de osso, a faceta inferior evita que o osteótomo penetre no canal.

A colocação dos ganchos começa com um gancho nº1251 em um suporte de gancho e um empurrador. Esse gancho tem uma margem afiada que ajuda na penetração do ligamento amarelo remanescente. O gancho **(B)** deve ser introduzido de forma que fique medial ao pedículo. Após a colocação **(C)**, ele deve ser removido para se assegurar que esteja sob ambas as corticais da lâmina e não tenha dividido a lâmina. Para conseguir isso **(D)**, a introdução do gancho deve começar com uma leve inclinação para baixo. É útil pensar em inseri-lo de tal modo que ele arranhe a cartilagem removendo-a da faceta inferior. Quando estiver no lugar, deve ser testado para se assegurar que está medial ao pedículo; isso pode ser feito puxando-o lateralmente na tentativa de deslizá-lo para fora da faceta. Esse gancho (ou um gancho nº 1253) pode ser deixado no lugar porque não há perigo de ele ser empurrado para dentro do canal, e sua presença serve como um lembrete para não decorticar a lâmina.

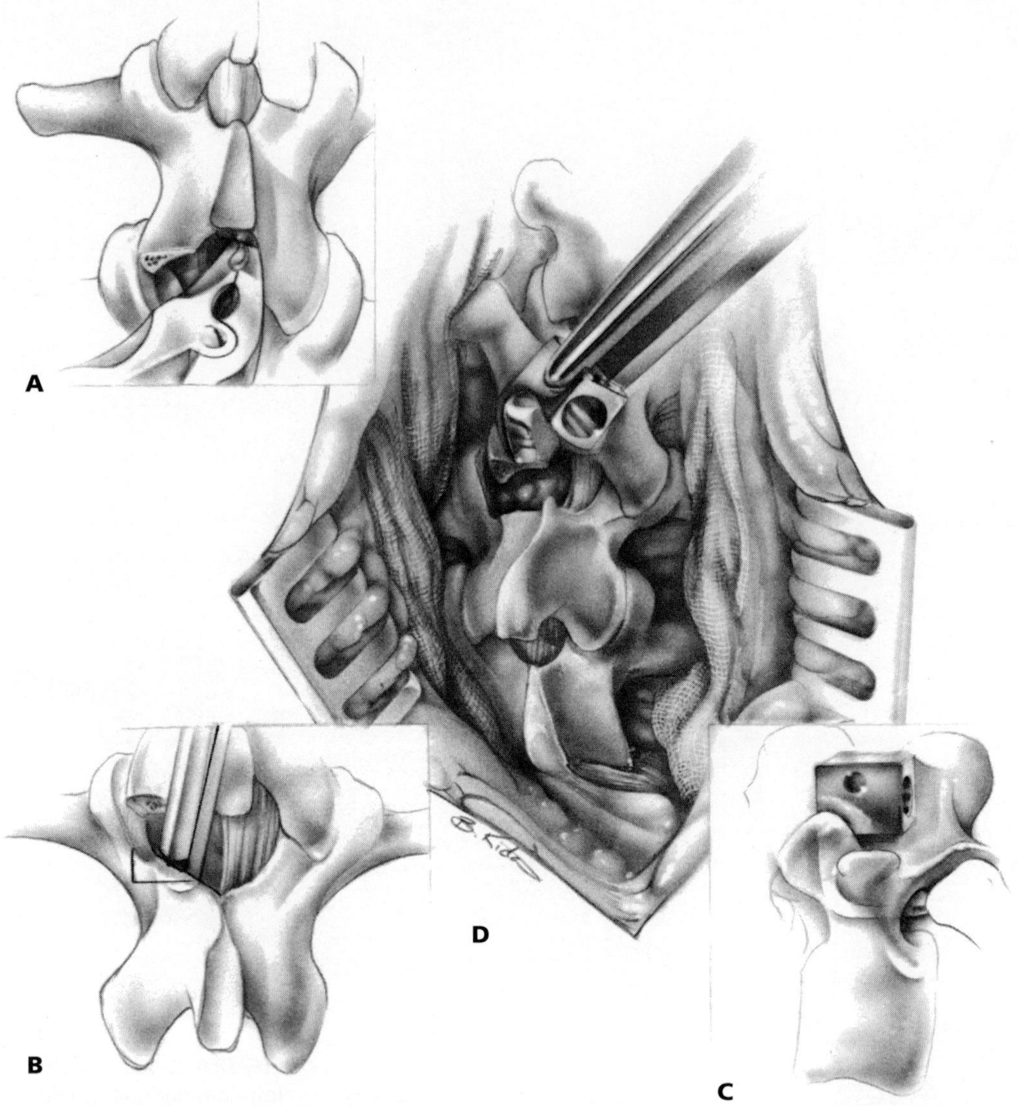

FIGURA 2-11. A colocação do gancho distal na região lombar começa com o ganho de acesso ao canal vertebral. Pode-se fazer isso de forma mais segura ao remover o ligamento amarelo na linha média em direção cefálica à vértebra selecionada. Uma entrada segura no canal vertebral pode também ser obtida usando-se uma pequena cureta angular e liberando-se a inserção do ligamento amarelo na margem superior da lâmina vertebral. A porção caudal do processo espinhoso **(A)** e a porção adjacente da faceta superior também podem ser removidas para melhorar o acesso.

Em seguida, a margem superior da vértebra selecionada é burilada com um saca-bocado de Kerrison de modo a formar um espaço quadrado. Deve-se remover apenas a porção suficiente de osso **(B)** para fornecer assentamento para o gancho. Uma parte adicional de osso deve ser removida para permitir a colocação do gancho, e esse osso deve ser tirado da faceta e da lâmina da vértebra acima.

Nesse estágio, um gancho nº1254, que é desenhado para encaixar-se na extremidade do colarinho da haste de Harrington, é experimentado como encaixe. Como o gancho torácico **(C)**, ele deve ficar medial ao pedículo dentro do canal vertebral. Esse gancho deve ser removido **(D)**, pois ele pode ser facilmente empurrado para dentro do canal.

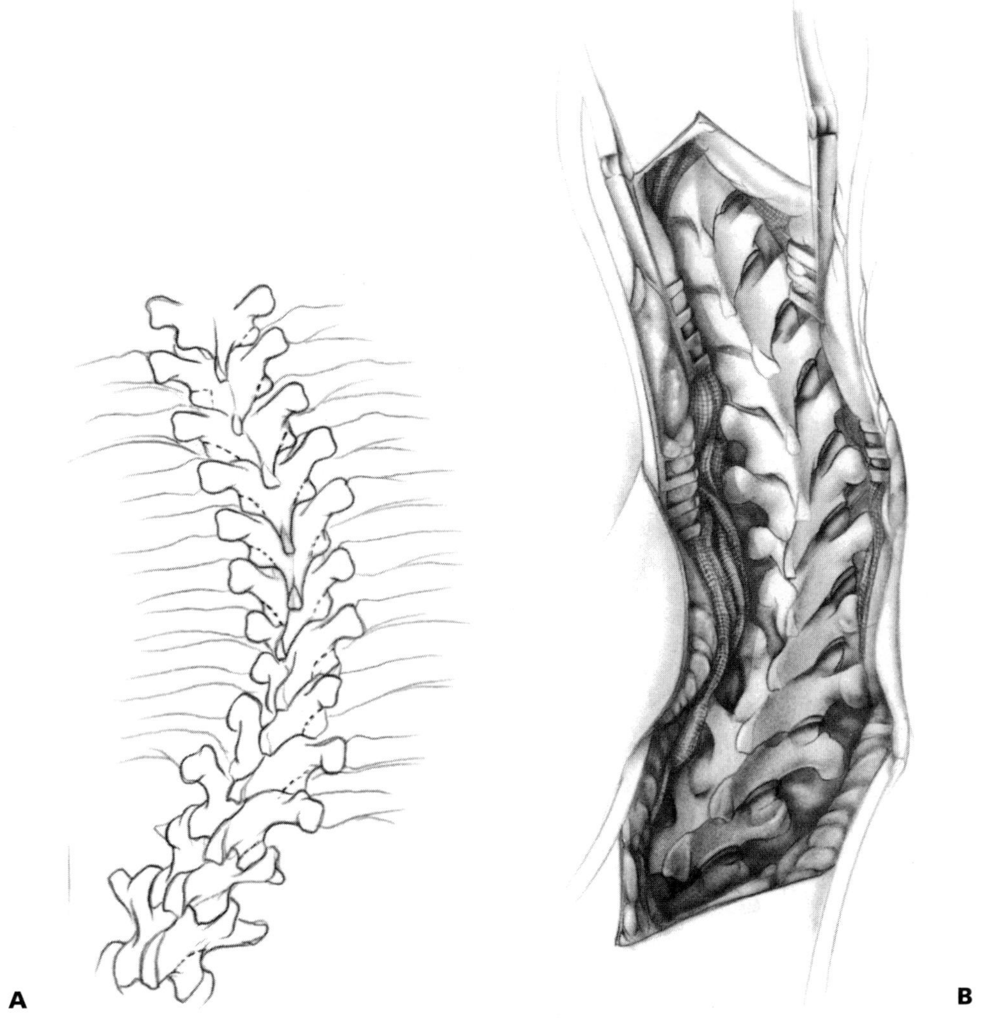

FIGURA 2-12. Antes da colocação da haste, são excisadas todas as facetas na área de fusão em ambos os lados côncavo e convexo da curva. As facetas torácicas são vistas facilmente como aquela porção da lâmina superior que se estende de forma caudal a uma curva suave que corre ao longo da margem caudal do processo transverso à margem caudal do processo espinhoso. Isso é indicado pelas *linhas pontilhadas* em **(A)**. Após a remoção dessa porção da faceta superior, a cartilagem da faceta inferior é vista **(B)** no lado côncavo da curva. A cartilagem das articulações facetárias superiores é removida com uma cureta afiada em direção lateral a medial. Deve-se ter muito cuidado para evitar a penetração no canal vertebral. Após a remoção das facetas, é feita uma decorticação completa dos processos espinhosos, da lâmina e dos processos transversos na área que irá ficar sob a haste. As lâminas que irão servir de suporte aos ganchos, entretanto, não devem ser decorticadas. Pedaços de osso esponjoso da crista ilíaca devem ser comprimidos dentro de cada faceta.

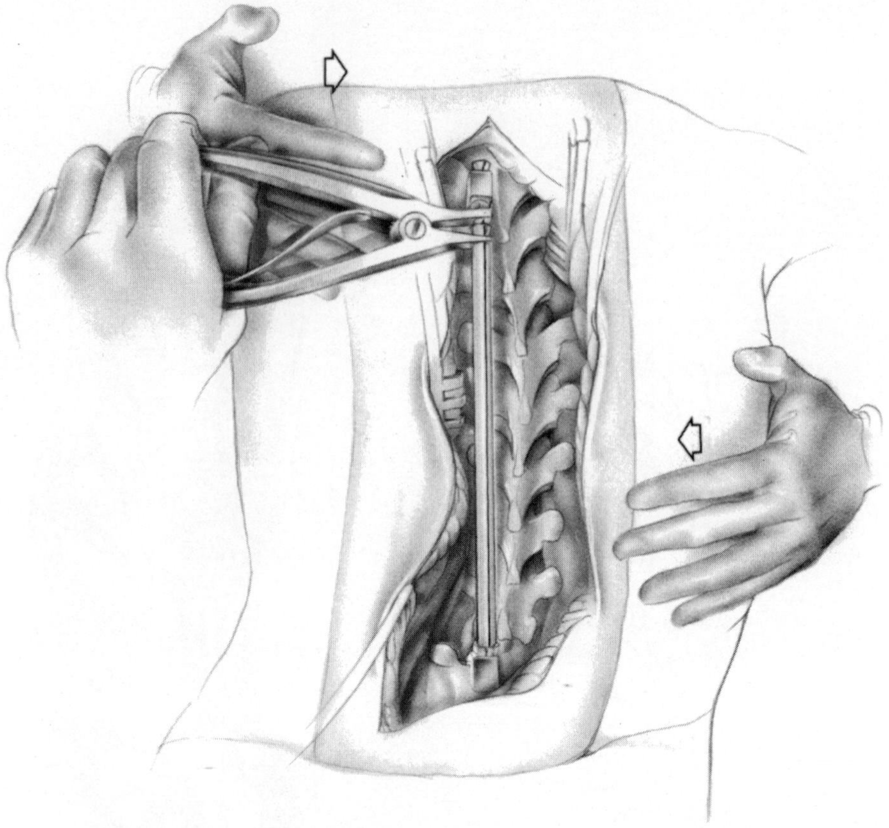

FIGURA 2-13. Ambos os ganchos são agora posicionados e mantidos firmemente com um suporte de gancho. A extremidade em catraca da haste é passada através do gancho em posição cefálica ao ponto onde o colarinho distal pode ser enganchado no gancho caudal. Nesse ponto, a haste está pronta para ser submetida a distração usando-se um *spreader* ou separador de lâmina. A espinha é empurrada por um assistente para ficar retificada (flechas) ao mesmo tempo em que o distrator é acionado para forçar o gancho superior ao longo das catracas da haste.

Ao término do processo de distração, é desejável ter tão poucas catracas quanto possível abaixo do gancho cefálico, porque essa é a parte mais fraca da haste. Isso significa que no início da distração nenhuma catraca pode ser visível abaixo do gancho, e que, sendo assim, o separador de Harrington não pode ser usado para provocar a distração. Embora haja uma ferramenta especial para conseguir o desvio nessa situação, um clampe de contenção pequeno pode ser preso à haste longe o suficiente abaixo do gancho para que o separador de Harrington possa comprimir-se contra ele. Após a distração estar completa, o anel de travamento em C é colocado na catraca adjacente ao gancho para evitar que a haste deslize.

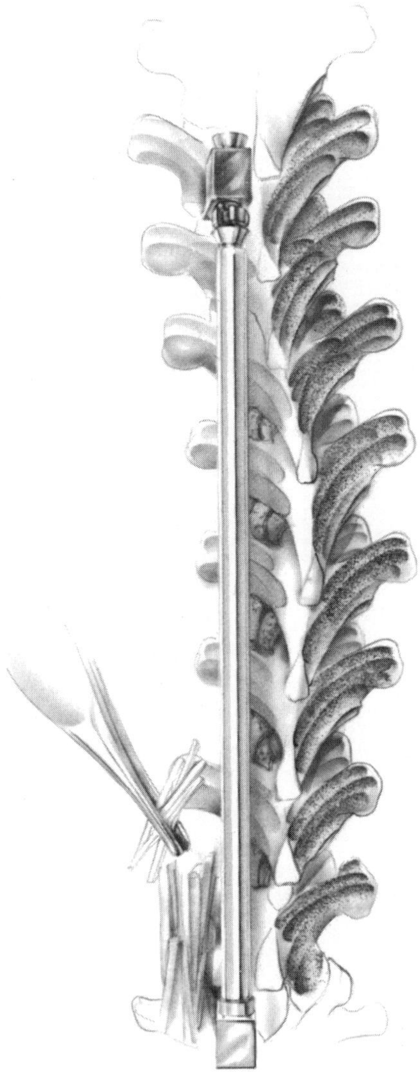

FIGURA 2-14. Ao completar-se a distração, o restante da coluna é decorticado e o enxerto ósseo que for obtido da crista ilíaca é cuidadosamente aplicado. Osso esponjoso deve ser colocado com cuidado para preencher totalmente cada faceta. É preciso que o cirurgião tenha cautela para que o enxerto ósseo não seja deslocado quando o músculo for puxado de volta para a linha média durante o fechamento.

Antes de fechar a ferida cirúrgica, qualquer sangramento do músculo deve ser controlado. Todo o tecido desvitalizado resultante da ação dos afastadores ou da dissecção deve ser debridado. O fechamento da ferida cirúrgica em três planos de sutura contínuos pode ser feito rapidamente. O uso de drenos fica a critério do cirurgião.

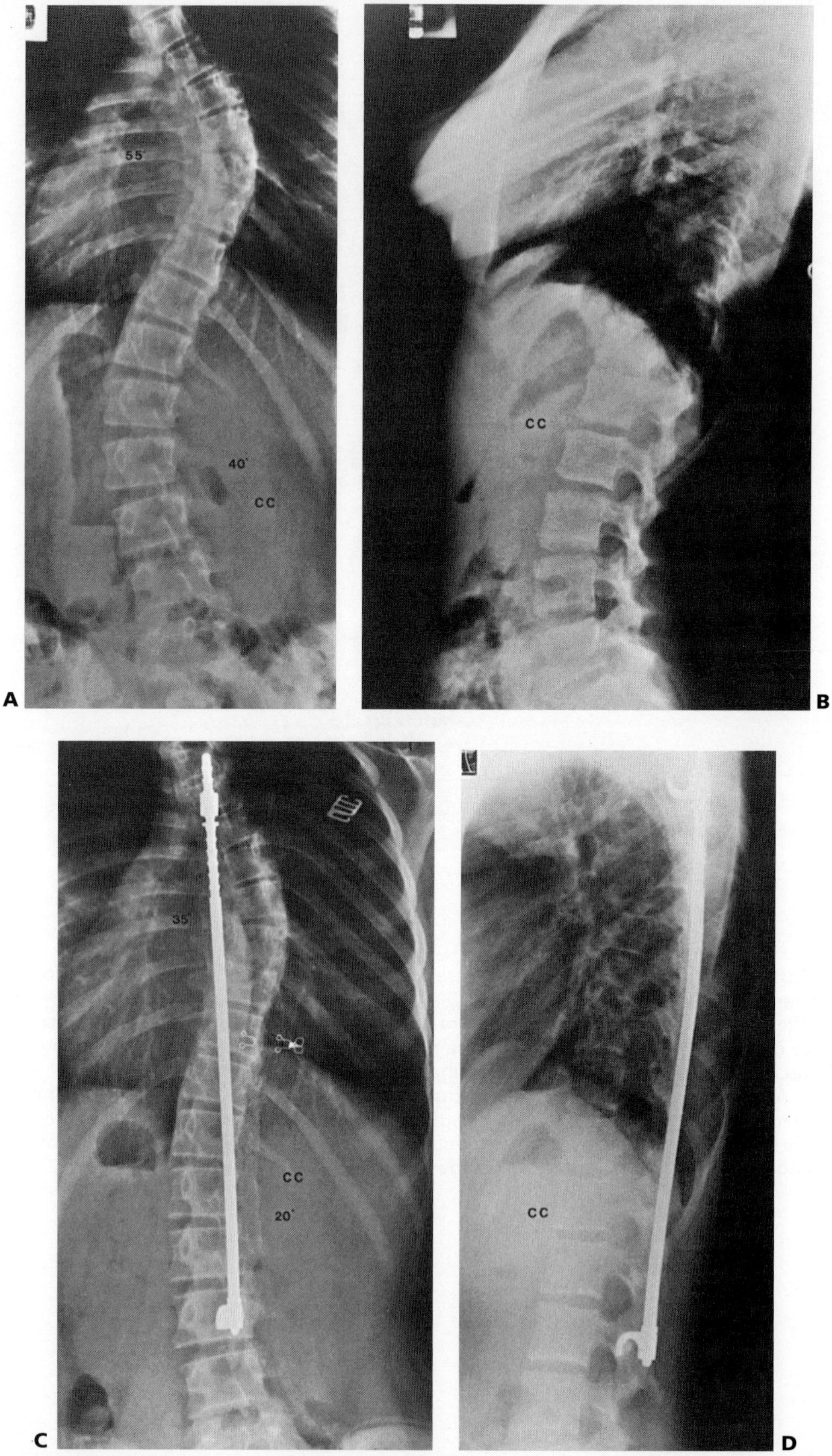

FIGURA 2-15. Uma comparação das radiografias pré-operatórias **(A,B)** e pós-operatórias **(C,D)** de uma menina de 13 anos demonstra a correção da escoliose. A falta de correção da hipocifose **(D)** é particularmente evidente na radiografia lateral.

CUIDADOS PÓS-OPERATÓRIOS

Uma haste de Harrington adequadamente colocada pode ficar mais segura do que se acredita em geral. A tensão na haste e, dessa forma, a força nos ganchos, diminui nas primeiras horas e dias após a cirurgia. A probabilidade de que uma das lâminas quebre diminui; entretanto, à medida que a força de distração diminui, há uma chance maior do gancho ser desalojado. Além disso, não há fixação das vértebras entre os dois ganchos, e movimento considerável pode ocorrer entre essas vértebras. Isso pode ser demonstrado durante a cirurgia. Por essas razões, a imobilização pós-operatória é considerada necessária.

Inicialmente, o paciente é virado por "rotação" (como tronco de madeira). A imobilização completa é atrasada até que se providencie uma órtese paracoluna adequada ou que o paciente seja engessado. A dor é tratada com morfina administrada por uma bomba de analgesia controlada pelo paciente nas primeiras 24 a 48 horas. Medicação oral para a dor, suplementada com medicação intramuscular, é então usada. Se uma sonda de Foley tiver sido utilizada durante a cirurgia, é melhor deixá-la no lugar até que a morfina não seja mais usada. Os pacientes são examinados em intervalos de 3 meses com radiografias durante o primeiro ano. Em geral, o uso do aparelho de gesso ou órtese pode ser interrompido após 6 meses. Depois desse período, radiografias póstero-anteriores, laterais e oblíquas supinas são tiradas para avaliação da massa de fusão. De 6 a 12 meses após a cirurgia, a artrodese deve estar sólida, e é permitido ao paciente retomar suas atividades por completo.

Referências

1. King HA, Moe JH, Bradford DS, et al. The selection of fusion levels in thoracic idiopathic scoliosis. J Bone Joint Surg [Am] 1983;65:1302.
2. Lovallo JL, Banta JV, Renshaw TS. Adolescent idiopathic scoliosis treated by Harrington-rod distraction and fusion. J Bone Joint Surg [Am] 1986,68:1326.
3. Dickson JH, Harrington PR. The evolution of Harrington instrumentation technique in scoliosis. J Bone Joint Surg [Am] 1973;55:993.
4. Dickson JH, Wendell ED, Rossi D. Harrington instrumentation and arthrodesis for idiopathic scoliosis: a 21 year follow up. J Bone Joint Surg [Am] 1990;72:678.
5. Ginsburg HH, Goldstein LA, Robinson SC, et al. Back pain in postoperative scoliosis: a long term follow up study. Spine 1979;4:518.

2.3 INSTRUMENTAÇÃO COM HASTE DE HARRINGTON E FIOS SUB-LAMINARES PARA ESCOLIOSE

À medida que as técnicas de fixação espinhal evoluíram em um esforço de atingir uma melhor correção das deformidades tanto no plano coronal como no plano sagital, era inevitável que o uso de fios sub-laminares fosse combinado com a haste de Harrington. Essa técnica combinada permite uma melhor correção do contorno da coluna no plano sagital e aumenta a rigidez da fixação, em comparação com o uso isolado da haste de Harrington, mas não oferece um aumento substancial na correção da deformidade no plano coronal. Devido ao fato de essa técnica requerer a realização de uma moldagem da haste, é essencial que se use uma haste de ponta quadrada, de forma que a haste não possa rotar para dentro da deformidade, mas ao invés disso, puxe a deformidade para a haste, dessa forma melhorando a correção. O gancho proximal deve ser colocado medial ao pedículo, ou o uso de um gancho de pedículo bífido deve ser considerado para evitar que o gancho sofra rotação lateral. Essa técnica é usada amplamente por cirurgiões que escolheram não adotar os sistemas para artrodese posterior mais avançados, tais como as instrumentações de Cotrel-Dubousset, Moss Miami, e Isola.

Os critérios estabelecidos por King et al. (1) determinam a seleção das vértebras a serem fundidas (Figs. 2-16 a 2-19).

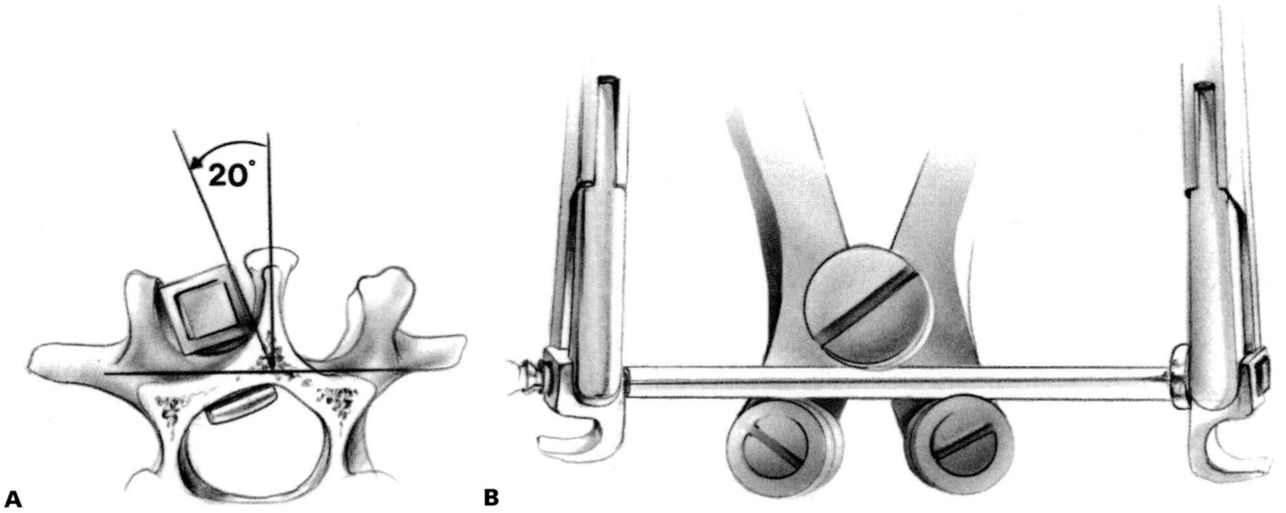

FIGURA 2-16. É importante que a haste seja moldada de forma que tenha a configuração desejada quando a extremidade quadrada distal for inserida no gancho quadrado da extremidade distal. Geralmente, o gancho quadrado da extremidade distal tem uma inclinação de 20° **(A)** quando inserido sob a lâmina. Um método fácil de modelar a haste é segurá-la com um gancho, que é seguro por um suporte de gancho. O gancho então pode ser inclinado ao mesmo grau de inclinação que é observado **(B)** quando é inserido e a haste modelada nessa posição.

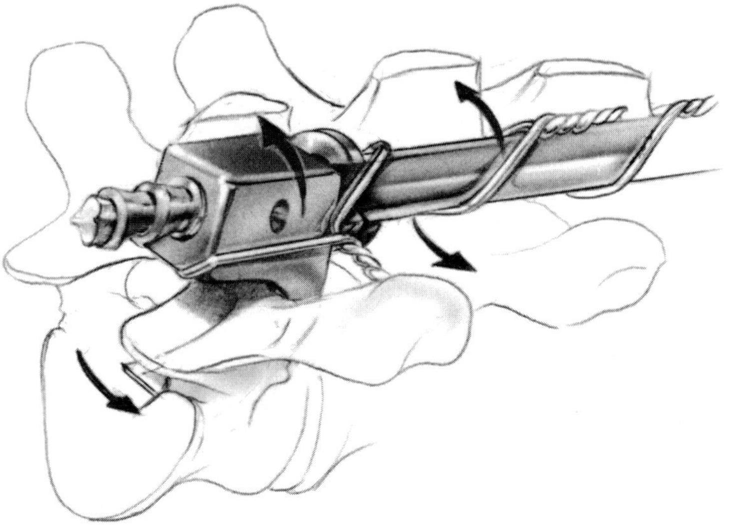

FIGURA 2-17. A técnica para inserir os ganchos é a mesma usada para a haste de Harrington, e a técnica de passar os fios é descrita na técnica de Luque. Os fios devem ser passados em volta da lâmina de todas as vértebras a serem fundidas, incluindo as vértebras mais superiores e inferiores dentro das quais os ganchos são inseridos. Isso fornece estabilidade adicional para os ganchos que estão sob diferentes forças de estresse quando é utilizado a técnica de Harrington.

Os fios que passam em volta da haste tendem a puxar a haste em direção à linha média. Essa força, aplicada ao aspecto mais dorsal do gancho, tende a rodar o gancho que está sob a lâmina em uma direção lateral. O gancho deve ser estabilizado com um suporte de gancho à medida que os fios vão sendo apertados. Embora essa força deva ser resistida pelo pedículo, uma estabilidade adicional é conseguida ao se passar o fio em volta do gancho.

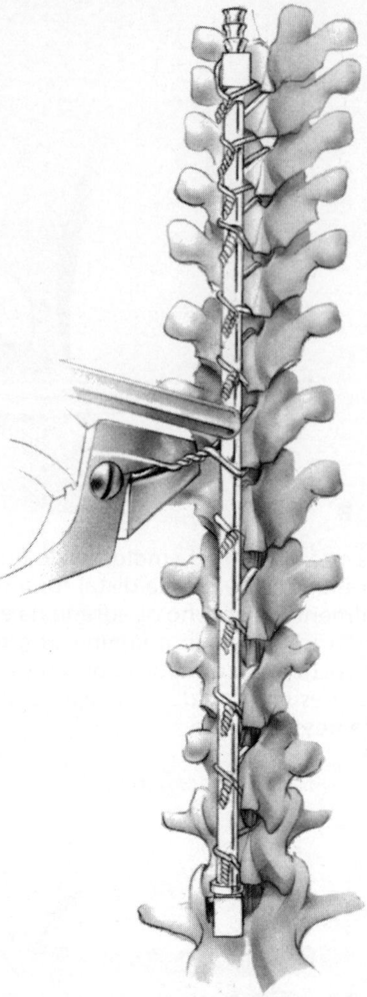

FIGURA 2-18. Essa técnica pode ser executada de forma rápida suficiente para permitir uma facetectomia completa e decorticação da área que fica sob a haste sem perda sanguínea excessiva. A distração é trancada antes de os fios serem apertados. Os fios são apertados a partir das extremidades em direção ao meio. Além de o assistente empurrar a coluna vertebral de forma a deixá-la reta, a haste é estabilizada com um empurrador de haste.

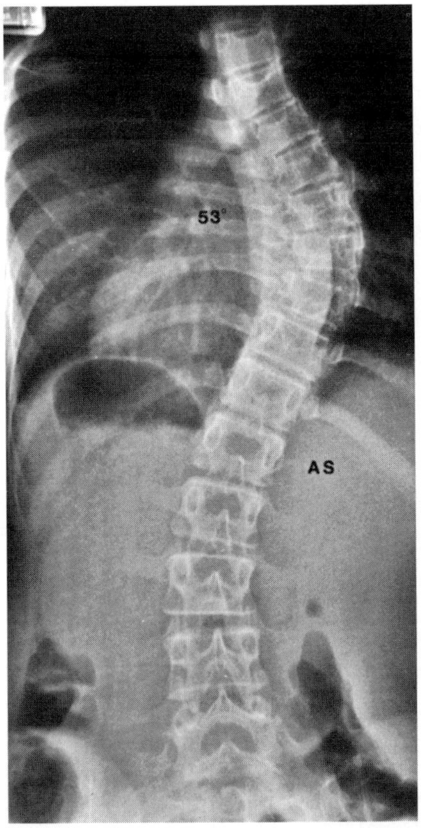

A

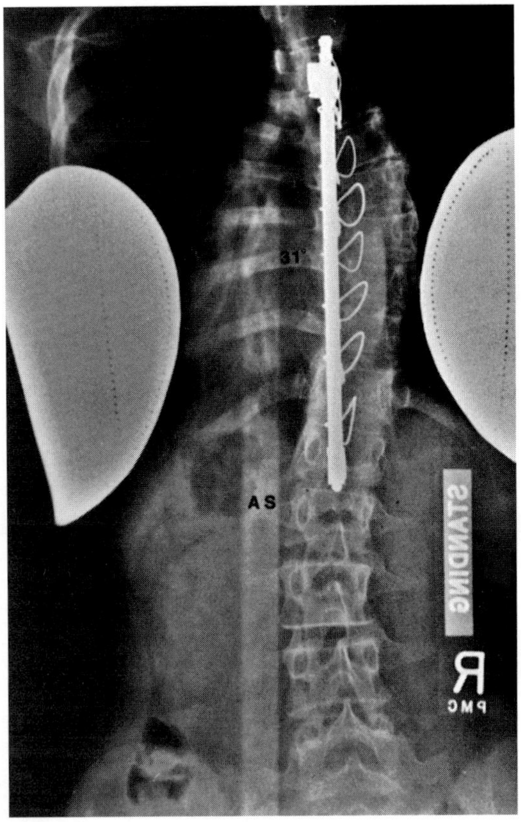

B

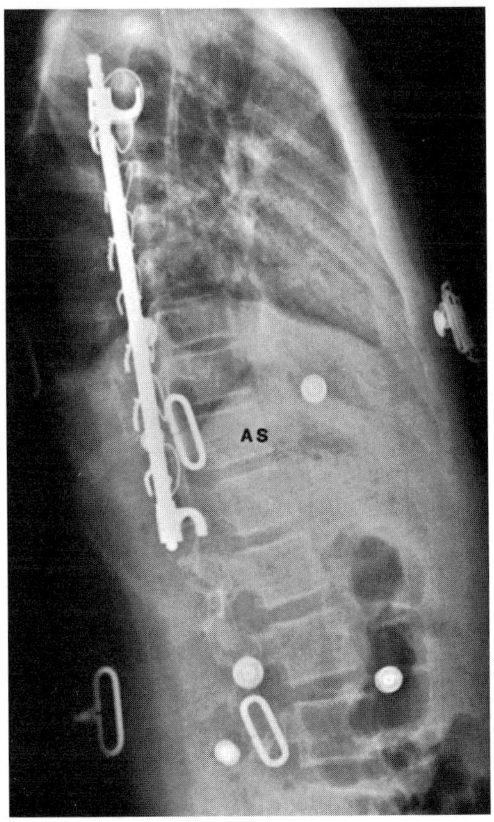

C

FIGURA 2-19. Radiografias pré **(A)** e pós-operatórias **(B,C)** de uma menina de 14 anos com uma curva única ilustram a correção da escoliose e a preservação da lordose lombar normal. Embora moderadamente eficaz na correção da hipocifose torácica, ela oferece pouca ou quase nenhuma correção adicional da deformidade comparada com a haste de Harrington utilizada isoladamente.

CUIDADOS PÓS-OPERATÓRIOS

Os cuidados pós-operatórios desses pacientes são similares aos dados aos pacientes tratados com a haste de Harrington. A necessidade de imobilização no período pós-operatório não é grande, contudo. Nosso tratamento consiste de uma jaqueta Orthoplast que é utilizada o tempo todo durante os 3 primeiros meses e somente durante a deambulação nos 3 meses seguintes.

Referências

1. King HA, Moe JH, Bradford DS, et al. The selection of fusion levels in thoracic idiopathic scoliosis. J Bone Joint Surg [Am] 1983;65:1302.

2.4 INSTRUMENTAÇÃO SEGMENTAR DO PROCESSO INTERESPINHOSO (INSTRUMENTAÇÃO DE WISCONSIN) PARA ESCOLIOSE

Os conceitos iniciais de fixação segmentar da coluna vertebral utilizavam o processo espinhoso para a fixação (1,2). Esta técnica, também conhecida como *técnica de Wisconsin*, foi desenvolvida para fornecer um meio de fixação segmentar da coluna que fosse seguro como o método de Luque, mas sem impor o risco de passar fios no canal vertebral. A técnica tem a vantagem adicional de combinar a aplicação de distração com uma força corretiva lateral (3).

As desvantagens desta técnica incluem uma capacidade limitada para corrigir a deformidade plana sagital, a menos que uma haste modelada com extremidade quadrada seja usada e a tendência da deformidade rotacional piorar ao serem apertados os fios em volta da haste de Harrington (Figs. 2-20 a 2-24).

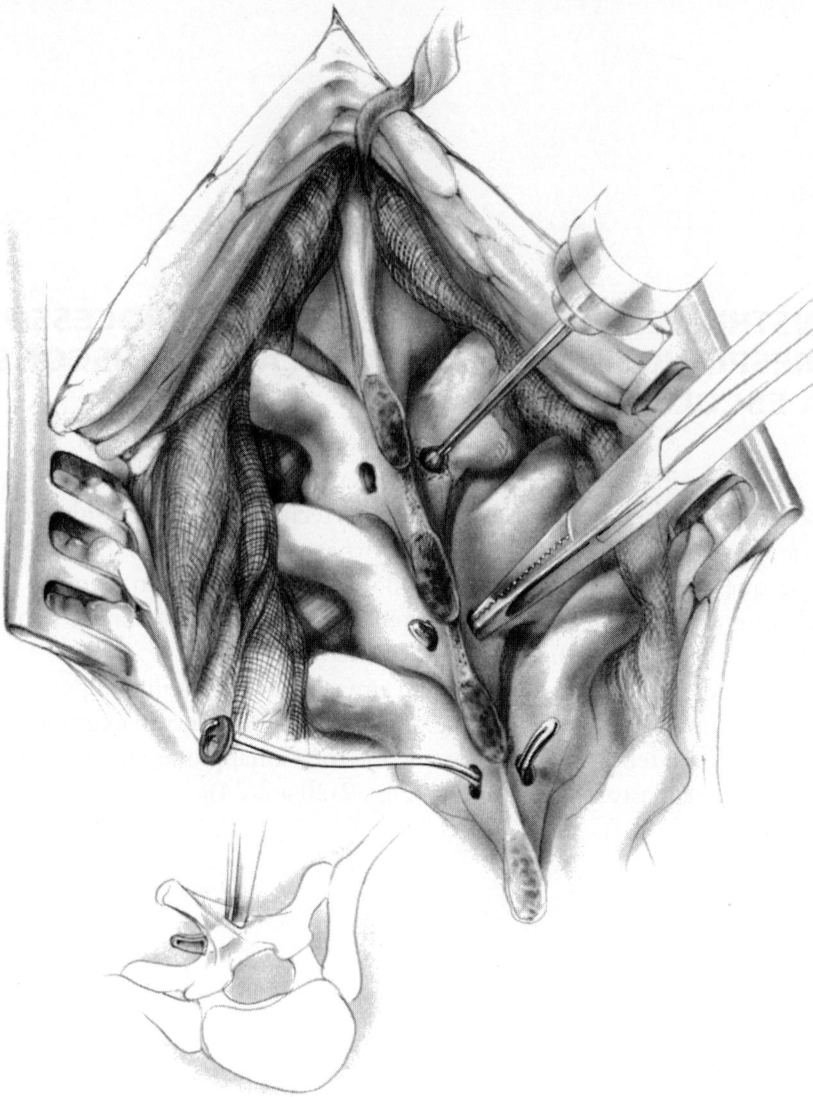

FIGURA 2-20. A espinha é exposta como no procedimento com haste de Harrington. Os níveis para a fusão são selecionados com base nas necessidades do caso em particular, e os dois locais para encaixe dos ganchos da haste de Harrington são preparados. O próximo passo é preparar os orifícios na base do processo espinhoso, através do qual passarão os implantes com fios de botão. Estes orifícios podem ser preparados usando-se um furador especial curvado, projetado para esse propósito; contudo, descobrimos que é mais fácil abrir os orifícios em cada lado do processo espinhoso com uma pequena broca movida a ar. Isto fornece um excelente controle. Os 2 orifícios são então conectados passando-se um pequeno hemostato curvo, ou um clampe de ângulo reto ou uma forte pinça de campo com suas pontas passando por cada lado. Esses instrumentos têm menos chance de penetrar a parede cortical do canal vertebral do que uma sovela afiada.

É importante estar na base do processo espinhoso e direcionar os orifícios tão profundamente quanto possível sem entrar no canal vertebral. Se os orifícios estiverem muito próximos ao topo do processo espinhoso, não haverá resistência suficiente no osso. Esta técnica não é adequada para uma coluna cifótica porque nessa deformidade em particular os processos espinhosos irão se tornar afilados e planos, fornecendo pouco osso entre o canal espinhal e a ponta do processo espinhoso.

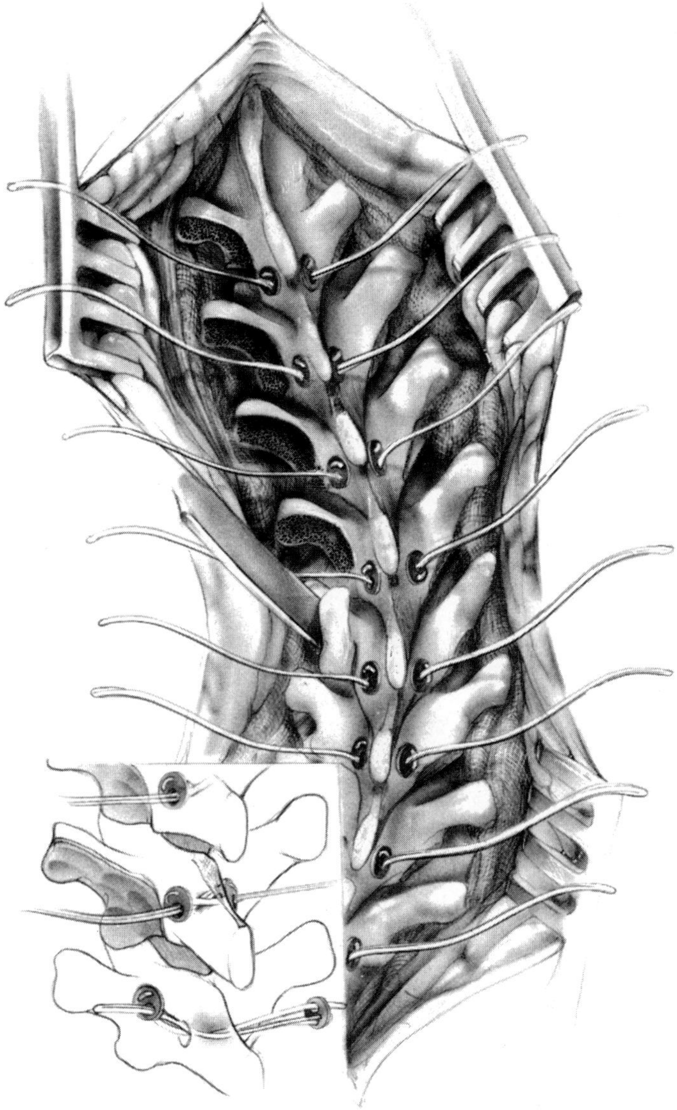

FIGURA 2-21. Depois que os orifícios são preparados, os implantes com fios de botão são colocados. Dois deles são passados através de cada orifício, um de cada lado. Cada botão possui um orifício além do outro pelo qual o fio é anexado. O fio do lado oposto é passado através deste orifício extra. Quando estes fios são puxados e os botões estão firmemente assentados contra a base do processo espinhoso, há uma projeção em *laçada de fio* em cada lado do processo espinhoso para ser instrumentada. Nesse ponto, todas as facetas são excisadas, e a área da coluna que ficará sob a haste de Harrington sofre decorticação.

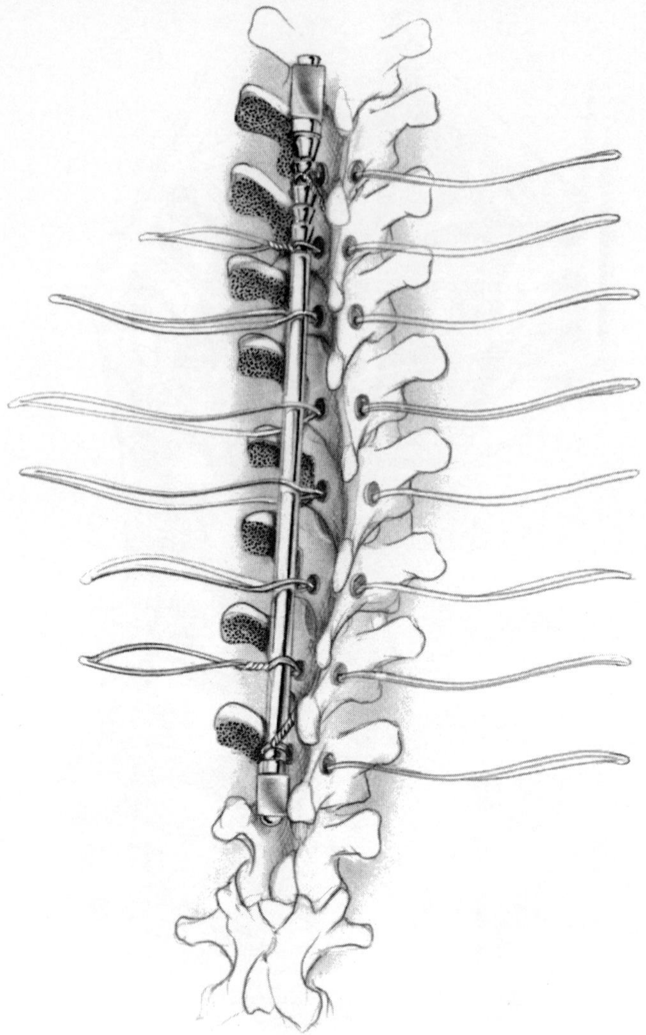

FIGURA 2-22. Os ganchos para a haste de Harrington são colocados em seus locais de fixação, e a haste é colocada dentro dos ganchos depois de passarem através dos laços dos fios. A haste é então submetida a distração. Enquanto um assistente aplica pressão manual nas costelas apicais para trazer a coluna contra a haste, os fios são apertados ao redor da haste, começando nas áreas onde ela se aproxima mais da coluna, e trabalhando até o vértice da curva. Durante o aperto do fio, os ganchos devem ser estabilizados contra a rotação.

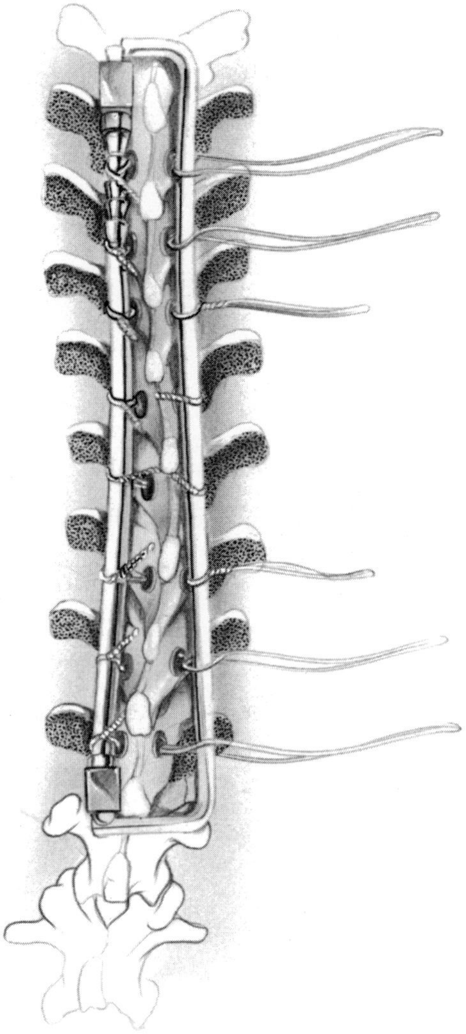

FIGURA 2-23. Uma haste de Luque modelada agora pode ser colocada do lado convexo após sua decorticação. Ela é modelada para fornecer a quantidade de correção estimada que pode ser obtida. A cifose e a lordose também podem ser modeladas nesta haste, mas isto será uma perda de tempo, a não ser que uma haste de Harrington modelada com extremidade quadrada seja usada no lado côncavo. Uma configuração em L deve ser colocada em uma ou nas duas extremidades da haste para impedi-la de deslizar, porque ela não estará presa por fixações cruzadas rígidas. Essa haste pode então ser apertada pela técnica convexa (proximal para distal).

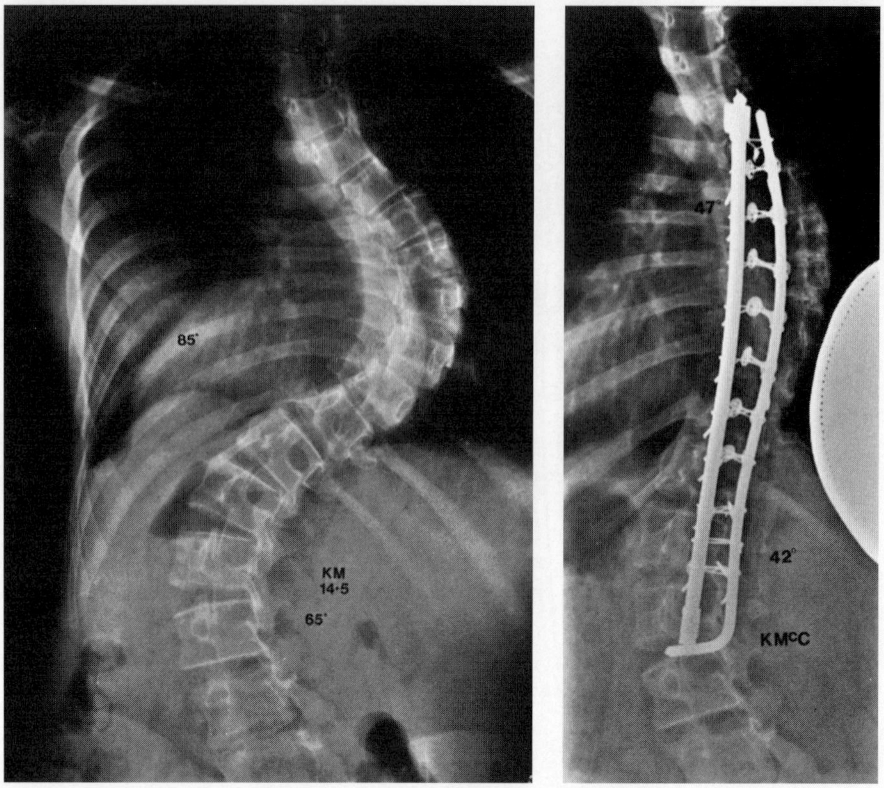

A B

FIGURA 2-24. Radiografia **(A)** de uma menina de 15 anos de idade com escoliose grave. Foi realizada uma discotomia anterior e uma fusão para obter uma melhor correção. Na mesma sessão cirúrgica, uma artrodese posterior com instrumentação segmentar de processo interespinhoso foi realizada. Este método é rápido, combinando distração com força corretiva lateral, e é rígido, tornando-o uma escolha razoável para essa situação. Os resultados, 2 anos mais tarde, são mostrados em **(B)**.

CUIDADOS PÓS-OPERATÓRIOS

No período pós-operatório, os pacientes são tratados da mesma maneira como permitido para qualquer instrumentação estável da coluna vertebral. A deambulação precoce ou sentar-se com ou sem uma órtese é possível, dependendo da escolha do cirurgião.

Referências

1. Perry JO, Nickel VL, Bonnett C. Halo-button-traction wire technique of spine fusion in the non-ambulatory respiratory patient with spine instability. J Bone Joint Surg [Am] 1968;50:1059.
2. Resina J, Ferreira-Alves A. A technique of correction and internal fixation for scoliosis. J Bone Joint Surg [Br] 1977;59:159.
3. Drummond DS. Harrington instrumentation with spinous process wiring for idiopathic scoliosis. Orthop Clin North Am 1988:19:281.

2.5 INSTRUMENTAÇÃO SEGMENTAR SUB-LAMINAR BILATERAL (INSTRUMENTAÇÃO DE LUQUE) PARA ESCOLIOSE

O método da haste dupla em L de instrumentação segmentar, popularizado por Luque, introduziu a primeira aplicação prática da fixação segmentar para a coluna vertebral. A evolução final da técnica resultou em um método de fixação no qual duas hastes de aço inoxidável são ligadas à lâmina de cada vértebra na área de fusão.

Estas hastes devem ser modeladas para se conformar à coluna em sua posição correta antecipada, porque a coluna é movida em direção às hastes e mantida lá pelos fios para se obter a correção. Além disso, as hastes podem ser modeladas para se ajustar no plano sagital. Embora isso possa ser eficaz para manter ou produzir lordose lombar, é menos eficaz na correção da hipocifose na escoliose torácica. Teoricamente, uma correção melhor pode ser possível com essa instrumentação porque a limitação geométrica da correção da curva pela utilização de distração não se aplica às forças laterais (1). Devido ao fato da força de correção ser compartilhada por cada lâmina na área de fusão, esta técnica é ideal para casos nos quais o osso não tem resistência normal (p. ex., escoliose neuromuscular). A fixação segura produzida por essa técnica diminui ou torna desnecessário o emprego de imobilização pós-operatória.

Esta técnica é mais difícil de dominar que a técnica da haste de Harrington. Existe potencial para lesão neurológica com todos os fios no canal vertebral, tanto por meio da lesão da medula durante a passagem dos fios quanto por meio de trauma acidental da medula durante a manipulação dos fios na realização do procedimento, ou quando eles são fixados à haste (2). Muitos cirurgiões com vasta experiência na técnica não relatam complicações com o uso dos fios. A confiança na instrumentação em vez da facetectomia, decorticação e enxerto de osso é uma armadilha sedutora, que provavelmente resultará em um aumento da incidência de pseudoartrose tardia com essa técnica.

Assim como em outros métodos de instrumentação, os níveis de fusão são determinados pelas radiografias obtidas na posição ereta (sentada) e curvada ou sob tração. Essa técnica é usada mais amplamente na escoliose neuromuscular; portanto, são adotados os critérios usuais para fusão das curvas neuromusculares. Nesses casos, o erro mais comum é realizar uma fusão muito curta na direção cefálica. Em pacientes não-ambulatoriais com deformidades neuromusculares, é de consenso geral que a fusão deva se estender até a pelve.

As hastes estão disponíveis em dois diâmetros: 3/16 de polegada (4,8 mm) e 1/4 de polegada (6,4 mm). As hastes menores de 3/16 polegadas são flexíveis, e por essa razão, são mais maleáveis e fáceis de modelar. Essa mesma flexibilidade pode ser uma desvantagem no ganho e manutenção da correção; entretanto, em nossa opinião, esse tamanho de haste raramente é indicado.

As hastes são fixadas à coluna vertebral com fio de aço inoxidável, geralmente de calibre 16. Alguns cirurgiões preferem usar fio duplo para fixar cada haste à lâmina. Fio de calibre 16 duplo é usado nos níveis mais distais e proximais da fixação, e fio duplo de calibre 18 é usado nos níveis intermediários. O fio deve ser maleável e ajustável, de forma que não quebre com as curvaturas e torções. Também pode ser obtido em tamanhos pré-cortados com uma pequena conta na extremidade.

Embora o método original seja ilustrado, as hastes podem ser fixadas a uma garra na extremidade superior de cada lado, e parafusos de pedículo ou outra garra em cada lado na extremidade inferior. Os fios são então usados em todas as outras vértebras (Figs. 2-25 a 2-41).

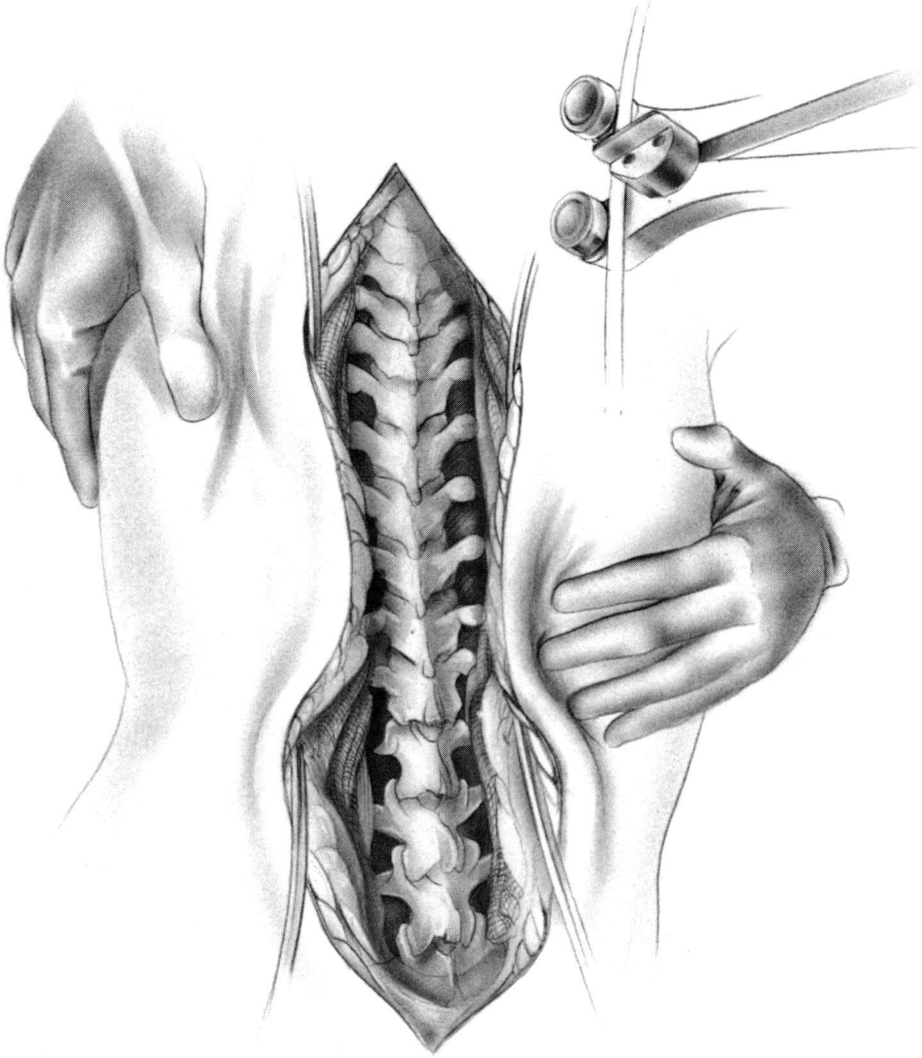

FIGURA 2-25. Alguns cirurgiões preferem pré-curvar as hastes, com base na tração pré-operatória ou radiografia de flexão da coluna. Hastes pré-curvadas (chamadas hastes unidades) também estão comercialmente disponíveis. Achamos muito mais fácil – com a ajuda de um assistente empurrando a coluna para que essa fique reta – modelar a haste após a coluna ter sido exposta. (Ambos os tipos de retorcedores de haste, o tipo *French* e o tipo *in situ*, devem estar disponíveis na sala de operações.) Dessa forma, as hastes podem ser curvadas, aplicadas à coluna para verificação do ajuste e adaptadas em ambos os planos coronal e sagital. Visto que a correção melhora após todas as facetas terem sido excisadas, as hastes são levemente curvadas para ganhar um pouco mais de correção do que é visível com um assistente empurrando a coluna em posição reta. Devido à variação da fragilidade óssea nesses pacientes, é melhor usar retorcedores *in situ* e contentar-se com uma menor correção do que arriscar-se a uma falha da lâmina e possível lesão à medula espinal. Deveria ser possível atingir uma correção igual àquela vista em uma radiografia da coluna em flexão forçada. Ao fim da cirurgia, as hastes devem estar em contato com as lâminas.

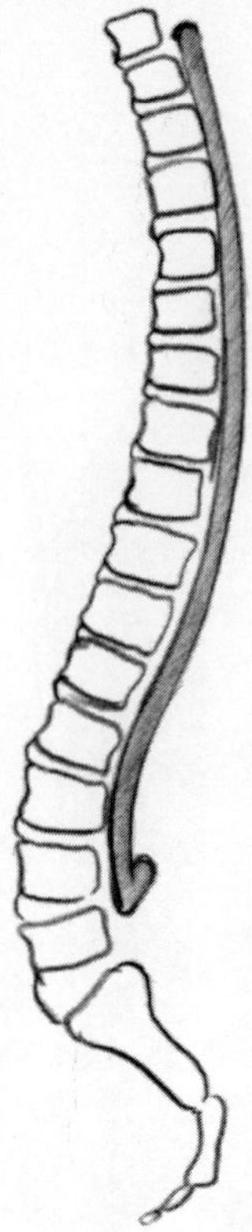

FIGURA 2-26. Se a coluna não for instrumentada para a pelve, um L é dobrado na extremidade de cada haste. Inicialmente, uma razão para essa curvatura é evitar que a haste deslize através do fio. Evita-se esse problema potencial utilizando-se ligações cruzadas do tipo Texas Scottish Rite. A curvatura torna mais fácil controlar a rotação da haste à medida que os fios são apertados. Uma dessas extremidades curvadas é colocada na direção cefálica, e uma no lado oposto caudal. Na extremidade caudal, o L pode ser passado através de um orifício na base do processo espinhoso lombar.

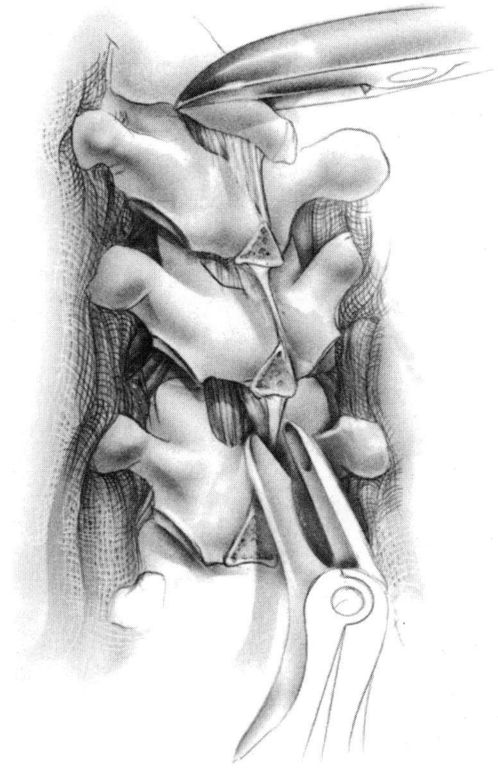

FIGURA 2-27. Após as hastes terem sido dobradas e antes do próximo passo, é feita a excisão do ligamento amarelo e de todas as facetas na área de fusão. Na coluna lombar, há espaço suficiente entre os processos espinhosos para remover uma porção do ligamento amarelo sem remoção do osso. Na coluna torácica, entretanto, os processos espinhosos se sobrepõem, ocultando o ligamento. Essa porção sobreposta do processo espinhoso pode ser removida com um grande saca-bocado ou pinça cortante para osso. Isso é seguido pela excisão de uma pequena porção do ligamento amarelo.

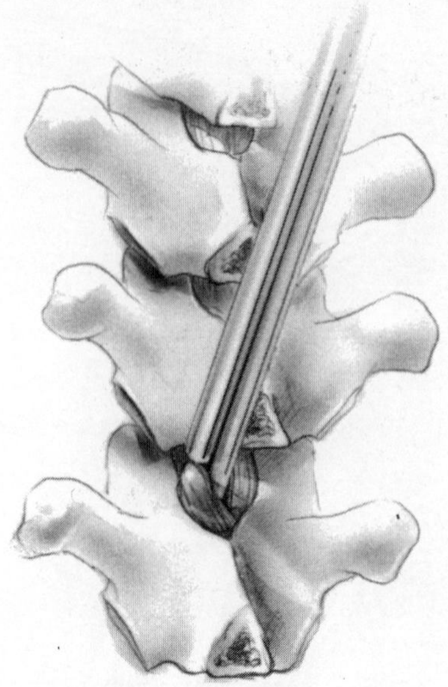

FIGURA 2-28. Um saca-bocado grande de dupla ação tipo Kerrison-Stille é usado para remover o ligamento amarelo na linha média. É geralmente possível, desde que se tenha experiência, cortar através do ligamento amarelo com o saca-bocado grande em uma pequena área expondo o tecido adiposo epidural. Esse orifício pode então ser aumentado com um saca-bocado menor e com ângulo agudo. Um método mais cuidadoso e que consome mais tempo é cortar uma pequena área do ligamento amarelo, afinando-o até encontrar a separação da linha média. Essa pode ser separada com um pequeno dissecador, e um saca-bocado de Kerrison pode ser utilizado para remover uma porção do ligamento.

A remoção do ligamento amarelo deve ser suficiente para permitir a passagem do fio. Uma remossão excessiva do ligamento amarelo tem pouco efeito para tornar a passagem do fio mais fácil, e apenas cria mais sangramento e oportunidade para o enxerto ósseo cair no canal vertebral. Qualquer sangramento epidural encontrado deve ser controlado com cautério bipolar ou com agente hemostático como Gelfoam ou Surgicel. Devido ao fato de a passagem do fio ser mais fácil e mais segura no lado convexo da curva, o aumento da abertura no ligamento nessa direção é melhor.

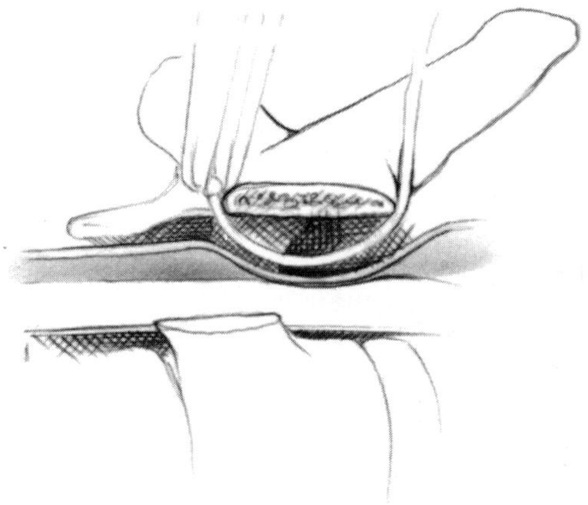

FIGURA 2-29. A curvatura dos fios é crucial para que a sua passagem seja atraumática, e pode ter alguma importância para a segurança. Passar o fio através do canal é mais fácil se não houver curvas agudas no fio a ser passado sob a lâmina. A curva no fio deve ser levemente mais longa do que a largura da lâmina, de forma que a ponta surja do outro lado. É preciso cuidado para evitar criar uma curva com um raio muito grande, porque isso pode pressionar a medula durante a passagem.

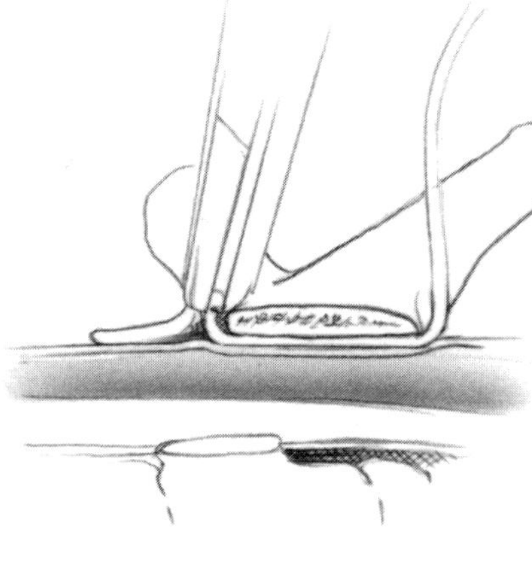

FIGURA 2-30. Em situações nas quais a lâmina é larga, é melhor curvar apenas a ponta, deixando plana a porção que deve ser passada sob a lâmina. O fio pode então ser deslizado facilmente sob a lâmina sem colidir com a medula espinal.

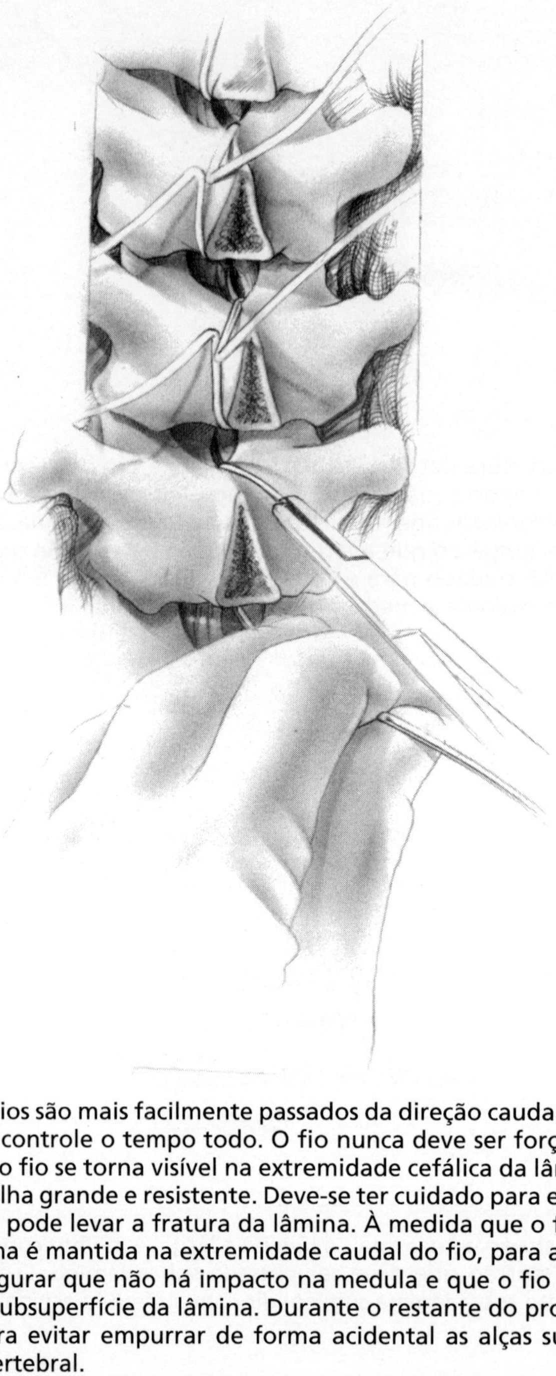

FIGURA 2-31. Os fios são mais facilmente passados da direção caudal para a cefálica. O fio deve estar sob controle o tempo todo. O fio nunca deve ser forçado sob a lâmina. Quando a ponta do fio se torna visível na extremidade cefálica da lâmina, ele é seguro com um porta-agulha grande e resistente. Deve-se ter cuidado para evitar um efeito de serra de Gigli, que pode levar a fratura da lâmina. À medida que o fio é puxado, uma leve força para cima é mantida na extremidade caudal do fio, para ajudar a endireitar a curvatura e assegurar que não há impacto na medula e que o fio esteja em posição "plana" contra a subsuperfície da lâmina. Durante o restante do procedimento, deve-se ter cuidado para evitar empurrar de forma acidental as alças sub-laminares para dentro do canal vertebral.

Se ambos os lados da coluna precisarem ser imobilizados com uma haste, como é usual em curvas paralíticas, um segmento duplo de fio, a ponta curvada cortada depois da passagem, é dividida e os dois pedaços resultantes fixados nas lâminas opostas. (Nessas ilustrações, a passagem de um fio único é mostrada para mais clareza.) Deve-se ter muito cuidado para evitar cruzar os fios sob a lâmina no canal vertebral. Fios duplos são freqüentemente utilizados em cada lado da parte superior e da parte inferior das hastes, onde o estresse pode ser maior.

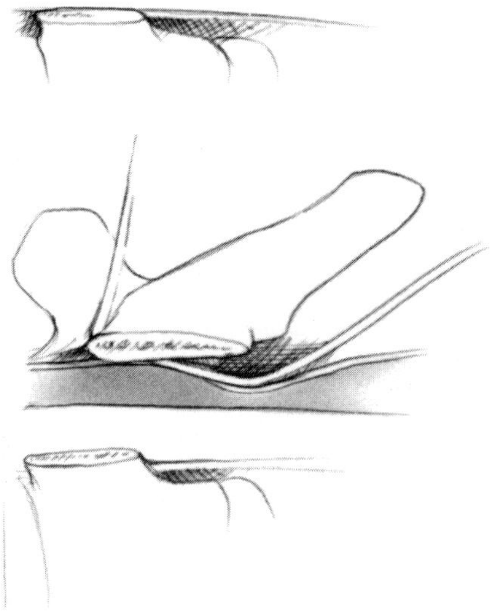

FIGURA 2-32. Depois de ser puxado sob a lâmina, o fio deve ser fixado de forma que não seja forçado para dentro do canal vertebral se sofrer algum impacto acidental. Não importa quão cuidadosa seja a equipe cirúrgica, é difícil evitar atingir os fios durante a cirurgia. A quantidade de força necessária para empurrar um fio para dentro em direção da medula espinal é tão pequena que isso pode ocorrer sem que o cirurgião perceba.

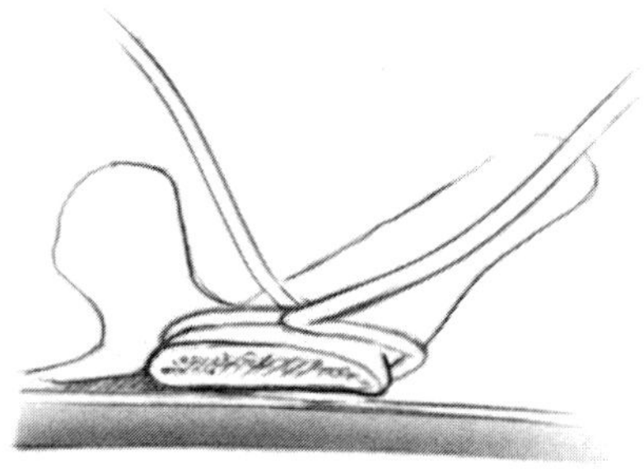

FIGURA 2-33. A melhor forma de fixar os fios é dobrar cada extremidade do fio de modo seguro sobre a lâmina, e então sobre a borda da ferida cirúrgica. A organização dos fios é crucial para o sucesso e a velocidade da operação. À medida que os fios são passados, os fios infralaminares são organizados lateralmente, enquanto a porção cefálica supralaminar é organizada medialmente (ver Fig. 2-37).

Se uma decorticação completa da espinha for ser executada, deve ser feita agora, antes que as hastes sejam fixadas no lugar pelos fios. Há dois problemas importantes com a execução de uma decorticação completa – mesmo sendo algo desejável – de uma coluna paralítica nesse estágio: o sangramento pode ser excessivo, e há um aumento do risco de lesão neurológica quando todos os fios são movidos de um lado para outro. Na maioria dos casos, portanto, as hastes são fixadas no lugar por fios nesse ponto, e a decorticação da superfície óssea acessível é feita como passo final antes do fechamento. Isso destaca a importância da completa excisão prévia de todas as facetas, que estarão inacessíveis a essa altura. Além disso, quanto mais perto as hastes estiverem da lâmina e base do processo espinhoso, mais osso haverá para decorticação em posição lateral a eles.

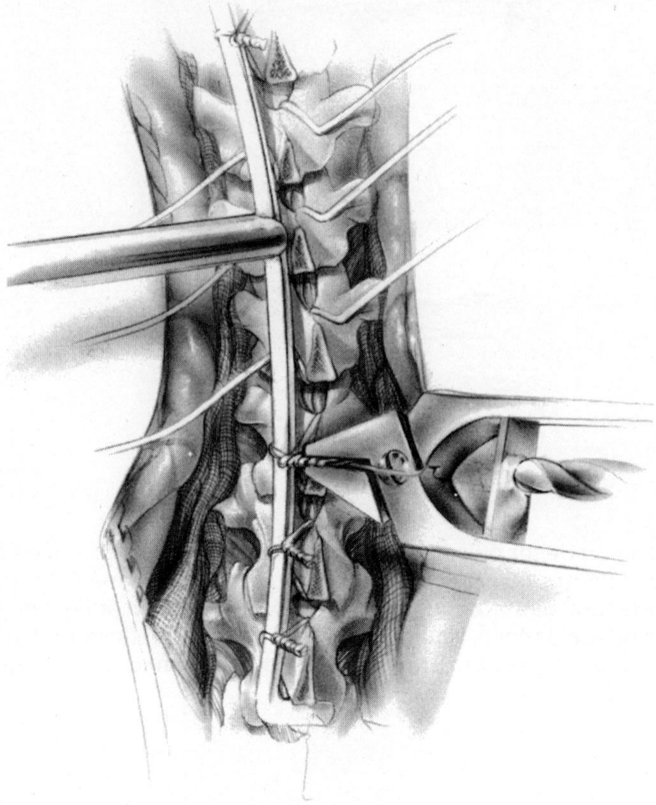

FIGURA 2-34. A técnica usada para apertar os fios é importante. Os fios não devem ser usados para puxar a coluna vertebral para a haste. Em vez disso, um assistente empurra a coluna vertebral em posição reta, enquanto a haste é estabilizada com um suporte de haste ou empurrador. Os fios são então apertados seqüencialmente, mantendo a correção que é obtida.

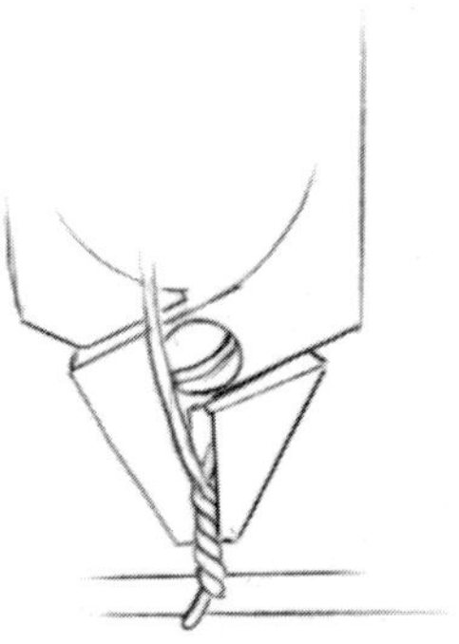

FIGURA 2-35. Pode ser difícil determinar quando os fios estão apertados o suficiente. À medida que os fios são apertados com o alicate, as voltas são feitas em um ângulo de aproximadamente 45° ao eixo do fio.

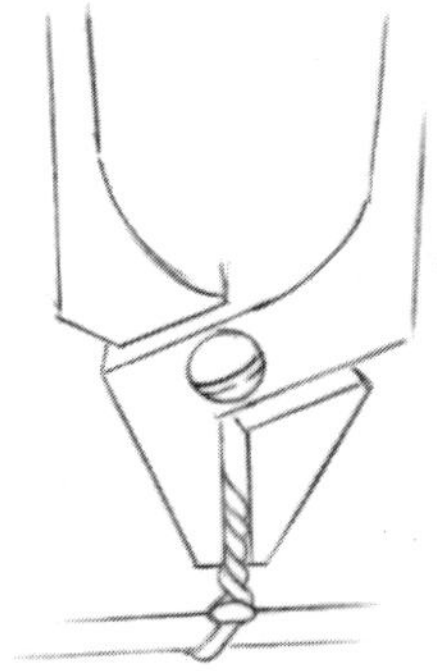

FIGURA 2-36. Quando a primeira volta, aquela mais próxima da haste, mudar de direção para ficar a 90° do eixo do fio, ele está apertado ao máximo sem risco de quebra. Durante a operação de apertar os fios, é necessário fazer uma inspeção cuidadosa do segmento L para se ter certeza de que não está em rotação. Esse segmento deve ser estabilizado com um suporte de haste.

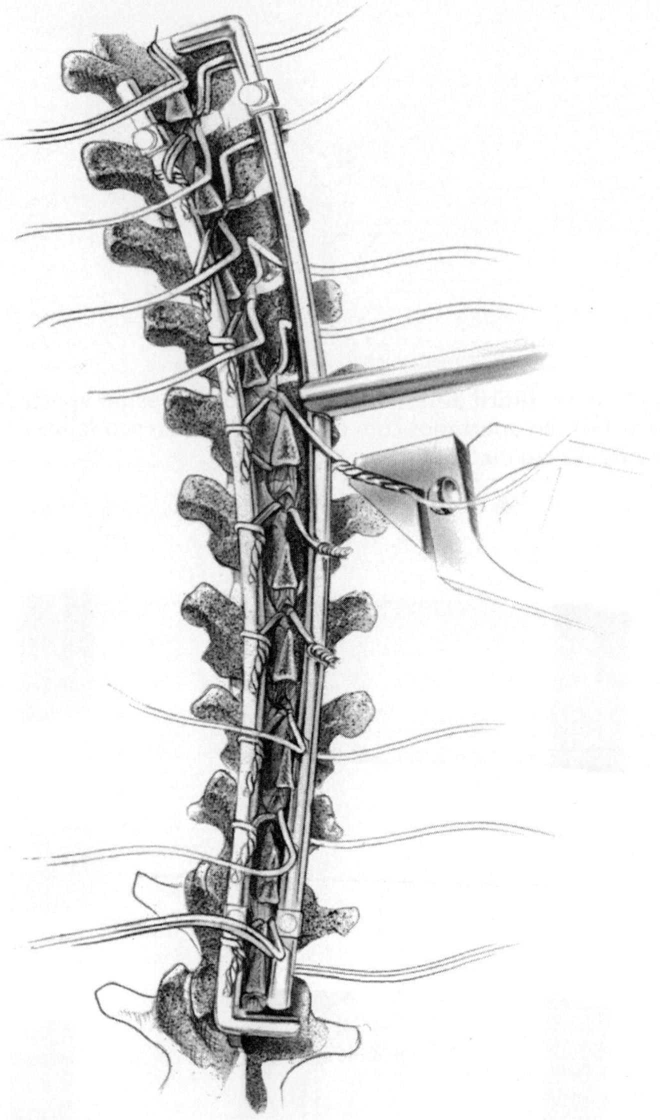

FIGURA 2-37. Duas técnicas são recomendadas para inserção das hastes: técnica da haste convexa e técnica da haste côncava (3). Note como os fios são organizados de forma que na extremidade caudal o fio é lateral e na extremidade cranial o fio é medial à haste. Isso ajuda a empurrar e manter a haste na base do processo espinhoso. Na curva paralítica C usual, nós usamos uma técnica mais simples, primeiro fixando completamente a haste côncava com fios, e então fixando a haste convexa com fios. O princípio é inserir as hastes e apertar os fios do modo que gradualmente seja aplicada uma força à coluna e assim corrija a curva. Dessa forma, os fios apertados primeiro são aqueles nos quais a haste já está em contato próximo com a lâmina. No lado côncavo, esses são os fios das extremidades que progridem em direção ao ápice da curva. No lado convexo, os fios no ápice da curva são apertados primeiro, progredindo alternadamente em direção a cada extremidade.

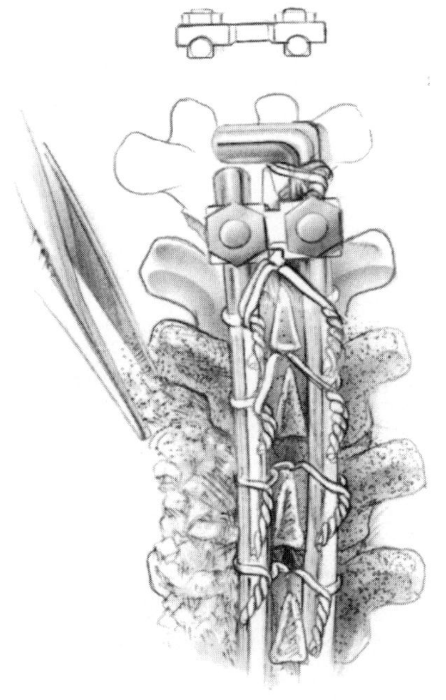

FIGURA 2-38. Após todos os fios terem sido apertados e reapertados uma vez, eles são cortados, deixando de três a quatro voltas, e dobrados sobre a haste. Ao serem dobrados, eles são virados na direção da volta, o que evita que afrouxem. Duas ligações cruzadas são fixadas às hastes. Essa ilustração mostra as placas de ligação cruzada tipo Texas Scottish Rite fixadas aos parafusos que foram colocados na haste quando da inserção (ver Fig. 2-37), e toda a superfície cortical exposta é decorticada. O enxerto ósseo é colocado e a ferida cirúrgica é fechada.

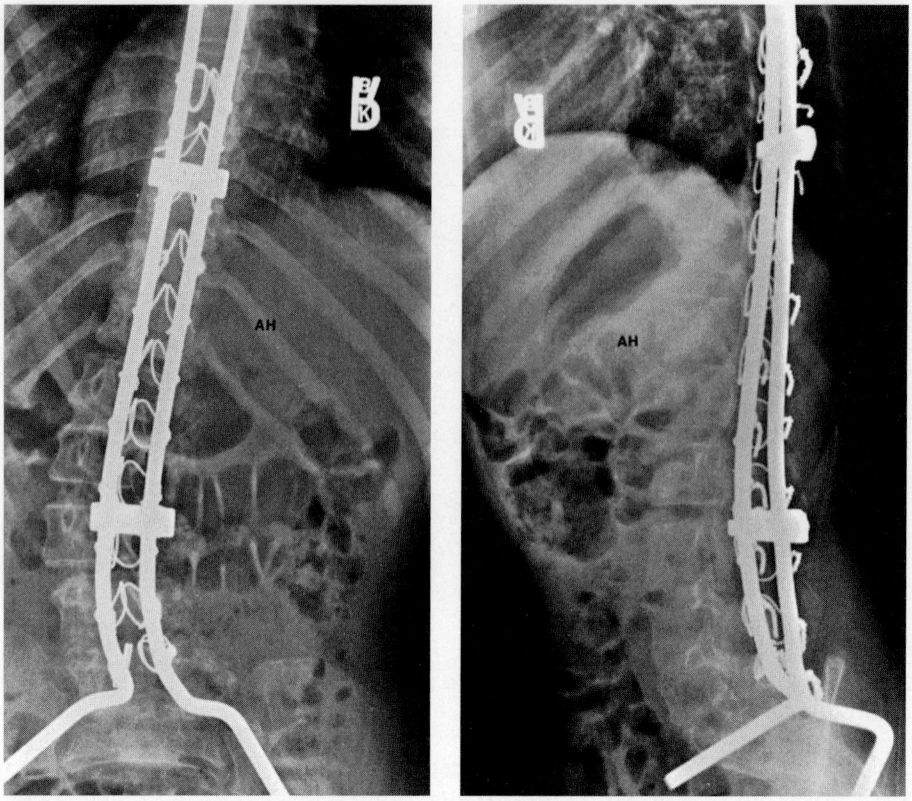

A B

FIGURA 2-39. Radiografias pós-operatórias ântero-posteriores **(A)** e lateral **(B)** de uma menina de 12 anos com quadriparesia espástica demonstram o uso das hastes de Luque com ligações cruzadas do Texas Scottish Rite e fixação à pelve pela técnica de Galveston. Note o insucesso da instrumentação em corrigir a rotação da coluna lombar, embora a lordose lombar esteja bem preservada.

A técnica de Galveston de fixação pélvica ilustrada aqui tem substituído amplamente a técnica original descrita por Luque, na qual o segmento dobrado da haste era passado transversalmente através de ambas as asas do ílio.

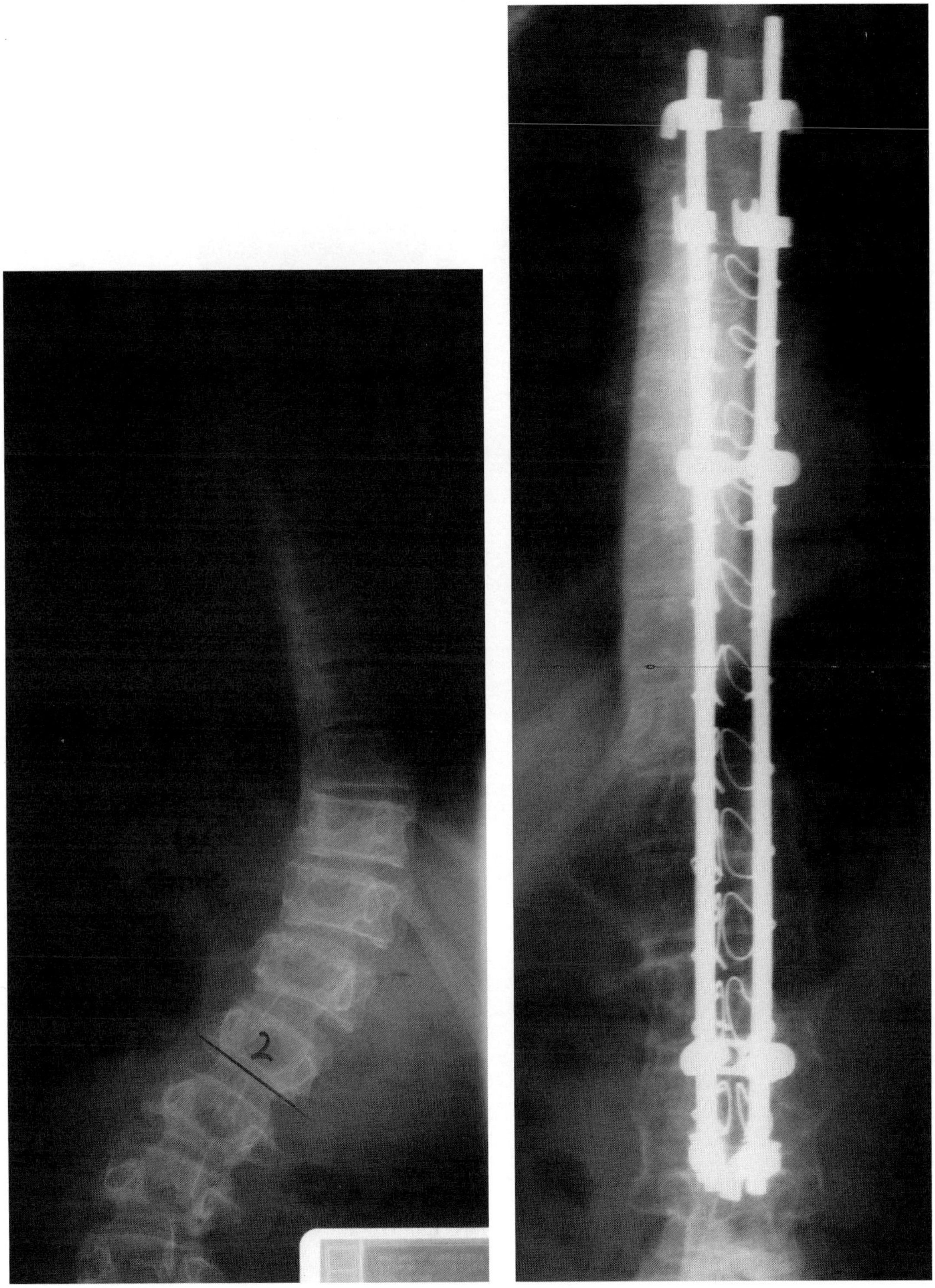

A B

FIGURA 2-40. A evolução seguinte da fixação de Luque foi ganhar maior estabilidade das hastes com o uso de ganchos nas vértebras superiores, inferiores e às vezes neutras entre duas curvas. **A**: A radiografia pré-operatória em posição sentada de um menino de 13 anos com quadriparesia espástica mostra uma curva típica. L5 era paralela à S1, o que levou à decisão de fundir apenas até L5. **B, C:** Dois anos após a cirurgia, a fusão era sólida, e o paciente mantinha bom equilíbrio na posição sentada. (*continua*)

C

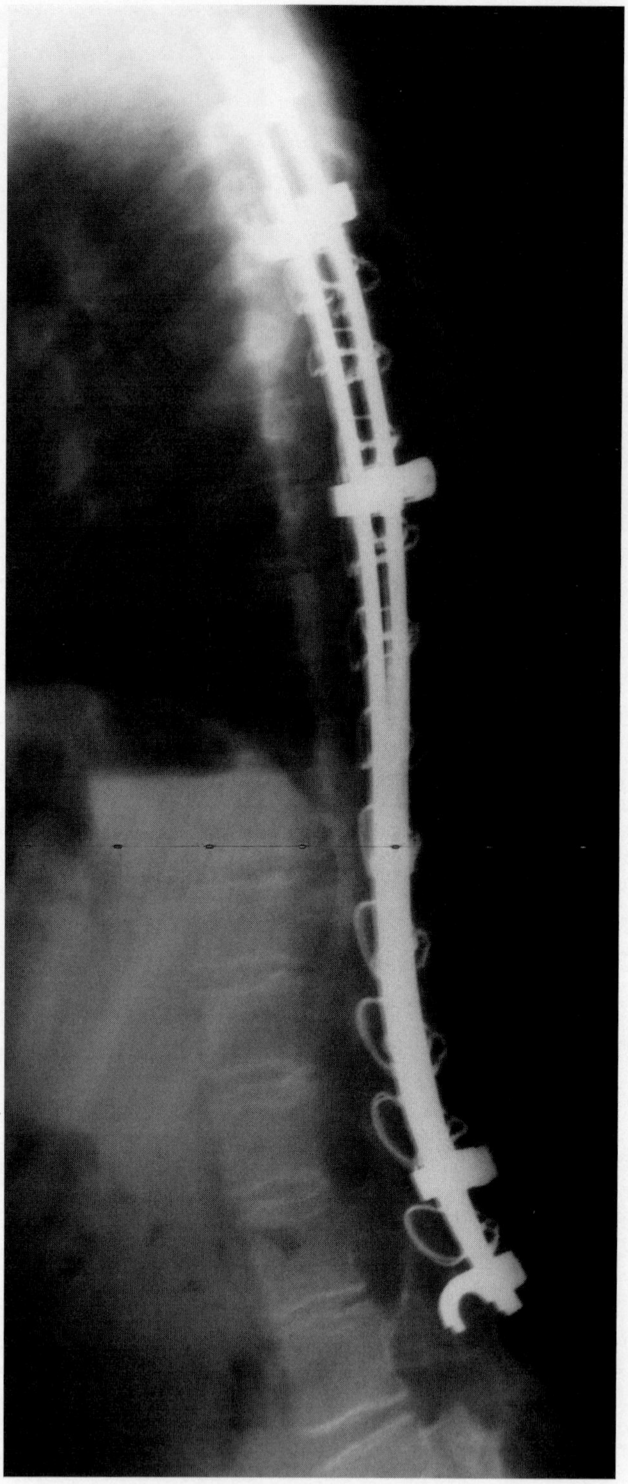

FIGURA 2-40. ***(Continuação)***

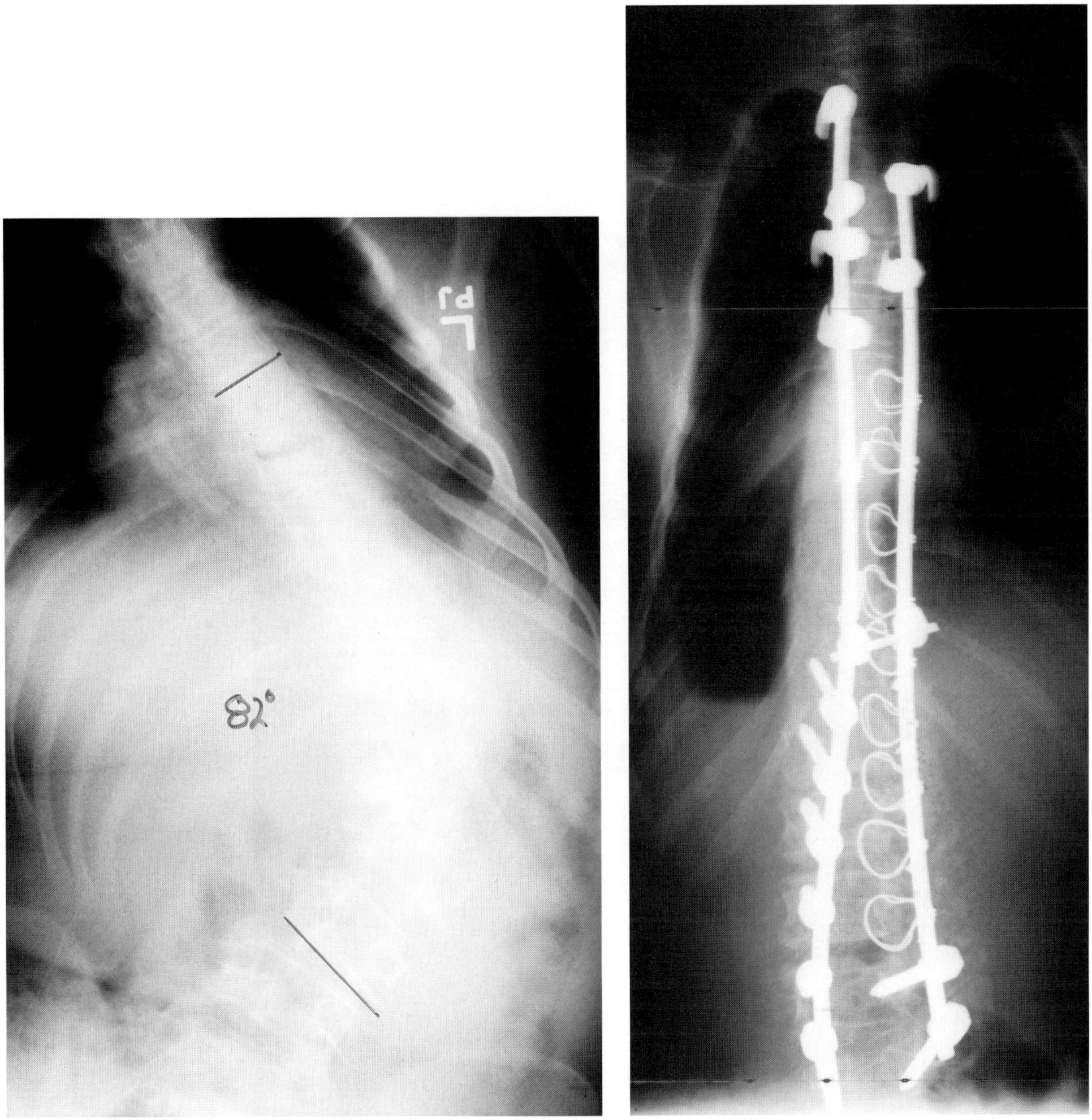

A B

FIGURA 2-41. É mostrado o uso de parafusos de pedículo na coluna lombar para obter melhor controle da deformidade. **A:** Radiografia pré-operatória em posição sentada mostra a curva. **B, C:** Radiografias 4 meses após a cirurgia. Instrumentação até L5 e fusão até o sacro foram executadas. O paciente mantinha equilíbrio na posição sentada 2 anos após a cirurgia. (*continua*)

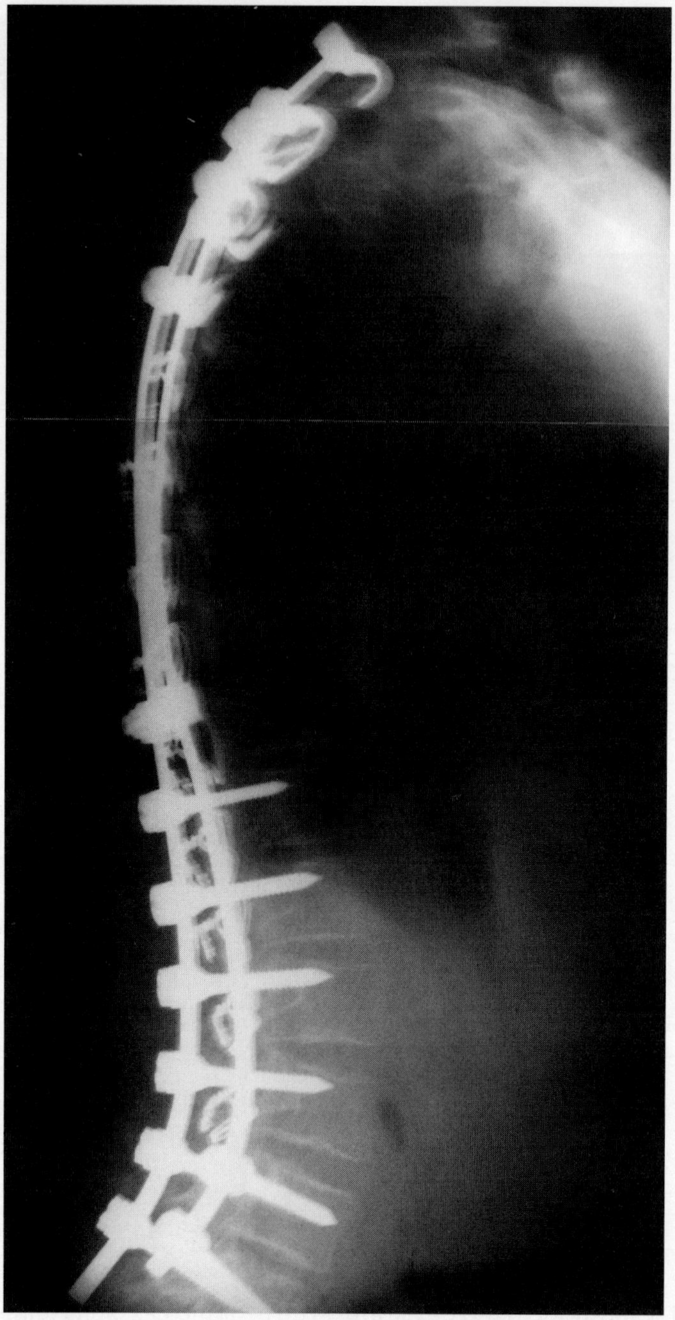

C

FIGURA 2-41 (Continuação)

CUIDADOS PÓS-OPERATÓRIOS

Exceto em casos de osso excepcionalmente mole, nenhuma imobilização pós-operatória é necessária. A maioria dos pacientes em quem a técnica é usada tolera mal o uso de aparelhos de gesso e órteses. A mobilização precoce é possível com a maioria dos pacientes, começando com a posição sentada no primeiro ou segundo dia do pós-operatório. Apesar de freqüentemente os pais ficarem preocupados quanto à manipulação dos filhos após a cirurgia, tendo que levantá-los e movê-los, é possível assegurar a eles que nenhuma mudança em suas rotinas será necessária.

Referências

1. Schultz AB, Hirsch C. Mechanical analysis of techniques for improved correction of idiopathic scoliosis. Clin Orthop 1974;100:66.
2. Wilber G, Thompson GH, Shaffer JW, et al. Postoperative neurological deficits in segmental spinal instrumentation. J Bone Joint Surg [Am] 1984;66:1178.
3. Allen BL, Ferguson RL. The Galveston technique for L rod instrumentation of the scoliotic spine. Spine 1982;7:276.

2.6 INSTRUMENTAÇÃO PÉLVICA DE GALVESTON

A maior vantagem desse método é a fixação segura que ele fornece em todos os planos. As hastes podem ser modeladas na mesa de operação, e não necessitam de pré-curvatura com instrumentos ou técnicas especiais. A principal desvantagem é a dificuldade em curvar as hastes para que se encaixem corretamente. Isso pode ser superado, em grande parte, pelo entendimento da técnica apropriada e pela experiência. Ambas são necessárias. Uma desvantagem teórica é que a instrumentação se estende a uma área fora da área de artrodese. O movimento resultante é refletido no afrouxamento evidenciado pelo efeito "limpador de pára-brisa" visto com o método original de Luque. Não foi provado que isso tenha alguma conseqüência clínica (Figs. 2-42 a 2-52).

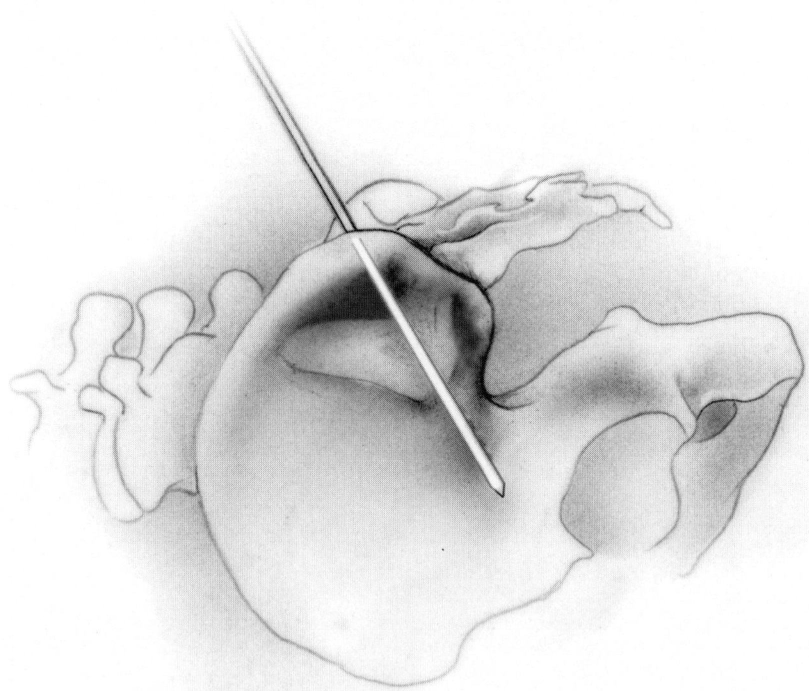

FIGURA 2-42. Na técnica de Galveston, o segmento da haste que está na pelve passa entre as 2 tábuas do osso cortical na porção mais grossa do ílio, a porção transversa situada imediatamente acima da incisura ciática (1).

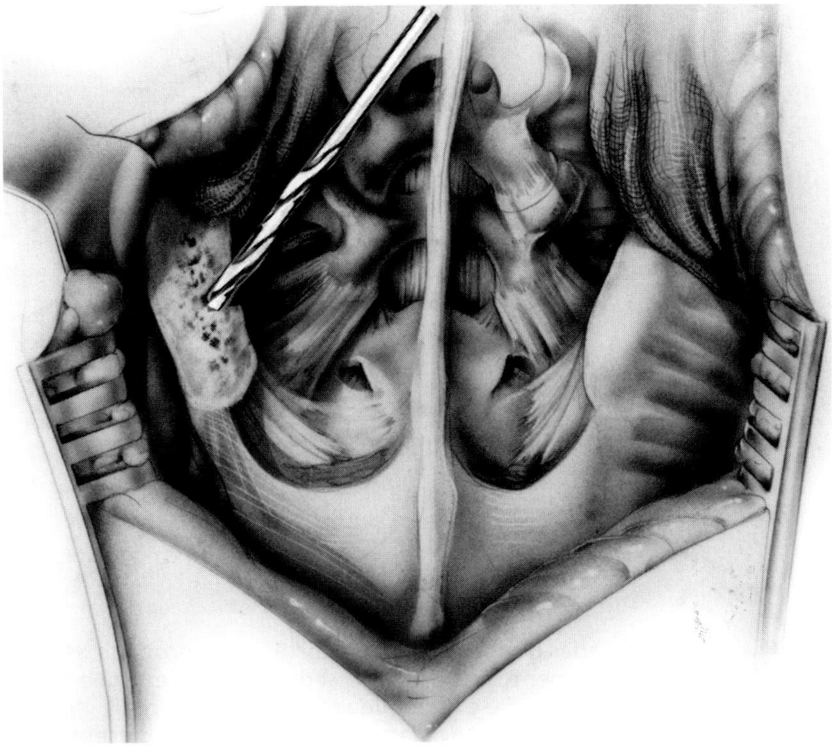

FIGURA 2-43. A partir da incisão na linha média, as duas cristas ilíacas são expostas. Ao contrário do que ocorre com a exposição para obter um enxerto ósseo a partir de uma incisão de linha média, a dissecção completa é executada profundamente até os músculos paravertebrais, de forma que a haste possa ficar em contato com o osso e ser coberta pelos músculos. A elevação do músculo é ajudada por um corte transverso na extensão caudal do músculo. O periósteo sobre a crista posterior é incisado, e a crista posterior e a asa exterior do ílio são expostas. A incisura ciática deve estar visível, porque serve como um guia para o segmento pélvico da haste. O enxerto ósseo pode ser obtido da porção mais cefálica do ílio, onde ele não interferirá com o posicionamento da haste. Na maior parte dos casos nos quais esta técnica é usada, contudo (p. ex., escoliose paralítica), o ílio é bastante fino, e o pouco osso que é obtido não compensa esta remoção de enxerto. Após a exposição da área, uma broca do tamanho correto para a haste é usada para perfurar o trajeto para a haste.

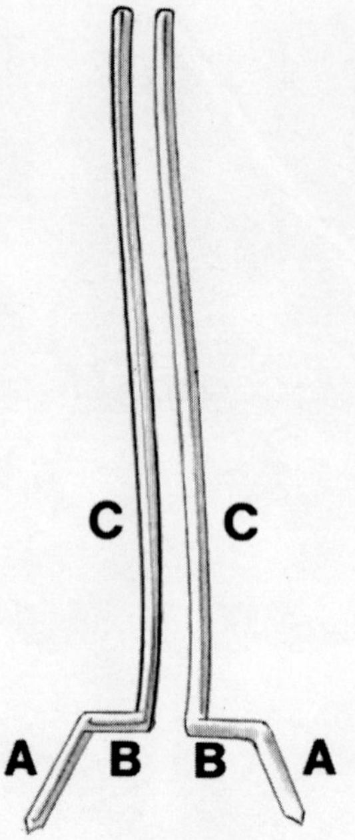

FIGURA 2-44. Serão necessárias duas curvas e uma torção para produzir a haste finalizada que consiste de três segmentos. O primeiro segmento **(A)** é o que fica situado entre as duas tábuas corticais do ílio, e é denominado *segmento ilíaco*. A segunda parte da haste **(B)** estende-se transversalmente a partir do ílio até a área adjacente ao processo espinhoso sacral, e é denominada *segmento sacral*. O último segmento **(C)** é o segmento fixado às vértebras espinhais, e é chamando *segmento vertebral*.

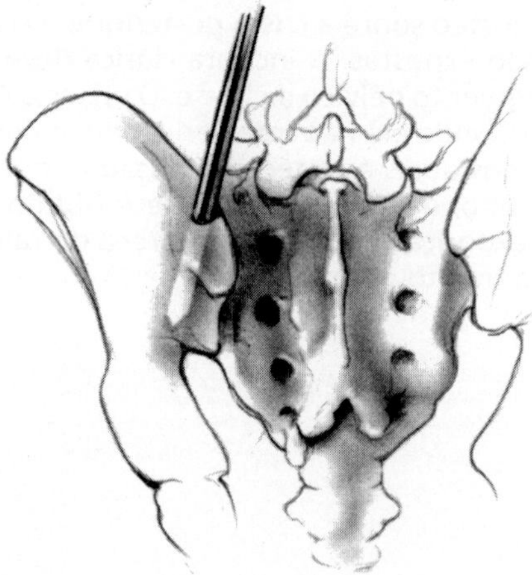

FIGURA 2-45. O orifício para o segmento ilíaco é feito com uma broca. O orifício é iniciado levemente em direção cefálica até a espinha ilíaca posteroinferior, e a broca é direcionada entre as duas tabuas do ílio para passar na direção encefálica até a incisura ciática. A profundidade do orifício varia entre 6 e 9 cm, dependendo do tamanho da criança. Se desejado, um pino-guia pode ser inserido nesse orifício para ser usado com um guia para ajudar no encurvamento dos contornos corretos da haste (ver Fig. 2-50). Após alguma experiência, contudo, é mais simples encurvar as hastes e fazer pequenos ajustes com a haste no lugar.

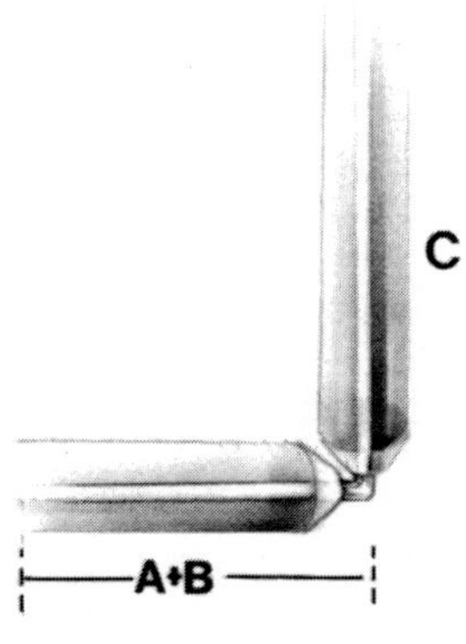

FIGURA 2-46. A profundidade do orifício deve ser observada; ela tem normalmente de 7 a 8 cm. Este é o comprimento do segmento ilíaco da haste **(A)**. Além disso, é preciso observar a distância do orifício até o ponto adjacente ao processo espinhoso sacral. Normalmente ela tem de 2 a 2,5 cm **(B)**, e representa o segmento sacral da haste. **C:** O segmento espinhal da haste. A haste é então encurvada com 2 retorcedores tubulares de haste para aplicar uma curvatura de 60° a 80° na haste, a uma distância da extremidade que é igual ao comprimento tanto do segmento ilíaco quanto do segmento sacral da haste. No lado côncavo da curva, a haste se encaixa melhor se a curvatura for menor (i. e., aproximadamente 60°). No lado convexo, o correto geralmente é 80°.

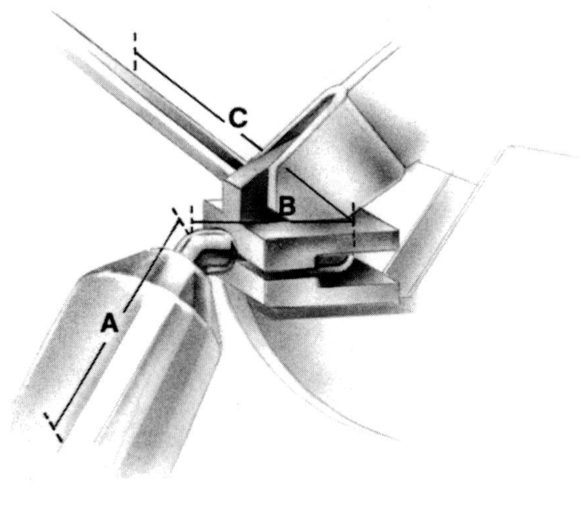

FIGURA 2-47. O próximo passo é posicionar a curvatura que separa o segmento ilíaco do segmento sacral. Com um retorcedor tubular na seção ilíaca e um clampe de haste no segmento sacral, uma curvatura é colocada, o que permite que a haste atinja a lâmina sacral quando o segmento ilíaco for inserido. No cálculo da medida da curvatura, deve ser lembrado que a curvatura na haste representa por si só pelo menos 0,5 cm. Além disso, embora a técnica para encurvar as hastes opostas seja idêntica, as hastes serão imagens especulares uma da outra.

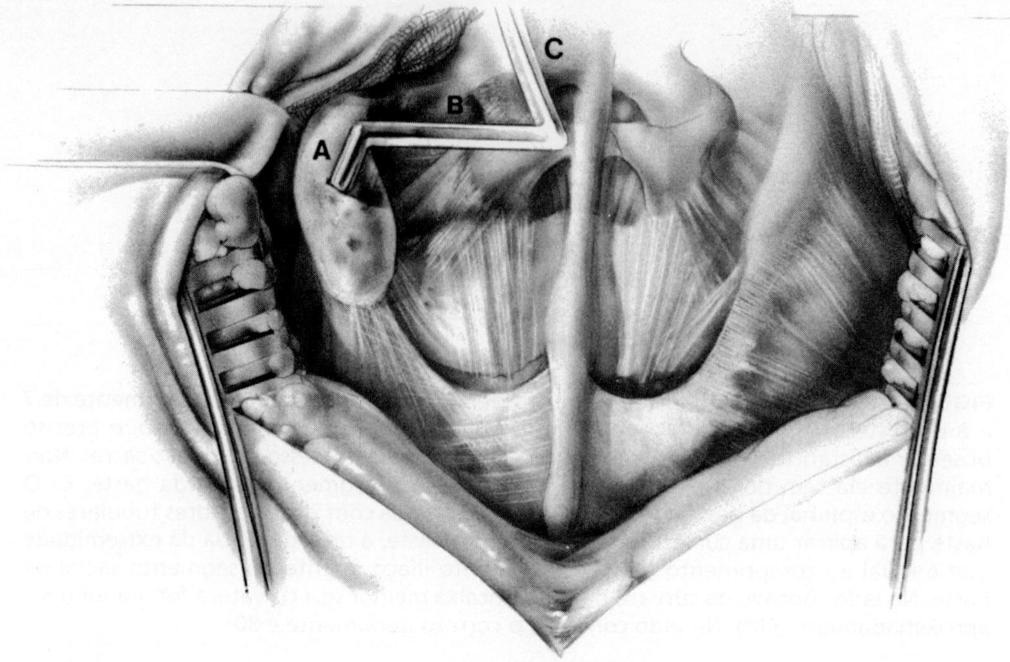

FIGURA 2-48. As três seções da haste agora estão formadas. Nesse ponto, a haste ainda não está pronta para ser colocada.

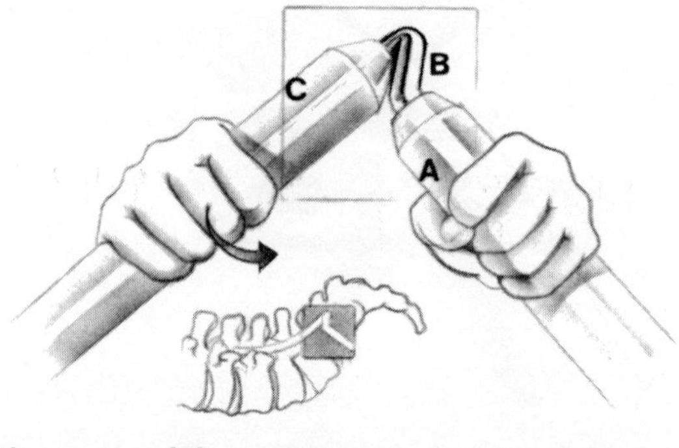

FIGURA 2-49. O último passo **(B)** é aplicar uma torção na haste no segmento sacral. Isso permite à haste se conformar à inclinação sacral. Embora isso possa ser feito de alguma forma através de um encurvamento em lordose na haste, normalmente é difícil encurvar próximo o suficiente em lordose até a junção das seções sacral e espinhal, para ter a haste posicionada sobre a lâmina sacral. Esta torção é produzida colocando-se um retorcedor tubular de haste nos segmentos espinhal **(C)** e ilíaco **(A)**. Esses curvadores são trazidos em direção um ao outro. Isto produz uma seção espinhal mais ventralmente direcionada, o que se adapta melhor ao sacro. A quantidade de torção aplicada deve ser estimada porque a haste ainda não pode ser colocada nessa etapa da cirurgia.

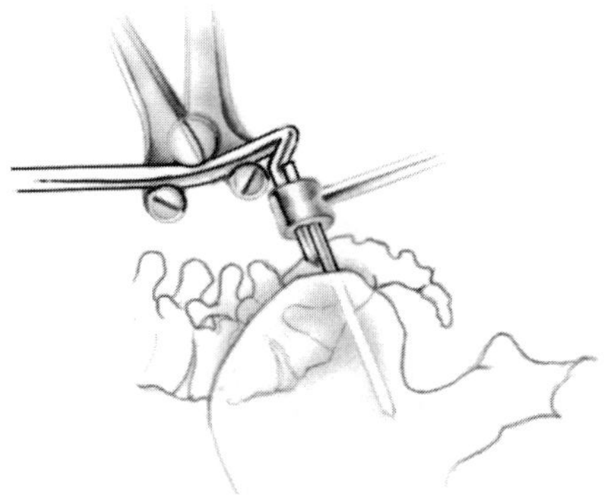

FIGURA 2-50. Finalmente, os contornos espinhais desejados são curvados na haste. É melhor começar com a lordose, porque não será possível colocar a haste no orifício ilíaco e próximo à coluna até que isso esteja feito. Embora uma haste guia possa ser usada com um pino guia pélvico no orifício ilíaco e o guia de haste duplo, essa técnica normalmente resulta em um ajuste imperfeito, e, após uma pequena curva de aprendizagem, é facilmente corrigido.

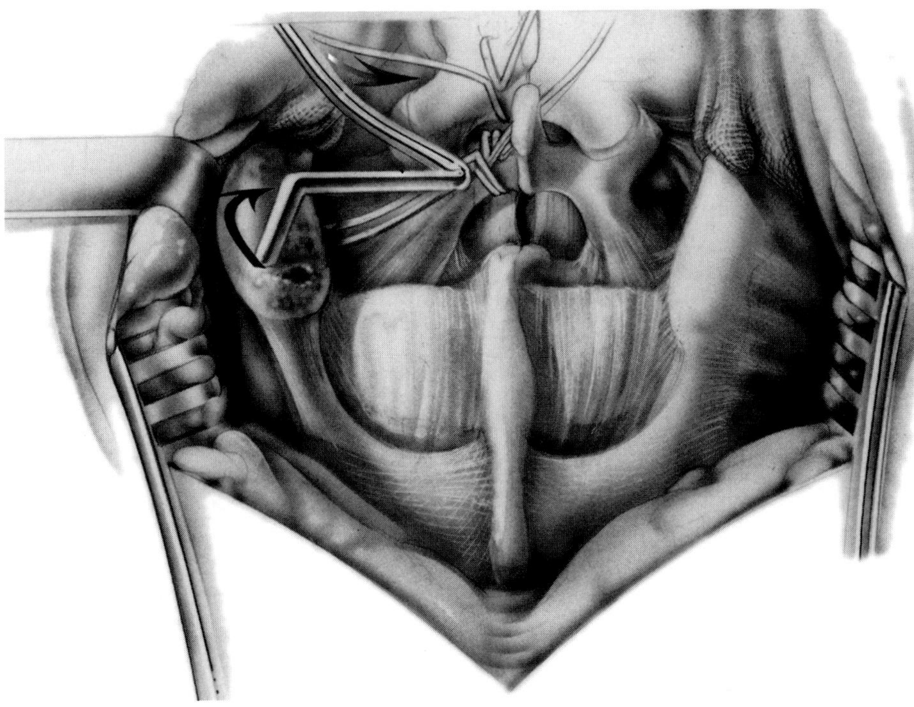

FIGURA 2-51. Depois de encurvada a haste e após ter sido assegurado o ajuste apropriado das duas hastes, a excisão da faceta, qualquer decorticação desejada e a passagem dos fios sub-laminares são completados. A haste agora pode ser colocada no lugar e fixada por fios.

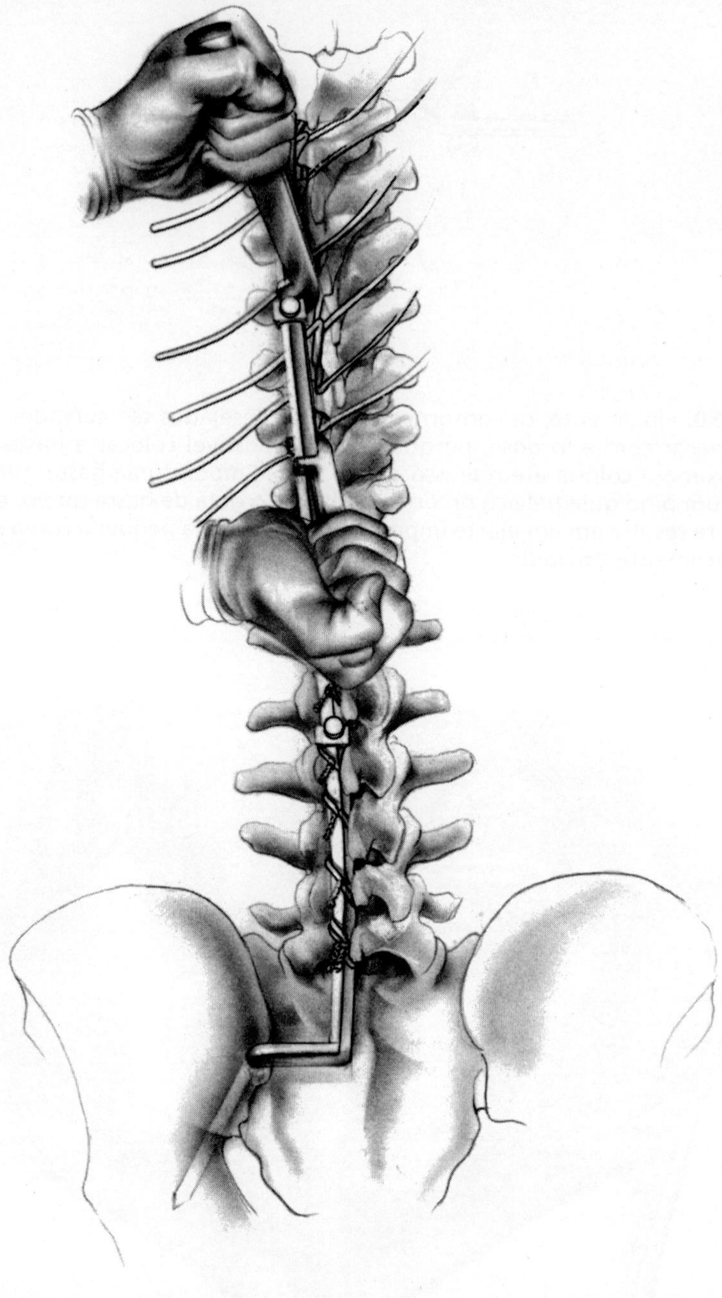

FIGURA 2-52. Após as hastes estarem posicionadas, e até mesmo após alguns dos fios terem sido apertados, é possível fazer ajustes no segmento vertebral com um par de curvadores de haste. Os curvadores fornecidos com a instrumentação Cotrel-Dubousset são ideais, devido a seus contornos finos. Depois da colocação da primeira haste, é preciso fazer algumas considerações para colocar a segunda haste. É mais provável que após apertar alguns dos fios no segmento vertebral da primeira haste, o contorno da coluna vertebral tenha mudado. O contorno do coluna vertebral da segunda haste pode precisar de ajuste. Depois que todos os ajustes foram feitos, as ligações cruzadas são fixadas.

CUIDADOS PÓS-OPERATÓRIOS

Em geral, a imobilização pós-operatória não é usada. A maior parte dos pacientes em quem essa fixação pélvica é utilizada tem deformidade vertebral devido à doença neuromuscular; portanto, eles não são bons candidatos à imobilização. A fixação é rígida, mas o segmento ilíaco torna-se solto com o tempo devido ao movimento entre o ílio e o sacro. É discutível que a imobilização com aparelho de gesso possa evitar essa movimentação. Quando a instrumentação se estende até a pelve, geralmente é recomendado que os membros da família ou profissionais da saúde que cuidam do paciente levantem o paciente mantendo apoio nas costas e nas nádegas para evitar apoio do estresse indevido na junção lombossacra, causado pela falta de controle pelas extremidades inferiores. Seis meses após a cirurgia, as atividades normais e o programa de cuidados com o paciente podem ser retomados.

Referências

1. Allen BL, Ferguson RL. The Galveston technique for L rod instrumentation of the scoliotic spine. Spine 1982;7:276.

2.7 FIXAÇÃO PÉLVICA DE DUNN-McCARTHY

Uma alternativa à fixação pélvica do tipo Galveston é a fixação descrita por McCarthy et al. (1). Nesta técnica, as extremidades das hastes de Luque são pré-curvadas para se encaixarem sobre a asa sacral na forma de grandes ganchos alares. Esta técnica pode ser indicada particularmente quando a pelve é muito pequena ou fina. Ela é mecanicamente melhor na correção da cifose, e é contra-indicada na lordose.

A extremidade da haste que deve se encaixar na asa sacral precisa ser curvada antes da operação. As curvas apertadas exigem que as hastes sejam aquecidas sobre uma chama para amolecer o metal antes do encurvamento. Curvas de duas dimensões diferentes podem ser feitas, uma em cada extremidade de uma longa haste de Luque. A extremidade que se encaixa menos adequadamente pode ser cortada durante a cirurgia e descartada. É necessário curvar as hastes de tal forma que sejam idênticas uma à outra (Figs. 2-53 a 2-55).

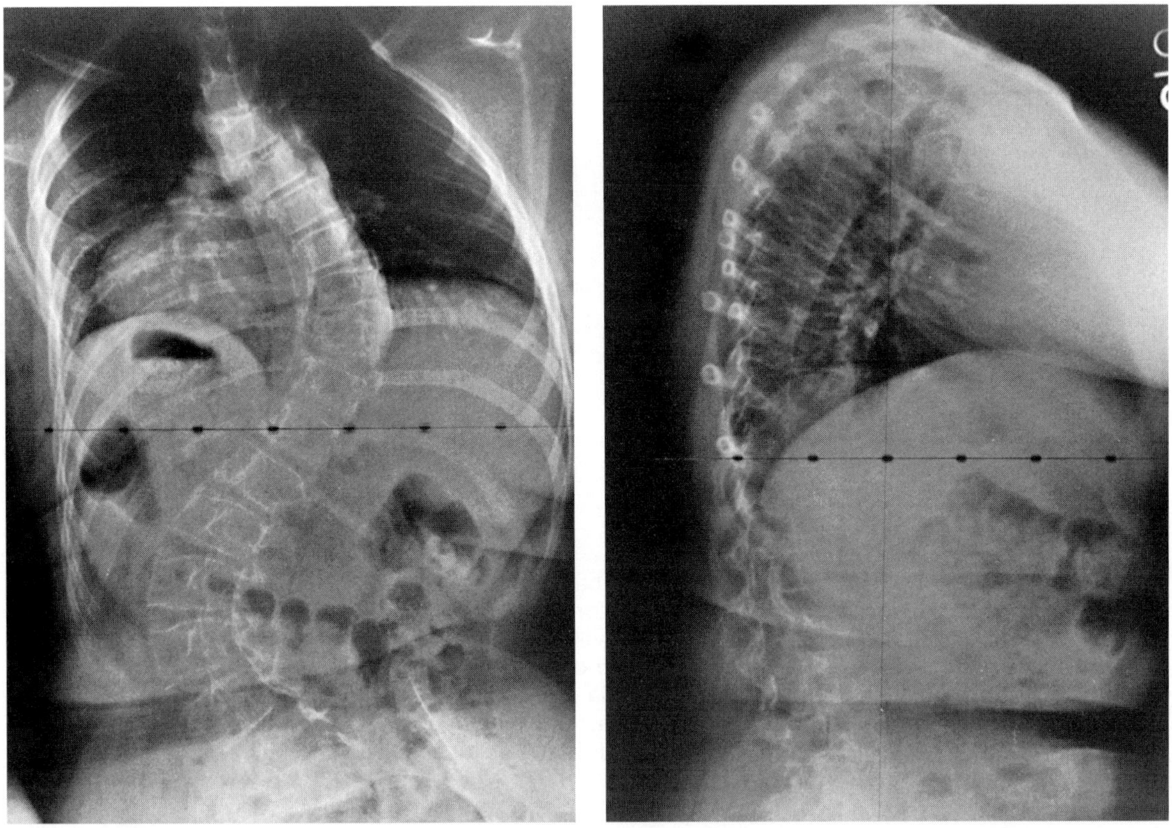

A B

FIGURA 2-53. As medidas tomadas a partir das radiografias pré-operatórias ajudam a atingir as dimensões corretas das curvaturas. A primeira consideração é que a porção média da asa sacral é lateral à porção média da lâmina. Esse grau de deslocamento lateral na haste **(A)** pode ser estimado ao medir-se a distância entre a porção média da lâmina L5 até a porção média da asa sacral. No paciente típico, isso é cerca de 1 a 1,5 cm. A largura do segmento que deve ficar sobre a asa sacral **(B)** é medida da radiografia lateral da pelve. Esta largura geralmente também é de 1 a 1,5 cm. Quando esse procedimento é usado na espinha bífida mielodisplásica, um planejamento pré-operatório cuidadoso é necessário para assegurar que a haste fique na posição desejada.

Na cirurgia, a asa sacral é limpa como seria para uma artrodese lombossacra. É importante que a porção do gancho da haste passe anteriormente à asa, assim tornando necessário que a dissecção seja feita de forma um pouco mais anterior do que o usual. Antes de assentar a haste, deve ser possível passar um dedo ao redor da parte frontal das asas do ilíaco.

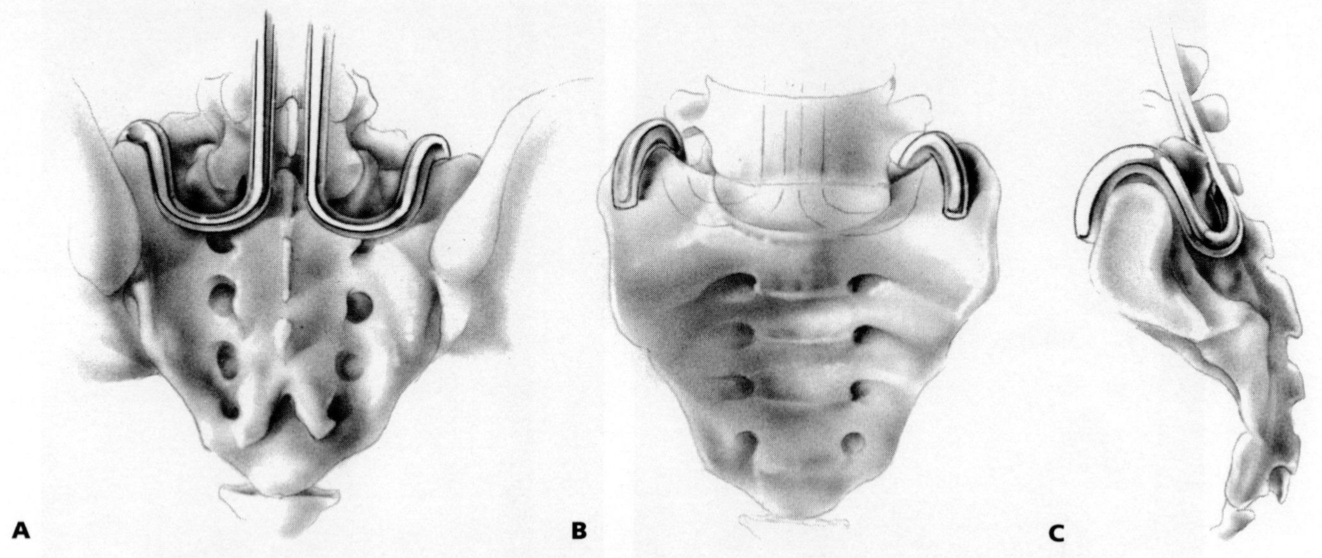

FIGURA 2-54. A porção pré-curvada da haste é enganchada na asa ilíaca como um gancho sacral gigante. Ela não penetra a cortical. É possível fazer pequenos ajustes nas hastes durante a cirurgia, mas não é possível fazer todas as curvas necessárias na haste na sala de cirurgia modelando. O contorno da lordose no segmento sacral da haste posiciona-a mais firmemente contra a asa sacral. O uso das ligações cruzadas Texas Scottish Rite no segmento espinhal das hastes impede o movimento de uma haste em relação à outra, e fornece uma estrutura rígida. A haste é mantida no lugar sobre a asa sacral pelos fios sub-laminares.

A

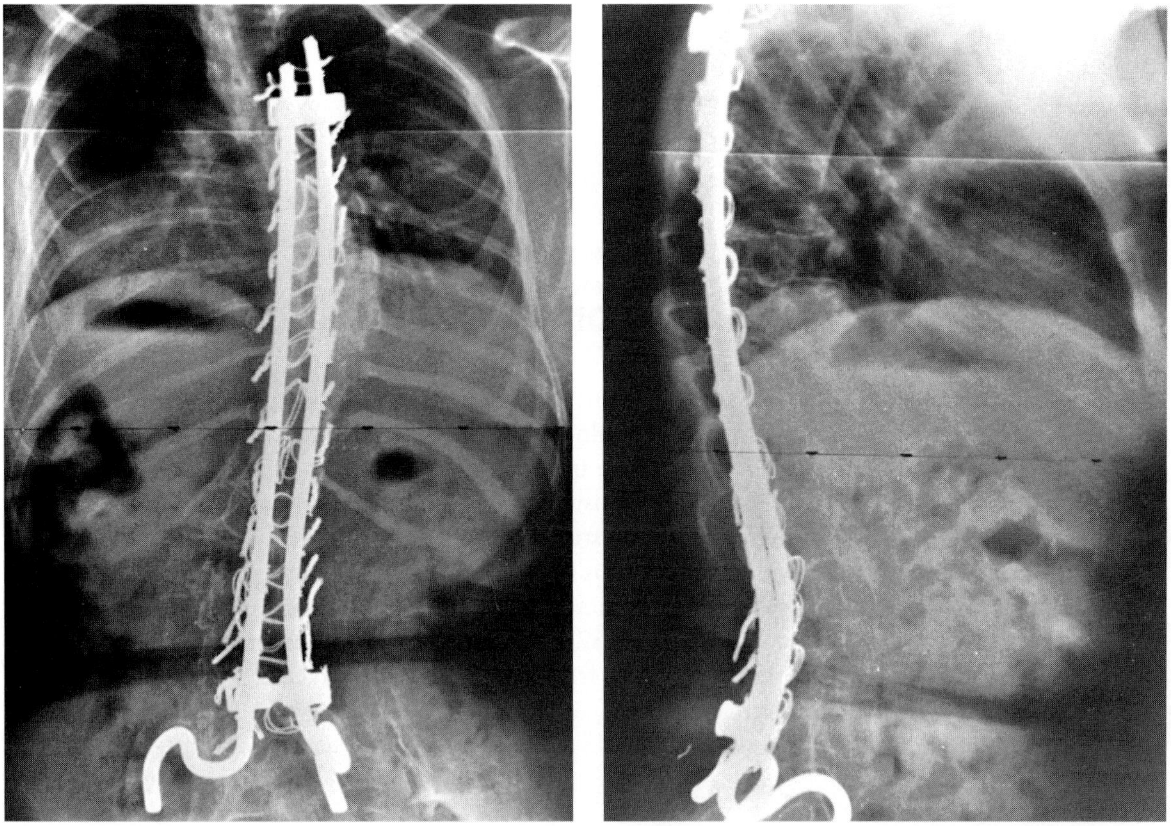

B

FIGURA 2-55. Radiografias ântero-posterior **(A)** e lateral **(B)** após artrodese posterior e instrumentação com a técnica de Dunn-McCarthy. (Cortesia do dr. Richard McCarthy, Little Rock, AR.)

CUIDADOS PÓS-OPERATÓRIOS

Essa fixação é tão rígida quanto a fixação de Galveston; sendo assim, pode ou não requerer imobilização, dependendo da escolha do cirurgião e das circunstâncias.

Referências

1. McCarthy RE, Dunn H, McCullough FL. Luque fixation to the sacral ala using the Dunn-McCarthy modification. Spine 1989;14:281.

2.8 FIXAÇÃO AO SACRO COM PARAFUSO SACRAL

A fixação com parafuso sacral é um método de fixação ao sacro que tem seu uso mais indicado no tratamento da espondilolistese quando a fixação da pelve é necessária, e em casos eventuais de escoliose que requerem fixação à pelve. A técnica pode variar um pouco dependendo do sistema de instrumentação utilizado, mas o ponto de inserção e o trajeto dos parafusos são partes importantes da técnica.

Os parafusos podem ser colocados em posição S1 e serem direcionados medialmente para dentro do corpo do sacro ou lateralmente na asa. Adicionalmente, um parafuso pode ser colocado em S2 e então direcionado lateralmente à asa. Essa última colocação é usada com mais freqüência em conjunto com um parafuso S1 direcionado medialmente (Figs. 2-56 a 2-59).

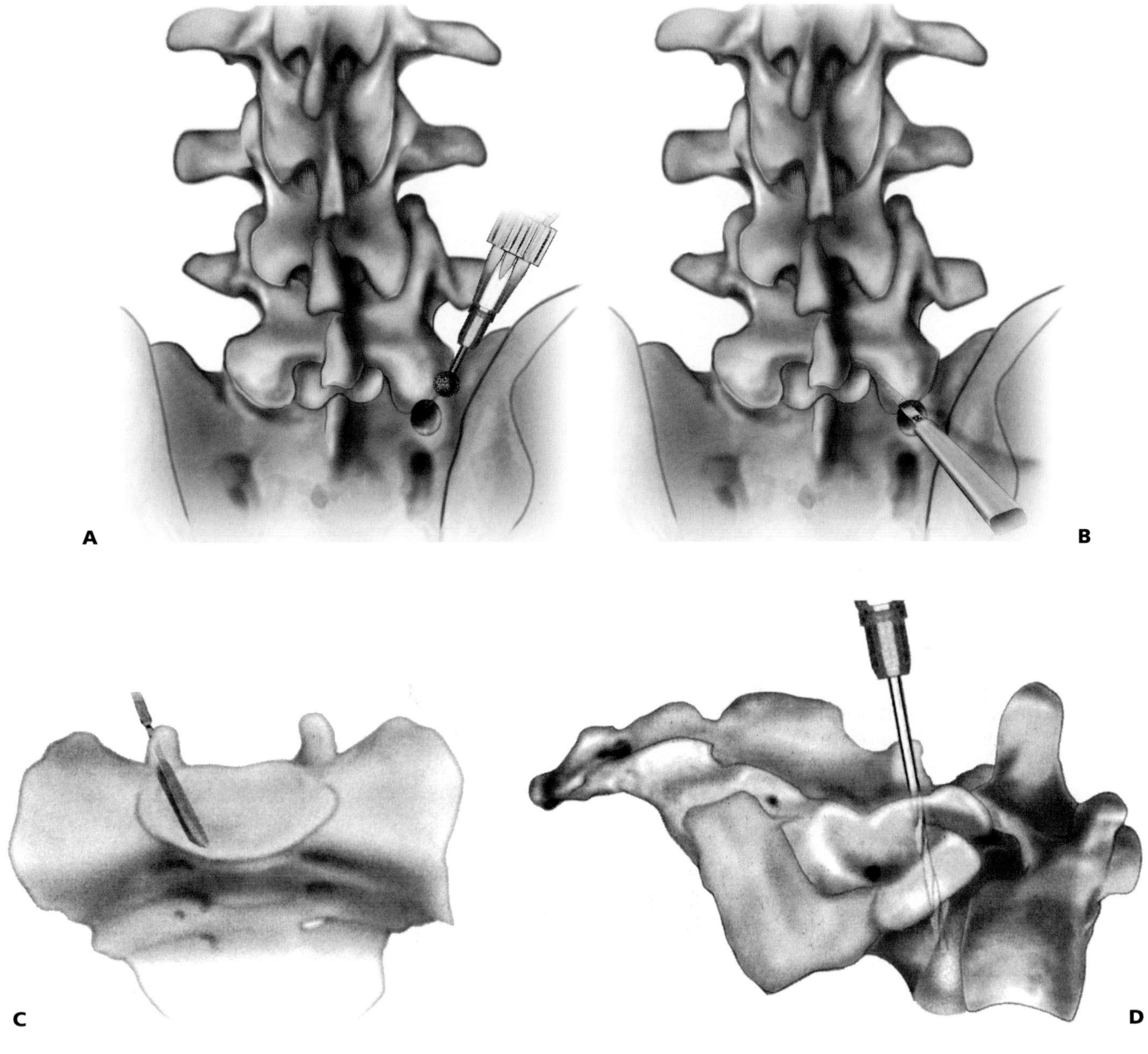

FIGURA 2-56. O pedículo S1 é o maior do corpo, e assim permite uma boa variação no ponto inicial e ângulo de passagem. Um bom ponto inicial fica na proeminência na base da faceta S1 **(A)**. Use uma broca motorizada para remover o osso cortical e expor o osso esponjoso do pedículo.

A mesma sonda usada para os parafusos de pedículo é usada para abrir caminho no pedículo S1. Ela é dirigida cerca de 20° medialmente para entrar na porção principal do corpo sacral **(B,C)** e 10° em direção cefálica tendo como alvo o promontório sacral **(B,D)**. A quantidade de inclinação da direção cefálica irá depender da posição do sacro, ou, mais particularmente, do plano da placa terminal de S1. Freqüentemente é melhor determinar esse plano com uma radiografia lateral porque o ângulo pode variar de modo considerável, dependendo da posição do paciente, do grau de lordose, e de alguma deformidade.

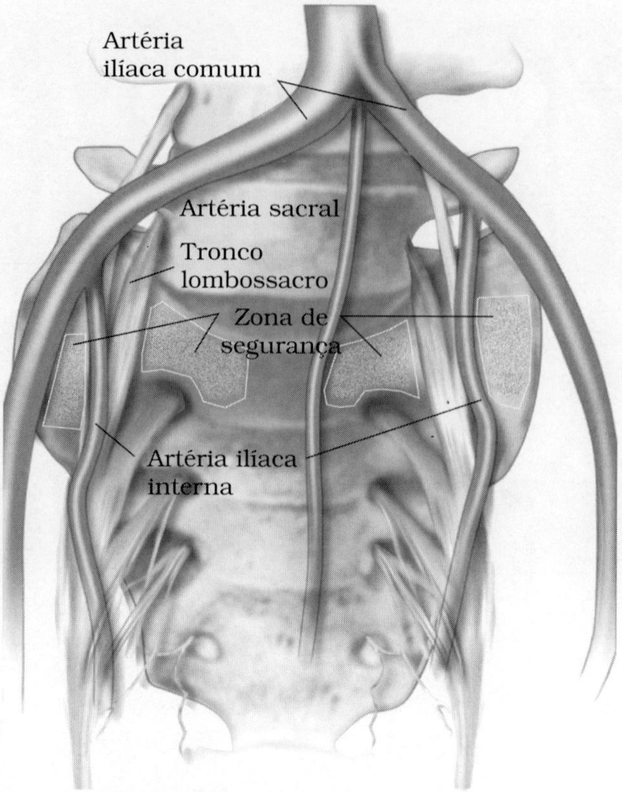

FIGURA 2-57. Devido ao fato de grandes forças serem colocadas na fixação sacral, muitos cirurgiões preferem que haja uma fixação terminal bicortical no sacro. O parafuso sacral medial é o único parafuso que pode ser utilizado de forma segura para fixação bicortical ao penetrar a cortical anterior. Isso pode ser conseguido de duas formas: cruzando a placa terminal da vértebra S1 para dentro do disco ou penetrando a cortical anterior do sacro em uma zona segura.

O trajeto para o parafuso pode ser feito com uma broca ou sonda. Se uma fixação bicortical for desejada, é feito um orifício, e quando chega ao osso esponjoso, a broca é empurrada cuidadosamente até que a cortical sacral anterior seja sentida. A cortical pode então ser cuidadosamente perfurada com a broca.

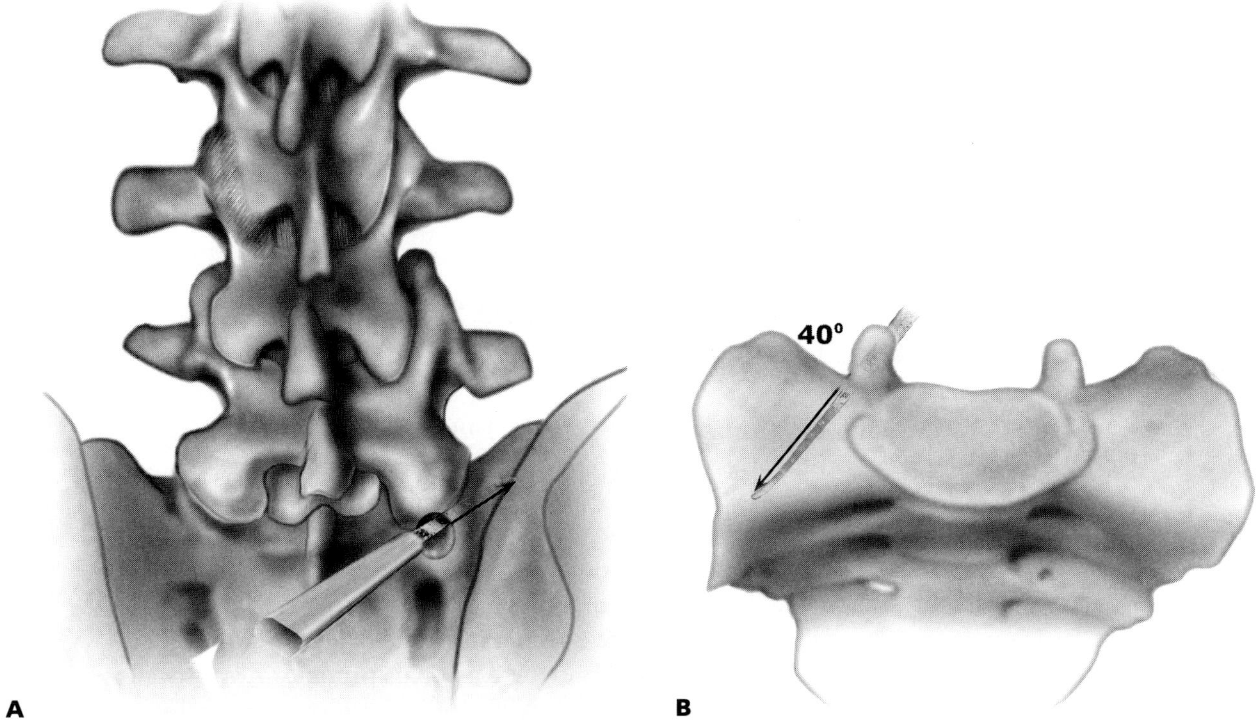

FIGURA 2-58. Para colocar um parafuso S1 na asa do ilíaco, remova o osso ou inicie a perfuração com a broca no lado medial da base da faceta S1 **(A)**. Direcione a broca entre 35° e 40° lateral e paralelamente à placa terminal do sacro **(B)**. Avance a broca até a cortical anterior da asa ilíaca empurrando-a cuidadosamente até que a cortical seja encontrado. O comprimento do parafuso é então medido com um medidor de profundidade.

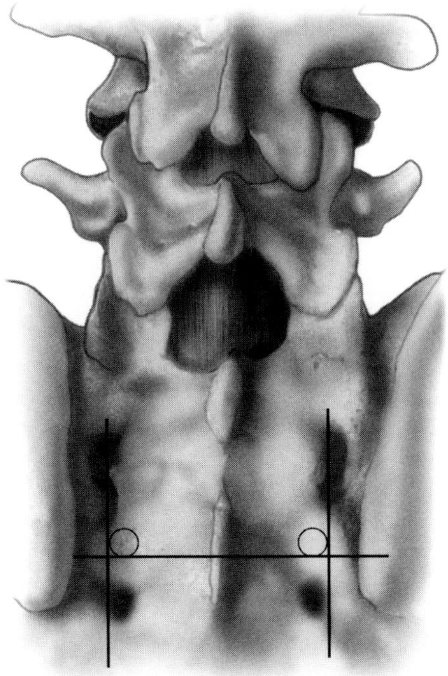

FIGURA 2-59. O ponto inicial para o parafuso alar S2 é medial a uma linha que conecta os forâmes S1 e S2, e cerca de 2/3 para baixo a partir da borda do forâmen S1 até a borda superior do forâmen S2. Esse parafuso é direcionado entre 40° e 45° lateralmente. O alinhamento de um parafuso medial S1 com um parafuso lateral S2 para aceitar uma haste reta necessita de considerável deliberação e experiência, e não é freqüentemente utilizado.

2.9 INSTRUMENTAÇÃO COM GANCHO SEGMENTAR E PARAFUSO DE PEDÍCULO PARA ESCOLIOSE

Quando foi introduzida no início da década de 1980, a instrumentação de Cotrel-Dubousset para a coluna vertebral apresentava vários conceitos novos, e o mais importante deles era que a rotação da haste com os ganchos anexados rotacionava as vértebras e era essencial à correção da rotação da vertebra apical e da escoliose e à restauração das curvas sagitais normais (1). A questão de quanto a rotação é realmente corrigida, de onde ela ocorre e do papel da rotação *versus* translação ou da correção da torção permanece um assunto em debate contínuo (2-7). O conceito de escoliose como uma deformidade torsional, primeiro descrito por Perdriolle e Vidal (8) e mais recentemente por Asher e Cook (9), é atraente. É óbvio que esses e outros métodos similares de fixação espinhal produzem uma melhor correção tanto no plano frontal quanto no sagital.

Todos esses métodos de fixação segmentar compartilham atributos comuns. Há ganchos múltiplos, parafusos de pedículo e fios sublaminares que podem estar na mesma haste. Elas podem ser desviadas, comprimidas, rotacionadas independentemente umas das outras. Duas hastes podem ser usadas e ligadas uma à outra para uma estrutura mais rígida e forte, sem necessidade de imobilização pós-operatória.

Apesar das variações entre os procedimentos cirúrgicos (10-16), alguns princípios básicos permanecem constantes, e passaram no teste do tempo e da mudança de instrumentação. Para entender esses princípios, é importante primeiro entender a definição e a importância de diferentes vértebras dentro de uma curva e os vários padrões de curva.

DEFINIÇÕES

A Linha Sacral Central

A linha sacral central substituiu a "zona estável" descrita anteriormente por Harrington. Como definida por King et al. (17), a linha sacral central é uma linha vertical que passa através do centro do sacro perpendicular a uma linha horizontal entre o topo das cristas ilíacas. Ela é medida em uma radiografia ântero-posterior na posição ereta, e a crista ilíaca deve estar nivelada. Se houver uma discrepância quanto ao comprimento da perna, uma elevação com um calço deve ser usada para equilibrar a pelve antes que a radiografia seja tirada.

A Vértebra Apical

A vértebra apical é determinada na radiografia ântero-posterior tirada na posição ereta. É a vértebra que fica no ápice da curva. É geralmente a vértebra mais horizontal na curva, a mais rodada e desviada da linha sacral central e a mais encurvada (em forma de cunha). Nas curvas toracolombar e lombar, o ápice da curva pode ser na verdade um espaço de disco. Nesse caso, a vértebra abaixo é chamada de vértebra apical.

A Vértebra Final

As vértebras finais são identificadas na radiografia ântero-posterior na posição ereta como as vértebras mais viradas (em direção à concavidade) em cada extremidade da curva. Elas são os locais de medição para o ângulo de Cobb. Geralmente, mas não sempre, a linha sacral central passa através dessas vértebras.

As Vértebras Intermediárias

Esse termo foi introduzido com a descrição do uso da instrumentação de Cotrel-Dubousset, e é um termo descritivo útil para vértebras que são importantes para a colocação de ganchos. As vértebras intermediárias são determinadas na radiografia com o paciente em decúbito dorsal e curvatura máxima da coluna para a direita e para a esquerda que é radiografada, que é em direção à convexidade da curva. Essas vértebras são as vértebras superiores e inferiores do segmento mais rígido da curva. Essa região é o segmento da coluna em que os discos da região apical côncava não se neutralizam nas radiografias de curvatura lateral em direção à convexidade da curva.

A radiografia de curvatura em direção à convexidade determina a mobilidade nas curvas compensatórias, que é um fator de importância considerável de escolha de procedimento, níveis e locais de ganchos. Nas radiografias de curvatura, deve-se notar quais espaços de disco abrem e fecham.

Segmentos Espinhais

Um segmento espinhal consiste de duas ou mais vértebras adjacentes. É um conceito importante no raciocínio atual sobre como corrigir a deformidade da coluna. A terminologia pode ser usada de duas formas. A primeira é a mobilidade segmentar, que é mais freqüentemente usada para descrever o movimento entre duas vértebras adjacentes. A segunda é pensar em certas áreas da coluna como segmentos.

Zonas Juncionais

Zonas juncionais são a áreas de transição entre um segmento espinhal e um outro. A junção toracolombar em T12 e L1 é um exemplo. Outros exemplos incluem a transição entre uma deformidade coronal e uma outra, tal como entre uma curva torácica direita e a lombar esquerda, e a área entre o segmento instrumentado e o não-instrumentado da coluna (18).

PRINCÍPIOS DE INSTRUMENTAÇÃO

No planejamento da instrumentação, vários princípios são importantes.

- A deformidade deve ser considerada em todas as três dimensões: coronal (a escoliose), axial (a rotação) e sagital (a alteração da lordose normal e cifose). Isso é avaliado nas radiografias ântero-posterior e lateral na posição ereta e radiografias em posição supinada com curvatura máxima à direita e à esquerda.
- Todas as vértebras que são parte de qualquer das deformidades devem ser instrumentadas.
- Deve-se considerar a mobilidade dos segmentos que não serão incluídos na instrumentação. Devido ao fato de que a maioria das curvas não pode ser corrigida completamente, a resposta desses segmentos não-instrumentados após a instrumentação dos segmentos adjacentes determina o equilíbrio final da coluna. Duas regras gerais podem ser derivadas dessas observações: a vértebra da extremidade que é instrumentada deve ser intersectada pela linha sacral central, e a vértebra da extremidade deve ser móvel, com a sua placa terminal estando em posição horizontal à pelve e sua rotação corrigindo para neutra nas radiografias de curvatura.
- Devem ser aplicadas forças para abrir espaços discais fechados e fechar os espaços discais abertos.
- Forças de compressão posterior produzem lordose relativa e tendem a corrigir a cifose. Forças de compressão devem ser aplicadas em regiões de cifose anormal.
- Forças de distração produzem cifose relativa e tendem a corrigir lordose ou hipocifose. A distração deve ser aplicada através de segmentos que apresentam lordose anormal.
- Em geral, o lado côncavo da coluna pode ser considerado como estando em lordose relativa, e o lado convexo, em cifose relativa.
- Todas as áreas sagitalmente anormais devem ser incluídas na área da coluna a ser instrumentada.
- O nível distal instrumentado deve atingir a neutralização axial nas radiografias de curvatura.
- A instrumentação nunca deve terminar em uma zona apical seja no plano coronal ou sagital.
- A extensão proximal da instrumentação deve se estender além de qualquer cifose torácica alta no plano sagital, e não deve causar desequilíbrio torácico superior no plano coronal. A natureza estrutural de uma curva torácica superior deve ser levada em consideração ao se observar as radiografias tiradas em curvatura nas incidencias póstero-anterior e lateral, para incluir essa área na instrumentação, quando a curva na área de T1 ou T2 a T5 for estrutural.

Existe considerável controvérsia sobre se as regras de King podem ser aplicadas à seleção dos níveis de instrumentação com os sistemas de instrumentação para a coluna posterior usados atualmente (Figs. 2-60 a 2-75).

A,B

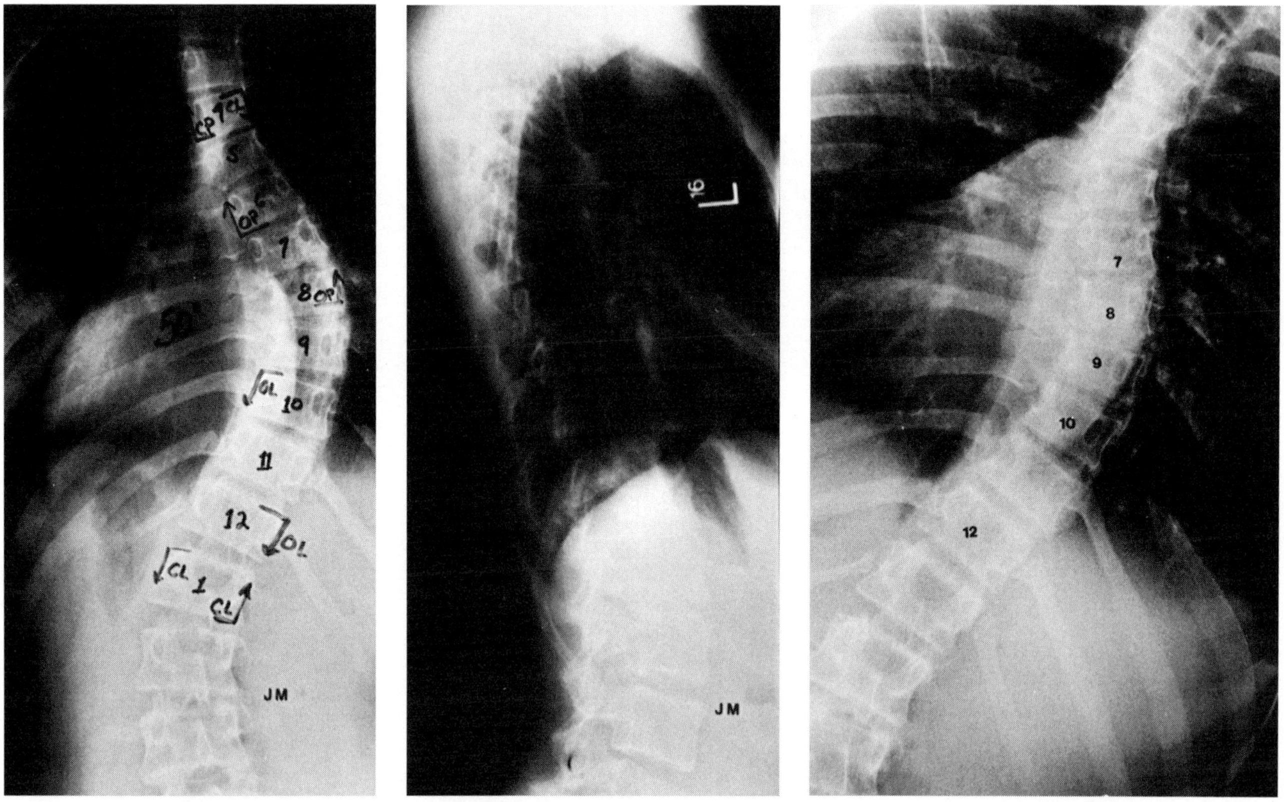

C

FIGURA 2-60. A preparação do paciente e a exposição da coluna vertebral são as mesmas que são utilizadas para a instrumentação de Harrington. O planejamento prévio da colocação dos ganchos é essencial, entretanto. Isso pode ser marcado claramente na radiografia pré-operatória **(A)** para guiar tanto o cirurgião como os seus assistentes.

A seleção dos níveis para fusão segue muitos dos princípios delineados por King et al. (19). A experiência tem mostrado, entretanto, uma exceção importante relacionada com a fusão seletiva na curva do tipo II. Tem sido observado que os parâmetros propostos por King et al. (19) freqüentemente produzem descompensação da coluna para a esquerda quando apenas a *curva torácica* direita é corrigida em uma curva do tipo II. Não há consenso universal sobre a seleção apropriada da vértebra mais inferior a ser instrumentada ao se tratar uma curva do tipo II com a instrumentação de Cotrel-Dubousset, embora a consideração mais importante seja provavelmente a rotação das vértebras inferiores. A vértebra inferior a ser instrumentada deve estar rodada para dentro da curva, e a vértebra que começar a rodar para dentro da curva compensatória não deve ser instrumentada.

O uso da instrumentação é demonstrado em uma para curva torácica única. As vértebras da extremidade são selecionadas de acordo com os critérios de King et al. (19). As vértebras da extremidade cefálica **(B)** devem se estender além da hipocifose vista na radiografia lateral. As vértebras intermediárias **(C)**, que definem o segmento da coluna mais rígido, são determinadas na radiografia de curvatura, e 2 ganchos são colocados em cada lado desse segmento. No lado convexo da curva, as vértebras da extremidade são instrumentadas, como a vértebra apical.

O gancho mais inferior no lado convexo da curva é que se desloca mais facilmente. Para ajudar a segurá-lo, uma configuração em "garra", como mostrada aqui, pode ser usada para mantê-lo no lugar de forma segura. Deslocamento não é problema com o uso de parafusos de pedículo.

No uso original dessa instrumentação, uma configuração em garra era recomendada no topo da curva em ambos os lados. Existe uma grande variação de opinião entre cirurgiões. Embora a configuração de garra usando o processo transverso da vértebra mais cefálica e o pedículo da vértebra abaixo seja recomendada para a vértebra superior no lado convexo, alguns cirurgiões variam essa configuração. Essa garra pode ser construída com o gancho em direção para baixo no processo transverso ou sobre a lâmina superior da vértebra mais cefálica com o gancho de pedículo em direção para cima na vértebra caudal subseqüente. Um simples gancho laminar em compressão na última vértebra superior pode também ser suficiente no topo do lado convexo da curva.

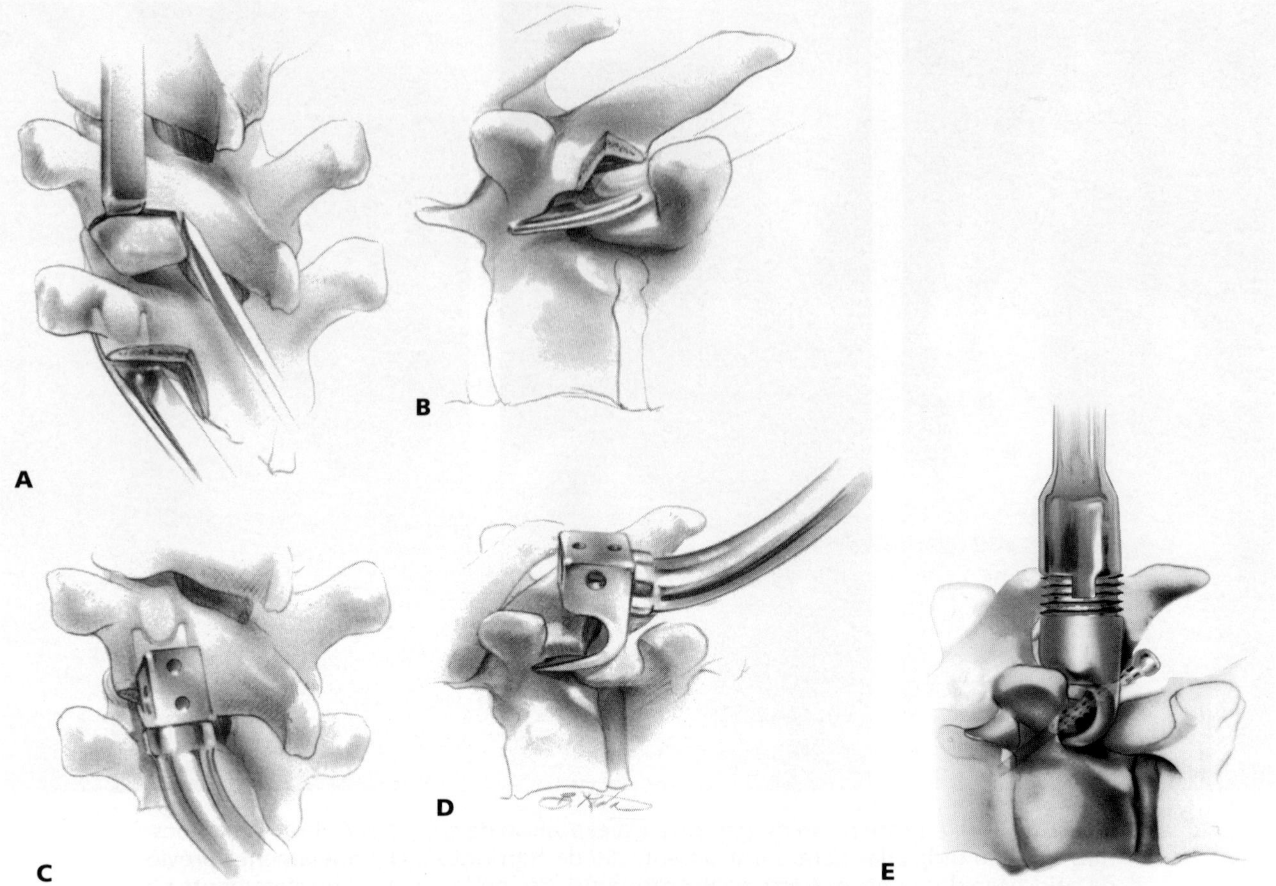

FIGURA 2-61. Ganchos de pedículo são usados somente na espinha torácica, e sempre são direcionados cranialmente. É necessário remover uma porção da lâmina para permitir que o gancho se estenda distante o bastante cranialmente de modo a poder encaixar-se no pedículo. Além de ser fixado de forma semi-rígida à vértebra, a força é aumentada acima da força do gancho sublaminar. A preparação para esse gancho é essencialmente a mesma ilustrada na Figura 2-10 para um gancho sublaminar. Primeiro, uma porção da lâmina é removida **(A)**. A maioria dos conjuntos de instrumentação que usam ganchos de pedículo vêm com uma ferramenta chamada *localizador de pedículo*. Essa ferramenta é deslizada sob a lâmina para detectar e identificar o pedículo **(B)**. Isso é perigoso, a menos que haja algo evitando que a ferramenta deslize para dentro do canal. À medida que o cirurgião empurra cranialmente, a ferramenta pode escorregar do pedículo medialmente e atingir a medula espinal. O pedículo pode ser identificado mais facilmente e de forma bem mais segura com o gancho para pedículo. O pedículo fica na junção do processo transverso e do centro da lâmina. Para maiores detalhes, veja as Figuras 2-64 e 2-65.

Com o gancho seguro por um suporte (não mostrado) e um empurrador, o gancho é inserido sob a lâmina com as mesmas precauções tomadas com o gancho sublaminar **(C)**. O gancho deve ficar sobre osso sólido. Não deve ficar rente com a lâmina **(D)**. Se ficar, é porque não foi removido osso suficiente ou o gancho está medial ou lateral ao pedículo. Quando estiver sobre o osso, o gancho é movido de lado a lado. Ele não deve se mover nem medial nem lateralmente, indicando que está enganchado no pedículo. O empurrador é então atingido pelo martelo para cravar os dentes metálicos do gancho no pedículo, tornando-o fixo.

O instrumental para a coluna AO permite uma fixação ainda mais rígida do gancho do pedículo por meio de um parafuso que passa através de um buraco na base do gancho e dentro do pedículo. O parafuso é colocado com a ajuda de um dispositivo colocado no orifício do parafuso. Um orifício de profundidade predeterminada é feito no pedículo, e o parafuso de 3,2 mm é inserido, travando o gancho no pedículo **(E)**.

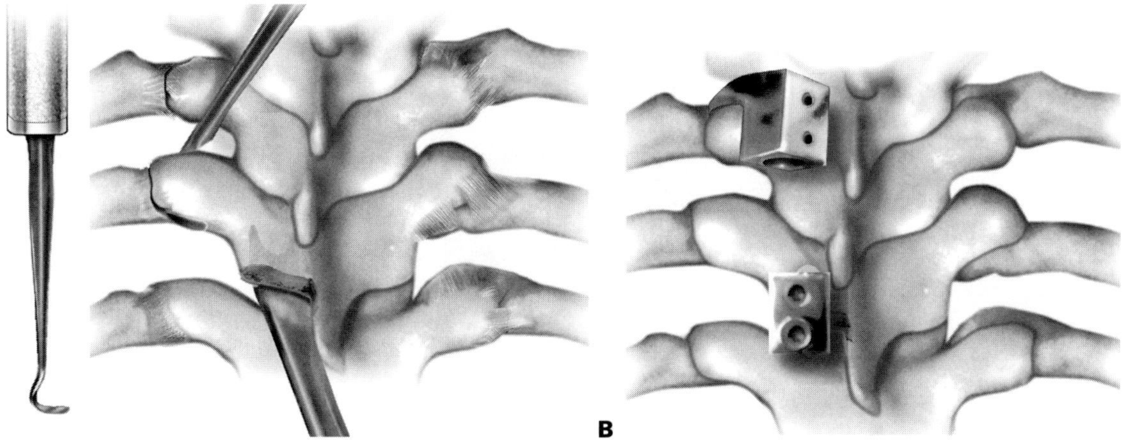

A B

FIGURA 2-62. A configuração clássica consiste de um gancho de processo transverso em direção cefálica e um gancho de pedículo na mesma vértebra, ou na vertebra abaixo. O gancho do processo transverso é inserido tão próximo da base do processo transverso quanto possível. Primeiro, o instrumento do processo transverso é usado para cortar os ligamentos costo-transversais ao passá-lo entre o processo transverso e a costela **(A)**. Isso permite uma acomodação fácil do gancho do processo transverso. A configuração final de garra é mostrada em **B**. O gancho do processo transverso pode ser substituído por um gancho supralaminar. No lado convexo da coluna no qual o gancho superior ficará em compressão, um gancho supralaminar único pode ser suficiente para substituir a garra.

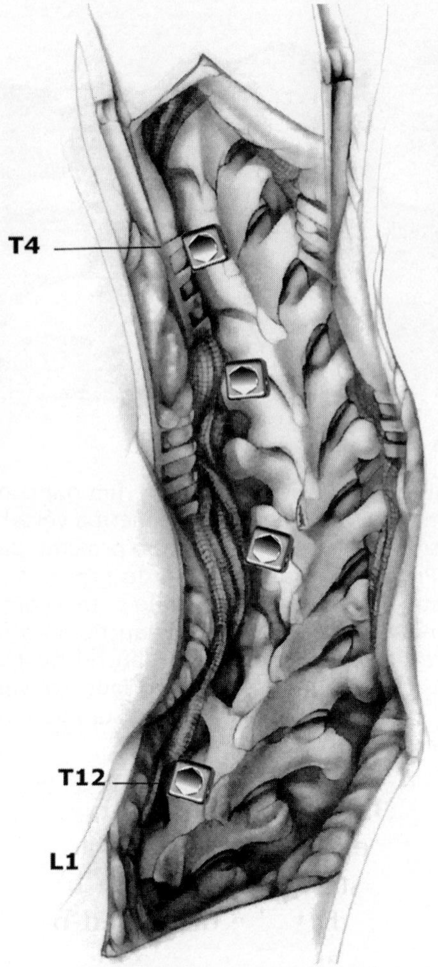

FIGURA 2-63. Os ganchos foram colocados nas vértebras intermediárias no lado côncavo. Ganchos colocados na região lombar e ganchos que se posicionam em direção caudal não podem enganchar o pedículo; sendo assim, ganchos laminares são usados nessas áreas da mesma forma como os ganchos para distração de Harrington. Ganchos lombares podem ser utilizados na coluna torácica, e vice-versa. Seu uso é ditado pela utilização do tipo de gancho que se encaixa melhor. Em relação a isso, deve-se observar que um gancho lombar com sua lâmina mais profunda colocado sobre uma lâmina torácica pequena pode ser empurrado para dentro do canal quando a haste é rodada.

Também é possível usar fios sublaminares nas vértebras intermediárias. Essa técnica é geralmente usada com uma manobra de translação, e não como uma manobra de rotação.

Note que as facetas foram excisadas em ambos os lados, e que os locais para colocação dos ganchos convexos em T4, T8, T12 e L1 foram preparados. Consegue-se uma melhor excisão de todas as facetas se isso for feito antes de realizar qualquer correção, porque aumenta a mobilidade da espinha. A decorticação da coluna é feita em cada lado antes da inserção da haste. O enxerto ósseo deve ser colocado embaixo da haste e em cada faceta.

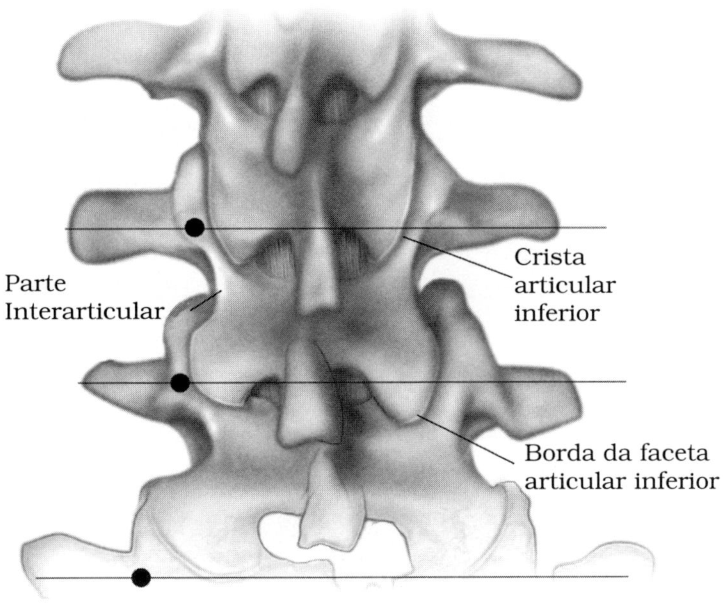

FIGURA 2-64. A maioria dos cirurgiões limita o uso de parafusos de pedículo em cirurgia de escoliose de rotina às vértebras lombares, T11 ou T12. Embora haja muitas variações da técnica para inserir parafusos de pedículo, os princípios são os mesmos, e o método mostrado aqui é apenas um de vários que funcionam. A primeira tarefa para o cirurgião é identificar o ponto na superfície posterior da coluna óssea sob o qual o pedículo fica. As características anatômicas da superfície posterior das vértebras lombares são os processos transversos, a borda inferior da faceta superior e a crista articular que se estende a partir desse último ponto de referência e representa a área da parte interarticular. O pedículo fica por baixo de um ponto situado na base inferior da faceta articular imediatamente lateral à crista articular, na intersecção com uma linha horizontal que divide os processos transversos.

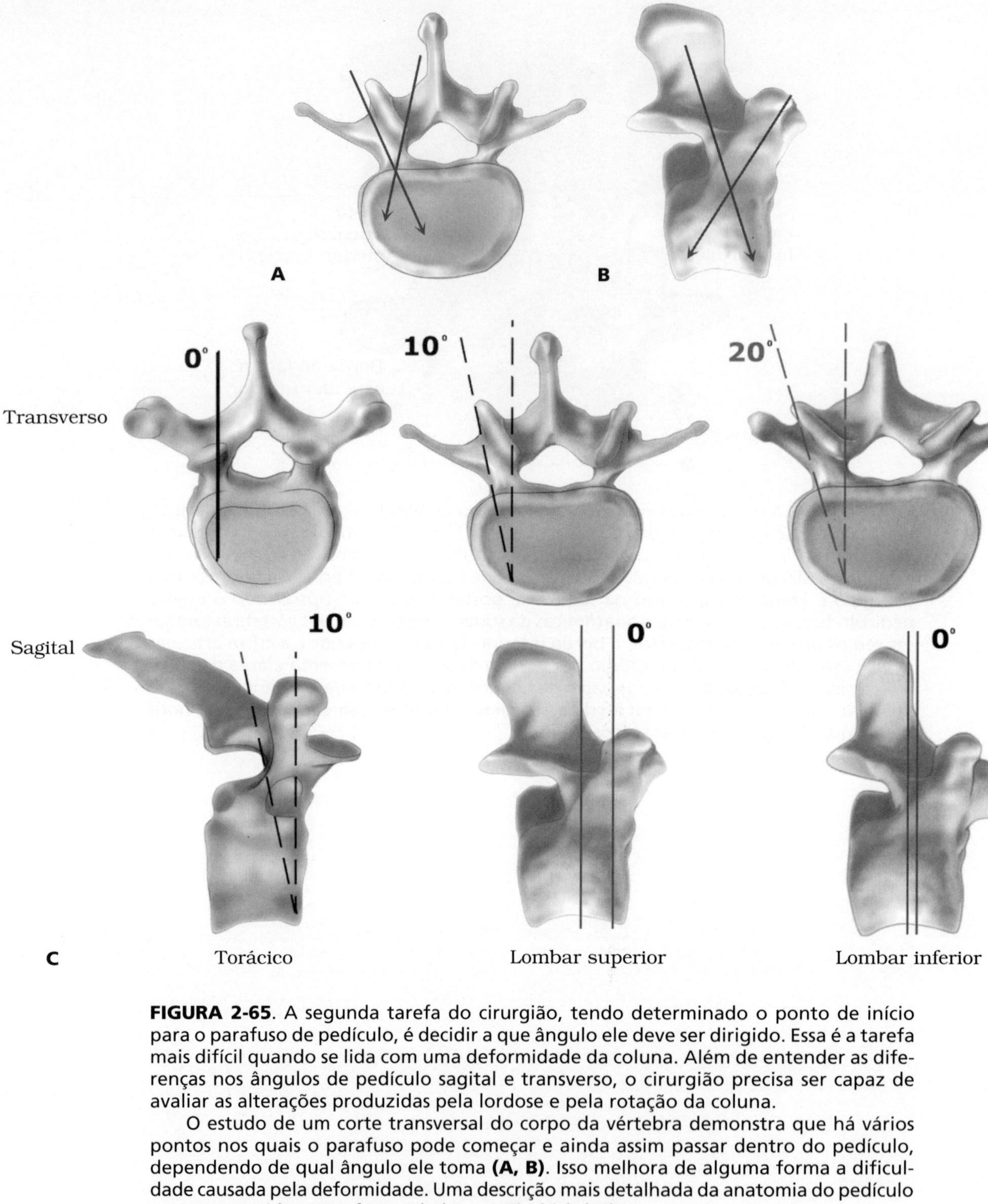

FIGURA 2-65. A segunda tarefa do cirurgião, tendo determinado o ponto de início para o parafuso de pedículo, é decidir a que ângulo ele deve ser dirigido. Essa é a tarefa mais difícil quando se lida com uma deformidade da coluna. Além de entender as diferenças nos ângulos de pedículo sagital e transverso, o cirurgião precisa ser capaz de avaliar as alterações produzidas pela lordose e pela rotação da coluna.

O estudo de um corte transversal do corpo da vértebra demonstra que há vários pontos nos quais o parafuso pode começar e ainda assim passar dentro do pedículo, dependendo de qual ângulo ele toma **(A, B)**. Isso melhora de alguma forma a dificuldade causada pela deformidade. Uma descrição mais detalhada da anatomia do pedículo e outras considerações foram dadas por Zindrick (20).

C: Mudanças nos ângulos nos planos transverso e sagital que o parafuso precisa seguir para permanecer dentro do pedículo de várias vértebras. Essas são aproximações e podem variar. Mais difícil, entretanto, é também julgar o ângulo dos pedículos com o efeito da lordose e da rotação das vértebras (Adaptado de Zindrick MR. Fixação com parafuso de pedículo. Em: Weinstein SL, ed. *A coluna vertebral pediátrica: princípios e prática*. New York, Raven, 1994:1683).

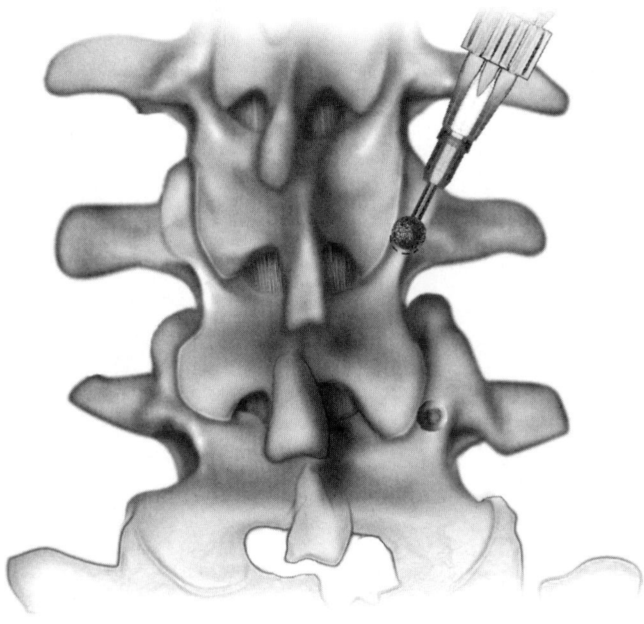

FIGURA 2-66. Após identificar o ponto de inserção, uma broca de 5 mm é usada para remover a cortical e penetrar no osso esponjoso. Com um saca-bocado, remove-se a faceta proeminente. Isso pode ser feito antes ou depois de se abrir o orifício com a broca. Usando movimentos circulares, o osso no ponto de início é removido até que o osso esponjoso seja exposto.

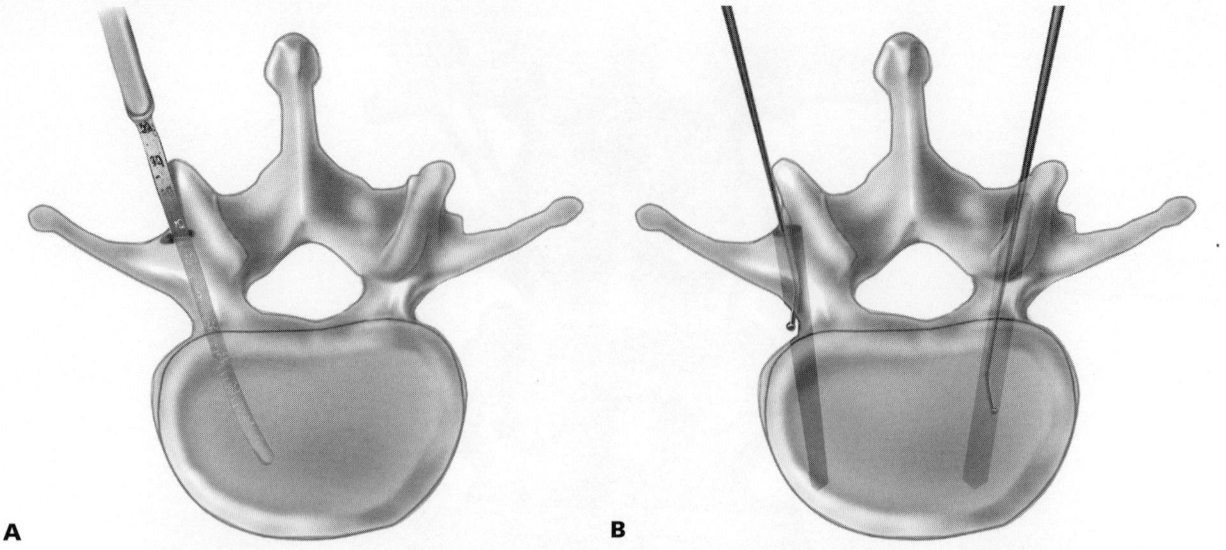

A B

FIGURA 2-67. Em seguida, usa-se a sonda romba ou localizador de pedículo. Ela é avançada na direção desejada (ângulo correto) enquanto é girada para frente e para trás. A sonda deve avançar de modo relativamente fácil, uma vez iniciado o movimento e se estiver no pedículo. Uma sonda com uma ponta romba é melhor, porque a rotação da sonda ao avançá-la permite sentir o osso esponjoso **(A)**. Se houver resistência significativa, reconsidere o ponto inicial ou, mais provavelmente, o ângulo que a sonda está seguindo. Se a sonda abrir caminho através da cortical do pedículo, a passagem se tornará repentinamente fácil, e a sensação de girar a sonda no osso esponjoso será perdida.

Quando a profundidade desejada for alcançada ou se houver dúvida quanto ao rompimento da cortical do pedículo, um instrumento sensor flexível é utilizado. Esse dispositivo tem uma haste fina e flexível que transmite a sensação ao cirurgião. Ela tem uma pequena extremidade em formato de bola e uma pequena curva na extremidade. Primeiro, o sensor é inserido até a profundidade da exploração por sonda. Se, na profundidade do orifício, qualquer sensação que não seja a de osso sólido for encontrada, o sensor penetrou na cortical vertebral. A seguir, o cirurgião usa o sensor para sentir as paredes medial, lateral, superior e inferior do pedículo. A sensação áspera do osso deve ser sentida em todas os locais, indicando que o pedículo está intacto **(B)**. Se essa sensação não for encontrada em todos os 4 quadrantes, uma tentativa deve ser feita para redirecionar a sonda.

Quando o cirurgião estiver satisfeito, os parafusos ou um fio de Kirschner pequeno, ou outro marcador, pode ser inserido nos orifícios para confirmação radiográfica da colocação adequada. A incidencia ântero-posterior é de pouca utilidade para determinar a colocação medial e lateral no plano transverso, ao passo que a incidência lateral mostra claramente os parafusos em relação aos pedículos no plano sagital.

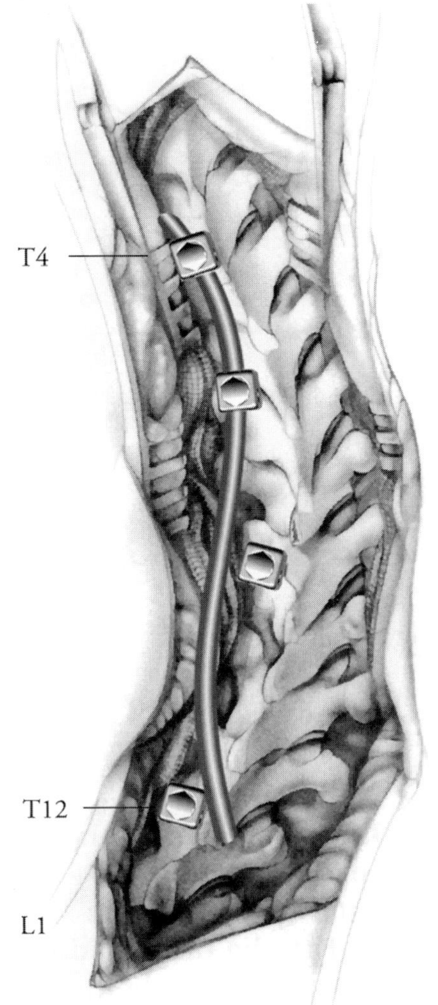

FIGURA 2-68. Instrumentação feita sem parafusos de pedículo. Se os parafusos de pedículo fossem usados, os princípios seriam os mesmos, embora provavelmente houvesse mais pontos de ligação à haste. A haste é dobrada a fim de se ajustar ao contorno sagital normal do segmento a ser fundido. Em muitas áreas e em muitos casos, a haste pode ser rodada para encaixar-se no contorno da coluna. Entretanto, a intenção nunca é essa, e a haste nunca deve ser dobrada para permitir uma inserção fácil da haste nos ganchos. Em vez disso, seu formato deve ter o contorno sagital desejado da coluna vertebral. Como mostrado aqui, a haste não se encaixa facilmente no gancho em T11. É necessário transladar o gancho e as vértebras para a haste com os instrumentos fornecidos com a fixação que está sendo usada, em particular.

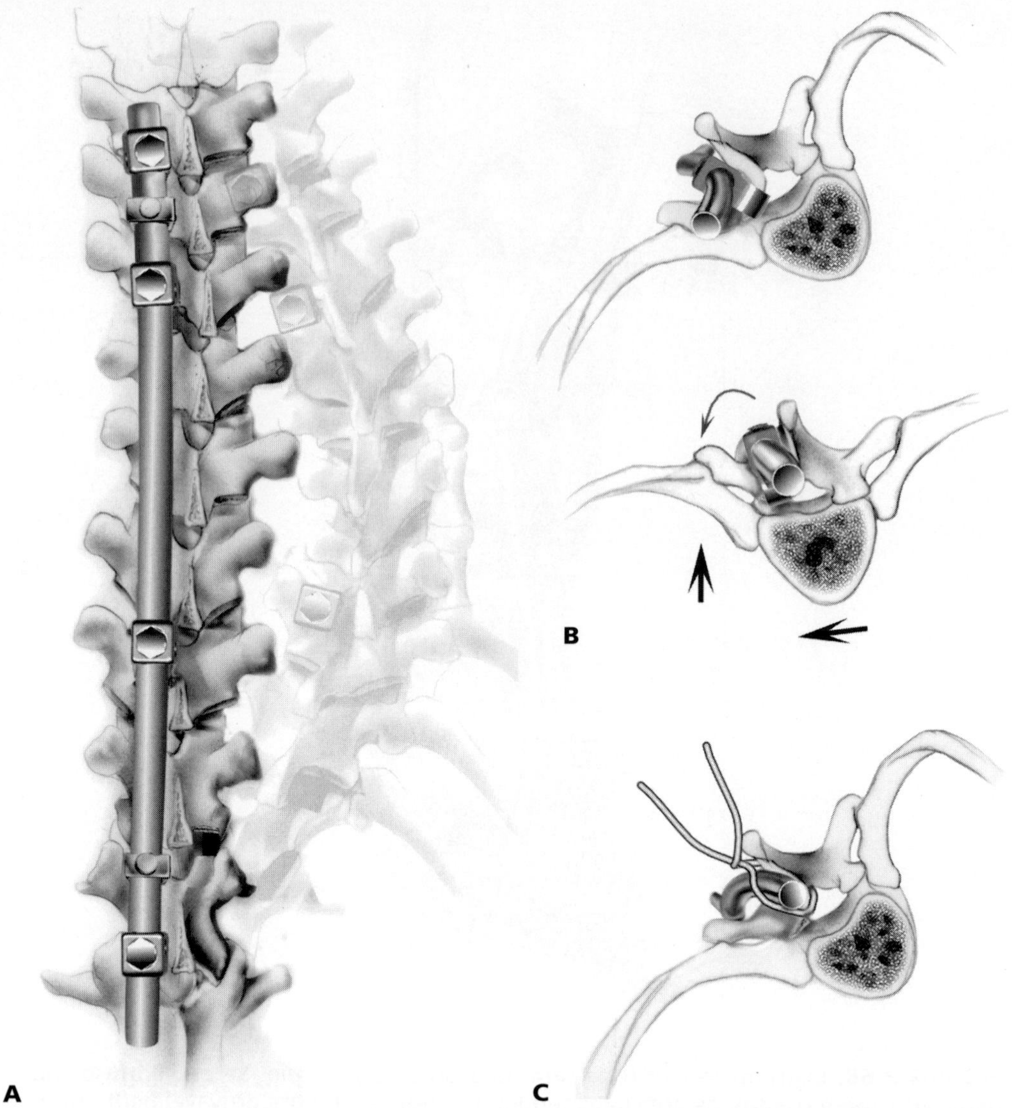

FIGURA 2-69. A haste no lado côncavo é agora inserida em todos os ganchos e parafusos. Entretanto, os ganchos não são afixados à haste para permitir rotação. A haste é fixada com um clampe de haste e é rodada para trazê-la para o seu alinhamento sagital desejado. Ao se fazer isso, deve-se manter uma atenção cuidadosa em relação a todos os ganchos, a fim de se ter certeza que todos eles permanecem firmemente assentados **(A)**.

À medida que a haste é rodada, seu ápice move-se dorsal e lateralmente. As vértebras são também trazidas lateralmente, corrigindo a escoliose e dorsalmente corrigindo a hipocifose **(B)**. Quando a haste estiver em alinhamento sagital normal, compressão ou separação, como apropriado, podem ser feitas para assentar os ganchos firmemente. Entretanto, geralmente há pouca correção a ser ganha nesse ponto.

Na manobra de translação, usando fios sublaminares como mostrado aqui **(C)**, a haste é inserida nos ganchos ou parafusos superior e inferior e é alinhada no plano sagital correto. Os fios são então apertados, trazendo as vértebras intermediárias da curva lateralmente para corrigir a escoliose e dorsalmente para corrigir a hipocifose. Antes das hastes serem completamente apertadas, a segunda haste é inserida e as ligações cruzadas são aplicadas. Isso dará mais rigidez à haste côncava, e os fios poderão ficar mais apertados.

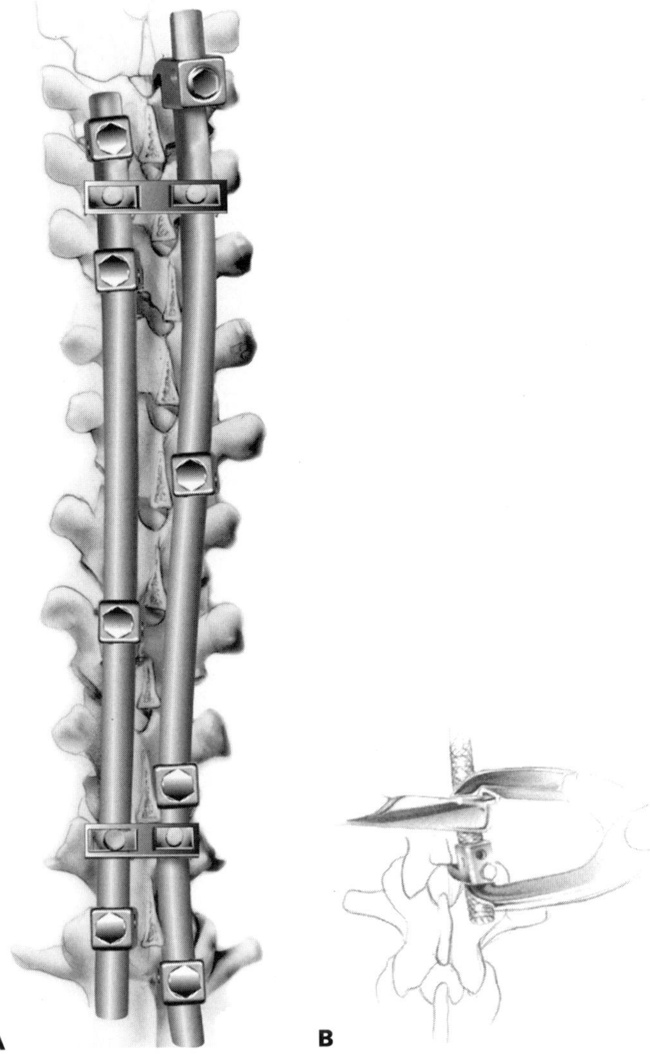

A B

FIGURA 2-70. A haste convexa é então inserida de forma similar à haste côncava **(A)**. É recomendável que a porção central dessa haste seja deixada plana, de forma que, quando rodada, a porção plana tenda a empurrar as vértebras rodadas para baixo, produzindo uma correção adicional. Observamos que há pouca ou quase nenhuma correção adicional a ganhar com essa haste na curva usual. Entretanto, ela fornece mais rigidez ao adicionar compressão e permitir que uma estrutura rígida seja construída. O gancho em posição mais cefálica é apertado primeiro. O gancho apical é então comprimido contra ela e apertado. O gancho em posição mais caudal é então comprimido e apertado.

Freqüentemente, há uma quantidade insuficiente da haste projetando-se além do gancho inferior para que um clampe de haste e um separador de lâmina (spreader) sejam usados. Nesse caso **(B)**, um suporte de haste em posição cefálica ao gancho e o dispositivo de compressão de gancho podem ser utilizados. Finalmente, o gancho em T12 é comprimido contra o gancho em T1 e apertado, produzindo a configuração de garra. Deve-se ter cuidado para fixar o gancho mais inferior, o qual tem tendência a se deslocar. Isso pode ser feito ao incisar profundamente a lâmina de forma que o gancho fique bem assentado, comprimindo-o de forma segura, e como ilustrado nesse caso, usando uma configuração de garra com um gancho adicional em T12.

O estágio final é fixar as ligações cruzadas. Essas são necessárias para fornecer rigidez torsional (13). As hastes podem ser separadas com um *spreader* de lâmina ou aproximadas com um clampe de compressão se não houver um ajuste perfeito. Independente do comprimento da haste, duas ligações cruzadas fornecem rigidez suficiente, e se os parafusos de pedículo forem usados em ambos os lados, uma ligação cruzada pode ser tudo o que é necessário.

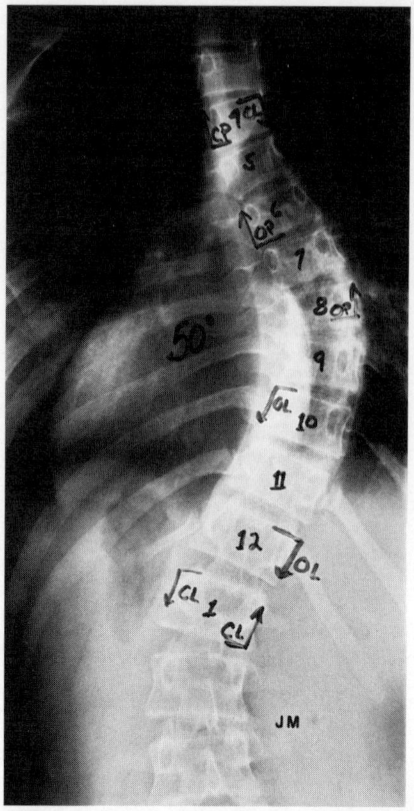

A

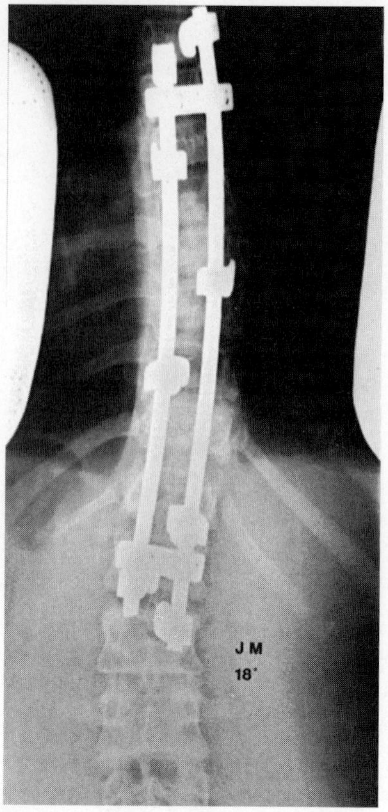

B

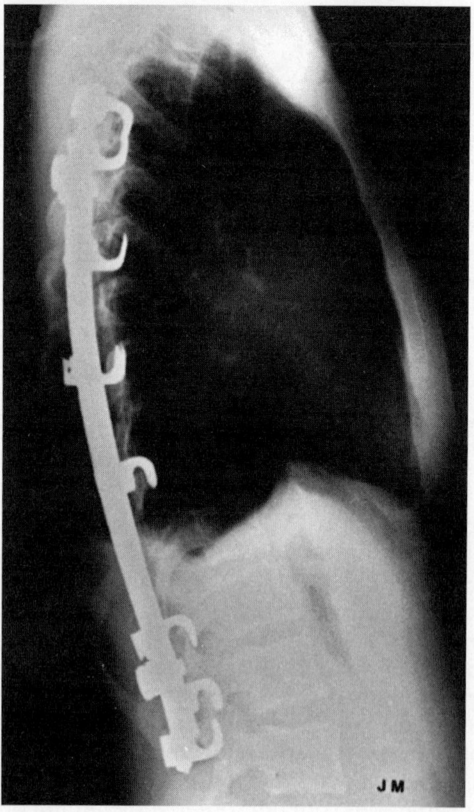

C

FIGURA 2-71. Uma curva torácica única tratada com todos os ganchos. Note a substituição de um gancho supralaminar na vértebra superior do lado convexo em vez da garra, e o uso de 2 ganchos de pedículo sem a configuração de garra no lado côncavo superior. **A:** Radiografia pré-operatória com a instrumentação marcada. **B,C**: Resultados um ano após a cirurgia.

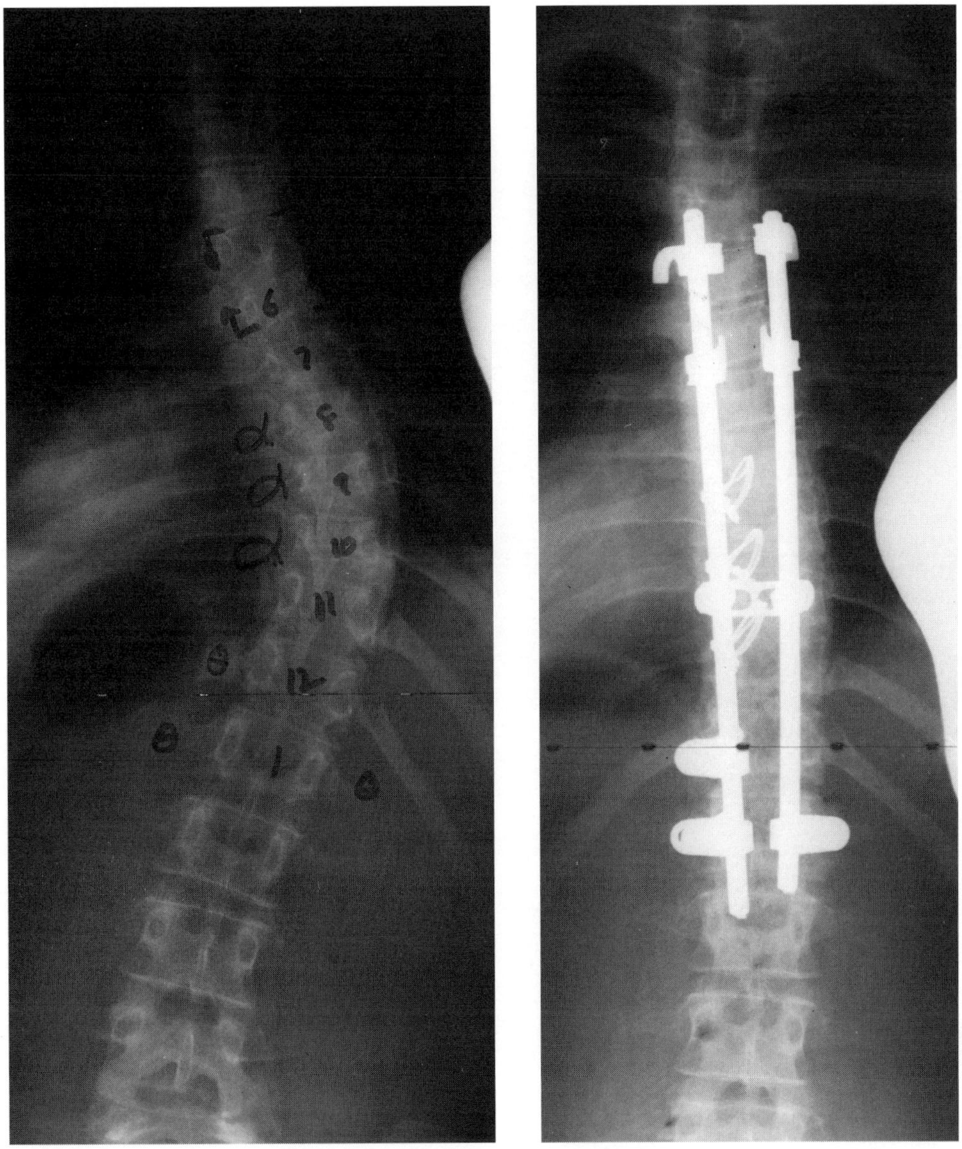

A B

FIGURA 2-72. Exemplo de curva torácica única tratada com uma garra na parte superior da curva em ambos os lados, parafusos de pedículo na parte inferior em ambos os lados, e fios sublaminares para translação das vértebras intermediárias. **A:** A radiografia pré-operatória com a instrumentação marcada. **B,C:** Radiografias ântero-posterior e lateral 2 anos após a artrodese mostram boa correção da curva e restauração do contorno sagital normal da coluna vertebral. (*continua*)

C 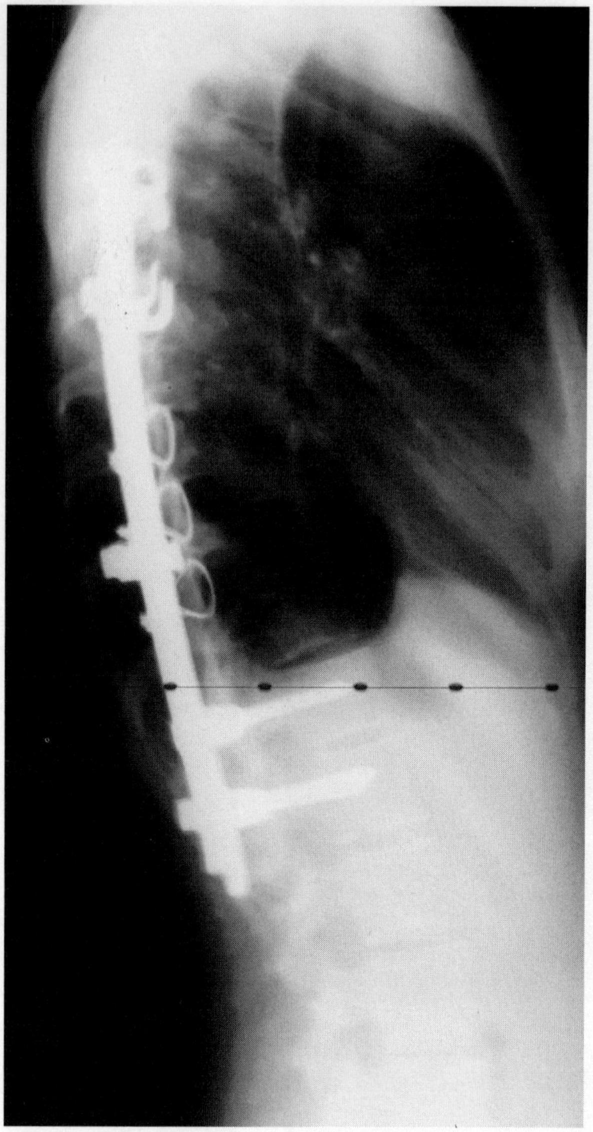

FIGURA 2-72. (*Continuação*)

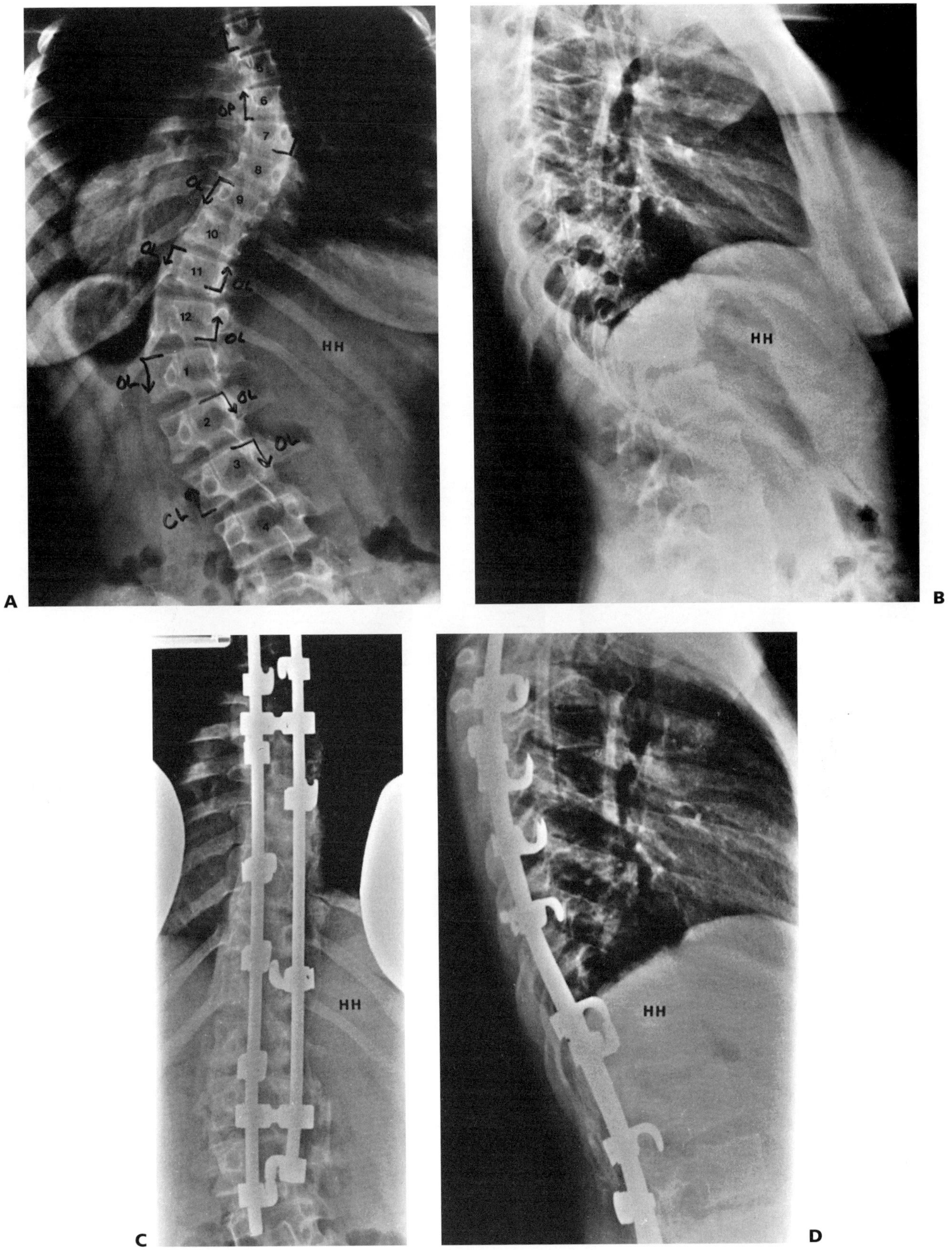

FIGURA 2-73. O uso de instrumentação com ganchos em toda a extensão em curva dupla. Embora essa instrumentação funcione melhor do que outros métodos usando a haste de Harrington para corrigir a escoliose e manter os contornos sagitais normais da espinha, ela não corrige a escoliose lombar tão bem quanto a escoliose torácica em muitos casos. Isso porque os ganchos na coluna lombar não dispoem de uma boa fixação como ocorre nas lâminas na coluna torácica com os ganchos de pedículo.

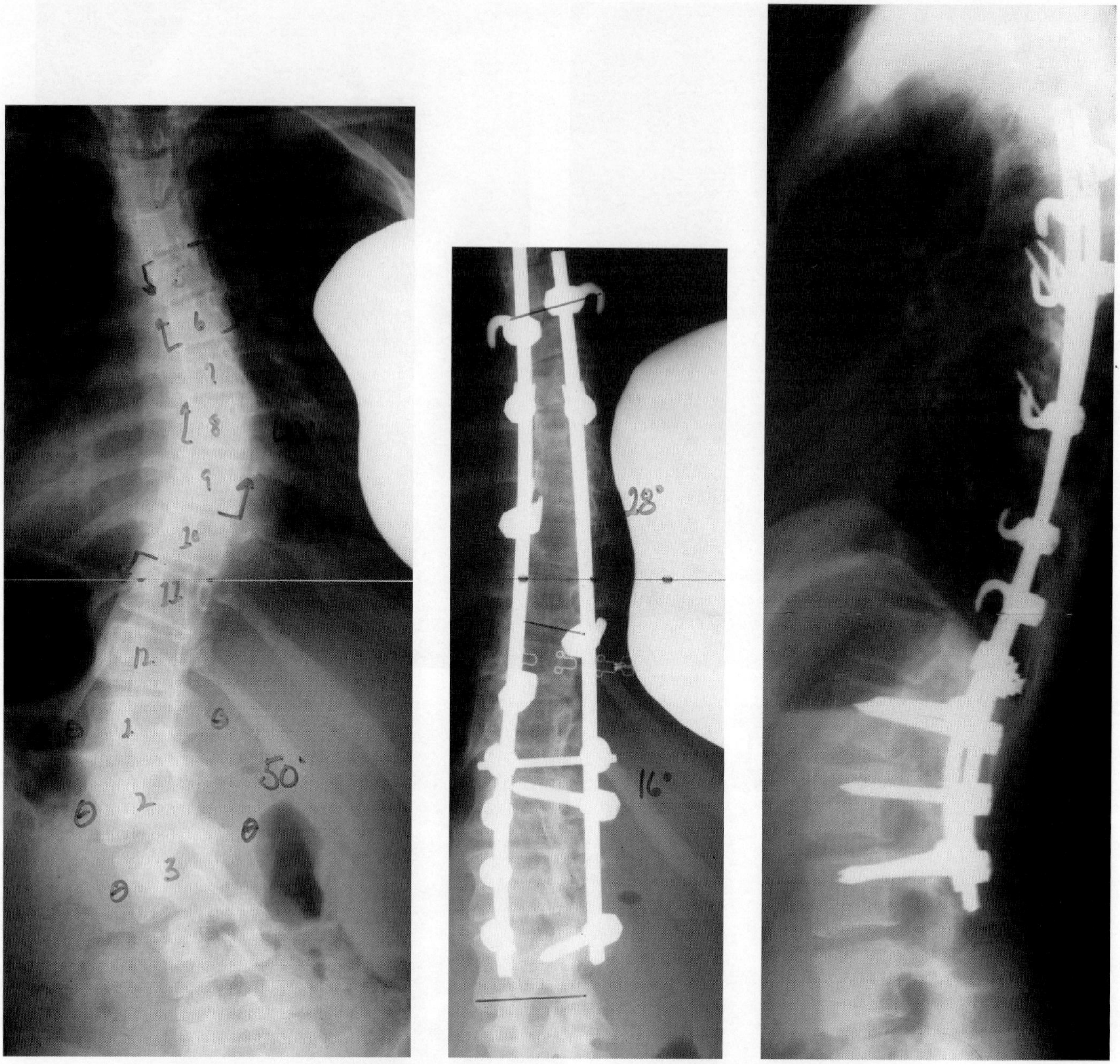

FIGURA 2-74. Radiografias de uma curva dupla tratada com ganchos na coluna torácica e parafusos de pedículo na coluna lombar. A correção das curvas foi obtida pela rotação da haste no lado direito da coluna após a haste ter sido assentada em todos os ganchos e parafusos.

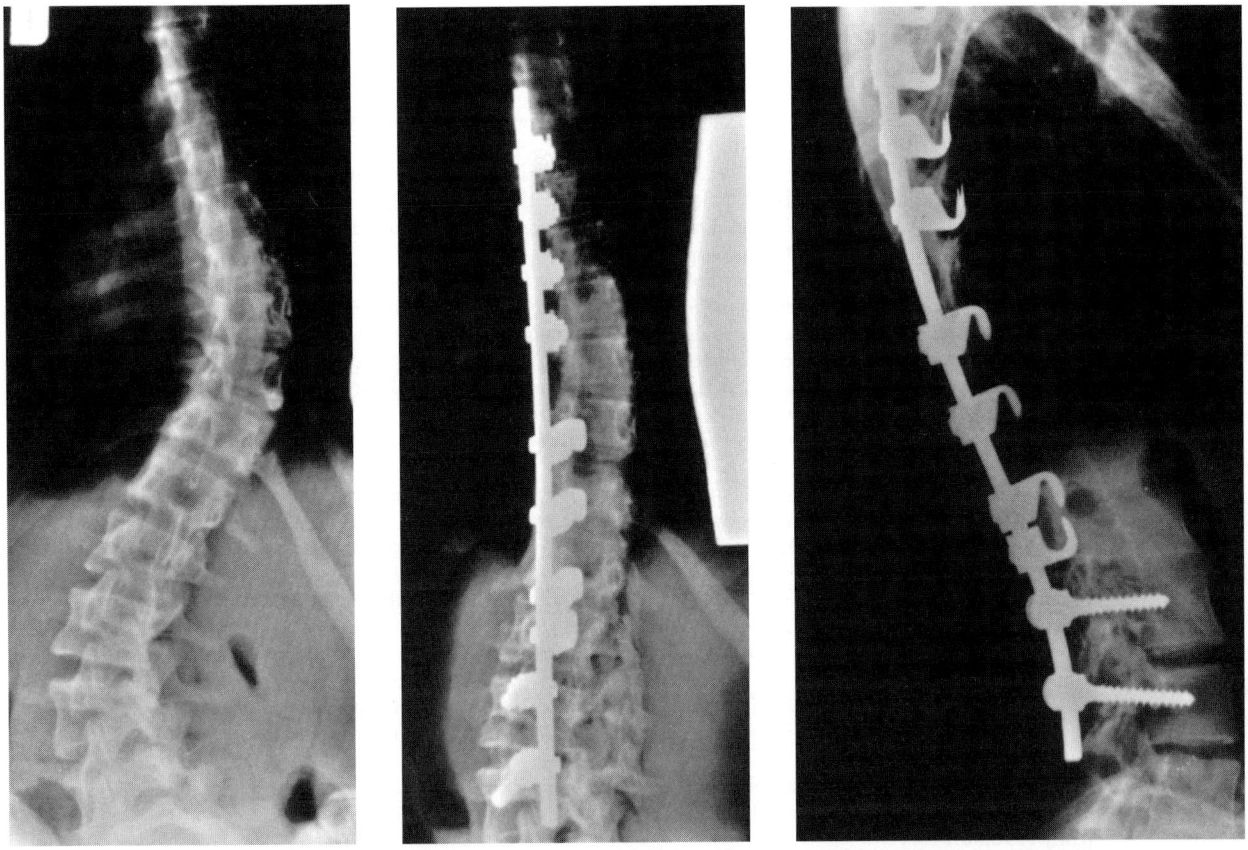

A B,C

FIGURA 2-75. Uma técnica que tem perdido a preferência por causa do bloqueio da haste e pseudoartrose é a técnica da haste única. Essa técnica baseava-se na observação de que a haste sacral não fornece correção adicional. **A:** Radiografia pré-operatória de uma curva dupla. **B,C:** Radiografias ântero-posterior e lateral pós-operatórias usando uma haste única.

CUIDADOS PÓS-OPERATÓRIOS

No período pós-operatório imediato, a rigidez da fixação é tal que nenhuma consideração especial precisa ser dada em relação ao movimento ou posicionamento do paciente. Os pacientes são mobilizados de acordo com os desejos do cirurgião. É possivel permitir que o paciente fique de pé no primeiro dia após a cirurgia, com deambulação no segundo dia, e que esteja pronto para a alta hospitalar no terceiro ou quarto dia. Muitos preferem um ritmo mais lento. Nenhuma imobilização pós-operatória é utilizada. Geralmente os pacientes estão prontos para ir à escola de 2 a 3 semanas após a cirurgia. Todas as atividades extenuantes ou práticas de esporte estão restringidas para os pacientes por 6 a 9 meses. Após a cirurgia os pacientes são vistos regularmente em 1, 3 e 6 meses, e depois no acompanhamento de 9 a 12 meses inicialmente com avaliação radiográfica. Após esse período, o acompanhamento é feito anualmente.

Referências

1. Cotrel Y, Dubousset J, Guillaumat M. New universal instrumentation in spinal surgery. Clin Orthop 1988;227:10.
2. Ecker ML, Betz R, Trent PS, et al. Computer tomography evaluation of Cotrel-Dubousset instrumentation in idiopathic scoliosis. Spine 1988;13:1141.
3. Cundy PJ, Paterson DC, Hillier TM, et al. Cotrel-Dubousset instrumentation and vertebral rotation in adolescent idiopathic scoliosis. J Bone Joint Surg [Br] 1990;72:670.
4. Gray JM, Smith BW, Ashley RK, et al. Derotational analysis of Cotrel-Dubousset instrumentation in idiopathic scoliosis. Spine 1991;16(Suppl):391.
5. Krismer M, Bauer R, Sterzinger W. Scoliosis correction by Cotrel-Dubousset instrumentation: the effect of derotation and three dimensional correction. Spine 1992;8(Suppl):263.
6. Wood KB, Transfeld EE, Ogilvie JW, et al. Rotational changes of the vertebral-pelvic axis following Cotrel-Dubousset instrumentation. Spine 1991;16(Suppl):404.
7. Labelle H, Dansereau J, Bellefleur C, et al. Preoperative three-dimensional correction of idiopathic scoliosis with the Cotrel-Dubousset procedure. Spine 1995;20:1406.
8. Perdriolle R, Vidal J. Morphology of scoliosis: three-dimensional evolution. Orthopedics 1987;10:909.
9. Asher MA, Cook LT. The transverse plane evolution of the most common adolescent idiopathic scoliosis deformities. A cross-sectional study of 181 patients. Spine 1995;20:1386.
10. Ashman RB, Birch JG, Bone LB, et al. Mechanical testing of spinal instrumentation. Clin Orthop 1988;227:113.
11. Richards BS, Herring JA, Johnston CE. Treatment of adolescent idiopathic scoliosis using Texas Scottish Rite Hospital instrumentation. Spine 1994;19:1598.
12. Asher M, Carson WL, Heinig C, et al. A modular spinal rod linkage system to provide rotational stability. Spine 1988;13:272.
13. Lenke LG, Bridwell KH, O'Brien MF, et al. Recognition and treatment of proximal thoracic curve in adolescent idiopathic scoliosis treated with Cotrel-Dubousset instrumentation. Spine 1994;19:1589.
14. Cummings RJ, Loveless EA, Campbell J, et al. Interobserver reliability and intraobserver reproducibility of the system of King et al. for the classification of idiopathic scoliosis. J Bone Joint Surg [Am] 1998;80:1107.
15. Lenke LG, Betz RR, Bridwell KH, et al. Intra and inter observer reliability in the classification of adolescent idiopathic scoliosis. J Bone Joint Surg [Am] 1998;80:1097.
16. Lenke LG, Bridwell KH, Blank K, et al. Radiographic results of arthrodesis with Cotrel-Dubousset instrumentation for the treatment of adolescent idiopathic scoliosis: a 5 to 10 year follow up study. J Bone Joint Surg [Am] 1998;80:807.
17. King HA, Moe JH, Bradford DS, Winter RB. The selection of fusion levels in thoracic idiopathic scoliosis. J Bone Joint Surg [Am] 1983;65:1302.
18. Shufflebarger HL. Theory and mechanisms of posterior derotation spinal systems. In: Weinstein SL, ed. The pediatric spine: principles and practice. New York: Raven, 1994:1515.
19. King HA, Moe JH, Bradford DS, et al. The selection of fusion levels in thoracic idiopathic scoliosis. J Bone Joint Surg [Am] 1983;65:1302.
20. Zindrick MR. Pedicle screw fixation. In: Weinstein SL, ed. The pediatric spine: principles and practice. New York, Raven, 1994:1683.

2.10 TORACOPLASTIA

A rotação da coluna e a proeminência secundária da costela na região torácica e toracolombar e a proeminência muscular paraespinha na região lombar são, freqüentemente, as principais preocupações de pais e pacientes. Não há uma correlação direta entre proeminência da costela e magnitude da curva. Durante muitos anos, pouca atenção foi dada à proeminência residual da costela em pacientes com escoliose. Apesar do advento dos sistemas de de-rotação e fixação segmentar, a proeminência residual da costela, algumas vezes associada com a dor, é freqüentemente a maior queixa de pacientes após a correção cirúrgica para escoliose.

As indicações clínicas para a toracoplastia (1-9) incluem uma deformidade em ângulo agudo da costela, uma deformidade da costela de 3,5 cm ou uma deformidade rígida, ou um ângulo de mais de 15° na costela observado na radiografia e no exame clínico pré-operatórios. As costelas recuperadas podem ser utilizadas para enxertos ósseos, evitando-se a necessidade de obter osso da crista ilíaca.

Pacientes tratados cirurgicamente freqüentemente desejam uma ressecção da costela após a cirurgia por causa de grandes proeminências torácicas residuais e de proeminências que causam dor ou que são freqüentemente submetidas a trauma ao sentar-se. Em adultos, as curvaturas geralmente são rígidas, e os resultados estéticos são melhores quando a correção cirúrgica é acompanhada de toracoplastia.

Uma boa idéia de como a deformidade da costela irá ser corrigida com reparo cirúrgico da curva pode ser obtida apenas ao se colocar o paciente (p. ex., com a curva torácica direita) na posição de Adams curvada para frente flexionando para o lado direito. Uma redução da proeminência da costela indica flexibilidade da curvatura bem como flexibilidade da proeminência torácica; assim, esse tipo de paciente provavelmente não necessita de uma toracoplastia.

As expectativas dos pais e dos pacientes sobre os resultados da toracoplastia devem ser realistas. Os pacientes que passam por uma toracoplastia irão apresentar uma diminuição da função pulmonar no pós-operatório por um longo período de tempo. Além disso, é importante discutir os elementos da deformidade do paciente com o paciente e os pais no período pré-operatório, pois algumas das deformidades são devidas a proeminência dos processos transversos como resultado de rotação acentuada da coluna. Em situações como essa, a mera remoção das costelas que estão causando o problema não alivia a deformidade de forma completa. Além disso, em pacientes jovens, as costelas voltam a crescer, e elas podem crescer um pouco deformadas.

A toracoplastia pode ser feita antes ou depois da correção cirúrgica da curvatura. Os especialistas que recomendam a correção antes da cirurgia argumentam que a perda sanguínea é menor nesse ponto do procedimento cirúrgico (2). Durante a correção da deformidade da coluna, entretanto, muitos cirurgiões usam pressão manual nas costelas apicais para ajudar a trazer o ápice da curvatura para perto da instrumentação da coluna. A execução de uma toracoplastia prévia obviamente impede a utilização das costelas como um adjunto à correção da coluna (Figs. 2-76 a 2-84).

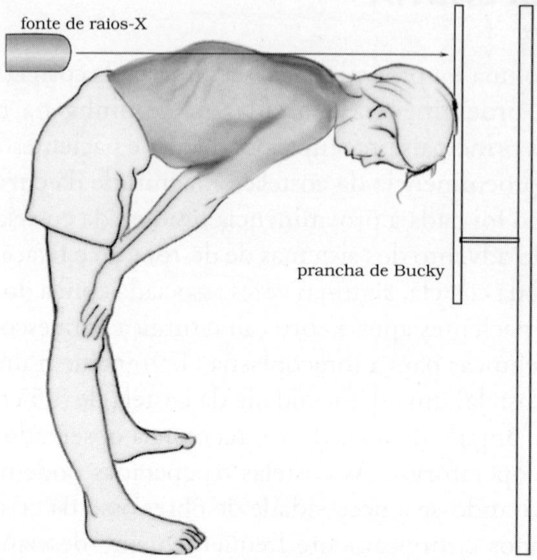

FIGURA 2-76. A deformidade das costelas na escoliose é melhor quantificada pela radiografia da proeminência da costela. Estudos adicionais, tais como tomografias computadorizadas, raramente são necessários.

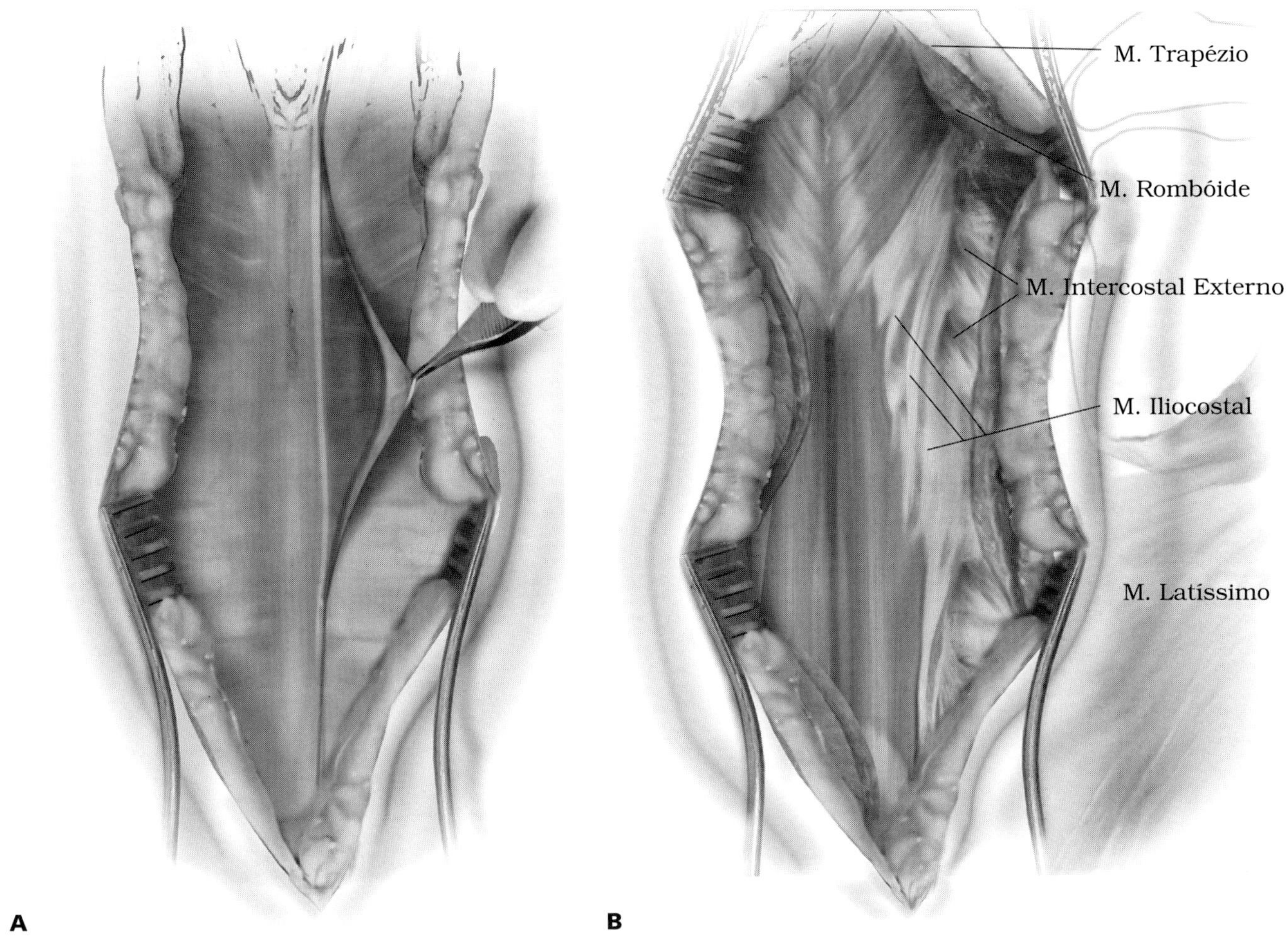

FIGURA 2-77. Toracoplastia acompanhando instrumentação e fusão da coluna. A mesma abordagem pode ser usada em pacientes previamente tratados com cirurgia, mas os planos teciduais podem não ser tão bem definidos quanto antes. Se uma toracoplastia for acompanhar uma fusão e instrumentação da coluna, a incisão deve se estender para baixo até cerca da região L2 ou L3 para ser capaz de permitir a retração dos planos musculares e fasciais apropriados.

Uma fina camada de fáscia toracolombar é incisada na região L2 a L3 em um plano paralelo e adjacente aos processos espinhosos. A fáscia é elevada para fora dos músculos paravertebrais, trabalhando distal a proximalmente e partir da linha média lateralmente. Todas as costelas apicais da curvatura são visualizadas. Preferimos elevar os músculos paraespinhais e os músculos ílio-costais para fora das costelas a serem ressecadas antes de fazer a incisão no periósteo da costela. Deve ser feita a ressecção de toda a proeminência da costela, o que freqüentemente inclui porções de 5 a 8 costelas. É difícil estimar a quantidade de costelas a serem ressecadas, e cada paciente deve ser avaliado individualmente. A área da proeminência pode ser demarcada no pré-operatório com o paciente na posição de Adams curvada para frente. Geralmente começamos com a costela apical e então trabalhamos proximal e distalmente, geralmente sendo necessário remover uma menor quantidade da costela em cada nível.

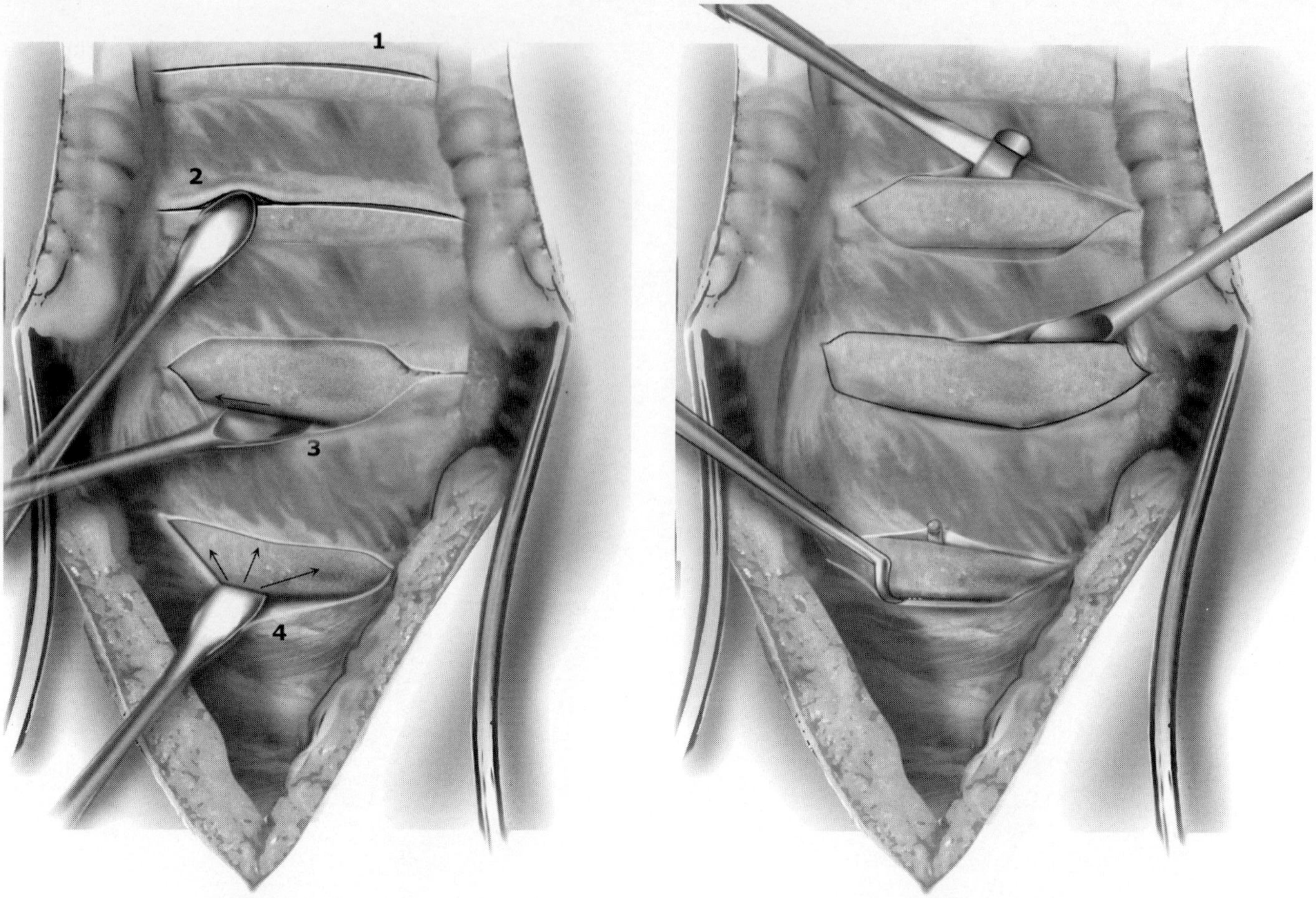

FIGURA 2-78. O perióstео sobre as costelas a serem removidas é incisado longitudinalmente com cautério de coagulação, permanecendo no centro da costela. Um elevador de periósteo pode ser usado para descolar o periósteo no aspecto arredondado superior e agudo inferior de cada costela. Elevadores de periósteo tais como o elevador de Alexander ou de Cobb podem ser usados para esse propósito. Após as margens da costela terem sido definidas, o periósteo pode ser deslocado sobre a margem superior e sob a margem inferior usando um elevador de Cobb, ou um Overholt nº 2 ou a extremidade do elevador de Alexander. Deve-se ter extremo cuidado para evitar que ocorra penetração da pleura. Toda a extensão da costela a ser excisada é exposta dessa forma. Alternativamente, após as bordas terem sido definidas e uma pequena seção da costela ter sido exposta circunferencialmente, um elevador de Doyan pode ser usado para expor a costela em todo o comprimento da ressecção pretendida.

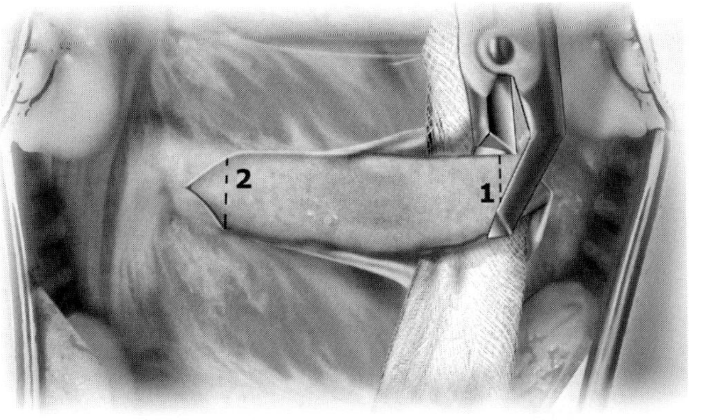

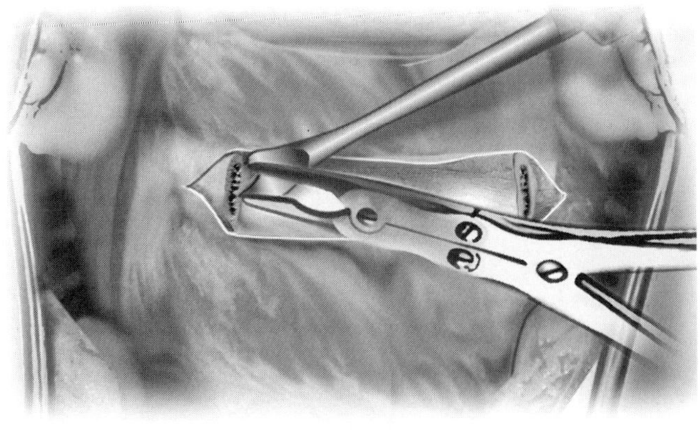

FIGURA 2-79. Após o periósteo ser dissecado da superfície profunda da costela, uma esponja cirúrgica é inserida sob a área para proteger a pleura. A costela é então cortada com um cortador de costela na margem lateral e presa por uma pinça de campo ou uma pinça hemostática de Kocher e todos os pontos de sangramento são coagulados. A quantidade de ressecção depende da anatomia da proeminência, se ela é pontiaguda ou angular, ou gradualmente arredondada. Ao ressecar a costela lateralmente, é importante não deixar qualquer ponta óssea aguda, que possa penetrar a pleura. A costela pode ser cortada com um saca-bocado de ação dupla ou um cortador de costela. Medialmente, a costela é em geral cortada de modo adjacente à extremidade do processo transverso. Deve-se tomar bastante cuidado nesse ponto, particularmente ao se cortar qualquer borda afiada da costela residual adjacente ao processo transverso, porque é fácil haver penetração na pleura.

Após a retirada de todas as costelas, todos os afastadores são removidos, as 2 bordas de pele são aproximadas e a proeminência da costela é novamente avaliada. Se qualquer deformidade residual estiver presente, uma resseção adicional pode ser necessária. Também é importante nesse ponto avaliar se qualquer coto de costela residual adjacente aos processos transversos está ocasionando a proeminência e precisa ser removido. Em deformidades graves com rotação vertebral acentuada, é usual que somente o processo transverso e o colo anexado da costela permaneçam proeminentes. Agora esses podem ser ressecados, tomando-se bastante cuidado para evitar a penetração da pleura.

A ferida cirúrgica inteira é irrigada com solução salina. O anestesiologista usa manobras Valsalva repetidamente para verificar se há vazamentos de ar; se encontrados, devem ser reparados. A hemostasia é então obtida, e a preparação para o fechamento da ferida começa. As extremidades das costelas podem ser revestidas com cera de osso, e Gelfoam pode ser usado no leito periosteal para ajudar a hemostasia. Se não houver penetração da pleura, a ferida pode ser fechada com Hemovac médio colocado sobre o leito da costela ressecada e trazido através da pele distalmente.

Para os casos em que há vazamento de ar, existe alguma controvérsia quanto à necessidade de um dreno torácico ser inserido ou apenas o vazamento de ar ser reparado. Se a pleura foi penetrada, o leito da costela pode ser reparado suturando-se o músculo intercostal, medial a lateralmente, sobre o defeito. Antes do fechamento final do defeito, o anestesiologista expande o pulmão do paciente, espremendo o ar da cavidade pleural enquanto a sutura é verificada. Isto previne um pneumotórax posterior, assim como a infiltração de sangue com produção de hemotórax a partir da área de ressecção ou do campo cirúrgico da escoliose. Preferimos inserir um dreno torácico se um vazamento pleural ocorrer antes do fechamento. O plano fascial é então costurado com uma sutura absorvível e o fechamento padrão da ferida é executado.

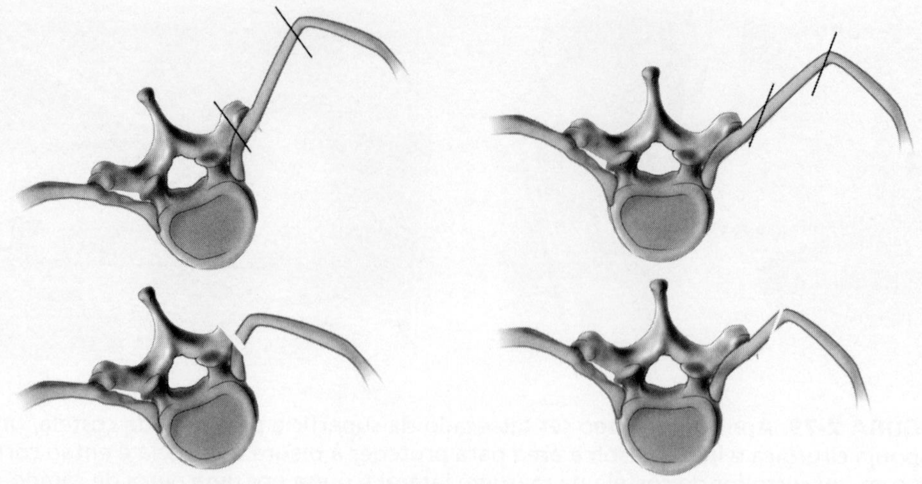

FIGURA 2-80. Se a resseção da costela for feita antes da correção cirúrgica, somente 2 cm de costela, aproximadamente, precisam ser ressecados, pois a coluna irá transladar-se em direção à linha média, deixando no final um espaço maior que o existente no momento da ressecção da costela. Alguns cirurgiões preferem suturar a borda medial da costela remanescente até o segmento medial restante (6). Se muita costela tiver sido removida, uma concavidade pode ser criada na área da deformidade prévia da costela, o que pode parecer pior para o paciente do que a deformidade da costela. É freqüentemente difícil predizer como a costela residual irá se comportar após uma seção ter sido removida. Algumas podem continuar rígidas e proeminentes; outras podem "posicionar-se" ao longo da cavidade torácica.

Se a ressecção for feita antes da correção da deformidade, a deformidade da costela deve ser retirada por inteiro conforme é visualizada na mesa de operação. As ressecções, com freqüência, estendem-se da linha axilar posterior até os processos transversos. Se os processos transversos em si forem proeminentes, eles também precisam ser ressecados.

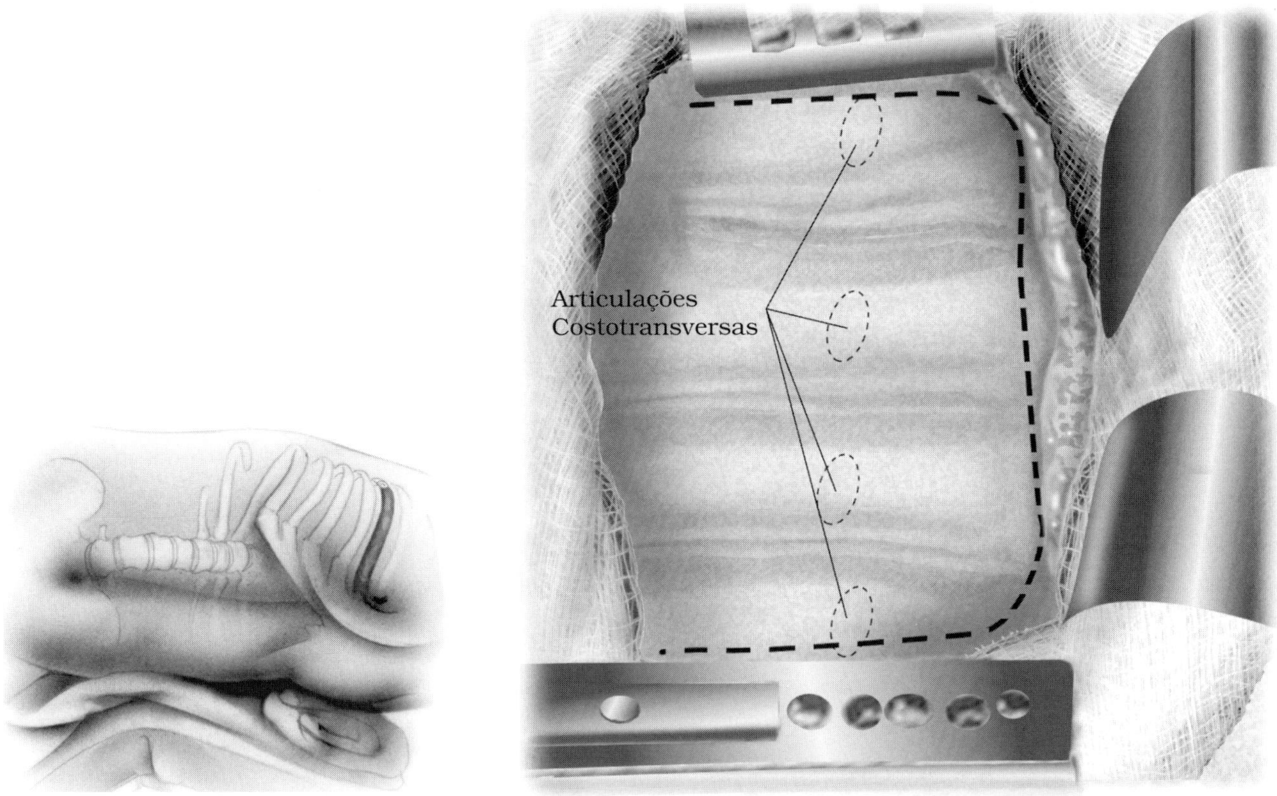

FIGURA 2-81. A toracoplastia também pode ser feita durante uma abordagem anterior à coluna. A abordagem anterior pode ser utilizada em conjunto com uma liberação e fusão anteriores para a correção de uma curvatura grave ou rígida ou em um paciente jovem com uma fusão anterior para evitar a curvatura posterior da fusão (efeito manivela). Na abordagem anterior à região torácica, a maioria dos cirurgiões resseca a costela mais superior seguindo sua abordagem padrão de toracotomia. A incisão ao longo do periósteo da costela ressecada é então conectada à incisão longitudinal na pleura parietal, que é usada para a discotomia anterior ou técnica de fusão.

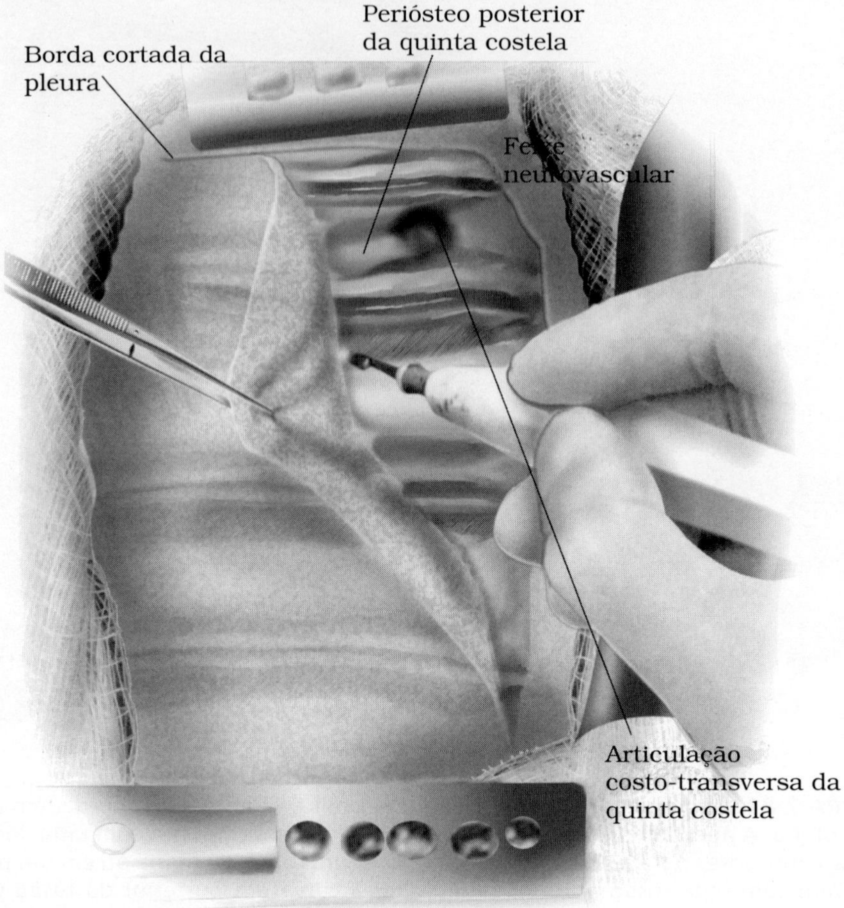

FIGURA 2-82. A incisão pleural é levada distalmente e é conectada à uma incisão periosteal sobre a costela mais distal a ser ressecada. Após os vasos segmentares terem sido ligados, essa aba é então cuidadosamente elevada a partir da área de ressecção pretendida com o cautério de coagulação.

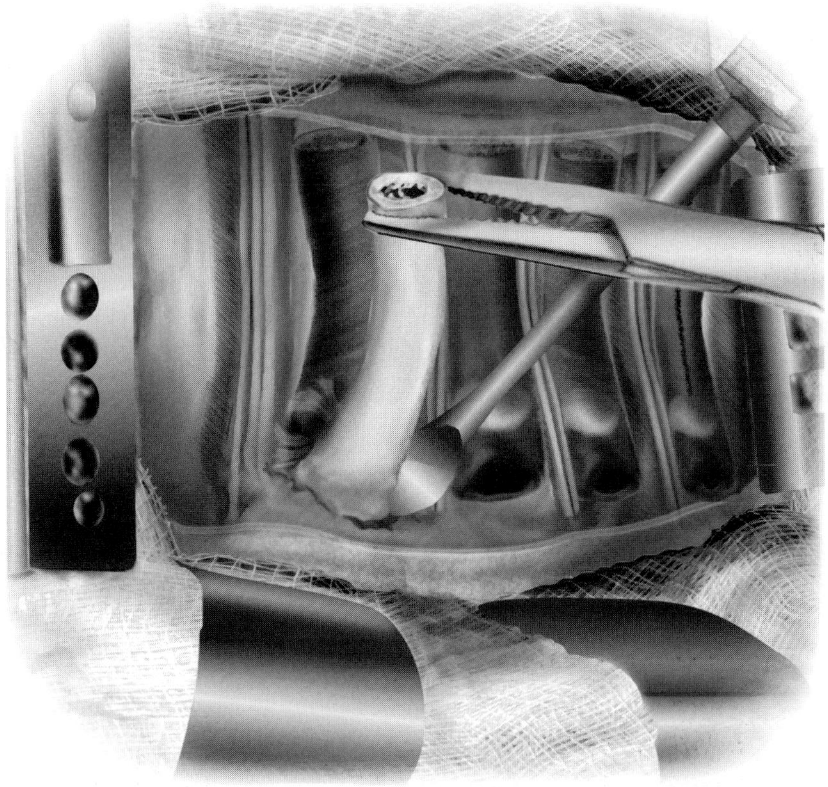

FIGURA 2-83. Em seguida, as costelas a serem ressecadas são expostas subperiostealmente usando um elevador de Cobb e seccionadas a cerca de 2 a 3 cm distalmente à extremidade do processo transverso. Cada costela é então presa com uma pinça de campo ou hemostático de Focher de forma cortante separada dos ligamentos costo-transversos subjacentes usando um elevador de Cobb afiado. O colo e cabeça da costela são então desarticulados de seu local de fixação. Em geral, as 5 a 8 costelas apicais são removidas, dependendo do tamanho da proeminência da costela. Após a remoção das costelas, discotomia e fusão são executadas. A remoção de toda a cabeça e colo da costela facilita a discotomia. Pedaços da costela podem ser usados como enxerto ósseo. A aba do periósteo é então re-suturada à coluna, e a parede torácica é fechada de forma padrão sobre dreno torácico. O dreno torácico é geralmente removido após 24 a 72 horas, dependendo da drenagem. A partir daí o acompanhamento pós-operatório geralmente segue aquele indicado para pacientes com toracoplastia posterior.

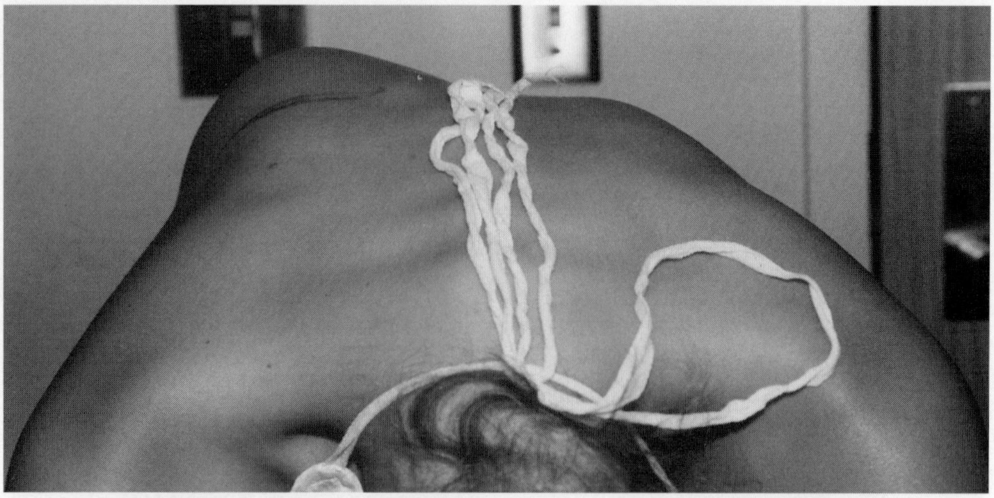

A

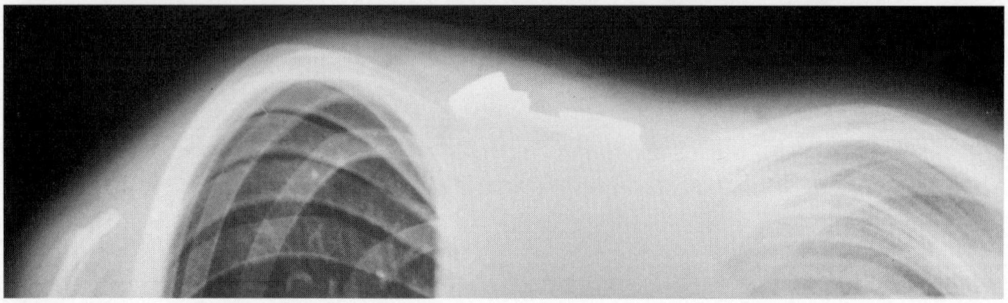

B

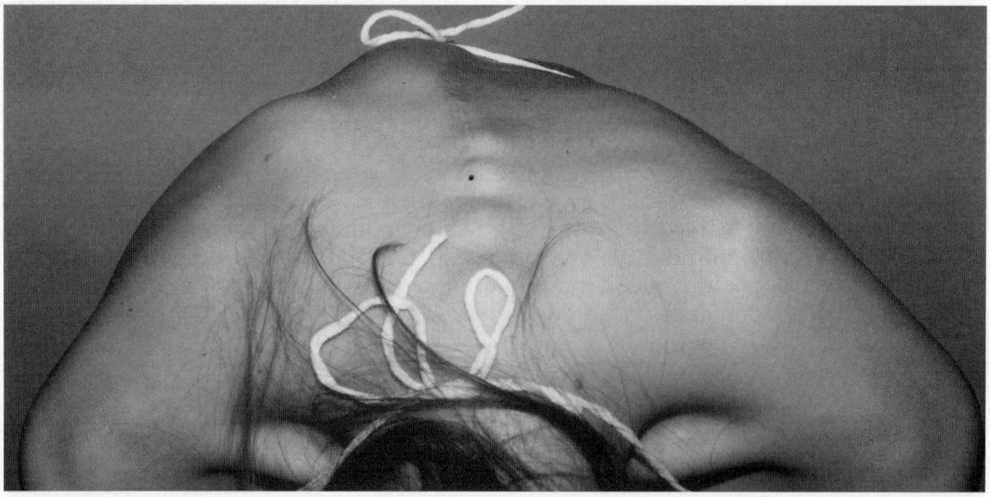

C

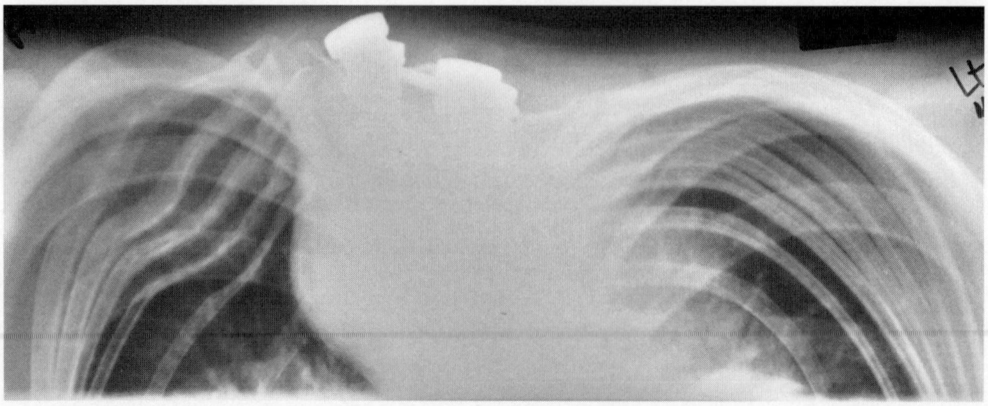

D

◀ **FIGURA 2-84**. Essa garota de 17 anos foi tratada com instrumentação e fusão da coluna posterior para escoliose idiopática adolescente 2 anos antes. Ela estava apresentando dor na proeminência da costela e pediu uma toracoplastia. **A,B**: A proeminência da costela no teste de Adams de curvatura para frente e nas radiografias pré-operatórias das costelas. **C,D**: Resultados 6 meses após a cirurgia. Note que a proeminência medial remanescente é o componente físico da paciente secundário à uma rotação espinhal residual significante. Note também o re-crescimento das costelas ressecadas. Apesar disso, os sintomas da paciente foram completamente aliviados, e ela ficou satisfeita com os resultados.

CUIDADOS PÓS-OPERATÓRIOS: TORACOPLASTIA POSTERIOR

No período pós-operatório, geralmente os drenos Hemovac podem ser removidos em 24 a 48 horas, dependendo da quantidade de material drenado e das preferências do cirurgião. O regime pós-operatório de pacientes com toracoplastia varia amplamente de nenhum cuidado pós-operatório especial ao uso de uma calha de gesso protetora. Os que defendem o uso da calha de proteção sentem que ela evita o tórax oscilante pós-operatório e, mais importante, minimiza o movimento das costelas cortadas no topo da pleura, evitando o derrame pleural (2,8). Os defensores da calha de gesso utilizam-na no período pós-operatório por cerca de 3 meses em adolescentes e 6 meses em adultos. Preferimos utilizar uma banda de constrição elástica nas costelas para proporcionar maior conforto. As costelas se regeneram durante um período de 3 a 6 meses tanto em crianças como em adultos. Muitos pacientes apresentam um derrame pleural, que geralmente se resolve espontaneamente. Para um derrame pleural sintomático, uma toracocentese é geralmente suficiente para resolver o problema.

Referências

1. Barrett DS, MacLean JGB, Bettany J, et al. Costoplasty in adolescent idiopathic scoliosis: objective results in 55 patients. J Bone Joint Surg [Br] 1993;75:881–885.
2. Betz RR, Steel HH. Thoracoplasty for rib deformity after techniques in orthopaedic surgery. In: Bradford DS, ed. The spine. Philadelphia: Lippincott-Raven, 1997:209–227.
3. Krajbich JI. Thoracoplasty. In: Weinstein SL, ed. Pediatric spine: principles and practice. 1459–1465.
4. Harvey CJ Jr, Betz RR, Clements DH, et al. Are there indications for partial resection in patients with adolescent idiopathic scoliosis treated with Cotrel Dubousset instrumentation? Spine 1993;18:1593–1598.
5. Manning CW, Prime FJ, Zora PA. Partial costectomy as a cosmetic operation in scoliosis. J Bone Joint Surg [Br] 1973;55:521–527.
6. Owen R, Turner A, Banforth JSG, et al. Costectomy as a first stage of surgery for scoliosis. J Bone Joint Surg [Br] 1986;68:91–95.
7. Piggott H. Posterior rib resection in scoliosis. J Bone Joint Surg [Br] 1971;53:663–671.
8. Steele HH. Rib resection in spine fusion in correction of convex deformity in scoliosis. J Bone Joint Surg [Br] 1983;65:920–925.
9. Thulbourne T, Gillespie R. The rib hump in idiopathic scoliosis. J Bone Joint Surg [Br] 1976;58:64–71.

2.11 ARTRODESE ANTERIOR INTERCORPO COM INSTRUMENTAÇÃO (HASTE RÍGIDA OU FLEXÍVEL) PARA ESCOLIOSE

As vantagens da artrodese anterior e instrumentação para escoliose idiopática toracolombar e lombar são reconhecidas há muitos anos (1). Devido à remoção dos discos e fixação rígida dos parafusos comparada com os ganchos sublaminares, a correção é melhor; além disso, a correção da rotação é melhor. Isso significa que é geralmente possível artrodesar um nível a menos, poupando o movimento lombar e talvez melhorando a história natural das articulações situadas abaixo (2).

Embora a instrumentação de Zielke oferecesse vantagens significativas em relação ao cabo de Dwyer, ela foi substituída por sistemas de hastes rígidas que oferecem a vantagem de uma melhor rigidez da fixação e a capacidade de preservar a lordose lombar.

Ambos os métodos são descritos, junto com a abordagem tóraco-abdominal à coluna torácica e lombar inferior (Figs. 2-85 a 2-101).

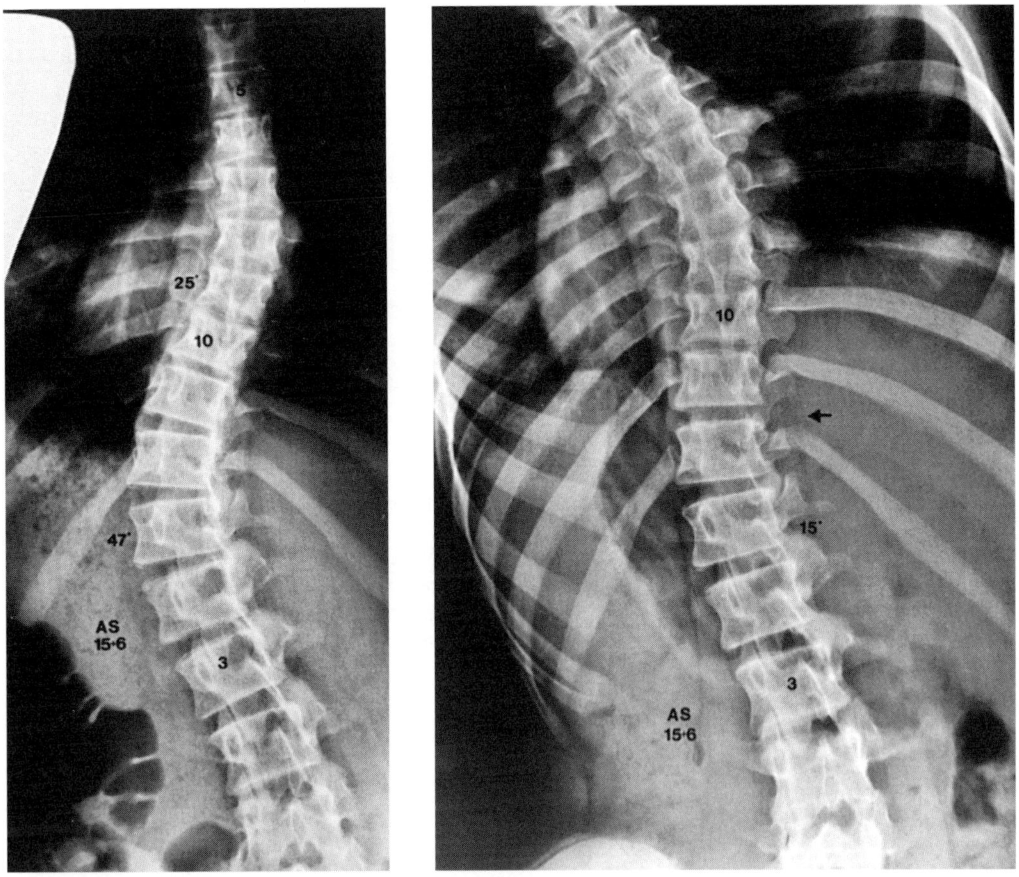

A B

FIGURA 2-85. Na maioria das curvas, é seguro selecionar o nível baseando-se no espaço entre discos que permanece em cunha na radiografia feita com inclinação lateral da coluna. As vértebras que não chegam à posição neutra ou curvam-se na direção oposta em uma radiografia de inclinação lateral devem ser incluídas na instrumentação. Essa regra supõe uma correção completa da curva ou uma leve supercorreção. Na curva toracolombar ilustrada **(A)** o espaço entre discos entre L3 e L4 está claramente aberto na radiografia de curvatura, enquanto o espaço entre discos entre L2 e L3 permanece neutro **(B).** Devido à rápida progressão dessa curva e ao crescimento remanescente da coluna, acreditava-se ser mais seguro incluir a vértebra L3 na fusão. Uma radiografia de inclinação lateral na direção oposta é recomendável, para assegurar que não há uma curva lombossacra fixa na direção oposta. A flexibilidade da contracurva também deve ser levada em consideração com essa técnica. Se ela não corrigir suficientemente (20° ou menos) na radiografia de inclinação lateral, o cirurgião deve ter cuidado, porque o paciente pode ficar com um desequilíbrio grave após a curva toracolombar ser endireitada.

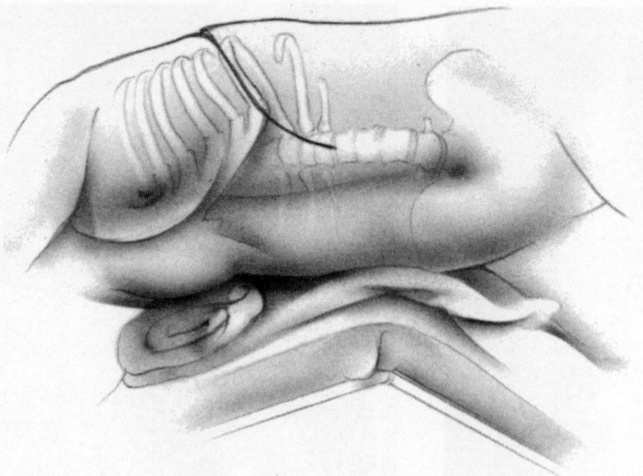

FIGURA 2-86. Uma abordagem toracoabdominal possibilita o acesso aos corpos e discos vertebrais que serão incluídos na área de fusão. A costela a sofrer excisão deve corresponder às vértebras mais superiores a serem instrumentadas. A curva toracolombar típica ilustrada usa uma incisão sobre a décima costela estendendo-se transversalmente à margem costal para a parede abdominal. A incisão na parede abdominal permanece lateral à bainha do músculo reto e se estende o mais distante necessário, dependendo da vértebra a sofrer fusão.

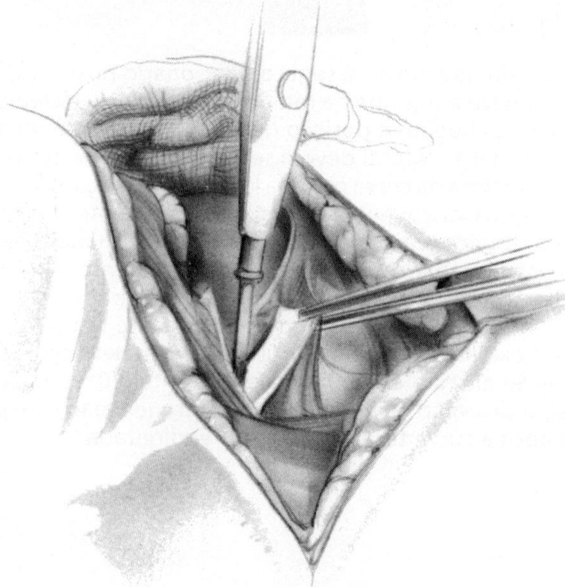

FIGURA 2-87. Após a costela ser removida e a cavidade pleural aberta, a cartilagem costal é dividida. A separação do músculo abaixo mostra o peritônio.

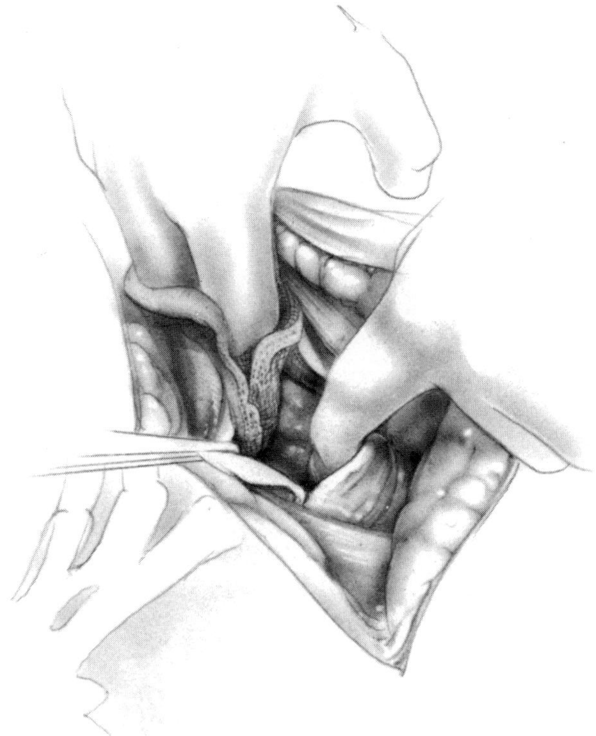

FIGURA 2-88. Devido ao fato de o peritônio ser aderente ao lado inferior do diafragma e da parede abdominal, ele deve ser dissecado e separado para evitar entrar na cavidade peritonial e ganhar acesso ao retroperitônio. Uma pequena esponja úmida enrolada em volta do dedo ajuda na dissecção.

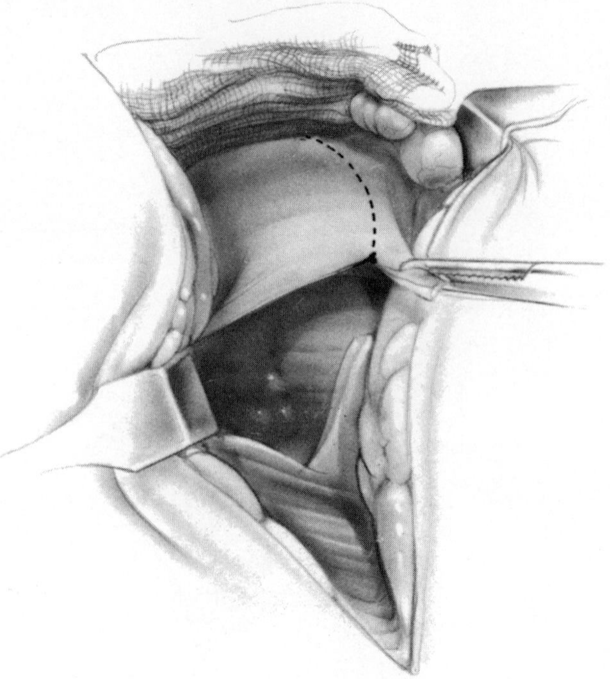

FIGURA 2-89. Após o peritônio ser separado da parte de baixo do diafragma, o diafragma é destacado de sua margem costal, deixando apenas o suficiente na parede torácica para religá-lo. Seguir essa ligação no curso de sua curvatura posterior leva à coluna vertebral. Após a remoção do peritônio do lado inferior da parede abdominal, a incisão é estendida ao cortar-se através das camadas musculares lateral à bainha do músculo reto. A coluna é exposta ao avulsionar o peritônio e o tecido adiposo retroperitonial para frente, para longe da coluna. Baço, rim, ureter e aorta podem ser palpados. É melhor que a veia cava não seja vista. O cirurgião deve ter cuidado para não danificar essas estruturas com afastadores e outros instrumentos.

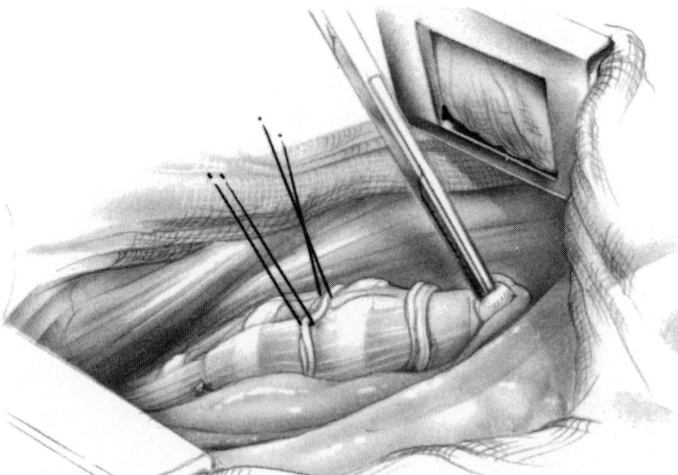

FIGURA 2-90. A pleura parietal cobrindo a coluna torácica é aberta. Os discos e os vasos segmentares que cruzam os corpos vertebrais são vistos facilmente. A coluna lombar é coberta com uma camada fibroadiposa e com o músculo psoas. Uma dissecação cortante na linha média abre melhor essa camada fibroadiposa de cobertura. Isso expõe os discos que apresentam protrusão, que são a área avascular segura para iniciar a dissecção circunferencial da coluna. Entre os discos e atravessando o centro côncavo dos corpos vertebrais estão os vasos segmentares. Esses são dissecados para serem liberados da fáscia e do tecido areolar frouxo e ligados perto da linha média para evitar dano aos colaterais arteriais, o que ajuda a preservar o suprimento de sangue à medula espinal.

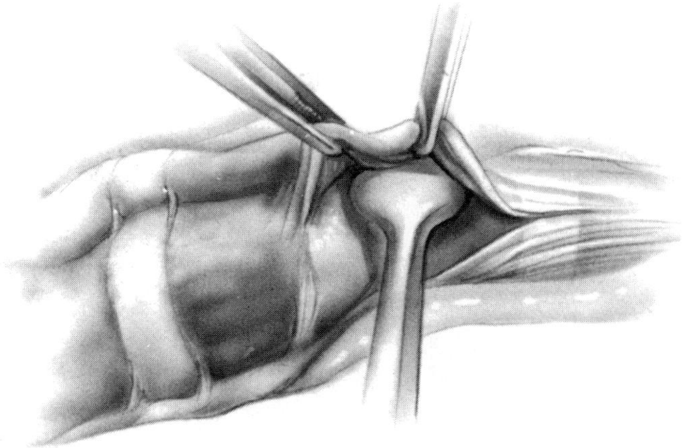

FIGURA 2-91. A exposição das vértebras e discos pode ser feita extraperiosticamente, empurrando-se o tecido areolar solto para longe do periósteo ou cortando o periósteo sobre as vértebras e discos e elevando-o como uma camada contínua, como mostra a ilustração. A abordagem sub-periosteal fornece uma excelente exposição dos discos e placas terminais e talvez uma melhor cicatrização às custas de um acréscimo de 20 minutos de tempo de cirurgia e algum aumento de perda sanguínea. A coluna deve ser exposta até a base dos processos transversos no lado convexo, e tão distante além da linha média quanto possível no lado côncavo. Independente do método usado, é aconselhável dissecar de forma romba com um dedo ao redor de cada corpo vertebral para palpar a superfície côncava e a base do processo transverso diretamente ou através do músculo psoas. Isso permite uma direção mais precisa do parafuso que é colocado através do corpo vertebral e, ao mesmo tempo, permite ao cirurgião palpar a ponta do parafuso. Esse último benefício é importante, porque é necessário ter certeza de que o parafuso penetrou na cortical no lado côncavo do corpo vertebral (ver Fig. 2-93).

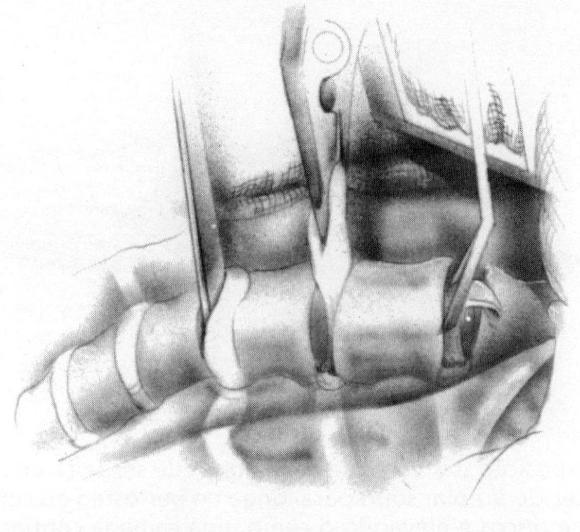

FIGURA 2-92. Se as placas das extremidades permanecerem abertas, um cinzel amplo pode ser inserido entre a placa terminal e o osso da vértebra. O cinzel é avançado através de pequenos golpes suaves com um martelo, para evitar um mergulho incontrolável do cinzel que pode ocorrer com o movimento manual de empurrar para frente. Os movimentos de rotação e remoção feitos com o cinzel liberam a placa e o disco para uma excisão fácil com um saca-bocado. A placa terminal também pode ser liberada com um elevador de Cobb, tomando-se grande cuidado para controlar seu avanço. Qualquer remanescente da placa terminal vertebral é removido com a cureta em anel de Zielke. A artrodese pode ser aumentada ainda mais usando-se um osteótomo curvo de 1/4 de polegada para remover o osso compacto localizado embaixo da placa terminal da vertebra, expondo seu osso esponjoso. Devido ao fato de isso aumentar o sangramento, é melhor ser adiado até que o enxerto seja inserido. A excisão do disco deve ser completa. O anel do disco deve ser removido por completo do processo transverso do lado convexo até um ponto além da linha média, deixando o anel no lado côncavo como uma dobradiça. É fácil se enganar sobre a quantidade de disco e anel a ser removida. O anel no lado côncavo e o ligamento longitudinal posterior devem ser expostos posteriormente. Deve-se ter cuidado para notar a rotação dos corpos vertebrais, e assim a mudança de localização do canal vertebral.

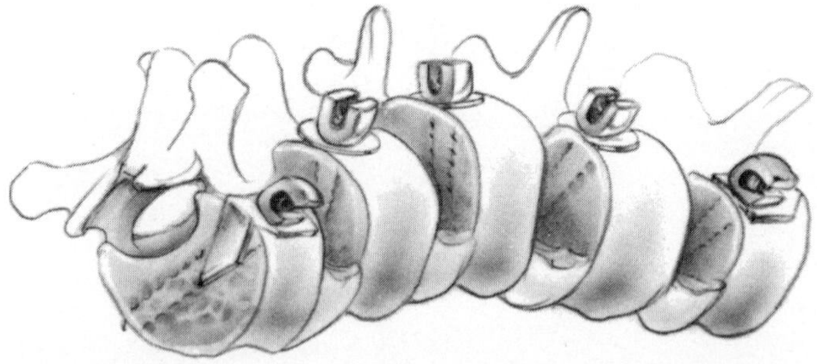

FIGURA 2-93. Acredita-se que a colocação dos parafusos para produzir o efeito de derotação seja importante na técnica de Zielke (3). A posição dos parafusos corresponde à rotação da vértebra. Em princípio, cada parafuso deve ficar paralelo à superfície posterior do corpo vertebral. Devido à rotação da vértebra na curva, os parafusos caudal e cefálico são mais ventrais, enquanto os parafusos no ápice são mais dorsais. A correção pode ser aumentada quando se colocam os parafusos mais caudais e cefálicos cerca de 1 cm mais ventrais do que o parafuso no ápice. Pode-se aumentar a fixação dos parafusos colocando-os em um ângulo que tenha uma direção levemente posterior-para-anterior. Quando todos os parafusos estão corretamente colocados, eles formam uma linha côncava ventral. Depois, o dispositivo desrotador irá puxar o ápice da haste (que se ajusta a esse arco) para a frente, desrotando a coluna vertebral.

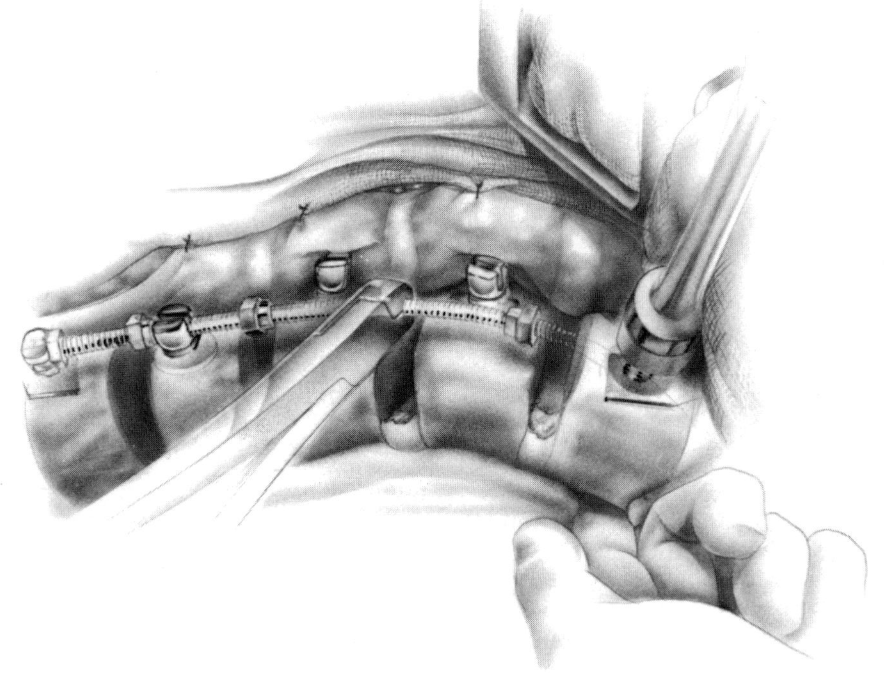

FIGURA 2-94. Na vértebra superior e na inferior, um grampo é colocado no local desejado, com sua lâmina idealmente posicionada entre o osso e a placa terminal vertebral. Em todas as outras vértebras, uma arruela é usada. Se for usada da forma para a qual foi planejada – superfície côncava para cima – ela irá encaixar-se melhor no formato do corpo vertebral. Em alguns casos, entretanto, ela bloqueia o ato de apertar a porca. Pode-se evitar isso colocando-se a arruela com o lado convexo para cima.

A profundidade do parafuso pode ser medida por um compasso de calibre colocado em volta do corpo vertebral se a dissecção for suficiente. Se não for, um medidor de profundidade pode ser inserido em um espaço entre discos ao longo da superfície exposta do corpo vertebral. Pelo menos 5 mm terão de ser adicionados a isso para levar em conta a altura do anel e o a espessura da arruela. O orifício é iniciado no corpo vertebral com uma sovela. Um dedo é colocado no lado côncavo da vértebra, e o parafuso é dirigido em direção à articulação distal do dedo que está fazendo a palpação. Se o disco não foi removido completamente, a direção apropriada do parafuso é confirmada pela visualização direta do ligamento longitudinal posterior. O parafuso deve penetrar a cortical no lado mais distante da vértebra para ganhar apoio suficiente. A palpação é a melhor maneira de determinar essa posição. Se o osso esponjoso macio for encontrado ou se o parafuso tender a sair, metilmetacrilato é injetado no orifício do parafuso, o parafuso é re-inserido e aguarda-se que o cimento seque. Recomenda-se que os parafusos das extremidades tenham abertura do lado e os outros parafusos, abertura na parte superior. Isso utiliza a elasticidade da haste para mantê-lo no lugar. É com freqüencia mais fácil, especialmente em curvas graves, usar todos os parafusos com abertura superior.

A haste é preparada colocando-se as porcas no corpo da haste a intervalos apropriados. Porcas duplas podem ser usadas em cada nível, ou apenas nos parafusos superior e inferior. Se a haste quebrar, porcas duplas irão evitar a perda da correção em outros níveis.

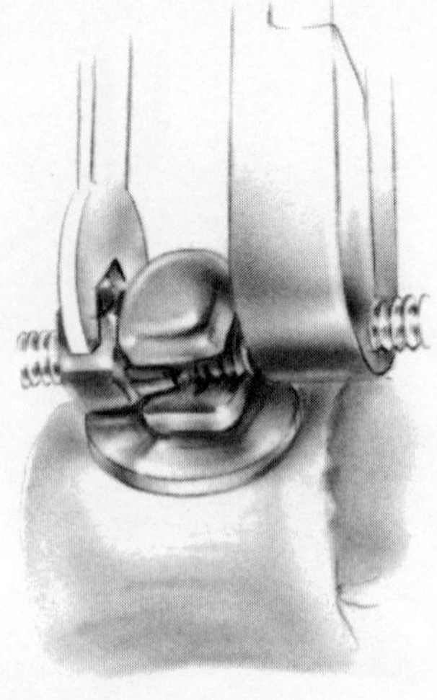

FIGURA 2-95. A haste é então inserida nas fendas abertas dos parafusos, e as porcas são apertadas o suficiente para prender a cabeça do parafuso e manter a haste na cabeça do parafuso. Para fazer isso, é freqüentemente necessário colocar um clampe de haste ao lado da cabeça do parafuso em oposição à porca que está sendo apertada para forçar a projeção da porca na cabeça do parafuso. Deve-se evitar a compressão dos corpos vertebrais opostos nesse ponto.

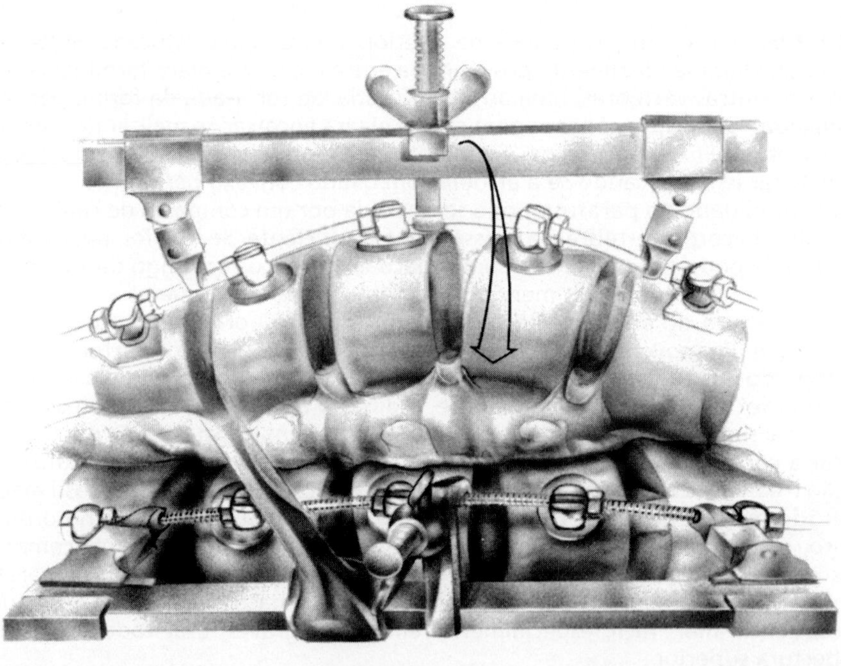

FIGURA 2-96. A desrotação da coluna vertebral é conseguida ao se colocar primeiro a barra de desrotação articulada na haste. O parafuso de asa na barra do desrotador é apertado para prender a barra na haste. A alavanca é colocada na barra e, devagar e gentilmente, deslocada ventralmente para de-rotar as vértebras apicais. Deve-se ter cuidado com a alavanca de desrotação, porque uma quantidade enorme de força pode ser aplicada. Na verdade, a desrotação pode em geral ser feita à mão, mas a alavanca é movida para fora do caminho para permitir que as porcas sejam apertadas com maior facilidade. À medida que a vértebra apical é desrotada, os espaços entre discos abrem-se ventralmente e uma lordose é criada.

Para manter a lordose à medida que as porcas são apertadas, é necessário inserir cunhas de osso entre os corpos vertebrais adjacentes anteriormente na linha média (Fig. 2-97). É melhor usar osso ilíaco tricortical, que pode ser autógeno ou do banco de ossos. Isso é mais estável do que qualquer coisa que possa ser obtida do enxerto de costela. A excisão do anel do disco além da linha média permite que esse enxerto seja colocado anteriormente, criando lordose e não bloqueando a correção da escoliose.

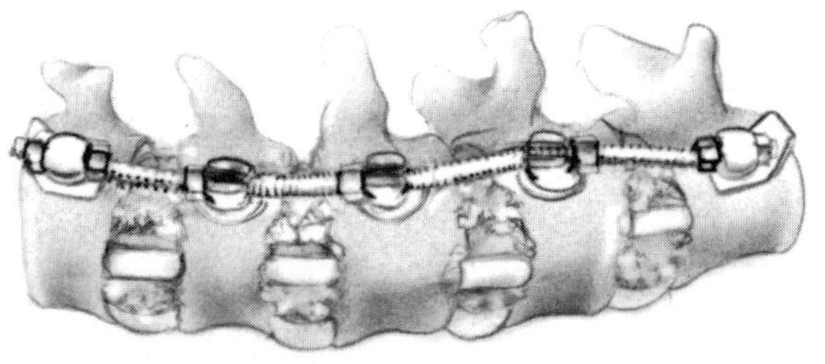

FIGURA 2-97. Após o enxerto ósseo ter sido colocado, as porcas são apertadas a partir do ápice e movendo-se em direção cefálica e caudal. Isso corrige a curva remanescente. Se houver qualquer dúvida sobre se o grau de correção desejado foi obtido, ou receio de que uma supercorreção tenha ocorrido, uma radiografia pode ser obtida facilmente. À medida que as porcas vão sendo apertadas, a aposição dos corpos vertebrais e dos parafusos deve ser observada. É possível apertar as porcas até o ponto em que o parafuso superior na vértebra torácica saia. Após a correção desejada ter sido obtida, os fios da haste são destruídos de modo adjacente a cada porca, o que evita que eles se soltem. Isso pode ser feito torcendo-se um velho osteótomo nos fios.

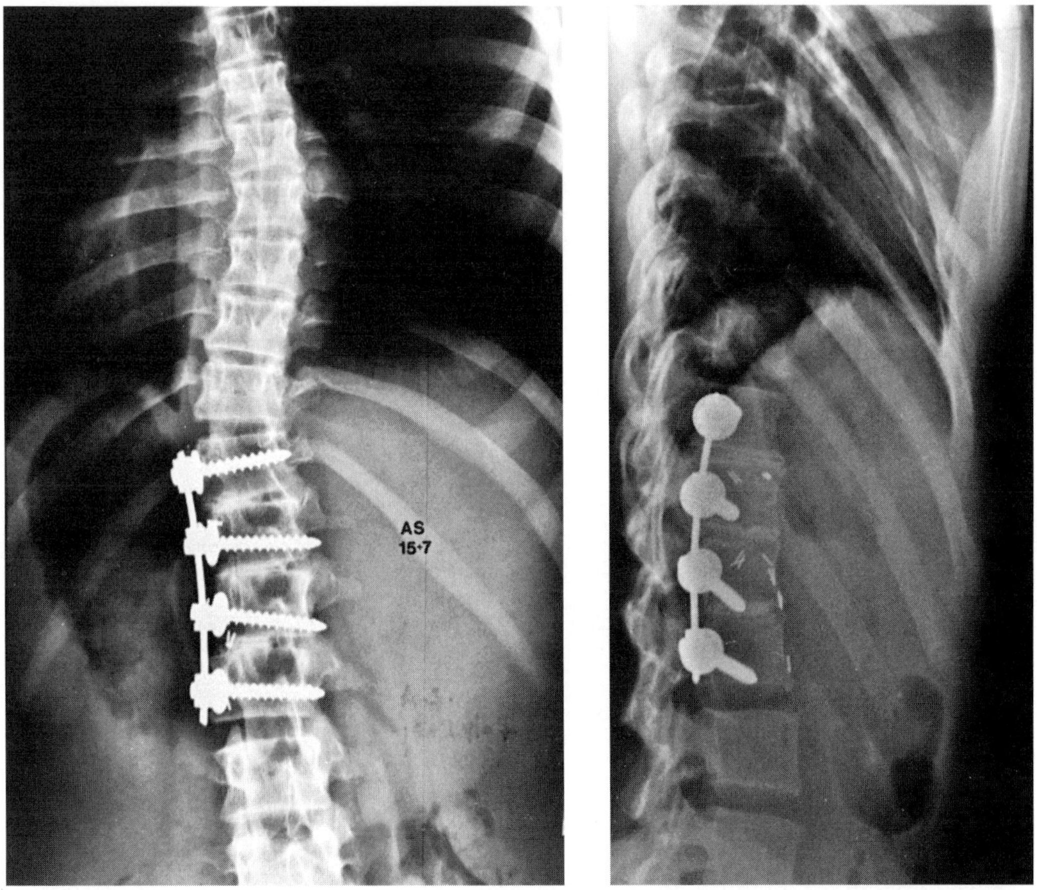

A **B**

FIGURA 2-98. As radiografias pós-operatórias **(A,B)** demonstram a excelente correção da escoliose e da rotação com a instrumentação de Zielke. Os enxertos de costela cortical anterior não mantiveram a altura do espaço anterior entre discos, e embora uma cifose significativa tenha sido evitada, a lordose foi perdida.

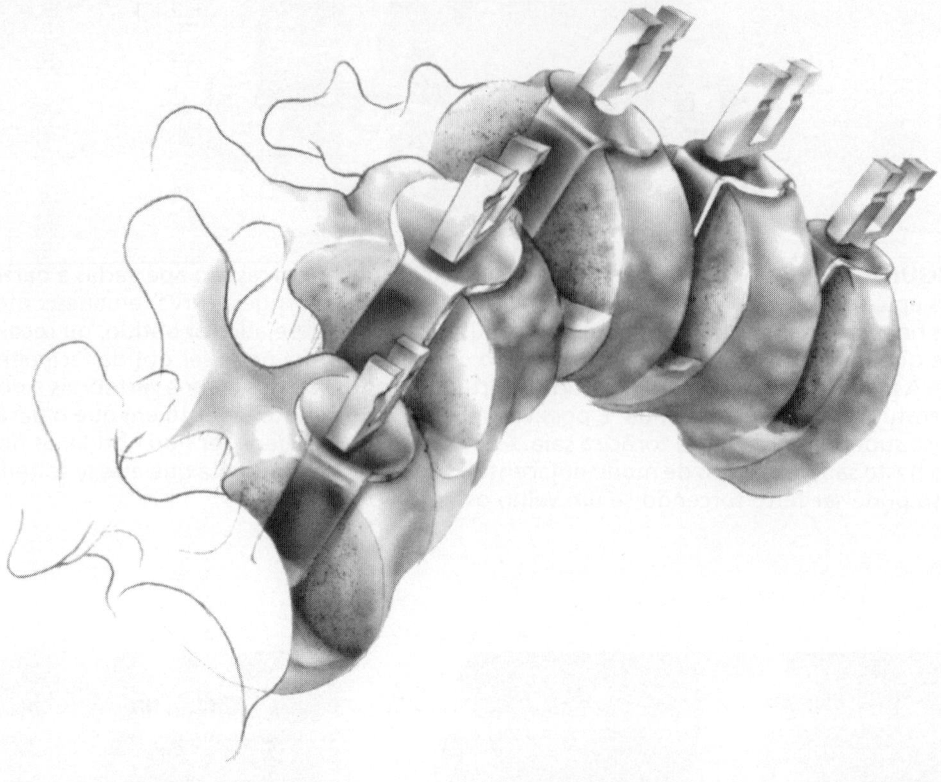

FIGURA 2-99. Quando um sistema de haste rígida é usado, acredita-se não ser necessário variar a colocação dos parafusos, como na técnica de Zielke (4). Em vez disso, os parafusos são colocados em linha reta. A haste é curvada para produzir a lordose normal. Essa curva geralmente se ajusta à escoliose, tornando fácil a colocação da haste (5).

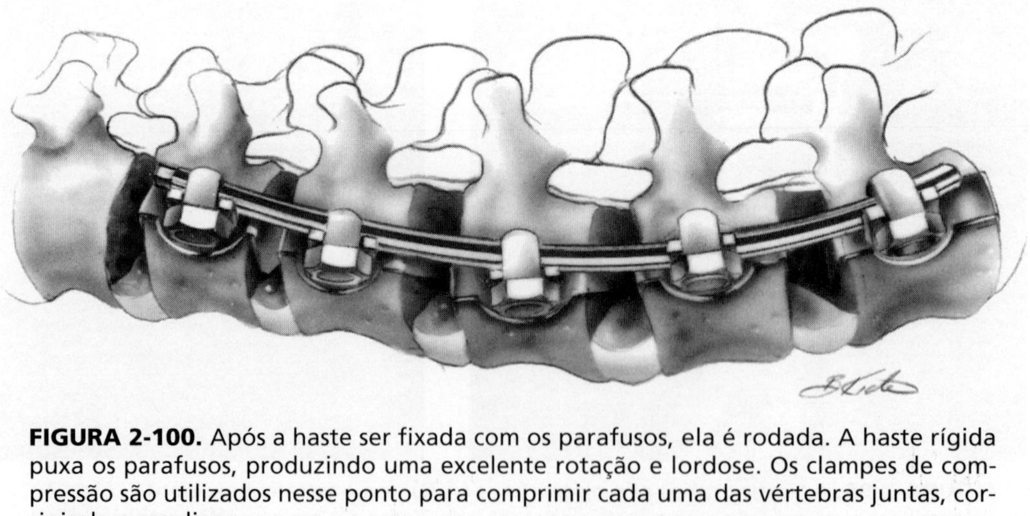

FIGURA 2-100. Após a haste ser fixada com os parafusos, ela é rodada. A haste rígida puxa os parafusos, produzindo uma excelente rotação e lordose. Os clampes de compressão são utilizados nesse ponto para comprimir cada uma das vértebras juntas, corrigindo a escoliose.

A pleura parietal é fechada para cobrir a haste e os parafusos na coluna torácica, e permite-se que o músculo psoas cubra a porção lombar da haste. É fundamentalmente importante que nenhum metal seja deixado exposto em uma posição na qual ele irá entrar em contato com um grande vaso, porque, em tais circunstâncias, ocorrerá uma eventual erosão do vaso. Isso é particularmente problemático quando a instrumentação é feita até os níveis inferiores da coluna lombar. O diafragma é reparado e a ferida cirúrgica fechada com um dreno torácico no lugar.

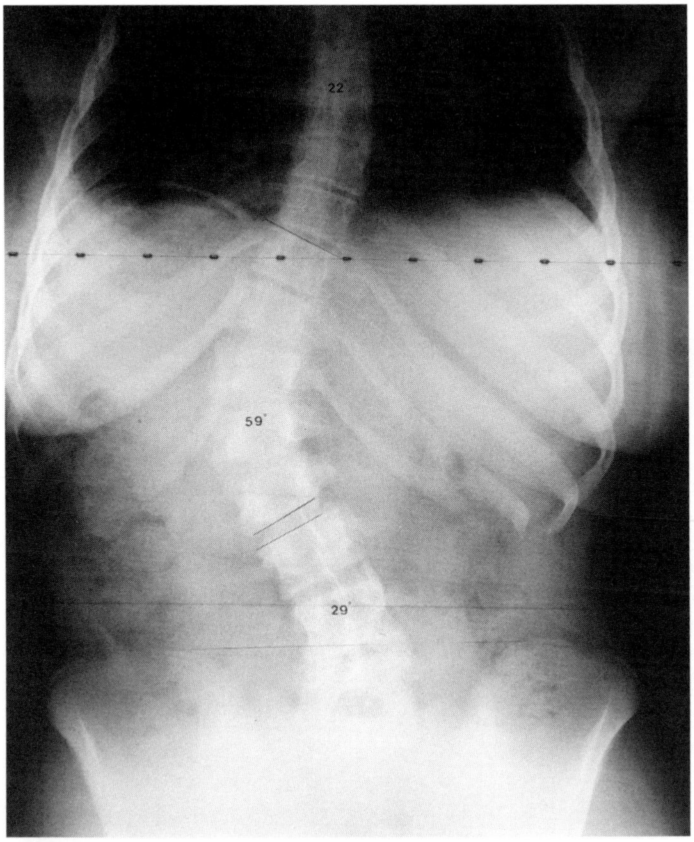

A

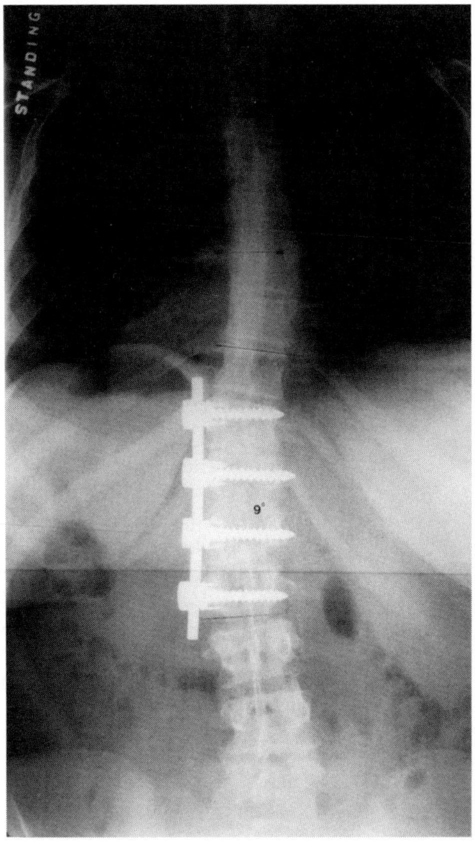

B

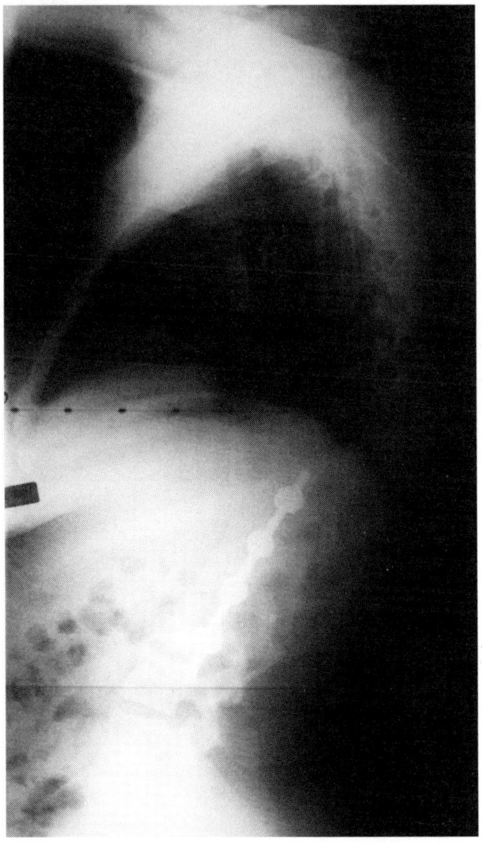

C

FIGURA 2-101. A: A curva pré-operatória. **B,C:** Incidências ântero-posterior e lateral pós-operatórias, respectivamente. Na incidência lateral, note a haste curvando-se anteriormente, e a melhor preservação da lordose quando comparada com a técnica de fusão de Zielke.

CUIDADOS PÓS-OPERATÓRIOS

Quando a drenagem do dreno torácico for cerca de 50 mL ou menos em um período de 8 horas, o tubo é removido. Assim que o tubo for removido, o paciente inicia a deambulação. Após a instrumentação de Zielke, um pequeno colete Orthoplast, ou dispositivo semelhante, é feito para imobilizar a área de fusão. A deambulação não precisa esperar o ajuste do colete. O colete é usado até que a artrodese da vértebra seja observada nas radiografias. Isso geralmente leva de 3 a 6 meses. A maioria dos cirurgiões não utiliza imobilização pós-operatória após a instrumentação com haste rígida.

Referências

1. Winter RB. Adolescent idiopathic scoliosis (editorial). N Engl J Med 1986;314:1379.
2. Cochran T, Irstam L, Nachemson A. Long-term anatomic and functional changes in patients with adolescent idiopathic scoliosis treated by Harrington rod fusion. Spine 1983;8:576.
3. Giehl JP, Zielke K. Anterior Zielke instrumentation. In: Weinstein SL, ed. The pediatric spine: principles and practice. New York: Raven, 1994:1725.
4. Johnson CE, Ashman RB. Texas Scottish Rite Hospital anterior instrumentation. In: Weinstein SL, ed. The pediatric spine: principles and practice. New York: Raven, 1994:1743.
5. Sweet FA, Lenke LG, Bridwell KH, et al. Maintaining lumbar lordosis with anterior single rod instrumentation in thoracolumbar and lumbar adolescent idiopathic scoliosis. Spine 1999;24:1655.

2.12 EXCISÃO DE HEMIVÉRTEBRA

Hemivértebras (causadas por uma falha na formação vertebral) são uma das principais causas de deformidades significativas da coluna nos planos sagital e coronal. Em alguns casos nos quais a hemivértebra ocorre com outra anomalia congênita, tal como uma barra não-segmentada unilateral associada com uma hemivértebra contralateral, a história natural de prognóstico ruim é bastante conhecida. Na maior parte dos casos, contudo, a história natural da hemivértebra é menos previsível.

A hemivértebra pode ocorrer em qualquer região da coluna vertebral. As hemivértebras mais problemáticas são aquelas nas junções cervitorácica e no lombosacra. Nessas 2 regiões, os segmentos espinhais adjacentes são incapazes de compensar a curvatura progressiva causada pela hemivértebra.

Pacientes que estão sendo considerados para a excisão da hemivértebra devem ser avaliados como quaisquer outros pacientes com deformidade congênita da coluna vertebral. Um exame neurológico cuidadoso e um exame das manifestações cutâneas associadas a disrafismo da coluna (covinha sacral, trato fistuloso ou área com pêlos) devem ser feitos. Deve ser realizado um ultra-som renal para avaliar os rins, porque há uma grande associação (cerca de 20%) de anomalias renais em pacientes com anomalias congênitas da coluna vertebral.

A coluna deve ser avaliada por radiografia, nos planos sagital e coronal, para identificar evidências de descompensação. A avaliação radiográfica inclui radiografias panorâmicas em posição ereta posteroanterior e lateral completa, certificando-se de compensar qualquer desigualdade de comprimento do membro. Radiografias com inclinação lateral ajudam a determinar a flexibilidade das curvaturas secundárias adjacentes. Um aumento da distância entre os pedículos nas radiografias simples pode ser um indicativo de diastematomielia. Imagem por ressonância magnética (RM) deve ser usada se o paciente apresentar evidência clínica ou radiográfica de disrafismo da coluna vertebral. Em geral, a RM deve ser obtida nas deformidades espinhais congênitas se o procedimento cirúrgico a ser realizado for empregar instrumentação, ou se for cogitada a excisão da hemivértebra. A análise computadorizada em três dimensões é freqüentemente útil no delineamento anatômico antes da intervenção cirúrgica.

A excisão da hemivértebra é especialmente indicada para o paciente que apresenta deformidade significativa com desbalanceamento coronal, particularmente as hemivértebras na junção lombosacra. Essas, com freqüência, causam descompensação grave e deformidades no plano coronal. A excisão também pode ser usada na coluna lombar, toracolombar ou torácica. A excisão de hemivértebra na coluna cervical é contra-indicada.

As principais indicações para a excisão das hemivértebras são uma curvatura maior que 40° com desbalanceamento coronal, uma curva gerada por hemivértebra com progressão documentada ou uma vértebra lombosacra associada com obliqüidade pélvica e escoliose lombar. A excisão da hemivértebra pode ser feita em qualquer idade, mas a época ideal é enquanto o paciente é jovem e ainda apresenta curvas compensatórias flexíveis. Essa técnica não deve ser usada para tratar a hemivértebra lombosacra sem curvas de descompensação maiores situadas acima da hemivértebra que será operada (1-4).

O procedimento é executado normalmente como um procedimento em etapas que, porém, são realizadas no mesmo dia. Dependendo da localização da hemivértebra, toda a cirurgia pode ser executada na posição em decúbito lateral, ou a excisão de hemivértebra anterior pode ser feita na posição em decúbito lateral, e a seguir a parte posterior do procedimento na posição de decúbito ventral (Figs. 2-102 a 2-108).

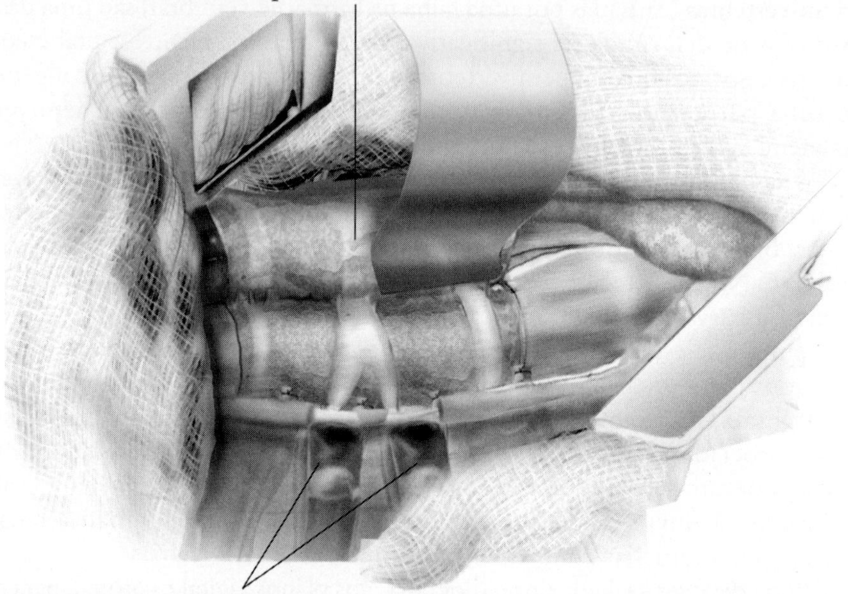

FIGURA 2-102. O paciente é levado para a sala de operação e colocado em uma mesa padrão de operação, na posição de decúbito lateral com o lado da hemivértebra apontando para cima. O posicionamento padrão de decúbito lateral é usado com um cilindro axilar e uma almofada protegendo o nervo fibular colada, entre as pernas, sob o braço abaixado e entre os braços. Em geral, preferimos flexionar a mesa de operação para permitir visualização máxima e a abertura dos espaços entre discos (ver Fig. 2-86). O hemitórax e o hemiabdome do paciente são preparados exatamente além da linha média anteriormente até além da linha média posteriormente. O monitoramento da medula espinal deve ser efetuado durante todo o procedimento, e pode ser suplementado por um teste de acordar o paciente.

Se uma hemivértebra torácica tiver que ser excisada, uma incisão de toracotomia padrão é feita, removendo-se a costela um ou dois níveis acima da hemivértebra. Se a hemivértebra estiver na junção toracolombar, pode ser usada uma abordagem padrão toracoabdominal através da 11ª ou 10ª costela. Este procedimento permite a exposição e excisão de uma hemivértebra até o nível L2 ou L3. Para as hemivértebras da junção lombosacra, é usada uma abordagem retroperitoneal padrão. É uma boa idéia identificar a hemivértebra a ser excisada com marcadores radiográficos, como a agulha Keith, antes de expô-la, para ter certeza de que se está no nível correto.

Na exposição da hemivértebra, após uma ligação de vaso segmentar (ver Fig. 2-90), pode ser usada uma exposição extraperiosteal ou a exposição subperiosteal. Nós preferimos usar a exposição subperiosteal para permitir que uma aba com potencial osteogênico se sobreponha ao local de ressecção. A coluna deve ser exposta subperiostealmente do aspecto inferior do corpo da vértebra acima até o aspecto superior do corpo da vertebra abaixo. A aba osteoperiosteal deve ser elevada por toda a região vizinha até o lado oposto, como mostrado. A aba também permite a proteção dos grandes vasos na concavidade da curvatura.

Na coluna torácica, a cabeça da costela no nível da hemivértebra deve ser removida para permitir a exposição do processo transverso e do espaço entre discos. A cabeça da costela na próxima vértebra inferior na coluna torácica também pode precisar ser removida para permitir uma adequada exposição do espaço entre os discos. O sangramento pode ser controlado com cera óssea.

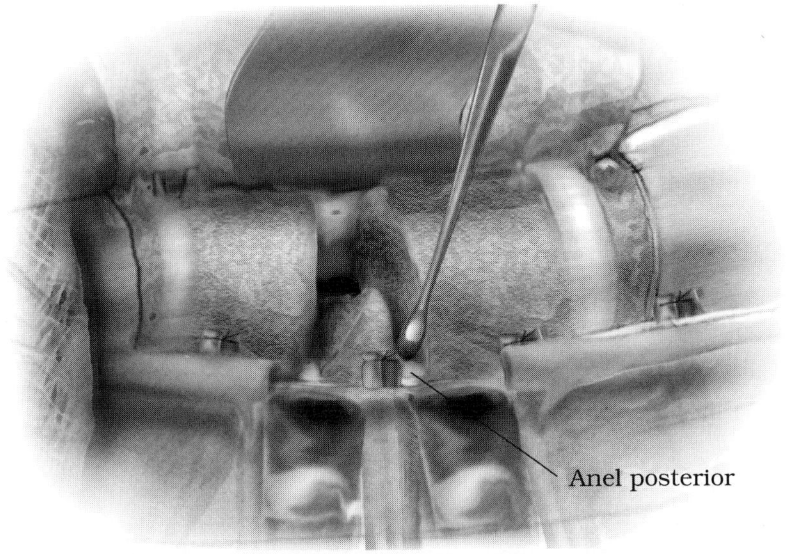

FIGURA 2-103. Todo o material de disco acima e abaixo da hemivértebra é removido por meio de bisturi, cureta e saca-bocado até o anel posterior (ver Fig. 2-92). Tendemos a usar o saca-bocado nos níveis mais superficiais, e a seguir curetas à medida que nos aproximamos do anel posterior.

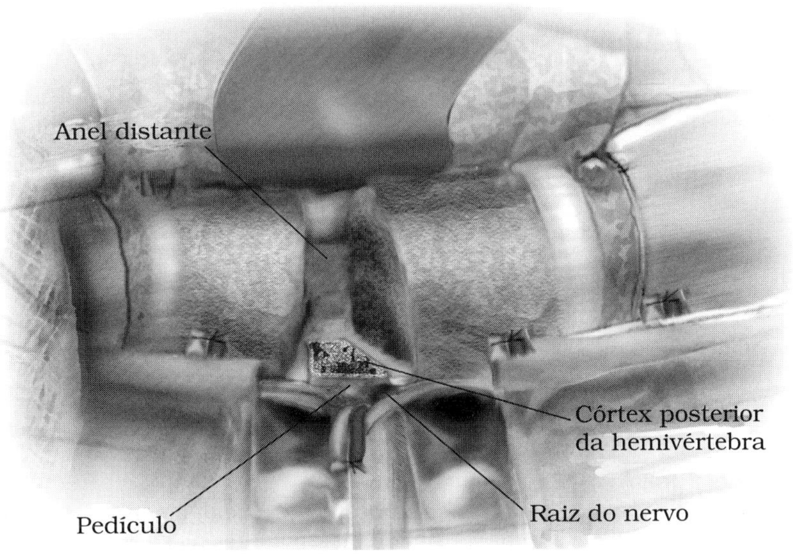

FIGURA 2-104. A placa terminal inferior da vértebra acima e a placa terminal superior da vértebra abaixo também devem ser excisadas. Isso pode ser feito com curetas ou elevadores de Cobb. É importante deixar uma porção do anel mais lateral intacta para agir como um ponto de fixação estabilizador durante a remoção da hemivértebra posterior e o fechamento do espaço vazio. É importante excisar todos os tecidos moles opostos à hemivértebra. Isso pode parecer com material do disco ou fibrocartilagem. A falha em excisar todo este tecido com exceção do anel mais lateral resulta em um fechamento falho do espaço vazio.

Após a remoção do material do disco, é iniciada a excisão da hemivértebra; essa excisão pode ser efetuada com broca, saca-bocado ou cureta. Nós preferimos usar saca-bocados e curetas. O osso removido é guardado para ser usado como enxerto ósseo no preenchimento de algum dos espaços vazios, anteriormente e também posteriormente. Usamos o saca-bocado para remover o grosso de hemivértebras, e depois curetagem do lado côncavo ao convexo durante a cirurgia. Todo osso esponjoso é removido até a cortical posterior. Na coluna torácica, o processo transverso é dissecado subperiostealmente anteriormente e retirado com soca-bocado de sua base.

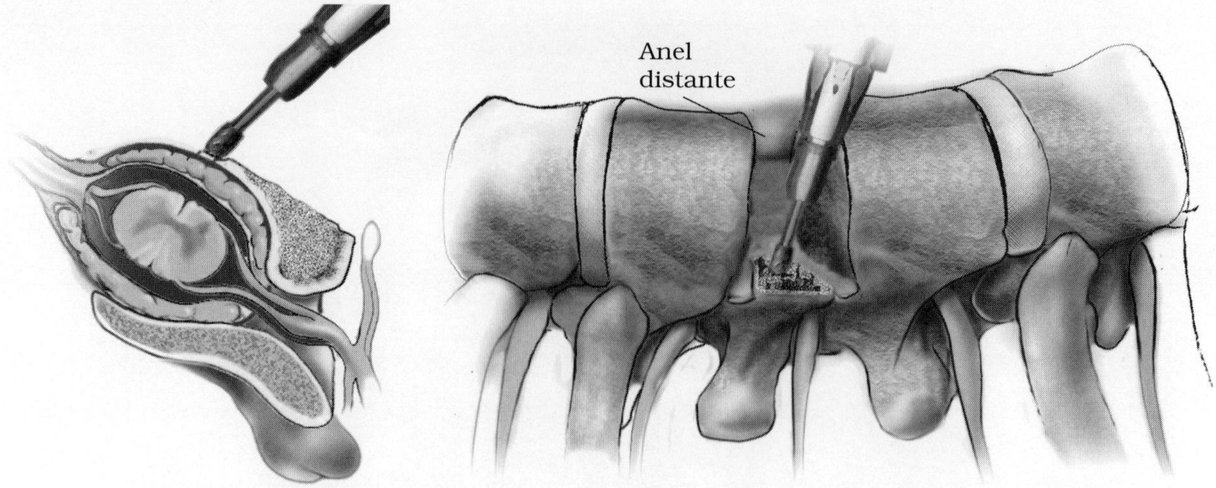

FIGURA 2-105. A remoção final cortical vertebral posterior pode ser feita de diversas formas. Nós preferimos utilizar uma broca dental com ponta de diamante para entrar no canal vertebral na linha média. Depois de produzido um pequeno orifício, um pequeno saca-bocado de Harper-Kerrison pode ser usado para remover inteiramente a cortical posterior da hemivértebra.

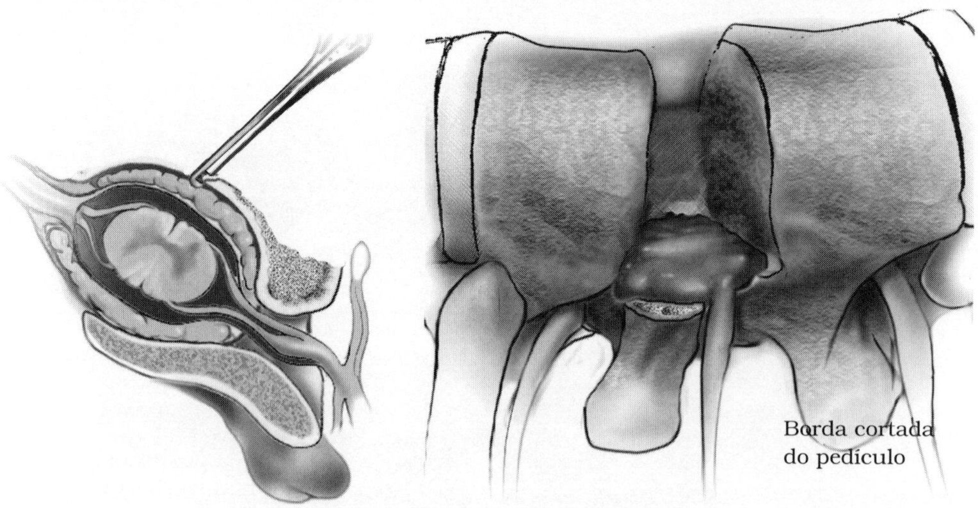

FIGURA 2-106. Após a remoção do osso cortical do vértice da hemivértebra até atingir o pedículo, os tecidos anulares superiores e inferiores também podem ser removidos. O forame neural tanto acima quanto abaixo da hemivértebra deve ser aberto completamente, e as raízes nervosas visualizadas. Qualquer sangramento encontrado deve ser enfrentado com cauterização ou com fantonamento com Gelfoam embebido em trombina.

A estrutura final removida anteriormente é o pedículo da hemivértebra. O pedículo pode ser removido de diferentes formas. Ele pode ser removido gradualmente com um saca-bocado de ponta estreita ou, como preferimos, a porção central perfurada com broca e as paredes externas removidas com saca-bocados ou curetagem em direção ao centro do pedículo. É preciso remover o osso do pedículo tão posteriormente quanto possível.

A dura é coberta com um Gelfoam ou compressa Oxycel ou enxerto de tecido adiposo, e então os pedaços de osso da hemivértebra excisada são colocados livremente no espaço. A aba osteoperiosteal é então suturada no seu lugar de origem sem tensão, e no tórax, a pleura é reparada. A ferida é então fechada da maneira padrão.

A segunda parte do procedimento pode ser feita na posição de decúbito lateral. Contudo, nós preferimos rolar o paciente para a posição de decúbito ventral e transferi-lo para uma estrutura de coluna (p. ex., mesa Jackson, estrutura Relton-Hall). Em algumas crianças pequenas, preferimos usar dois rolos de laminectomia (feitos de toalhas de banho enroladas ou de espuma), colocando um sob o peito e o outro sob as cristas ilíacas, deixando o abdome livre.

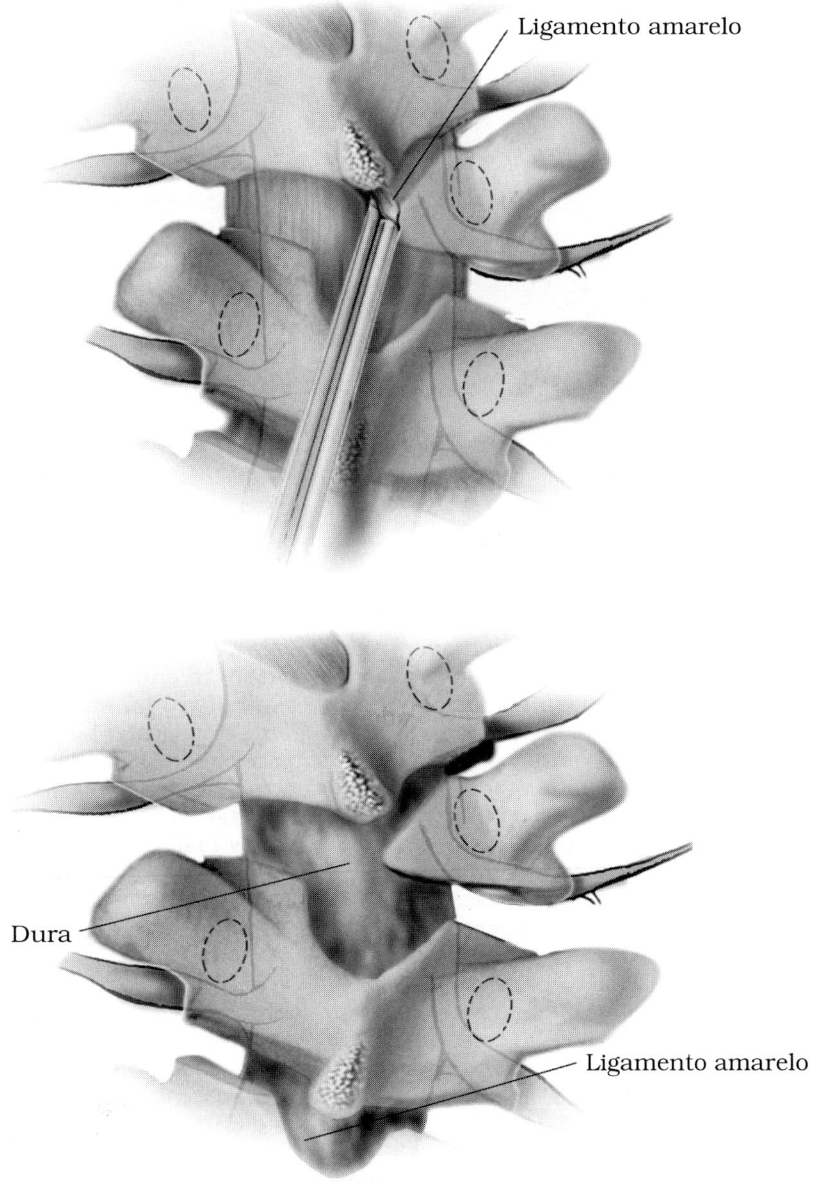

FIGURA 2-107. Na abordagem posterior, a coluna vertebral é exposta utilizando uma exposição padrão centrada sobre a linha média e abrangendo a área da hemivértebra. Uma radiografia é feita para determinar o nível apropriado para a excisão. A coluna é então exposta subperiostealmente. O ligamento amarelo acima e abaixo da hemilâmina é cuidadosamente cortado e removido com um saca-bocado Kerrison. Qualquer sangramento é controlado por cauterização bipolar ou compressão com Gelfoam embebido em trombina. Após a retirada do ligamento amarelo, a hemilâmina é gradualmente removida desde a linha média até o seu aspecto lateral. Nós geralmente fazemos isso com saca-bocados com bico estreito ou saca-bocados Harper-Kerrison. É muito mais fácil remover o arco posterior a partir da abordagem posterior quando mais de um pedículo tiver sido removido do procedimento anterior.

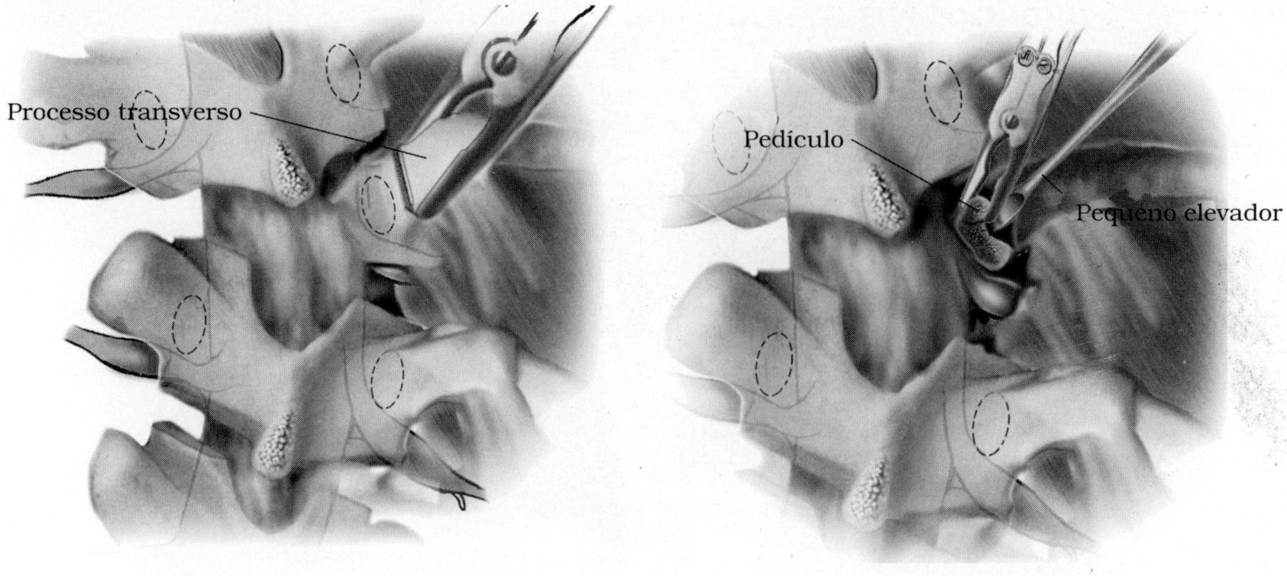

FIGURA 2-108. Na coluna lombar, o processo transverso é ressecado na sua base com um saca-bocado com ponta estreita ou Kerrison. Na coluna torácica, se o processo transverso foi deixado intacto na abordagem anterior, ele deve ser removido neste momento. Após a lâmina, as facetas e os processos transversos terem sido completamente removidos, o pedículo pode ser fixado com um saca-bocado ou hemostato; com uma ponta dentro do centro do pedículo e outra na margem cortical, o pedículo é removido lentamente. Se for encontrada resistência, é da maior importância usar um elevador de periósteo pequeno para liberar a margem do pedículo e removê-lo na totalidade ou em parte, com saca-bocado de ponta estreita ou curetas.

Após a remoção de todo o osso, o cirurgião pode visualizar facilmente o saco dural com as raízes nervosas acima e abaixo da hemivértebra. O cirurgião deve tomar bastante cuidado quando observar o fechamento da osteotomia da cunha apical para se certificar que o pedículo descendente não impacta as duas raízes nervosas agora saindo através do forame neural único. Se houver qualquer preocupação sobre possível compressão pelo pedículo, o pedículo superior deve ser afinado ou até mesmo excisado para evitar a compressão da raiz nervosa. As lâminas acima e abaixo podem então ser decorticadas e as porções das costelas removidas da porção anterior do procedimento; as hemivértebras são cortadas em pedaços e podem ser usadas para enxerto ósseo. Quando a hemivértebra a ser excisada estiver na junção lombosacra, uma incisão separada pode ser necessária para expor a crista ilíaca e obter um enxerto constituído de osso compacto e esponjoso.

Em pacientes muito jovens, a fixação interna geralmente não é possível, e o defeito é fechado e mantido naquela posição com gesso. Em bebês e crianças mais velhas, dispositivos de compressão podem ser aplicados por meio de uma configuração de gancho ou haste. Outro recurso em pacientes mais velhos é o uso de parafusos de pedículo nos pedículos acima e abaixo da hemivértebra com uma pequena haste conectando as duas cabeças dos parafusos. Se não foi utilizada fixação interna, após o ferimento ser fechado, o paciente deve ser virado cuidadosamente e levado a uma mesa ortopédica onde será aplicado um aparelho de gesso pélvico, incluindo as duas pernas até os tornozelos. O gesso deve se estender aproximadamente até a linha da clavícula. O torso do paciente deve ser curvado na parte convexa da curvatura para manter a correção. Devem ser obtidas radiografias na sala de operação para assegurar que a cunha está fechada e que a correção adequada foi obtida. Também é importante ter certeza de que a pressão é aplicada ao vértice da deformidade posteriormente, enquanto o gesso é secado para prevenir o deslocamento da coluna para cifose. Se uma correção adequada não tiver sido obtida, pode ser feita uma cunha corretiva no aparelho de gesso enquanto o paciente ainda estiver sob anestesia. Se for usada fixação interna, o cirurgião decidirá se o gesso é necessário. Se o cirurgião sentir que a fixação interna estava bastante estável na cirurgia, o paciente pode ser colocado tanto em aparelho de gesso ou em uma TLSO (órtese toracolombossacra) após a cirurgia, com a extensão de uma só perna, dependendo da preferência do cirurgião. Nossa opinião é que a imobilização externa é importante, apesar da estabilidade da fixação interna.

CUIDADOS PÓS-OPERATÓRIOS

A maior parte dos pacientes requer de 5 a 7 dias de hospitalização. Se a excisão for na região torácica, o dreno torácico é removido normalmente de 36 a 48 horas após a cirurgia. Em geral, o gesso permanece intacto por 3 a 4 meses. O paciente é mantido em uma posição semi-reclinada. Após cerca de 4 meses, o gesso é removido e uma radiografia é tirada para que se avalie a consolidação óssea. O paciente é então colocado em uma órtese toracolombossacra (TLSO), com ou sem extensão para a perna, por um periodo adicional de 2 a 4 meses. A maior parte dos pacientes apresenta consolidação óssea a da artrodese num período de 6 a 8 meses após a cirurgia.

Quando o cirurgião está confiante quanto à segurança da fixação interna e permite ambulação em gesso ou TLSO com extensão da perna, são permitidas ao paciente somente atividades sedentárias por 2 a 4 meses após a cirurgia. Nesse período, o paciente permanece com a imobilização por um total de 6 a 8 meses, com atividades relativamente sedentárias.

As complicações incluem correção incompleta secundária a uma excisão inadequada de material ósseo. Pode ocorrer pseudoartrose; contudo, isso é mais provável se a fixação interna não for usada. Como já foi mencionado, pode-se instalar uma cifose na área de excisão da hemivertebra principalmente em pacientes que foram tratados sem fixação interna. Alguns especialistas acreditam que isso pode ser evitado estendendo-se a fusão ao lado convexo de 2 segmentos acima e 2 segmentos abaixo da hemivértebra, criando uma área de ancoramento e suporte posterior. Problemas neurológicos também podem ocorrer, o que torna imprescindivel a obrigatoriedade de avaliações pré-operatórias completas.

Referências

1. Slabaugh PB, Winter RB, Lonstein JE, et al. Lumbosacral hemivertebra: review of 24 patients with excision in eight. Spine 1980;5:234–244.
2. Leatherman KD, Dixon RA. Two stage corrective surgery for congenital deformities of the spine. J Bone Joint Surg [Br] 1979;61:324–328.
3. Bradford DS, Boachie-Adjei O. One stage anterior posterior hemivertebra resection and arthrodesis for congenital scoliosis. J Bone Joint Surg [Am] 1990;72:536–540.
4. Bradford DS, Hu SS. Excision of hemivertebra: master techniques in orthopaedic surgery. In: Bradford DS, ed. The spine. Philadelphia: Lippincott-Raven, 1997.

2.13 INSTRUMENTAÇÃO DE COMPRESSÃO POSTERIOR DE HARRINGTON PARA CIFOSE

A pesada haste de Harrington de 1/4 de polegada (as hastes pequenas de 3/16 de polegada não são fortes o suficiente e não devem ser utilizadas) e os ganchos nº 1256 eram o método padrão de instrumentação posterior para cifose até o desenvolvimento da instrumentação de Cotrel-Dubousset. O sistema de Harrington ainda tem muitas vantagens. A principal vantagem do sistema de Harrington, que se torna um ponto importante no caso de uma deformidade cifótica grave, é que é uma haste mais fácil de inserir; além disso, a correção pode ser obtida gradualmente em níveis múltiplos. Embora os ganchos em si sejam mais difíceis de inserir do que os ganchos de Cotrel-Dubousset porque precisam estar posicionados na haste, não é tão difícil quanto tentar colocar a versão original da haste de Cotrel-Dubousset nos ganchos fechados. Os sistemas de colocação superior (tais como o de Moss-Miami) facilitam significativamente a inserção da haste. Provavelmente, a única desvantagem verdadeira do sistema de compressão de Harrington é que será necessário usar um aparelho de gesso ou suporte ortótico até que a artrodese seja atingida.

O sistema de Harrington permanece sendo uma técnica útil em pacientes com cifose grave para ajudar na inserção de uma haste rígida. O sistema de compressão de Harrington é inserido em um lado da coluna vertebral. Os ganchos para a haste rígida são colocados no lado oposto, e o sistema é então apertado, com um ganho parcial de correção, tornando assim a inserção da haste rígida mais fácil. Ele é então removido e a segunda haste rígida é usada em seu lugar.

A seleção dos níveis que serão fundidos e a exposição da coluna vertebral são as mesmas para a instrumentação de Cotrel-Dubousset. Novamente, é importante estender a fusão até os segmentos lordóticos normais da coluna situados abaixo da cifose, geralmente em L2 ou L3.

Deve haver pelo menos três, e de preferência quatro, ganchos em cada lado da coluna vertebral, acima e abaixo da área cifótica. Na área torácica, os locais de fixação podem ser uma combinação de lâmina e processos transversos. O local de fixação mais cefálico deve estar sob a lâmina. Isso é necessário para ancorar a haste e evitar que os ganchos deslizem para fora dos processos transversos. Em meninos adolescentes com ossos fortes e flexibilidade restaurada à deformidade por discotomia anterior, o gancho mais cefálico em cada lado pode estar sob a lâmina, enquanto os próximos três podem estar nos processos transversos. Se o osso for porótico, os processos transversos forem pequenos, ou se a curva permaneceu rígida após a liberação anterior, a maioria ou até mesmo todos os ganchos devem ficar sob a lâmina (Figs. 2-109 a 2-113).

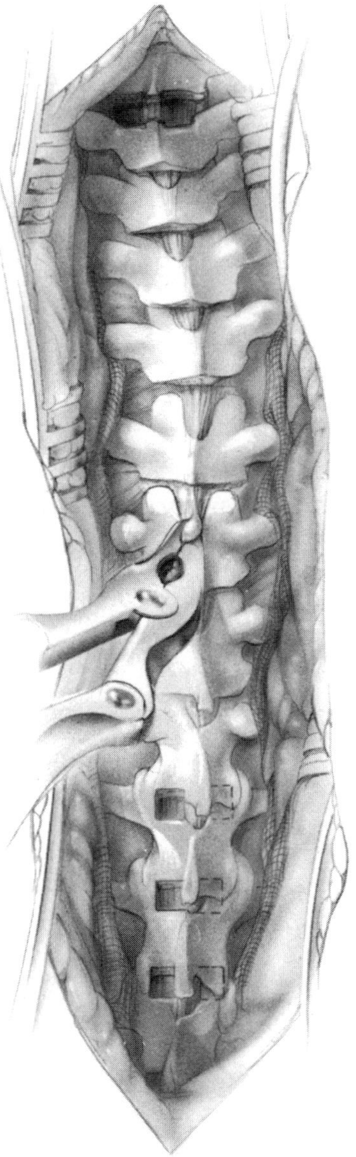

FIGURA 2-109. Para preparar os locais onde serão colocados os ganchos na coluna torácica para compressão, primeiro é necessário remover a porção que se projeta do processo espinhoso e ganhar acesso ao canal vertebral ao remover uma porção do ligamento amarelo. Um saca-bocado de Kerrison é então utilizado para remover porções das facetas superior e inferior, como ilustrado no topo da incisão. Uma remoção generosa dos processos espinhosos e articulações facetárias na coluna torácica é essencial para evitar a impactação e permitir a correção máxima. O local do gancho inferior e a facetectomia e laminotomia são os mesmos quando o procedimento é feito com a instrumentação de Cotrel-Dubousset.

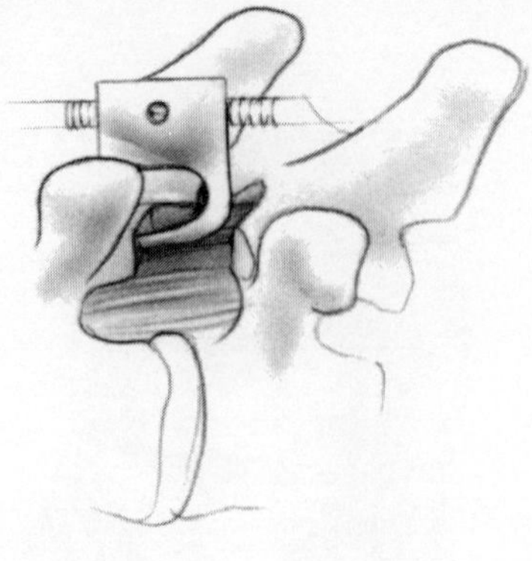

FIGURA 2-110. Embora seja possível e freqüentemente mais fácil assentar o gancho mais cefálico e então passar a haste através dele, isso não pode ser feito com o restante dos ganchos. A haste de 1/4 de polegada é muito inflexível, e as tentativas de puxar os fios através dos ganchos destruirão as roscas da haste. Dessa forma, os ganchos e as porcas que são usadas para apertá-los são colocados na haste antes de sua inserção.

Devido ao fato de os ganchos estarem nas hastes, não é possível curvar o gancho e deslizá-lo sob a lâmina. Assim, para tornar o assentamento dos ganchos possível, a laminotomia que é preparada terá de ser maior do que na maioria das outras circunstâncias. Deve ser grande o suficiente para "afundar" o gancho no canal vertebral e então deslizá-lo para frente sob a lâmina.

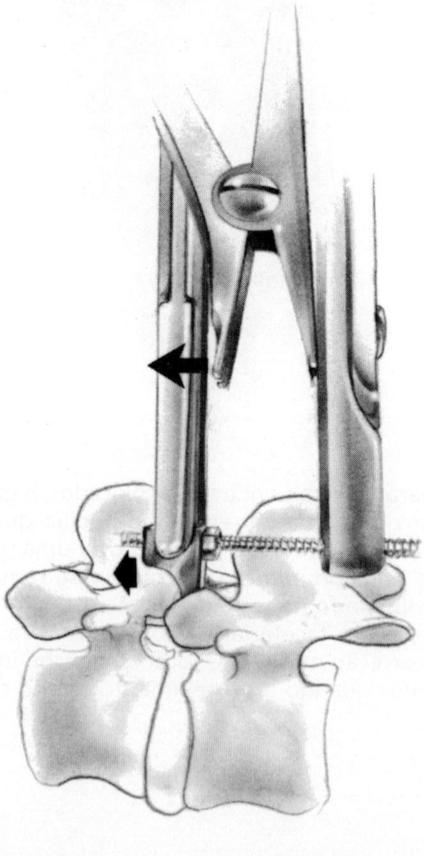

FIGURA 2-111. A compressão da haste rosqueada é iniciada na parte média de qualquer um dos lados da cifose e a partir daí progride em direção às extremidades. A compressão é conseguida quando se utiliza o separador de lâmina (spreader) de Harrington entre um suporte de gancho e um clampe de haste fixado à haste, e então avançando a porca ao girá-la com um pequeno elevador de periósteo. Não é necessário obter a correção laboriosamente girando as porcas com uma chave de porcas.

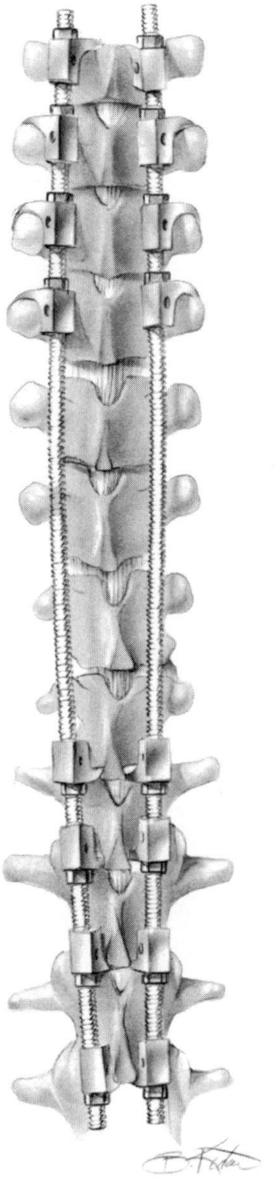

FIGURA 2-112. Depois de colocada a primeira haste, o cirurgião é tentado a apertá-la para ganhar alguma correção, que irá tornar a inserção da segunda haste mais fácil. Isto, entretanto, vai provocar uma compressão do lado oposto, fechando os orifícios que tinham sido preparados para os ganchos e tornando sua inserção mais difícil.

Os ganchos são apertados a partir do ápice e alternando de um lado da coluna para outro a fim de evitar o surgimento de uma escoliose. No início, eles podem ser apertados pela técnica de afastamento utilizando o *spreader* entre um suporte de gancho e um clampe de haste. Depois disso, os ganchos são apertados com uma chave de parafuso. À medida que as porcas são apertadas, a interface entre o gancho e o osso deve ser observada para evitar que os ganchos sejam apertados demais, o que poderia causar uma fratura do osso. Se o cirurgião enfrentar dificuldades em determinar a quantidade de correção, uma radiografia lateral cruzada pode ser obtida. Quando os ganchos estiverem apertados, as roscas situadas atrás de cada uma das porcas são destruídas para que não fiquem frouxas. Isso pode ser feito girando-se um velho osteótomo nos fios.

É feita a decorticação de todo o osso que permanece exposto, e enxerto ósseo é adicionado antes que a ferida cirúrgica seja fechada.

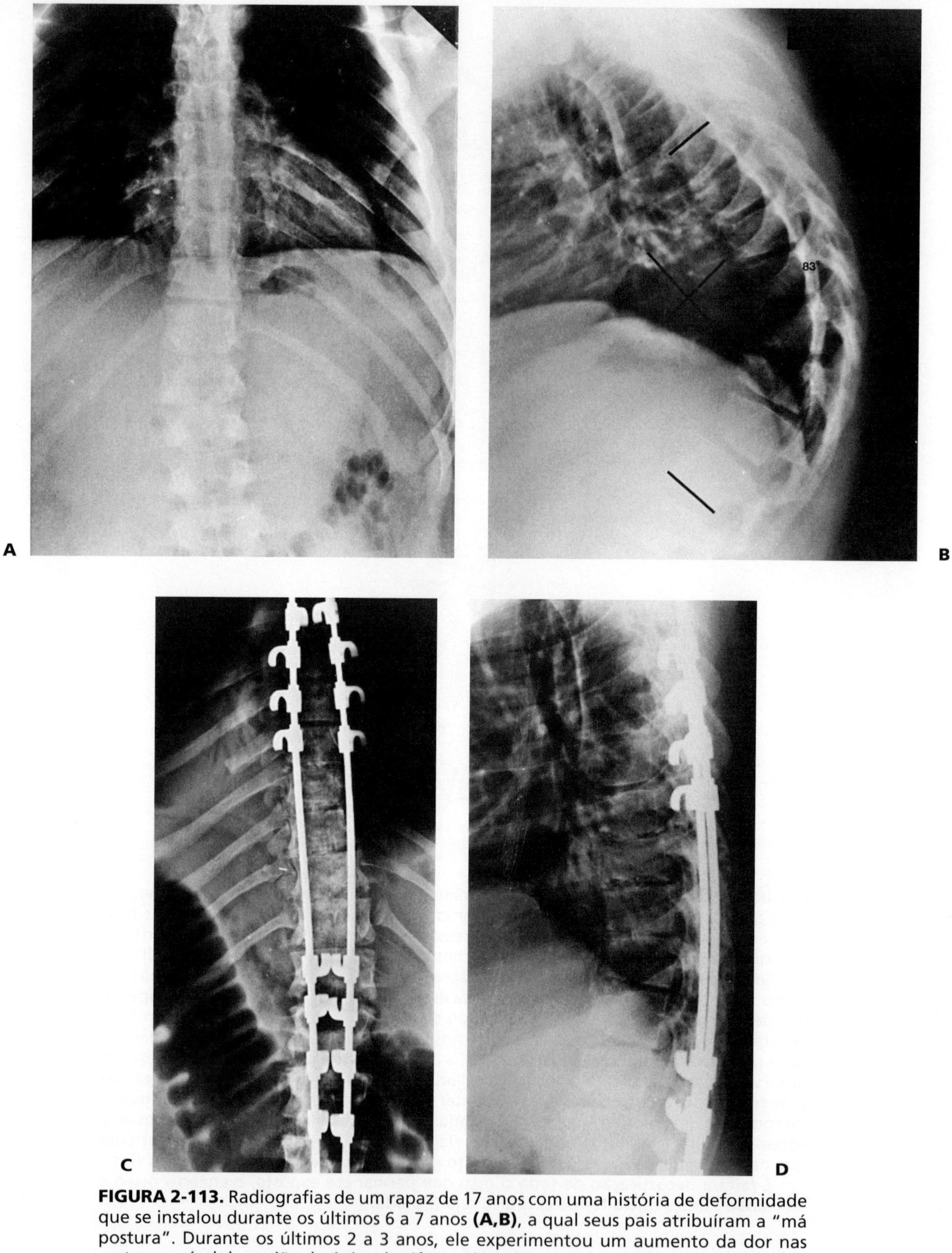

FIGURA 2-113. Radiografias de um rapaz de 17 anos com uma história de deformidade que se instalou durante os últimos 6 a 7 anos **(A,B)**, a qual seus pais atribuíram a "má postura". Durante os últimos 2 a 3 anos, ele experimentou um aumento da dor nas costas no nível da região do ápice da cifose. Além disso, ele estava extremamente descontente com sua aparência. **C,D:** A correção obtida após uma discotomia trans-torácica anterior e fusão, juntamente com fusão posterior e instrumentação com hastes de compressão de Harrington.

CUIDADOS PÓS-OPERATÓRIOS

A fixação é forte o suficiente, de forma que não há nenhuma preocupação com o tratamento inicial do paciente. O paciente pode ser posicionado como desejado para que fique confortável, e a deambulação é em geral iniciada no terceiro ou quarto dia após a cirurgia, sem nenhum apoio externo. Na alta hospitalar, o paciente recebe um aparelho de gesso ou prótese, que é usada por 4 a 6 meses.

2.14 INSTRUMENTAÇÃO DE COTREL-DUBOUSSET POSTERIOR PARA CIFOSE

O sistema de haste rígida (aqui o sistema CD é usado como exemplo) possui diversas características interessantes para o tratamento da cifose. É bastante rígido e não requer imobilização pós-operatória. Nos pacientes que também apresentam escoliose grave, este sistema tem a capacidade de corrigir a cifose e a escoliose. Os ganchos podem ser colocados independentemente da haste (ao contrário da clássica haste de compressão de Harrington); não constitui um problema inserir os ganchos no outro lado da coluna vertebral após os primeiros ganchos terem sido colocados e apertados.

Também existem desvantagens. As hastes precisam ser modeladas para permitir a correção desejada, o que significa que a maior parte da correção é obtida de uma só vez. Isto torna difícil conseguir colocar a haste nos ganchos inferiores em sistemas de ganchos fechados após a colocação das hastes nos ganchos superiores. O uso de parafusos de pedículos na parte inferior da instrumentação consegue amenizar em grande parte essa dificuldade.

A área da coluna que precisa ser fundida é exposta, e os locais dos ganchos são preparados. Existem dois métodos de fixação para os ganchos que podem ser usados na instrumentação para cifose. Eles diferem do método usado para colocar os ganchos nas vértebras torácicas (Figs. 2-114 a 2-117).

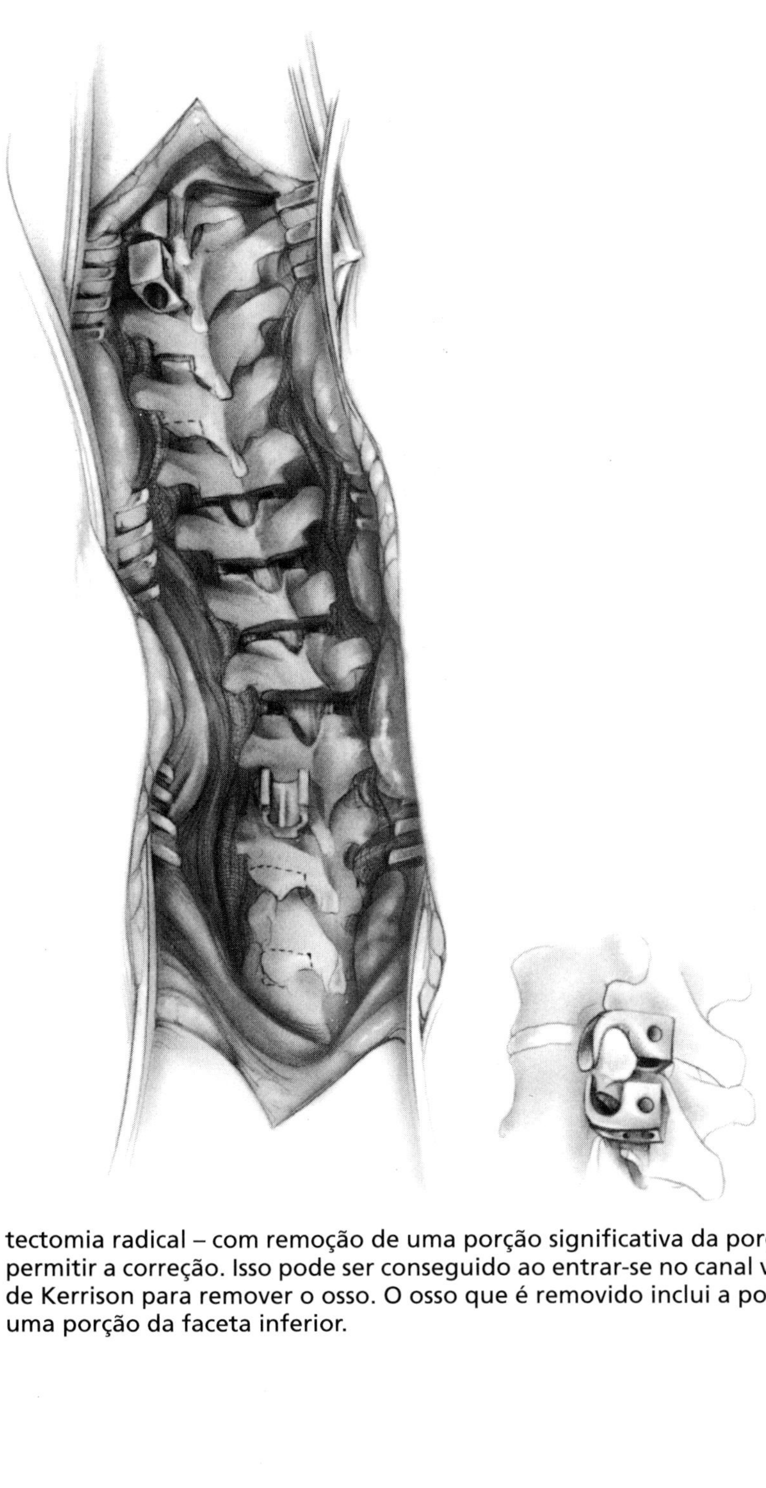

Figura 2-114. O método de fixação do gancho ilustrado aqui usa a configuração de garra nas vértebras torácicas. No lado cefálico da cifose, deveria haver pelo menos 3 locais de fixação em cada lado da coluna vertebral. Esses locais de fixação podem ser de várias combinações de garras, ganchos supralaminares e ganchos de processos transversos, tudo dependendo da resistência óssea, da rigidez da curva e da escolha do cirurgião. Alguns cirurgiões preferem usar ganchos supralaminares como locais de fixação, em oposição aos processos transversos, e alguns também preferem colocar o componente do gancho de pedículo em garra, um nível distal. Nesse caso, 2 configurações de garra foram usadas. O terceiro gancho era um simples gancho de processo transverso.

Um método alternativo na porção cefálica do cifo é usar ganchos de lâmina inseridos em lâminas alternadas. Eles podem ser distribuídos em cada lado da coluna. Por exemplo, um gancho de lâmina pode ser inserido na lâmina de T3, T5 e T7 em um lado da coluna e na lâmina de T4, T6 e T8 no outro lado da coluna. Esses ganchos são inseridos no aspecto cefálico da lâmina para fornecer compressão.

Três locais para recebimento de gancho devem ser preparados em cada lado da coluna inferior à cifose. Ao selecionar os níveis, é importante estender a instrumentação até a lordose normal. Esses locais de ganchos são preparados facilmente ao se remover a borda inferior da lâmina, e então o ligamento amarelo, para permitir que o gancho da lâmina seja assentado dentro do canal vertebral. Os locais de ganchos devem ser preparados em ambos os lados da coluna antes que quaisquer ganchos ou hastes sejam colocados. Se isso não for feito, o fechamento dos espaços interlaminares como resultado da colocação da primeira haste torna mais difícil preparar os locais em lados opostos. O uso de parafusos de pedículo na extremidade inferior da cifose faz com que a inserção da haste seja mais fácil, embora eles não tornem a correção melhor.

Depois que isso é completado, uma facetectomia radical – com remoção de uma porção significativa da porção inferior da lâmina – é feita na área da cifose para permitir a correção. Isso pode ser conseguido ao entrar-se no canal vertebral na linha média, e usando-se um saca-bocado de Kerrison para remover o osso. O osso que é removido inclui a porção inferior da lâmina e a faceta superior bem como uma porção da faceta inferior.

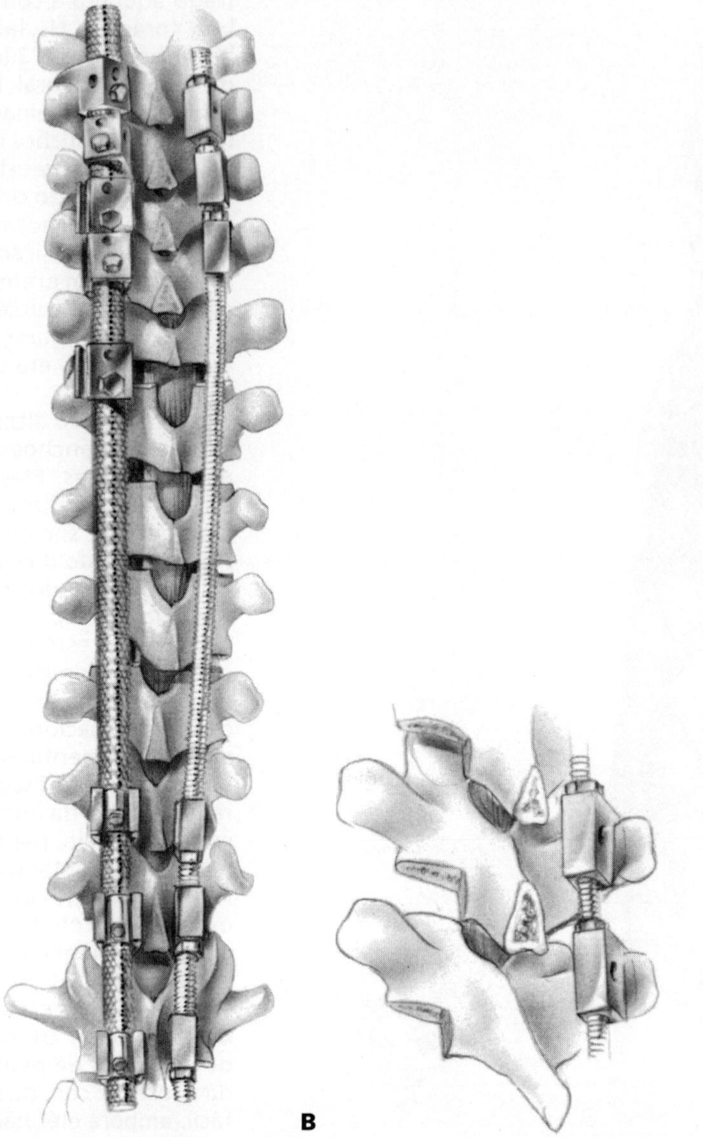

Figura 2-115. Vem agora a parte mais difícil dessa técnica: a colocação das hastes e dos ganchos. Isso é difícil porque as hastes devem primeiro ser curvadas a um desejado grau final de correção; assim, quando elas são inseridas, a maior parte da correção é obtida de uma vez. Se todos os ganchos e hastes forem colocados em direção cefálica à cifose, não é fácil empurrá-los para baixo dentro dos ganchos caudais. Em um(a) paciente com cifose grave, o cirurgião tem a distinta impressão de que algo irá quebrar com a força exercida continuamente para baixo. Sugeriram-se várias técnicas para lidar com esse problema, tais como pedir ao assistente para empurrar no ápice do cifo, tentando levantar a pelve, ou colocando uma haste nos ganchos cefálicos e uma haste nos ganchos caudais e empurrando ambas para baixo em direção a seus ganchos vazios correspondentes ao mesmo tempo, como em um sistema de dupla alavanca. Essas técnicas podem funcionar em curvas flexíveis.

Um outro método é aplicar uma pequena haste de compressão de Harrington de um lado, apertá-la para obter correção e então colocar o sistema de haste rígida no lado oposto. A haste de compressão de Harrington é então removida e substituída pela segunda haste **(A)**.

Na região torácica, a haste de compressão de Harrington **(B)** pode ser colocada nos processos transversos. Esses são geralmente fortes o suficiente para essa correção temporária, e os ganchos podem ser inseridos rapidamente.

Abaixo da cifose, os ganchos de Harrington podem ser colocados nos orifícios que foram preparados para os ganchos do sistema de haste rígida.

Com os sistemas mais novos de abertura superior, a haste pode ser afixada aos ganchos proximal ao ápice da cifose e então colocada em cantiléver nos ganchos abaixo. Forças compressivas são então aplicadas para continuar a correção da cifose.

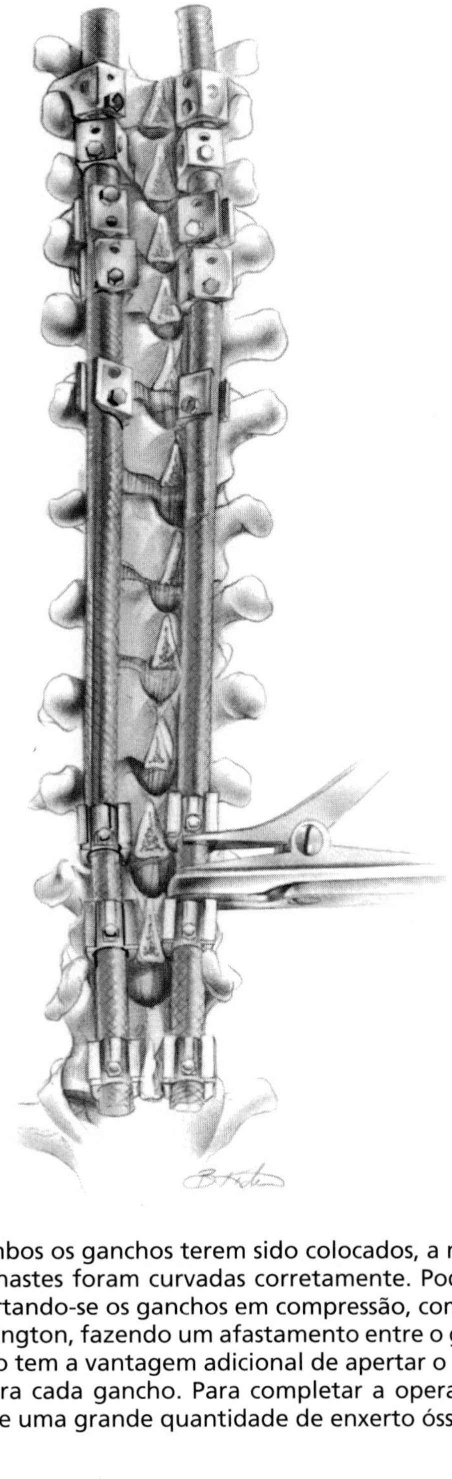

Figura 2-116. Após ambos os ganchos terem sido colocados, a maior parte da correção terá sido obtida se as hastes foram curvadas corretamente. Pode-se conseguir alguma correção adicional apertando-se os ganchos em compressão, como foi feito com a haste de compressão de Harrington, fazendo um afastamento entre o gancho e um suporte de haste preso à haste. Isso tem a vantagem adicional de apertar o gancho contra o osso, e deve ser executado para cada gancho. Para completar a operação, toda decorticação possível deve ser feita, e uma grande quantidade de enxerto ósseo é adicionada.

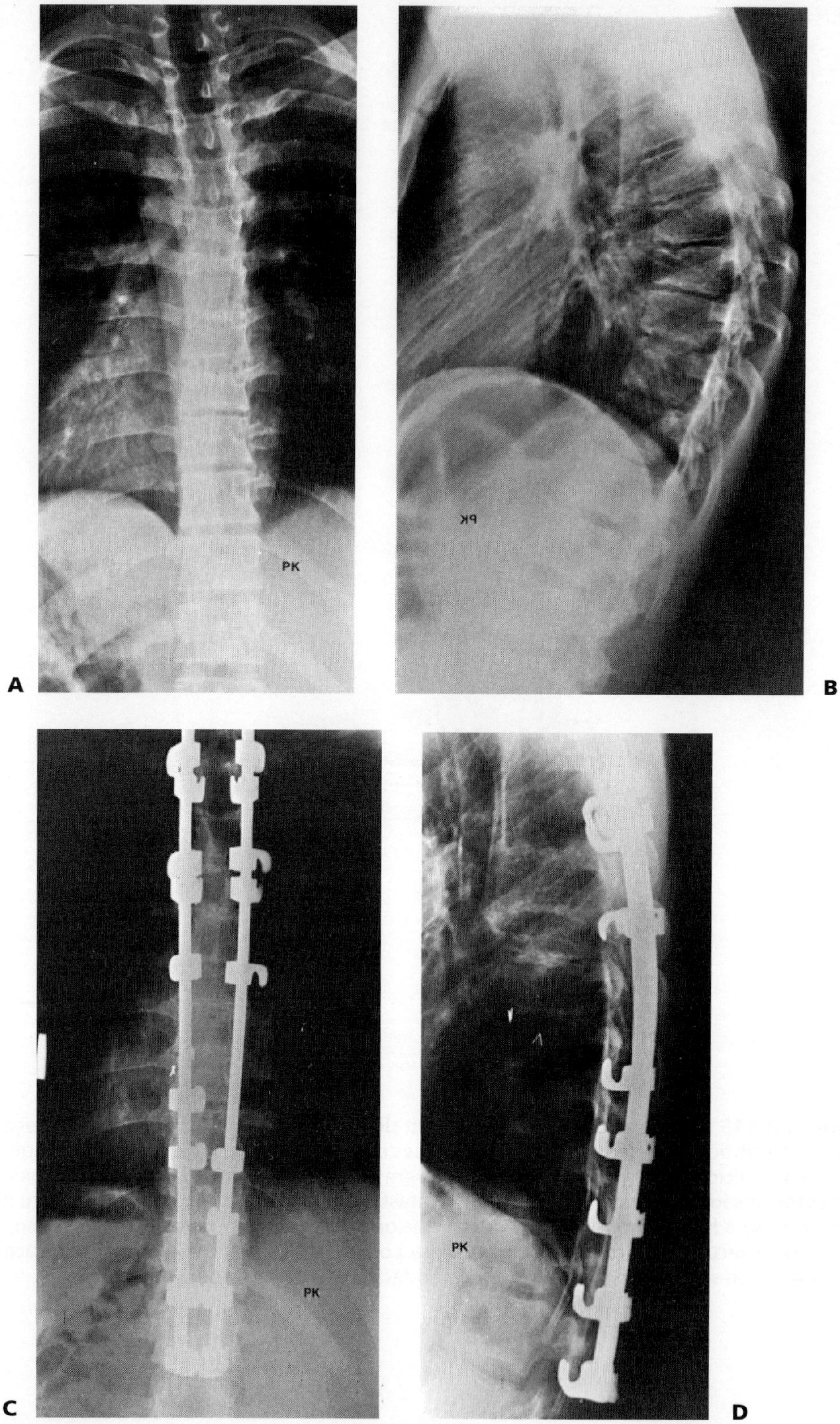

Figura 2-117. **A,B**: Radiografias ântero-posterior e lateral de um rapaz de 17 anos com dor intensa e persistente secundária à cifose de Scheuermann. **C,D:** Radiografias feitas após a colocação da instrumentação de Cotrel-Dubousset. Os ganchos superiores saltaram um nível para permitir uma inserção mais fácil, e os ganchos inferiores foram balanceados para facilitar uma melhor decorticação.

CUIDADOS PÓS-OPERATÓRIOS

A vantagem da instrumentação de Cotrel-Dubousset é que nenhuma imobilização externa é necessária. Assim, os cuidados pós-operatórios imediatos são os mesmos para outras cirurgias da coluna vertebral. O paciente é mobilizado o mais rapidamente possível, e observado da mesma maneira que um paciente com escoliose tratado com a instrumentação de Cotrel-Dubousset.

2.15 ARTRODESE PÓSTERO-LATERAL PARA ESPONDILOLISTESE

A maioria das crianças que requer tratamento cirúrgico para a espondilolistese é tratada com uma artrodese *in situ* sem instrumentação. Devido ao fato dos elementos posteriores das vértebras afetadas ou deslizadas estarem separados do corpo anterior, a fusão ocorre entre os processos transversos lateral às facetas. A menos que seja necessário descomprimir as raízes nervosas pela remoção dos elementos posteriores e foraminotomia, não há necessidade de expor esses elementos completamente.

Wiltse e colegas (1) descrevem uma abordagem para-espinhal sacro-espinhal com divisão muscular às vértebras inferiores da coluna lombar. As vantagens que o estudo mencionava eram uma abordagem mais direta à área envolvida e menor sangramento quando comparado com outras abordagens. Parece haver muito menos desconforto pós-operatório com essa abordagem do que com uma abordagem na linha média (Figs. 2-118 a 2-122).

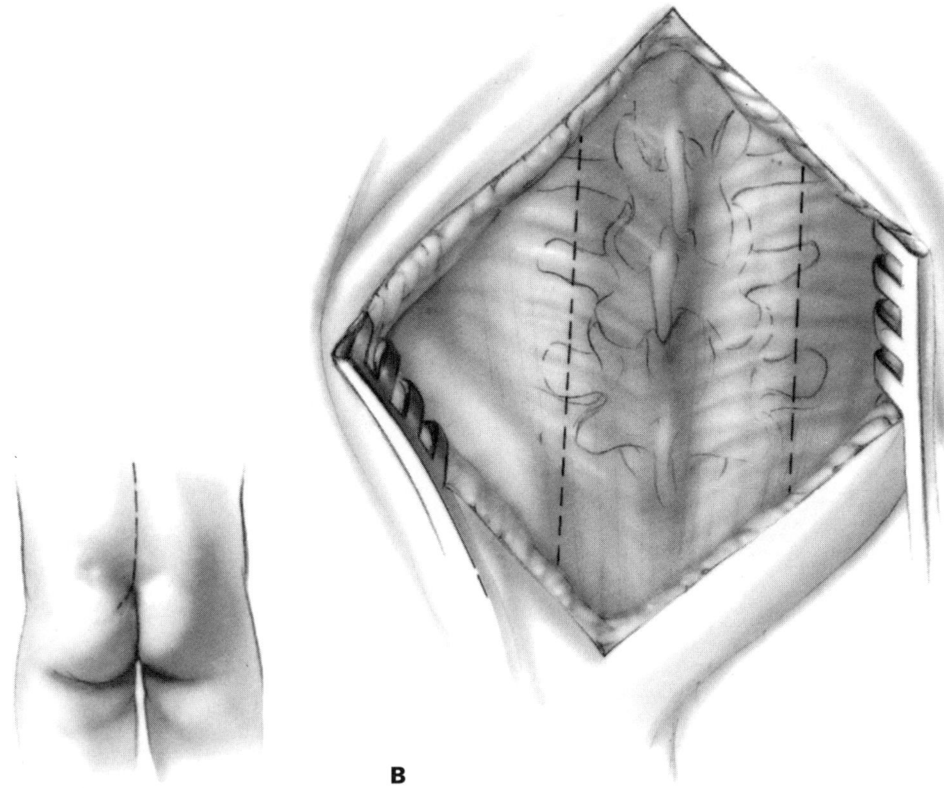

A B

FIGURA 2-118. O paciente é colocado em decúbito ventral sobre almofadas de espuma de forma que o abdome permaneça livre. Se estiver disponível, uma mesa que reduza a lordose lombar pode ajudar. Nós preferimos uma incisão cutânea de linha média em oposição às duas incisões laterais descritas por Wiltse e colegas (1). Essa incisão deve se estender até o processo espinhoso um nível acima das vértebras mais cefálicas da área a ser fundida. À medida que a incisão se aproxima da *crena ani* **(A)**, ela se curva em direção ao lado de onde o enxerto ósseo será obtido. (Alternativamente, a incisão pode ser feita em linha reta, mas estendendo-se levemente distal para ser capaz de acessar a crista ilíaca a fim de obter osso para enxerto.)

A pele é elevada no intervalo entre a fáscia de revestimento dos músculos para-espinhais e a camada mais superficial da fáscia. O intervalo entre essa camada é identificado com facilidade na linha média. É necessário realizar essa dissecção **(B)** lateralmente em cada direção por cerca de 4 a 5 cm.

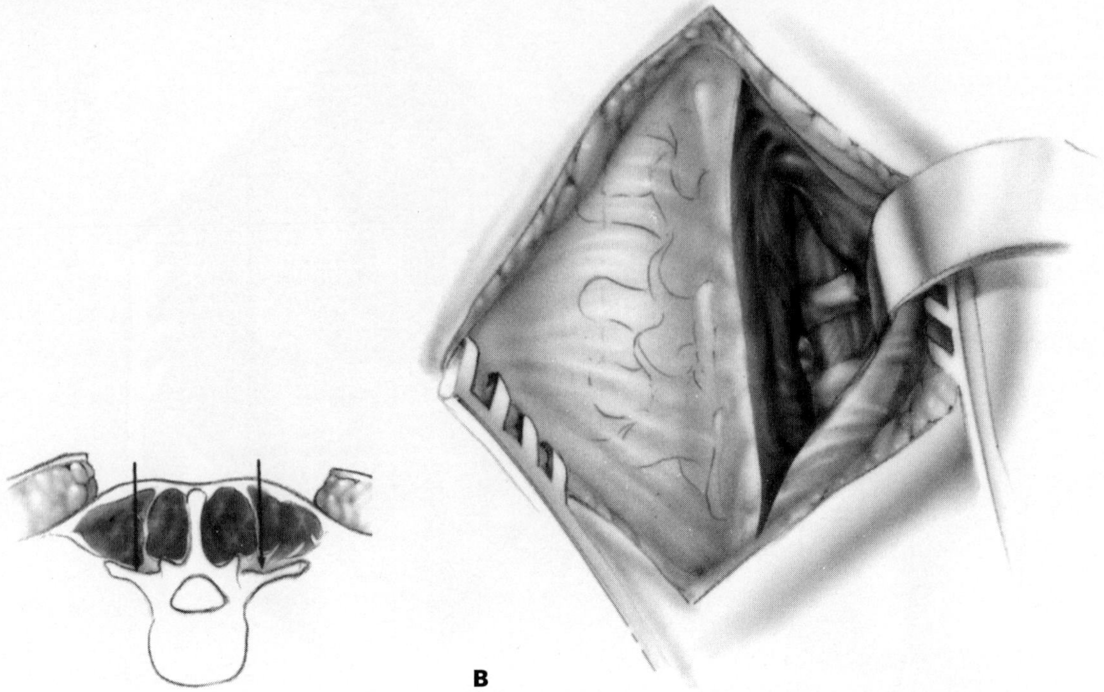

A B

FIGURA 2-119. Os músculos sacro-espinhais **(A)** são agora divididos cerca de 3 a 4 cm a partir da linha média sobre os processos transversos. A fáscia é dividida com bisturi **(B)** com um bisturi ou eletrocautério; então, com uma combinação de dissecação romba e eletrocautério, o músculo é dividido até que as pontas dos processos espinhosos sejam identificadas.

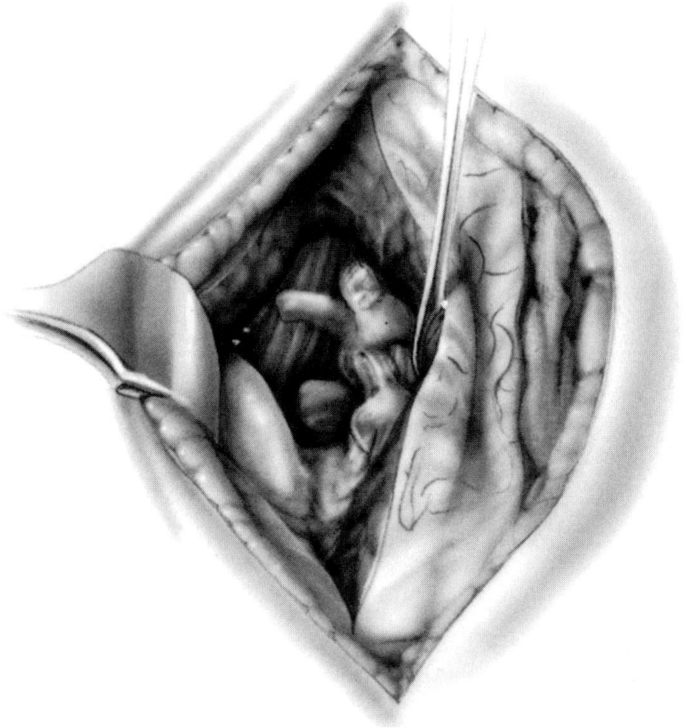

FIGURA 2-120. A dissecação sub-periosteal agora prossegue em direção à linha média, permanecendo nos processos transversos. À medida que a superfície lateral da faceta inferior é limpa, a dissecação prossegue até a cápsula da faceta. Na fusão de L4 até o sacro, a cápsula da faceta de L4 a L5 é removida, bem como a cápsula da faceta L5 a S1; entretanto, a faceta superior de L4 está articulada com L3, a qual não está incluída na fusão. Sendo assim, a dissecação do processo transverso de L4 deve parar antes da remoção da cápsula da faceta L3 a L4, que é encontrada na extensão medial do processo transverso de L4. A dissecação pode então prosseguir até a lâmina, se desejado, em um esforço para aumentar a massa de fusão e incorporar os elementos posteriores soltos na fusão.

O processo transverso da vértebra L5 é a chave para identificar os níveis corretos. Em alguns pacientes, especialmente aqueles com escorregamento mais acentuado, pode ser difícil de identificar porque fica diretamente anterior à asa do sacro e pode ser pequeno. Por causa desse fato, é fácil cometer-se o erro de identificar o processo transverso L4 como sendo o processo L5, a menos que também se tenha o cuidado de identificar a faceta lombosacra e segui-la para baixo até o processo transverso de L5. Ao mesmo tempo que o processo transverso de L5 é exposto, a asa do sacro é exposta. Aqui, o periósteo é grosso e aderente, e deve-se fazer um esforço especial para assegurar que ele seja bem exposto.

Após ser completada a exposição em ambos os lados, é feito um controle de sangramento mediante tamponamento sob pressão. Isso faz com que a maior parte do sangramento venoso pare e ajuda a distender e retrair os tecidos, tornando a parte seguinte mais fácil. Agora é o momento propício para remover o enxerto ósseo da crista ilíaca.

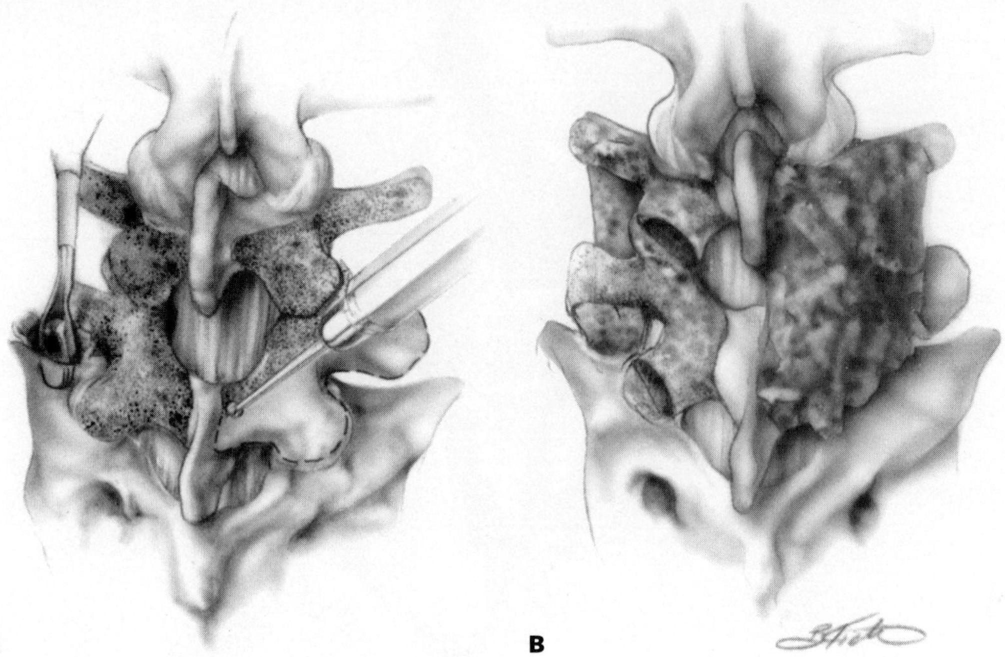

A B

FIGURA 2-121. O próximo passo é a decorticação. Preferimos usar uma broca de 5 mm porque ela fornece excelente controle e a habilidade de decorticar completamente todos os processos transversos, o lado lateral da faceta superior L4, a lâmina e as articulações facetárias. Após essa decorticação estar completa **(A)**, criar-se um orifício na asa do sacro com uma goiva Capener.

Em seguida, como descrito por Hensinger e colegas (2), um pedaço de osso cortical **(B)** é colocado nesse orifício e sob o processo transverso L5. Isso pode ser difícil em deslizamentos graves, porque o processo transverso de L5 está localizado adjacente à asa e anterior ao orifício na asa. Nesses casos, um pedaço do osso cortical colocado anteriormente aos processos transversais de L4 e dentro do orifício na asa irá fazer o mesmo efeito. Em deslizamentos leves (geralmente aqueles que não necessitam de fusão), o pedaço do osso cortical pode se estender da asa até sob L5 e L4. Isso tem o efeito de evitar que os músculos desloquem o enxerto de osso esponjoso, que é colocado em seguida.

Após a colocação do enxerto ósseo, as camadas musculares são reposicionadas no lugar. Deve-se ter cuidado para que o enxerto não seja deslocado pelas camadas musculares. Se for desejado, a fáscia pode ser fechada para fornecer uma melhor hemostasia. Drenos podem ser inseridos se o cirurgião achar necessário, e a incisão na linha média é então fechada.

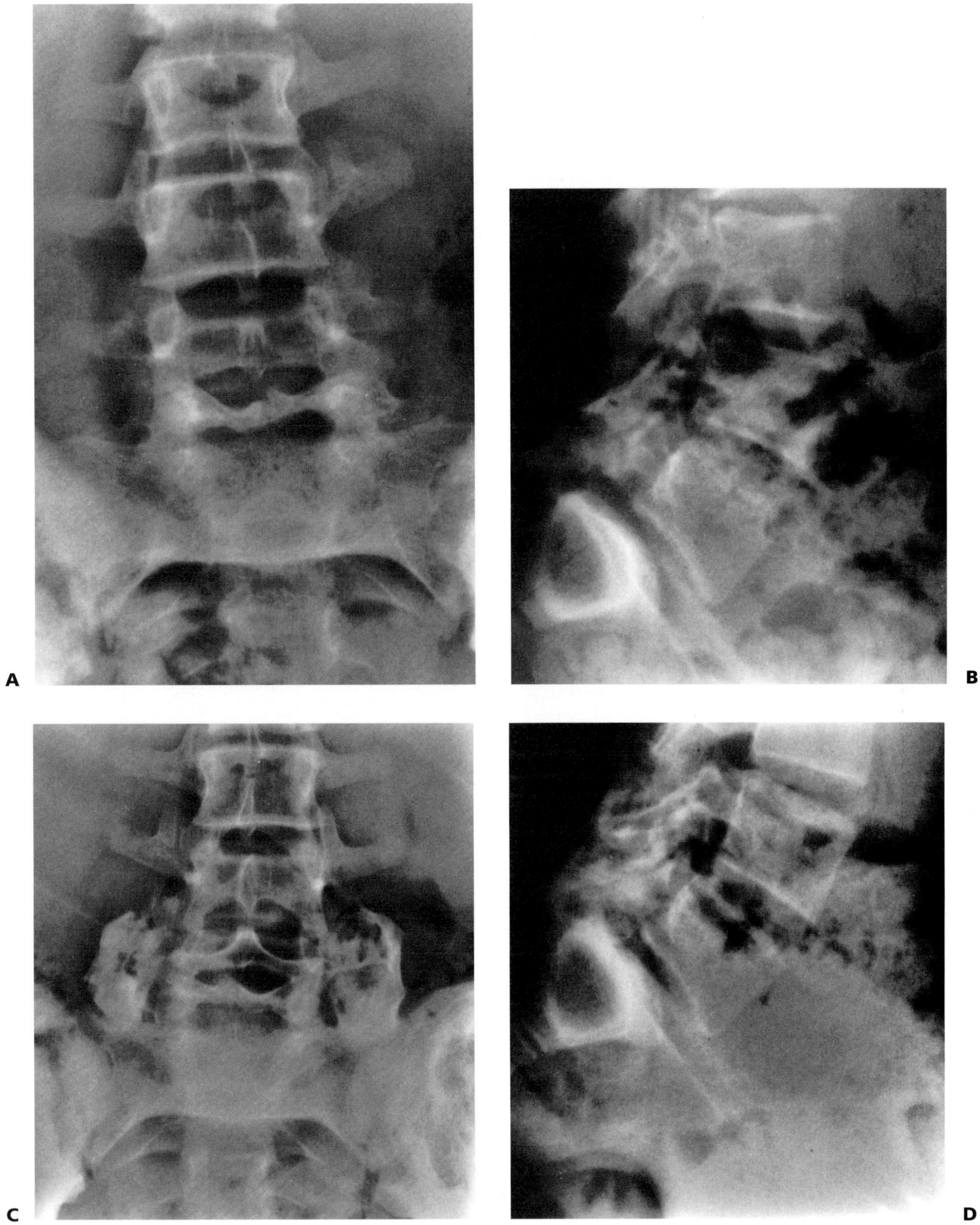

FIGURA 2-122. Radiografias ântero-posterior e lateral **(A, B)** de um menino de 13 anos com uma história de vários anos de dor nas costas de grande intensidade, com aumento progressivo, que piorava com atividade e que não respondem a medidas de tratamento conservador durante o ano anterior. Ele foi submetido à artrodese póstero-lateral. As radiografias tiradas 6 meses após a cirurgia **(C,D)** mostram uma artrodese consolidada.

CUIDADOS PÓS-OPERATÓRIOS

O uso de um aparelho de gesso, órtese ou repouso no leito depende da preferência do cirurgião e do grau e ângulo do deslizamento. Para casos nos quais não é feita redução, preferimos usar uma órtese lombosacra plástica pré-fabricada por 4 meses, para limitar o movimento lombar. Os pacientes podem se movimentar no dia seguinte à cirurgia e antes da órtese ficar pronta. Eles geralmente podem receber alta do hospital no terceiro dia pós-operatório. As atividades normais são retomadas quando houver evidência de uma artrodese sólida.

Referências

1. Wiltse LL, Bateman G, Hutchinson RH, et al. The paraspinal sacrospinalis-splitting approach to the lumbar spine. J Bone Joint Surg [Am] 1968;50:919.
2. Hensinger RN, Lang JR, MacEwen GD. Surgical management of spondylolisthesis in children and adolescents. Spine 1976;4:207.

2.16 DESCOMPRESSÃO E FUSÃO INTERCORPO PÓSTERO-LATERAL E ANTERIOR EM ESTÁGIO ÚNICO PARA ESPONDILOLISTESE DE GRAU AVANÇADO

O padrão-ouro de tratamento para espondilolistese sintomática grave de grau avançado tem sido a fusão *in situ* (1-3). A abordagem pode ser feita pelo método interlaminar posterior ou pelo método mais popular do processo intertransverso bilateral, a técnica da goteira lateral (4). Tem sido relatado que os dois métodos são eficientes e possuem baixas taxas de complicação (2,5-8).

A fusão *in situ* tem sido criticada por ter alta incidência de pseudoartrose, por não evitar encurvamento da massa de fusão, e falhar em corrigir a deformidade (9). O uso de enxerto da crista ilíaca ou de enxertos fibulares tem sido recomendado para evitar pseudoartrose (10,11). A abordagem anterior à junção lombosacra, contudo, não está isenta de risco; há relatos de danos aos grandes vasos, plexo simpático, ejaculação retrógrada e esterilidade (10-14). Mais recentemente, foram recomendadas abordagens combinadas para deslizamentos instáveis de grau avançado ou procedimentos em estágios (15-17). Além disso, a ressecção do corpo vertebral, a osteotomia da coluna e várias técnicas de redução, ou uma combinação das técnicas acima têm sido recomendadas, mas são procedimentos extremamente difíceis com taxas de complicação consideráveis (9,18-20).

Em 1982, Bohlman e Cook (21) descreveram uma descompressão em um estágio e uma técnica de fusão intercorporal e póstero-lateral por meio de uma abordagem posterior. Smith e Bohlman (22) relataram mais tarde um acompanhamento a longo prazo de 11 pacientes nos quais esta técnica foi usada para obter descompressão e artrodese da coluna vertebral sem correção da deformidade. Este procedimento é em geral recomendado para pacientes adultos. Os objetivos do tratamento operatório são a descompressão neural e estabilização da cifose lombosacra. Indicações para o procedimento são a espondilolistese de grau avançado (espondilolistese ou espondiloptose de grau III, IV) com dor intensa nas costas ou membro inferior e deficiência motora ou sensorial objetiva. A operação também é indicada em pacientes cujos procedimentos cirúrgicos anteriores não foram bem-sucedidos. Uma avaliação pré-operatória deve incluir uma ressonância magnética para demonstrar a gravidade da compressão pelo aspecto posterior do sacro, determinando a extensão (se houver) da remoção sacral necessária. Tomografias computadorizadas podem ser úteis na delineação da anatomia da deformidade (Figs. 2-123 a 2-128).

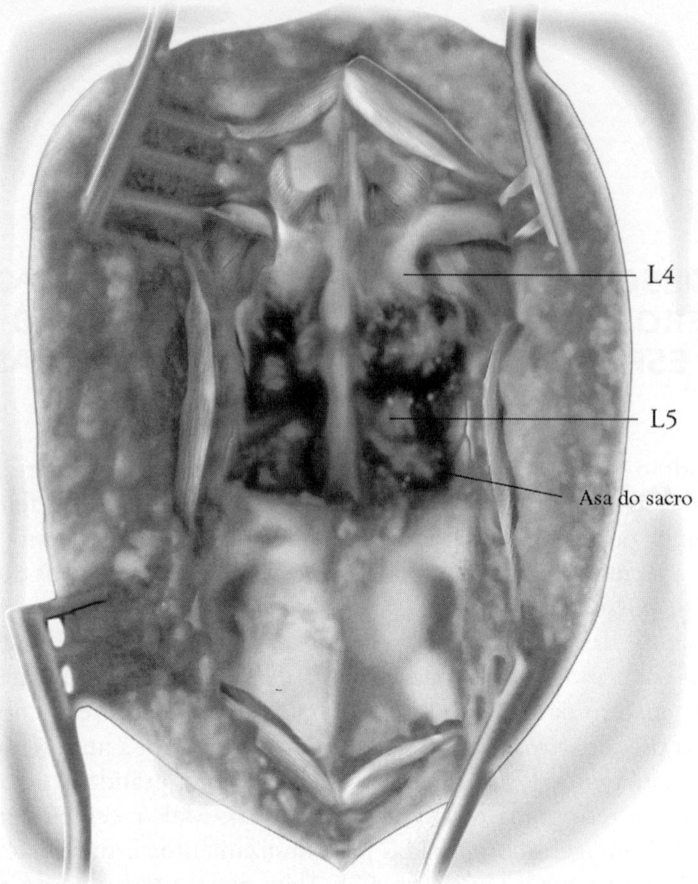

FIGURA 2-123. O paciente é colocado na posição pronada em uma mesa padrão de operação para coluna (p. ex., estrutura para cirurgia da coluna em uma mesa de operação padrão, ou mesa especial para cirurgia da coluna, tal como a mesa de Jackson). Deve-se tomar grande cuidado ao virar o paciente na posição pronada por que em deslizamentos de alto grau de instabilidade, particularmente na espondilolistese do tipo I, a cauda eqüina corre risco de danos (23). Um membro deve ser preparado de forma estéril para obtenção de enxerto ósseo fibular durante a cirurgia.

É executada uma abordagem padrão na minha média a partir de L3 a S2 ou S3. A coluna é exposta cuidadosamente subperiostealmente a partir da ponta do processo transverso da quarta vértebra lombar, até a asa do sacro descendo até S2 ou S3. Muito cuidado deve ser tomado quando for realizado a dissecção do elemento posterior solto devido à possibilidade de dano à cauda eqüina.

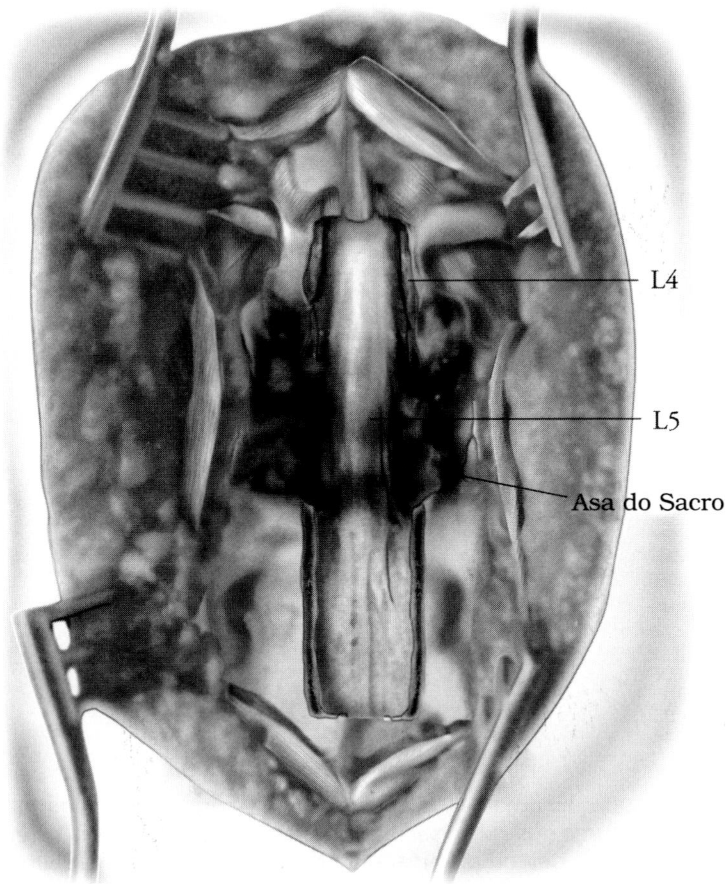

FIGURA 2-124. O elemento posterior solto de L5 é completamente removido, tomando-se bastante cuidado para não danificar os tecidos subjacentes. Isto é particularmente importante em pacientes que já tenham sido operados. Uma laminectomia adicional do quarto segmento lombar até o primeiro segmento sacral também é feita. Uma extensão da laminectomia distal a S2 poderá ser necessária mais tarde para permitir obter uma retração do saco dural e da raiz nervosa sacral em uma fase mais avançada do procedimento. As raízes do quinto nervo lombar são descomprimidas pela foraminotomia com excisão do pedículo inferior, disco, ou ambos, quando necessário. Ocasionalmente o pedículo pode ser perfurado e esvaziado, e as paredes viradas para dentro para permitir que a raiz do nervo L5 seja liberada. As raízes do nervo L5 freqüentemente se encontram presas em uma massa de tecido fibroso ou comprimidas pelo domo sacral. Nas grandes deformidades cifóticas de grau avançado, as raízes têm um trajeto direcionado anteriormente quase que de forma direta. Nessa junção, a área exposta deve incluir o saco dural e todos as raízes nervosas de L4 a S2.

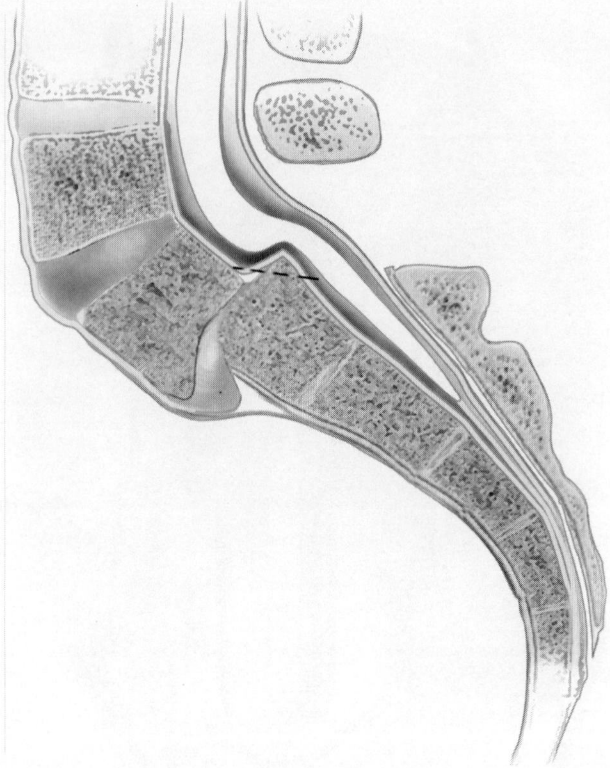

FIGURA 2-125. Quando uma ressonância magnética pré-operatória mostra um grande bloqueio devido a uma obstrução sacral posterior, é executada uma osteotomia da proeminência sacral para descomprimir o saco dural sacral. Ocasionalmente pode ser necessário remover uma porção da lâmina S2 ou S3 para permitir um afastamento adequado da raiz nervosa e dural. Isto também é necessário para um posicionamento seguro da broca canulada que irá fazer o orifício para colocação do enxerto intercorporal. A osteotomia da proeminência sacral é feita com um osteótomo, primeiro a partir de um dos lados e depois do outro, trabalhando-se sob a dura. Deve-se ter bastante cuidado ao realizar o afastamento das raízes nervosas e do saco dural. Qualquer laceração dural deve ser reparada com sutura fina 6-0 no momento da ocorrência, e/ou com enxerto com fáscia quando necessário. Cera óssea pode ser usada para controlar o sangramento sacral após a osteotomia. Quando a quantidade adequada de osso tiver sido removida, o saco dural irá cair para frente, completando então a descompressão da raiz sacral.

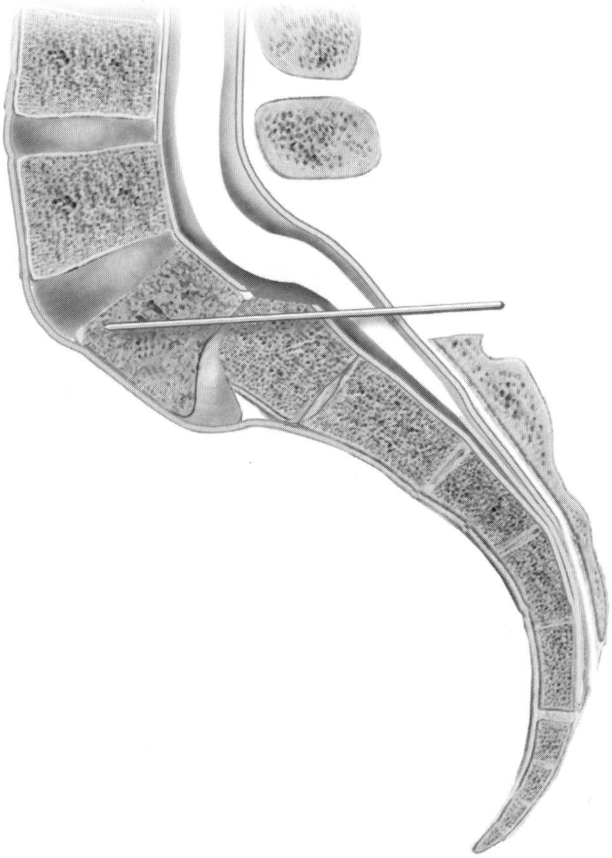

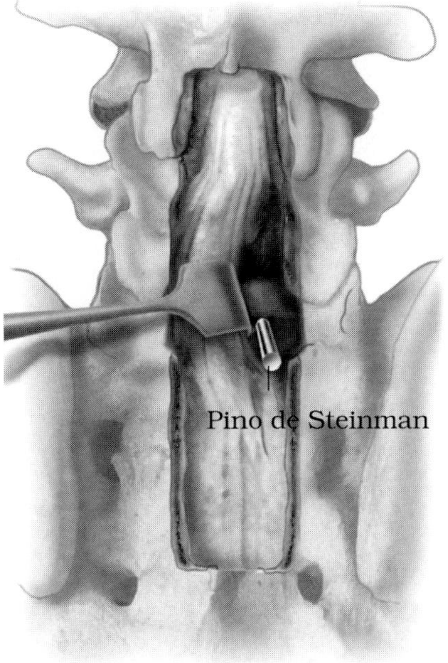

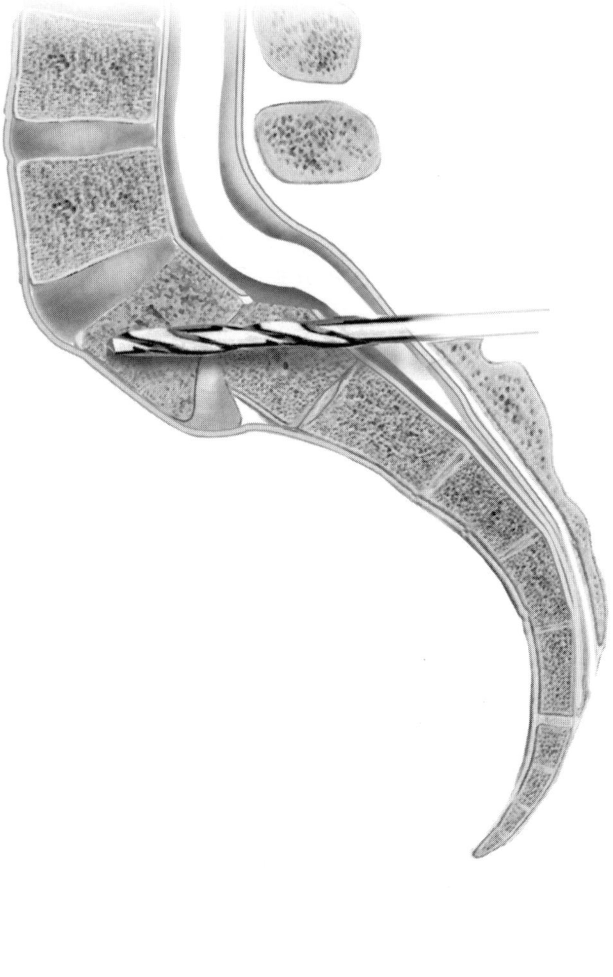

FIGURA 2-126. O saco dural é então afastado para expor o aspecto posterior de S1. Um pino guia de 0,32 cm é inserido na linha média do sacro direcionado cranialmente dentro do corpo deslocado e fora de lugar da quinta vértebra lombar. O controle fluoroscópico é mandatório. Uma broca canulada de 10 mm é introduzida sobre o pino guia, tomando muito cuidado para não perfurar a cortical anterior do corpo vertebral da quinta vértebra. A perfuração pode ser feita manualmente ou com uma furadeira elétrica, de acordo com a preferência do cirurgião. A perfuração cortical de L5 pode ocasionar sérias complicações, com danos vasculares ou em órgãos.

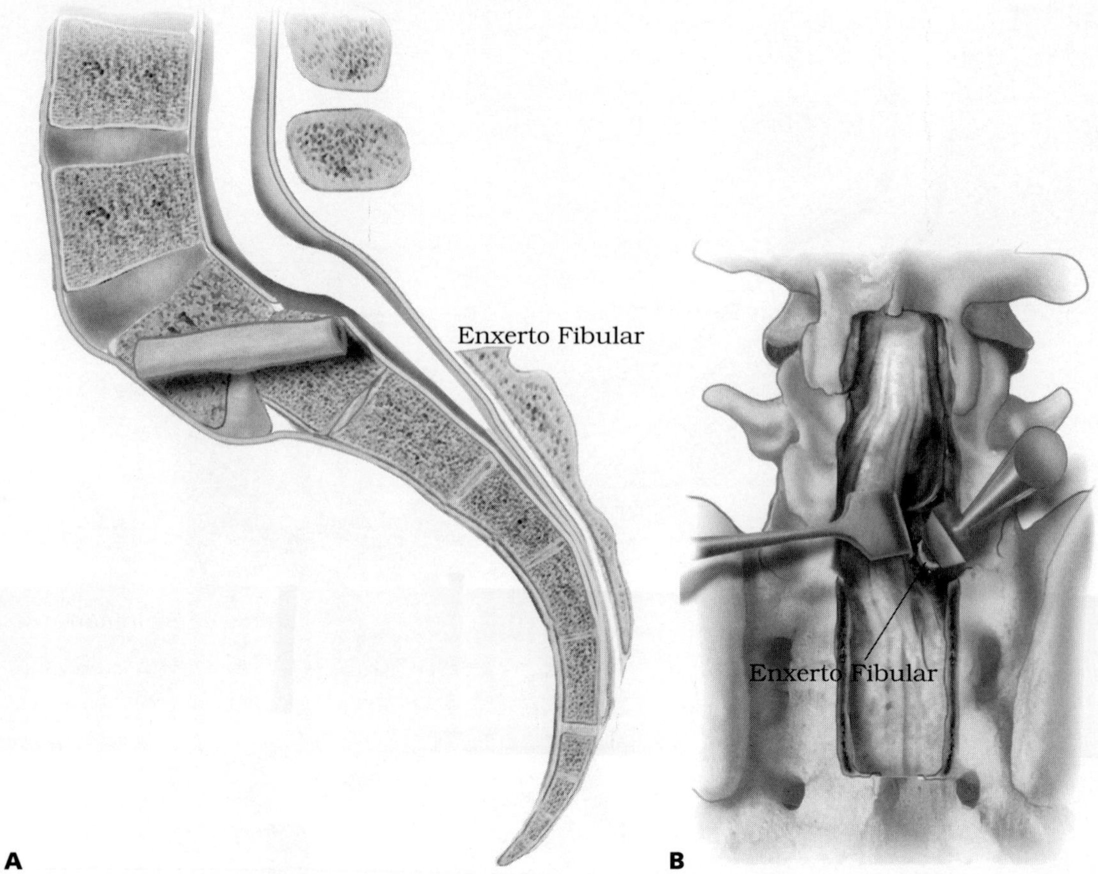

FIGURA 2-127. Um enxerto fibular médio diafisário é coletado e preparado para o encaixe (comprimento; o diâmetro normalmente é compatível com a broca de 10 mm) dentro do orifício quando inserido. É importante certificar-se de que o enxerto fibular não fique projetado para dentro do canal vertebral após a inserção. O enxerto fibular é pressionado contra a borda cortical da superfície cefálica do corpo vertebral L5. Após o término deste procedimento, uma fusão posterolateral de L4 a S1 é finalizada da forma padrão, com grandes quantidades de enxerto ósseo obtido da crista ilíaca (ver Fig. 2-121-157). A ferida cirúrgica é fechada sobre um dreno de aspiração. Os antibióticos profiláticos são usados no periodo pré-operatório e pós-operatório.

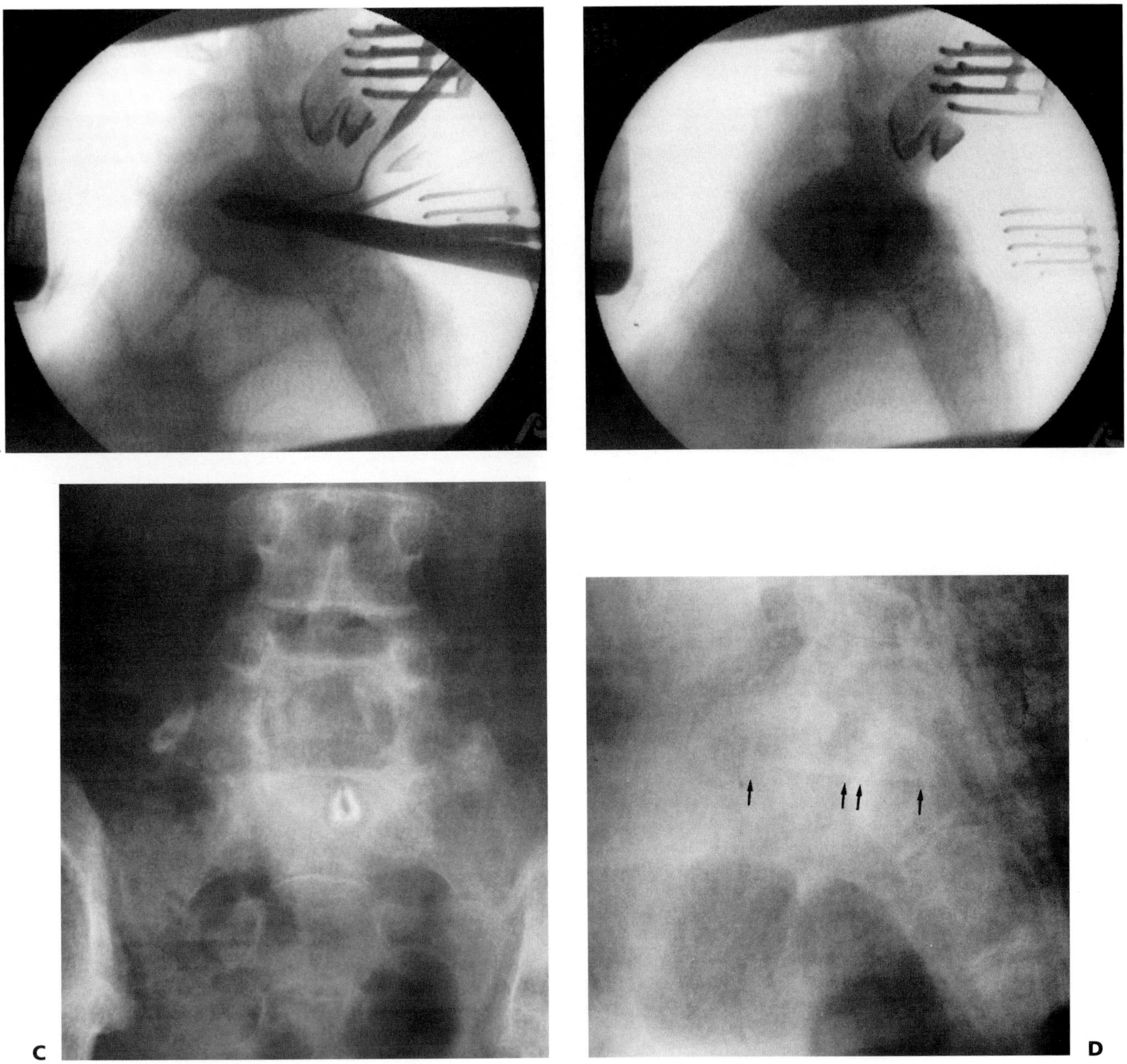

A B C D

FIGURA 2-128. Essa garota de 13 anos com espondilolistese de grau avançado tipo I (displástica) apresentou progressão e falha em obter o alívio sintomático após a realização de uma fusão anterior *in situ* de L4 ao sacro. Ela mostrou evidências de uma radiculopatia grave de L5, incluindo falta de sensação na distribuição do nervo L5, e um EHL (extensor longo do hálux) fraco. A elevação da perna em posição reta era possível somente a duas polegadas acima da mesa de exame. A marcha era instável, com comprimento de passo curto. O controle intestinal e da bexiga era normal. **A:** Broca canulada de 10 mm posicionada. **B:** O enxerto ósseo fibular posicionado na sala de operação. **C, D:** Radiografias ântero-posterior e lateral da junção lombosacra no aparelho de gesso uma semana após a cirurgia. Após a cirurgia a paciente foi mantida em um aparelho de gesso pelvipodálico incluindo as duas pernas por 6 meses. *(continua)*

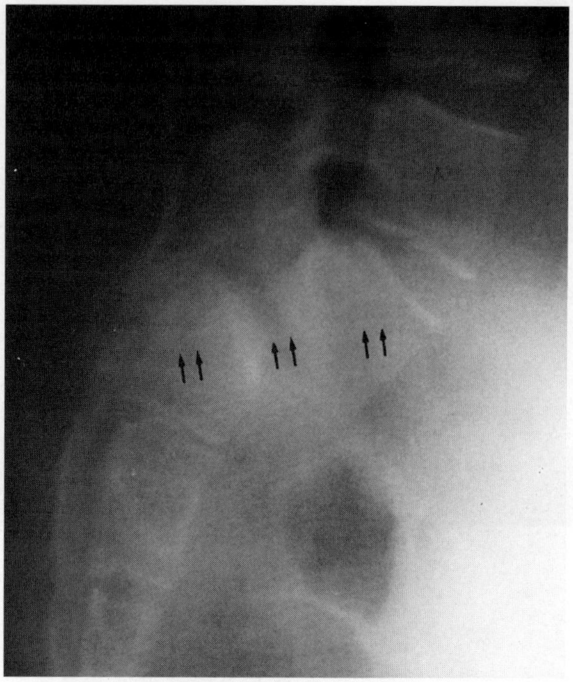

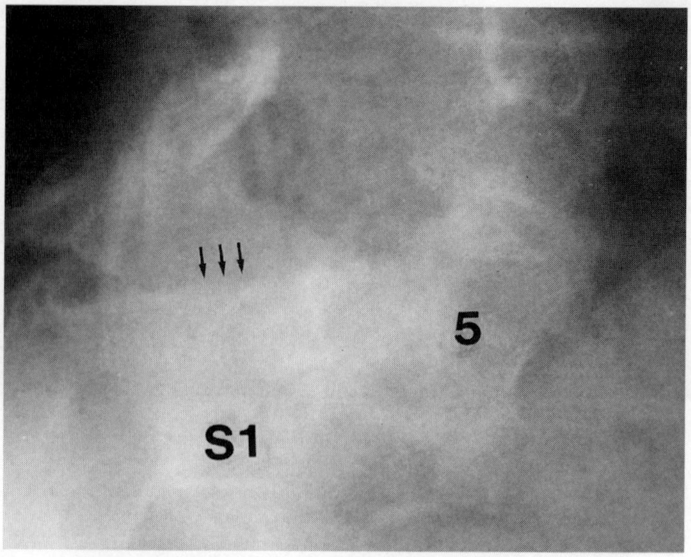

FIGURA 2-128. (*Continuação*) **E, F:** Radiografias lateral e oblíqua 6 meses após a cirurgia, demonstrando boa incorporação do enxerto. A radiculopatia foi resolvida completamente, e a paciente pode executar uma elevação da perna extendida até 90°.

CUIDADOS PÓS-OPERATÓRIOS

O tratamento pós-operatório consiste em repouso na cama até que o paciente se sinta confortável, e sendo então iniciada a deambulação. Smith e Bohlman (22) acreditam que esta técnica é inerentemente estável e não precisa de fixação interna suplementar ou suporte externo. Em pacientes mais jovens, deve ser levado em consideração o uso de aparelho de gesso pelvipodálico acima do joelho, porque estes pacientes têm maior potencial para um aumento do deslizamento nos primeiros meses após a cirurgia.

Referências

1. Freeman BL III, Donati NL. Spinal arthrodesis for severe spondylolisthesis in children and adolescents: a long-term follow-up study. J Bone Joint Surg [Am] 1989;71:594–598.
2. Harris IE, Weinstein SL. Long-term follow-up of patients with grade III and IV spondylolisthesis: treatment with and without posterior fusion. J Bone Joint Surg [Am] 1987;69:960–969.
3. Pizzutillo PD, Mirenda W, MacEwen GD. Posterolateral fusion for spondylolisthesis in adolescence. J Pediatr Orthop 1986;6:311–316.
4. Wiltse LL, Hutchinson RH. Surgical treatment of spondylolisthesis. Clin Orthop 1964;35:116–135.
5. Hensinger RN. Spondylolysis and spondylolisthesis in children. In: The American Academy of Orthopedic Surgeons. Instructional course lectures, vol 32. St. Louis: CV Mosby, 1983:132–151.
6. Hensinger RN, Lang JR, MacEwen GD. Surgical management of spondylolisthesis in children and adolescents. Spine 1976;1:207–217.
7. Johnson JR, Kirwan EO. The long-term results of fusion in situ for severe spondylolisthesis. J Bone Joint Surg [Br] 1983;65:43–46.
8. Meyerding HW. Spondylolisthesis. Surg Gynecol Obstet 1932;54:371–377.
9. Boxall D, Bradford DS, Winter RB, et al. Management of severe spondylolisthesis in children and adolescents. J Bone Joint Surg [Am] 1979;61:479–495.
10. Calandruccio RA, Benton BF. Anterior lumbar fusion. Clin Orthop 1964;35:63–68.

11. Cloward RB. Lesions of the intervertebral disks and their treatment by interbody fusion methods: the painful disk. Clin Orthop 1963;27:51–77.
12. Flynn JC, Price CT. Sexual complications of anterior fusion of the lumbar spine. Spine 1984;9:489–492.
13. Freebody D, Bendall R, Taylor RD. Anterior transperitoneal lumbar fusion. J Bone Joint Surg [Br] 1971;53:617–627.
14. Speed K. Spondylolisthesis. Treatment by anterior bone graft. Arch Surg 1938;37:175–189.
15. Bradford DS. Treatment of severe spondylolisthesis: a combined approach for reduction and stabilization. Spine 1979;4:423–429.
16. DeWald RL, Faut MM, Taddonio RF, et al. Severe lumbosacral spondylolisthesis in adolescents and children: reduction and staged circumferential fusion. J Bone Joint Surg [Am] 1981;63:619–626.
17. Dimar JR, Hoffman G. Grade 4 spondylolisthesis: two stage therapeutic approach of anterior vertebrectomy and anterior-posterior fusion. Orthop Rev 1986;15:504–509.
18. Balderston RA, Bradford DS. Technique for achievement and maintenance of reduction for severe spondylolisthesis using spinous process traction wiring and external fixation of the pelvis. Spine 1985;10:376–382.
19. Ohki I, Inoue S, Murata T, et al. Reduction and fusion of severe spondylolisthesis using halo-pelvic traction with a wire reduction device. Int Orthop 1980;4:107–113.
20. Steffee AD, Sitkowski DJ. Reduction and stabilization of grade IV spondylolisthesis. Clin Orthop 1988;227:82–89.
21. Bohlman HH, Cook SS. One-stage decompression and posterolateral and interbody fusion for lumbosacral spondyloptosis through a posterior approach: report of two cases. J Bone Joint Surg [Am] 1982;64:415–418.
22. Smith MD, Bohlman HH. Spondylolisthesis treated by a single-stage operation combining decompression with in situ posterolateral and anterior fusion. J Bone Joint Surg [Am] 1990;72:415–420.
23. Scaglietti O, Frontino G, Bartolozzi P. Technique of anatomical reduction of lumbar spondylolisthesis and its surgical stabilization. Clin Orthop 1976;117:164–175.

2.17 ARTRODESE POSTERIOR C1 A C2: TÉCNICA DE GALLIE

A artrodese mais comum da coluna cervical fica entre o áxis e o atlas devido aos numerosos problemas congênitos e de desenvolvimento que afetam essa região. Embora se tenha defendido a eficiência de várias técnicas para se obter a artrodese dessas vértebras, a técnica atribuída a Gallie (1) é a mais confiável e fácil de aplicar em crianças. Nessa técnica, o fio não apenas ajuda a puxar C1 de volta à posição correta, mas também mantém o enxerto ósseo firmemente no lugar (2,3). Ocasionalmente, o arco posterior de C1 não está completamente formado, tornando essa técnica impossível. Outras técnicas são possíveis (5).

Em casos nos quais existe uma grande instabilidade com risco de dano neurológico, preferimos primeiro colocar o paciente em um colete ou aparelho de gesso com halo. Isso pode ser feito com anestesia local ou geral conforme as circunstâncias para o caso. A redução é obtida e confirmada por radiografias. Se estiver acordado, o paciente é então anestesiado e colocado em posição de decúbito ventral para a cirurgia de fusão posterior. Não é preciso um descanso para a cabeça, e há pouco perigo de dano neurológico ao entubar e movimentar o paciente (Figs. 2-129 a 2-136).

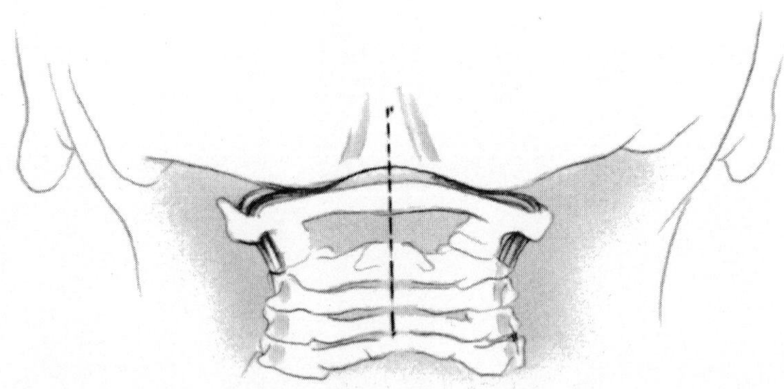

FIGURA 2-129. A região occipital do crânio é raspada e a área póstero-cervical e a região da crista ilíaca posterior são preparadas e cobertas com campo estéril. A incisão estende-se na linha média da base do crânio ao processo espinhoso de C4. A dissecção é feita até as extremidades dos processos espinhosos. Nesse ponto, uma agulha com centro metálico é colocada no processo espinhoso de C2 e uma radiografia lateral é tirada. Isso é feito para identificar positivamente as vértebras a serem expostas. Em uma criança pequena, a exposição da base do crânio ou qualquer vértebra adicional pode resultar em "fusão progressiva".

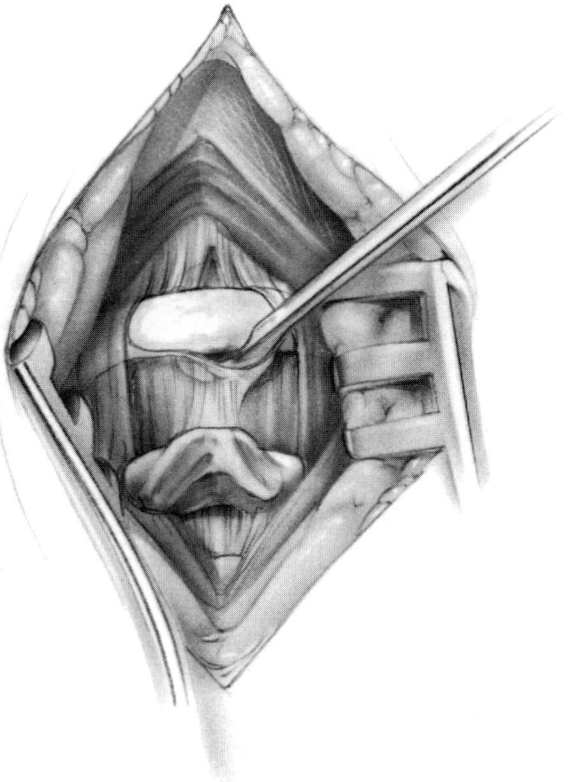

FIGURA 2-130. Ao serem corretamente identificados, o arco posterior de C1 e a lâmina de C2 são expostos subperiostealmente através de uma combinação de dissecção cortante e dissecção romba. É importante lembrar que as artérias vertebrais estão desprotegidas pelo forame ósseo ao nível de C1 exatamente lateral às facetas. Em crianças pequenas, isso fica a cerca de 1 cm da linha média; em crianças maiores, fica a cerca de 1,5 cm da linha média.

Para preparar o arco de C1 para passagem do fio sob ele, o periósteo deve ser separado de sua superfície anterior. Isso pode ser feito com um elevador neural pequeno, angulado. O canal vertebral não precisa ser aberto. Depois disso, uma broca dental pode ser usada para decorticar a lâmina exposta de C1 a C2. Essa decorticação não precisa ser tão profunda como a que é feita em casos de escoliose.

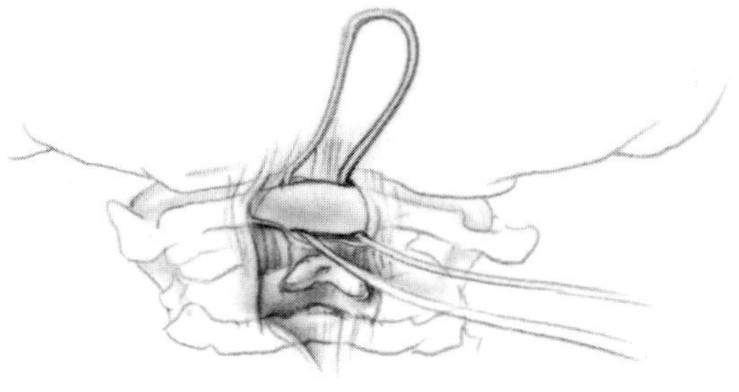

FIGURA 2-131. Um laço de fio é passado sob o arco de C1 da parte inferior para a superior. O fio é curvado sobre si mesmo, formando uma laçada lisa. Deve-se ter cuidado para que não se forme nenhuma dobra no fio. O tamanho do fio depende do tamanho da criança e da preferência do cirurgião. Qualquer tamanho de calibre 18 a 22 pode ser usado. Um fio flexível de boa qualidade, totalmente temperado, permite que um tamanho relativamente maior seja usado, porque ele passa com facilidade sem dobrar.

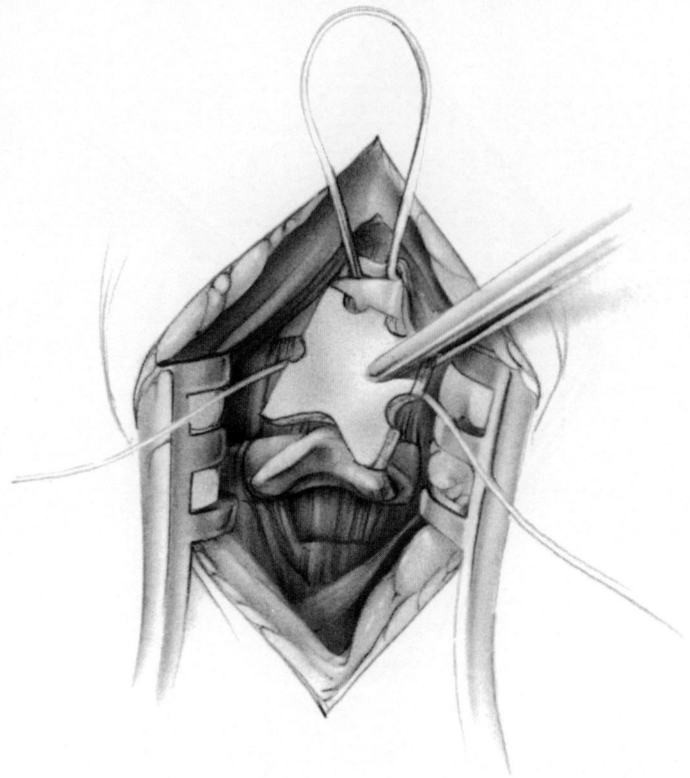

FIGURA 2-132. O enxerto córtico-esponjoso – que foi previamente obtido e modelado a fim de encaixar-se sobre a lâmina de C1 e C2 – é agora colocado no lugar. Pequenos pedaços de osso esponjoso podem ser adicionados embaixo do enxerto córtico-esponjoso. O laço de fio é puxado sob o arco de C1 sobre o enxerto e é colocado em volta do processo espinhoso de C2. Um pequeno entalhe cortado na base do processo espinhoso C2 ajuda a mantê-lo no lugar.

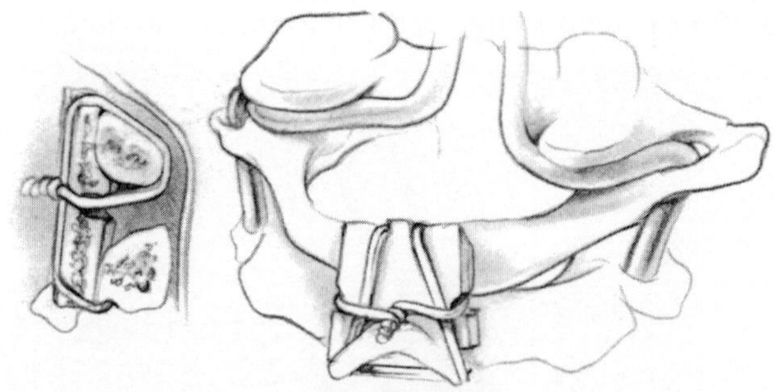

FIGURA 2-133. As duas extremidades do fio que saem de sob o arco de C1 inferiormente são puxadas e apertadas, e trazidas para os lados e sobre a parte superior do enxerto. É nesse ponto, quando o cirurgião está puxando e apertando o fio, que se percebe a importância de um fio flexível e não muito grosso. Ao trabalhar com o fio, é melhor mantê-lo sob tensão. Isso minimiza a possibilidade do fio atingir a medula espinal e torna o ato de apertar o fio mais fácil. Após o fio ter sido puxado e apertado, ele pode ser torcido com uma ferramenta para torcer fios.

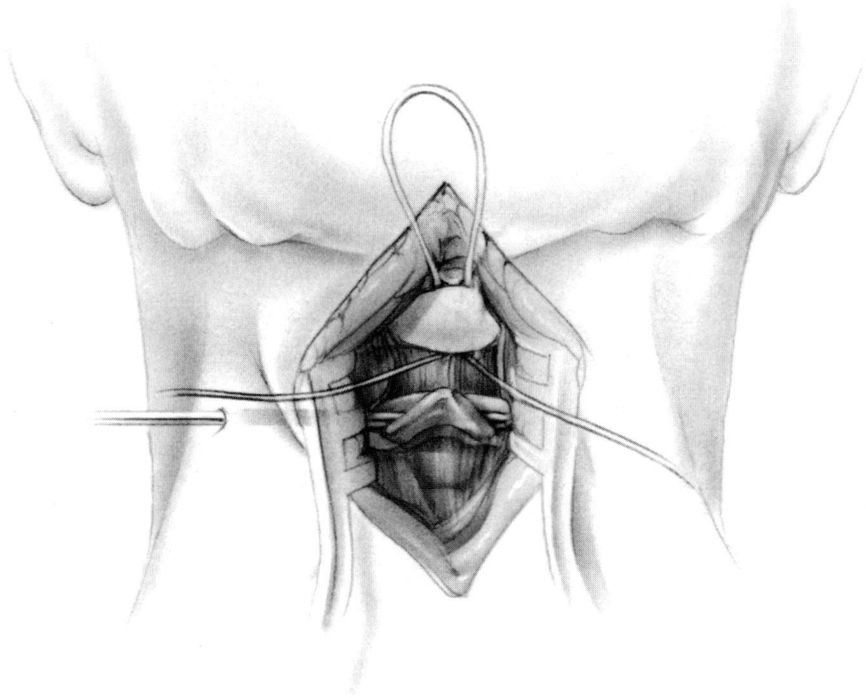

FIGURA 2.134. Em crianças, o processo espinhoso de C2 é freqüentemente pequeno e não fornece resistência adequada para a fixação do fio. Uma técnica para contornar esse problema tem sido sugerida (4). Nessa técnica, um fio K enrolado de tamanho apropriado é passado através de uma pequena incisão no lado do pescoço e através dos músculos paravertebrais, e é inserido através do processo espinhoso de C2. Ele é cortado de forma que 1 cm de fio se projeta de cada lado.

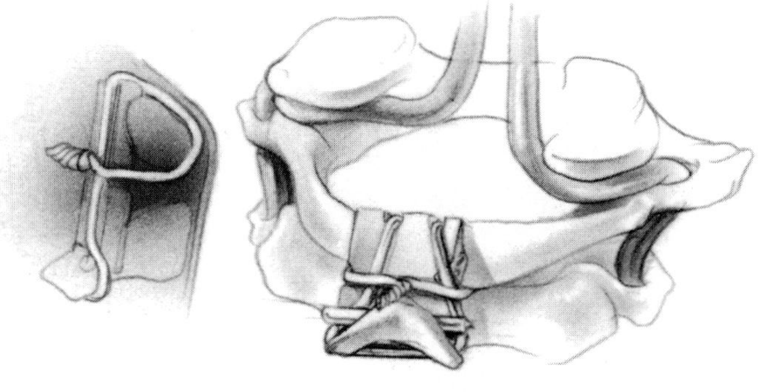

FIGURA 2-135. O enxerto córtico-poroso é então colocado no lugar. Ele deve se ajustar sob o fio K. O laço do fio que se origina sob o arco de C1 é então puxado sobre o enxerto e enrolado em volta do processo espinhoso de C2. O laço de fio ficará sob o fio de Kirschner transverso, entretanto, o que impedirá que deslize para fora do processo espinhoso.

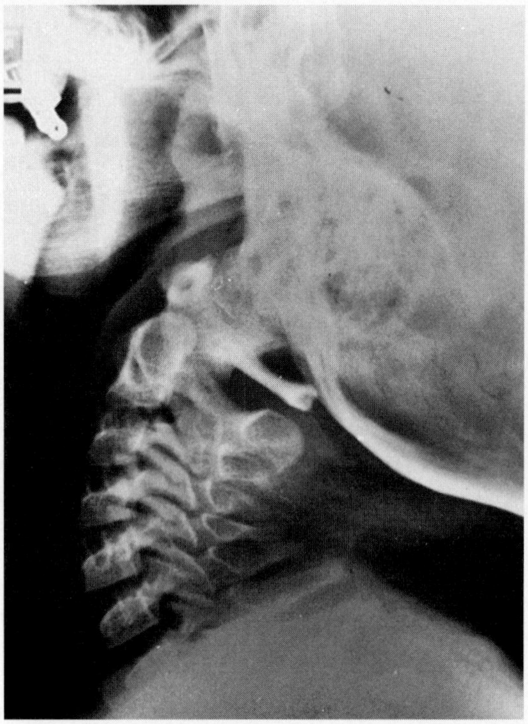

A

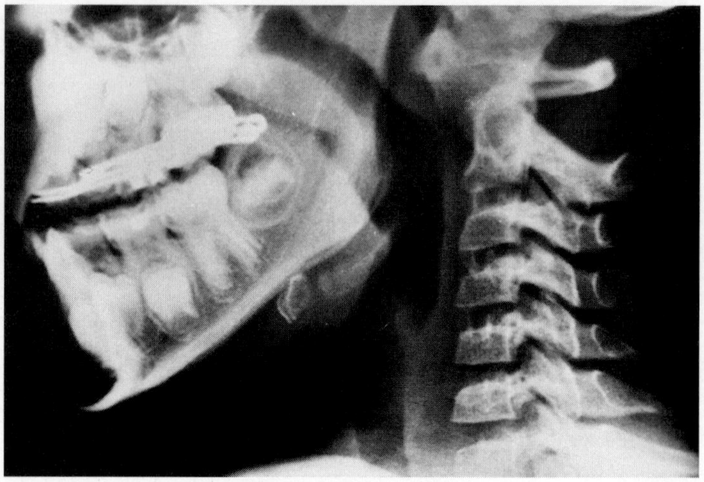

B

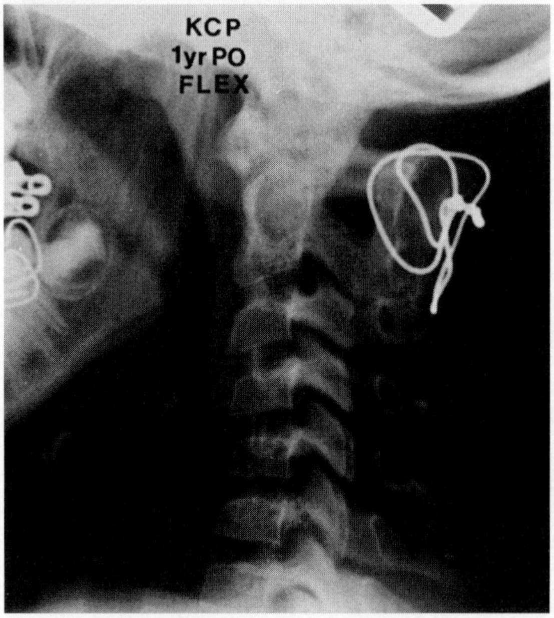

C

FIGURA 2-136. O ortodontista de uma criança de 8 anos com histórico de dores de cabeça occipitais observou que ela não tinha um odontóide. A incidência lateral em extensão da coluna cervical **(A)** demonstra o processo odontóide. A radiografia lateral em flexão **(B)** demonstra a instabilidade. Um ano após a artrodese posterior de C1 e C2 **(C)** com fixação pela técnica de Gallie, a coluna cervical estava estável. Note a fusão progressiva entre o processo espinhoso de C2 e C3 onde o ligamento interespinhoso foi cortado.

CUIDADOS PÓS-OPERATÓRIOS

Deve haver evidência radiográfica de artrodese sólida em 10 a 12 semanas. Os cuidados pós-operatórios dizem respeito a que tipo de imobilização deve ser usado até essa época. Nossa preferência tem sido deixar o halo de 6 a 8 semanas em crianças pequenas em quem não se pode confiar, seguido por algum tipo de colar por mais 4 semanas. Em adolescentes confiáveis, em quem o osso é mais forte, um colar do tipo Filadélfia ou um dispositivo semelhante é geralmente adequado.

Referências

1. Gallie WE. Fractures and dislocation of the cervical spine. Am J Surg 1939;46:495.
2. McGraw RW, Rusch RM. Atlanto-axial arthrodesis. J Bone Joint Surg [Br] 1973;55:482.
3. Fielding JW, Hawkins RJ, Ratzan SA. Spine fusion for atlantoaxial instability. J Bone Joint Surg [Am] 1976;58:400.
4. Mah JY, Thometz J, Emans J, et al. Threaded K-wire spinous process fixation of the axis for modified Gallie fusion in children and adolescents. J Pediatr Orthop 1989;9:675.
5. Abei M. Anterior and posterior cervical spine fusion and instrumentation. In: Weinstein SL, ed. The pediatric spine: principles and practice. New York: Raven, 1994;1381.

2.18 FUSÃO DA FACETA OCCIPITOCERVICAL APÓS LAMINECTOMIA COM OU SEM FIXAÇÃO INTERNA

A instabilidade occipitoatlóide que requer fusão occipitocervical é freqüentemente complicada pelo fato de que uma descompressão da base do crânio e das duas vértebras cervicais superiores é necessária ou é a causa da instabilidade. Essas circunstâncias comprometem a capacidade de obter a fusão devido à falta de superfície óssea para formar um leito para os enxertos, o grande espaço que deve ser conectado e a instabilidade (1). Além disso, tem sido demonstrado que as órteses cervicais convencionais não fornecem muita imobilização à coluna cervical superior (2).

Para contornar esses problemas e fornecer estabilidade à área de fusão, os cirurgiões desenvolveram métodos de fixação interna (3,4). Muitos desses métodos foram desenvolvidos a partir de modificações do sistema de haste de Luque (5). Em 1986, Ransford et al. (1) publicaram o estudo de uma série de três pacientes e descreveram a técnica. No mesmo ano, Bridwell relatou um caso tratado da mesma forma (6). Dois anos mais tarde, Itho et al. (7) reportaram uma série de treze pacientes tratados com hastes de 4 mm pré-curvadas. Desde esses estudos, a técnica tem se tornado mais popular (Figs. 2-137 a 2-145).

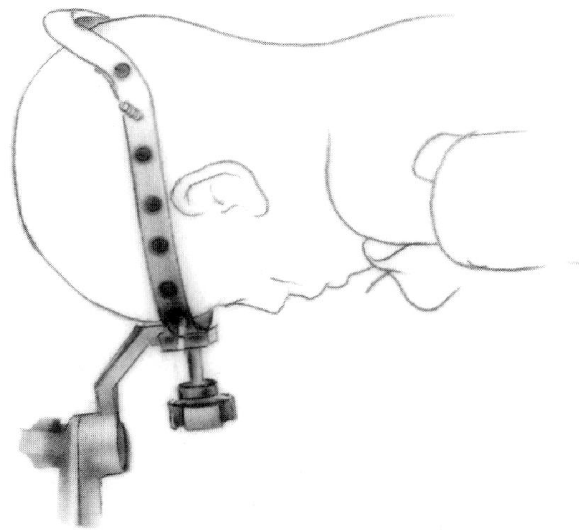

FIGURA 2-137. O paciente é colocado na posição de decúbito ventral. Se um halo não tiver sido aplicado ao crânio, isso deve ser feito antes de o paciente ser colocado na posição de decúbito ventral. O halo pode ser conectado à mesa de operação por meio do uso de uma conexão especialmente desenhada ou pode ser conectado à tração, dependendo da necessidade do caso.

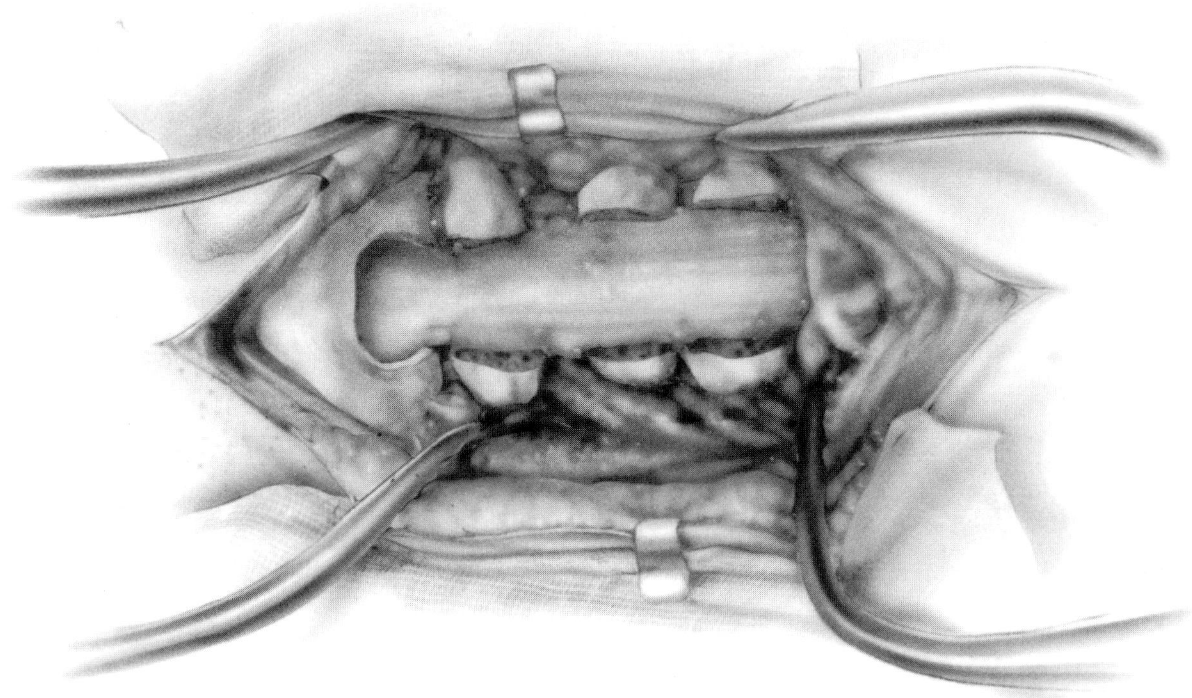

FIGURA 2-138. Após a preparação cutânea usual e a colocação dos campos estéreis, uma incisão de linha média é usada para expor a base do crânio e as vértebras cervicais que irão passar pela fusão. É importante levar a dissecção subperióstica longe o bastante lateralmente para que se tenha osso remanescente suficiente após a laminectomia, mas não tão longe que se atinja o plexo venoso lateral até as articulações facetárias, ou especialmente a artéria vertebral ao nível de C1. Em adultos de tamanho médio, a dissecção não deve ir além de 1,5 cm lateral à linha média para evitar a artéria vertebral quando ela cruza o arco de C1. Na criança, 1 cm é seguro. A laminectomia e descompressão suboccipital são feitas da forma indicada.

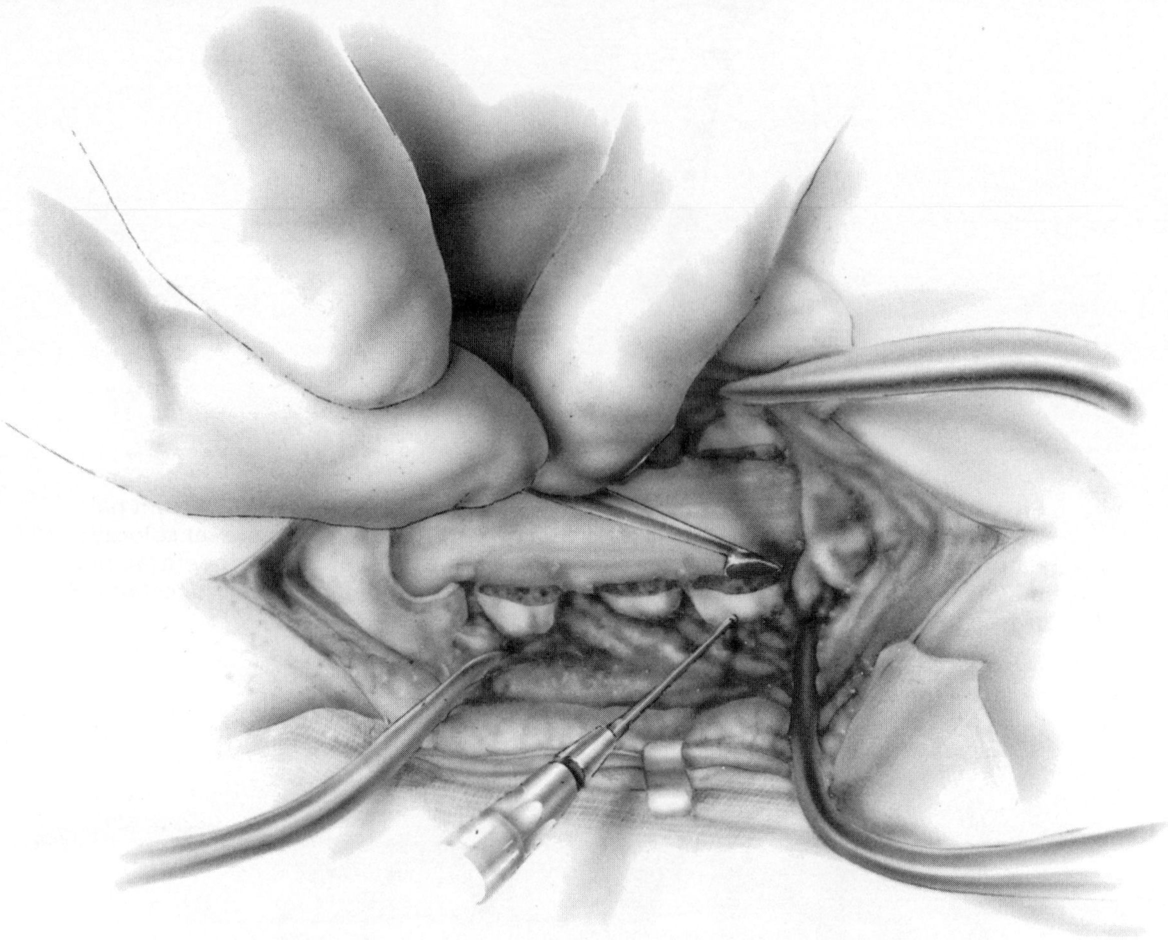

FIGURA 2-139. Após o término da laminectomia, um pequeno elevador periósteo é usado para dissecar o periósteo de fora do lado inferior das porções remanescentes da lâmina. Um elevador pequeno e fino é então colocado sob a lâmina para proteger a dura.

Com uma furadeira de alta velocidade, faz-se um pequeno orifício em cada lâmina, através do qual um fio metálico será passado. Deve-se cuidar para ter certeza de que o elevador está sob a porção da lâmina que será penetrada pela broca.

Se o occipício for incluído na fusão, orifícios serão feitos no occipício. É extremamente importante que isso seja feito por alguém familiarizado com a anatomia da base do crânio, para evitar os grandes seios venosos nessa área. Várias técnicas são descritas para isso (7,8).

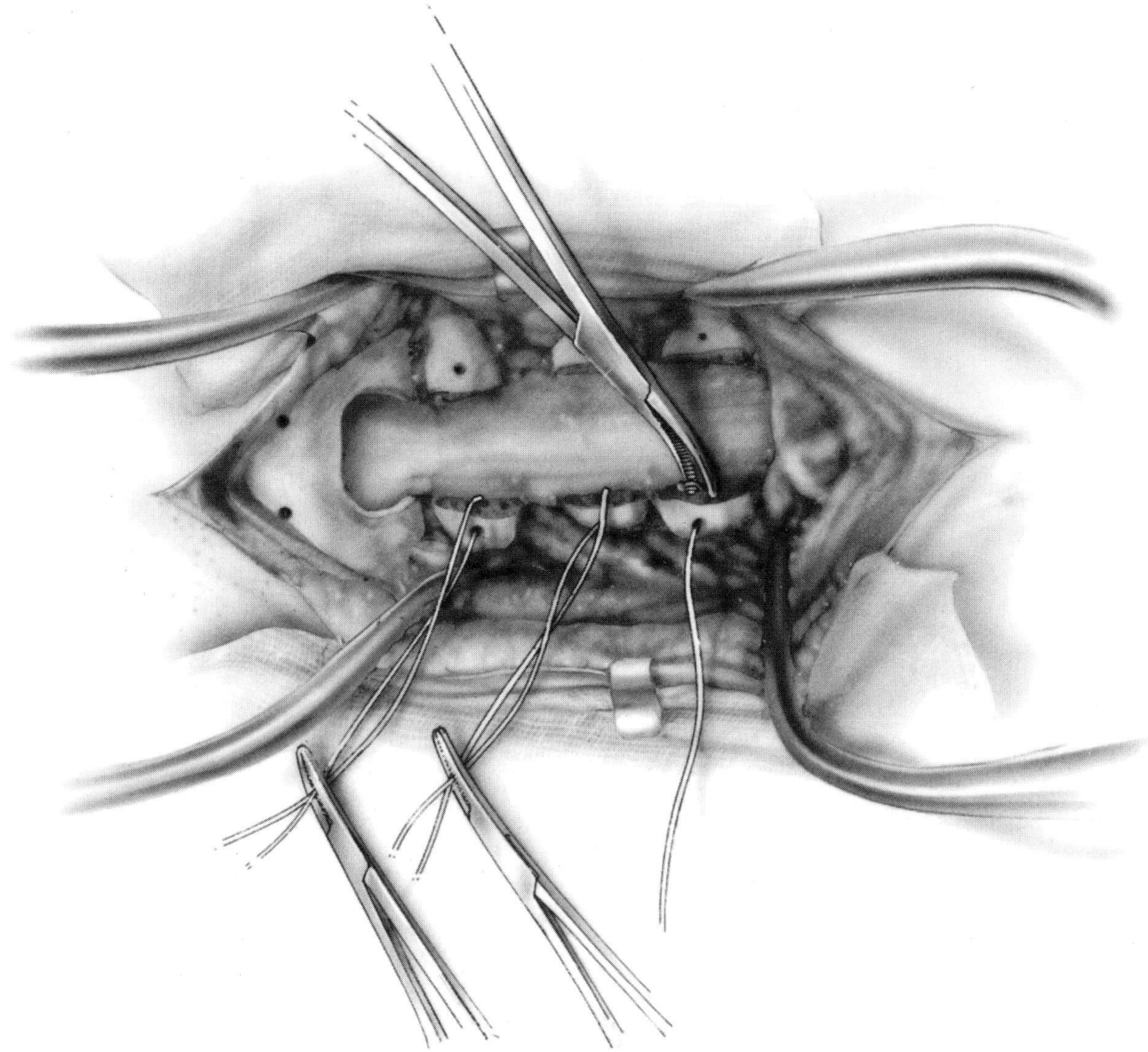

FIGURA 2-140. Dependendo do tamanho da criança e da lâmina, um fio flexível (calibre 22), fio entrelaçado ou cabo flexível é passado através de cada um dos orifícios. Se um fio for usado, uma pequena pinça hemostática é passada sob a lâmina para prender o fio assim que ele passar pelo orifício. Após estar fixado pelo hemostático, o fio é virado completamente, de forma que não rasgue nem puncione a dura, e então é puxado. Se a criança for grande o suficiente, cabos de Songer são preferíveis, porque são flexíveis e mais fáceis de usar do que um fio.

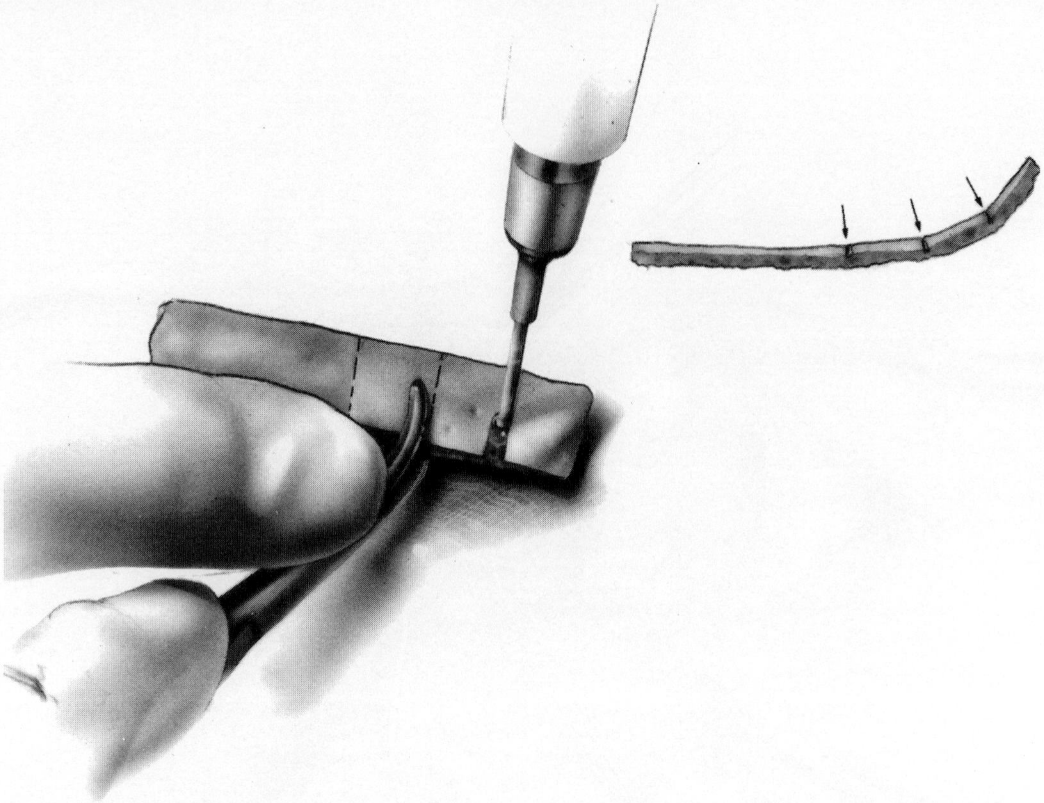

FIGURA 2-141. O enxerto ósseo a ser usado pode ser de costela ou osso córtico-esponjoso da crista ilíaca. A vantagem do osso córtico-esponjoso é a porção grossa de osso esponjoso que pode ser colocada diretamente contra a lâmina. Enxerto de costela tem a vantagem de ter maior resistência, o que confere estabilidade adicional à coluna.

Embora a costela ou uma porção da crista ilíaca possam ter o contorno geral desejado para a coluna cervical, é geralmente necessário curvar o enxerto de forma que mais curva esteja presente para trazer o enxerto em contato com a lâmina de C1 antes que ele se dobre sobre o crânio. Isso pode ser conseguido através de um entalhe no enxerto. Um *entalhe* é um corte ou um canal feito por um serrote. Pode-se fazer isso com uma furadeira de alta velocidade, cortando através da cortical no lado côncavo da curva no enxerto.

Após o enxerto ter sido obtido, cortado e dobrado na forma desejada, orifícios são colocados nele para corresponder aos orifícios na lâmina sobre a qual ele ficará. Isso pode ser feito segurando-se o enxerto sobre o local da cirurgia enquanto se estima o local correto do orifício, ou marcando-se o local com uma caneta marcadora e então removendo o enxerto, levando-o de volta à mesa lateral para preparar os orifícios.

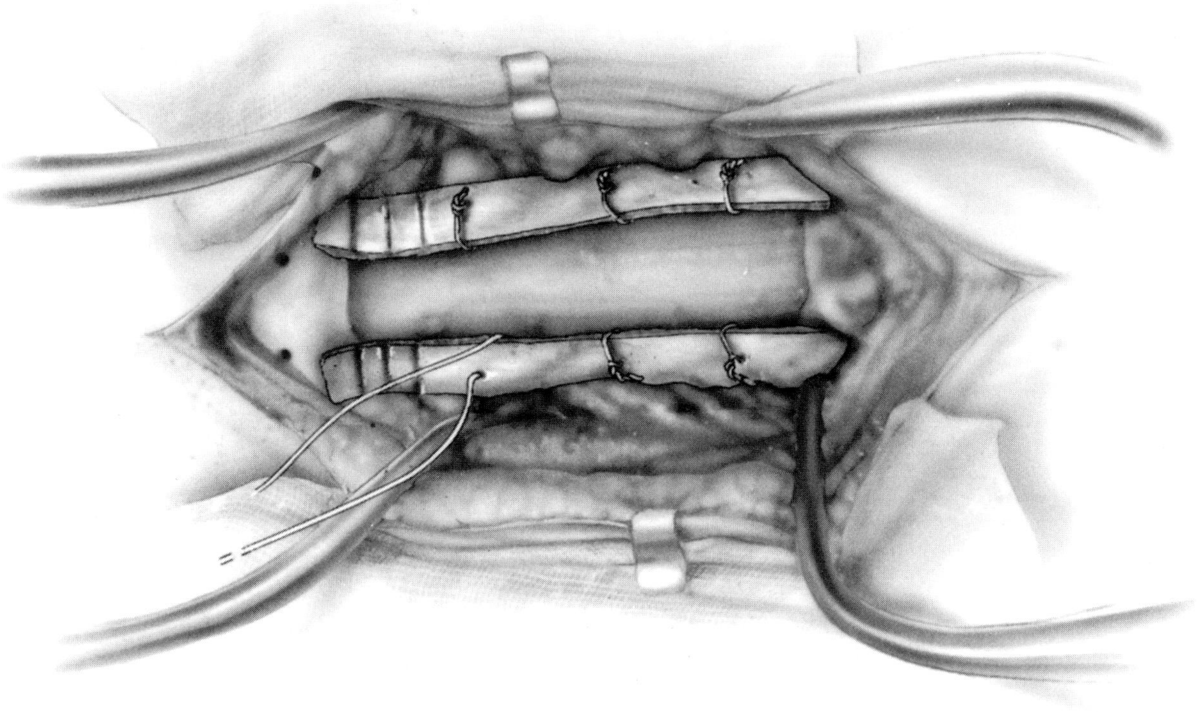

FIGURA 2-142. A porção do fio ou cabo que atravessa a superfície da lâmina é puxada através do enxerto ósseo. O segmento do fio que vem da parte inferior da lâmina é trazido ao redor do enxerto. Isso empurra o enxerto lateralmente e evita que ele fique sobre a dura.

Se não houver fixação interna adicional, o enxerto é mantido firmemente contra a lâmina enquanto os fios ou cabos são apertados.

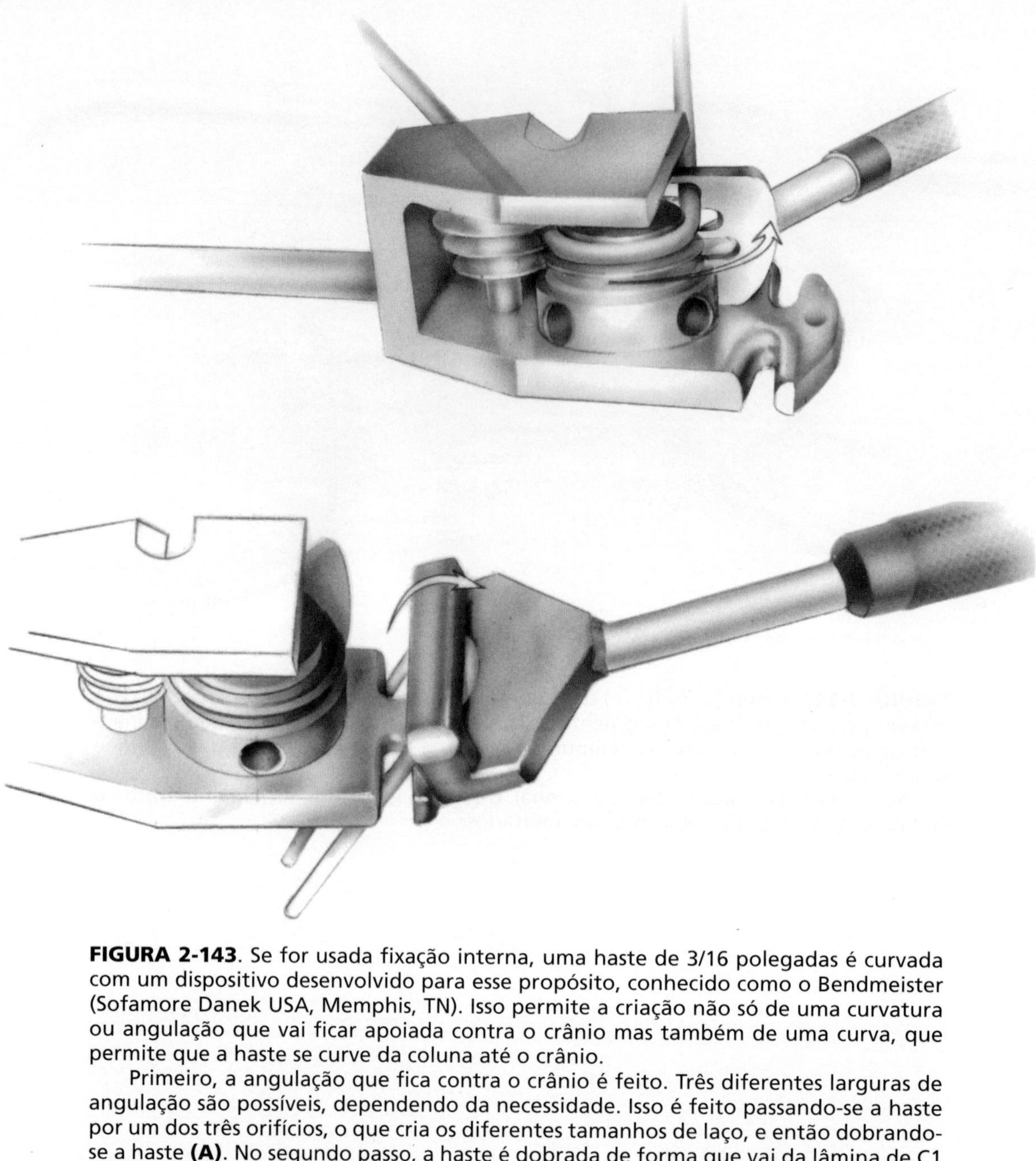

A

B

FIGURA 2-143. Se for usada fixação interna, uma haste de 3/16 polegadas é curvada com um dispositivo desenvolvido para esse propósito, conhecido como o Bendmeister (Sofamore Danek USA, Memphis, TN). Isso permite a criação não só de uma curvatura ou angulação que vai ficar apoiada contra o crânio mas também de uma curva, que permite que a haste se curve da coluna até o crânio.

Primeiro, a angulação que fica contra o crânio é feito. Três diferentes larguras de angulação são possíveis, dependendo da necessidade. Isso é feito passando-se a haste por um dos três orifícios, o que cria os diferentes tamanhos de laço, e então dobrando-se a haste **(A)**. No segundo passo, a haste é dobrada de forma que vai da lâmina de C1 para o crânio. Faz-se isso colocando-se os membros da haste nas fendas de encaixe da extremidade do dispositivo e dobrando-se a haste com um dispositivo especialmente feito para esse propósito **(B)**.

Antes de dobrar a haste, é importante estimar onde a dobradura deve ficar. O processo todo de contornar a haste pode ser facilitado criando-se um modelo a partir de um cateter de tubo endotraqueal flexível que foi esterilizado.

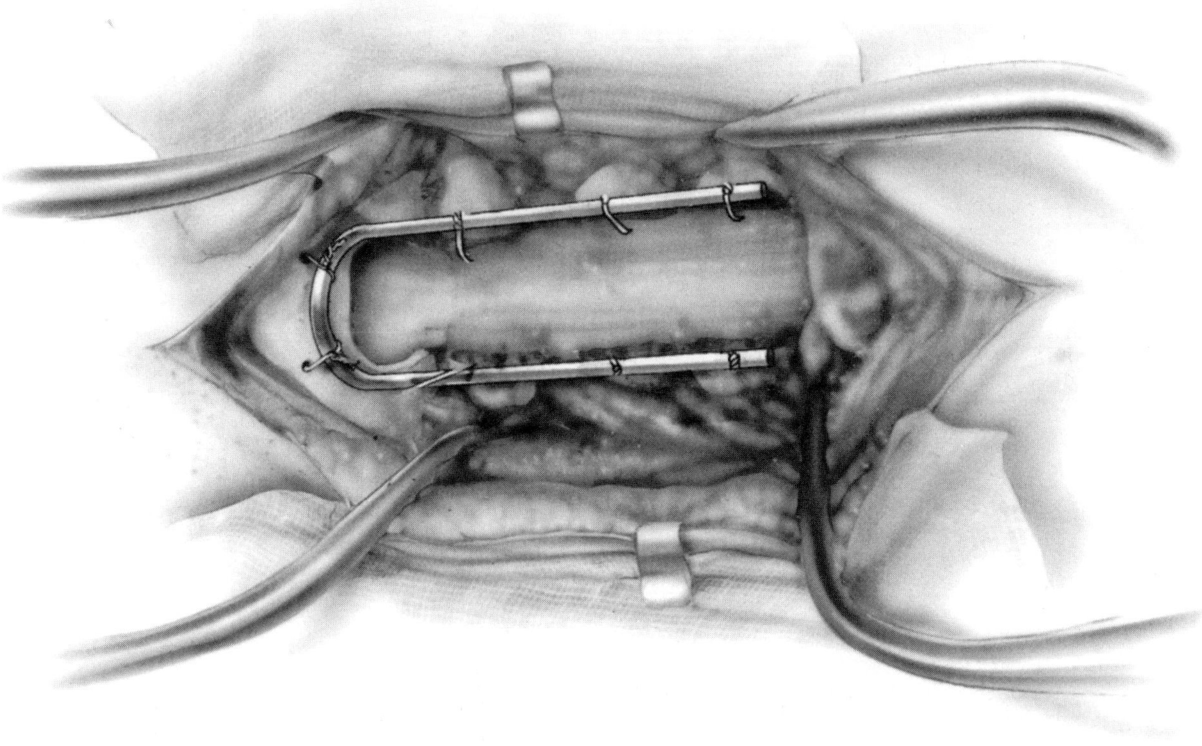

FIGURA 2-144. A haste contornada pode ser fixada por fios diretamente à lâmina remanescente com enxerto de osso esponjoso comprimido em volta dela. Aqui ela está ilustrada repousando diretamente sobre a costela ou enxerto córtico-esponjoso para manter o enxerto firmemente contra a lâmina. Nesse caso, os fios são passados através do enxerto, e a haste é colocada sobre o enxerto antes dos fios serem torcidos. O enxerto de osso esponjoso é então colocado sob o lado lateral do enxerto, onde as lâminas estão inclinadas para fora.

Quando a inspeção demonstra que tudo está seguro, a ferida cirúrgica é fechada. O paciente é virado e então colocado em um tipo de imobilização externa que o cirurgião julgar necessário.

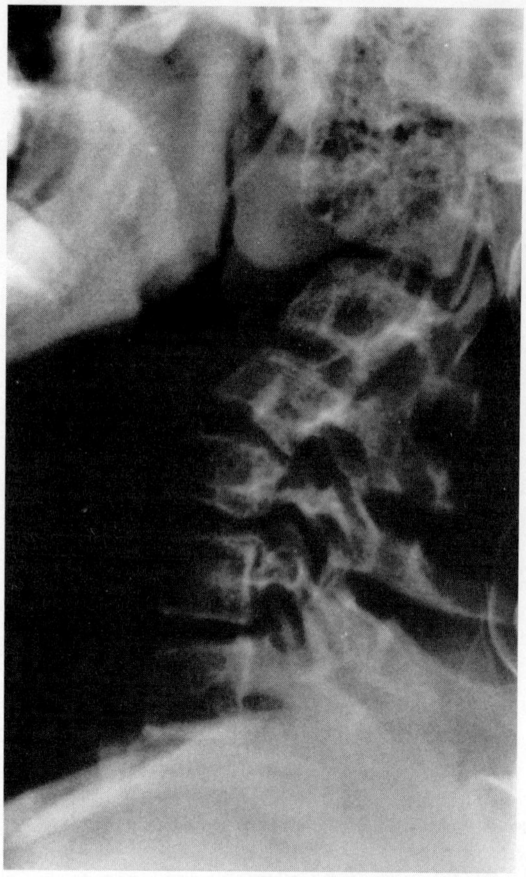

A

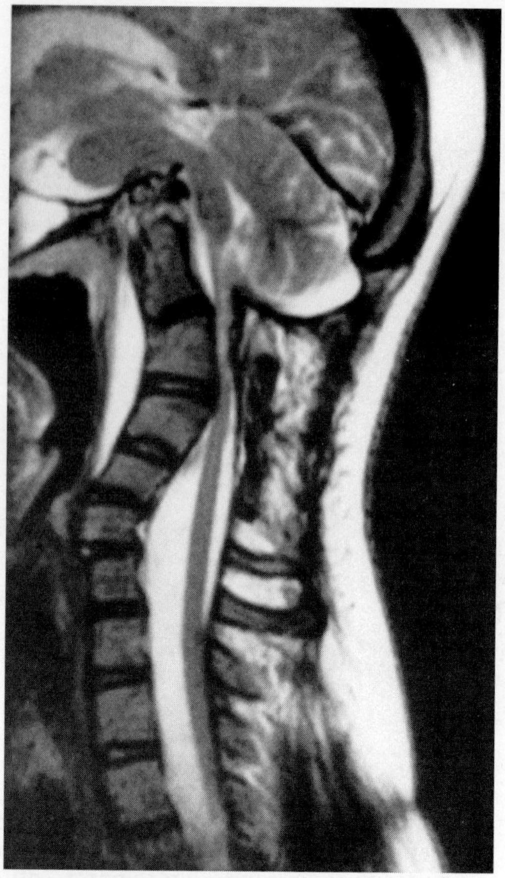

B

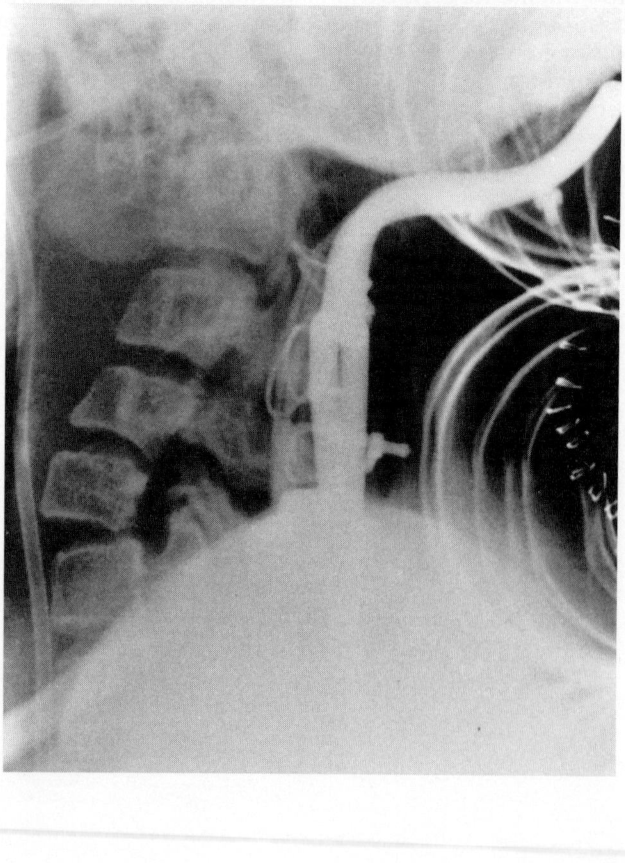

C

D 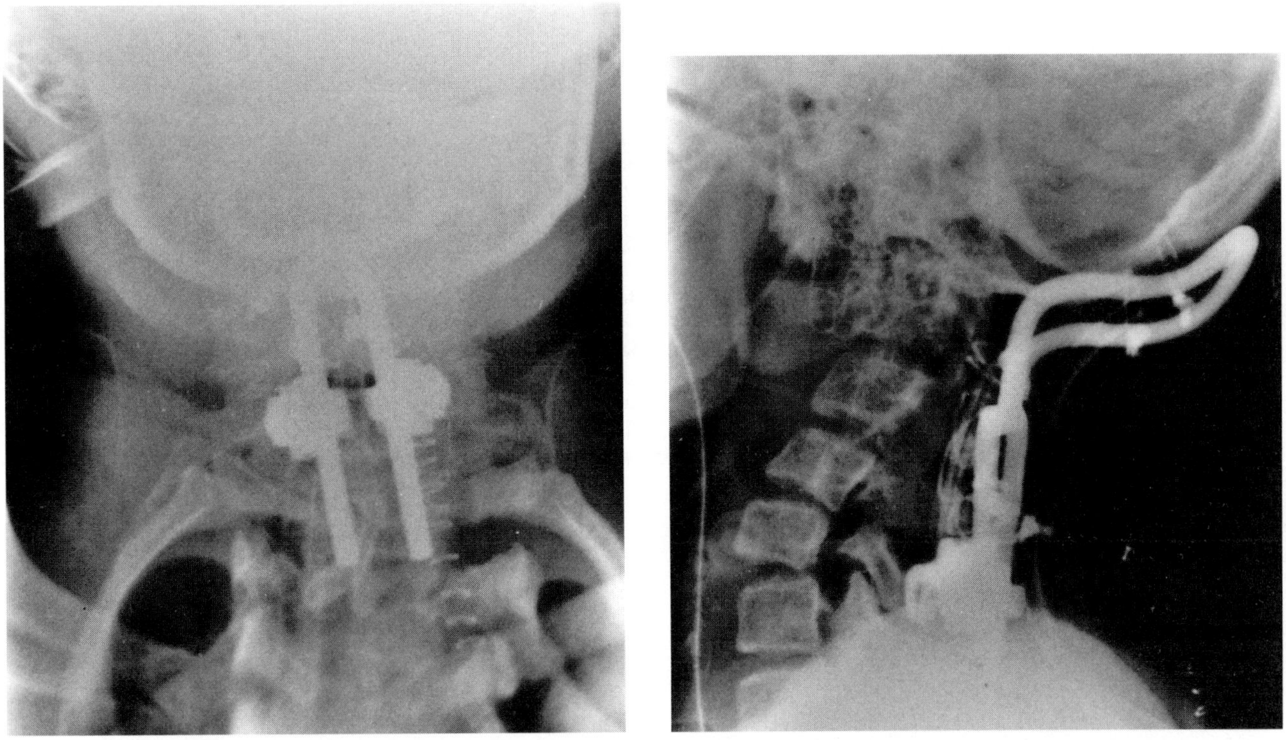 E

FIGURA 2-145. Radiografia lateral (**A**) de uma menina de 16 anos com um distúrbio causando amolecimento dos ossos que lembra osteogênesis imperfecta clinicamente, mas não bioquimicamente. Esse distúrbio produziu extremo amolecimento dos ossos da pelve e da base do crânio, com uma invaginaçao basilar resultante vista nessa radiografia. Uma imagem de ressonância magnética **(B)** demonstra a razão da espasticidade nas extremidades inferiores. Note que o corpo vertebral visto na radiografia em **A** é o de C3. A tração do crânio com pesos elevados por uma semana não produziu melhora na posição da coluna relativa ao cérebro e à medula. A coluna cervical da paciente sofreu fusão *in situ* **(C-E)** usando-se um enxerto de costela e uma haste rígida de 3/16 polegadas ajustada à base do crânio e da coluna cervical. Note que ambos os cabos de Songer e fios foram usados para segurar o enxerto ósseo e as hastes à coluna e ao crânio. Para manter tracão sobre o crânio, dois ganchos supralaminares do tipo Texas Scottish Rite foram conectados à haste. Devido ao fato de a descompressão suboccipital ser tão ampla, as hastes foram curvadas uma contra a outra para ficarem alinhadas com a lâmina remanescente; isso simplificou a curvatura na haste. Após o término da cirurgia, a paciente foi colocada em um colete com halo.

CUIDADOS PÓS-OPERATÓRIOS

Embora a fixação seja rígida, o paciente deve permanecer em um dispositivo de imobilização externa até que as radiografias mostrem evidência de união. Isso geralmente demora de 3 a 4 meses.

Referências

1. Ransford AO, Crockard HA, Pozo JL, et al. Craniocervical instability treated by contoured loop fixation. J Bone Joint Surg [Br] 1986;68:173.
2. Johnson RM, Hart DL, Simmons EF, et al. Cervical orthoses: a study comparing their effectiveness in restricting cervical motion in normal subjects. J Bone Joint Surg [Am] 1977:59;332.
3. Dormans JP, Drummond DS, Sutton LN, et al. Occipitocervical arthrodesis in children: a new technique and analysis of results. J Bone Joint Surg [Am] 1987;77:1234.
4. Koop SE, Winter RB, Lonstein JE. The surgical treatment of instability of the upper part of the cervical spine in children and adolescents. J Bone Joint Surg [Am] 1984;66:403.
5. Luque ER. The anatomic basis and development of spinal segmental instrumentation. Spine 1982;7:256.
6. Bridwell KH. Treatment of a markedly displaced hangman's fracture with a Luque rectangle and a posterior fusion in a 71-year-old man. Spine 1986;11:49.
7. Itho T, Tsuji H, Katoh Y, et al. Occipito-cervical fusion reinforced by Luque's segmental spinal instrumentation for rheumatoid diseases. Spine 1988;13:1234.
8. Winter RB, Lonstein JE, Denis F, et al. Atlas of spinal surgery. Philadelphia: WB Saunders, 1995:24.

2.19 ARTRODESE POSTERIOR C2 A C7: TÉCNICA DO FIO TRIPLO

As indicações mais comuns para fusão das vértebras cervicais entre C2 e C7 são instabilidade após fratura ou remoção limitada de elementos posteriores para tumor. A técnica do fio triplo descrita é útil para pacientes nos quais os elementos posteriores estão em grande parte intactos. Nessa técnica, um fio é usado para juntar os processos espinhosos intactos, fornecendo estabilidade, enquanto dois fios adicionais são usados para estabilizar o enxerto.

Na maioria dos casos, um halo não é necessário, e o paciente pode ser colocado em decúbito ventral com a cabeça segura por uma fixação esquelética temporária. A cabeça deve ficar levemente flexionada para facilitar a exposição. A região cervical posterior é raspada e preparada, assim como a crista ilíaca posterior. Ambas as regiões são cobertas por um campo estéril (Figs. 2-146 a 2-150).

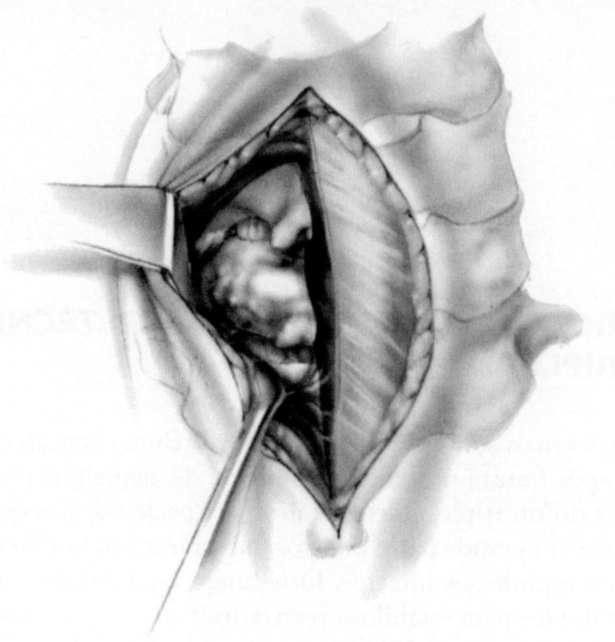

FIGURA 2-146. Uma incisão na linha média é feita a partir do processo espinhoso localizado acima da vértebra que será fundida até o processo espinhoso da vértebra abaixo. A dissecção deve permanecer na linha média, mas isso pode ser difícil se a retração da pele e dos músculos não for cuidadosa à medida que a dissecção prosseguir. Após a identificação das pontas dos processos espinhosos, o nível correto deve ser identificado positivamente. Se necessário, uma agulha com centro metálico é inserida no processo espinhoso, e uma radiografia lateral é tirada.

A dissecção deve continuar dos processos espinhosos até as facetas articulares na direção lateral. O cirurgião deve ter cuidado para não destruir os ligamentos interespinhosos entre as vértebras que não irão ser fundidas. Se a coluna vertebral estiver instável, a dissecção pode requerer uma dissecção cortante com um bisturi ou cauterização. A dissecção não deve envolver as vértebras acima ou abaixo das vértebras a serem fundidas.

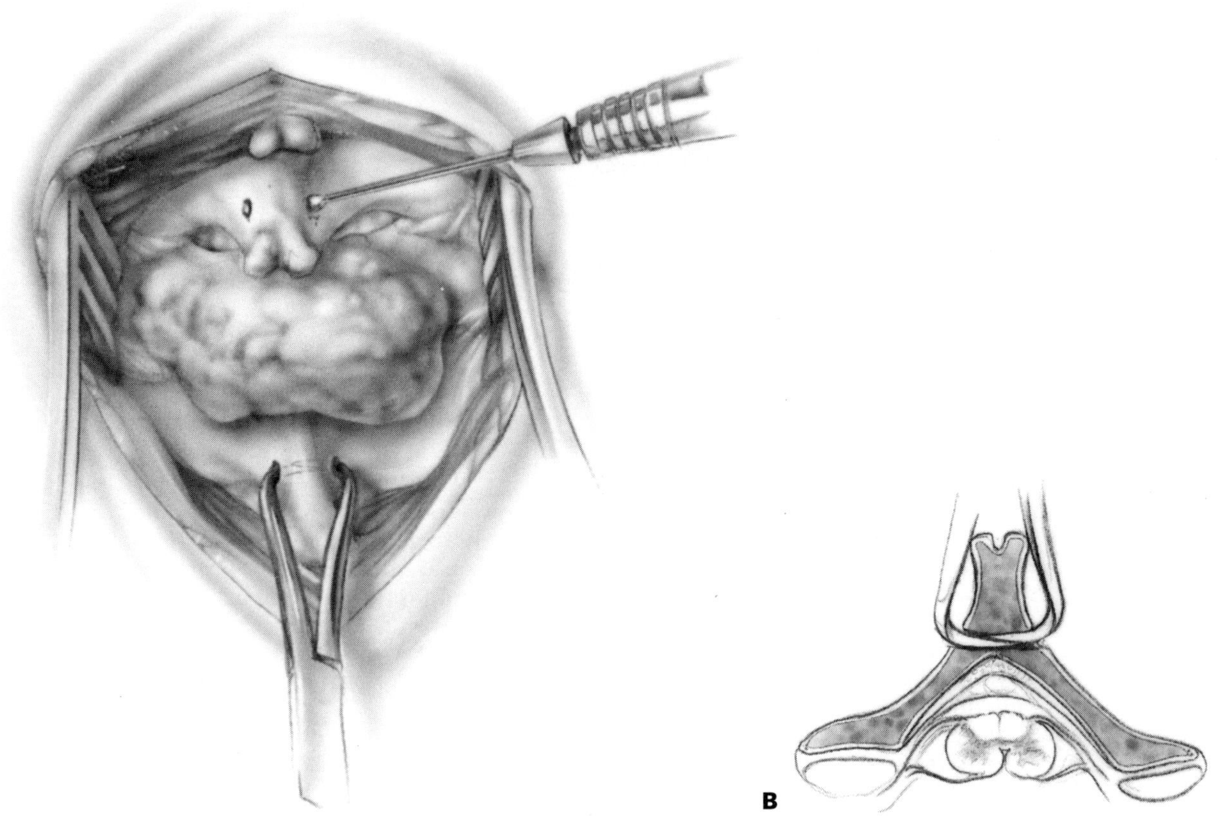

A B

FIGURA 2-147. Quando a dissecação for completada, um orifício será feito na base de cada processo espinhoso a sofrer fusão. No caso ilustrado, um cisto ósseo aneurismático foi removido dos elementos posteriores do C6. Devido à instabilidade, os processos espinhosos do C5 e do C7 serão ligados por fios.

Deve-se ter cuidado no posicionamento dos orifícios no processo espinhoso, porque é muito fácil criar orifícios muito baixos e penetrar no canal vertebral. O orifício **(A)** é facilmente criado com uma broca de 3 mm de alta velocidade, e conectado por um instrumento, como uma pinça de campo **(B)**, que é movimentado para frente e para trás no orifício.

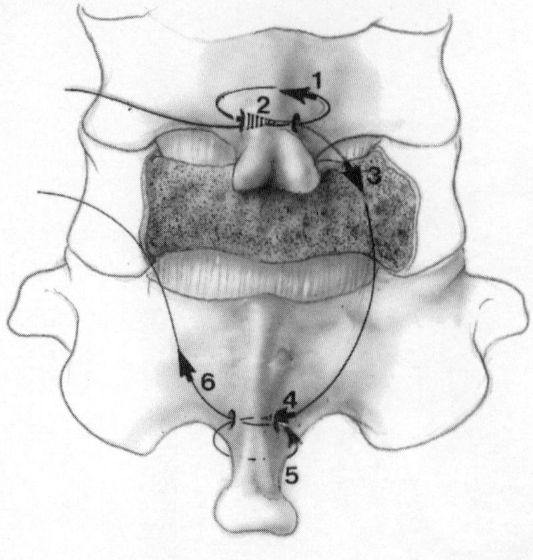

FIGURA 2-148. Um fio de calibre 20 é usado para unir os processos espinhosos. Primeiramente ele é passado através do orifício em C5 (1), e então ao redor da porção cefálica do processo espinhoso (2). Em vez de remover o ligamento interespinhoso entre C5 e C4, o fio pode ser passado através desse ligamento com um porta-agulhas. O fio é então passado para trás através do orifício em C5 (3).

Indo em direção à vértebra abaixo, o fio é passado através do orifício no processo espinhoso de C7 (4), e então através do ligamento interespinhoso entre C7 e T1 (5), voltando através do orifício em C7 (6).

O fio é então apertado para que se consiga a posição desejada entre as duas vértebras. Isso pode ser estimado observando-se as facetas articulares. A extremidade torcida do fio deve ser posicionada e curvada de forma que não toque no músculo ou fique próxima do canal vertebral se estiver exposta. A decorticação da lâmina e de qualquer outra superfície óssea exposta é conseguida com a broca.

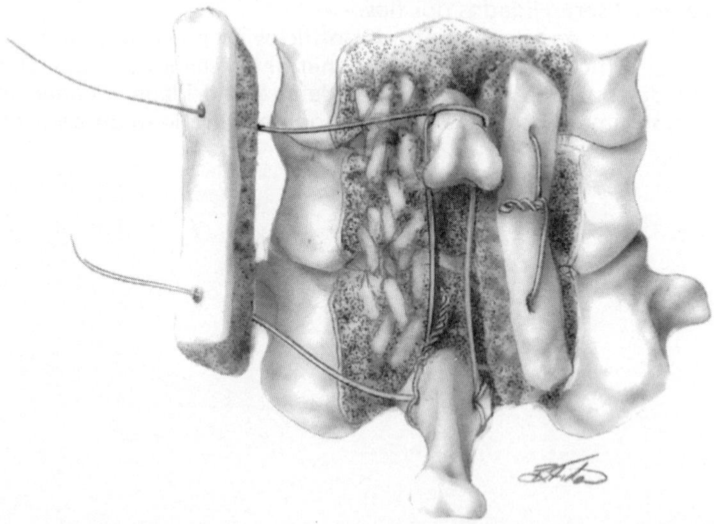

FIGURA 2-149. Dois fios de calibre 20 são passados através dos orifícios no processo espinhoso. Com uma broca de 3 mm, são feitos dois orifícios nos enxertos corticoesponjosos que foram removidos da crista ilíaca. Esses orifícios devem corresponder à localização dos fios. Tiras esponjosas adicionais são colocadas sobre a lâmina. Os dois fios são posicionados em cada lado sobre o enxerto e apertados para puxar os enxertos corticoesponjosos contra a lâmina e os processos espinhosos de forma segura. Eles são torcidos até que os enxertos estejam firmemente posicionados. Prendendo o processo espinhoso C5 com um clampe e movendo-o, pode-se demonstrar que ele e o de C7 movem-se como uma unidade.

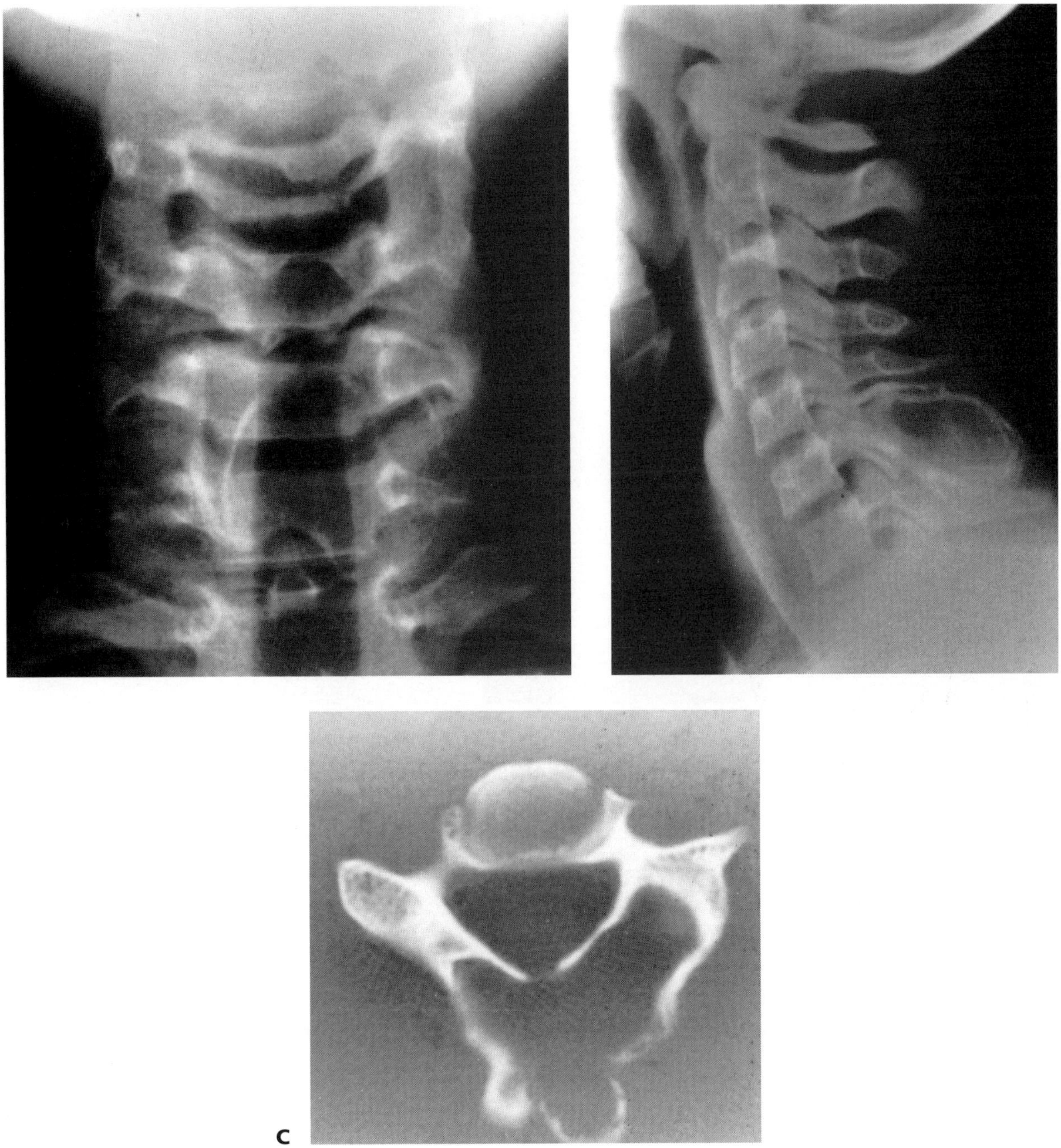

A B C

FIGURA 2-150. Radiografias ântero-posterior e lateral de um menino de 13 anos que apresentou dor repentina na nuca, irradiando para os dois braços enquanto jogava futebol americano; é mostrada uma grande lesão **(A, B)**, que é um cisto ósseo aneurismático. O paciente apresentou fraqueza nos dois braços por aproximadamente duas semanas. Imagem por tomografia computadorizada **(C)** revelou a extensão da lesão.(*continua*)

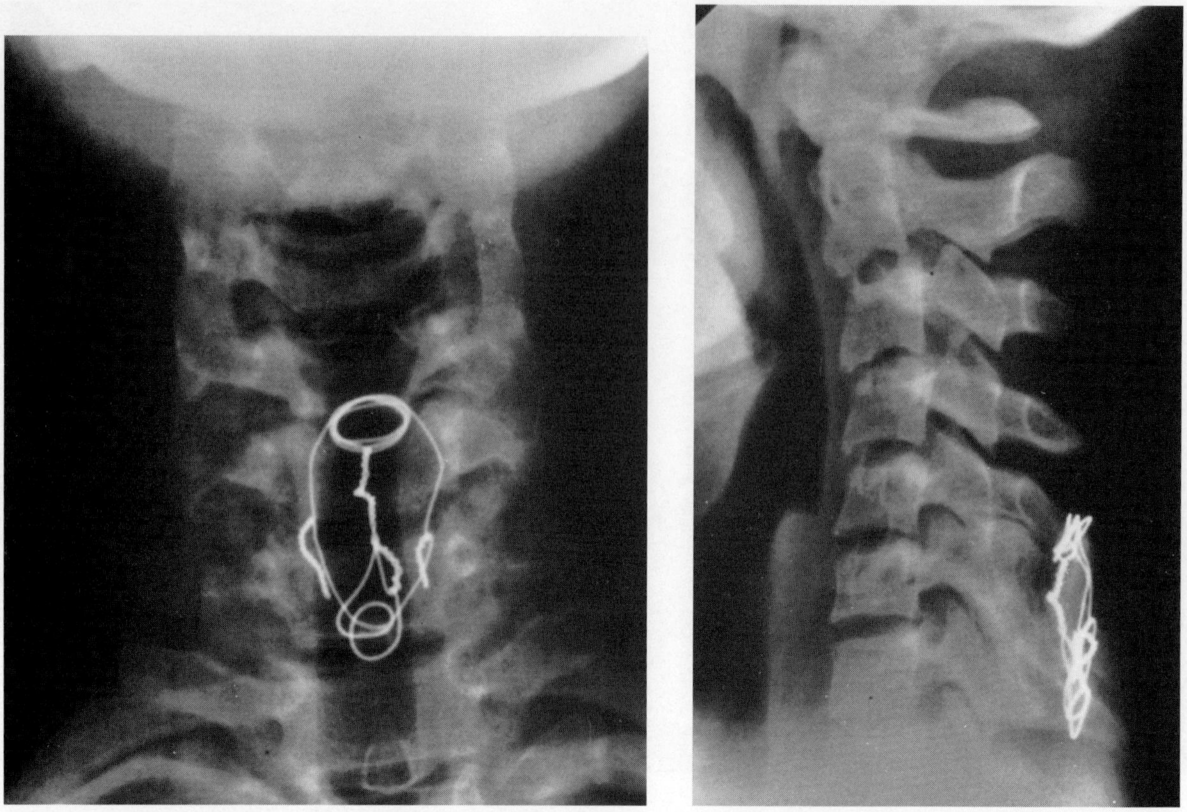

D E

FIGURA 2-150. (*Continuação*) Artrodese sólida **(D, E)** foi demonstrada um ano após a ressecção da lesão e artrodese com a técnica de fusão com o fio triplo.

CUIDADOS PÓS-OPERATÓRIOS

O paciente é imobilizado no pós-operatório em uma órtese de pescoço, como o colar Filadélfia, por 2 a 3 meses. A menos que o paciente não esteja disposto a colaborar ou seja muito instável, a colocação de um halo não é necessária. A fusão é demonstrada radiograficamente pela perda de movimento nas radiografias de flexão e extensão além da consolidação do enxerto ósseo.

2.20 ENXERTO DO OSSO ILÍACO POSTERIOR

Existem muitas situações em que há necessidade de usar osso autógeno em cirurgia ortopédica. Como a necessidade mais comum de grande quantidade de osso é a cirurgia da coluna vertebral, a técnica é descrita aqui (1). Quando as necessidades são de pequenas quantidades de osso, uma incisão muito menor pode ser feita, ou o osso pode ser mais facilmente obtido de outro local. Há duas maneiras de expor a crista ilíaca posterior para obtensão de enxerto ósseo durante a cirurgia para a coluna vertebral: por meio da mesma incisão ou por meio de uma incisão separada (Figs. 2-151 a 2-157).

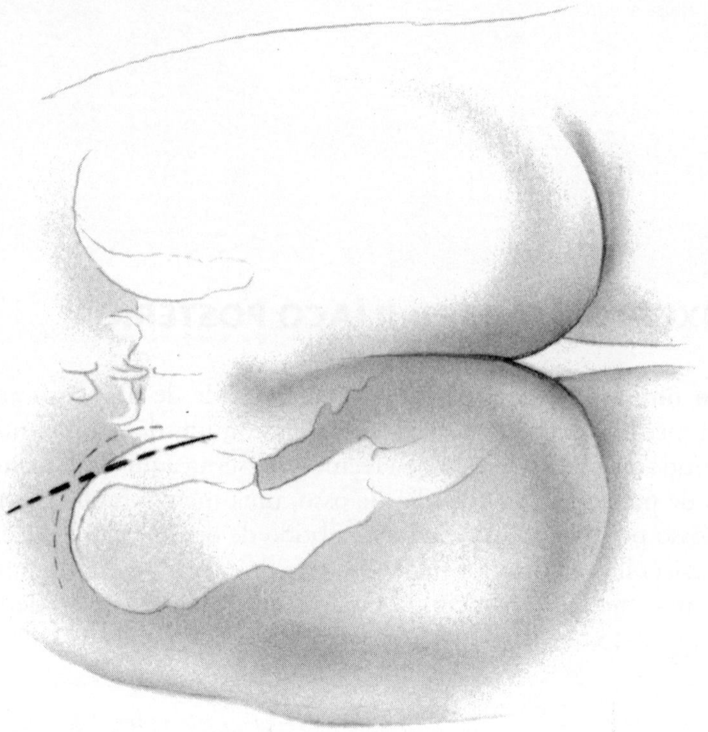

FIGURA 2-151. Se a incisão para a cirurgia da coluna estiver confinada à região torácica, pode ser preferível utilizar uma incisão separada sobre a crista ilíaca posterior. Nesse caso, existem duas considerações importantes em relação ao posicionamento da incisão: ela não deve cortar os nervos e vasos cluneais, e deve fornecer ao cirurgião o acesso mais direto à área da crista que tem a maior quantidade de osso. Essa área é o osso adjacente à articulação sacroilíaca e à incisura ciática. Uma incisão que segue o topo da crista ilíaca viola ambas as considerações. A incisão ilustrada é uma incisão oblíqua que é centrada sobre a espinha ilíaca póstero-superior. Alguns cirurgiões preferem uma incisão que atravesse a espinha ilíaca póstero-superior a 90° da ilustrada; eles acham que essa incisão apresenta melhores resultados estéticos.

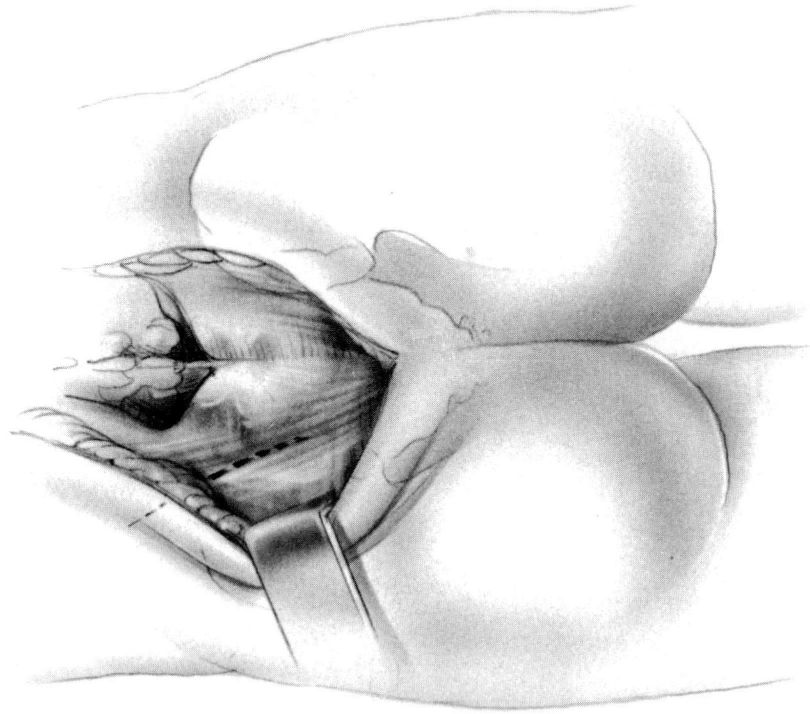

FIGURA 2-152. Se a incisão para o procedimento da coluna vertebral for estendida até a coluna lombar, é mais fácil continuar esta incisão para baixo até o sacro, e expor a crista ilíaca posterior a partir da incisão na linha média. Isso é feito dissecando-se no topo da fáscia lateral lombodorsal lateralmente até que a espinha ilíaca póstero-superior possa ser apalpada.

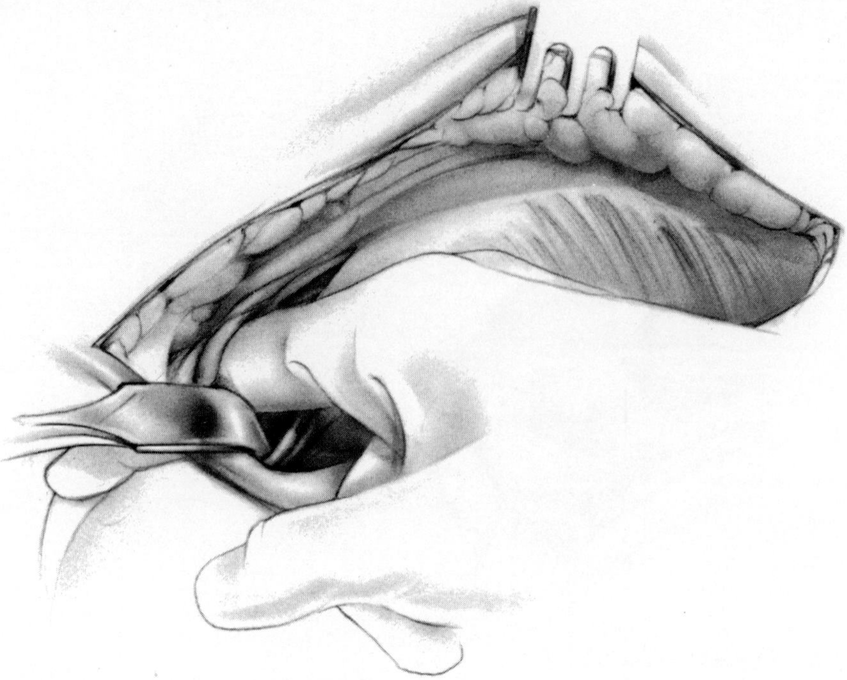

FIGURA 2-153. Embora a espinha ilíaca postero-superior esteja diretamente abaixo da fáscia, o remanescente da apófise ilíaca fica escondido. Na parte superior, a crista ilíaca se curva anteriormente com os músculos abdominais inserindo-se de cima e os músculos abdutores inserindo-se pela parte de baixo; os vasos e nervos cluneais correm acima do topo cerca de 2 cm lateralmente à espinha ilíaca póstero-superior. Para expor essa região da apófise, uma pequena incisão é feita na fáscia lombodorsal na direção cefálica até a espinha ilíaca póstero-superior. Um dedo é então inserido ao longo do topo da crista ilíaca à medida que se curva anteriormente, criando um intervalo entre a inserção dos dois grupos musculares. Os nervos e vasos cluneais situam-se no tecido acima do dedo.

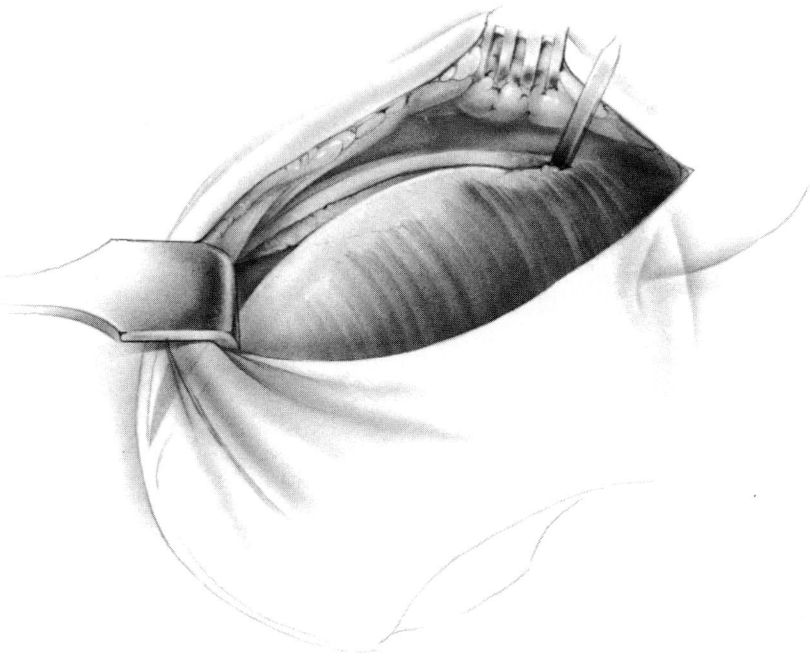

FIGURA 2-154. Com um longo e estreito afastador, como um pequeno Meyerding, inserido no plano que foi criado, o cirurgião pode ver e apalpar a apófise ilíaca à medida que ela se curva anteriormente, tornando sua divisão fácil enquanto os nervos e vasos cluneais são afastados com segurança. Na parte inferior, a apófise é coberta pelas inserções dos músculos glúteos. Uma pequena porção deste músculo é dividida com o cautério procedendo diretamente na direção caudal a partir da espinha ilíaca póstero-superior. Deve-se tomar cuidado para não cortar muito distante na direção caudal, porque isso é desnecessário e resulta em sangramento excessivo. A apófise pode ser dividida com cautério para diminuir o sangramento, mas um bisturi afiado deve ser usado para continuar o corte para baixo até o osso. A cauterização freqüentemente é incapaz de cortar tudo até o osso, tornando difícil iniciar uma dissecção subperióstica.

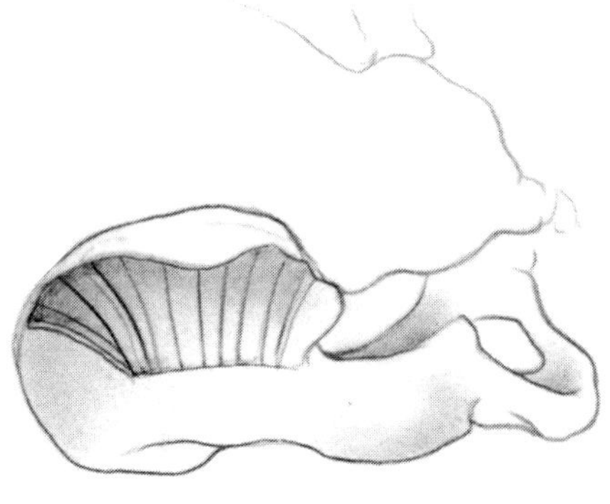

FIGURA 2-155. A dissecação subperióstica deve expor a tábua externa da crista ilíaca completamente. Deve-se ter o cuidado de realizar a exposição da incisura ciática sem penetrá-la com o elevador de periósteo. Muitas veias e artérias grandes situam-se imediatamente abaixo da fáscia que cobre os músculos glúteos nessa região; se esses músculos forem cortados, com freqüência é difícil controlar o sangramento. De maior importância são as veias e artérias do glúteo superior que também passam através da incisura ciática junto com o nervo ciático. Se estes vasos forem cortados, eles podem precisar ser controlados por meio de uma abordagem abdominal.

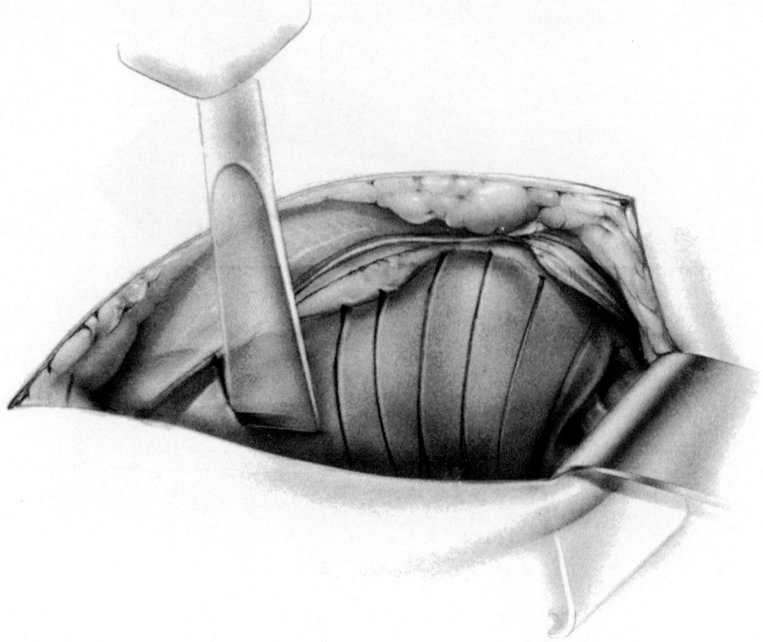

FIGURA 2-156. Depois da exposição da tábua externa, o osso cortical é removido. A inserção de um grande afastador ilíaco Viboch (ou um afastador de Taylor) auxilia esse procedimento. Isso pode ser feito em tiras, como ilustrado, ou como um grande pedaço a ser cortado em pedaços menores. Uma pequena borda óssea de 1 cm pode ser deixada na incisura ciática por segurança. Contudo, devido ao fato de essa região ser a mais grossa do osso poroso, a remoção da cortical deve ocorrer tão perto da incisura quanto possível.

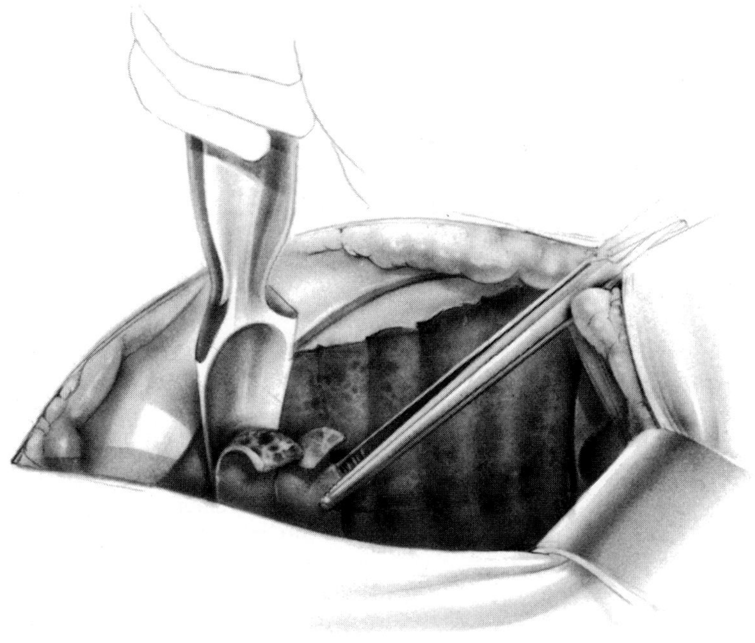

FIGURA 2-157. Após a remoção do osso cortical, o osso poroso é coletado separadamente. Com freqüência, a maleabilidade deste osso deixa o cirurgião tentado a empurrar a goiva pela remoção de enxerto em vez de golpeá-la com um macete. Contudo, é muito mais seguro avançar com pequenos golpes aplicados no cabo da goiva. Dessa maneira, o controle é muito melhor, e o potencial para uma perfuração sem controle com a goiva é minimizado. Curetas em anel também podem ser úteis na coleta do enxerto poroso. Uma grande quantidade de osso poroso situa-se ao redor da borda periférica do ílio e acima da incisura ciática. A cortical profunda sobrejacente à articulação sacro-ilíaca é bastante fina e facilmente penetrável por goivas ou curetas. Isso deve ser evitado, ou o paciente pode sofrer uma dor a longo prazo na articulação SI. Após a remoção completa do osso poroso até a tábua interna, uma pasta feita de pó de Gelfoam é esfregada na superfície esfolada do osso, e a ferida é pressionada firmemente com esponjas dobradas. Ao final da operação as esponjas são removidas. Se qualquer sangramento ósseo significativo persistir, ele poderá ser controlado com cera óssea. O fechamento da ferida ocorre por planos: a apófise; o tecido fascial sobre a apófise, o qual é contínuo caudalmente com a fáscia sobre os músculos glúteos; a fáscia lombosacra; e a pele. Um dreno é desnecessário, a menos que a crista tenha sido abordada a partir da linha média, gerando um espaço morto em potencial abaixo da pele.

Referência

1. Kurz LT, Garfin SR, Booth RE Jr. Harvesting autogenous iliac bone grafts: a review of complications and techniques. Spine 1989;14:1324.

2.21 LIBERAÇÃO DO MÚSCULO ESTERNOCLEIDOMASTÓIDEO

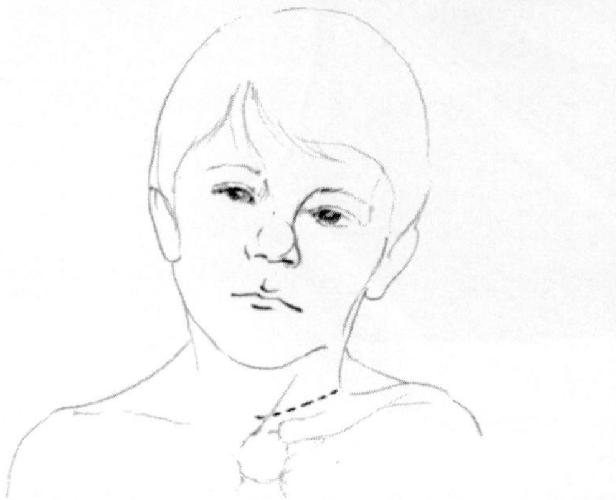

FIGURA 2-158. A incisão deve ser feita em uma dobra da pele a uma pequena distância acima da clavícula. Devido ao fato de a pele ser móvel e poder ser movida (não esticada) de uma posição medial a uma posição lateral, a incisão pode ser pequena, indo da borda lateral da cabeça esternal até a porção média da cabeça clavicular.

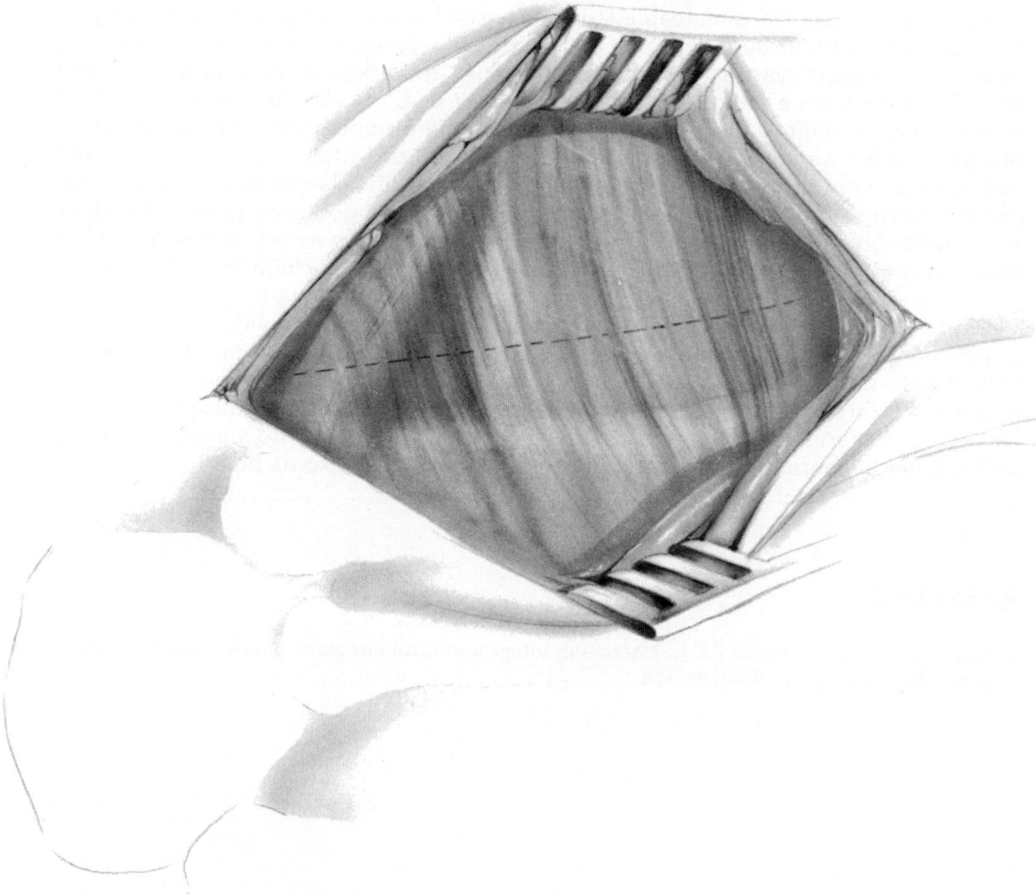

FIGURA 2-159. O músculo platisma deve ser identificado como uma camada distinta e separada de forma que ele possa ser reparado na hora do fechamento. Isso ajuda a preservar o contorno do pescoço e evita uma depressão indesejável esteticamente como resultado da ressecção do músculo esternocleidomastóideo.

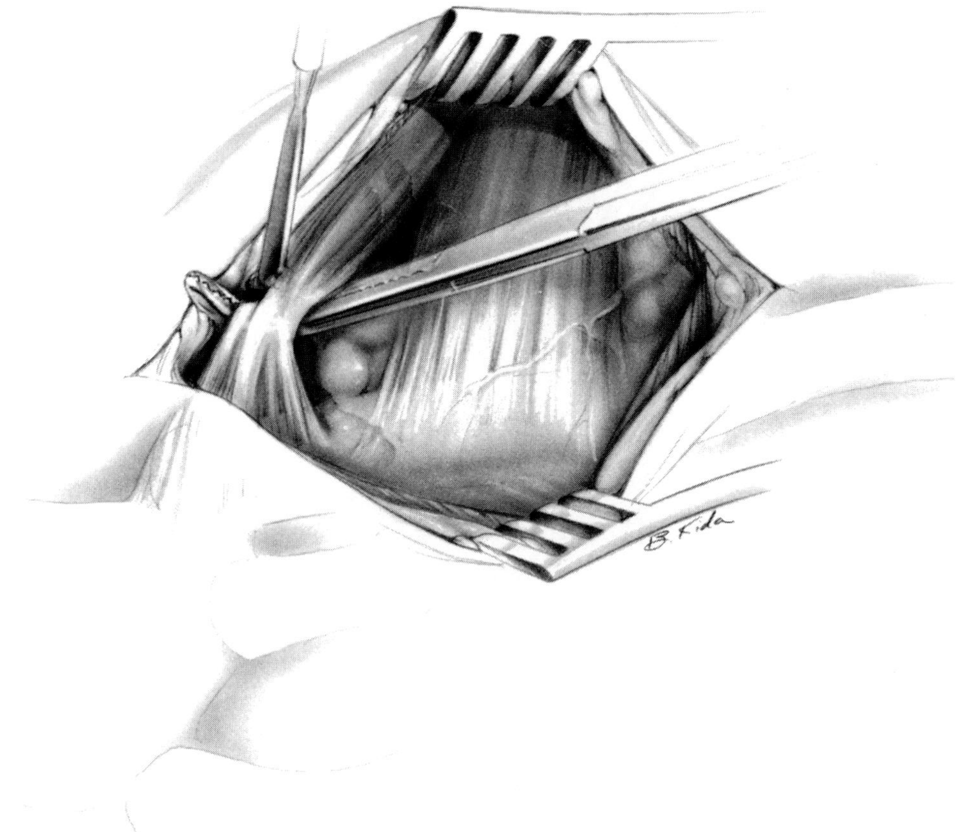

FIGURA 2-160. Abaixo do músculo platisma, as cabeças esternal e clavicular do músculo esternocleidomastóideo podem geralmente ser identificadas como estruturas distintas. Em alguns casos, a cabeça clavicular é fina e parece ter pouca importância. O insucesso em dividi-la geralmente produz resultados decepcionantes. Embora o músculo esternocleidomastóideo esteja separado das estruturas venosas e arteriais mais profundas por uma camada de fáscia, o músculo é em geral aderente e deve ser separado dessa camada de fáscia com cuidado. Após ter sido isolado, o músculo pode ser dividido com cautério de baixa corrente separando sua porção tendinosa próximo à clavícula .

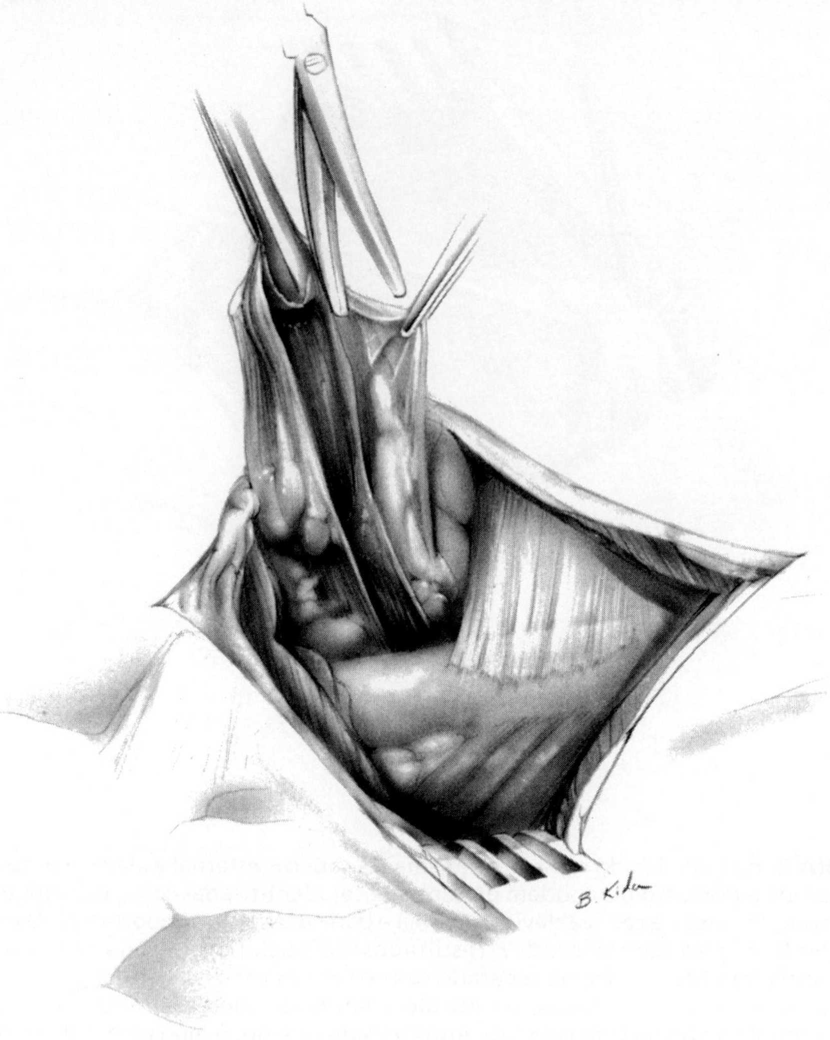

FIGURA 2-161. Devido ao fato de o músculo esternocleidomastóideo ser aderente à fáscia adjacente, não é suficiente simplesmente dividi-lo. Em vez disso, ele deve ser dissecado e liberado a uma distância de cerca de 2 cm, e a porção que é liberada deve ser ressecada. Ao se fazer isso, a aderência do músculo à fáscia que o recobre pode ser observada. Se essa dissecação não for feita, as extremidades do músculo cortado permanecem muito próximas após o músculo platisma ser reparado, e é provável que haja recorrência.

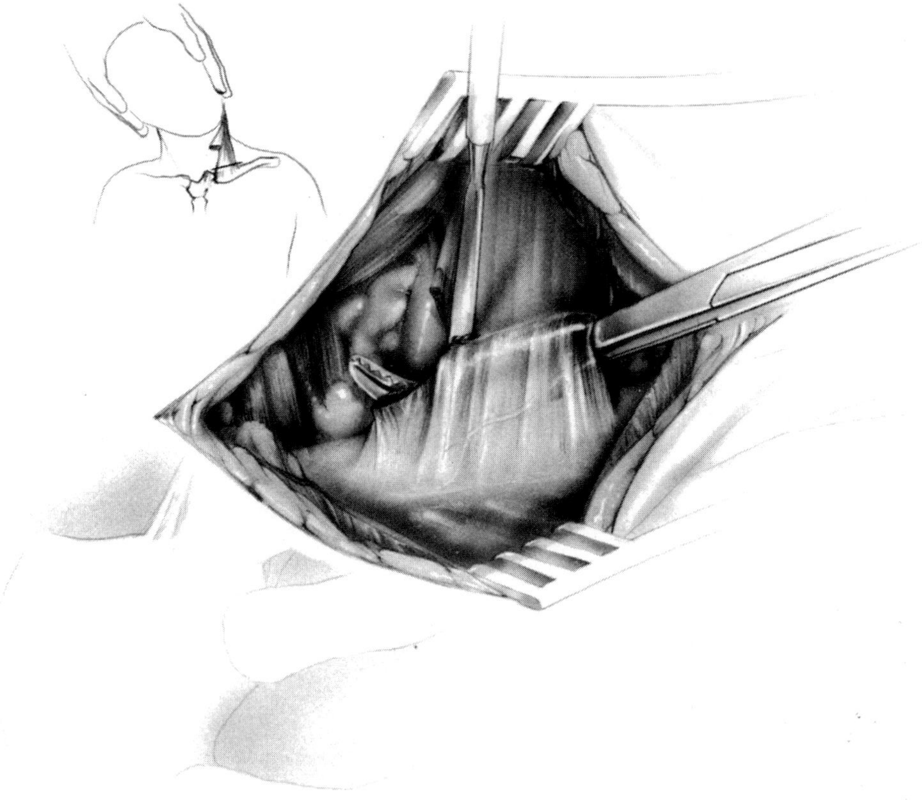

FIGURA 2-162. Em seguida, a cabeça clavicular é dividida. Se for pedido ao anestesista para mover a cabeça para o lado e incliná-la para longe do campo operatório o encurtamento dessa estrutura se torna aparente. Ela é dividida, liberada, e ressecada da mesma forma como foi feito com a cabeça esternal. Isso costuma ser muito mais fácil, entretanto, porque a cabeça esternal do paciente geralmente é a mais envolvida. Após ambas as cabeças terem sido divididas, a cabeça do paciente é movida na direção descrita anteriormente enquanto a área operatória é inspecionada e palpada para que se verifique a presença de quaisquer estruturas tensas remanescentes. Freqüentemente, bandas fasciais profundas são identificadas; essas devem ser divididas. A ferida cirúrgica é inspecionada para se verificar a presença de sangramento, é irrigada, drenada com um pequeno dreno de Silastic e então fechada por planos com atenção particular ao músculo platisma.

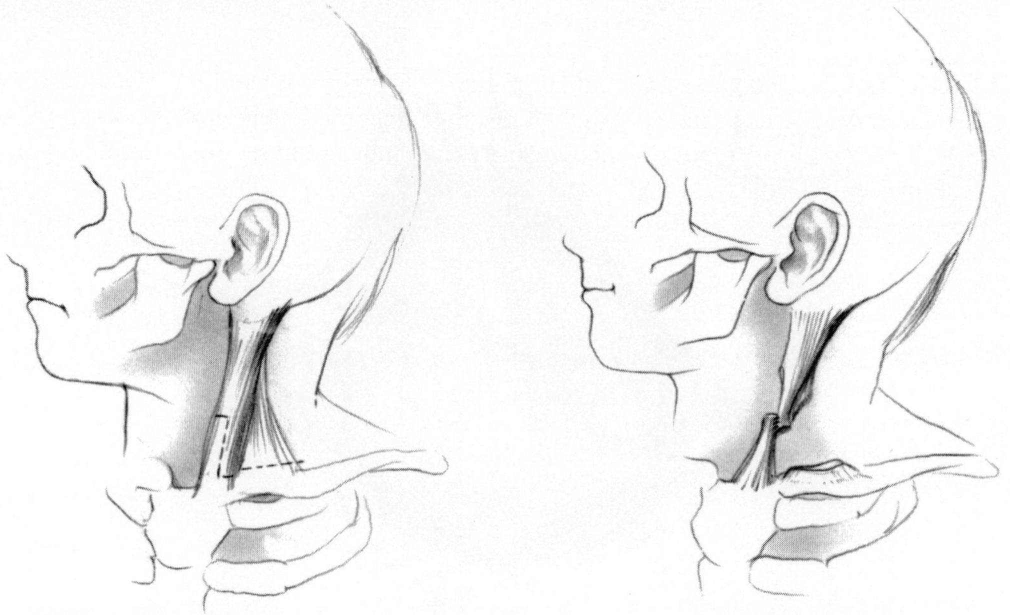

FIGURA 2-163. Duas modificações ao método descrito são usadas com freqüência. A primeira delas é um alongamento em Z da cabeça esternal do músculo esternocleidomastóideo. Isso é feito em um esforço para preservar o contorno normal que esse músculo fornece ao pescoço. Embora possa ser feito facilmente, há risco de recorrência; em nossa experiência, não tem sido necessário se o músculo platisma for reparado adequadamente.

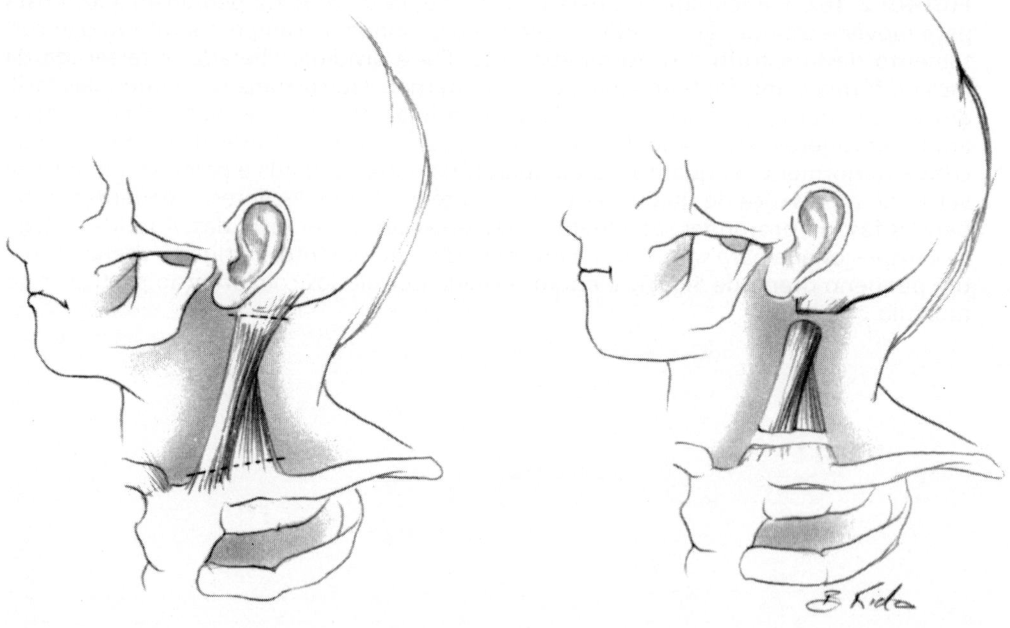

FIGURA 2-164. A segunda modificação é a liberação bipolar (1). Essa técnica é defendida em um esforço para assegurar uma liberação mais completa. Nessa abordagem, a incisão é feita distalmente à extremidade do mastóideo. Nós achamos útil dobrar a orelha sobre uma esponja e prendê-la com fita adesiva anteriormente para tirá-la do campo de visão. A dissecação não pode e não deve ser muito distal, de forma a se evitar danos ao nervo acessório. Essa liberação geralmente é necessária apenas em pacientes com mais idade.

CUIDADOS PÓS-OPERATÓRIOS

O dreno é removido na manhã seguinte à cirurgia, e o paciente recebe alta do hospital. Após uma semana, exercícios de alongamento são reiniciados e continuam por 3 meses. Dispositivos ortóticos e colares não mostraram ser úteis no tratamento pós-operatório (Figs. 2-158 a 2-164). Os resultados estão documentados na literatura especializada (2).

Referências

1. Wirth CJ, Hagena FW, Wuelker N, et al. Biterminal tenotomy for treatment congenital muscular torticollis: long term results. J Bone Joint Surg [Am] 1992;74:427.
2. Cheng JC, Au AW. Infantile torticollis: a review of 624 cases. J Pediatr Orthop 1994;14:802.

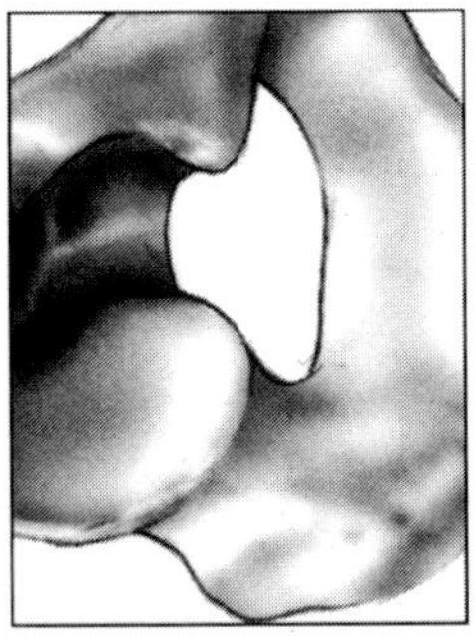

3

A PELVE E O QUADRIL

3.1 DRENAGEM ANTERIOR DO QUADRIL SÉPTICO

A drenagem da artrite séptica do quadril é um procedimento de emergência. A questão não é sobre drenar ou não o quadril séptico cirurgicamente, mas sim se a abordagem do quadril deve ser anterior ou posterior. Há várias razões para se preferir uma abordagem anterior, embora a abordagem posterior possa ser eficiente. Um dos autores usa a incisão ântero-medial (ver Procedimento 3.3) para a drenagem de quadris sépticos.

A incisão transversa anterior na pele é esteticamente superior à incisão posterior. A abordagem anterior fornece um ponto de referência anatômico distinto, a espinha ilíaca ântero-superior, o que não é o caso nas nádegas rechonchudas de um bebê com quadril séptico. O mesmo é verdadeiro durante a dissecção, visto que os intervalos anatômicos anteriormente são distintos e separados. Finalmente, e talvez o mais importante, a incisão deve ser feita na cápsula anterior. O quadril é geralmente tratado em algum grau de flexão, seja em tração ou em aparelho de gesso. Isso, adicionado à tendência natural do quadril em se deslocar posteriormente, determina que a incisão é melhor se feita na cápsula anterior. Não há necessidade de drenagem pela ação da gravidade com os métodos modernos de aspiração ou aspiração-irrigação. Além disso, pode-se questionar o critério de se ter um dreno de borracha comunicando-se das nádegas à articulação do quadril (Figs. 3-1 a 3-5).

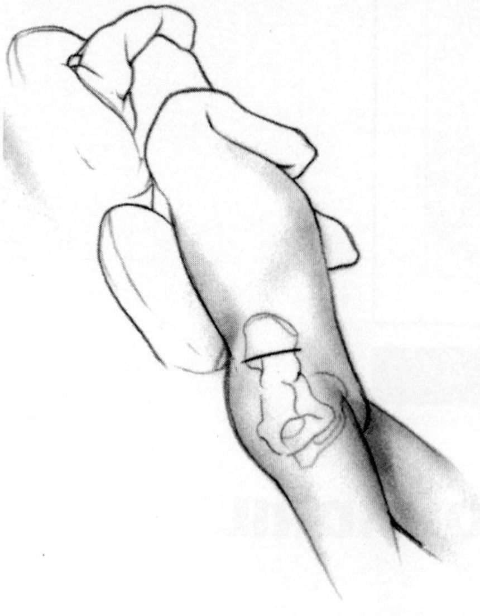

FIGURA 3-1. O paciente é colocado na posição de decúbito lateral, como para a maioria dos procedimentos no quadril. A incisão, que deve ser colocada em um ponto distante um polegar abaixo da espinha ilíaca ântero-superior, pode ser menor e mais transversa do que a incisão usada para outros procedimentos maiores do quadril, porque não é necessário expor a tábua externa do ílio.

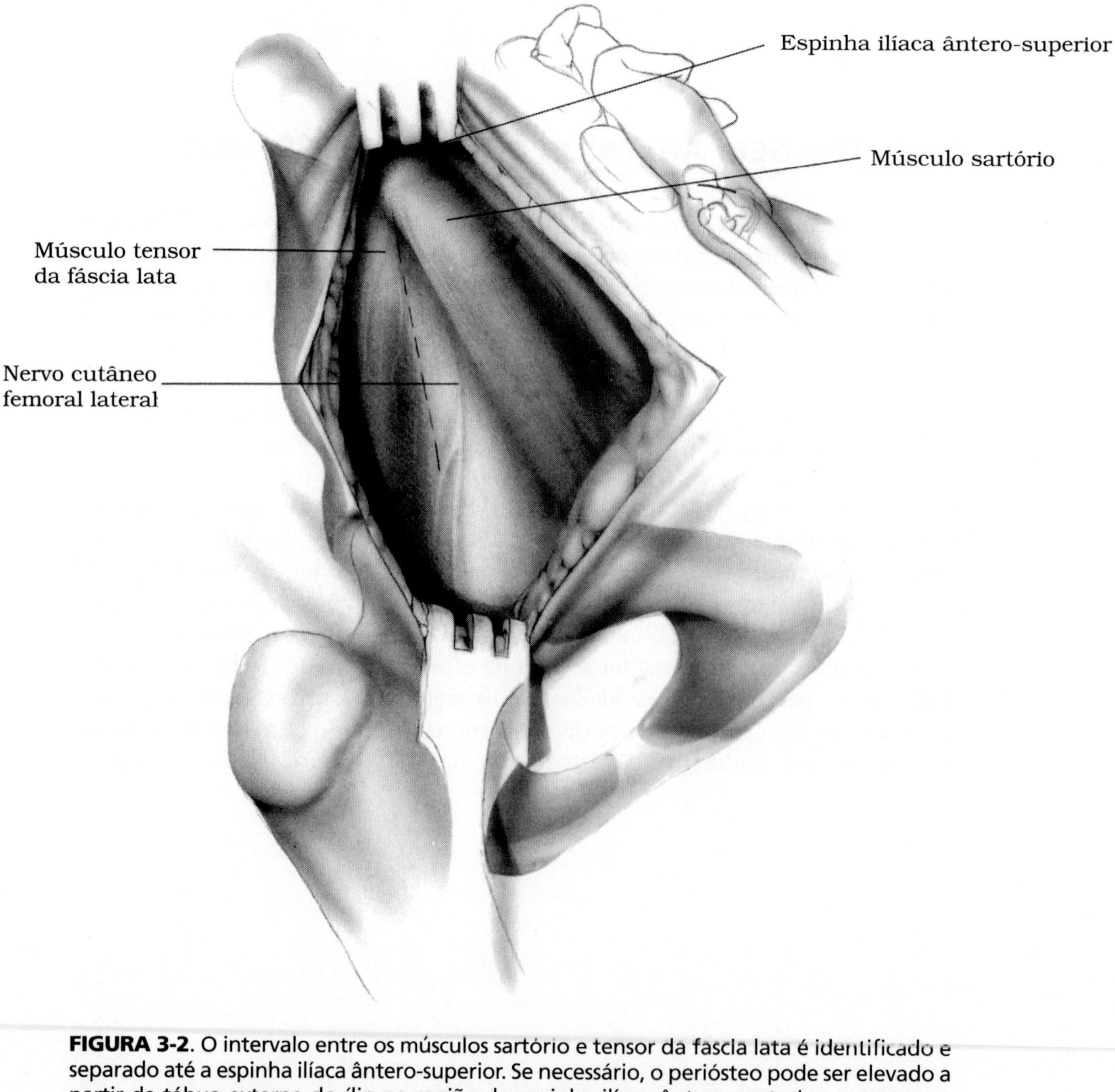

FIGURA 3-2. O intervalo entre os músculos sartório e tensor da fascia lata é identificado e separado até a espinha ilíaca ântero-superior. Se necessário, o periósteo pode ser elevado a partir da tábua externa do ílio na região da espinha ilíaca ântero-posterior; entretanto, após alguma experiência com essa abordagem, isso geralmente não é necessário.

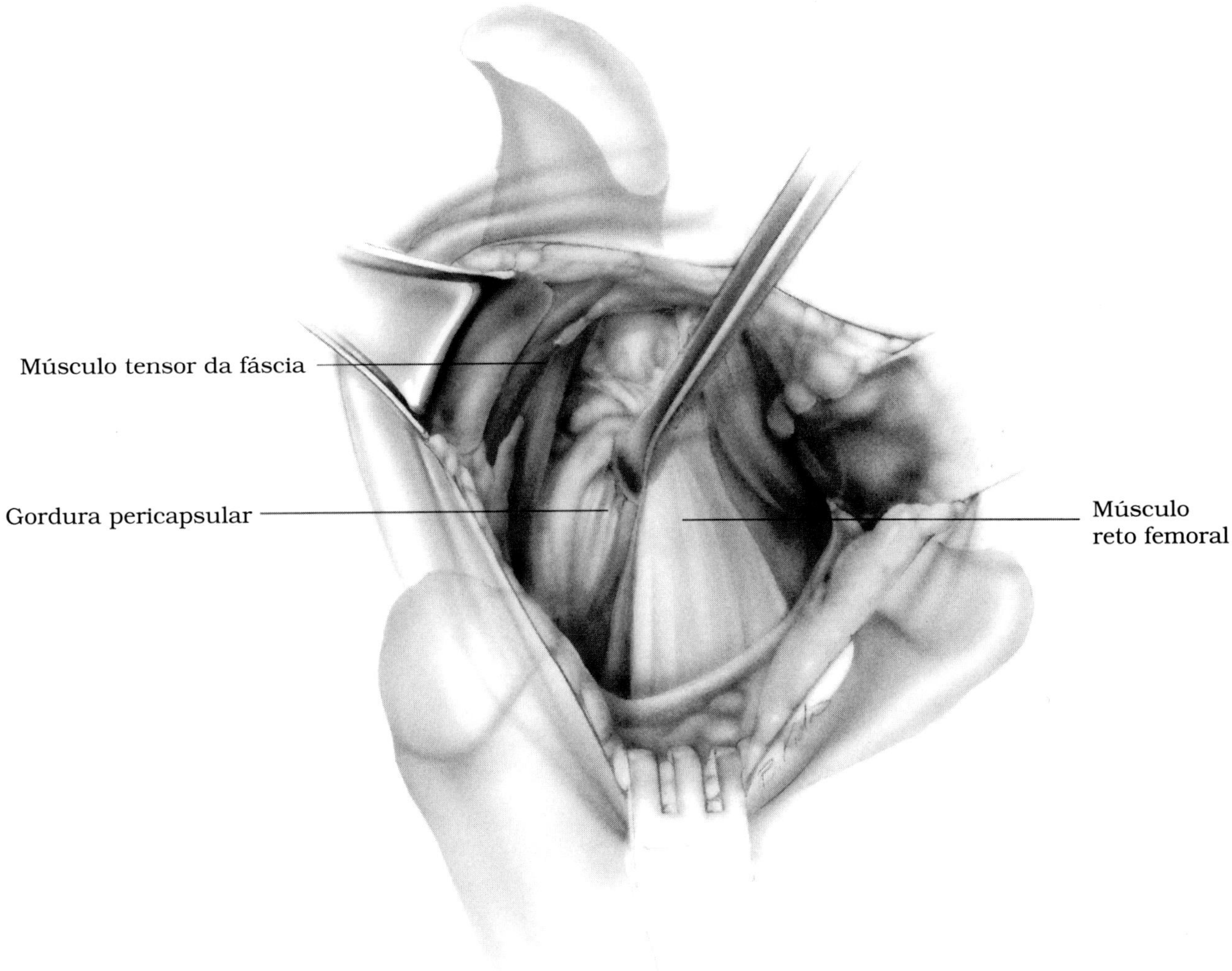

FIGURA 3-3. Na base da exposição entre o sartório e o músculo tensor está o músculo reto. Nessa área, próxima à espinha ilíaca ântero-superior, sua porção tendinosa pode ser identificada. Um elevador de periósteo pode ser usado para separar o tecido adiposo cobrindo esse tendão. A borda lateral desse tendão, com sua origem muscular, é liberada e afastada medialmente.

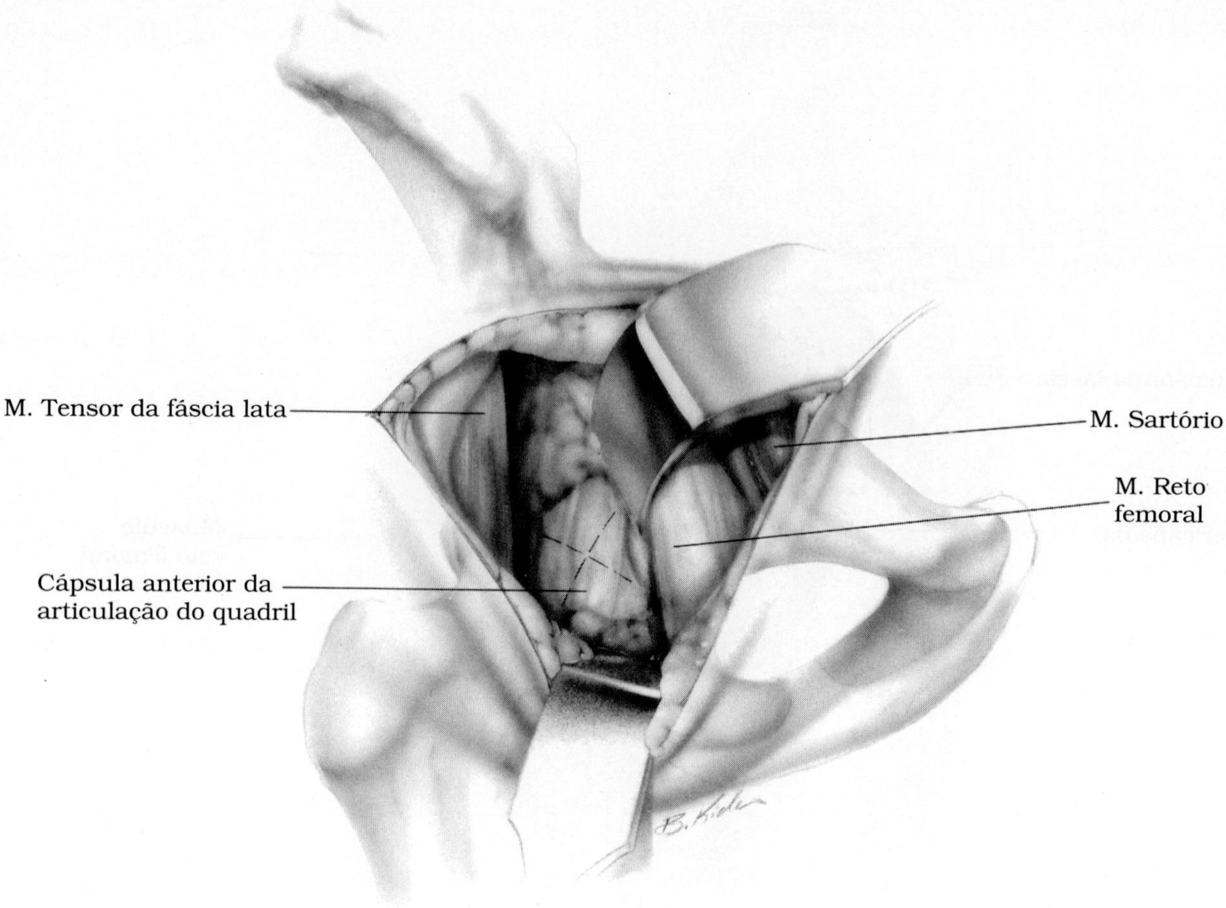

FIGURA 3-4. A cápsula do quadril agora pode ser vista na base do campo cirúrgico. Ela é coberta por tecido adiposo capsular, que pode estar estressado e edematoso no quadril séptico. Este tecido também pode ser separado com um elevador de periósteo expondo a cápsula do quadril. Uma incisão cruciforme é feita na cápsula, expondo o colo do fêmur e parte da cabeça do fêmur. Esta incisão na cápsula permite um acesso adequado para a inspeção e irrigação da articulação.

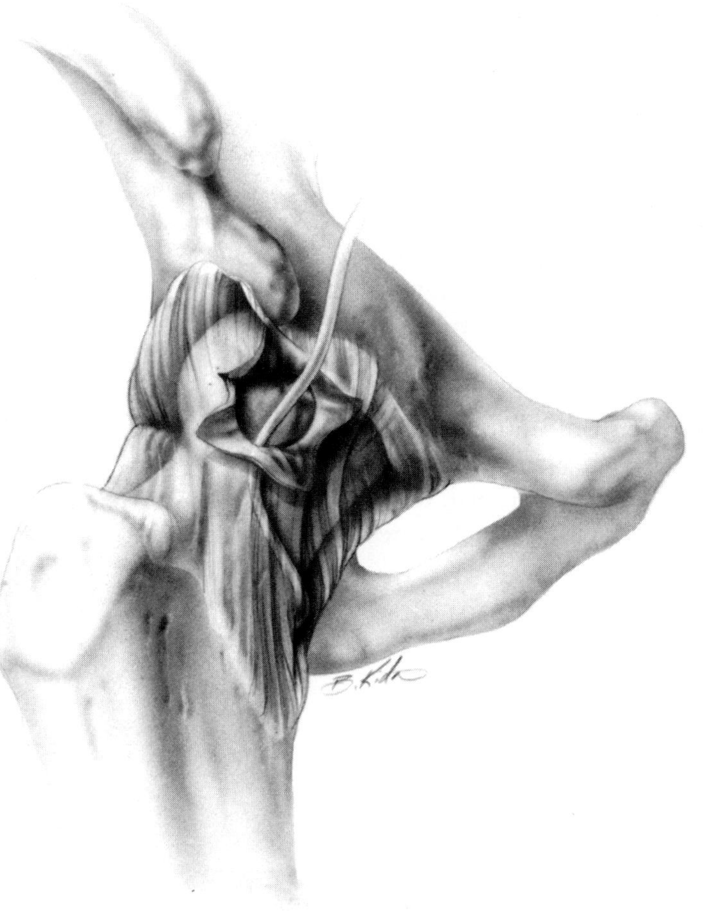

FIGURA 3-5. Um pequeno cateter vermelho de borracha, com múltiplas perfurações na ponta cortada, é passado em volta do colo femoral e dentro dos vários recessos da articulação para fornecer irrigação eficiente. A inspeção deve assegurar que não há coágulos fibrinosos de material inflamatório permanecendo na articulação. Freqüentemente, esses coágulos precisam ser removidos com uma pinça quando estão presentes.

Após completa irrigação e desbridamento, com a colocação de tubos para drenagem e irrigação se isso for desejado, permite-se que os músculos voltem à sua posição original, e a fáscia profunda e a pele são fechadas.

CUIDADOS PÓS-OPERATÓRIOS

Há muitas opções de tratamento para o paciente após a drenagem e desbridamento, dependendo das preferências do cirurgião e das circunstâncias do caso. Qualquer que seja o método escolhido, raramente ele é necessário por mais de 24 horas. Isso fornece um debridamento contínuo da articulação. O paciente é colocado em tração de Russell, enquanto antibióticos são administrados por via intravenosa. O tubo de irrigação é mudado para sucção entre 12 a 24 horas após a cirurgia, e ambos, o tubo e o dreno, são removidos entre 12 a 24 horas após isso. Se o quadril estiver subluxado ou luxado, freqüentemente é desejável conseguir uma redução fechada quando do fechamento da ferida cirúrgica, e colocar o paciente diretamente em um aparelho de gesso pelvipodálico. Muitos cirurgiões preferem tratar todas as crianças com artrite séptica do quadril com um aparelho de gesso pelvipodálico incluindo apenas uma perna por 2 a 3 semanas, para evitar uma subluxação tardia secundária a frouxidão capsular. Se o aparelho de gesso não for aplicado no momento da cirurgia, ele é aplicado antes do paciente receber alta hospitalar.

3.2 ABORDAGEM ANTERIOR DA DISPLASIA DO DESENVOLVIMENTO DO QUADRIL (LUXAÇÃO CONGÊNITA DO QUADRIL)

A abordagem anterior para redução aberta da luxação congênita do quadril é o método clássico. Ela tem a vantagem de expor a cápsula e tanto o aspecto superior quanto o aspecto inferior do acetábulo, permitindo que o cirurgião aborde todas as possíveis obstruções à redução e faça uma capsulorrafia para manter a cabeça femoral no acetábulo. A única desvantagem é a necessidade de experiência técnica e conhecimento para evitar todas as armadilhas que podem levar ao insucesso (Figs. 3-6 a 3-13).

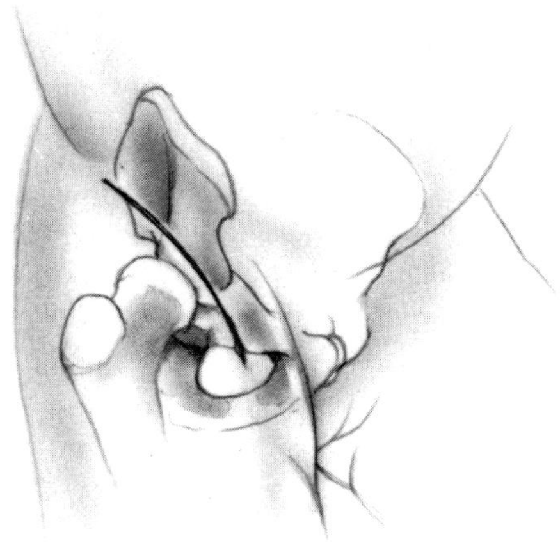

FIGURA 3-6. O paciente é colocado na posição de decúbito lateral completo, com o quadril afetado para cima. Um saco de areia é colocado atrás das costas, não se estendendo até as nádegas. A perna é preparada, com o campo estéril estendendo-se dos dedos dos pés até a caixa torácica após a linha média, tanto ventral como dorsalmente. O paciente é então rolado sobre o saco de areia, colocando o quadril em uma posição obliquamente elevada com as nádegas livres.

A incisão pode ser transversa ou oblíqua. Ela fica centrada 2 a 2,5 cm abaixo da espinha ilíaca ântero-superior. Isso permite a mesma exposição que a incisão clássica de Smith-Petersen, porém com um resultado estético muito melhor. A incisão é feita através da fáscia superficial, e à medida que isso é feito, a pele é puxada sobre a crista ilíaca de forma que a crista seja exposta. Um dedo é usado para puxar a borda inferior da ferida distalmente, elevando um retalho de pele que fica situado na região do intervalo entre os músculos sartório e tensor da fáscia lata.

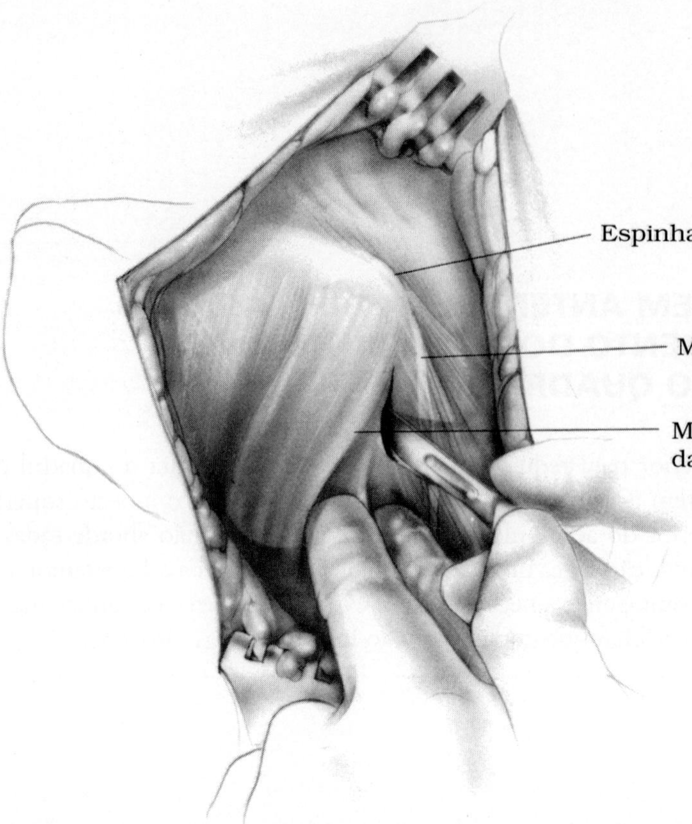

FIGURA 3-7. O intervalo muscular sartório-tensor é identificado pela palpação da depressão entre esses dois músculos imediatamente distal à espinha ilíaca ântero-superior. Uma pequena incisão é feita através da fáscia e uma tesoura é usada para abrir esse intervalo a partir da espinha ilíaca ântero-superior até a extensão distal da exposição, permanecendo em direção ao músculo tensor para evitar o nervo cutâneo femoral lateral. O nervo deve ser identificado, e isso é mais facilmente realizado localizando-o em um ponto cerca de 1 a 2 cm distal à espinha ilíaca ântero-superior. Após ser identificado, o nervo é afastado medialmente.

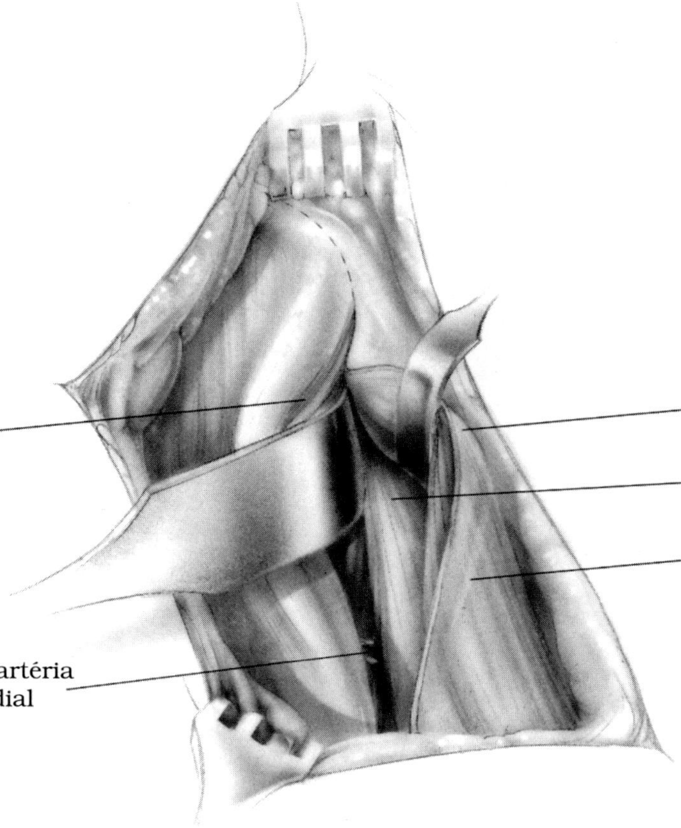

FIGURA 3-8. O intervalo sartório-tensor é separado facilmente por uma dissecção romba delicada com um elevador periosteal de Cobb, puxando o músculo sartório e a gordura que é encontrada nesse intervalo medialmente junto com o nervo cutâneo femoral lateral e o músculo tensor lateralmente. O músculo reto forma o assoalho para esse intervalo. A exposição da porção tendinosa da cabeça reta do músculo reto permite a identificação da espinha ilíaca ântero-inferior.

Na porção inferior da ferida cirúrgica, passando profundamente entre os músculos sartório e tensor, o ramo ascendente da artéria circunflexa medial e suas veias adjacentes deve ser identificado e dividido. Quando esse intervalo não é aberto além desses vasos, há uma exposição insuficiente para alcançar os aspectos inferiores do acetábulo. Proximalmente, esse intervalo precisa ser aberto até a espinha ilíaca ântero-superior.

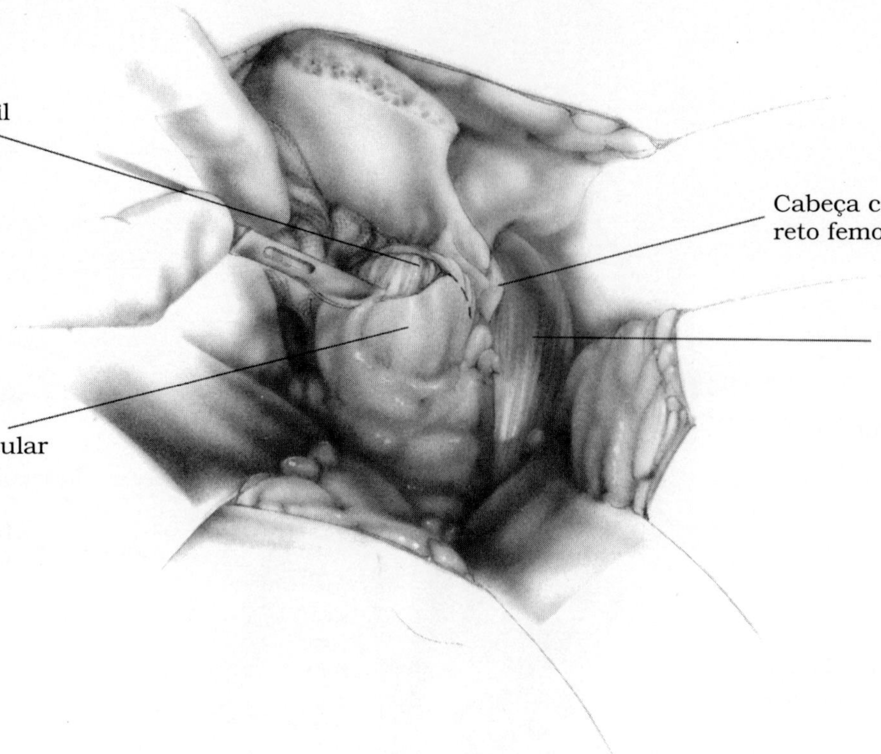

FIGURA 3-9. Os afastadores são reposicionados para expor a crista ilíaca, e a apófise ilíaca é dividida e aberta até o osso. Esse corte inicia-se a cerca de 1/2 porção da crista ilíaca e se estende para baixo até a espinha ilíaca ântero-inferior. A apófise é então destacada da crista ilíaca, e o periósteo é elevado na tábua externa levando os músculos tensor e abdutor lateralmente. O sangramento é controlado com cautério e cera óssea, e uma esponja é pressionada firmemente contra a porção proximal do campo operatório entre os músculos abdutores e a tábua externa do ílio para fornecer afastamento dos músculos. Elevar o periósteo da tábua interna do ílio ajuda a ampliar a exposição medial.

As cabeças retas e refletidas do músculo reto podem ser identificadas através de uma combinação de dissecção romba e cortante. A cabeça refletida do músculo reto pode ser seguida em volta da cápsula superior ao dividir-se o periósteo do ílio. Isso ajuda a expor a cápsula superior. O músculo reto é dividido em seu tendão conjunto e é afastado distalmente. Tudo o que é necessário agora para expor a cápsula é dividir e limpar a gordura pericapsular e o tecido fibroso da cápsula. Faz-se isso de modo mais adequado dividindo-os de forma cortante até a cápsula em si e então usando uma combinação de corrente de cautério e dissecção com um elevador periosteal cortante.

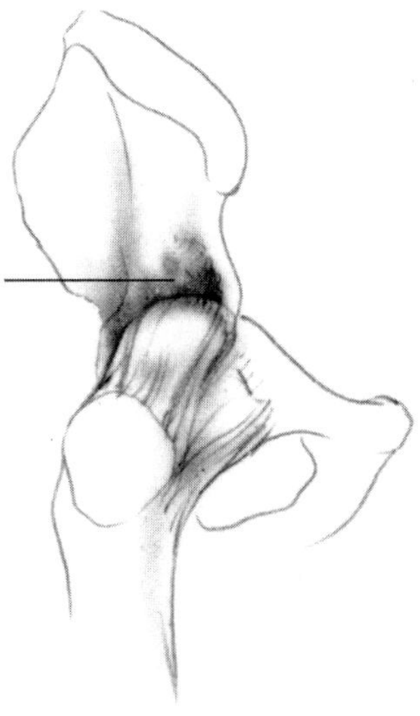

FIGURA 3-10. Se o quadril foi luxado por qualquer período, haverá um falso acetábulo, estando a cápsula aderente a ele. É essencial que a cápsula seja deslocada do ílio até o verdadeiro acetábulo, expondo esse falso acetábulo. Isso é feito com o elevador periosteal e deixa uma área óssea áspera após a cápsula aderente ter sido elevada. Quando visto de dentro da cápsula, é impressionante o quanto a superfície desse falso acetábulo lembra a verdadeira cartilagem acetabular. Infelizmente muitos quadris foram "reduzidos" nesse falso acetábulo.

Antes de prosseguir, é importante ter certeza de que a cápsula foi exposta adequadamente. Inferiormente, a cápsula deve ser exposta até sua inserção no púbis e ísquio. Isso fica embaixo do tendão do iliopsoas deslocado superiormente. Quando isso não é feito, é difícil dividir o ligamento acetabular transverso. Superiormente, a cápsula deve ser exposta em volta do aspecto posterior. Quando isso não é feito, é difícil obliterar a cápsula excedente, a qual é parte da capsulorrafia.

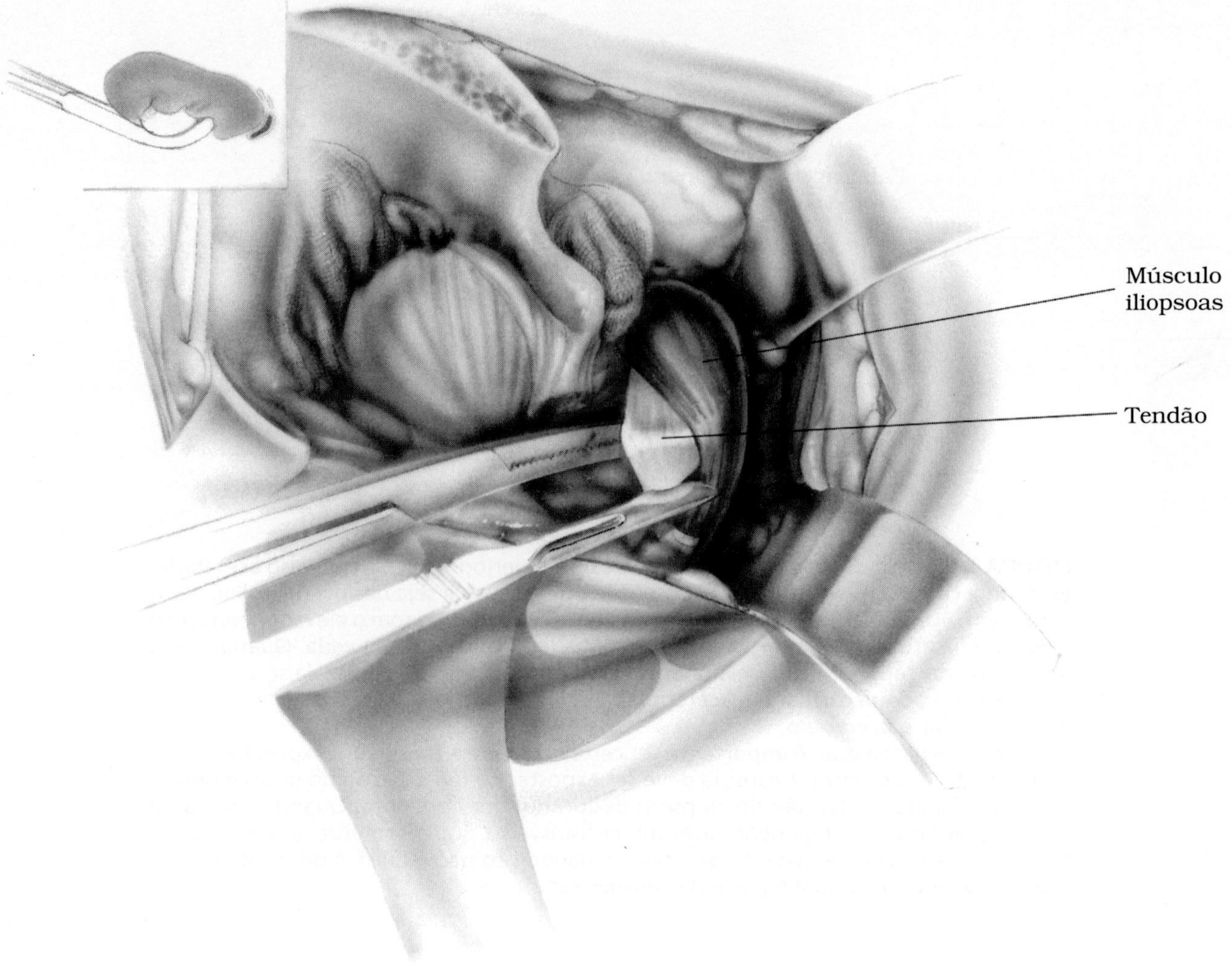

FIGURA 3-11. É essencial que o tendão psoas seja dividido para permitir que o quadril seja reduzido sem tensão, o que poderia resultar em necrose avascular ou reluxação. Devido ao fato de o fêmur proximal estar deslocado superiormente, o iliopsoas também fica deslocado superiormente. Ele pode ser facilmente identificado ao cruzar o ramo púbico imediatamente medial à espinha ilíaca ântero-inferior. Cortar o periósteo que foi destacado da tábua interna do ílio expõe a porção ilíaca desse músculo, facilitando a identificação do tendão de psoas. Esse tendão é encontrado no lado de baixo do músculo e é à vista por meio de um clampe de ângulo reto (figura adicional). As fibras do tendão são divididas, deixando o músculo intacto. Deve-se ter certo cuidado ao tentar identificar o tendão porque o nervo femoral está próximo.

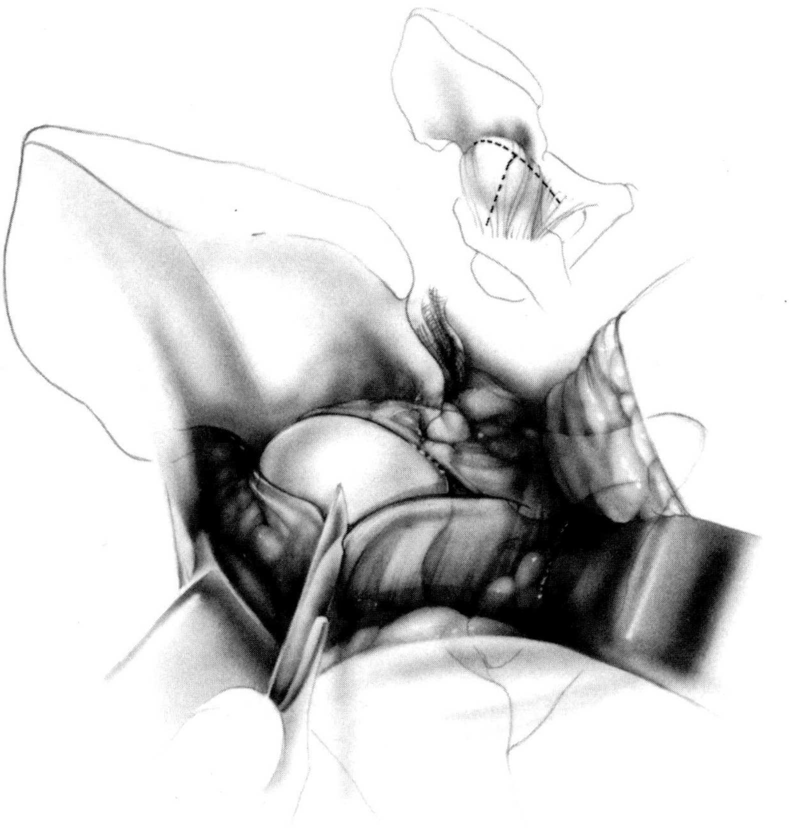

FIGURA 3-12. O posicionamento adequado das incisões que serão feitas na cápsula é importante para a capsulorrafia. A primeira incisão é paralela à margem do acetábulo, estendendo-se do aspecto mais inferior do acetábulo até o aspecto póstero-superior. Uma incisão transversa é feita então na cápsula sobre o colo femoral. Esse corte divide a cápsula em duas partes, superior e inferior. O ligamento redondo, se estiver presente, é identificado e seccionado a partir da cabeça do fêmur. Ele é seguido para baixo até o acetábulo inferior e em seguida é excisado. O ligamento redondo é um excelente guia para localizar a região do acetábulo inferior e permite identificar o ligamento transverso do acetábulo, que pode ser palpado e percebido como uma faixa afilada. O ligamento transverso deve ser dividido porque limita o tamanho do acetábulo e impede que a cabeça do fêmur entre em contato com a parede medial do acetábulo.

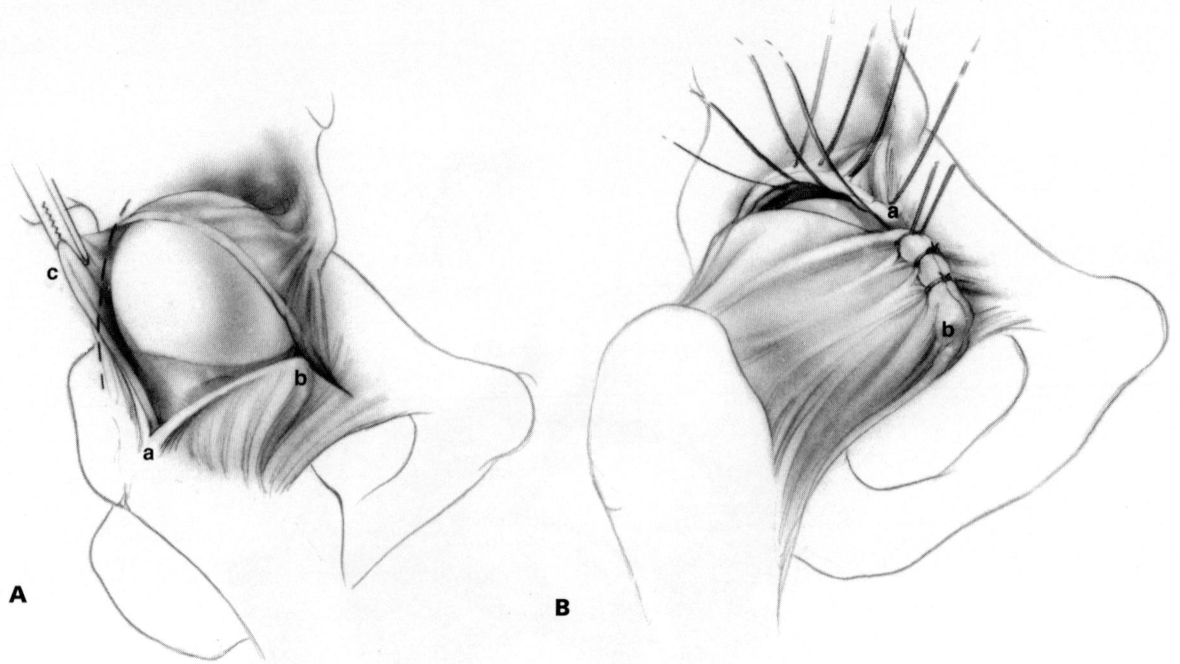

FIGURA 3-13. A cabeça femoral deve reduzir facilmente no acetábulo. São usadas suturas de material forte não-absorvente para reparar a cápsula. Elas são colocadas primeiro no lado acetabular com a cabeça femoral afastada lateralmente para melhor expor a parede acetabular inferior e medial. Essas suturas são colocadas medialmente para além do acetábulo e incluindo o periósteo para permitir uma fixação resistente. Elas são então colocadas na cápsula para suturá-la da maneira ilustrada.

O propósito do reparo é suturar a cápsula de tal forma que a cabeça femoral seja puxada inferior e medialmente. O ponto-chave para isso é suturar a extremidade do corte vertical na cápsula **(A)** até o púbis inferior e medial à espinha ilíaca ântero-inferior. A porção excedente da cápsula superior a esse corte vertical é excisada, obliterando a porção redundante da cápsula. A borda cortada resultante fica disposta ao longo da margem acetabular, onde é suturada.

Após a capsulorrafia ser completada, a redução pode ser verificada através de uma radiografia feita em aparelho portátil. Não deve ser necessário manter o quadril no lugar ou utilizar fios para fixação; o reparo capsular deve manter a cabeça femoral no acetábulo firmemente e com segurança. A ferida cirúrgica é fechada. Um aparelho de gesso pelvipodálico incluindo uma das pernas é aplicado com o quadril a 30° de flexão, 20° de abdução e 15° de rotação interna.

CUIDADOS NO PERíODO PÓS-OPERATÓRIO

Embora seja menos difícil cuidar de um paciente com apenas uma das pernas incluídas no aparelho de gesso pelvipodálico, os pais devem estar familiarizados com a rotina de cuidados com seu filho e como o gesso. O paciente geralmente está pronto para a alta hospitalar no dia seguinte à cirurgia. O gesso é deixado no lugar por 6 semanas. Ele é então removido, e a redução é monitorada com uma radiografia ântero-posterior. Um aparelho de gesso cilíndrico é aplicado em cada perna com o joelho inclinado a cerca de 15°, e uma barra é colocada nesses aparelhos de gesso para manter a abdução. O paciente pode começar a sentar e engatinhar. Esse gesso é removido em 4 semanas. O uso adicional de coletes ortopédicos não deveria ser necessário, porque os tecidos moles já estarão cicatrizados o suficiente para manter a redução. A deambulação é iniciada. A contratura em abdução vai melhorando gradualmente.

3.3 ABORDAGEM ÂNTERO-MEDIAL PARA LUXAÇÃO CONGÊNITA DO QUADRIL

A abordagem ântero-medial para a redução aberta da LCQ é ideal para uma criança de menos de dois anos quando a redução concêntrica não pode ser obtida ou mantida por métodos fechados. Nós usamos uma modificação da abordagem descrita por Ludloff (1), que embora freqüentemente chamada de *abordagem medial* (2), é na verdade uma abordagem anterior ao quadril através de uma incisão cutânea ântero-medial (3). A articulação é abordada diretamente sobre os obstáculos intra-articulares e extra-articulares à redução. As vantagens dessa abordagem em particular são o fato de evitar lesões aos músculos abdutores do quadril e a placa de crescimento da crista ilíaca, e produzir uma cicatriz que é esteticamente aceitável e fica bem escondida. A perda sanguínea é mínima, em geral menor que 20 ml por quadril, e ambos os quadris podem ser operados com segurança na mesma cirurgia. Embora a abordagem tenha sido usada em crianças com mais de 2 anos de idade, acreditamos que a abordagem ântero-medial oferece mais vantagens nesse grupo de pacientes.

Críticas à abordagem ântero-medial incluem uma visualização deficiente do acetábulo e a incapacidade de executar procedimentos secundários em uma mesma operação (4,5). Em crianças com menos de 2 anos, particularmente aquelas com menos de 18 meses de idade, raramente é necessário executar um segundo procedimento; assim, essa crítica não é válida. Além disso, se o intervalo (a ser descrito) entre o pectíneo e o feixe neurovascular femoral for usado, obtém-se com facilidade uma excelente visualização de todas as estruturas. As taxas de complicação de necrose asséptica são comparáveis nessa abordagem às de outras séries relatadas na literatura médica (6) (Figs. 3-14 a 3-19).

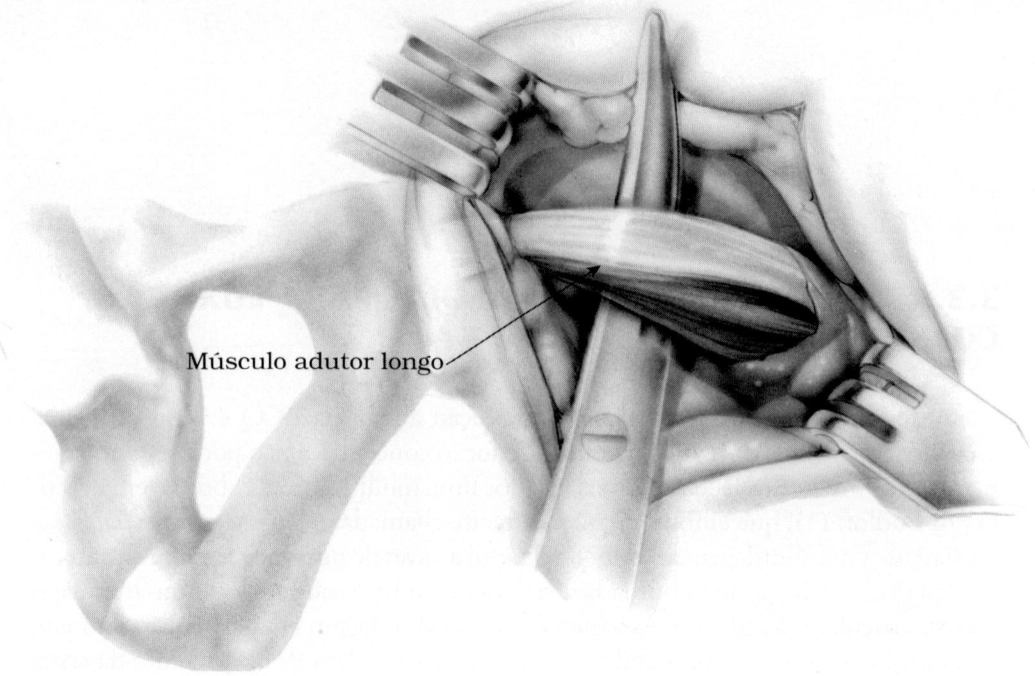

FIGURA 3-14. O procedimento é executado com o paciente em decúbito dorsal. Toda a extremidade inferior, incluindo a hemipelve no lado correspondente, é envolvida no campo estéril para permitir total movimentação do quadril e do joelho durante o procedimento. O quadril é então flexionado a cerca de 70° em abdução não-forçada, enquanto o feixe neuromuscular é identificado e as margens superior e inferior do adutor longo são palpadas. A incisão deve se estender da margem inferior do adutor longo até um ponto imediatamente inferior ao feixe neurovascular femoral na virilha (ver Fig. 3-20). Pele e tecidos subcutâneos são incisados para baixo até a fáscia profunda, a qual é incisada longitudinalmente ao longo do adutor longo na direção das fibras musculares. O adutor longo é isolado e seccionado junto à sua inserção com cautério bipolar. O ramo anterior do nervo obturatório é identificado no local em que ele cruza o músculo adutor curto. O nervo é seguido em direção proximal até à sua entrada na coxa por baixo do músculo pectíneo.

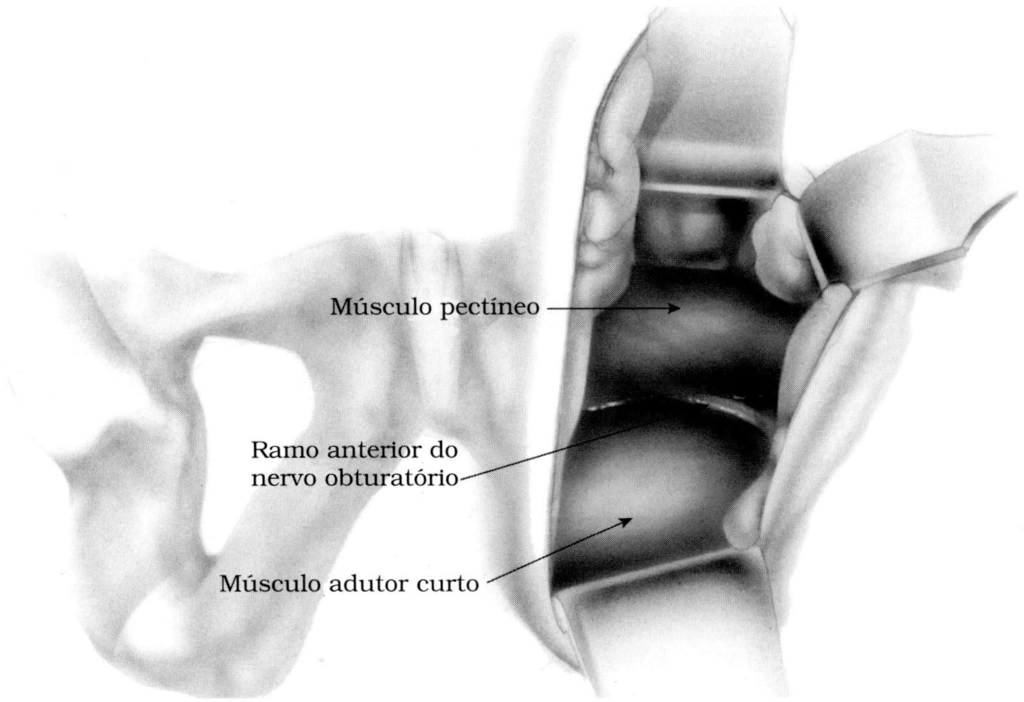

FIGURA 3-15. A fáscia fina sobre o músculo pectíneo é então incisada, expondo tanto a borda superior quanto a inferior do músculo. O intervalo entre o músculo pectíneo e o feixe neurovascular femoral é então identificado e dissecado rombamente. Deve-se ter muito cuidado nessa dissecção para evitar lesões à artéria circunflexa femoral medial, que corre em direção superior a inferior no campo operatório.

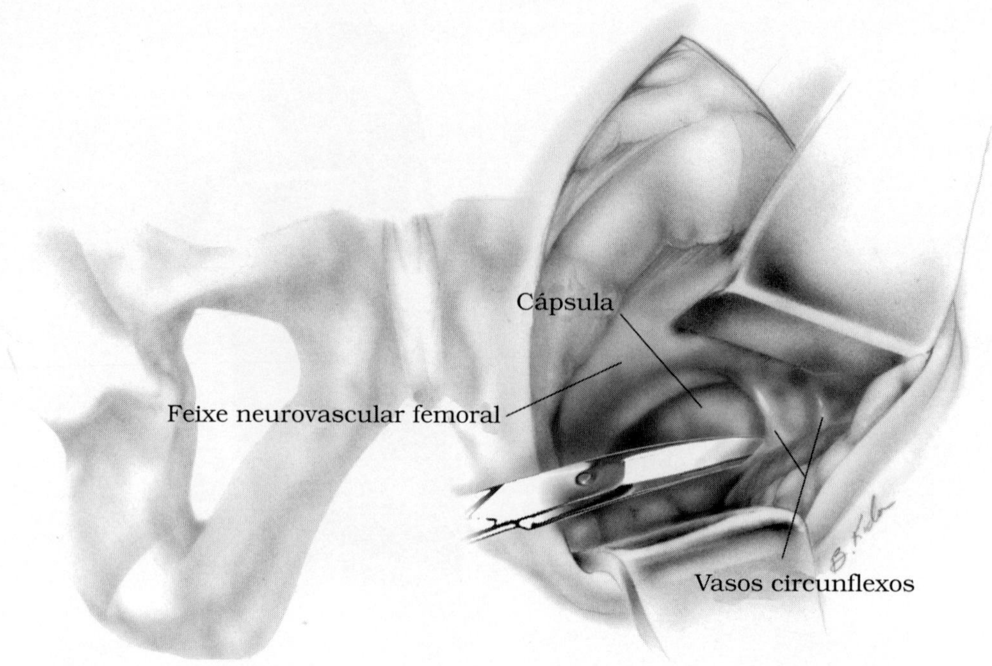

FIGURA 3-16. A retração no feixe neurovascular femoral deve ser cuidadosa para evitar lesões à veia femoral, a qual está diretamente sob o afastador e os elementos restantes que compõem o imediatamente feixe neurovascular. O tendão iliopsoas pode ser palpado imediatamente distal à artéria circunflexa femoral medial. Isso é muito facilitado por uma rotação externa da perna até que o trocanter menor seja palpado com facilidade no campo operatório.

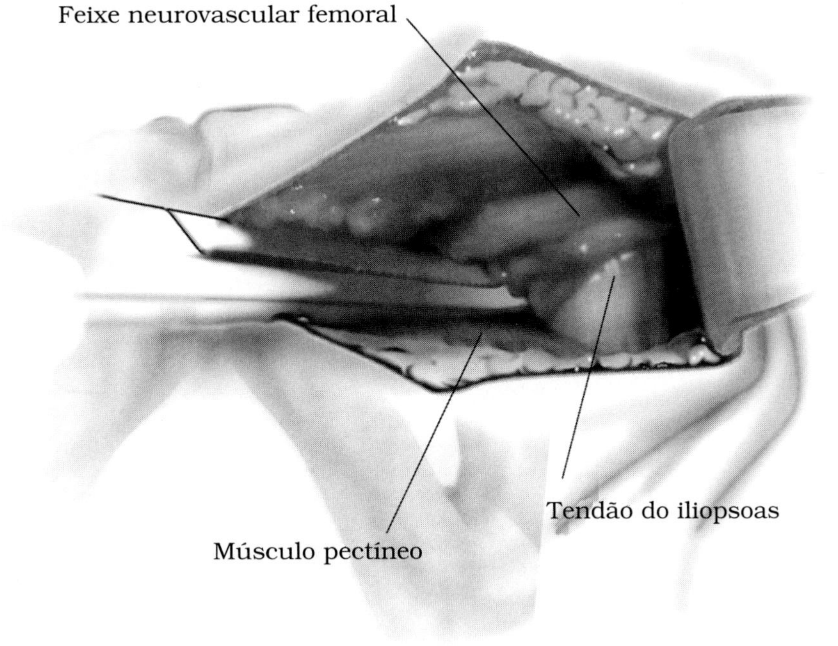

FIGURA 3-17. O tendão iliopsoas é então isolado com um hemostato curvo e seccionado de forma precisa na sua inserção no trocanter menor. Com uma leve retração no feixe neurovascular femoral superiormente e no músculo pectíneo, inferiormente a cápsula da articulação do quadril é isolada com dissecção romba. A retração nunca deve ser feita em ambas as direções ao mesmo tempo. Quando a cápsula é exposta superiormente, o feixe neurovascular femoral pode ser afastado. Ao expor o campo cirúrgico ínferomedialmente o músculo pectíneo pode ser afastado. É importante visualizar toda a cápsula da articulação do quadril completamente contida no campo antes de fazer a incisão na cápsula. A cápsula será visualizada medial e lateralmente aos vasos circunflexos mediais no campo cirúrgico. Deve-se ter muito cuidado ao se lidar com os vasos circunflexos mediais. Lesões ocasionais a esses vasos, entretanto, não resultaram em maior incidência de necrose asséptica. Em grandes luxações, a cápsula deve ser separada cuidadosamente do feixe neurovascular femoral de forma que a incisão possa se estender ao longo da borda superior posterior do acetábulo.

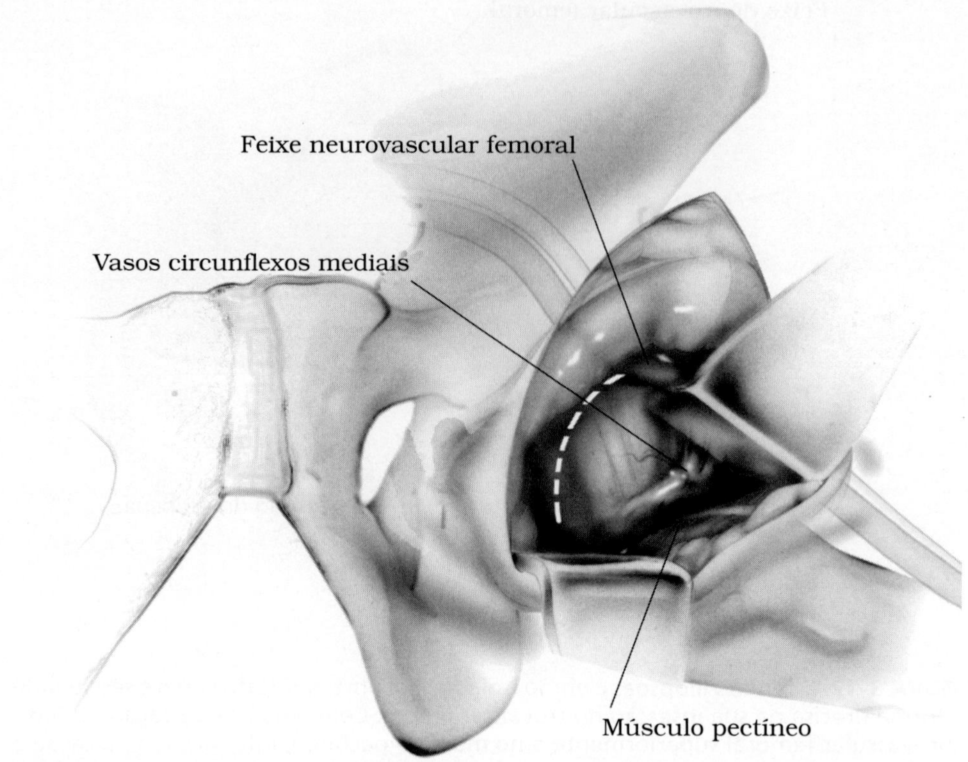

FIGURA 3-18. Uma pequena incisão é feita próximo à cápsula ântero-medial da articulação do quadril paralela à margem acetabular anterior. Após a incisão capsular ser feita, o ligamento redondo pode ser visualizado, preso com um gancho de Graham, e trazido ao campo cirúrgico. A incisão capsular pode então ser estendida ao longo do ligamento redondo para localizar a inserção do ligamento na cabeça femoral. A perna pode ser rodada para facilitar o procedimento de trazer a cabeça para o campo operatório. Após o ligamento redondo ser desligado de forma cortante da cabeça do fêmur, o coto pode ser agarrado com um hemostato e o intervalo entre o ligamento redondo e o aspecto medial ântero-inferior da cápsula articular é identificado.

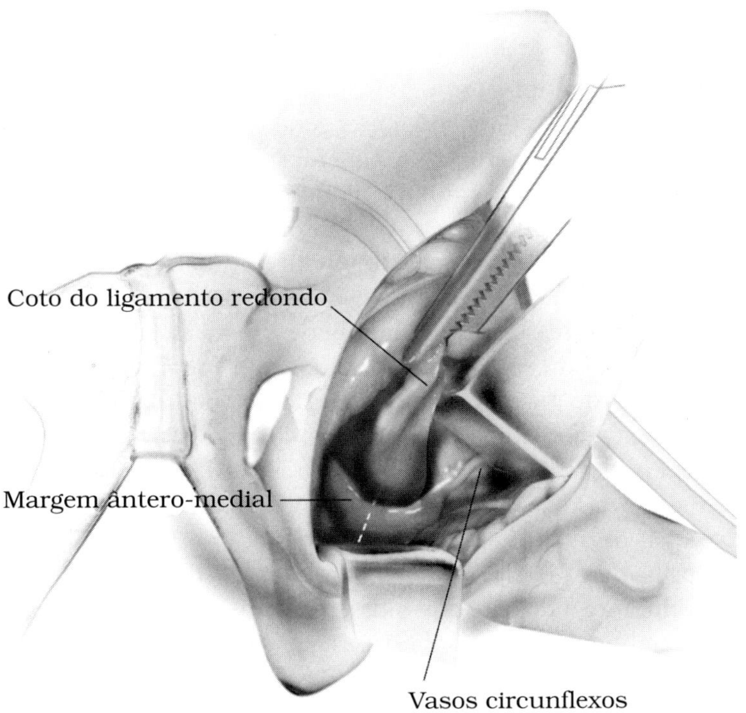

FIGURA 3-19. Com uma tesoura de dissecção no intervalo entre o ligamento redondo e a cápsula ântero-medial da articulação, a cápsula é incisada de forma precisa. Após toda a cápsula ântero-medial ser incisada, o ligamento redondo, junto com o ligamento acetabular transverso, é excisado de modo cortante com tesoura ou bisturi. O acetábulo pode agora ser completamente visualizado. O tecido fibroadiposo do pulvinar pode ser removido com saca-bocado pituitário, e as paredes posterior, superior e inferior do acetábulo são inspecionadas. Quando um labro invertido é visto – o que raramente ocorre – o tecido labral pode ser separado da parede medial não-articular do acetábulo com um gancho de nervo rombo. Nenhuma porção do acetábulo periférico deve ser excisada durante esse procedimento. Agora que os obstáculos anatômicos à redução foram removidos, a cabeça pode ser reduzida diretamente dentro do acetábulo (ver Fig. 3-25). Ás vezes é necessário fazer uma sutura em "T" na cápsula articular em casos de luxações antigas. Nesse caso, a sutura em "T" da cápsula é muito similar à que é feita na abordagem anterior estendendo-se distalmente da espinha ântero-inferior. Após a cabeça ser reduzida, a estabilidade é avaliada e o fechamento completado. Nós preferimos colocar o quadril em 110° de flexão e 35° a 40° de abdução. Nenhum dreno é usado. A cápsula do quadril é mantida aberta. Apenas a fáscia profunda da coxa é aproximada com uma sutura contínua absorvível. Os tecidos subcutâneos são também fechados com uma sutura absorvível, e a pele é fechada com uma sutura absorvível subcuticular. A ferida cirúrgica é tratada com um curativo bioclusivo, e o paciente é colocado em um aparelho de gesso pelvipodálico de uma perna e meia, estendendo-se da linha do mamilo até logo acima do tornozelo no lado envolvido, e imediatamente acima do joelho no lado não-envolvido. O gesso deve ser bem moldado dorsalmente aos grandes trocanteres para evitar a reluxação.

CUIDADOS PÓS-OPERATÓRIOS

No dia da cirurgia, uma tomografia computadorizada de corte único é obtida para documentar a redução. Os pacientes geralmente recebem alta no dia da cirurgia. Os pais são instruídos sobre os cuidados com o gesso e informados de que dependemos do gesso para manter a redução obtida na cirurgia. A maioria dos pacientes requer pouca analgesia pós-operatória. Recomendamos em geral que os pacientes sejam amamentados na posição sentada durante o dia, bem como durante a noite. Os pais são encorajados a pegar os filhos não sob os braços, e sim sob o gesso, para evitar "descascamento" que pode causar escaras. Seis semanas após a cirurgia, o gesso do lado envolvido distal ao joelho é removido para que se permita algum movimento do joelho e alguma rotação do quadril. Três meses após a cirurgia, todo o gesso é removido, e a órtese de abdução é utilizada para manter o quadril na mesma posição em que estava no aparelho de gesso. Os pacientes então são mantidos nesta órtese de abdução por tempo integral, exceto na hora do banho (durante o qual os quadris são mantidos em abdução). Cerca de 5 meses após a cirurgia, o paciente é gradualmente afastado do colete, usando-o apenas à noite e para dormir durante o dia, até que o desenvolvimento acetabular esteja normal. A órtese é em geral usada por 11 a 23 meses, em média, após a cirurgia.

Referências

1. Ludloff K. The open reduction of the congenital hip dislocation by an anterior incision. Am J Orthop Surg 1913;10:438–454.
2. Ferguson AB Jr. Primary open reduction for congenital dislocation of the hip using a median adductor approach. J Bone Joint Surg 1973;55A:671–689.
3. Weinstein SL, Ponseti IV. Congenital dislocation of the hip: open reduction through a medial approach. J Bone Joint Surg 1979;61A:119–124.
4. Kalamchi A, Schmidt TL, MacEwen GD. Congenital dislocation of the hip: open reduction by the medial approach. Clin Orthop 1982;169:127–132.
5. Simons GW. A comparative evaluation of the current methods for open reduction of the congenitally displaced hip. Orthop Clin North Am 1980;11:161–181.
6. Morcuende JA, Meyer MD, Dolan LA, et al. Long-term outcome after open reduction through an anteromedial approach for congenital dislocation of the hip. J Bone Joint Surg 1997;79A:810–817.

3.4 ABORDAGEM MEDIAL PARA REDUÇÃO ABERTA PARA DISPLASIA DO DESENVOLVIMENTO DO QUADRIL (LUXAÇÃO CONGÊNITA DO QUADRIL)

A abordagem medial ou ântero-medial para redução de displasia do desenvolvimento do quadril (luxação congênita do quadril) foi inicialmente reportada na literatura médica norte-americana em 1913 (1). Esse procedimento foi amplamente utilizado nos Estados Unidos somente 10 anos após os relatos de Mau et al. (2) e Ferguson (3), no início dos anos 1970.

A princípio, a operação é feita para que sejam removidos certos obstáculos que impedem a redução fechada, como um tendão iliopsoas sob tensão, uma cápsula com constrição, e o ligamento transverso do acetábulo. De modo diferente do que ocorre na abordagem anterior, uma capsulorrafia não é possível, e é difícil ou impossível lidar com as estruturas craniais, como o labro.

Esse procedimento é mais apropriado para crianças com menos de 18 meses de idade que experimentam insucesso na redução fechada. Os tipos de casos nos quais esse procedimento é aplicado por diferentes ortopedistas (i. e., sua definição de insucesso na redução fechada) estão descritos em relatos recentes. Mankey et al. (4) acreditam que o procedimento deve ser usado em qualquer paciente no qual uma redução concêntrica não possa ser obtida com menos de 60° de abdução, enquanto O'Hara et al (5) aplicam-na apenas àqueles que apresentam acúmulo de corante persistente na região medial no artrograma quando da redução.

Há diversas variações para a abordagem medial. A abordagem mais comum, e que é descrita aqui, fica entre o músculo pectíneo anteriormente e os músculos adutor longo e o adutor curto posteriormente. Ferguson (3) dissecava entre os músculos adutor longo e curto anteriormente e os músculos grácil e o adutor magno posteriormente (Figs. 3-20 a 3-25).

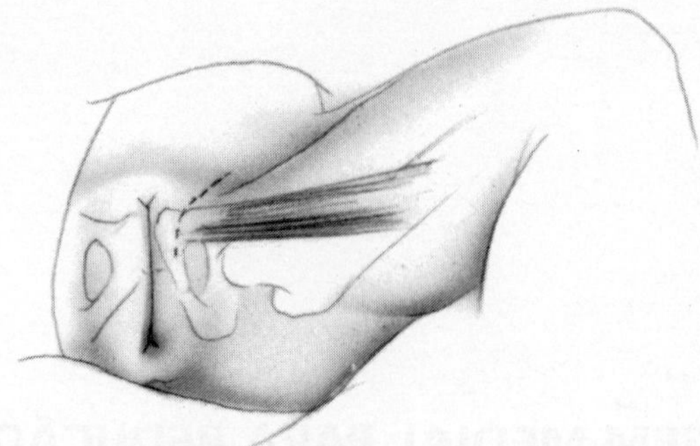

FIGURA 3-20. Uma incisão transversa de 3 a 4 cm em comprimento e 1 cm distal à dobra da virilha é feita com 2/3 da incisão superior ao tendão do adutor longo. A incisão é similar à utilizada para liberar os adutores em paralisia cerebral.

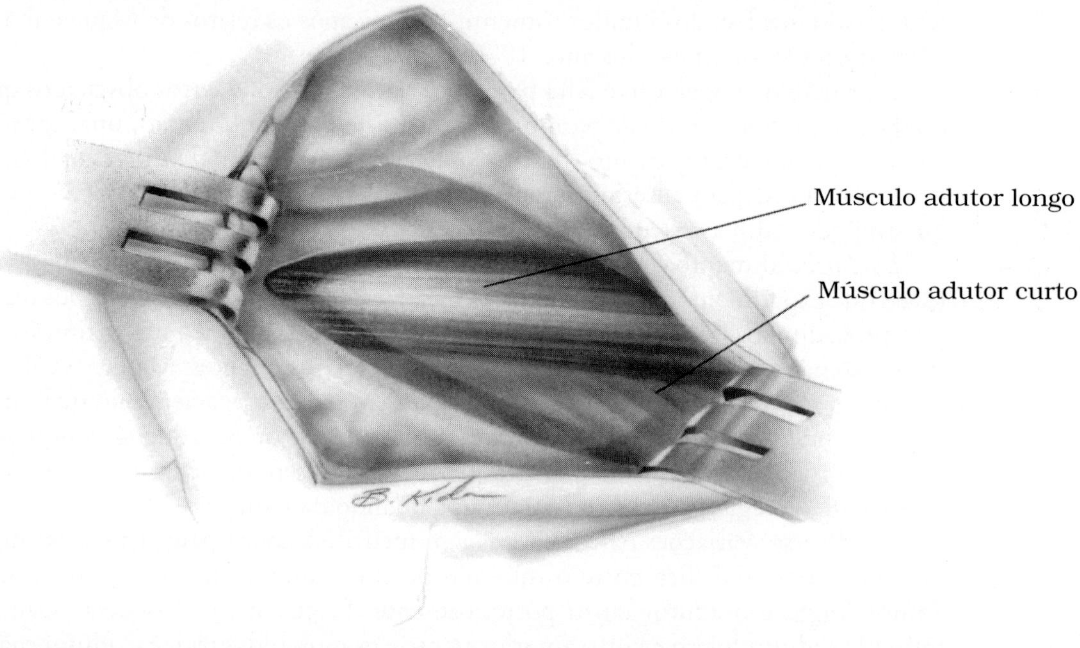

FIGURA 3-21. A fáscia ao longo da borda superior do adutor longo é aberta, e esse músculo é isolado e dividido próximo à sua inserção na pelve e afastado distalmente.

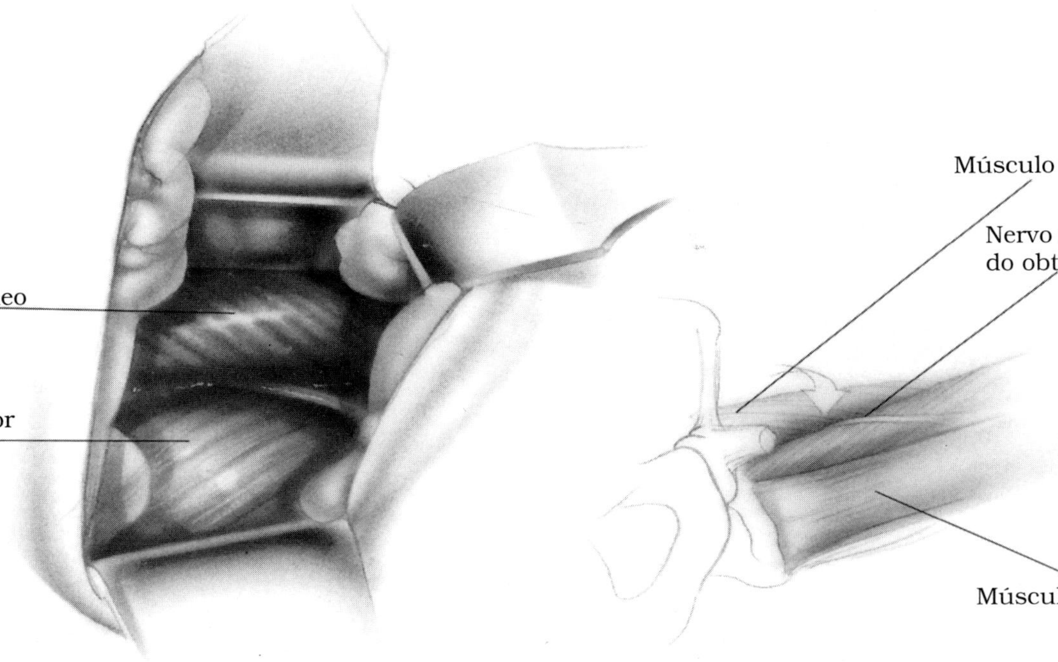

FIGURA 3-22. O músculo cortado é afastado distalmente, expondo o músculo adutor curto na parte inferior da ferida cirúrgica e o músculo pectíneo na parte superior da ferida. Os ramos do nervo obturatório anterior podem ser vistos na superfície do músculo adutor curto. A dissecção romba segue esse nervo em seu trajeto para baixo do músculo pectíneo.

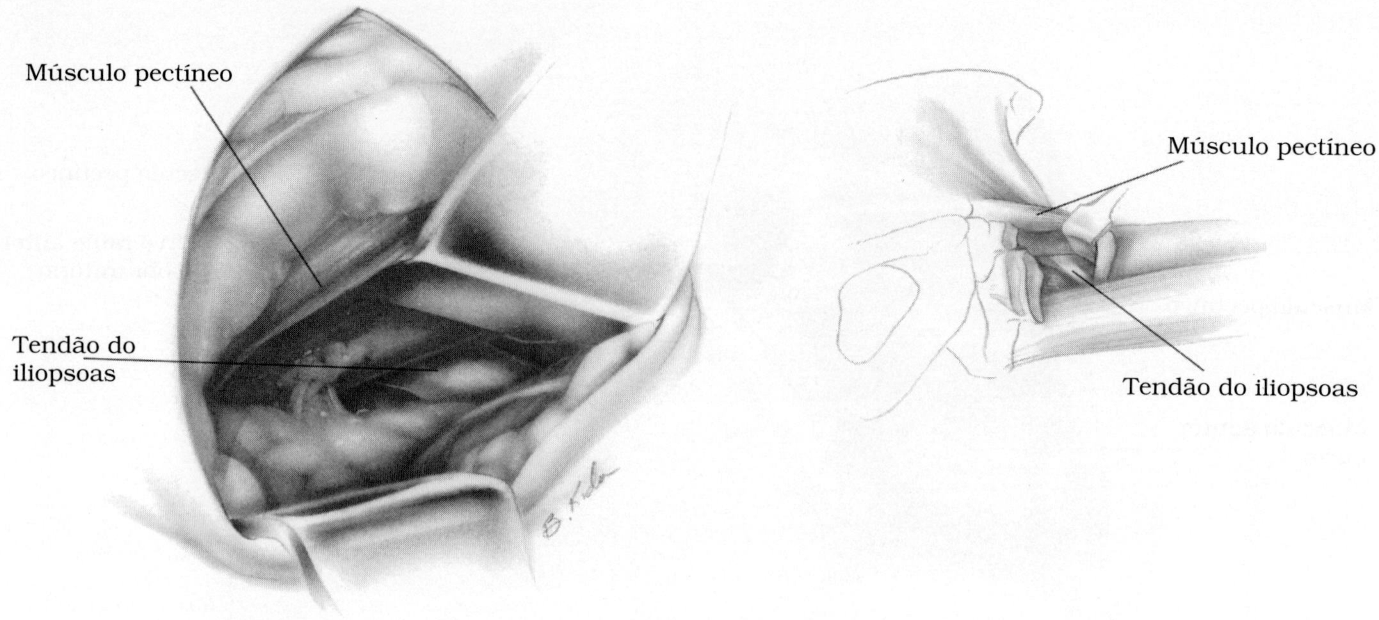

FIGURA 3-23. A margem posterior do músculo pectíneo é liberada proximalmente à sua inserção na pelve, bem como distalmente. Esse passo é essencialmente o mesmo que é feito na execução da tenotomia do iliopsoas através da abordagem medial, exceto que, nesse caso, é necessária uma dissecção mais proximal. Um afastador é colocado embaixo do músculo pectíneo, afastando-o superiormente. O trocanter menor e o tendão do iliopsoas podem ser sentidos, mas não são facilmente vistos. Isso se dá porque o tendão é cercado por uma camada de fáscia que deve ser aberta primeiro. Quando o tendão é visto, ele pode ser puxado para dentro da ferida com um clampe de ângulo reto e dividido com o bisturi.

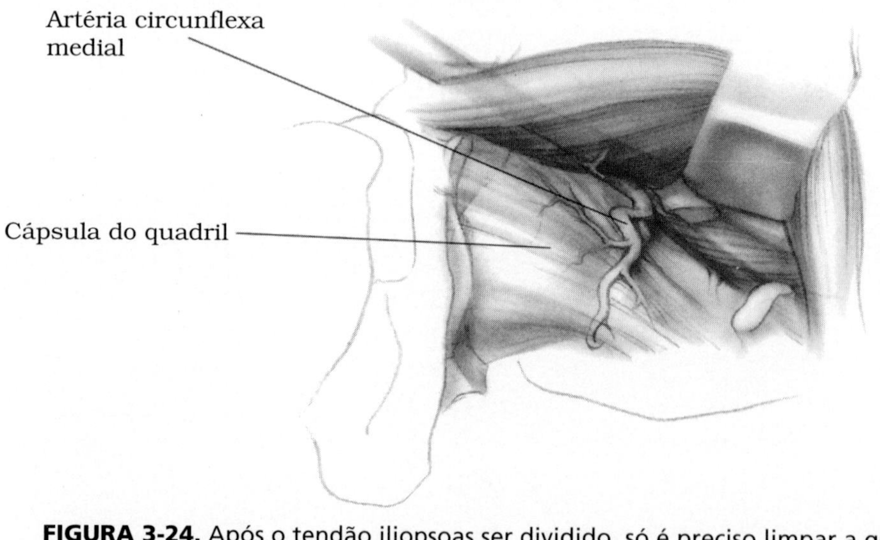

FIGURA 3-24. Após o tendão iliopsoas ser dividido, só é preciso limpar a gordura pré-capsular da cápsula antes de abri-la. Isso é feito com dissecção romba. Um pequeno ramo da artéria circunflexa medial é visto cruzando a cápsula inferiormente. Isso pode ser dissecado, liberado e poupado, às vezes, embora sua ligação não tenha resultado em aumento da incidência de necrose avascular (6).

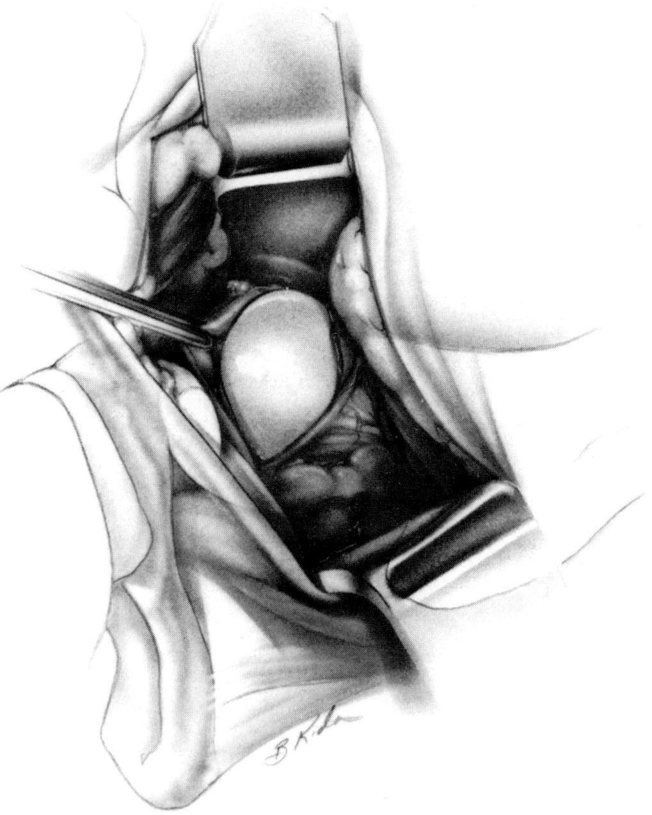

FIGURA 3-25. A cápsula é aberta em corte na direção do colo femoral. O ligamento transverso do acetábulo é prontamente identificado, e pode ser seccionado. O ligamento redondo pode ser visto. Uma liberação adicional da cápsula pode ser feita se necessário, mas, na maioria dos casos, o quadril reduz-se facilmente dentro do acetábulo.

O quadril deve ser reduzido e mantido em várias posições para determinar a melhor posição para a imobilização pós-operatória, porque não é possível fazer a capsulorrafia para manter o quadril no lugar. Isso é feito como ocorre na redução fechada traçada com aparelho de gesso. É particularmente importante notar que grau de flexão causa uma subluxação do quadril inferiormente. Por fim, a fáscia profunda e a pele são fechadas.

CUIDADOS PÓS-OPERATÓRIOS

Um aparelho de gesso pelvi podálico de meia perna (aparelho de gesso pelvipodálico de perna dupla se ambos os quadris forem abertos) é aplicado enquanto o paciente ainda está sob anestesia. O quadril é colocado na posição que foi escolhida como sendo a melhor determinada pela inspeção. Isso é similar à posição humana de Salter que é usada em redução fechada, mas com menos flexão.

O paciente deve ser mantido no gesso pela mesma duração de tempo que para uma redução fechada. Isso varia consideravelmente com a idade da criança e com a confiança do cirurgião nos métodos que utilizam uma órtese de abdução em vez de aparelho de gesso pelvipodálico indicativo. O desenvolvimento da margem lateral do acetábulo é um sinal útil de uma redução estável.

Referências

1. Ludloff K. The open reduction of the congenital hip dislocation by an anterior incision. Am J Orthop Surg 1913;10:438.
2. Mau H, Dorr WM, Henkel L, et al. Open reduction of congenital dislocation of the hip by Ludloff's method. J Bone Joint Surg [Am] 1971;53:1281.
3. Ferguson SB Jr. Primary open reduction of congenital dislocation of the hip using a median adductor approach. J Bone Joint Surg [Am] 1973;55:617.
4. Mankey MG, Arntz CT, Staheli LT. Open reduction through a medial approach for congenital dislocation of the hip: a critical review of the Ludloff approach in sixty-six hips. J Bone Joint Surg [Am] 1993;75:1334.
5. O'Hara JN, Bernard AA, Dwyer NStJP. Early results of medial approach open reduction in congenital dislocation of the hip: use before walking age. J Pediatr Orthop 1988;8:288.
6. Weinstein SL, Ponseti IV. Congenital dislocation of the hip. J Bone Joint Surg [Am] 1979;61:119.

3.5 OSTEOTOMIA DE OSSO INOMINADO DE SALTER

Em 1961, Salter descreveu uma operação baseada em um novo princípio: redirecionamento do acetábulo inteiro como uma unidade. Isso era realizado através de uma osteotomia transversa do ílio exatamente acima do acetábulo e abertura da osteotomia ântero-lateralmente e rotação do segmento acetabular com a sínfise púbica atuando como uma dobradiça (1). Essa operação foi planejada para preservar as estruturas e a forma acetabulares normais e tem por objetivo corrigir o direcionamento ântero-lateral anormal do acetábulo, visto em casos tardios de luxação congênita do quadril.

Essa é provavelmente a técnica de osteotomia pélvica mais amplamente utilizada no tratamento da luxação congênita do quadril, e sobre a qual mais se tem escrito. Os resultados de Salter e Dubos (2) foram amplamente confirmados por estudos subseqüentes (3,4). Por causa da aparente facilidade com que esse procedimento pode ser executado, entretanto, ele é também o procedimento mais mediocremente executado e o mais mal-aplicado. O julgamento envolvido na aplicação da osteotomia de Salter e sua execução técnica adequada não são fáceis (5). Os pré-requisitos, contra-indicações e erros potenciais têm sido descritos (6). Um dos erros mais comuns e mais óbvios é a falha em obter uma redução concêntrica antes de executar a osteotomia.

Os aspectos biomecânicos dessa osteotomia foram bem estudados. Com modelos computadorizados, Rab (7) estimou que a osteotomia de osso inominado de Salter fornece cerca de 15° de cobertura lateral e 25° de cobertura anterior para a cabeça femoral, embora muitos médicos acreditem que uma maior cobertura lateral possa ser obtida. Wong-Chung et al. (8) demonstraram que não há uma lateralização significativa do quadril mesmo em uma osteotomia executada de modo adequado.

O paciente é posicionado como para uma redução aberta do quadril por meio da abordagem anterior, e a mesma incisão e abordagem são usadas. Se uma redução aberta do quadril não for ser feita ao mesmo tempo, não é necessário expor a cápsula do quadril (Figs. 3-26 a 3-29).

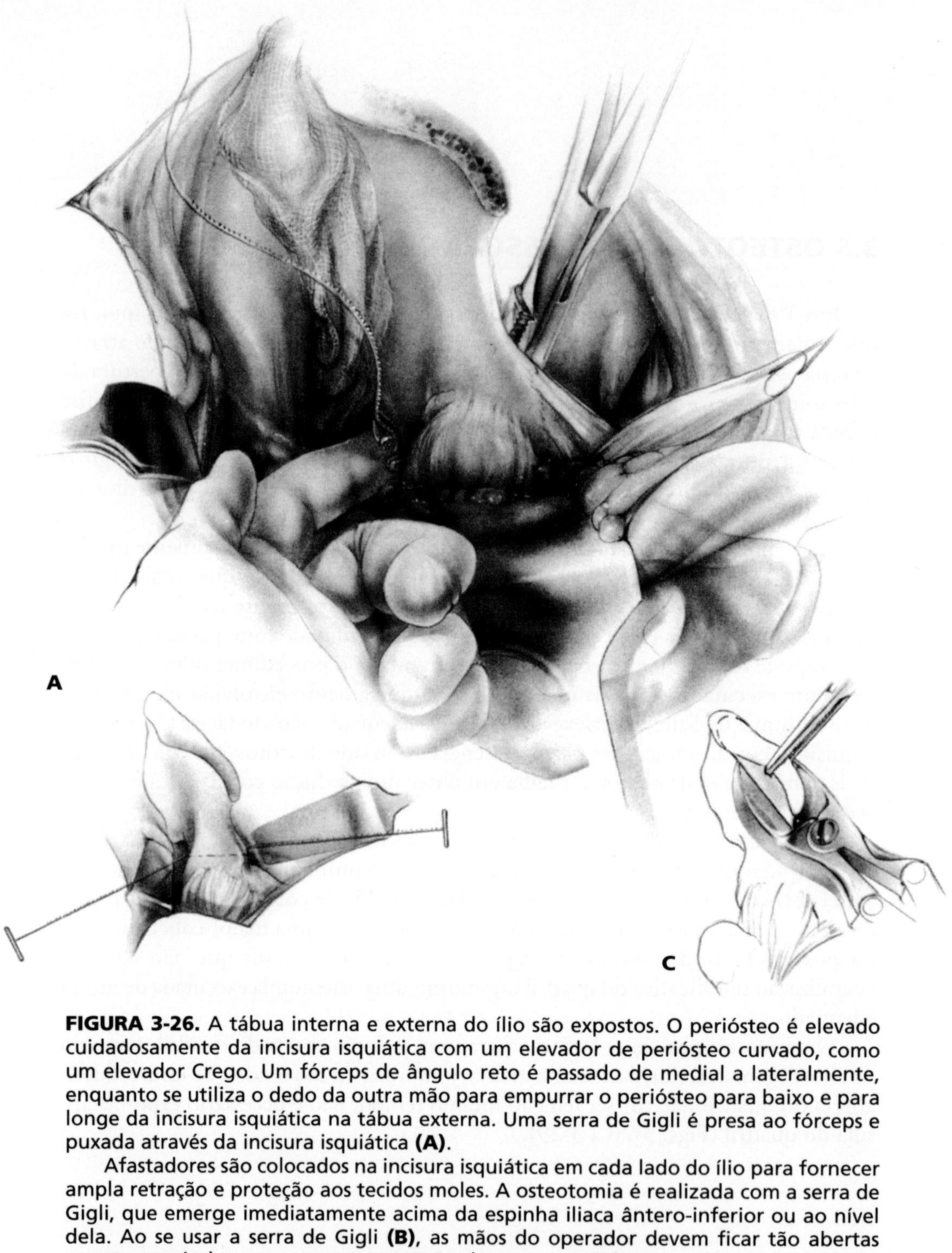

A

B

C

FIGURA 3-26. A tábua interna e externa do ílio são expostos. O periósteo é elevado cuidadosamente da incisura isquiática com um elevador de periósteo curvado, como um elevador Crego. Um fórceps de ângulo reto é passado de medial a lateralmente, enquanto se utiliza o dedo da outra mão para empurrar o periósteo para baixo e para longe da incisura isquiática na tábua externa. Uma serra de Gigli é presa ao fórceps e puxada através da incisura isquiática **(A)**.

Afastadores são colocados na incisura isquiática em cada lado do ílio para fornecer ampla retração e proteção aos tecidos moles. A osteotomia é realizada com a serra de Gigli, que emerge imediatamente acima da espinha iliaca ântero-inferior ou ao nível dela. Ao se usar a serra de Gigli **(B)**, as mãos do operador devem ficar tão abertas quanto possível, e uma constante tensão deve ser mantida em cada extremidade da serra de Gigli, devido à sua tendência a ficar presa na incisura.

O enxerto ósseo usado para manter o local da osteotomia aberto é tirado da crista ilíaca anterior. Isso pode ser feito com uma cisalha para ossos em crianças pequenas **(C)**, mas é facilitado com uma serra elétrica em crianças mais velhas.

Nesse ponto, é imperativo executar uma tenotomia intramuscular do iliopsoas, como descrito na abordagem anterior para a luxação congênita de quadril.

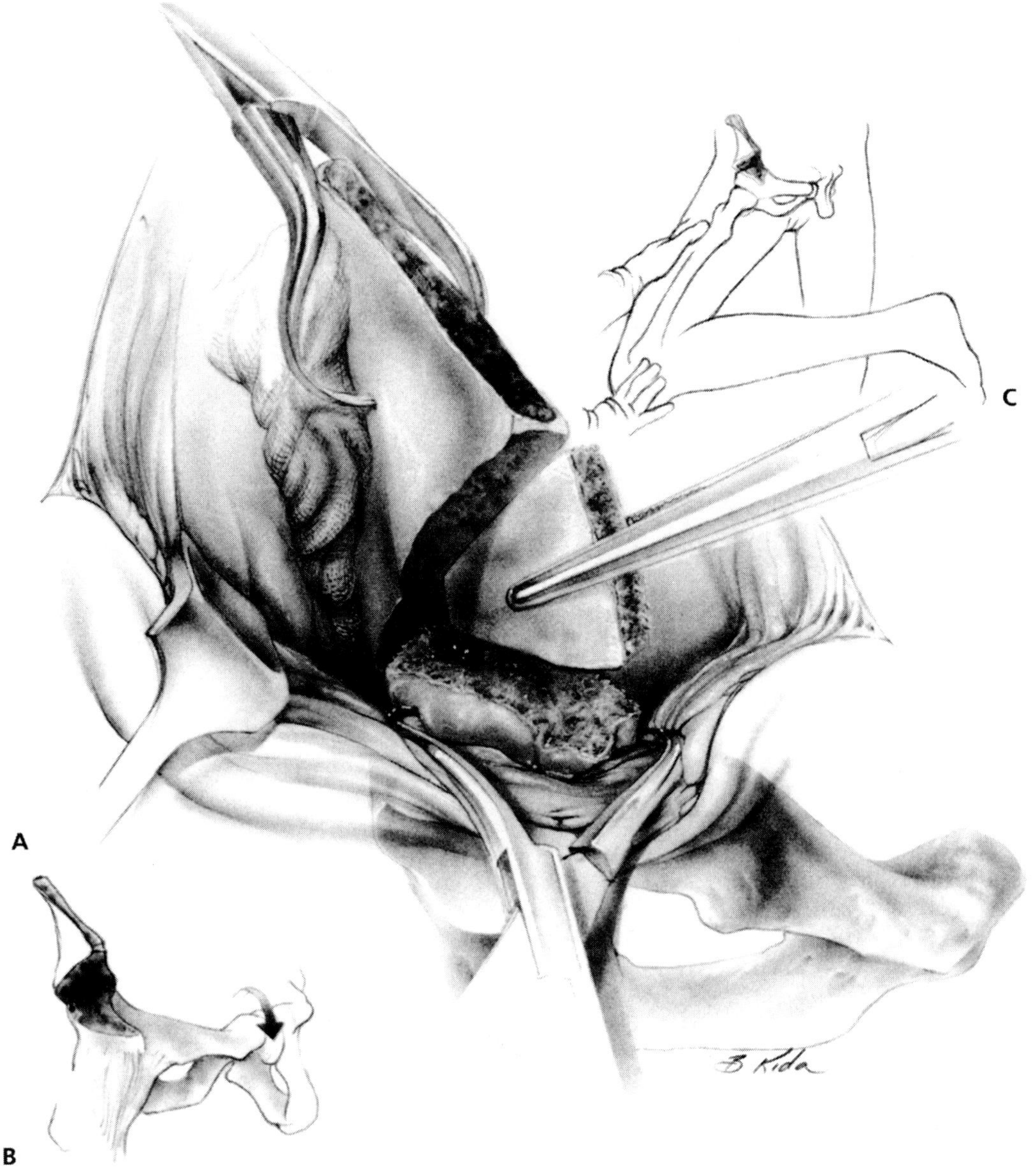

FIGURA 3-27. Pinças de campos tipo Back Haus fortes são usados para segurar os 2 fragmentos. O fragmento proximal é preso e seguro, não para ajudar a abrir o local da osteotomia, mas para estabilizar a pelve. Qualquer movimento para cima desse fragmento proximal produz uma correção falsa e a aparência de uma crista ilíaca alta simulando uma desigualdade de comprimento de perna. O fragmento distal é fixado o mais longe posteriormente e o mais próximo possível à cápsula do quadril quanto **(A)**, de forma que não haja tendência a quebrar um pedaço do osso.

Se a cápsula do quadril não tiver sido aberta, a perna pode ser usada para produzir a correção desejada no acetábulo. Isso é feito ao colocar-se o pé no joelho oposto na posição da figura quatro. Empurrar para baixo o joelho e puxar o calcanhar em direção ao queixo do paciente **(A)** produz a rotação desejada. Se a cápsula tiver sido aberta **(B)**, a pinça de campo que segura o fragmento distal é usado para rodar esse fragmento para baixo, alinhado com o ílio **(C)**. Ao mesmo tempo, esse fragmento, que provavelmente deslizou posteriormente, após a osteotomia, deve ser puxado para frente. É essa rotação que faz a diferença na forma do forame obturador, o qual é visto na radiografia pós-operatória.

O enxerto ósseo é preparado para se encaixar firmemente no espaço que foi criado na osteotomia, e é inserido. Esse enxerto deve ficar relativamente estável após ser inserido. Sua estabilidade pode ser testada ao se tracionar o enxerto com uma pinça de Kocher. Depois de inserido o enxerto, o aspecto posterior da osteotomia deve ser fechado, e o fragmento distal não deve ser deslocado posteriormente em relação ao fragmento proximal. Kalamchi (9) sugeriu uma modificação, colocando uma incisura na superfície posteriormente cortada do fragmento proximal e inserindo a margem posterior do fragmento distal na incisura. Isso tende a aumentar a estabilidade e ajuda a evitar o deslocamento posterior do fragmento distal.

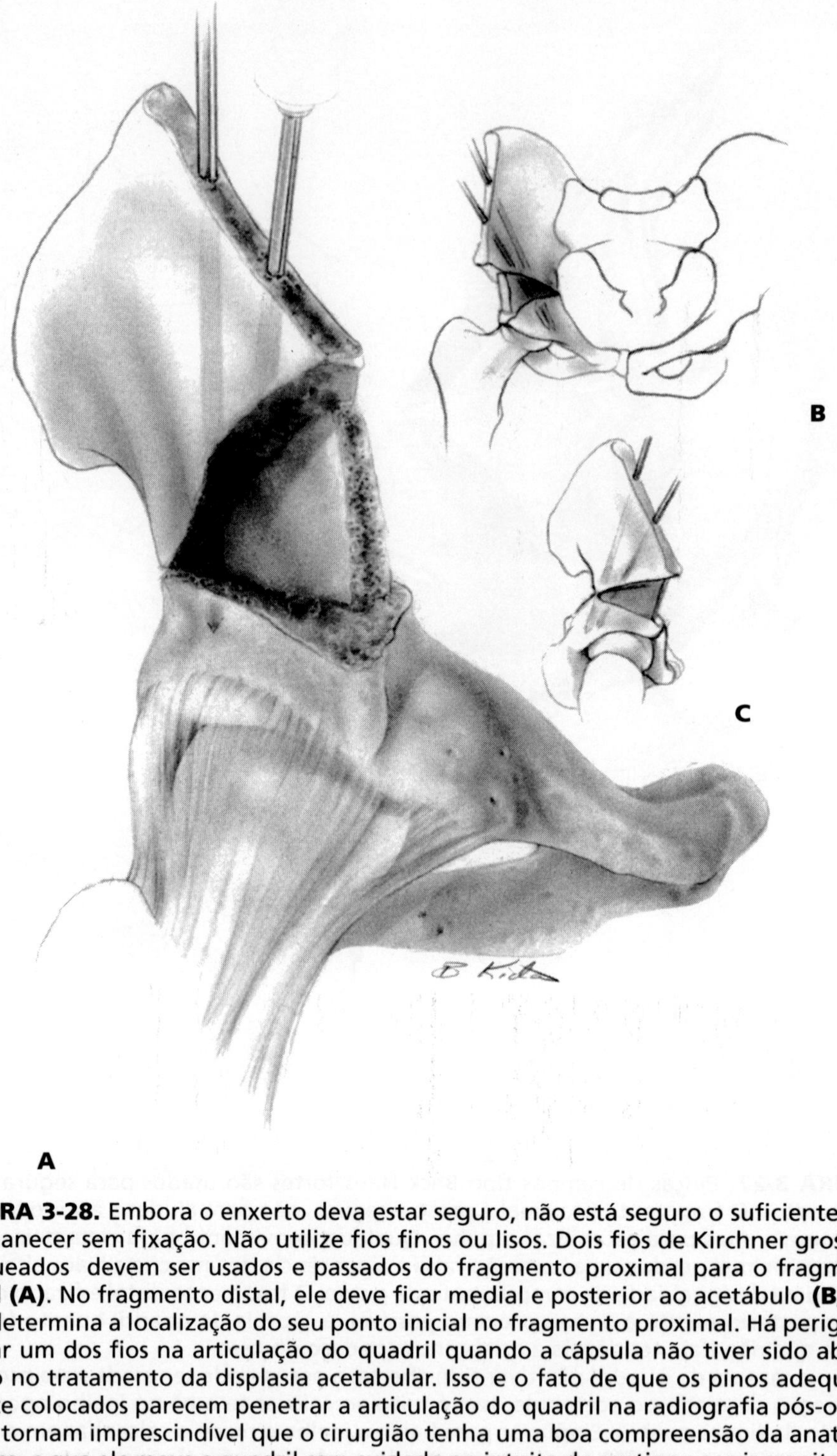

FIGURA 3-28. Embora o enxerto deva estar seguro, não está seguro o suficiente para permanecer sem fixação. Não utilize fios finos ou lisos. Dois fios de Kirchner grossos e rosqueados devem ser usados e passados do fragmento proximal para o fragmento distal **(A)**. No fragmento distal, ele deve ficar medial e posterior ao acetábulo **(B,C)**, e isso determina a localização do seu ponto inicial no fragmento proximal. Há perigo em passar um dos fios na articulação do quadril quando a cápsula não tiver sido aberta, como no tratamento da displasia acetabular. Isso e o fato de que os pinos adequadamente colocados parecem penetrar a articulação do quadril na radiografia pós-operatória tornam imprescindível que o cirurgião tenha uma boa compreensão da anatomia pélvica, e que ele mova o quadril com cuidado no intuito de sentir ou ouvir crepitações. Em seguida, a ferida cirúrgica é fechada. O uso de um dreno geralmente não é necessário quando apenas uma osteotomia do osso inominado foi feita.

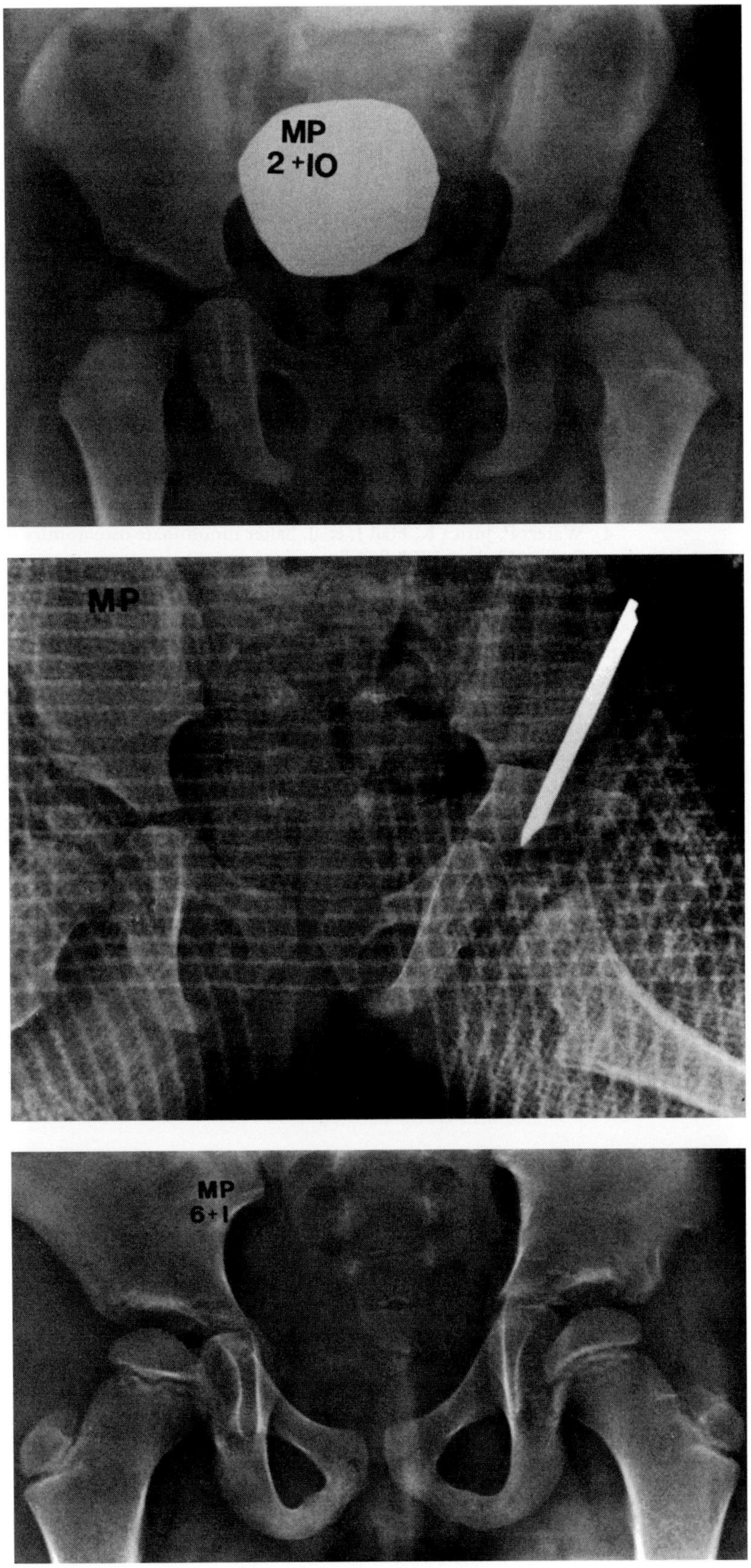

FIGURA 3-29. MP é uma criança do sexo feminino de 2 anos e 9 meses de idade **(A)** que não apresenta sinais de remodelamento acetabular 18 meses após a realização de uma redução fechada de uma luxação congênita do quadril. Além disso, há uma anteversão femoral excessiva. Decidiu-se corrigir esses problemas com uma osteotomia do osso inominado, como descrito por Salter.

Seis semanas após a osteotomia **(B)**, certas características foram observadas. O aspecto posterior permanece fechado, e a luxação posterior do fragmento distal foi evitada. Os pinos poderiam ter sido inseridos mais profundamente, continuando para baixo dentro do ísquio atrás da cápsula do quadril. Também havia uma maior rotação lateral do que anterior, como evidenciado por uma leve assimetria do forame obturador.

Aos 6 anos e 1 mês **(C)**, a contenção é boa, evidenciada pelo desenvolvimento do quadril.

CUIDADOS PÓS-OPERATÓRIOS

A imobilização depende das circunstâncias. Em crianças mais velhas e adolescentes que são considerados confiáveis para a utilização de deambulação com muleta com marcha de 3 pontos e sustentação parcial de peso, a imobilização não é necessária e deambulação precoce pode ser permitida. Crianças pequenas ou não-confiáveis sempre devem ser imobilizadas por 6 semanas antes que se permita a sustentação de peso. Se uma redução aberta for feita no mesmo tempo cirúrgico, o quadril é imobilizado de acordo com o tratamento para esse procedimento.

Referências

1. Salter RB. Innominate osteotomy in the treatment of congenital dislocation and subluxation of the hip. J Bone Joint Surg [Br] 1961;43:518.
2. Salter RB, Dubos JP. The first fifteen years' personal experience with innominate osteotomy in the treatment of congenital dislocation and subluxation of the hip. Clin Orthop 1974;98:72.
3. Barrett WP, Staheli LT, Chew DE. The effectiveness of the Salter innominate osteotomy in the treatment of congenital dislocation of the hip. J Bone Joint Surg [Am] 1986;68:79.
4. Waters P, Jurica K, Hall J, et al. Salter innominate osteotomies in congenital dislocation of the hip. J Pediatr Orthop 1988;8:650.
5. Gallien R, Bertin D, Lirette R. Salter procedure in congenital dislocation of the hip. J Pediatr Orthop 1984;4:427.
6. Salter RB. Specific guidelines in the application of the principle of innominate osteotomy. Orthop Clin North Am 1972;3:149.
7. Rab GT. Biomechanical aspects of Salter osteotomy. Clin Orthop 1978;132:82.
8. Wong-Chung J, Ryan M, O'Brien TM. Movement of the femoral head after Salter osteotomy for acetabular dysplasia. J Bone Joint Surg [Br] 1990;72:563.
9. Kalamchi A. Modified Salter osteotomy. J Bone Joint Surg [Am] 1982;64:183.

3.6 ALONGAMENTO TRANSILÍACO DA EXTREMIDADE INFERIOR

Millis e Hall (1) propuseram uma modificação da osteotomia do osso inominado de Salter para aumentar o comprimento do membro inferior. Esse procedimento é mais adequado para o paciente que apresenta displasia acetabular associada a um encurtamento ipsilateral da perna de 2 a 2,5 cm. Barry et al. (2) reportaram o seu uso em 23 pacientes (Figs. 3-30 a 3-31).

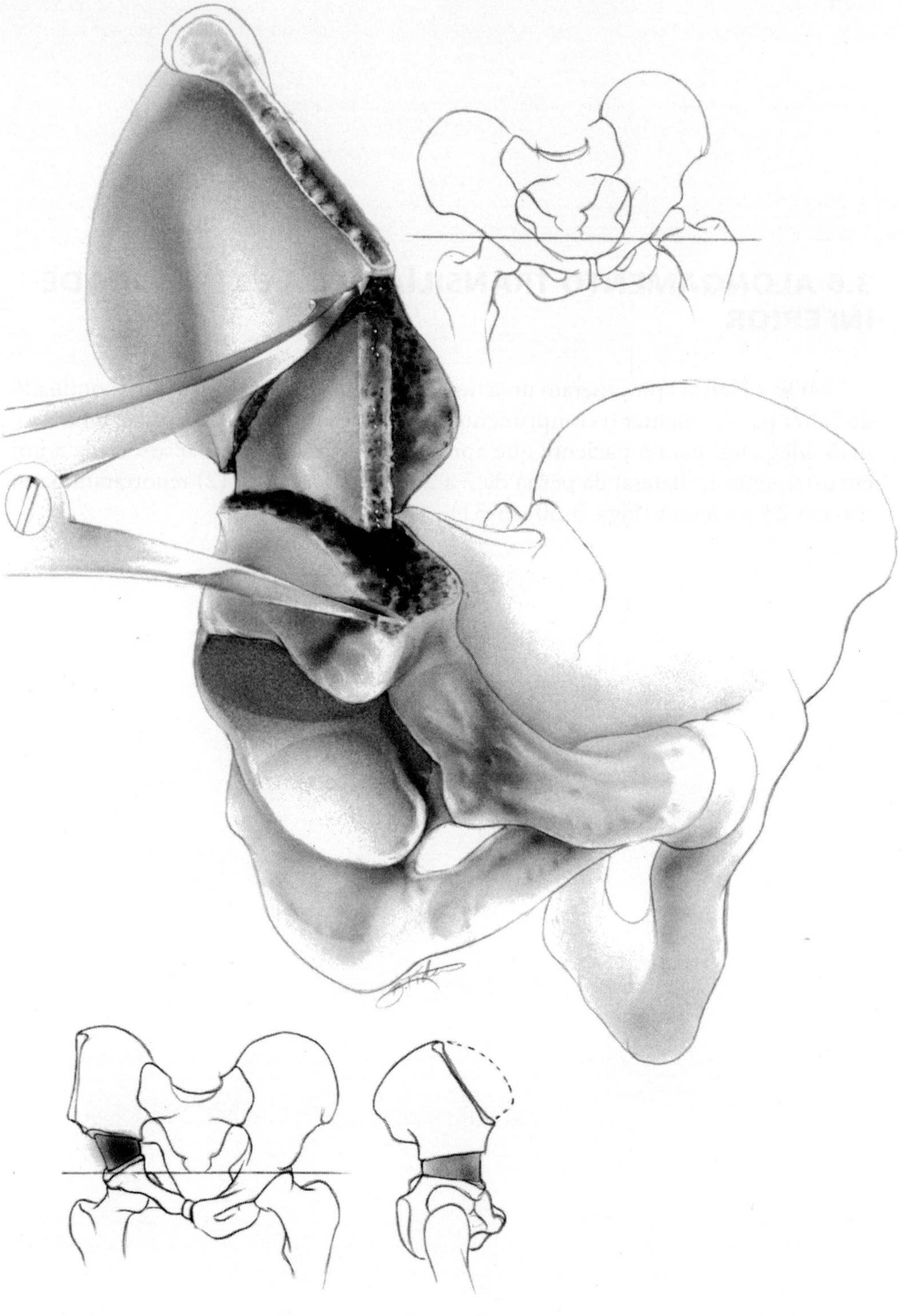

◀ **FIGURA 3-30.** A osteotomia do osso inominado de Salter é executada. Diferente do procedimento descrito por Salter, entretanto, a abertura do aspecto posterior é necessária em vez de proibida. É essa abertura ou distração entre os dois fragmentos que irá produzir o alongamento da extremidade inferior. Se a correção da displasia acetabular também for desejada, o fragmento distal deve ser rodado. Isso é conseguido por uma combinação de forças: pressão distalmente dirigida para evitar que o fragmento proximal se mova na direção cefálica, distração manual do membro, e rotação do fragmento distal. A distração é mantida com um afastador de lâmina (*spreader*). Deve-se dar tempo aos tecidos para que estiquem. A distração pode demorar de 20 a 30 minutos, dependendo da quantidade de distração desejada e da idade do paciente.

O enxerto preparado para manter a osteotomia aberta não é triangular, como na osteotomia clássica de Salter; em vez disso, é quadrangular, com a largura acima da articulação do quadril igual à extensão do alongamento conseguido e a porção anterior mais larga mantendo a rotação do fragmento distal. Esse enxerto está sob extrema tensão, e são necessários pelo menos dois fios de Kirchner grossos e rosqueados para mantê-lo no lugar. Devido ao alongamento, é imprescindível que uma tenotomia do iliopsoas seja feita, como descrito para a abordagem anterior, para a redução aberta da luxação do quadril.

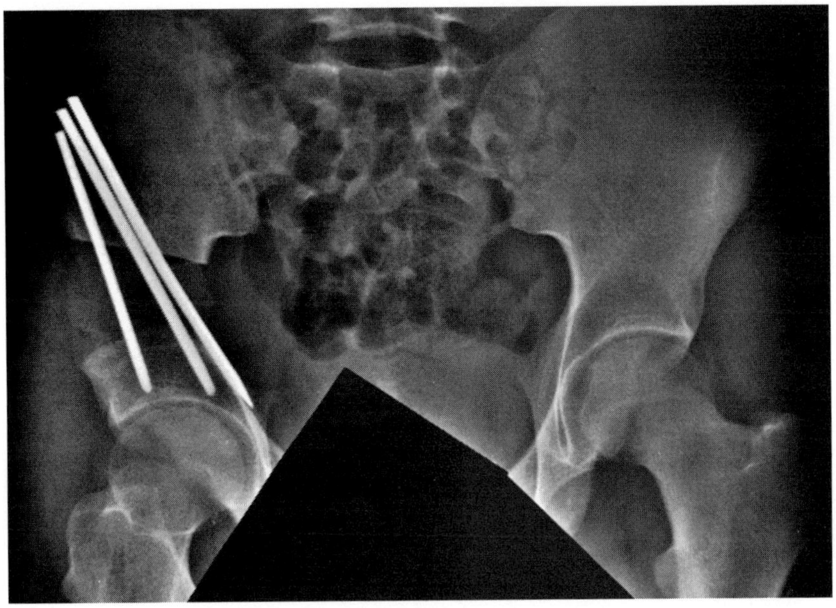

FIGURA 3-31. A radiografia de um paciente 6 semanas após um alongamento transilíaco de 3 cm mostra um amplo desvio do aspecto posterior da osteotomia. Note também o maior número de pinos utilizado para a fixação. (Cortesia do dr. Michael Millis, Children's Hospital Medical Center, Boston, MA.)

CUIDADOS PÓS-OPERATÓRIOS

Os pacientes são colocados sob tração em suspensão equilibrada com tração na perna e o quadril flexionado. A amplitude de movimento do quadril é iniciada no dia seguinte ao da cirurgia. Quando o paciente tiver adquirido movimento suficiente, em geral de 4 a 5 dias após a cirurgia, ambulação com muletas com sustentação de peso de três pontos é iniciada. O paciente é protegido com muletas por no mínimo 3 meses. Os pinos não devem ser removidos até que haja evidência radiográfica de consolidação óssea sólida. Isso geralmente leva de 6 a 12 meses, dependendo da idade do paciente.

Referências

1. Millis MB, Hall JE. Transiliac lengthening of the lower extremity. J Bone Joint Surg [Am] 1979;61:1182.
2. Barry K, McManus F, O'Brien T. Leg lengthening by the transiliac method. J Bone Joint Surg [Br] 1992;74:275.

3.7 A OSTEOTOMIA ILÍACA PERICAPSULAR DE PEMBERTON

A osteotomia pericapsular foi desenvolvida por Pemberton para resolver dois problemas observados por ele em crianças mais velhas com subluxação ou luxação de quadril: o acetábulo não somente era "raso" mas também estava direcionado para frente e lateralmente, e no quadril deficiente e luxável a cabeça do fêmur era normalmente menor em relação ao acetábulo, enquanto no quadril subluxado o acetábulo era maior em relação à cabeça femoral. A osteotomia foi planejada para fazer dobradiça no acetábulo através da cartilagem trirradiada flexível. Ele também observou que a direção de cobertura obtida poderia variar dependendo da direção da osteotomia do ílio (1,2).

O cirurgião eclético reconhece o valor deste procedimento no tratamento do quadril subluxado ou luxado, com um acetábulo que é relativamente grande em relação à cabeça femoral, tal como o quadril subluxado ou em alguns quadris luxados que são encontrados em pacientes com problemas neurogênicos. Ao mesmo tempo, isso pode ser uma desvantagem se não houver uma relativa discrepância no tamanho entre o acetábulo e a cabeça femoral. A capacidade de variar a direção da cobertura é uma vantagem adicional, sobretudo quando se deseja mais cobertura lateral que anterior. Uma vantagem final é que o enxerto ósseo é estável sem pinos adicionais, evitando a necessidade de remoção posterior dos pinos. Foi relatado um acompanhamento de 52 quadris tratados de 1968 a 1984 (3).

Os pré-requisitos para a operação incluem uma redução concêntrica do quadril e da presença de uma cartilagem trirradiada que esteja aberta de forma que seja suficientemente móvel. Em crianças normais, a cartilagem trirradiada é suficientemente móvel até os 7 ou 8 anos de idade. Em crianças com paralisia cerebral grave ou mielomeningocele, nas quais essa operação é freqüentemente útil, a mobilidade da cartilagem trirradiada pode estar presente até os 10 anos de idade ou mais.

A osteotomia Pember-Sal, uma combinação das osteotomias de Pemberton e Salter, também foi descrita (4). A osteotomia continua além da cartilagem trirradiada dentro do corpo do ísquio; ela não avança até a incisura ciática. O termo osteotomia Pember-Sal é usado mais freqüente e incorretamente para descrever uma osteotomia na qual a osteotomia não permaneceu dentro do ílio, mas entrou na incisura ciática antes de atingir a cartilagem trirradiada.

Assim como nos redirecionamentos acetabulares, a questão da incongruência deve ser considerada . Embora graus menores de incongruência entre o acetábulo e a cabeça femoral possam ser remodelados, a extensão desse processo depende da idade da criança. Para conseguir os melhores resultados, provavelmente é aconselhável aplicar o critério que Salter usa para sua osteotomia do osso inominado.

O paciente é colocado na mesma posição utilizada para a redução aberta da articulação do quadril através da abordagem anterior, e a mesma incisão e abordagem são usadas (Figs. 3-32 a 3-35).

FIGURA 3-32. Após a divisão da apófise ilíaca, a tábua interna e externa do ílio são expostos subperiostealmente, o que é suficiente para expor a incisura isquiática em ambos os lados. Não é necessário expor a cápsula da articulação do quadril a menos que seja realizada uma operação de redução aberta ao mesmo tempo. Da mesma forma, não é preciso dividir a cabeça combinada do músculo femoral reto. Embora Pemberton (1,2) não tenha recomendado a divisão do tendão psoas, pode ser aconselhável fazê-lo, como na osteotomia do osso inominado de Salter. ▶

A osteotomia é planejada dependendo da direção na qual a cobertura é necessária. Desejando-se mais cobertura anterior **(A)**, o plano da osteotomia é mais transverso. Se for desejada uma cobertura lateral **(B)**, o plano da osteotomia é inclinado mais lateralmente. Após isto ser determinado **(C)**, um pequeno osteótomo de 1/4 de polegada pode ser usado para marcar o local da osteotomia cortando a cortical da tábua interna e externa.

A osteotomia começa cerca de 1 cm acima da espinha ilíaca ântero-inferior e prossegue mantendo de 1 a 1,5 cm de distância da área de inserção da cápsula articular. À medida que o osteótomo prossegue posteriormente e então inferiormente através da tábua externa, ele desaparece de vista nos anexos dos tecidos moles atrás do aspecto posterior da cápsula, e há uma forte tendência para o osteótomo cortar a incisura isquiática. Tendo-se o cuidado de expor a incisura isquiática tão inferiormente quanto possível torna mais fácil evitar esse erro através da visão da porção do ílio situada entre a incisura isquiática posteriormente e a cápsula da articulação do quadril anteriormente. Não é possível, necessário, nem aconselhável, contudo, desenvolver a exposição anatômica até a cartilagem trirradiada. O mesmo problema existe quando for feito o corte na cortical da tábua interna, mas não à mesma extensão. Nenhuma cápsula está presente **(D)**; portanto, é suficiente permanecer levemente anterior à incisura isquiática. Um afastador tipo cobra pode ser colocado na incisura isquiática. Torcendo-o, o tecido é retraído, fornecendo uma boa exposição da área posterior distal à incisura ciática, na qual a visualização é mais difícil.

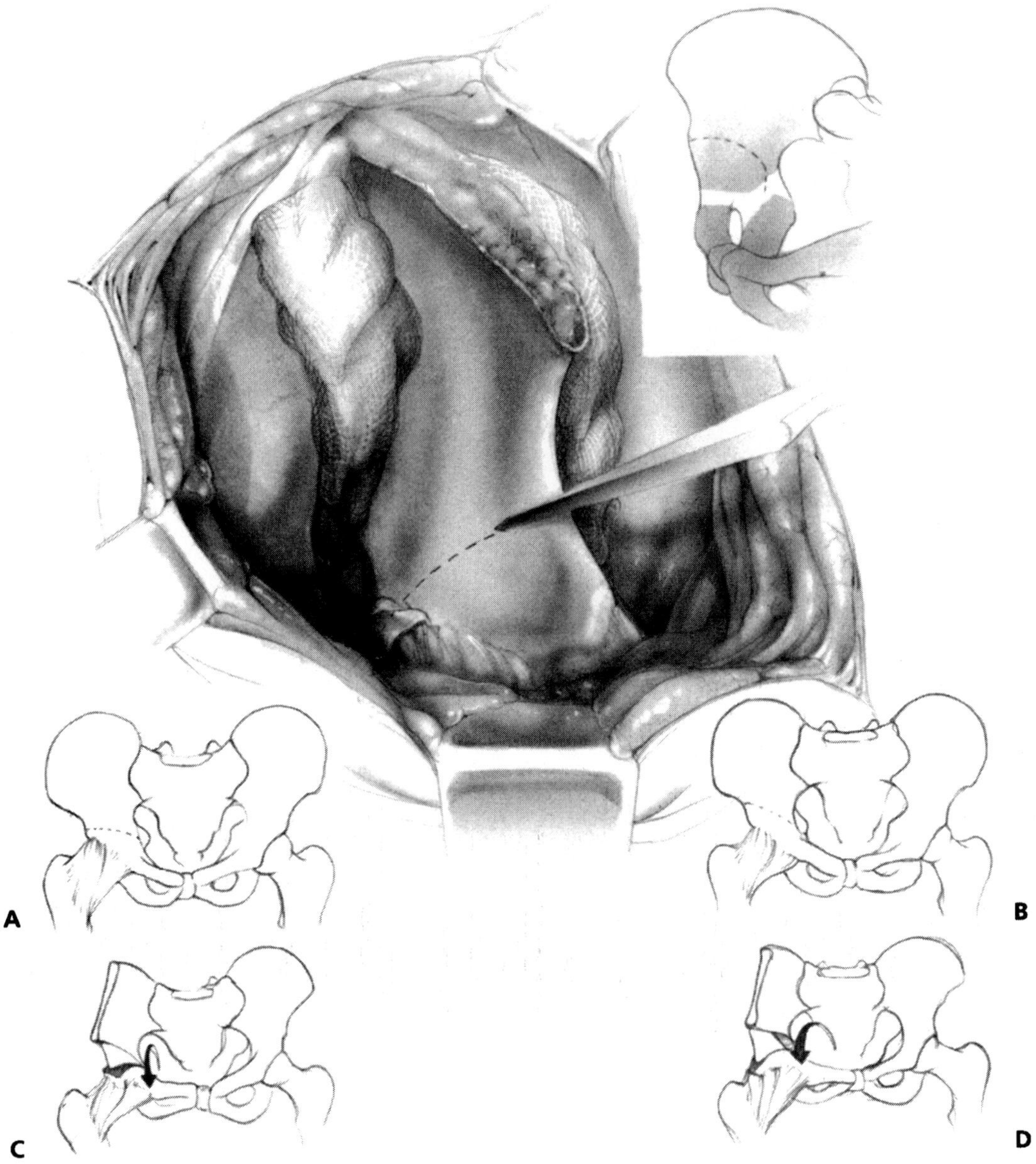
A
B
C
D

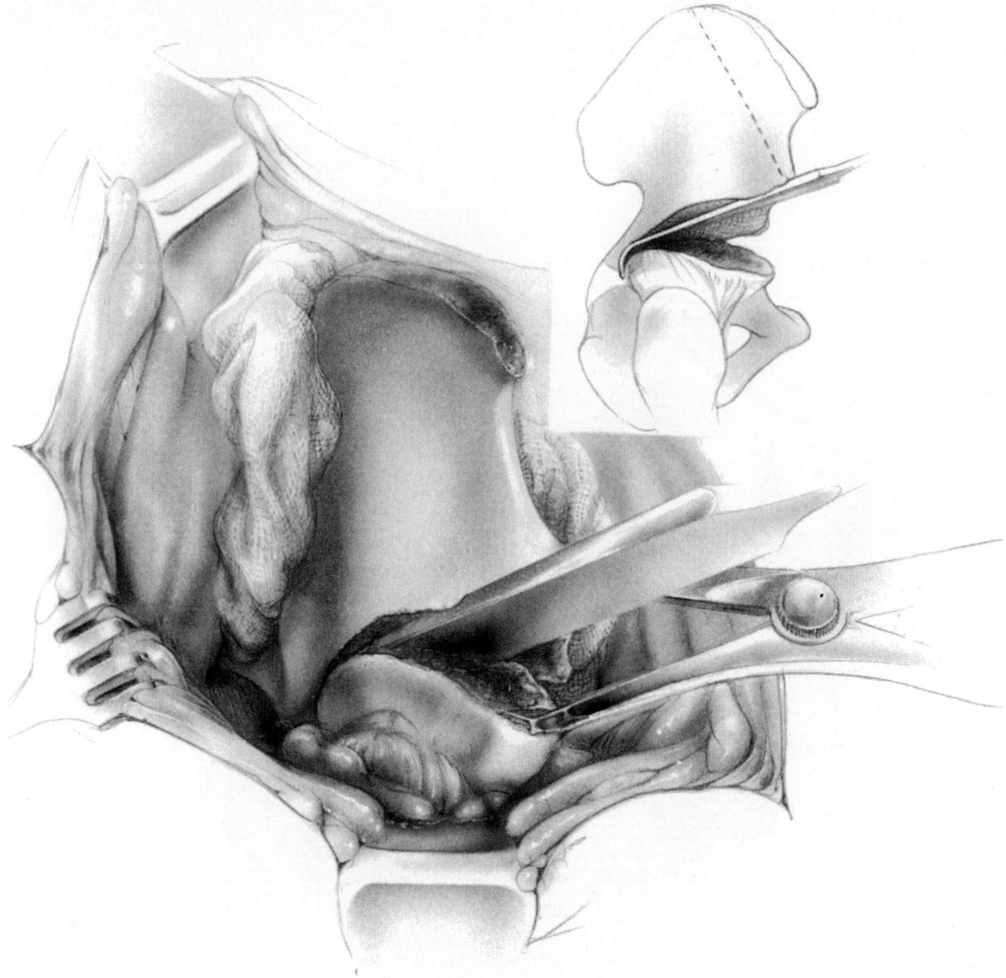

FIGURA 3-33. Após as corticais internas e externas do ílio serem divididos até aonde for possível enxergá-los, um osteótomo curvado mais largo é usado para conectar esses dois cortes. À medida que o osteótomo prossegue posteriormente, torna-se evidente que não é possível fazer uma volta aguda inferiormente para evitar o corte da incisura isquiática. Nesse ponto, um osteótomo encurvado no ângulo correto, disponível em um pedido especial para Zimmer (Zimmer Co., Warsaw, IN), é inserido na osteotomia. Isso pode ser feito mais facilmente forçando-se para baixo o teto acetabular com um osteótomo e inserindo-se um pequeno afastador de lâmina (*spreader*) para manter a osteotomia separada. O osteótomo especial é usado para completar o corte na cartilagem trirradiada. Não é possível enxergar a ponta do osteótomo quando ele finaliza a osteotomia. Não é necessário e normalmente é impossível observar a cartilagem trirradiada, a menos que o acetábulo seja abaixado excessivamente. Quando a osteotomia estiver finalizada, o teto acetabular pode ser baixado para a posição desejada e deixado nessa posição com um pequeno afastador de lâmina (*spreader*) .

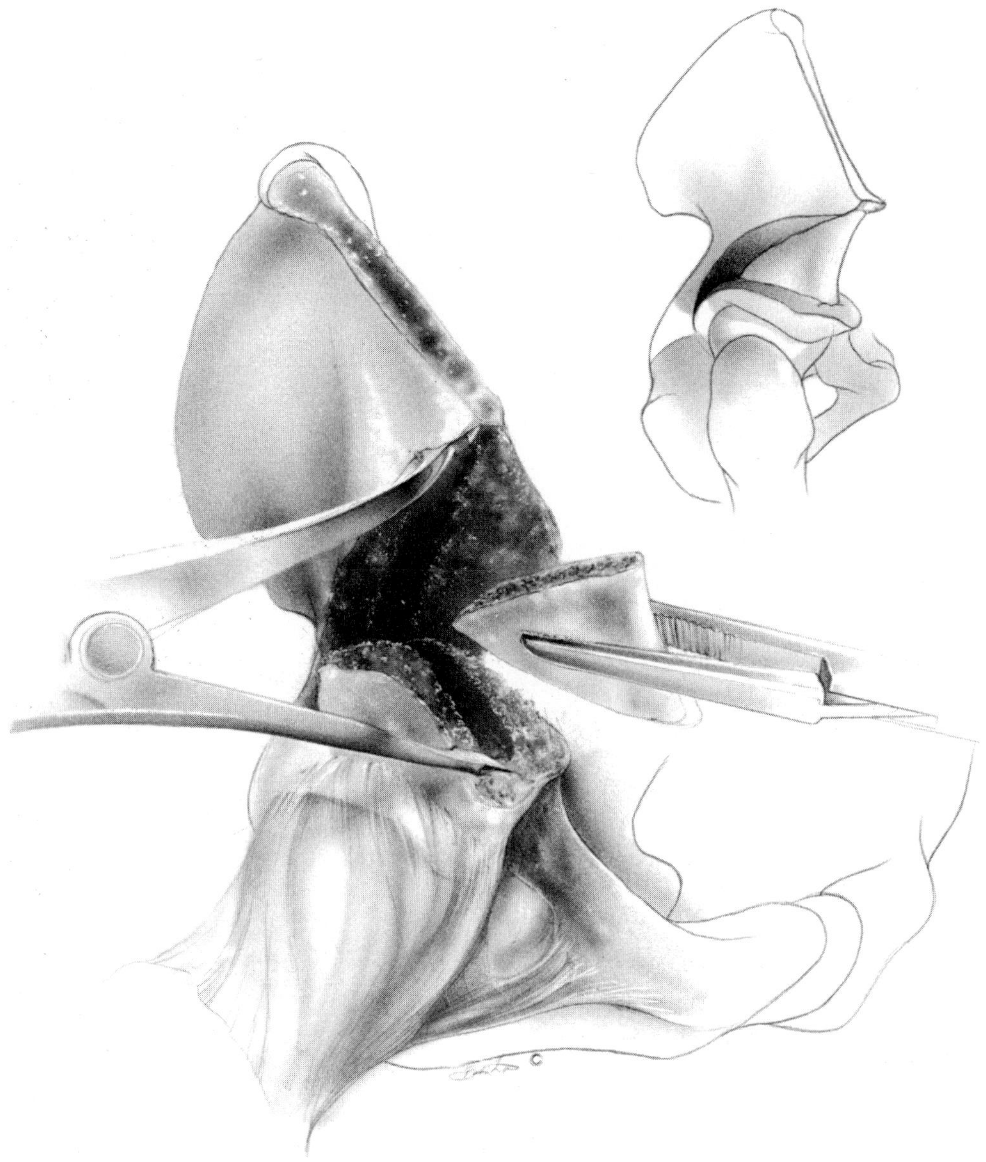

FIGURA 3-34. Ranhuras são preparadas na superfície de osso esponjoso em cada lado da osteotomia para fornecer uma fixação segura para o enxerto ósseo. Isso pode ser feito com uma cureta. Uma prateleira triangular de osso é cortada da crista ilíaca anterior. Ela deve ser maior que o espaço para o qual foi preparada, porque será encaixada dentro do osso esponjoso. Quando posicionado, o enxerto ósseo deve ficar seguro e estável; para se verificar isso, pode-se tentar desalojar o enxerto. A ferida cirúrgica é fechada da forma rotineira.

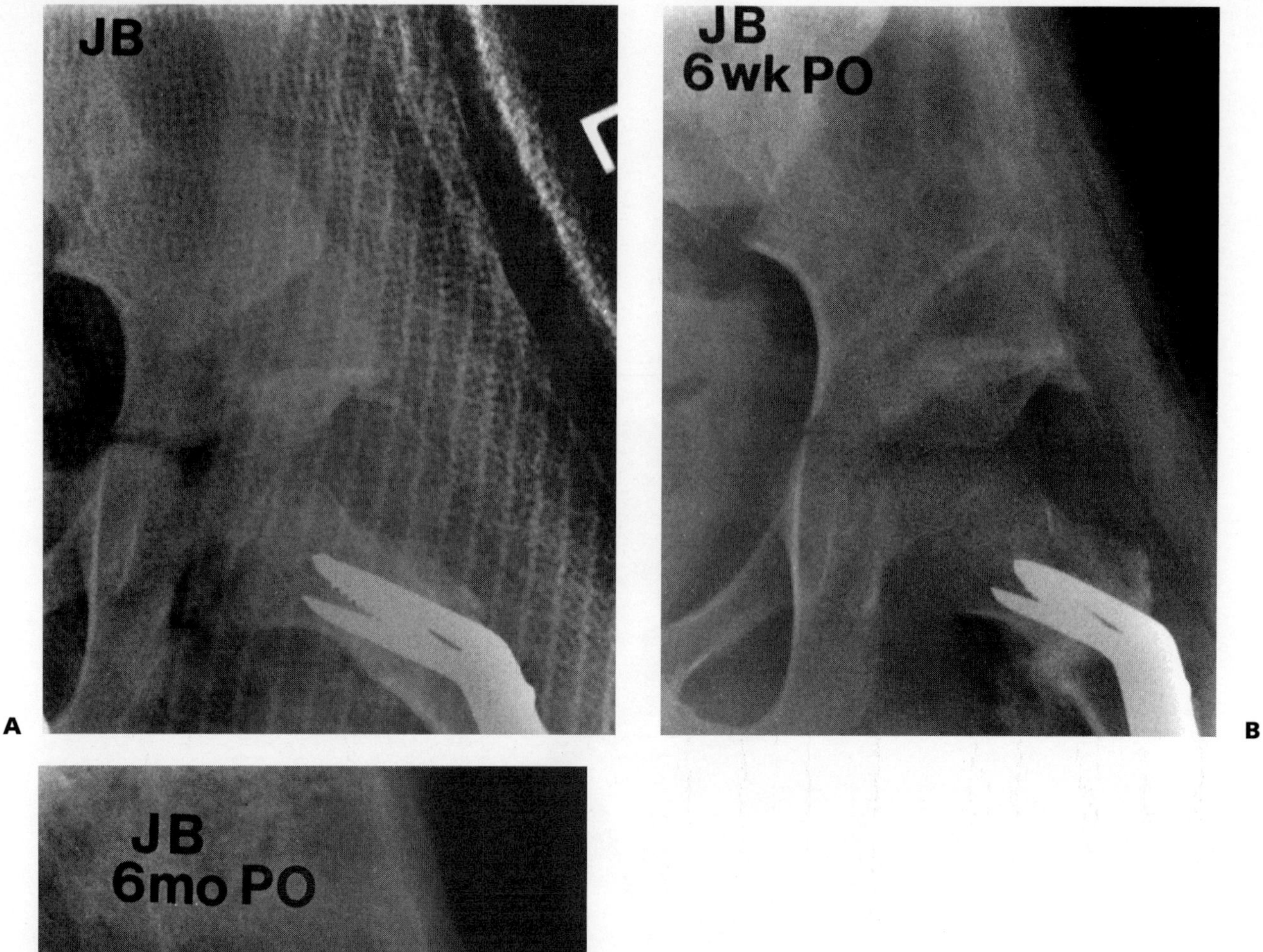

FIGURA 3-35. JB é um menino de 4 anos de idade que sofreu uma redução aberta, encurtamento femoral e rotação, e uma osteotomia de Pemberton para luxação espástica. Uma radiografia tirada imediatamente após a cirurgia **(A)** demonstra uma osteotomia estendendo-se para a cartilagem trirradiada sem parar dentro da incisura isquiática. Radiografias de 6 semanas **(B)** e 6 meses **(C)** depois demonstraram um processo rápido de consolidação óssea e uma excelente contenção da cabeça femoral.

CUIDADOS PÓS-OPERATÓRIOS

Devido à pouca idade dos pacientes nos quais geralmente a osteotomia é executada, esses são imobilizados em um aparelho de gesso pelvi podálico de uma perna. O tempo de imobilização depende dos outros procedimentos que tenham sido realizados, mas 6 semanas de imobilização são normalmente suficientes para permitir uma sustentação segura do peso e início de fisioterapia para recuperar os movimentos.

Referências

1. Pemberton PA. Pericapsular osteotomy of the ilium for treatment of congenital subluxation and dislocation of the hip. J Bone Joint Surg [Am] 1965;47:65.
2. Pemberton PA. Pericapsular osteotomy of the ilium for the treatment of congenitally dislocated hips. Clin Orthop 1974;98:41.
3. Faciszewski T, Kiefer GN, Coleman SS. Pemberton osteotomy for residual acetabular dysplasia in children who have congenital dislocation of the hip. J Bone Joint Surg [Am] 1993;75:643.
4. Perlik PC, Westin WG, Marafioti RL. A combination pelvic osteotomy for acetabular dysplasia in children. J Bone Joint Surg [Am] 1985;67:842.

3.8 A OSTEOTOMIA PERICAPSULAR PÉLVICA DE DEGA

Na primeira edição deste Atlas (1), a osteotomia de Dega foi descrita como sendo similar à osteotomia descrita por Albee (2). Mubarak et al. (3), em seu relato inicial sobre uma osteotomia pélvica usada no tratamento do quadril luxado em paralisia cerebral, descreveram a osteotomia de Dega como similar ao procedimento em prateleira de Albee. Lee e Carroll (4) aludiram a uma osteotomia similar – a qual atribuíram a Albee – utilizada durante muitos anos em crianças com mielomeningocele que apresentavam quadril luxado ou subluxado. Muito dessa confusão ocorreu devido às ilustrações incorretas no relato de Dega (5). Estas ilustrações mostram a osteotomia se estendendo através da incisura ciática sem deixar uma dobradiça, e não mostram a divisão da parede medial do ílio. Subseqüentemente, Mubarak e associados (6) esclareceram suas impressões sobre as diferenças entre a osteotomia relatada por eles, a osteotomia de Albee e a osteotomia de Dega.

Dega desenvolveu sua osteotomia no tratamento da luxação congênita do quadril para preencher a necessidade de cobertura ântero-lateral para a cabeça femoral. Neste conceito, a osteotomia de Dega é mais parecida com a de Pemberton do que com qualquer outra osteotomia: ela é uma osteotomia pélvica incompleta, ela altera a forma do acetábulo, possui uma dobradiça posterior, pode fornecer uma quantidade variada de cobertura ântero-lateral, e não pode aumentar a cobertura posterior de forma suficiente porque este é o local em que a dobradiça permanece. Enquanto a osteotomia de Pemberton termina no membro ílio-isquiático da cartilagem trirradiada e divide completamente o osso ilíaco da parte anterior até esse ponto, a osteotomia de Dega termina imediatamente acima da porção horizontal da cartilagem trirradiada (as porções isquiatica e ílio-pubiana) e deixa intacta uma porção posterior da cortical da tábua interna e externa do osso ilíaco imediatamente anterior à incisura isquiática, formando sua dobradiça (Figs. 3-36 a 3-40).

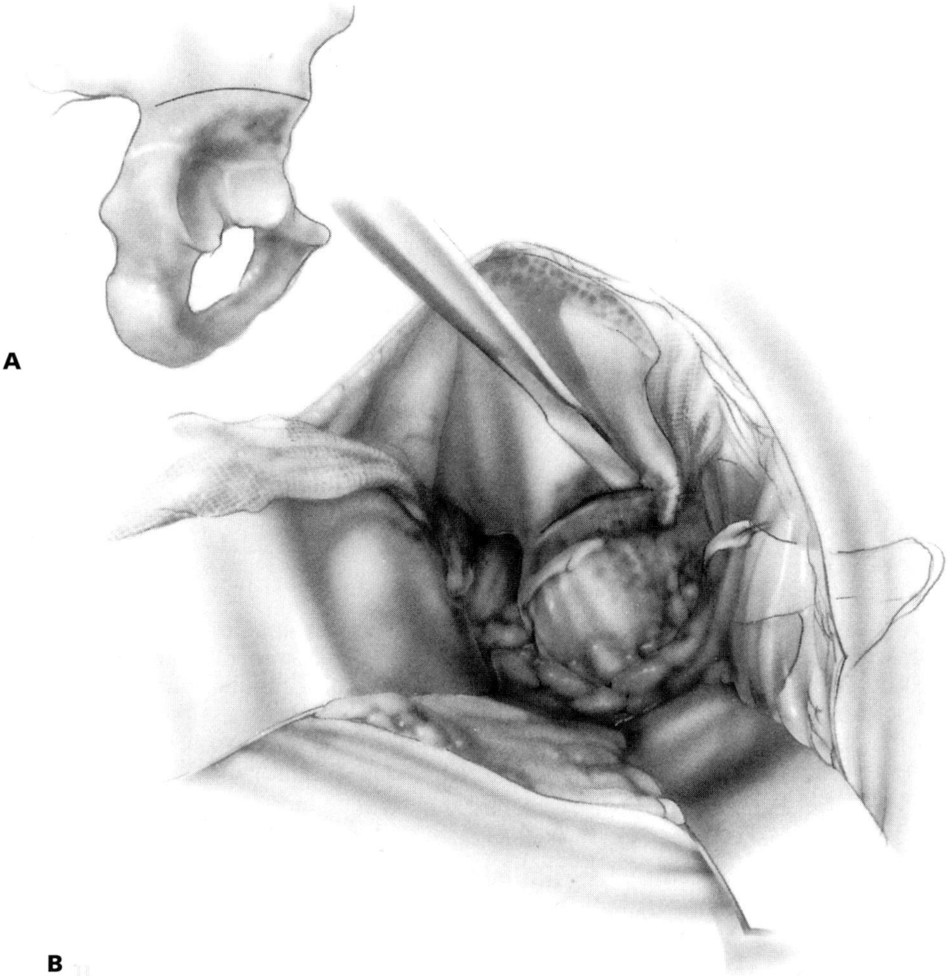

FIGURA 3-36. O posicionamento do paciente e a exposição são os mesmos das outras osteotomias pélvicas. A incisura isquiatica precisa ser visualizada com clareza posteriormente **(A)**, o falso acetábulo identificado, se presente, e a borda do acetábulo verdadeira identificada. Como foi descrito, não é necessário expor o aspecto interno do ílio. Contudo, como isso demora somente um minuto e acrescenta pouca morbidade ao caso, esta exposição adicional deve ser aconselhada até que o cirurgião tenha adquirido experiência.

A osteotomia **(B)** inicia-se cortical lateral ao longo de uma linha curvilínea, que começa imediatamente acima da espinha ilíaca ântero-inferior, continua a curvar-se posteriormente, ficando acima do acetábulo, e termina posteriormente de 1 a 1,5 cm antes de atingir a incisura isquiática.

Se o cirurgião desejar, podem ser usados pinos de guia. Esses pinos podem ser úteis se o cirurgião não estiver seguro da localização exata do ponto de saída no lado medial. Devido à dificuldade de enxergar uma complexa estrutura tridimensional como o acetábulo em duas dimensões em uma radiografia, três pinos devem ser usados. Um pino é colocado anteriormente, outro no ponto mais alto sobre o acetábulo e um último posteriormente.

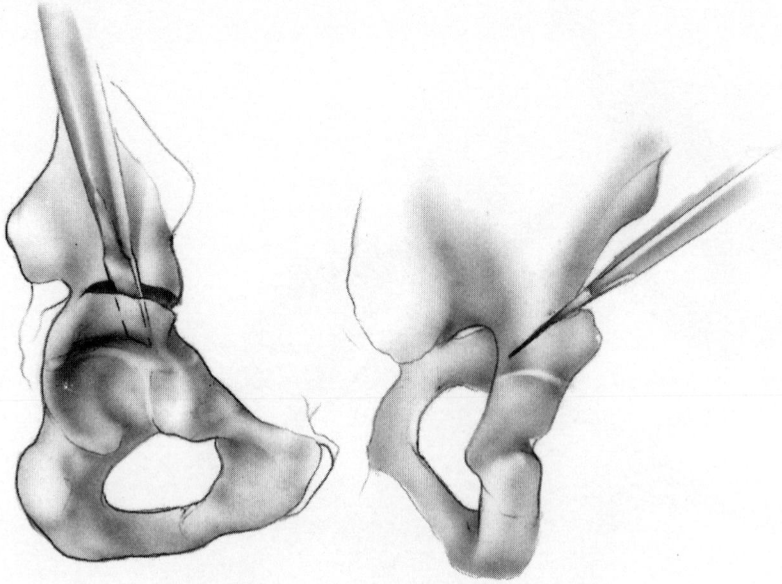

FIGURA 3-37. Após o corte na cortical externa, um osteótomo reto é direcionado medialmente e caudalmente. Quanto mais íngreme a inclinação acetabular, mais alto é o ponto de início acima do acetábulo, de forma que o corte medial sempre emerge sobre a porção horizontal da cartilagem trirradiada. O osteótomo deve sair medialmente, logo acima do membro horizontal da cartilagem trirradiada, que é composto das porções ílio-isquiática e ílio-pubiana.

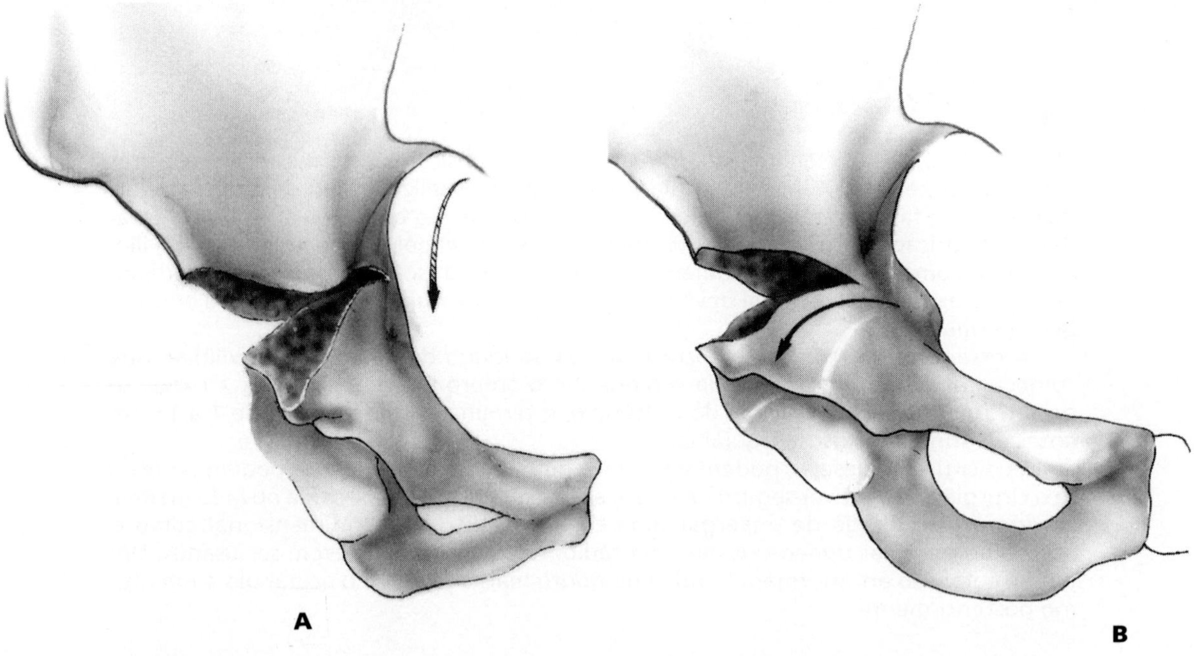

A **B**

FIGURA 3-38. A direção da rotação é determinada pela extensão da divisão da cortical interna na parede interna do ílio. Se for necessária maior cobertura anterior, então a parede interna é dividida, exceto pela dobradiça posterior de 1 cm imediatamente anterior à incisura isquiática. Isso **(A)** permite que o fragmento distal seja rodado anteriormente. Se houver necessidade de mais cobertura lateral, contudo, cerca de 1/3 da cortical interna é deixado intacto. Isso **(B)** move a dobradiça para a parede medial do ílio e determina que a rotação será anterior e lateral. A rotação se torna mais anterior quanto mais dividida a parede interna, e a rotação se torna mais lateral quanto mais intacta estiver a parede.

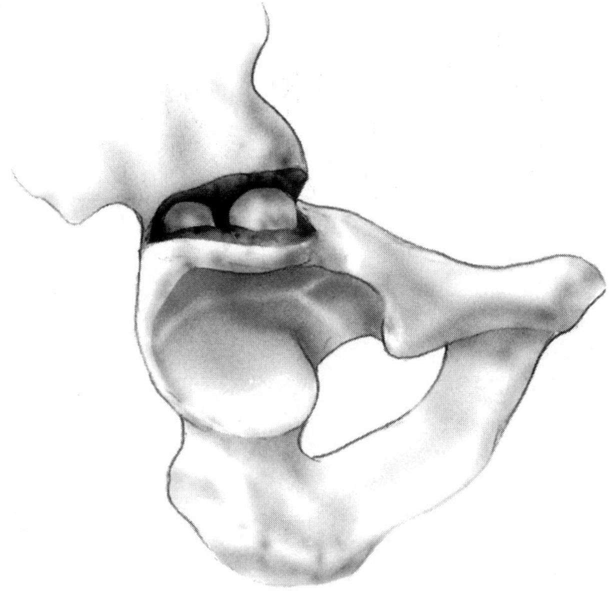

FIGURA 3-39. A osteotomia é aberta com o osteótomo. A osteotomia pode ser mantida aberta com um separador de lâmina (*spreader*) enquanto o enxerto ósseo é inserido. Assim como na osteotomia de Pemberton, se um encurtamento femoral estiver sendo executado ao mesmo tempo, normalmente esse osso pode ser usado. Caso contrário, é usado o osso tricortical da crista ilíaca. O enxerto maior é anterior, e o menor é posterior. O enxerto deve ficar estável, não sendo necessária fixação interna. A ferida cirúrgica é fechada sobre drenos, de acordo com o procedimento rotineiro.

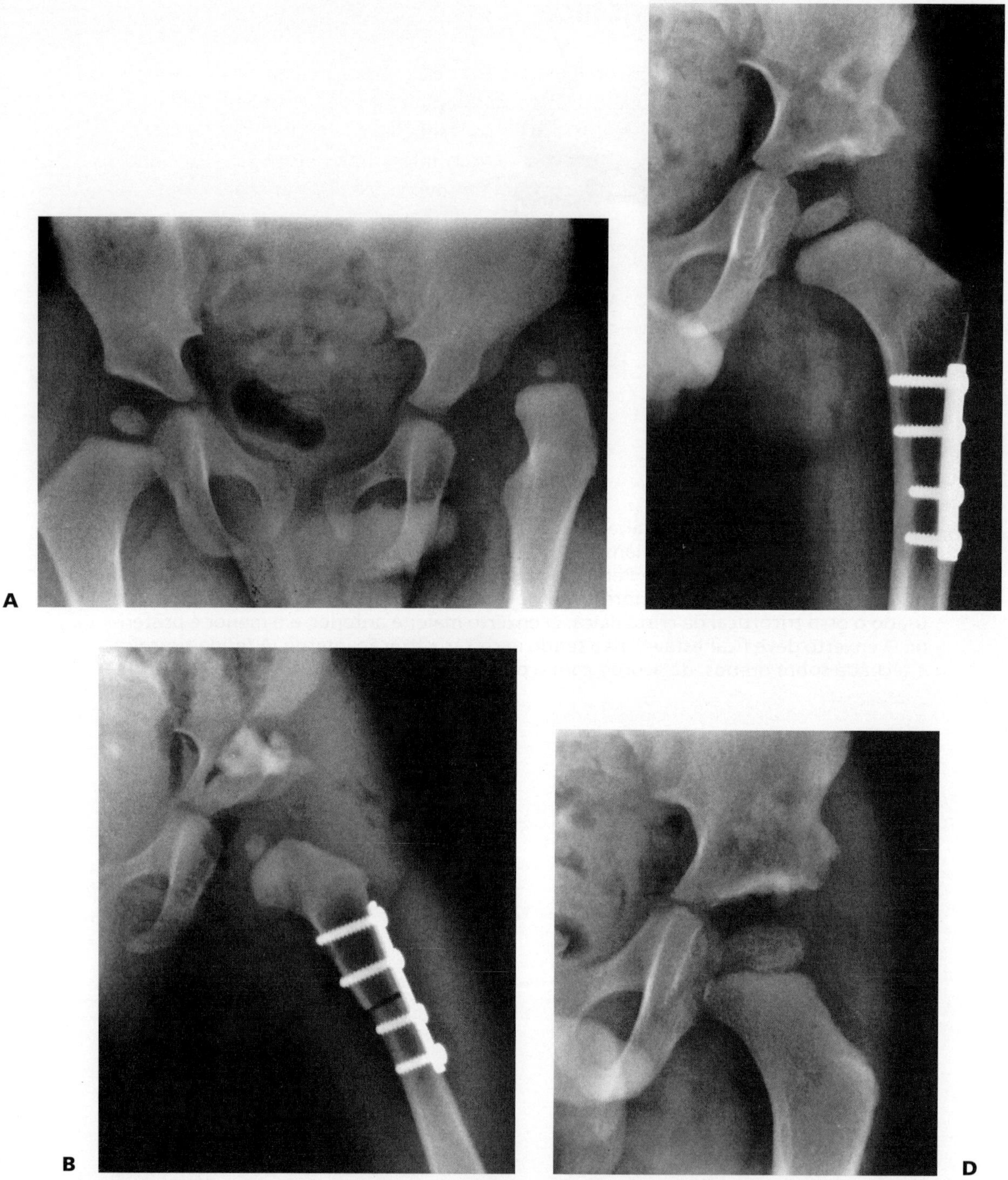

FIGURA 3-40. A: Um quadril esquerdo luxado em uma criança de 18 meses. **B:** A radiografia tirada após um encurtamento femoral, redução aberta do quadril e uma osteotomia de Dega. O osso que foi removido do fêmur é usado para manter a osteotomia na posição. É difícil dizer a partir dessa radiografia a diferença entre esta osteotomia e a osteotomia de Pemberton, embora sejam executadas de maneiras completamente diferentes. **C, D:** O remodelamento do acetábulo após 1 ano e 2 anos e 3 meses, respectivamente, após a cirurgia. (Cortesia do dr. W. Timothy Ward, Pittsburgh Children´s Hospital, Pittsburgh, PA.)

CUIDADOS PÓS-OPERATÓRIOS

Devido à idade usual e às razões para executar essa operação, o paciente requer a aplicação de um gesso pelvipodálico. A consolidação óssea da osteotomia pélvica 6 semanas após a intervenção normalmente deve ser suficiente para permitir movimento e sustentação de peso. Dega removeu a porção inferior do gesso após 6 semanas para iniciar movimentos, e o gesso inteiro foi removido após 12 semanas.

Referências

1. Morrissy RT. Atlas of pediatric orthopaedic surgery. Philadelphia: JB Lippincott, 1992:181.
2. Albee FH. The bone graft wedge: its use in the treatment of relapsing acquired and congenital dislocation of the hip. N Y Med J 1915;102:433.
3. Mubarak SJ, Mortensen W, Katz M. Combined pelvic (Dega) and femoral osteotomies in the treatment of paralytic hip dislocation. Orthop Trans 1987;11:456.
4. Lee EH, Carroll NC. Hip stability and ambulatory status in myelomeningocele. J Pediatr Orthop 1985;5:522.
5. Dega W. Osteotomis trans-iliakalna w leczeniu wrodzonej dysplazji biodra. Chir Narzadow Ruchu Ortop Pol 1974;38:601.
6. Mubarak SJ, Valencia FG, Wenger DR. One-stage correction of the spastic dislocated hip. J Bone Joint Surg [Am] 1992;74:1347.

3.9 A ARTROPLASTIA EM PRATELEIRA DE ALBEE

Na primeira edição deste Atlas (1), o procedimento aqui descrito foi atribuído a Dega devido ao relatório de Mubarak et al. (2). Não foi uma descrição verdadeira da osteotomia de Dega, mas a confusão é compreensível quando são revistas as ilustrações de Dega em seu relatório (1). Subseqüentemente, Mubarak et al. (3) esclareceram seu entendimento sobre as diferenças entre a osteotomia descrita e a realmente executada por Dega, e eles descreveram sua osteotomia como uma modificação da osteotomia de Dega. Um esclarecimento maior da osteotomia de Dega foi feito pelos cirurgiões que de fato trabalharam com ele, e ficou claro que a operação descrita por Mubarak et al. (3) é mais uma modificação do procedimento em prateleira descrito por Albee (4) do que da osteotomia de Dega.

Albee executou sua osteotomia em uma época em que os recursos técnicos cirúrgicos eram limitados e sem controle radiográfico intraoperatório. Durante esse período, os procedimentos em prateleira eram os únicos procedimentos utilizados para adicionar cobertura a um acetábulo; o assunto ainda estava no seu início. Muito da discussão subseqüente sobre as diferenças entre a osteotomia de Albee e as outras dizia respeito a quão profunda a osteotomia havia sido, e exatamente até onde a osteotomia havia ido. Isto é impossível de saber. Trevor et al. (5) descreveram um procedimento que eles atribuíram a A. O. Parker. Não foi dado o crédito a Albee, embora a descrição seja notavelmente similar. Por diversos anos, Lee e Carroll usaram uma operação atribuída a Albee para tratamento de deficiência acetabular em crianças com mielomeningocele. Eles reconheceram a necessidade de cobertura posterior nesses quadris paralíticos e entenderam que esta osteotomia forneceria esta cobertura posterior (6). Mubarak et al. (3) relataram o uso de uma osteotomia similar à de Albee no tratamento do quadril na paralisia cerebral. Seu relatório forneceu a primeira descrição útil desta osteotomia junto com as modificações que popularizaram este procedimento. Em um relatório recente sobre o uso dessa osteotomia na correção em um estágio do quadril displástico em paralisia cerebral, ela foi chamada de *acetabuloplastia de San Diego* (7) (Figs. 3-41 a 3-45).

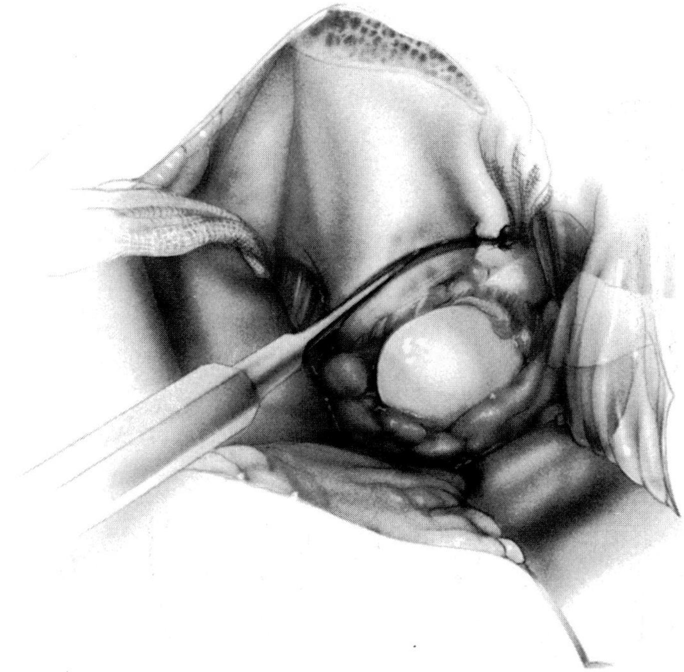

FIGURA 3-41. A exposição do ílio é a mesma que é usada para a osteotomia de Salter. A liberação de tecido mole, redução aberta e osteotomia femoral podem ser executadas ao mesmo tempo para ganhar a redução concêntrica da cabeça femoral, o que é um pré-requisito para essa osteotomia e para a maioria das outras.

A osteotomia começa cerca de 0,5 a 1,0 cm acima do acetábulo em uma linha que se estende da espinha ilíaca ântero-inferior à incisura isquiática. A cortical é dividida completamente com o osteótomo reto ao longo da linha desejada.

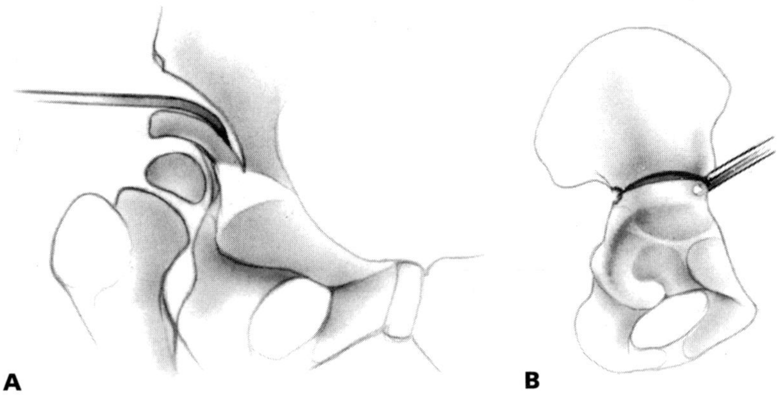

A **B**

FIGURA 3-42. Usando uma combinação de osteótomos retos e curvos, a osteotomia é aprofundada, indo caudal e medialmente atrás do acetábulo. Esse corte deve prosseguir entre a parede medial do ílio e a parede medial do acetábulo. Isso pode ser monitorado com um intensificador de imagem. Segundo a descrição de Mubarak et al. (2, 3), a osteotomia vai em direção à cartilagem trirradiada, mas não através dela. Em nossa experiência, a osteotomia não precisa ser levada até a cartilagem trirradiada, como ilustrado aqui. No osso geralmente mole em crianças com a doença de quadril paralítico, há mobilidade suficiente sem o uso da cartilagem trirradiada; na verdade esta osteotomia pode ser usada **(A)** em alguns casos nos quais a cartilagem trirradiada já se fechou.

A seguir, um saca-bocado Kerrison é usado para remover a cortical anteriormente e posteriormente à medida que se estende ao redor da parede ilíaca medial. Isso é essencial para permitir ao fragmento curvar livremente. Em oposição à osteotomia de Dega, que corta uma porção considerável da cortical do iliomedial, essas duas áreas removidas com o saca-bocado de Kerrison **(B)** são os únicos cortes na parede medial.

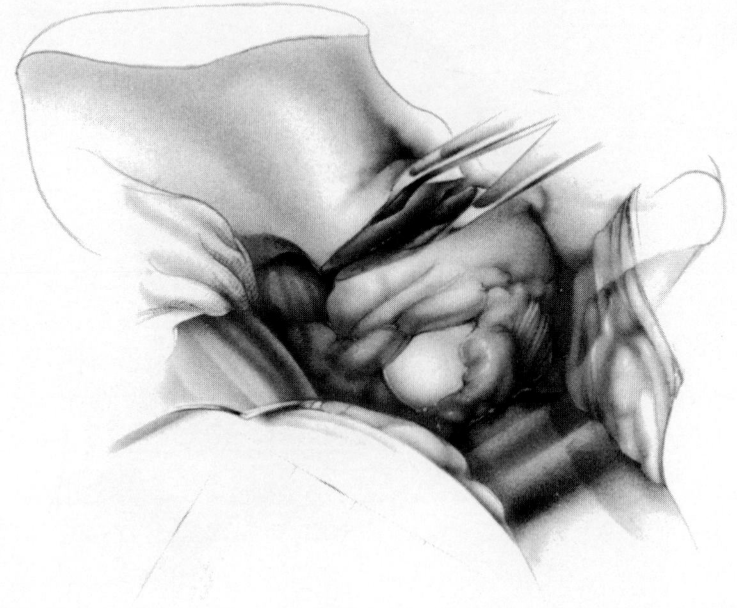

FIGURA 3-43. Quando a osteotomia é finalizada, a dobradiça permite dobrar o aspecto superior do acetábulo para baixo forçando-o com um osteótomo curvo amplo e inserindo um afastador de lâmina (*spreader*). Se o fragmento não se mover livremente, existem duas possíveis explicações: a cortical do ílio ao nível da região da parede medial na sua porção anterior e posterior não foi removido de forma suficiente, ou a osteotomia dentro do osso esponjoso não foi completada o suficiente caudalmente, ou não incluiu alguma porção anteriormente ou posteriormente.

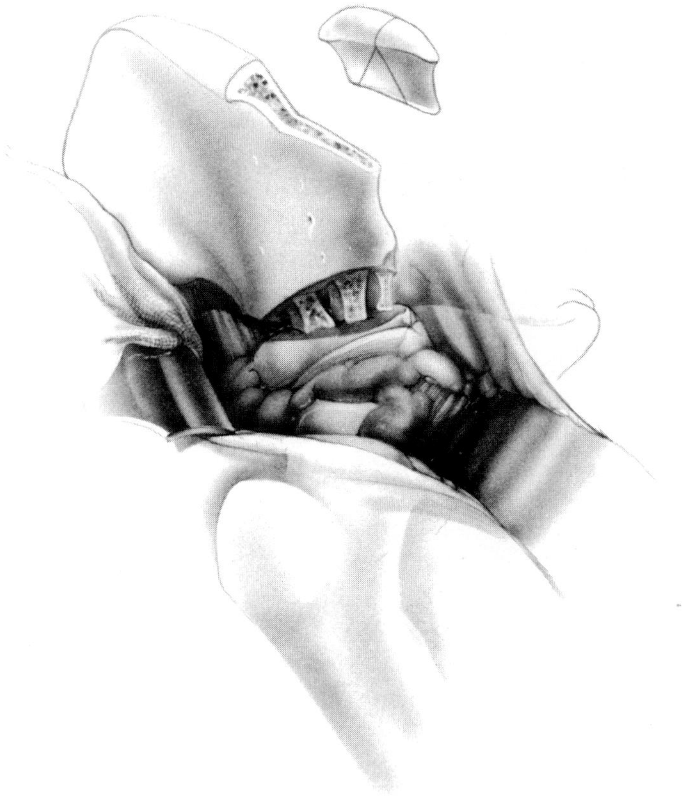

FIGURA 3-44. Um pedaço do ílio na região da espinha ilíaca ântero-superior é removido, e três pedaços triangulares de osso tricortical são preparados. Eles são inseridos no local da osteotomia, que é mantida aberta com um afastador de lâmina (*spreader*). A quantidade de correção e onde ela ocorre variam um pouco com o tamanho dos enxertos e o local de posicionamento dos enxertos maiores e menores. Em geral, o maior enxerto é o anterior. Parece difícil tentar obter maior cobertura posterior colocando os enxertos maiores posteriormente.

A quantidade de cobertura deve ser verificada, e o cirurgião deve estar certo de que os enxertos estão seguros. A fixação interna não é necessária. A ferida cirúrgica é fechada.

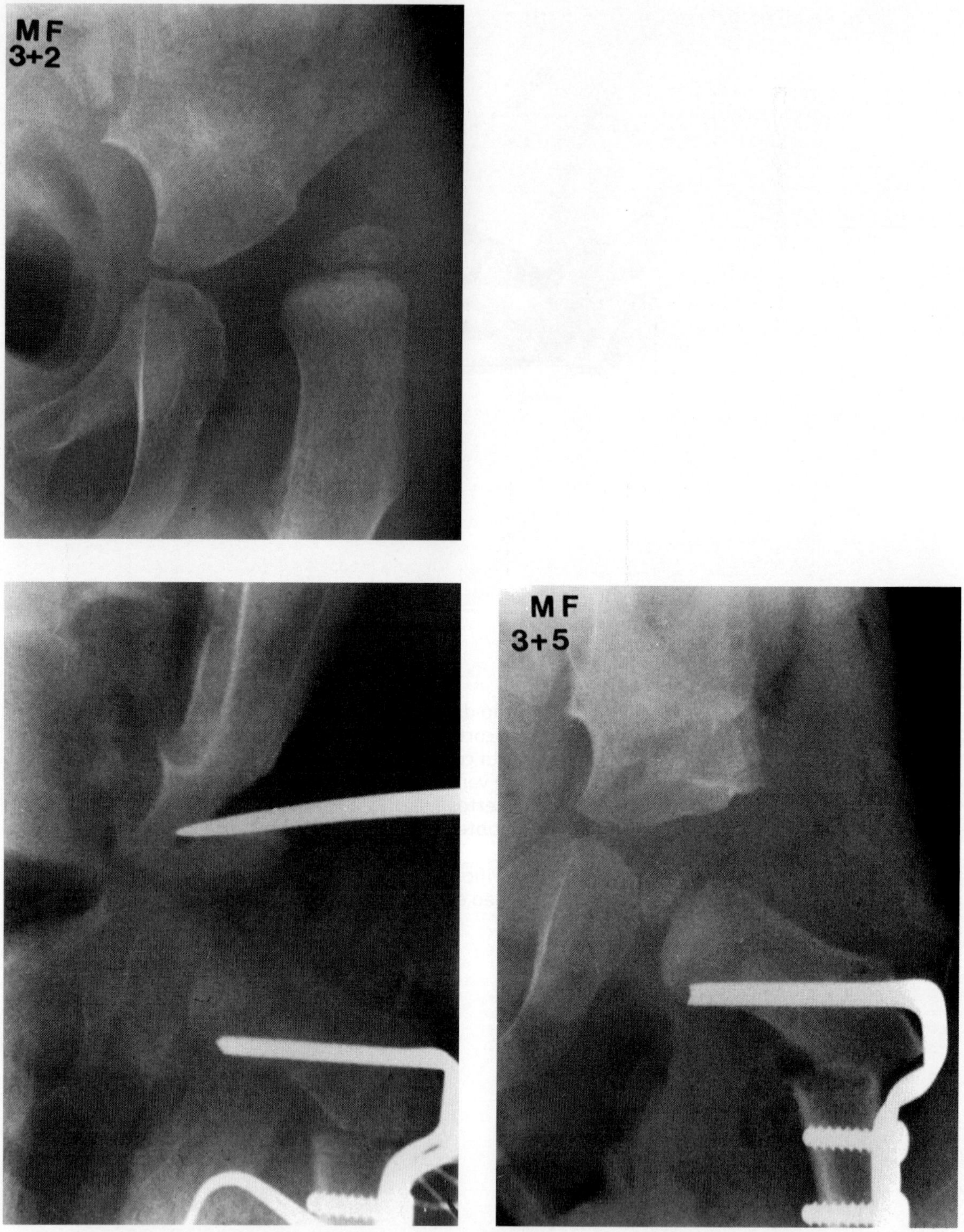

FIGURA 3-45. A: Quadril luxado em um menino pequeno com paralisia cerebral espástica. Observe a displasia acetabular significativa. **B:** Uma imagem obtida com o intensificador de imagem durante uma osteotomia em prateleira de Albee mostra a direção do corte. Parece que a osteotomia invadiu a cartilagem trirradiada. **C:** Após dois meses, a osteotomia apresenta consolidação óssea e a cobertura da cabeça femoral é excelente. (Cortesia do dr. Scott Mubarak, Children´s Hospital of San Diego, San Diego, CA.)

CUIDADOS PÓS-OPERATÓRIOS

Após o fechamento da ferida cirúrgica, um aparelho de gesso pelvipodálico é aplicado no quadril: uma perna ou uma perna e meia, dependendo da preferência do cirurgião. O gesso pode ser mantido até se observar a união radiográfica, o que normalmente ocorre entre 6 e 8 semanas, dependendo da idade do paciente.

Referências

1. Dega W. Osteotomis trans-iliakalna w leczeniu wrodzonej dysplazji biodra. Chir Narzadow Ruchu Ortop Pol 1974;38:601.
2. Mubarak SJ, Mortensen W, Katz M. Combined pelvic (Dega) and femoral osteotomies in the treatment of paralytic hip dislocation. Orthop Trans 1987;11:456.
3. Mubarak SJ, Valencia FG, Wenger DR. One-stage correction of the spastic dislocated hip. J Bone Joint Surg [Am] 1992;74:1347.
4. Albee FH. The bone graft wedge: its use in the treatment of relapsing acquired and congenital dislocation of the hip. N Y Med J 1915;102:433.
5. Trevor D, Johns DL, Fixen JA. Acetabuloplasty in the treatment of congenital dislocation of the hip. J Bone Joint Surg [Br] 1975;57:167.
6. Lee EH, Carroll NC. Hip stability and ambulatory status in myelomeningocele. J Pediatr Orthop 1985;5:522.
7. McNerney NP, Mubarak SJ, Wenger DR. One-stage correction of the dysplastic hip in cerebral palsy with the San Diego acetabuloplasty: results and complications in 104 hips. J Pediatr Orthop 2000;20:93.

3.10 OSTEOTOMIA TRIPLA DO OSSO INOMINADO

A osteotomia tripla do osso inominado da pelve divide o osso ilíaco, como na osteotomia de Salter, e adicionalmente divide o osso púbis e o ísquio. É uma cirurgia reconstrutora porque utiliza a cartilagem articular e o osso subcondral do acetábulo. Nesse aspecto, é similar às osteotomias de Salter e Pemberton. Ela difere dessas osteotomias, entretanto, na falta da dobradiça: o fragmento acetabular fica completamente livre. Isso permite maior grau de mobilidade na obtenção de cobertura anterior e lateral da cabeça femoral. Estudos subseqüentes têm demonstrado a eficiência desse procedimento (1,2).

Como nas osteotomias de Salter e Pemberton, um pré-requisito para a osteotomia tripla do osso inominado é que a cabeça femoral e o acetábulo estejam congruentes após a osteotomia ser completada. Esta cirurgia está indicada nos casos em que essa condição pode ser satisfeita, porém uma contenção adequada da cabeça femoral não pode ser conseguida com a osteotomia de Salter ou de Pemberton. A utilização de tração pré-operatória ou osteotomia femoral com ou sem encurtamento pode ser usada para assegurar uma redução concêntrica da cabeça femoral.

A operação, como originalmente descrita por Steel (3), usava uma incisão separada nas nádegas para dividir o ísquio e dividia o ramo pubiano usando a mesma incisão com a qual se divide o osso ilíaco. A divisão do ísquio é difícil porque o cirurgião precisa "ficar apoiado nas mãos" enquanto um assistente mantém a perna do paciente para cima, e o ramo pubiano é difícil de atingir a partir da incisão transversa anteriormente. Alguns cirurgiões adaptaram a abordagem usada por Le Coeur (4) em sua osteotomia para dividir o ísquio e o púbis através de uma incisão na virilha similar à utilizada na miotomia do adutor ou liberação proximal dos isquiotibiais. Tonnis (5) descreveu uma osteotomia tripla do osso inominado na qual o ísquio é dividido mais próximo ao acetábulo do que na osteotomia de Steel (Figs. 3-46 a 3-52).

FIGURA 3-46. O paciente pode ser colocado na posição de decúbito lateral, como foi descrito para a redução aberta anterior do quadril. Se o cirurgião desejar, toda a primeira parte do procedimento pode ser feita com o paciente na posição lateral e o quadril flexionado a 90°. Isso também facilita o restante do procedimento, porque a flexão e a rotação interna do quadril facilitam a osteotomia pubiana, em particular.

Na cirurgia descrita por Steel (3), a perna toda e as nádegas são preparadas e cercadas pelo campo estéril. A cirurgia inicia-se com uma incisão transversa **(A)** cerca de 1 cm em direção cefálica a partir da prega anal. Essa incisão é aprofundada até o músculo glúteo máximo. É importante obter uma ampla exposição em todas as direções nesse ponto, sem o que o restante da exposição será difícil. A margem medial do músculo

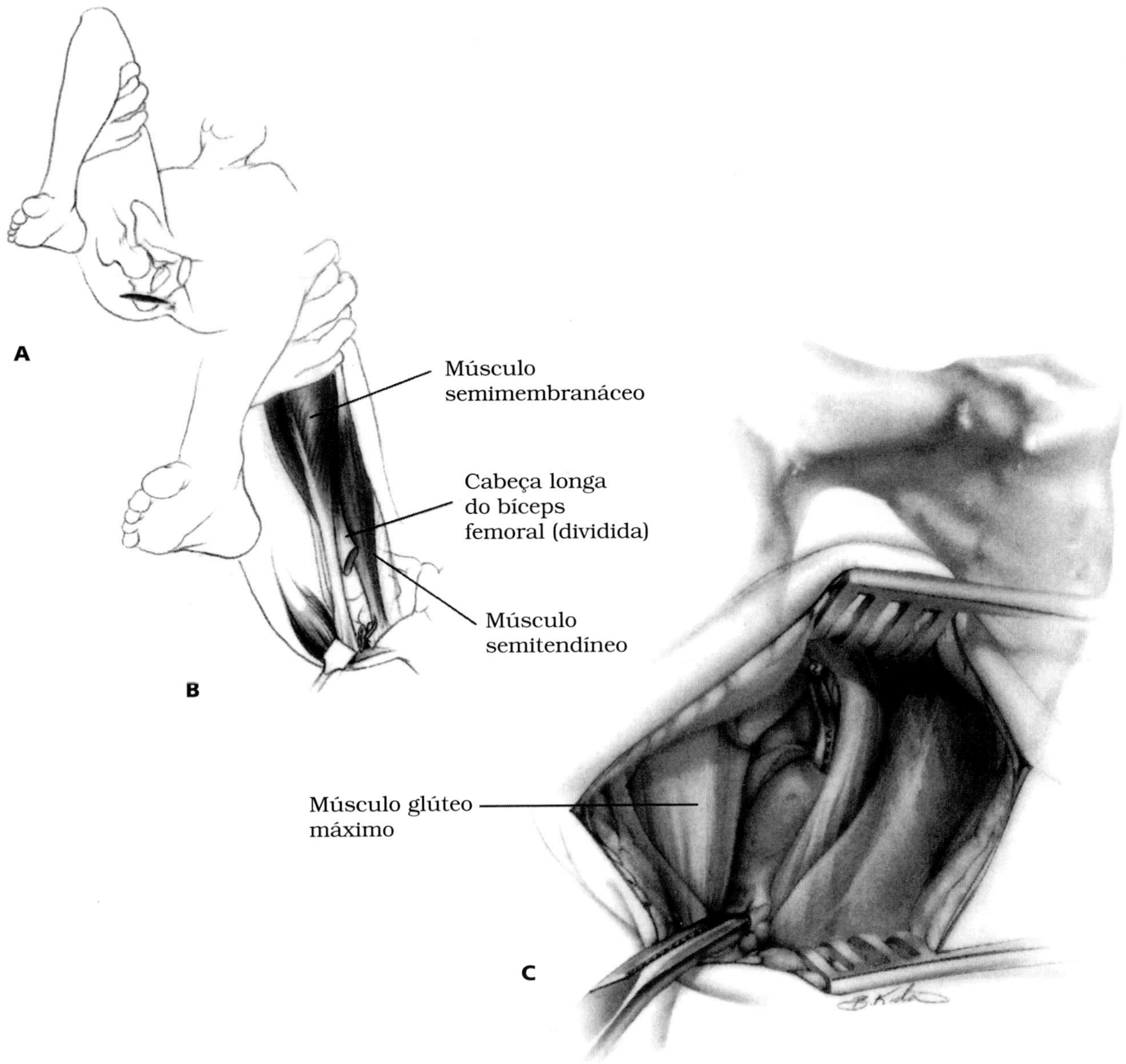

glúteo máximo é identificada e liberada, permitindo que o músculo seja afastado lateralmente, expondo as inserções musculares à tuberosidade isquiática.

O bíceps femoral e o músculo semitendíneo têm um tendão em comum na inserção. A inserção tendinosa do músculo semimembranáceo está localizada lateral a ele, e o nervo ciático fica lateral à inserção semimembranácea. Se a cabeça longa do bíceps femoral for dissecada, liberada e destacada **(B)**, o intervalo entre os músculos semitendíneos e semimembranáceo pode ser identificado. Esse intervalo é o local ideal para a osteotomia do ísquio. É melhor expor esse local de osteotomia o suficiente que pelo menos 1 cm de osso possa ser removido. Isso assegura que não há periósteo segurando as extremidades ósseas, uma situação que pode limitar a mobilidade do fragmento. Além disso, ela permite algum deslocamento medial do fragmento acetabular, que tende a ser lateralizado com esse procedimento.

O ramo isquiático é dissecado sub-periostealmente. Em geral não é possível permanecer sub-periosteal em toda a extensão, mas deve-se ter cuidado para permanecer próximo ao osso. Um fórceps ou um afastador curvo de pedículo de rim, tal como o afastador Crego largo curvado, é passado em volta do ísquio e sai através do forâmen obturado para elevar os músculos obturadores e proteger os vasos e nervo pudendos internos **(C)**. A ferida inicial pode ser feita como descrito por Steel (3); entretanto, muitos cirurgiões acham mais fácil remover uma seção do osso com um saca-bocado. Isso tem a vantagem adicional de fornecer mais mobilidade para os fragmentos, que tendem a ser mantidos juntos pelo periósteo grosso e os ligamentos circundantes. Quando isso é completado, a ferida cirúrgica é fechada.

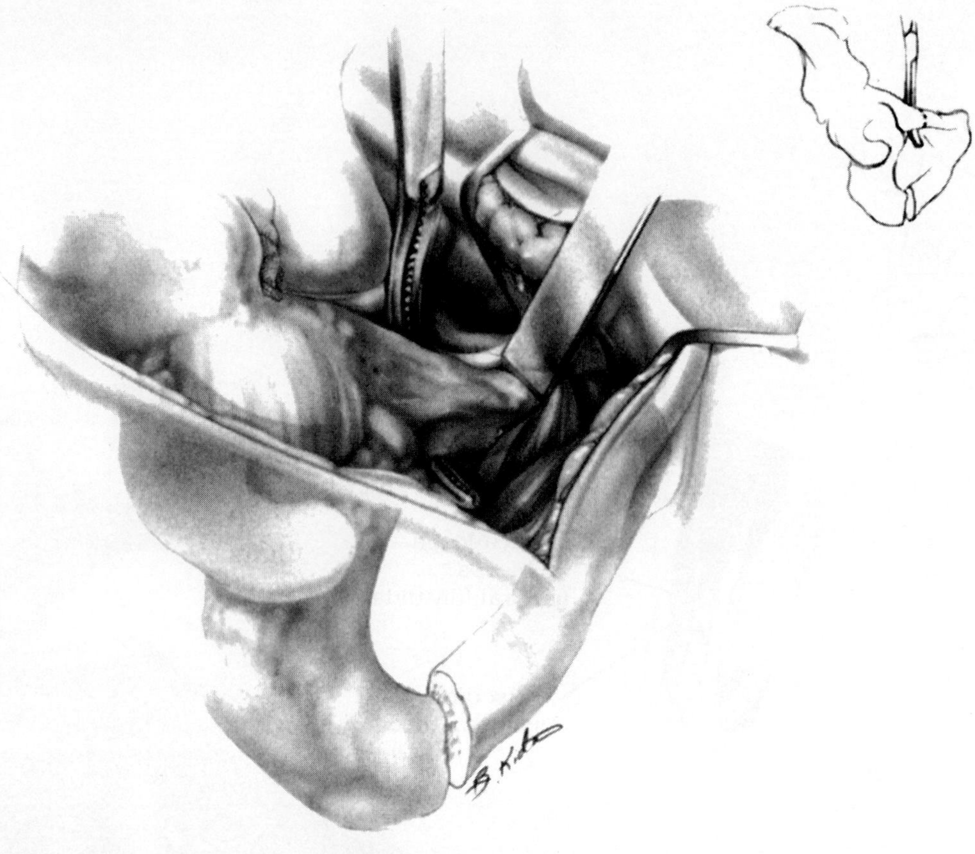

FIGURA 3-47. Uma incisão oblíqua é feita, e o osso inominado é exposto, como na osteotomia de Salter. A osteotomia do púbis requer uma exposição medial do ramo pubiano que estabelece os limites da incisão. Essa exposição é facilitada pedindo-se ao assistente para empurrar a perna através da mesa em flexão e adução. Isso empurra o paciente para uma posição mais lateral, enquanto relaxa as estruturas anteriores, tornando mais fácil para o cirurgião e o assistente.

O maior perigo nessa exposição é quando o cirurgião acredita que a exposição é medial o suficiente e inicia a osteotomia somente para descobrir que ela se estende até o acetábulo ântero-medial. É importante que o tubérculo pectíneo seja identificado e que o músculo pectíneo seja rebatido para fora dele. A osteotomia deve ser medial a esse tubérculo pectíneo. Quanto ao ísquio, um afastador ou fórceps curvo é passado em volta do ramo pubiano superiormente e fora do forâmen obturatório inferiormente, enquanto permanece em contato com o osso. O osteótomo é direcionado medialmente para cortar o ramo pubiano. Um saca-bocado pode também ser usado para criar a osteotomia.

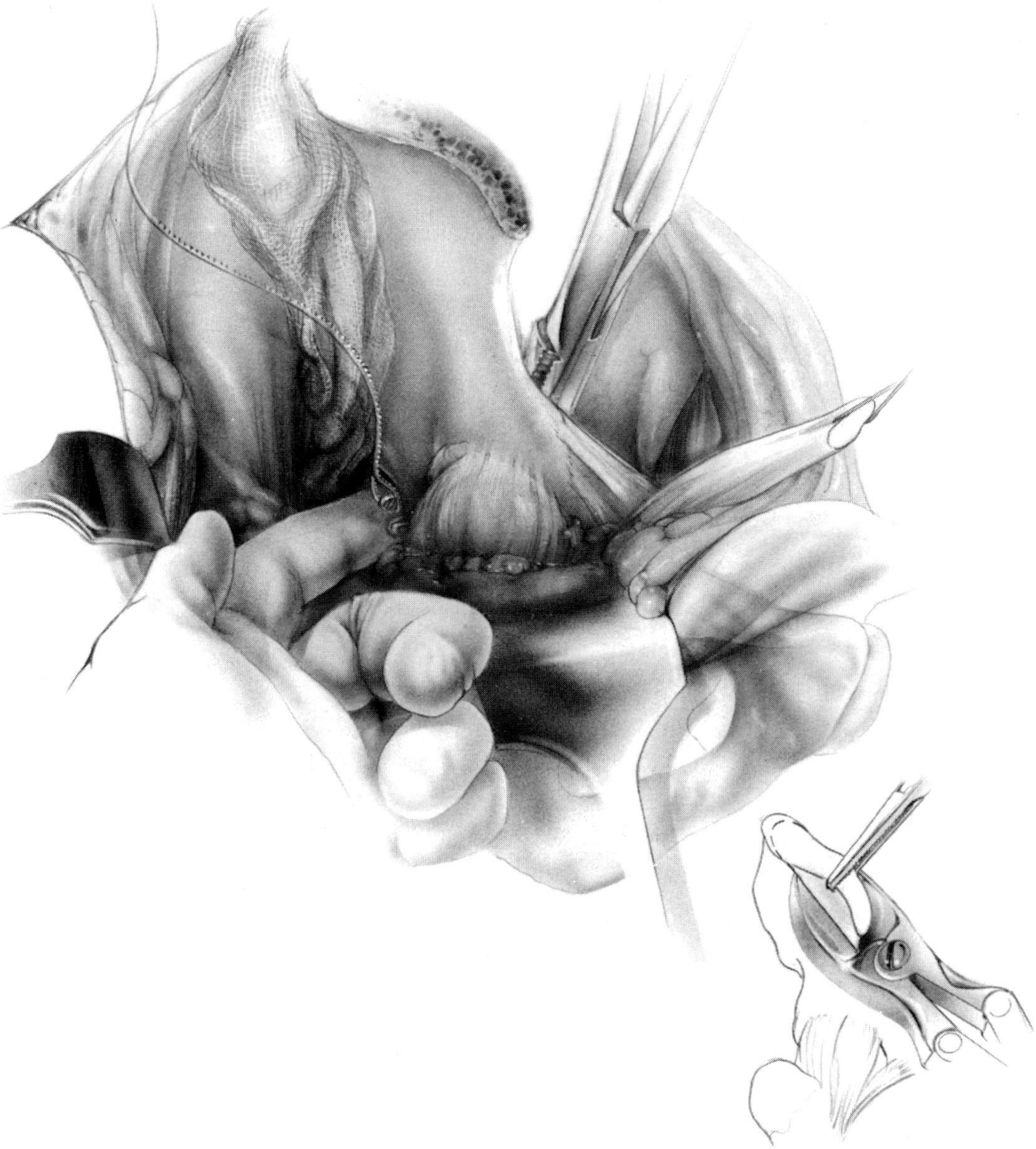

FIGURA 3-48. Resta agora apenas uma das três osteotomias, a do osso ilíaco. Essa osteotomia é feita exatamente como foi descrito para a osteotomia de Salter.

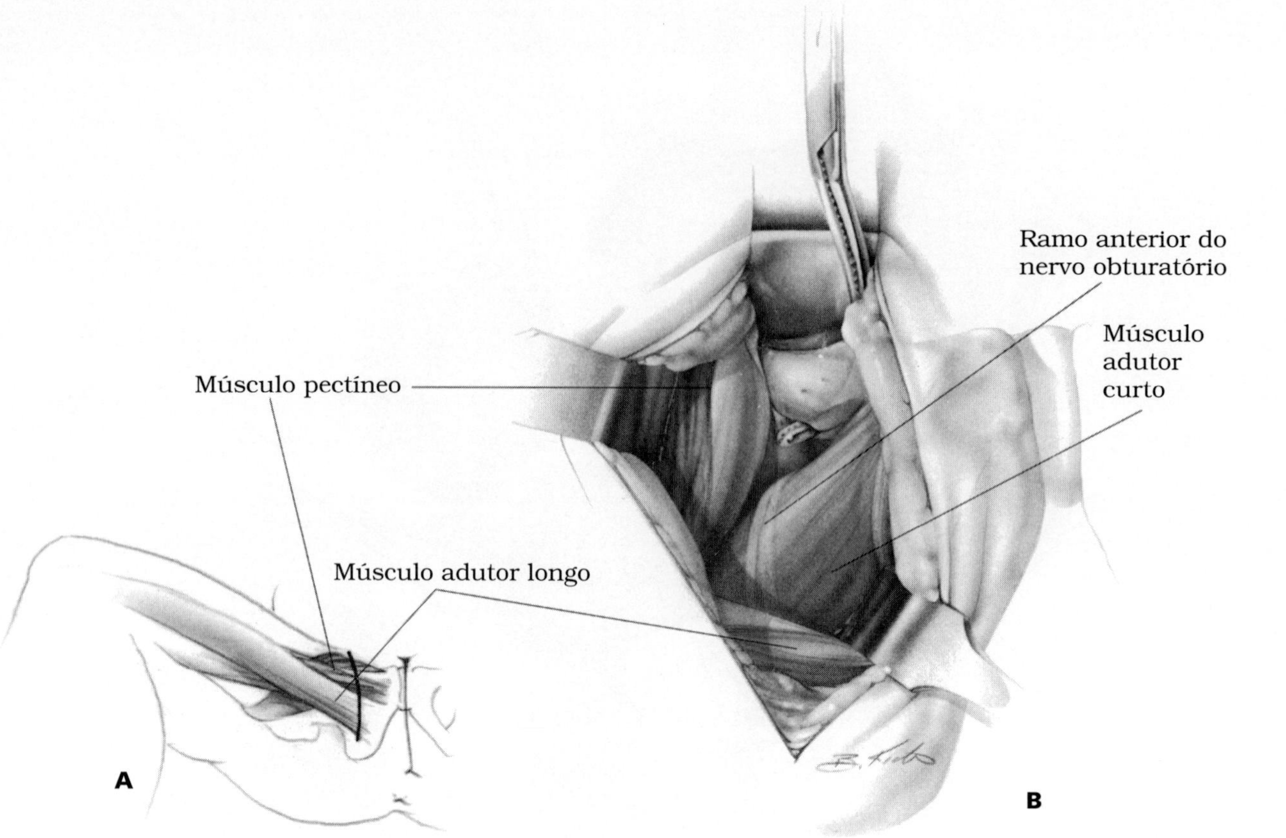

FIGURA 3-49. Uma exposição alternativa para dividir o ramo pubiano e o isquiático é através da abordagem pela virilha. A incisão é transversa. Ela é feita a cerca de 1 cm da dobra da virilha **(A)**, começando 2 cm anterior ao tendão adutor longo e estendendo-se para trás até a borda posterior do músculo grácil. O tendão do adutor longo é isolado e afastado posteriormente. O músculo pectíneo, que fica superior ao tendão adutor longo, é identificado e sua borda é dissecada e liberada até sua inserção no púbis. O ramo anterior do nervo obturatório localiza-se profundamente nesse intervalo, entre o adutor longo e o pectíneo, e deve ser protegido. Os vasos e nervo femorais estão localizados em posição lateral ao músculo pectíneo. Essa abordagem coloca o cirurgião medial ao tubérculo pectíneo sem retração extenuante, como é necessária quando essa área é abordada a partir da incisão ilíaca transversa. Nesse ponto, é feita uma dissecção sub-periosteal do ramo pubiano. Um fórceps curvado adequado, afastador ou elevador, é colocado em volta do lado de trás do ramo púbico após o periósteo e as origens do músculo obturador serem elevadas **(B)**. Um osteótomo cortando em direção ao fórceps protetor completa a osteotomia.

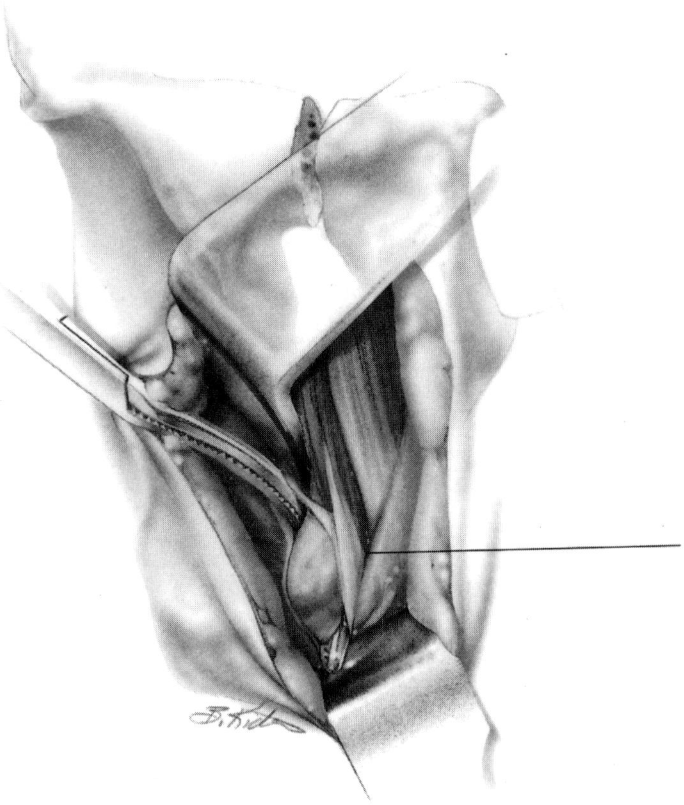

FIGURA 3-50. A parte seguinte da exposição é similar àquela da liberação proximal dos isquiotibiais, mas deve ser feita através de uma exposição maior. O músculo grácil é separado da fáscia crural, e sua borda posterior é identificada. O músculo adutor magno está localizado profunda e anteriormente a essa borda posterior. O intervalo entre a borda posterior dos músculos grácil e adutor magnos anteriormente e a inserção proximal dos isquiotibiais posteriormente é aberto. Isso requer uma dissecção cortante, para abrir esse intervalo suficientemente.

Depois de visualizada a inserção dos isquiotibiais no ísquio, a exposição é levada superiormente ao longo do ramo do ísquio. Nesse ponto, o periósteo é incisado e elevado. Um fórceps é passado em volta do ísquio para proteger as estruturas situada embaixo, e um osteótomo é usado para dividir o ramo isquiático.

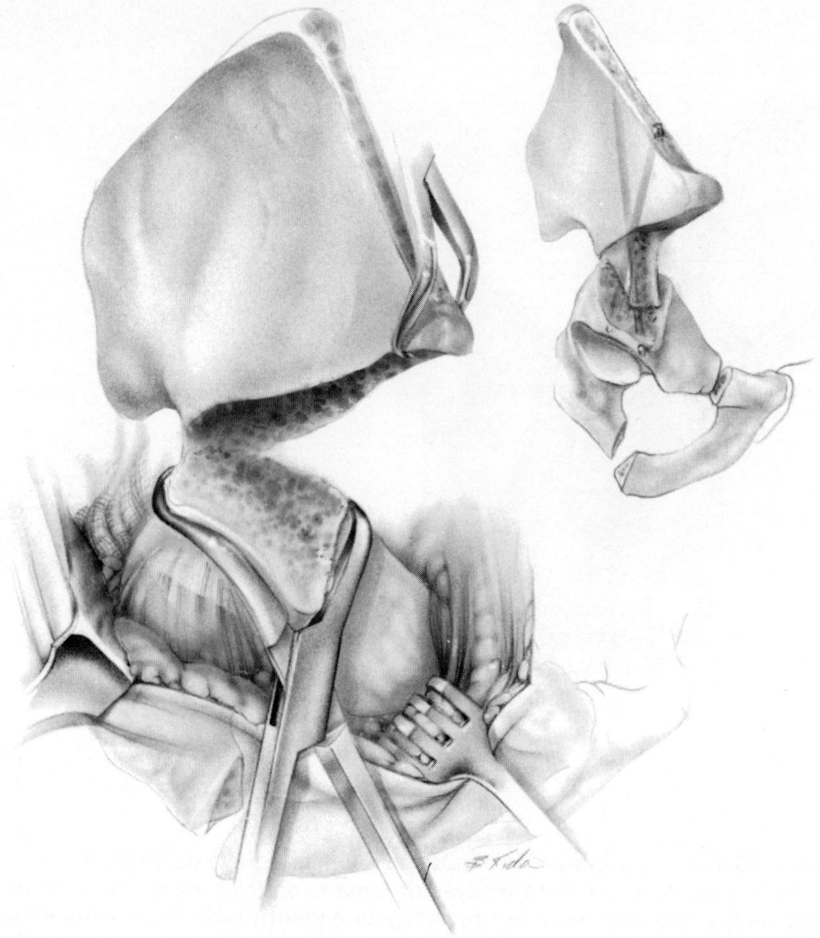

FIGURA 3-51. Com o fragmento acetabular completamente móvel, o fragmento é seguro com uma pinça de campo reforçada da mesma forma como para uma osteotomia de Salter. Uma outra técnica é inserir um grande pino de Steinmann rosqueado ou parafuso de Schanz no fragmento distal paralelo à osteotomia para ser usado como um joystick. Deve ser possível rodá-lo livremente tão anteriormente e lateralmente quanto se desejar. É preciso ter cuidado para obter apenas a quantidade correta de cobertura da cabeça femoral porque com a rotação excessiva, sobretudo anteriormente, pode bloquear o movimento. Diferente da osteotomia de Salter, um afastador de lâmina (*spreader*) pode ser usado para separar a osteotomia no osso ilíaco. Isso se deve ao fato do fragmento estar livre e não exercer pressão excessiva para cima na articulação sacroilíaca. Quando a correção desejada for obtida, um enxerto ósseo da crista anterior do ílio é preparado para encaixar-se no espaço na osteotomia ilíaca. A fixação da osteotomia e o enxerto são feitos de preferência com parafusos canulados de 7 mm. Um ou dois são passados da direção cefálica para caudal, como na osteotomia de Salter, e um outro a partir da direção caudal, perto da borda acetabular do fragmento distal, à direção proximal. A osteotomia do ísquio e do púbis não é fixada. A ferida cirúrgica é fechada, e um dreno é usado se o cirurgião assim desejar.

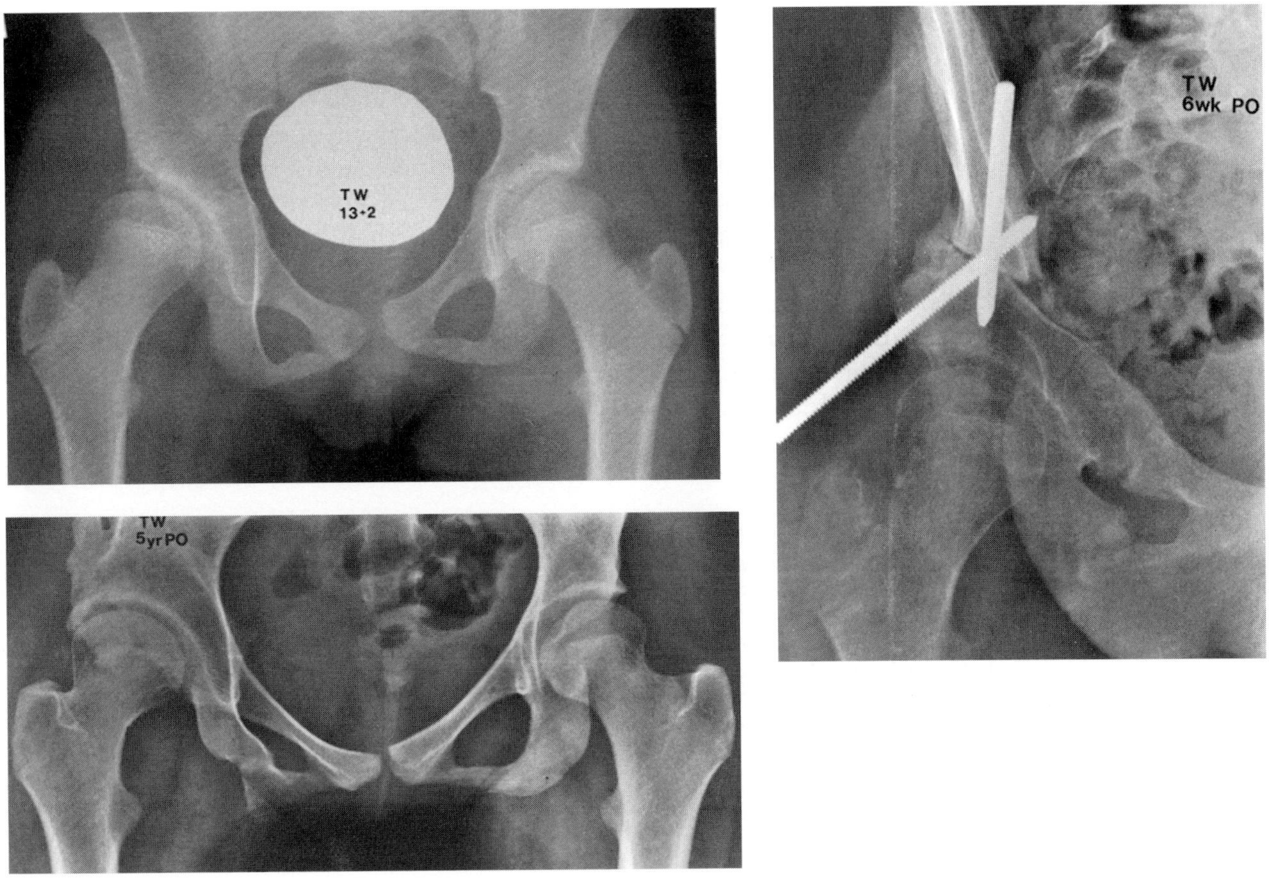

A B C

FIGURA 3-52. TW é uma menina de 13 anos e 2 meses que apresentava uma história de seis meses de dor crescente no quadril. Ela foi tratada para luxação congênita do quadril com 3 meses de idade com redução fechada. Ela apresenta necrose avascular tipo II **(A)** e displasia acetabular do quadril direito. Ela foi tratada com a osteotomia tripla do osso inominado fixada com dois pinos rosqueados de 5/32 polegadas. **(B)** Nós agora usamos parafusos canulados de 7 mm. Eles são mais fortes e podem ser removidos percutaneamente com controle radiográfico, ou deixados no local. Cinco anos após a cirurgia **(C)**, a paciente permanece livre de sintomas, com boa contenção radiográfica do quadril.

CUIDADOS PÓS-OPERATÓRIOS

O paciente geralmente é colocado em um aparelho de gesso pelvipodálico. No paciente mais confiável, o aparelho pode ser de perna única. Em pacientes mais velhos que podem depender de muletas e em quem a fixação é segura, tração com suspensão balanceada pode ser usada imediatamente após a cirurgia até que o movimento e o conforto sejam restaurados, e então uma marcha com sustentação parcial de peso é iniciada. O tempo de consolidação óssea para essa osteotomia depende da idade do paciente, mas é geralmente mais longa do que o tempo de consolidação para osteotomia de Salter em indivíduos da mesma idade. Crianças mais jovens podem apresentar consolidação em 8 semanas, sendo que pode levar 12 semanas ou mais em adultos jovens.

Referências

1. Guille JT, Forlin E, Jumar SJ, et al. Triple osteotomy of the innominate bone in treatment of developmental dysplasia of the hip. J Pediatr Orthop 1992;12:718.
2. Faciszewski T, Coleman SS, Biddulph G. Triple innominate osteotomy for acetabular dysplasia. J Pediatr Orthop 1993;13:426.
3. Steel HH. Triple osteotomy of the innominate bone. J Bone Joint Surg [Am] 1973;55:343.
4. Le Còeur P. Correction des defauts d'orientation de l'articulation coxxofemorale par osteotomie de l'isthme iliaque. Rev Chir Orthop 1965;51:211.
5. Tonnis D. Congenital dysplasia and dislocation of the hip in children and adults. Heidelberg: Springer, 1987.

3.11 OSTEOTOMIA DE CHIARI COM DESLOCAMENTO MEDIAL DA PELVE

Diferente de cirurgias que redirecionam a cartilagem acetabular e o osso subcondral e são chamadas de procedimentos *reconstrutores*, a osteotomia com deslocamento medial de Chiari é um procedimento de *salvamento* que usa o osso esponjoso do ílio com interposição da cápsula da articulação do quadril para conter a cabeça femoral e suportar peso. Isso é realizado com uma única osteotomia através do ílio, imediatamente acima da cápsula da articulação com deslocamento medial da articulação do quadril e sua cápsula sob o fragmento ilíaco superior.

A cirurgia é indicada basicamente para pacientes mais velhos com o quadril subluxado que experimentam dor e em quem um dos procedimentos de reconstrução que redirecionam o acetábulo não é possível. Não é necessário atingir uma redução concêntrica da cabeça femoral para realizar esse procedimento, e ele pode ser usado na presença de um quadril persistentemente subluxado. Entretanto se o quadril apresentar uma subluxação muito alta na direção cefálica, a osteotomia de Chiari não irá produzir uma cobertura suficiente. Isso se deve à anatomia da pelve. A área seccional cruzada da pelve diminui proporcionalmente quando é medida na direção cefálica a partir do acetábulo. Há uma largura insuficiente do fragmento proximal para fornecer cobertura adequada.

A mesma consideração anatômica torna essa osteotomia menos bem-sucedida em crianças mais jovens, especialmente aquelas com mielomeningocele e outras condições paralíticas que resultam em uma pelve pequena e fina. Além disso, a maioria das crianças pequenas são boas candidatas para um dos procedimentos de reconstrução.

O estudo de um modelo anatômico da pelve demonstra que a osteotomia de Chiari é incapaz de dar muita cobertura à parte posterior da cabeça femoral. Isso tem sido demonstrado em reconstruções tridimensionais feitas a partir de imagens de tomografia computadorizada (1). O reconhecimento de que a largura do fragmento proximal pode ser insuficiente para produzir cobertura adequada levou ao uso de enxerto ósseo para aumentar a cobertura lateral (2-4). Visto que grande parte da superfície da cabeça femoral anterior geralmente não é coberta pelo ílio pode ser uma razão bastante forte para sempre aumentar uma osteotomia de Chiari com a utilização deste enxerto.

Os resultados do tratamento observados em acompanhamento a longo prazo de pacientes tratados na idade adulta para displasia acetabular residual tem sido relatado (5,6). Esses relatos e outros similares tornaram esta operação popular para o tratamento de adolescentes e jovens adultos com subluxação do quadril, porque ela não requer redução do quadril e dá excelente alívio da dor na maioria dos estudos. Os resultados nessa faixa etária mais jovem, entretanto, e particularmente em crianças, são mais difíceis de encontrar (7,8). Esta cirurgia tem uma vantagem biomecânica: medializa o quadril e reduz a força através da articulação do quadril. Isso também encurta o braço de alavanca dos abdutores, causa fraqueza da musculatura glútea e, conseqüentemente leva à claudicação. O maior problema com a operação é que parece simples, mas as radiografias pós-operatórias podem não refletir precisamente a quantidade de cobertura conseguida (9).

A incisão e a exposição do ílio são as mesmas que foram descritas para a osteotomia de Salter. Embora Chiari não exponha a parede interna do ílio, isso não aumenta a morbidade do procedimento, e tem a vantagem de aumentar a segurança e ajudar na orientação (Figs. 3-53 a 3-57).

FIGURA 3-53. A colocação da osteotomia é crucial para o sucesso da operação. Se for muito alta, ela não fornece cobertura para o quadril, e se for muito baixa, não há cápsula suficiente entre a cabeça femoral e o ílio. Assim, é importante que o aspecto superior da cápsula do quadril esteja bem exposto anteriormente para posteriormente. Além disso, é necessário saber onde o teto do acetábulo está. Isso pode ser difícil em muitos quadris subluxados por causa de uma cápsula acentuadamente espessados. Em alguns casos, pode ser preciso afinar essa cápsula.

Compreender como o fragmento distal é deslocado medialmente em relação ao fragmento proximal – apesar do fato de o anel pélvico estar dividido em apenas um lugar – é importante para entender a osteotomia. O deslocamento acontece à medida que o fragmento distal rota na sínfise pubiana. Essa é a razão pela qual a direção da osteotomia é importante para obter o "deslocamento". Indo de lateral para medialmente **(A)**, a osteotomia deve se inclinar na posição cefálica cerca de 10°. Isso permite que o fragmento inferior (**B**) contendo a articulação do quadril desloque-se medialmente.

Esses dois pontos cruciais, a localização do teto acetabular e a direção da osteotomia, podem ser verificados inserindo-se um pequeno fio-guia ou levando um osteótomo de lateral a medial na direção estimada da osteotomia no local proposto para a cirurgia e visualizando o campo por meio de uma radiografia ou intensificador de imagens. A osteotomia deve inclinar-se na direção cefálica 10° a 15° de lateral a medial para facilitar o deslocamento (ou, mais corretamente, a *rotação*).

A osteotomia, como originalmente descrita por Chiari, era reta, de anterior para posteriormente. Mais comumente hoje, essa ferida é modificada para produzir uma osteotomia em forma de cúpula que se assemelha mais com a forma da cápsula do quadril após o deslocamento. Isso é facilmente executado **(C)** na porção anterior e média da osteotomia, mas não pode ser conseguido posteriormente.

A cortical lateral **(D)** é cortada primeiro, e em seguida a cortical medial **(E)**. Isso dá ao cirurgião uma excelente orientação. Essas feridas não se estendem à incisura isquiática porque a fragmentação dessa cortical posterior pode comprimir o nervo isquiático. As feridas na cortical lateral e medial são então conectadas, deixando apenas a cortical posterior da incisura isquiática intacta.

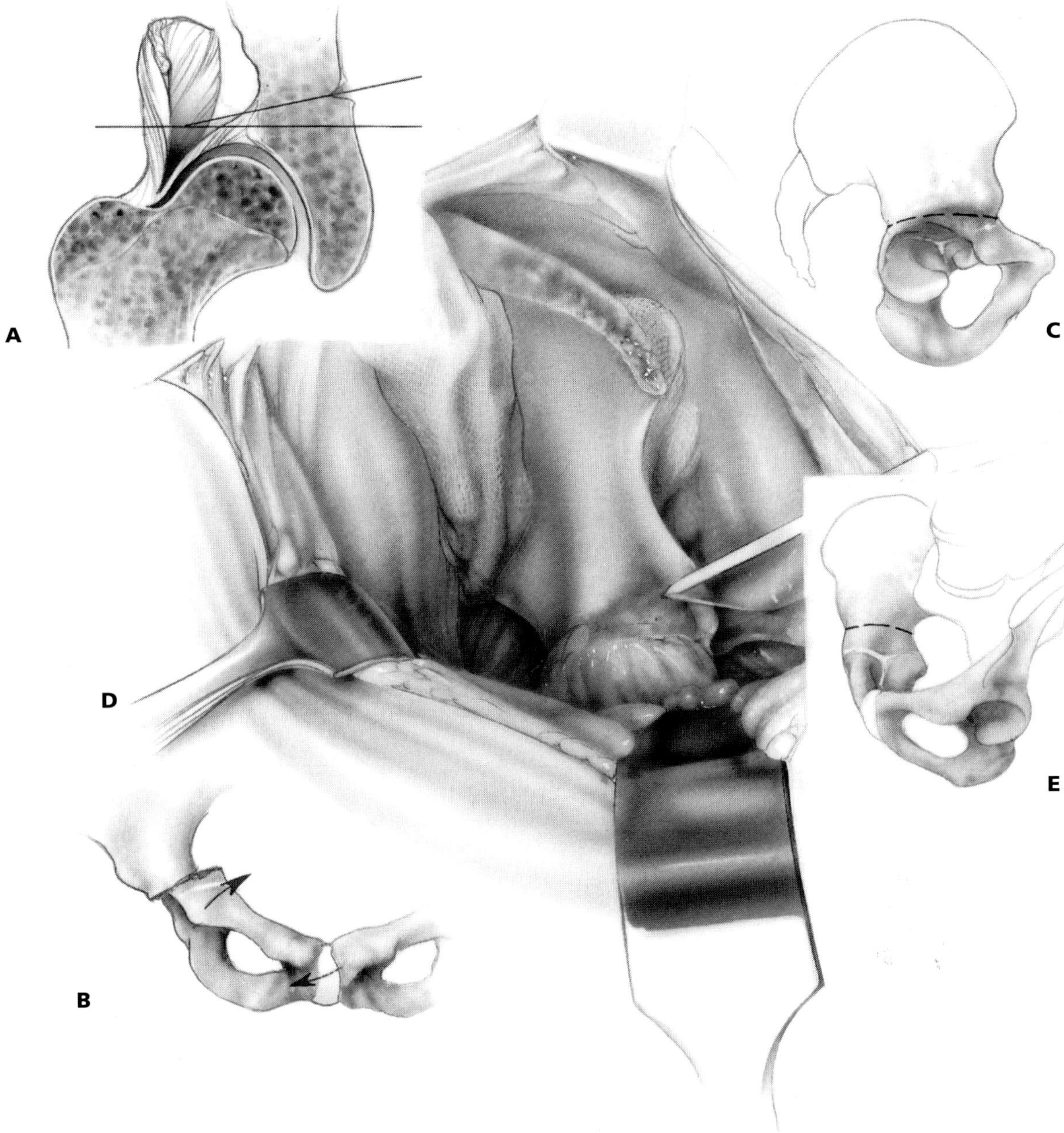
A
C
D
E
B

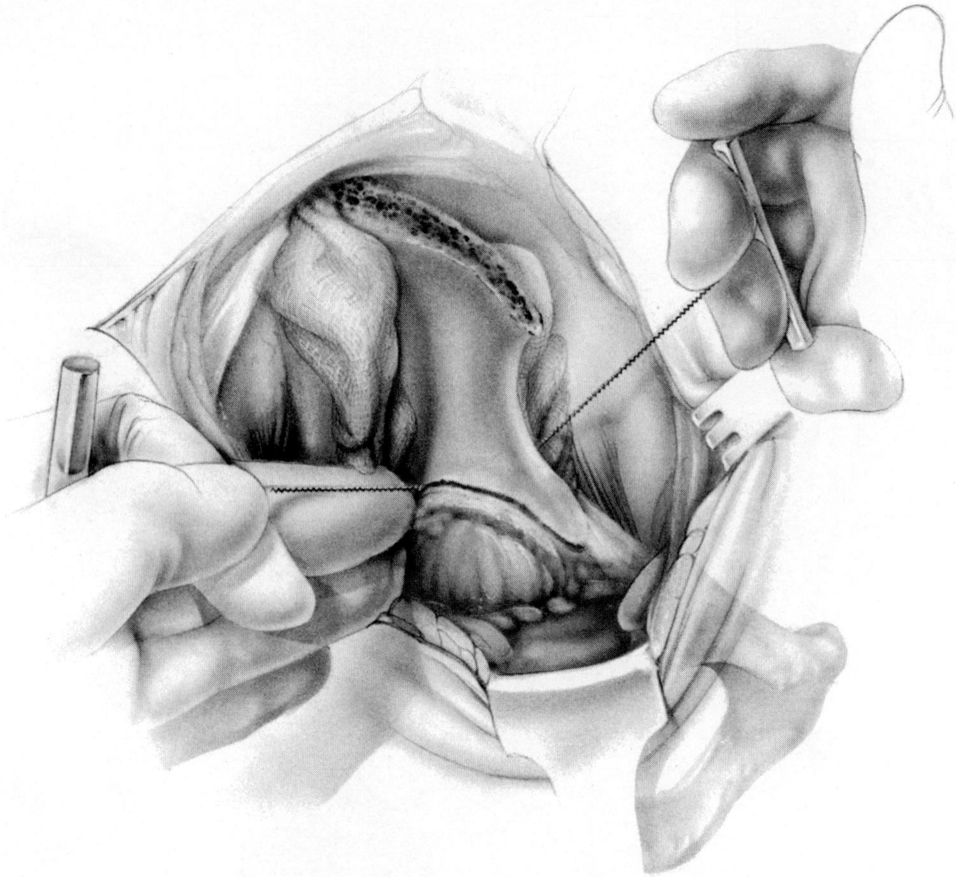

FIGURA 3-54. Uma serra de Gigli é passada através da incisura isquiática, como descrito para a osteotomia de Salter. Isso é usado para completar a osteotomia. Alguns cirurgiões preferem fazer essa ferida primeiro a uma curta distância, para evitar que o osso se fragmente à medida que o osteótomo se aproxima da incisura isquiática.

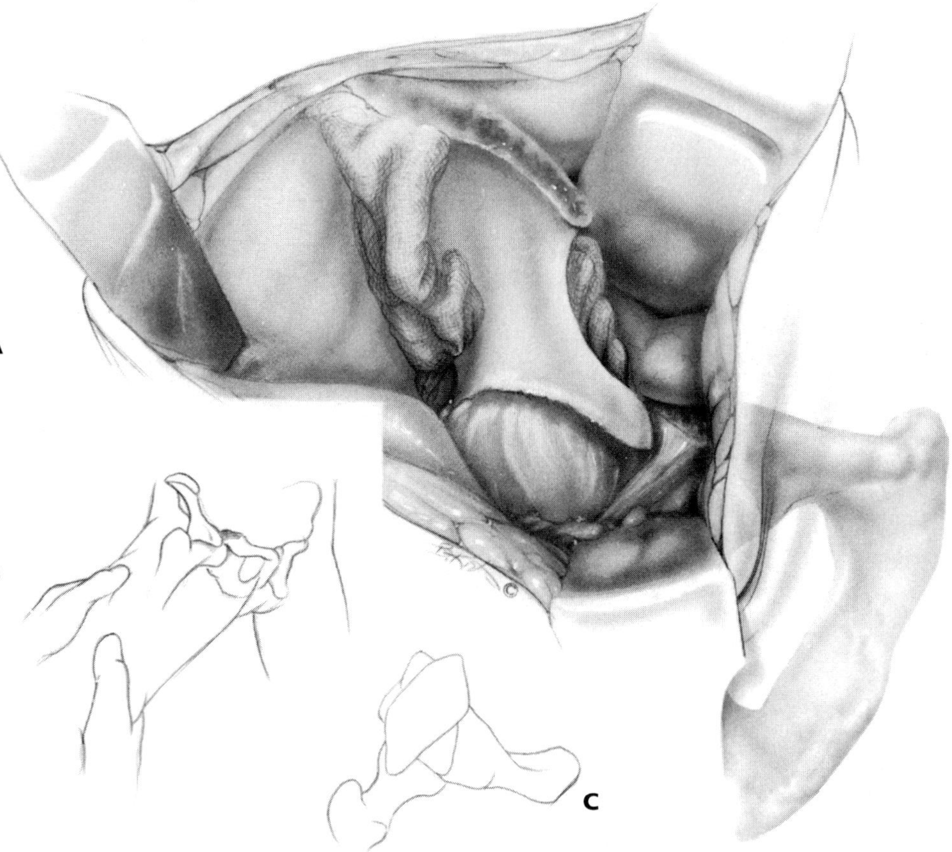

FIGURA 3-55. Com a osteotomia completa **(A)**, o fragmento distal é deslocado medialmente. Um erro comum neste ponto é fazer a osteotomia usar como dobradiça um ponto de fixação posterior. Isso resulta apenas no deslocamento do aspecto anterior. Sem uma inspeção cuidadosa do aspecto posterior da osteotomia, isso pode não ser notado, e não será refletido nas radiografias pós-operatórias.

A osteotomia **(B)** é geralmente deslocada pela abdução da perna. Se a osteotomia tiver sido executada adequadamente, ela deve se mover com facilidade utilizando essa manobra. Um deslocamento maior pode ser obtido com pressão direta sobre o grande trocânter. Há uma tendência para o fragmento inferior com a articulação do quadril deslocar-se posteriormente. Isso provavelmente deve ser evitado, porque pode aumentar a pressão no nervo ciático. O deslocamento posterior **(C)**, entretanto, aumenta a quantidade de cobertura por que o ílio é mais amplo em seu aspecto posterior do que em seu aspecto anterior.

Quanto ao deslocamento aconselhável, ainda permanece uma questão a ser debatida, com alguns especialistas dizendo que não deve haver mais de 50% de deslocamento. Tais advertências não levam em conta a largura variável do ílio, que é muito fino em sua ferida transversal anterior e larga posteriormente. É possível e freqüentemente aconselhável alcançar quase 100% de deslocamento na porção média da osteotomia sobre a cúpula da articulação do quadril. Se todo esse deslocamento for alcançado, ele deve ser fixado fortemente para evitar um deslocamento adicional e suplementado com enxertos ósseos para evitar retardo de consolidação ou não-união.

A consolidação óssea pode ser lenta, sobretudo se o paciente for mais velho e o deslocamento for maior. Nessas circunstâncias, é melhor fixar a osteotomia com dois ou três parafusos fortes, que podem ser deixados no lugar por vários meses sem incomodar o paciente. Nos casos em que uma consolidação óssea mais rápida é antecipada, pinos rosqueados fortes podem ser utilizados e deixados subcutaneamente para uma fácil remoção.

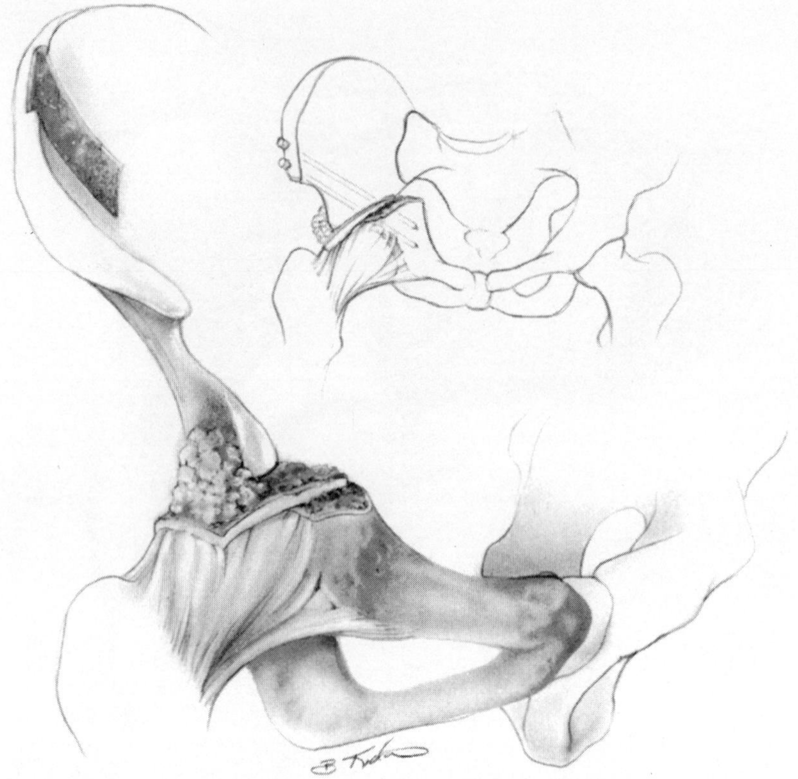

FIGURA 3-56. Como foi mencionado, é com freqüencia necessário aumentar a cobertura obtida com a osteotomia de Chiari. Isso é especialmente verdadeiro anteriormente onde o ílio é fino. Um método excelente para conseguir essa cobertura foi descrito (1,2). Um pedaço de osso córtico-esponjoso de tamanho adequado é removido da tábua interna do ílio. Ele é colocado no local da osteotomia antes da fixação. Os parafusos ou pinos usados para fixação então atravessam esse enxerto. Um enxerto adicional de osso esponjoso é adicionado sobre esse enxerto e mantido no lugar pelo periósteo e músculos quando a ferida cirúrgica é fechada.

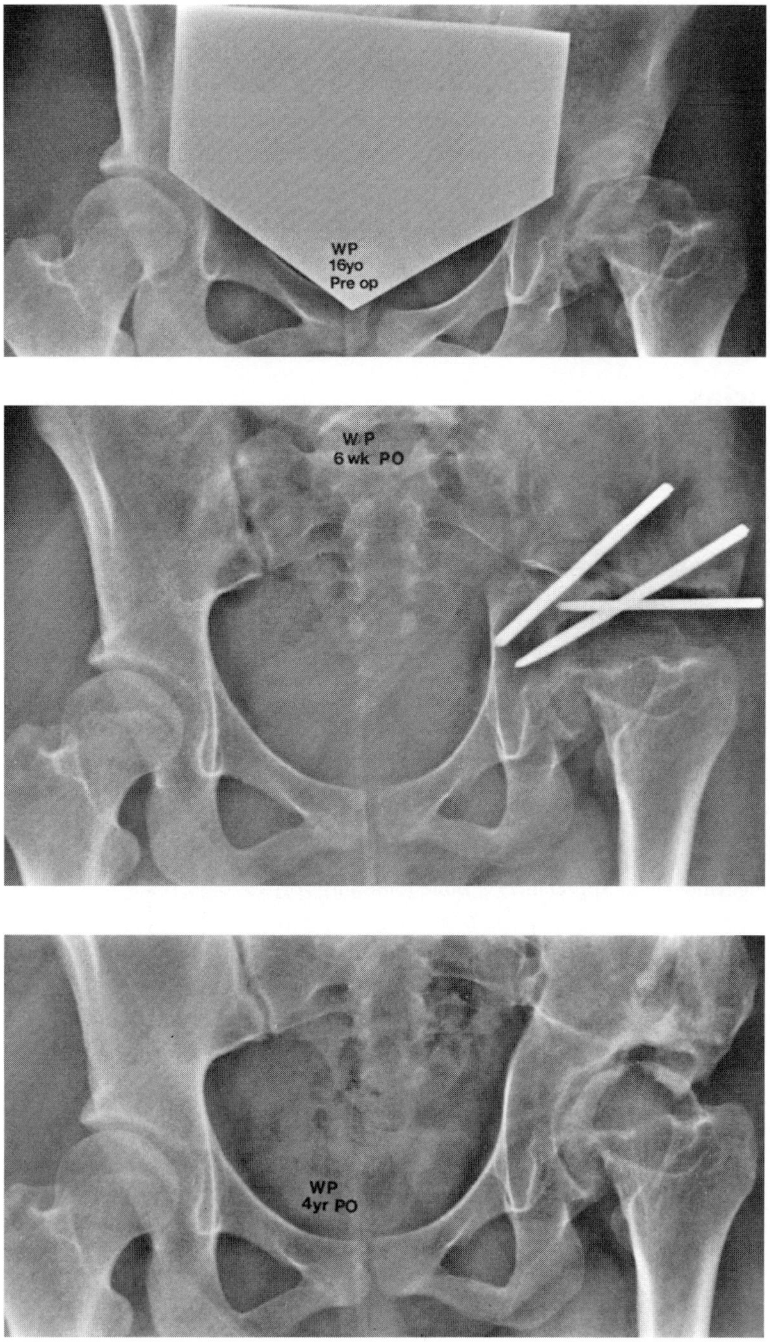

FIGURA 3-57. **A**: Radiografia de uma menina de 16 anos com displasia do quadril grave e dolorosa como resultado de luxação congênita. A radiografia ântero-posterior demonstra a cobertura pós-operativamente. **B**: Isso pode ser enganoso, entretanto, quando diz respeito à verdadeira vista ântero-posterior porque o aspecto posterior do ílio é rotado para fora. **C**: Quatro anos após a cirurgia, o quadril está bem contido, e a paciente, livre de sintomas. (Cortesia do dr. Michael Millis, Children's Hospital Medical Center, Boston, MA.)

CUIDADOS PÓS-OPERATÓRIOS

Não é necessário colocar gesso nos pacientes mais velhos, em quem se pode confiar. A osteotomia tem alto grau de estabilidade intrínseca que, se suplementada com forte fixação interna, permite uma marcha com muleta e sustentação de peso parcial. As muletas devem ser mantidas até que haja evidências radiográficas de consolidação óssea e o paciente tenha reabilitado os músculos abdutores. Se um aparelho de gesso pelvipodálico for usado em crianças mais jovens, ele deve ser continuado até que haja evidência radiográfica de consolidação óssea e os pinos sejam removidos. Isso é geralmente feito em 8 a 12 semanas.

Referências

1. Klaue K, Sherman M, Perren SM, et al. Extra-articular augmentation for residual hip dysplasia. J Bone Joint Surg [Br] 1993;75:750.
2. Fernandez DL, Isler B, Muller M. Chiari's osteotomy: a note on technique. Clin Orthop 1984;185:53.
3. Bailey TE, Hall JE. Chiari medial displacement osteotomy. J Pediatr Orthop 1985;5:635.
4. Betz RR, Kumar SJ, Palmer CT, et al. Chiari pelvic osteotomy in children and young adults. J Bone Joint Surg [Am] 1988;70:182.
5. Lack W, Windhanger R, Kutschera HP, et al. Chiari pelvic osteotomy for osteoarthritis secondary to hip dysplasia. J Bone Joint Surg [Br] 1991;73:229.
6. Windhanger R, Pongracz N, Schonecker W, et al. Chiari osteotomy for congenital dislocation and subluxation of the hip: results after 20 to 34 years follow-up. J Bone Joint Surg [Br] 1991;73:890.
7. Betz RR, Kumar SJ, Palmer CT, et al. Chiari pelvic osteotomy in children and young adults. J Bone Joint Surg [Am] 1988;70:182.
8. Rejholec M, Stryhal F, Rybka V, et al. Chiari osteotomy of the pelvis: a long-term study. J Pediatr Orthop 1990;10:21.
9. Benson MKD, Evans DC. The pelvic osteotomy of Chiari: an anatomical study of the hazards and misleading radiographic appearances. J Bone Joint Surg [Br] 1976;58:164.

3.12 PROCEDIMENTO EM PRATELEIRA DE STAHELI

Procedimentos para criar uma prateleira ou teto ósseo com o objetivo de aumentar um acetábulo deficiente foram realizadas pela primeira vez no início do século XX. Em suas várias formas, ele se manteve como o principal método de tratamento do acetábulo displástico até que os procedimentos que redirecionavam ou deslocavam o acetábulo se tornaram populares. Desde os anos de 1980, a popularidade dos procedimentos em prateleira diminuiu devido à popularidade das osteotomias mais novas e à baixa performance técnica dos procedimentos em prateleira (1).

O objetivo principal na criação de um teto acetabular, assim como em qualquer procedimento acetabular, é aumentar a área de descarga de peso entre a cabeça femoral e o acetábulo, ou aumentar a estabilidade do quadril. Os procedimentos que visam desenvolver um novo teto, como a osteotomia de Chiari, são procedimentos de salvamento porque usam osso sobre a cápsula no lugar da cartilagem articular, e osso subcondral para a área aumentada. Embora isso não pareça ideal à primeira vista, existem certas circunstâncias nas quais o procedimento de salvamento é a única opção válida.

As indicações para o aumento acetabular com cirurgia do tipo prateleira ou neo-teto são as mesmas para qualquer procedimento com prateleira: quadris com incongruência assimétrica. A operação não deve ser feita em um quadril congruente visto que para estes casos um redirecionamento acetabular é mais apropriado. A operação não é ideal quando a cápsula precisa ser aberta, embora possa ser feita, como a operação de Chiari.

O aumento acetabular desenvolvido por Staheli é um procedimento do tipo prateleira ou neo-teto no qual é criada uma fenda no ílio para receber um enxerto ósseo. Isso ajuda na correção e no posicionamento seguros do enxerto (2). A quantidade de cobertura pode ser calculada determinando-se o comprimento do enxerto que é necessário para criar o ângulo com margem central desejado.

A exposição para a operação é a mesma da abordagem anterior utilizada para redução aberta de luxação congênita do quadril. Adolescentes maiores podem ser colocados em uma mesa de fratura, se o cirurgião assim decidir. A tábua externa do ílio e a cápsula superior inteira precisam ficar expostos. A tábua interna do ílio não precisa ficar exposta (Figs. 3-58 a 3-62).

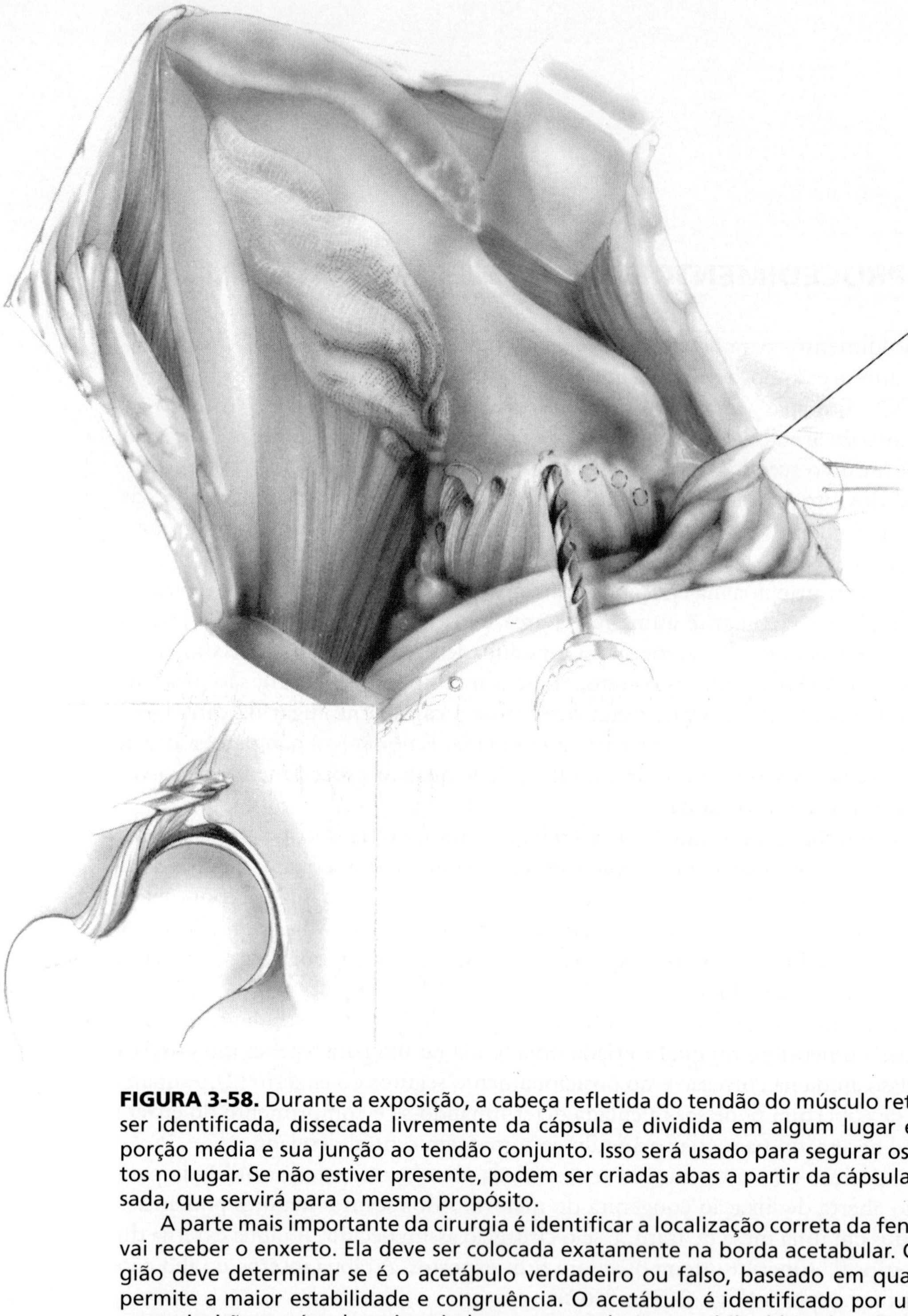

FIGURA 3-58. Durante a exposição, a cabeça refletida do tendão do músculo reto deve ser identificada, dissecada livremente da cápsula e dividida em algum lugar entre a porção média e sua junção ao tendão conjunto. Isso será usado para segurar os enxertos no lugar. Se não estiver presente, podem ser criadas abas a partir da cápsula espessada, que servirá para o mesmo propósito.

A parte mais importante da cirurgia é identificar a localização correta da fenda que vai receber o enxerto. Ela deve ser colocada exatamente na borda acetabular. O cirurgião deve determinar se é o acetábulo verdadeiro ou falso, baseado em qual deles permite a maior estabilidade e congruência. O acetábulo é identificado por uma pequena incisão na cápsula ou inserindo-se uma sonda. No quadril subluxado e displástico, a cápsula normalmente se apresenta engrossada e aderente ao ílio, fazendo com que o cirurgião posicione a fenda e conseqüentemente o enxerto em uma posição muito alta. A localização correta deve ser verificada radiograficamente colocando-se um pino-guia no ílio na borda acetabular presumida. Em alguns casos, pode ser necessário afinar a cápsula para permitir que o enxerto seja colocado na posição correta.

Após a verificação do local correto, com uma broca de 5/32 polegadas, faz-se uma série de orifícios na borda do acetábulo. Estes orifícios devem ter a profundidade de até 1 cm, e devem estar inclinados em cerca de 20°, como ilustrado. Eles devem se estender de forma suficiente em direção anterior e posterior, para que possam fornecer a cobertura necessária a cabeça femural.

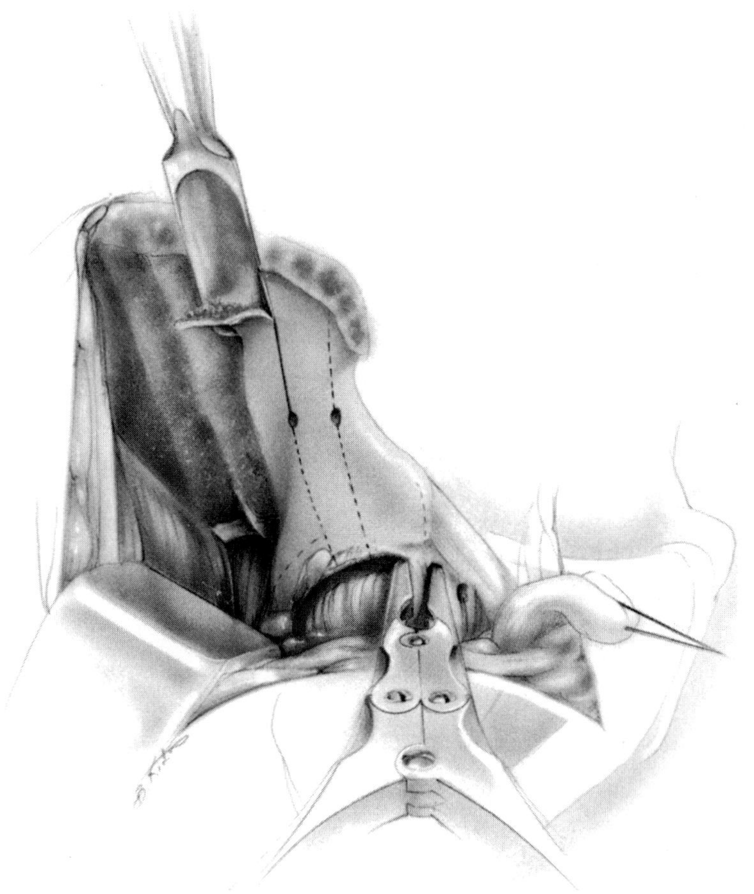

FIGURA 3-59. Um saca-bocado estreito é usado para conectar estes orifícios e produzir a fenda. Essa fenda também pode ser criada mais facilmente com o uso de uma broca elétrica. O assoalho da fenda deve ser o osso subcondral do acetábulo, e deve estar nivelado com a cápsula.

O enxerto ósseo é obtido da tábua externa do ílio. Começando na crista ilíaca, são removidas tiras de osso esponjoso e cortico-esponjosos. Na região acima da fenda, a decorticação pode ser superficial, para ajudar na incorporação do enxerto sem quebrar a integridade da fenda. Pode ser necessário usar enxerto proveniente de um banco de ossos em alguns pacientes com patologias neuromusculares.

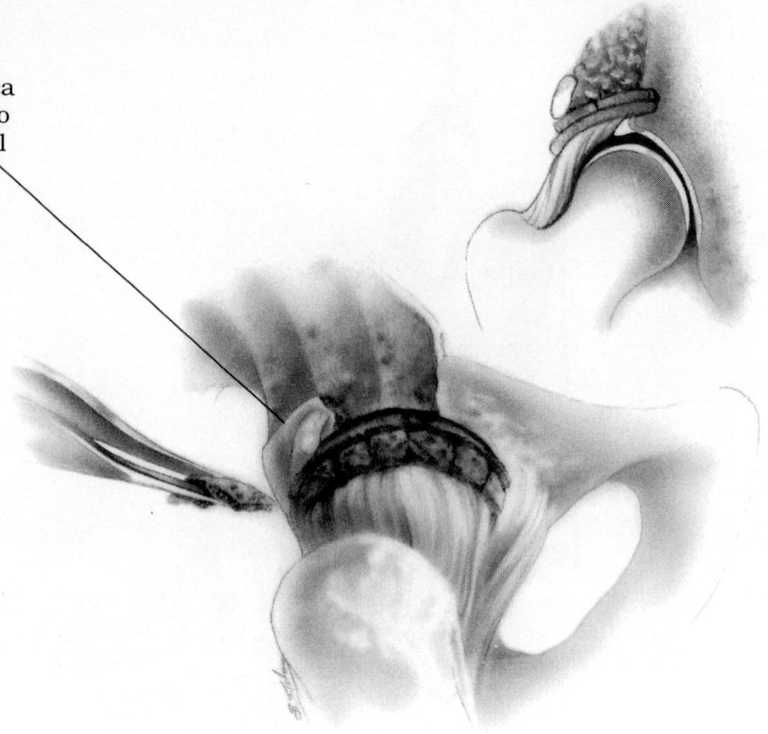

FIGURA 3-60. Enxertos de osso esponjoso são cortados em tiras de 1 cm de largura e comprimento adequado para fornecer a quantidade desejada de cobertura lateral. Esses enxertos são colocados na fenda estendendo-se sobre a cápsula. Uma segunda camada de tiras de osso esponjoso é posicionada a 90° das primeiras tiras de enxerto. Os enxertos não devem se estender muito longe lateralmente ou anteriormente na busca por uma espetacular cobertura radiográfica do quadril, porque isso pode resultar na perda de movimento secundária a impactos.

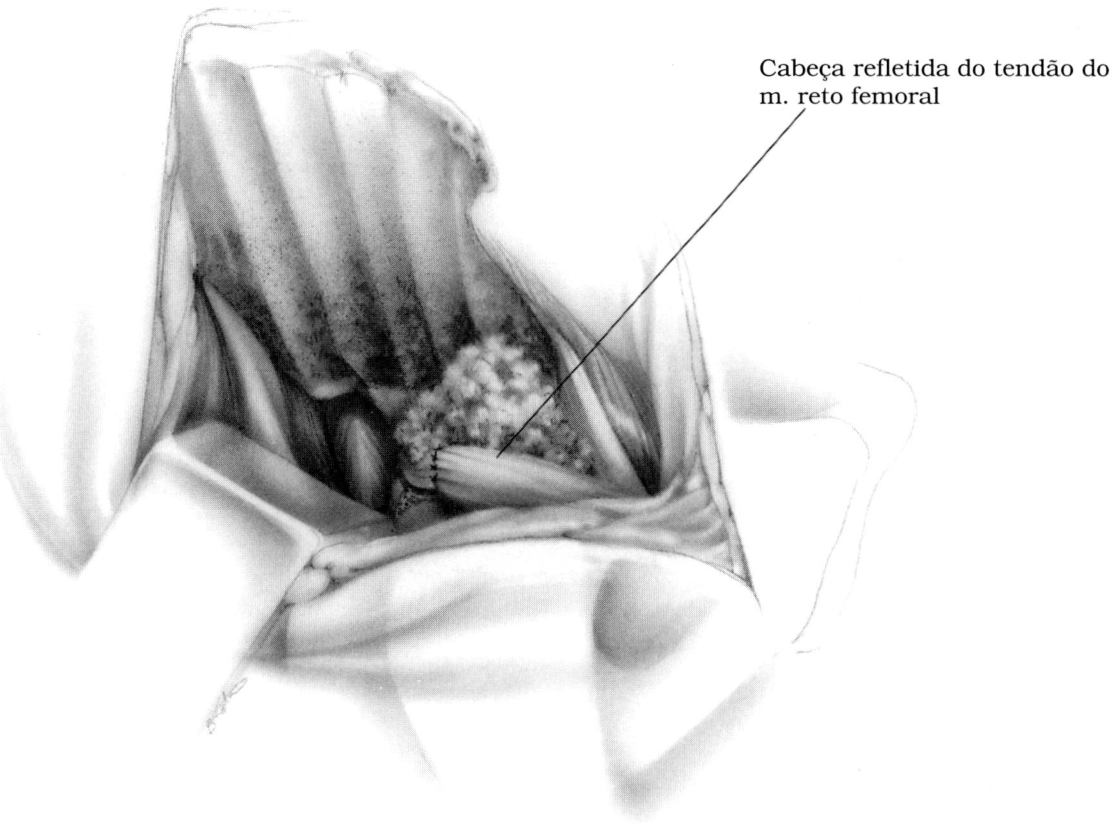

FIGURA 3-61. A cabeça refletida do tendão do músculo femoral reto é suturada, segurando os enxertos no lugar. O osso remanescente é cortado em pequenos pedaços e posicionado sobre o enxerto previamente colocado. Este é mantido no lugar pelos músculos abdutores quando a ferida cirúrgica for fechada.

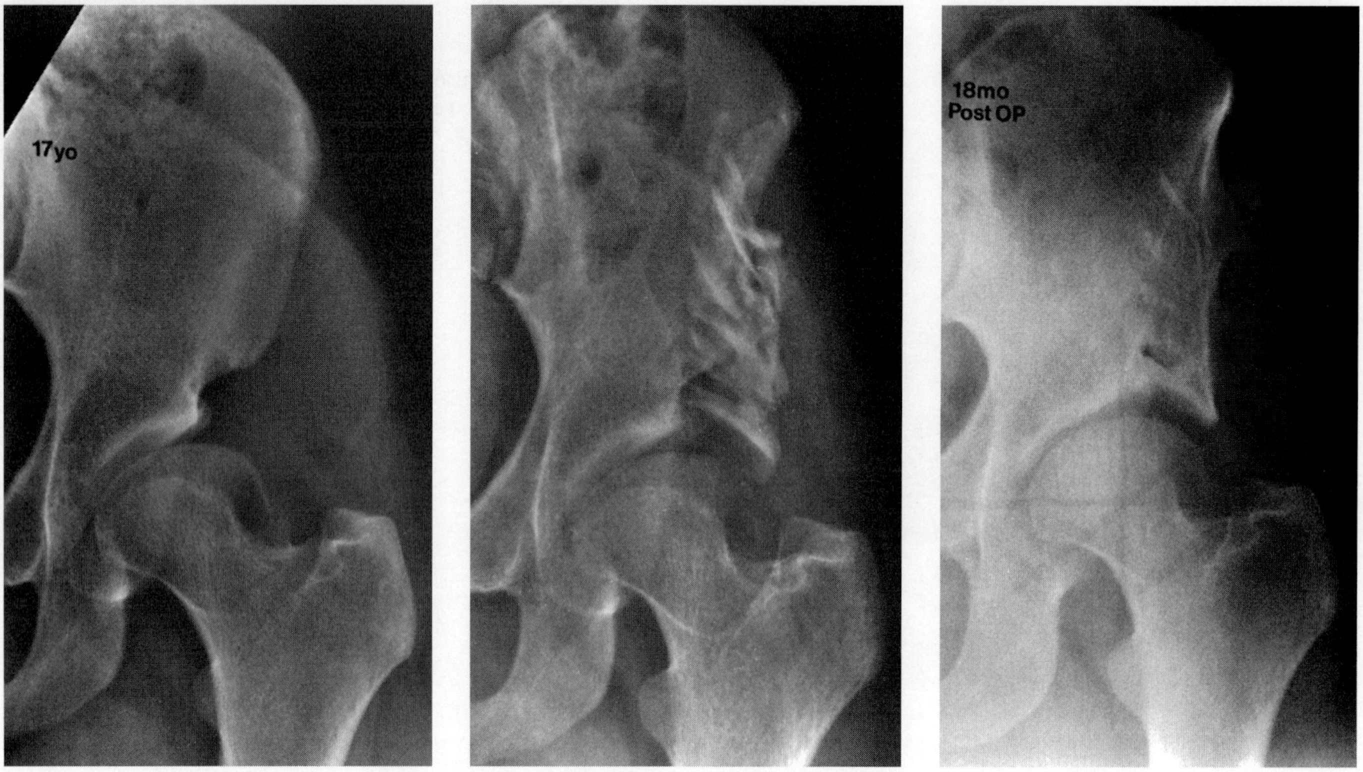

A B C

FIGURA 3-62. A: Displasia acetabular em uma mulher de 17 anos de idade, resultado de um tratamento para luxação congênita do quadril com subseqüente necrose avascular tipo II da cabeça femoral. **B:** Radiografia tirada 6 semanas após um aumento acetabular com fenda mostra a grande quantidade de enxerto usada. **C:** Dezoito meses após a cirurgia, a radiografia mostra boa incorporação do enxerto com formação de um neoteto ou prateleira resistente. Observe o orifício remanescente no enxerto onde a cabeça refletida do tendão reto foi reparada. (Cortesia da dra. Lynn T. Staheli, Children's Hospital, Seattle, WA.)

CUIDADOS PÓS-OPERATÓRIOS

O paciente é colocado em um aparelho de gesso pelvipodálico de uma só perna com o quadril na posição de 15° de abdução, 20° de flexão e rotação neutra. O gesso pode ser removido em 6 semanas, e uma avaliação radiográfica de incorporação do enxerto pode ser feita. Pacientes confiáveis podem iniciar a sustentação de peso parcial. Em pacientes menos confiáveis, a sustentação de peso pode ser permitido em um aparelho de gesso pelvipodálico para deambulação. Normalmente, o tempo para a completa incorporação do enxerto é de 4 meses.

Referências

1. White RE, Sherman FC. The hip-shelf procedure: a long-term evaluation. J Bone Joint Surg [Am] 1980;62:928.
2. Staheli LT. Slotted acetabular augmentation. J Pediatr Orthop 1981;1:321.

3.13 ARTRODESE DA ARTICULAÇÃO DO QUADRIL

Apesar dos avanços na artroplastia total das articulações, a artrodese da articulação do quadril permanece a melhor opção para o adolescente ou adulto jovem com articulação destruída e com dor. A despeito das limitações impostas pela artrodese do quadril, esta opção de tratamento permanece válida até que os avanços tecnológicos tenham resolvido o problema de soltura dos implantes na artroplastia total das articulações, especialmente em pacientes ativos jovens.

A maioria dos estudos de longo prazo demonstrou que a maior parte dos pacientes fica satisfeita com os resultados da artrodese de articulação do quadril, e tem vida ativa sem dores no quadril (1,2). Esses estudos, contudo, também mostram que um número significativo de pacientes desenvolve dor nas costas e dor nos joelhos, com sinais radiográficos de osteoartrite décadas após a artrodese. Esses problemas estão sendo resolvidos com conversão para artroplastia total do quadril (3,4), o que não nega, necessariamente, o valor da artrodese do quadril, porque na época da conversão os pacientes são candidatos mais adequados para a artroplastia total da articulação e são capazes de tirar vantagem de décadas de desenvolvimento tecnológico.

A mensagem relevante desses estudos para o cirurgião executando uma artrodese de quadril em um paciente jovem é dupla. Primeiro, tanto quanto possível da arquitetura normal do quadril deve ser preservada, de forma que uma futura artroplastia total da articulação possa ser executada. Isso implica na não utilização da placa do tipo cobra ou de outros métodos que alteram a anatomia normal. Em segundo lugar, a posição da perna em relação à pelve é importante no desenvolvimento de sintomas tardios ao nível dos joelhos e nas costas. Especificamente, qualquer abdução do quadril deve ser evitada.

Uma técnica que provou ser eficaz foi descrita por Thompson (5) e avaliada por Price e Lovell (6). Ela utiliza uma osteotomia intertrocantérica para aliviar o efeito do braço de alavanca longo da perna na artrodese e para permitir um posicionamento preciso da perna após a remoção dos campos cirúrgicos (Figs. 3-63 a 3-70).

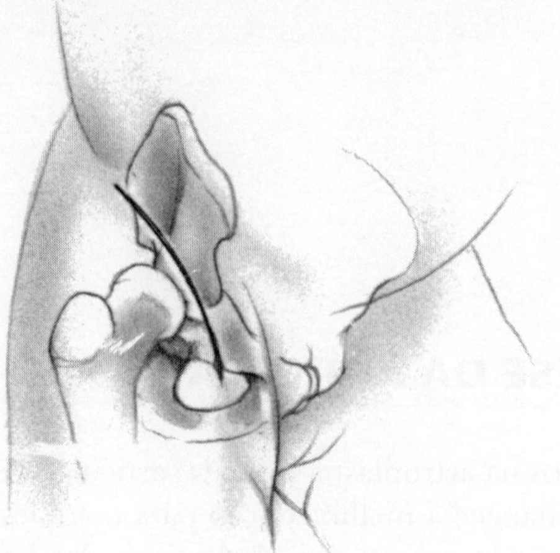

FIGURA 3-63. A abordagem do quadril é a mesma utilizada para a osteotomia de Salter. É importante que a cápsula do quadril seja exposta de forma ampla devido ao fato da luxação do quadril doente ser difícil de realizar e demandar uma capsulectomia extensa. Tanto a tábua interna como a tábua externa do ílio devem ser expostas subperiostealmente.

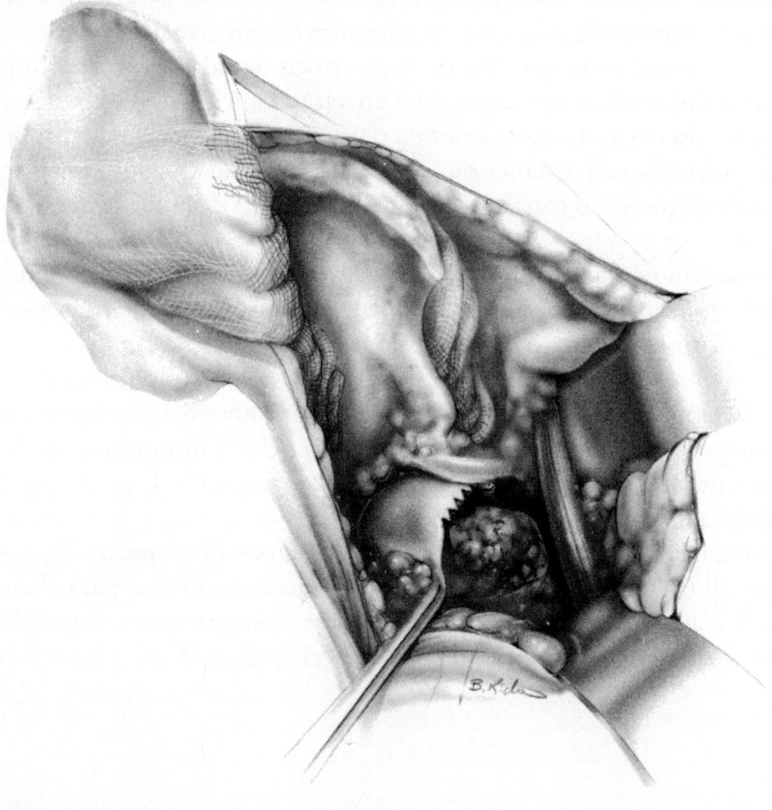

FIGURA 3-64. A cabeça femoral é luxada por abdução, rotação externa e extensão da perna. Isso desloca a cabeça femoral anteriormente dentro do campo cirúrgico. Devido à extensão do achatamento da cabeça femoral, sobretudo nos casos de necrose avascular, normalmente não é possível usar uma fresa em forma de cúpula para recriar a forma arredondada ideal da cabeça femoral vista com freqüência em diagramas de artrodese de quadril. Em vez disso, os osteótomos curvos ou saca-bocado devem ser usados para remover a cartilagem articular remanescente e osso avascular morto, aceitando a superfície mais aplainada resultante. A superfície óssea, independente de sua forma, deve ser de osso sangrante.

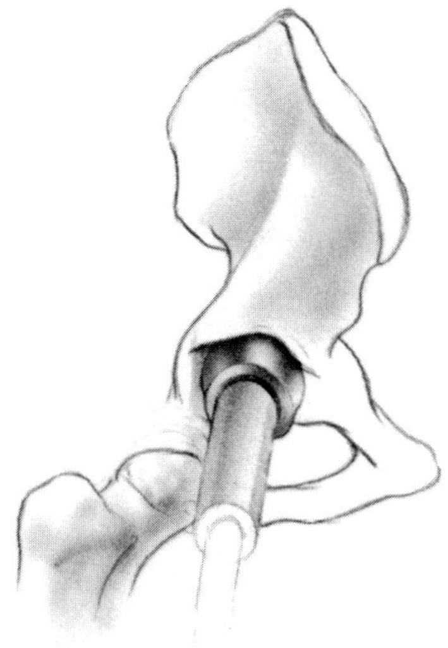

FIGURA 3-65. A flexão e a rotação interna da perna deslocam a cabeça femoral posterior ao acetábulo. Tendo em vista que o acesso ao acetábulo é restrito e que o acetábulo não está deformado, a utilização de uma fresa é ideal para remover a cartilagem e osso subcondral. Normalmente não é necessário alterar a forma resultante do acetábulo porque a cabeça femoral pode ser movida para uma posição mais congruente. Tipicamente, esta posição é a abdução.

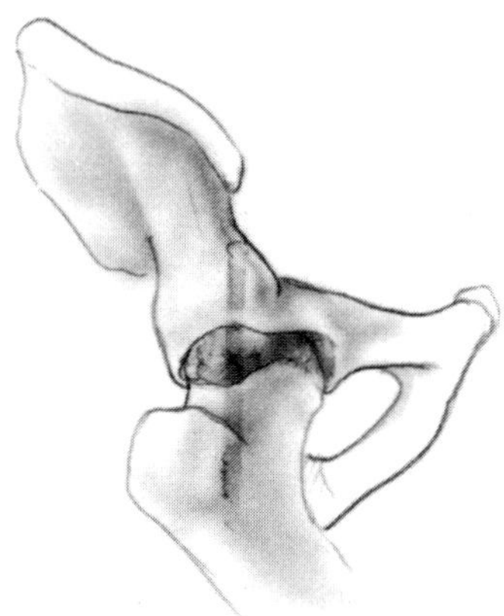

FIGURA 3-66. Depois que a cabeça femoral é colocada na posição desejada, um ou dois parafusos largos, grandes e fortes, com arruelas, podem ser direcionados a partir do lado interno do ílio, através do acetábulo e dentro da cabeça femoral e do colo (7). Isso fornece fixação da cabeça femoral ao acetábulo. Esta fixação, contudo, mostra-se insuficiente, a menos que uma osteotomia proximal seja executada.

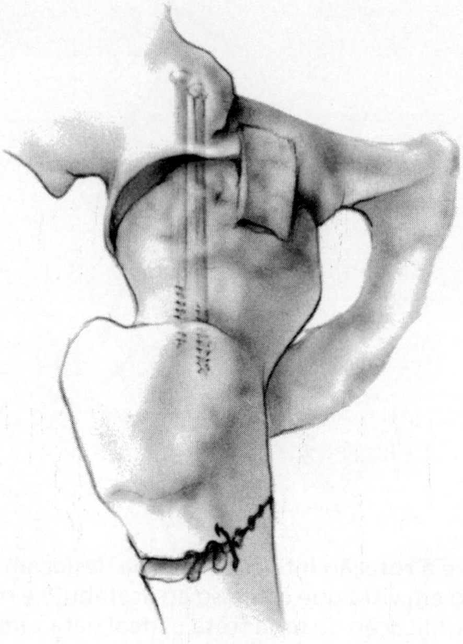

FIGURA 3-67. Usando osteótomos ou uma serra oscilante, um canal é cortado no aspecto superior do ílio, imediatamente acima do acetábulo e lateral à proeminência iliopubiana, estendendo-se para baixo até o colo femoral. Este canal deve ser tão largo quanto a porção anterior da crista ilíaca, e deve ter cerca de 1,5 cm de profundidade para acomodar um pedaço de enxerto tricortical que será removido da crista ilíaca anterior. Este enxerto é colocado no lugar sob pressão como uma cunha e pode ser fixado por dois parafusos. Osso esponjoso pode ser removido da superfície exposta da crista ilíaca com uma cureta e comprimido dentro do acetábulo ao redor da cabeça femoral.

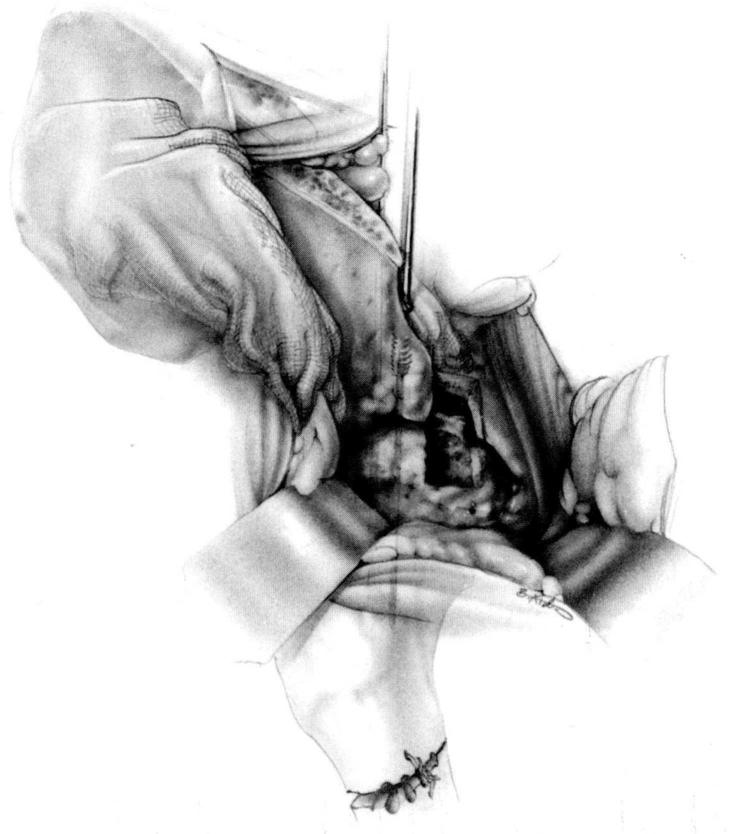

FIGURA 3-68. Uma osteotomia do fêmur é realizada em um ponto imediatamente abaixo do trocânter menor. O cirurgião pode preferir executar esta etapa antes da fixação da cabeça femoral do ílio. Se isso for feito, um pino de Steinmann grande deve ser colocado dentro do fragmento da cabeça femoral de forma que possa ser controlado. Executar a osteotomia nesta etapa assegura a obtenção de mobilidade suficiente, embora não excessiva, no local da osteotomia para permitir um posicionamento apropriado da perna no gesso.

A osteotomia pode ser executada através de uma incisão ântero-lateral pequena que divide as fibras do músculo tensor da fáscia lata para alcançar o fêmur proximal. O periósteo é cortado na direção do osso e elevado com o elevador periosteal Crego. Quanto menor o rompimento periosteal, mais estável a osteotomia. São produzidos múltiplos orifícios com o uso de uma broca, e a osteotomia é finalizada com um osteótomo. Em nossa experiência, isso resulta em uma união mais rápida que o uso de uma serra elétrica oscilante, um importante fator porque não é utilizado fixação interna rígida. O membro é movido para assegurar que existe mobilidade suficiente no local da osteotomia.

Com o tempo, o fragmento distal, a diáfise femoral, tende a se deslocar posteriormente. Isso configura uma situação difícil em relação ao posicionamento da diáfise se uma revisão para a artroplastia total da articulação for necessária no futuro. A situação pode ser evitada colocando-se um orifício através da cortical anterior em cada lado da osteotomia e passando uma sutura forte através dos orifícios. Esta sutura é amarrada frouxamente, o suficiente para permitir flexão e alguma extensão, assim como abdução e adução no local da osteotomia, ao mesmo tempo evitando qualquer deslocamento posterior significativo. Uma incisão ântero-lateral fornece ao cirurgião uma exposição melhor para esta etapa do que a incisão lateral tradicional.

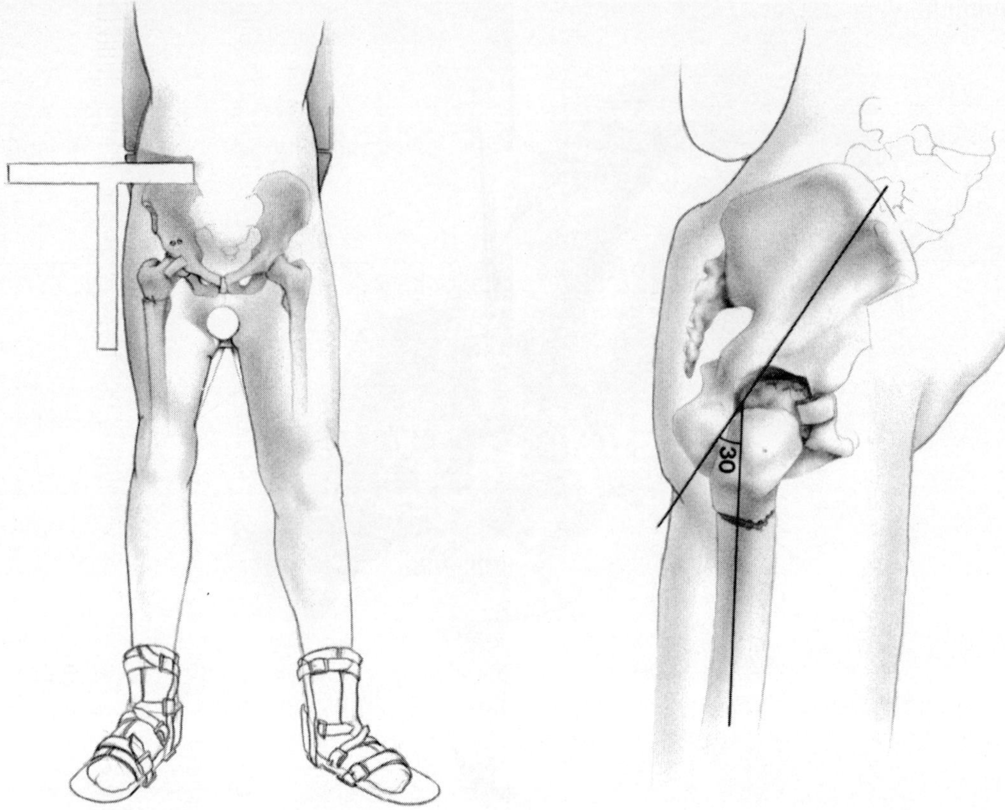

FIGURA 3-69. Após o fechamento da ferida cirúrgica, o paciente é transferido para a mesa de fratura para aplicação de um aparelho de pelvipodálico. Este é um estágio crítico na operação, porque determina a posição da perna em relação à pelve; a importância disso já foi previamente discutida. A melhor posição da perna é de 30° de flexão, 0° de abdução e de 0° a 5° de rotação externa. Na maioria das situações, a quantidade correta da flexão é obtida mantendo-se a perna não operada paralela ao chão e elevando-se a perna operada cerca de 10°. A inclinação pélvica resultante, como evidenciado pela lordose lombar, resulta em cerca de 30° de flexão do quadril. Devido aos curativos e à ausência da espinha ilíaca ântero-superior no lado operado, é difícil ter certeza do grau de abdução. Por conta de sua importância, o grau de abdução deve ser verificado por controle radiográfico. Isso é feito de maneira mais fácil utilizando-se um esquadro metálico em T e um intensificador de imagem.

O gesso pelvipodálico inicial deve incluir a perna inteira e o pé se o joelho não estiver dobrado, de forma que a rotação do local da osteotomia seja controlada. É aconselhável verificar a posição do membro radiograficamente após a colocação do gesso.

Um método alternativo de posicionamento intraoperatório usando um pré-posicionamento com sacos de areia tem sido descrito (8). Esta técnica requer atenção aos detalhes antes de iniciar a cirurgia, e é bem adequada às técnicas que executam a artrodese do quadril sem a osteotomia femoral. Tais técnicas requerem que a perna esteja posicionada corretamente quando a fixação é aplicada. Nenhum ajuste é possível após a remoção dos campos cirúrgicos.

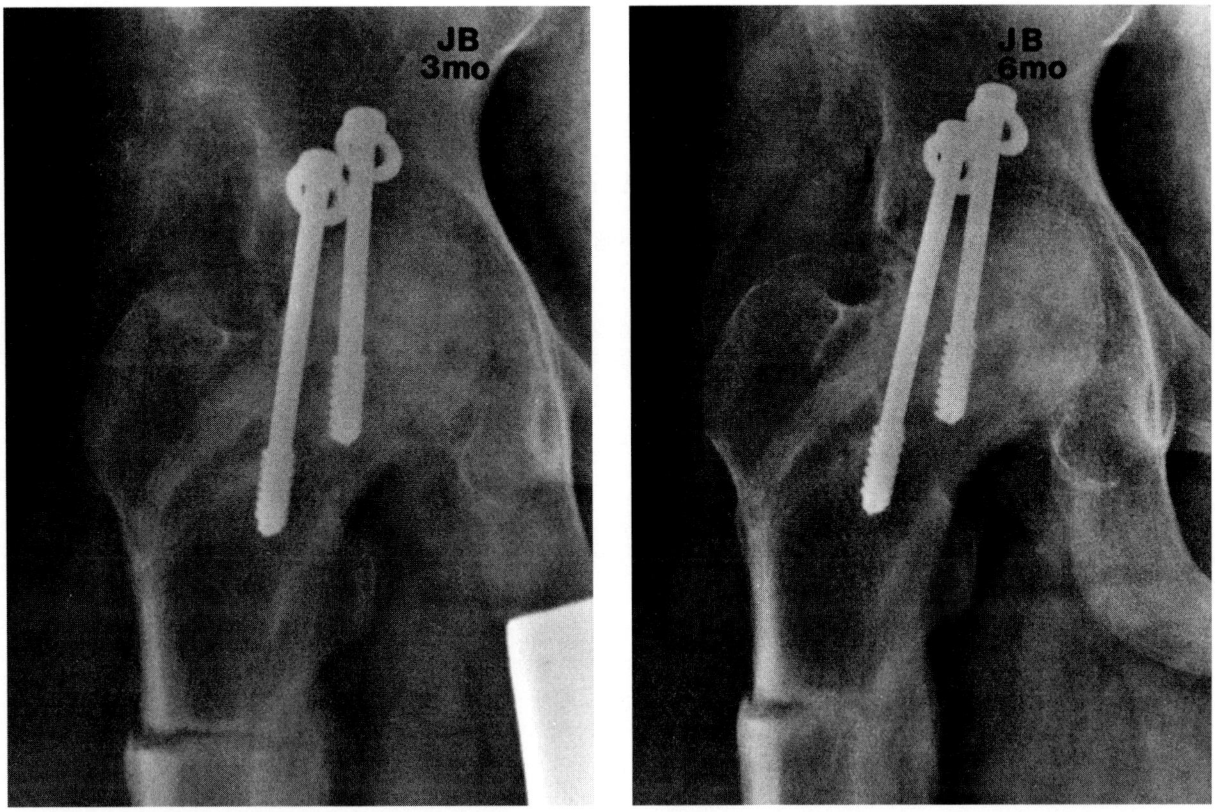

A B

FIGURA 3-70. Radiografias de artrodese de quadril, 3 meses **(A)** e 6 meses **(B)** após cirurgia para necrose avascular secundária a deslizamento da epífise femoral capital, ilustram a consolidação óssea atrasada que pode ocorrer no local da osteotomia quando o osso é cortado com uma serra elétrica. Nesse caso, o enxerto foi colocado firmemente no lugar e não foram usados parafusos para segurá-lo.

CUIDADOS PÓS-OPERATÓRIOS

Dependendo da confiança do cirurgião na fixação interna do quadril, da imobilização da osteotomia femoral por aparelho de gesso pelvipodálico e da capacidade do paciente em seguir instruções, o paciente pode ser mobilizado em muletas ou mantido de repouso na cama. Repouso na cama é o resultado usual. Quando sinais precoces de consolidação óssea são observados radiograficamente no local da osteotomia, normalmente por volta de seis semanas, o gesso pode ser alterado para permitir a movimentação do joelho, e o paciente é mobilizado em muletas. Isso é importante para evitar rigidez dos joelhos nestes pacientes, que dependem de movimentos completos das articulações adjacentes para uma completa função do membro inferior. O gesso é removido quando houver evidência radiográfica de união entre a cabeça femoral e o ílio, o que leva normalmente 12 semanas.

Referências

1. Sponseller, PD, McBeath AA, Perrich M. Hip arthrodesis in young patients: a long-term follow-up study. J Bone Joint Surg [Am] 1984;66:853.
2. Callaghan JJ, Brand RA, Pedersen DR. Hip arthrodesis: a long-term followup. J Bone Joint Surg [Am] 1984;67:1328.
3. Brewster RC, Coventry MB, Johnson EW Jr. Conversion of the arthrodesed hip to a total hip arthroplasty. J Bone Joint Surg [Am] 1975;57:27.

4. Lubhan JD, Evarts CM, Feltner JB. Conversion of ankylosed hips to total hip arthroplasty. Clin Orthop 1980;153:146.
5. Thompson FR. Combined hip fusion and subtrochanteric osteotomy allowing early ambulation. J Bone Joint Surg [Am] 1956;38:13.
6. Price CT, Lovell WW. Thompson arthrodesis of the hip in children. J Bone Joint Surg [Am] 1980;62:1118.
7. Mowery CA, Houkom JA, Roach JW, et al. A simple method of hip arthrodesis. J Pediatr Orthop 1986;6:7.
8. Blasier RB, Holmes JR. Intraoperative positioning for arthrodesis of the hip with the double beanbag technique. J Bone Joint Surg [Am] 1990;72:766.

3.14 FIXAÇÃO PERCUTÂNEA *IN SITU* COM PARAFUSO CANULADO PARA DESLIZAMENTO DA EPÍFISE FEMORAL CAPITAL

Desde os anos de 1950, o método mais comum de tratamento para deslizamento da epífise femoral capital (DEFC) tem sido a fixação *in situ* com pinos rosqueados de um tipo ou de outro. Desde a década de 1980, o tratamento de DEFC sofreu diversas mudanças como resultado desta experiência (1). A ocorrência de condrólise pode estar relacionada à penetração persistente do pino na articulação, que não é percebida nas radiografias, e uma necrose avascular pode ser causada pela ruptura das artérias laterais da epífise dentro da cabeça femoral pelos pinos ou uma broca que entra no aspecto superior da cabeça femoral (2). O cirurgião deve saber a localização da ponta do dispositivo de fixação no interior da cabeça femoral. Torna-se evidente que a fixação *in situ* de um DEFC é uma técnica radiográfica porque nenhuma incisão, não importa onde esteja localizada ou qual é a sua extensão, pode mostrar ao cirurgião onde está a ponta do dispositivo de fixação no interior da cabeça femoral. Esta técnica de fixação percutânea com parafuso canulado tem sido descrita (2) (Figs. 3-71 a 3-78).

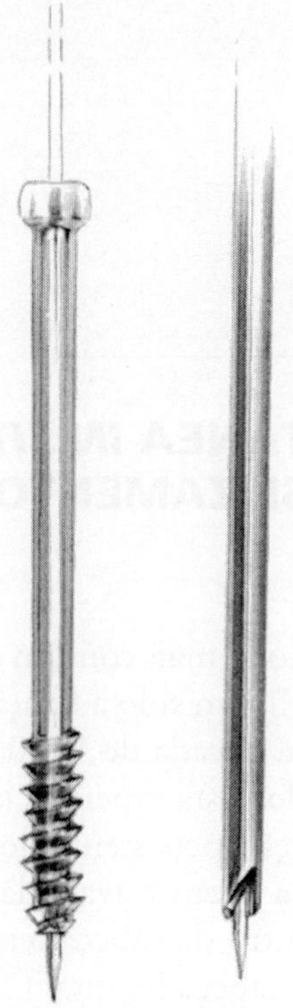

FIGURA 3-71. A disponibilidade de diversos tipos de parafusos canulados fortes permitiu uma melhora significativa na segurança, e facilidade da fixação *in situ* para deslizamento da epífise femoral capital (DEFC). É preferível usar parafusos canulados de 7 mm, mostrados à esquerda do que os dispositivos mais antigos, que contêm um pino em uma manga para broca. Estes últimos são mais difíceis de usar, causam orifícios maiores se não forem preenchidos com um parafuso (você pode não executar corretamente na primeira vez) e geram mais calor e potencial necrose óssea que uma broca pontiaguda.

Levando-se em conta que a resistência de um parafuso parece suficiente para o tratamento de uma DEFC, com alguns cirurgiões preferindo dois parafusos para uma DEFC aguda muito instável, quase sempre é possível manter a fixação no eixo central da cabeça femoral, onde o parafuso não interfere com o suprimento de sangue, e onde as radiografias são mais precisas (3). Além disso, o aspecto canulado permite que os parafusos sejam inseridos percutaneamente, diminuindo assim a morbidade pós-operatória.

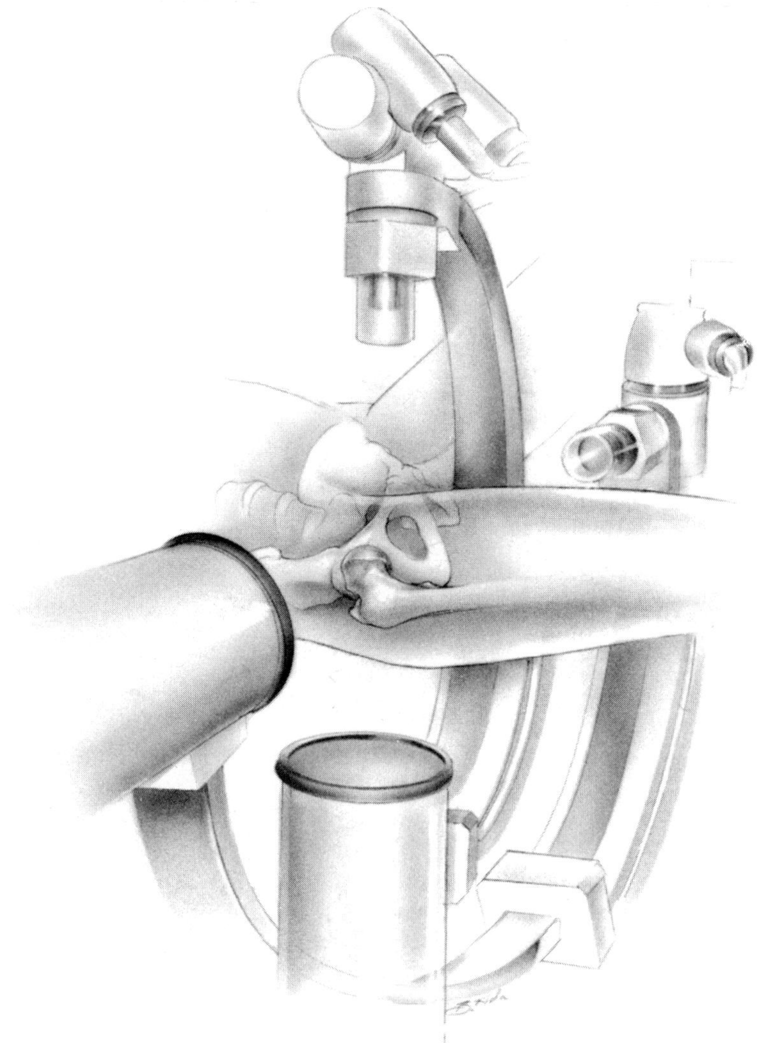

FIGURA 3-72. O paciente é colocado em uma mesa de fratura com um intensificador de imagem posicionado entre as pernas. É importante se certificar que o osso subcondral da cabeça femoral, assim como a placa epifisária, podem ser vistos no plano ântero-posterior lateral. A operação não deve ser iniciada até que isso seja alcançado.

Alguns cirurgiões preferem usar uma mesa de operação translúcida e flexionam a perna para obter a incidência lateral. Embora este procedimento possa funcionar bem, é difícil conseguir uma incidência lateral em algumas crianças, e o pino de guia será curvado durante a manobra.

O problema mais difícil é a incidência lateral. Em muitos casos, o problema ocorre devido ao ângulo do feixe de raios X relativo à cabeça femoral. Isso não é solucionado por abdução ou adução da perna porque a cabeça femoral e o colo permanecem quase na mesma posição. Em vez disso, a base do intensificador de imagem e seu ângulo em relação ao quadril devem variar. Nos casos de pacientes obesos, e quando são utilizados intensificadores de imagem antigos, menos poderosos, pode não haver qualidade suficiente para a obtenção de uma boa imagem. Em tais casos, o intensificador de imagem é posicionado para a incidência ântero-posterior no lado oposto do paciente, e um aparelho portátil radiográfico é posicionado entre as pernas para as radiografias laterais em um filme radiográfico convencional.

O tubo de raios X pode ser posicionado abaixo da mesa, de forma diferente da ilustração exposta aqui. Isso traz diversas vantagens: o espalhamento dos raios X é reduzido para os profissionais, o tubo de emissão de raios pode ser trazido para mais perto do campo cirurgico, e o tubo de raios X menor fica afastado dos suportes da mesa.

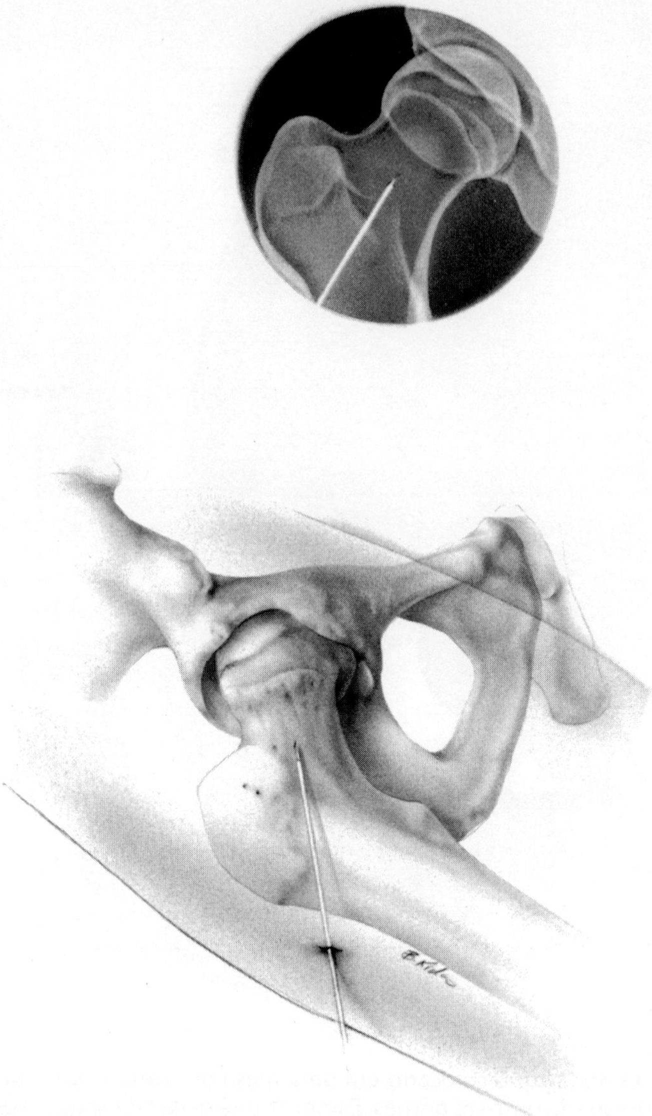

FIGURA 3-73. A exata localização e o ângulo do colo femoral são identificados posicionando-se um pino guia sobre o colo femoral na coxa anterior, sob controle radiográfico. Isso permite uma colocação mais precisa do fio-guia percutâneo. Nesse ponto, o fio-guia percutâneo é inserido na pele, através de uma incisão pequena, até o osso do colo femoral, e é enfiado no osso por uma pequena distância, sob controle radiográfico. Agora o cirurgião está certo de que o pino-guia e o parafuso estão penetrando na direção correta na medida em que penetram a cabeça femoral na projeção ântero-posterior. O cirurgião não sabe, contudo, se o pino-guia foi conduzido a uma distância grande anteriormente ou posteriormente. É melhor deixar essa determinação para o próximo passo, porque o fio-guia não está fixo no osso e tende a se mover. Após adquirir um pouco de experiência e melhor entendimento da anatomia do deslizamento da epífise femoral capital, torna-se surpreendentemente fácil julgar de modo correto essa inclinação posterior do pino-guia percutâneo e do parafuso.

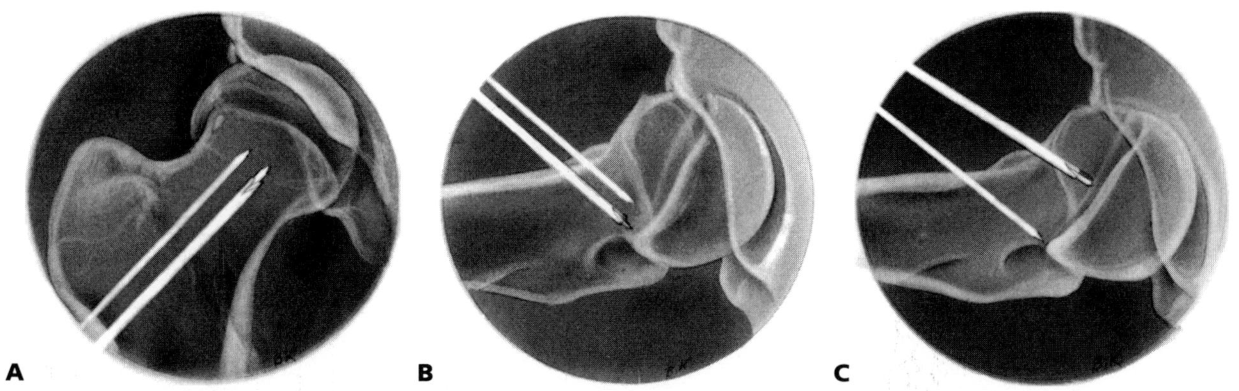

FIGURA 3-74. O pino-guia é fixado no osso e não se move. O intensificador de imagem é mudado para a projeção lateral para que se veja como o pino está direcionado no plano ântero-posterior. Se a direção estiver incorreta, é inserido um segundo pino paralelo ao primeiro na projeção ântero-posterior, desta vez com a inclinação ântero-posterior correta. É imperativo que a direção deste segundo pino seja verificada nas duas projeções, e o cirurgião não deve supor que posicionou o pino perfeitamente paralelo na projeção ântero-posterior. Alguns poucos graus de variação no ponto de início resultam no posicionamento da ponta do pino em uma localização diferente do momento em que estiver na cabeça femoral.

A: O pino-guia está posicionado em paralelo e imediatamente inferior ao pino-guia na superfície da pele. Ele foi bem colocado nesta projeção. **B:** São mostrados dois diferentes pinos que não estão corretos na projeção lateral. Eles estão corretos em relação à inclinação, que os coloca perpendiculares à superfície da fise da cabeça femoral, mas eles estão posicionados muito distantes lateralmente do colo femoral. **C:** Um destes pinos é redirecionado na posição correta.

Após a colocação dos pinos nos ossos, seu progresso deve ser monitorado na incidência lateral porque esta incidência mostra corretamente a profundidade de penetração. O pino-guia deve avançar com facilidade até o osso cortical ou até a placa epifisária ser encontrada. Quando o pino-guia atinge a placa epifisária, a perfuração se torna mais difícil. Antes de o cirurgião perfurar com o pino-guia através da placa epifisária e para dentro do colo femoral, ele deve estar certo de que o pino está direcionado para o centro do colo femoral, para evitar danos aos vasos epifisários laterais no quadrante superior da cabeça femoral.

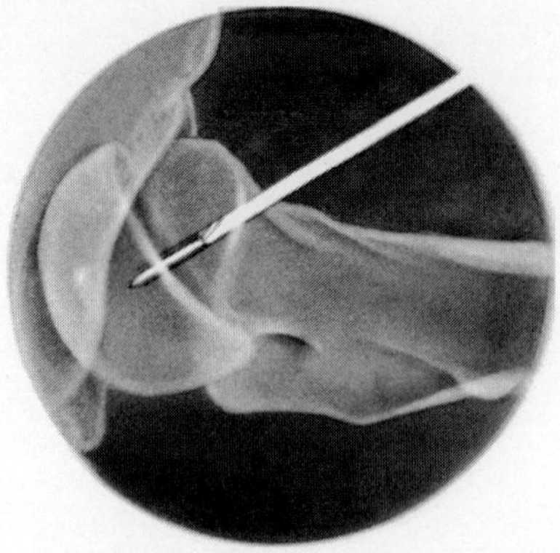

FIGURA 3-75. Quando o posicionamento apropriado e a direção do pino-guia são alcançados, ele é conduzido através da placa epifisária. Isso deve ser monitorado na incidência lateral. A incidência ântero-posterior não retrata de forma precisa a verdadeira profundidade do pino-guia e do parafuso, porque eles não são perpendiculares ao feixe de raios X. Quando a ponta do pino-guia estiver na posição desejada (o centro da cabeça femoral e a 5 mm do osso subcondral), seu comprimento pode ser medido.

Agora o pino deve ser avançado cerca de 5 mm, de forma que as roscas do fio fiquem presos no osso subcondral. A broca canulada é então usada para perfurar sobre o pino. A broca deve parar a pouca distância da extremidade do pino, de forma que não fique solto no osso e saia com a broca. Quando a broca for removida (ainda girando na mesma direção usada para sua inserção), verifique o intensificador de imagem para ter certeza de que o pino-guia se manteve no lugar. Se isto não tiver acontecido, insira um segundo pino-guia através da broca para empurrá-lo de volta à cabeça femoral.

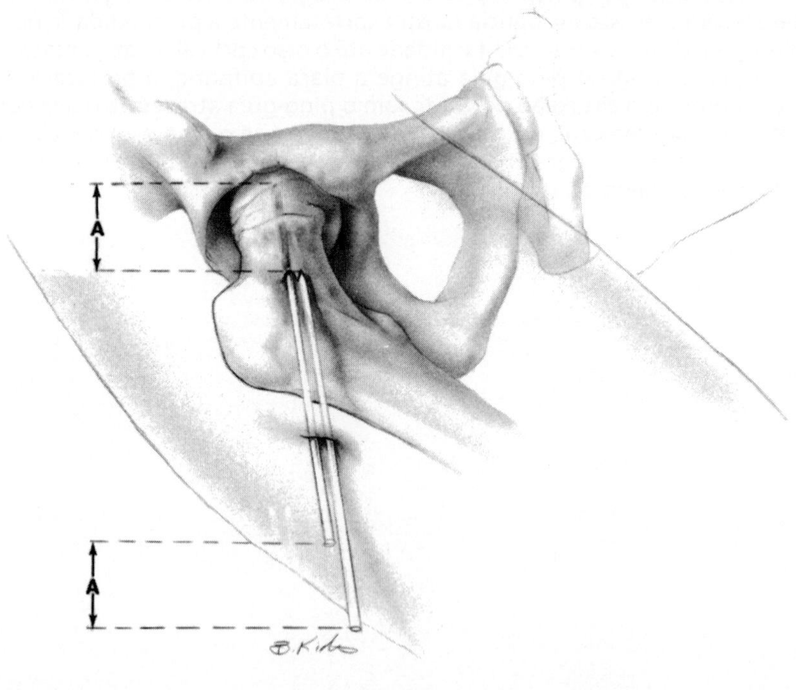

FIGURA 3-76. Embora o comprimento do pino-guia (e portanto o comprimento desejado do parafuso) possa ser medido com o dispositivo fornecido com o pino, algumas vezes é difícil com a abordagem percutânea assegurar que esse dispositivo está em contato próximo com o osso, uma condição que é essencial para que possa ser obtida uma medida precisa. Se tal dispositivo for usado, seu contato com o osso deve ser verificado radiograficamente.

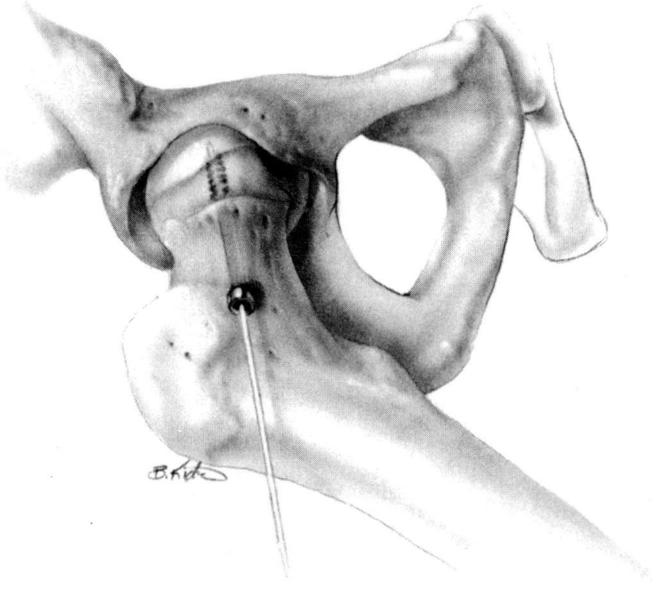

FIGURA 3-77. O comprimento correto do parafuso é inserido sobre o fio-guia, e sua posição é monitorada na incidência lateral. É confortante verificar a penetração do parafuso antes de deixar a sala de cirurgia.

A perna é removida da tração e colocada em amplitude de movimento para confirmar sob o intensificador de imagem que o parafuso não penetrou a articulação. É importante reconhecer que este método de verificação da penetração do parafuso tem uma limitação significativa. A menos que o parafuso possa ser alinhado perpendicularmente ao plano do feixe de raios X, este método não será completamente preciso. Isso pode ser difícil de alcançar devido à falta de rotação interna no quadril em DEFC.

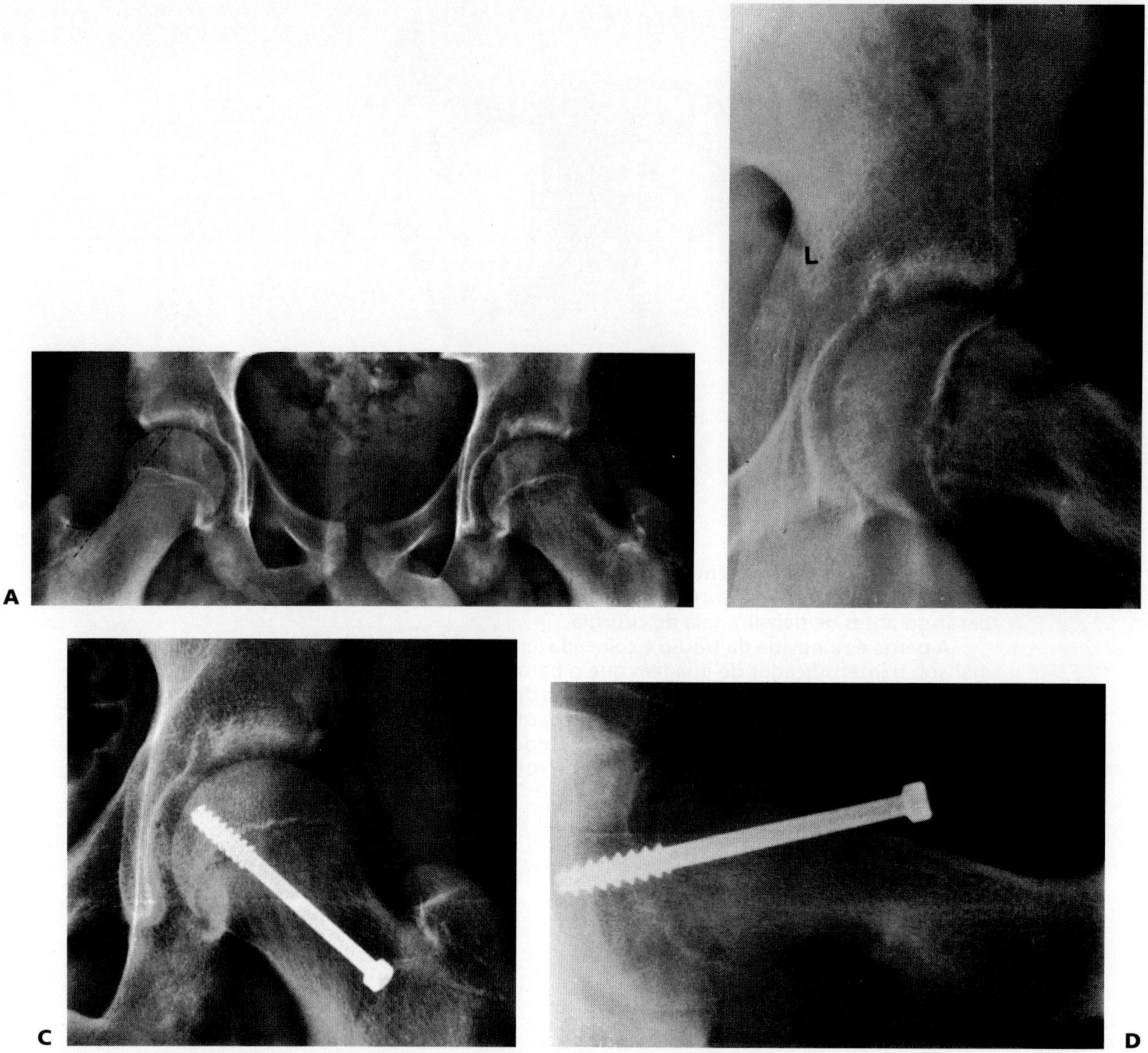

FIGURA 3-78. A, B: Radiografias de um menino de 13 anos de idade cujas queixas consistiam em mancar e sentir dor no joelho por 3 meses. A linha Klein, desenhada no quadril direito, não parece anormal no quadril esquerdo. A radiografia na posição de rã **(B)**, contudo, mostra uma leve irregularidade e ampliação da fise e nenhuma superposição da epífise sobre a metáfise, típica do deslizamento leve crônico da epífise femoral capital. **C, D:** Radiografias ântero-posterior e lateral, respectivamente, foram obtidas um dia após a fixação percutânea *in situ* com um parafuso simples. Observe na radiografia lateral verdadeira **(D)** o quão distante posteriormente a cabeça femoral está realmente posicionada. O parafuso está localizado de modo quase perfeito no eixo central da cabeça femoral. Na radiografia ântero-posterior **(C)**, o parafuso está ligeiramente abaixo do eixo central da cabeça femoral. Observe a posição no colo femoral anterior no ponto em que o parafuso deve começar para permanecer no eixo central da cabeça femoral luxada.

CUIDADOS PÓS-OPERATÓRIOS

O paciente começa a andar com muleta com marcha de três pontos e sustentação de peso parcial o mais cedo que sua recuperação da anestesia permitir, o que normalmente ocorre na manhã seguinte, embora alguns pacientes tenham sido tratados como pacientes ambulatoriais. As muletas são removidas logo que o paciente possa andar confortavelmente. Em casos de deslizamento crônico, o tempo usual é de uma semana. Em pacientes com deslizamento instável agudo grave que é reduzido, é aconselhável continuar com o uso de muletas por um tempo mais longo. Em tais casos, nós recomendamos seis semanas, mas sem desconforto, é difícil contar com aderência por parte do paciente.

São dadas instruções aos pacientes sobre o aparecimento dos mesmos sintomas no quadril oposto, particularmente dor na coxa anterior e no joelho, e a necessidade de pronto retorno. Os pacientes são examinados rotineiramente a cada 3 meses até a fusão da fise, e o progresso é monitorado com radiografias ântero-posteriores e um exame para amplitude de movimento e sinovite.

Se a remoção do parafuso for indicada por qualquer razão, ela é executada ambulatorialmente com anestesia geral. Um fio-guia é passado por baixo até o centro do parafuso, sob controle radiográfico, e a chave de parafusos é inserida sobre o fio na cabeça do parafuso. O parafuso é retirado facilmente. Ocasionalmente, a cabeça do parafuso se encontra coberta por osso, que pode ser removido com um pequeno elevador periosteal que é passado percutaneamente até o parafuso.

Referências

1. Morrissy RT. Slipped capital femoral epiphysis: natural history and etiology in treatment. Instr Course Lect 1980;29:81.
2. Morrissy RT. Slipped capital femoral epiphysis: technique of percutaneous in situ fixation. J Pediatr Orthop 1990;10:347.
3. Nguyen D, Morrissy RT. Slipped capital femoral epiphysis: rationale for the technique of percutaneous in situ fixation. J Pediatr Orthop 1990;10:341.

3.15 EPIFISIODESE ABERTA COM ENXERTO ÓSSEO PARA TRATAMENTO DE DESLIZAMENTO DA EPÍFISE FEMORAL CAPITAL

A descrição original da epifisiodese aberta com enxerto ósseo para tratamento de deslizamento da epífise femoral capital (DEFC) foi feita originalmente por Ferguson e Howorth (1). A experiência subseqüente com este procedimento tem sido limitada, mas ela é caracterizada pela notável ausência de complicações de necrose avascular e condrólise (2-4). As possíveis razões para esta baixa taxa de complicações em comparação com o histórico de complicações da fixação por pino *in situ* têm sido discutidas (5). Existem estudos documentando resultados insatisfatórios com essa técnica, os quais refletem muitos dos problemas que evitaram o amplo uso deste procedimento (6, 7). Parece que a utilização desse procedimento está desaparecendo rapidamente de cena.

A filosofia que é a base do procedimento em questão é que o fechamento da placa de crescimento é o melhor modo de prevenir futuros deslizamentos. Isso é executado por uma fresagem aberta e curetagem da placa de crescimento e cabeça femoral seguido de uma inserção de enxerto ósseo córtico-esponjoso. A técnica para este procedimento é discutida (8, 9) (Figs. 3-79 a 3-83).

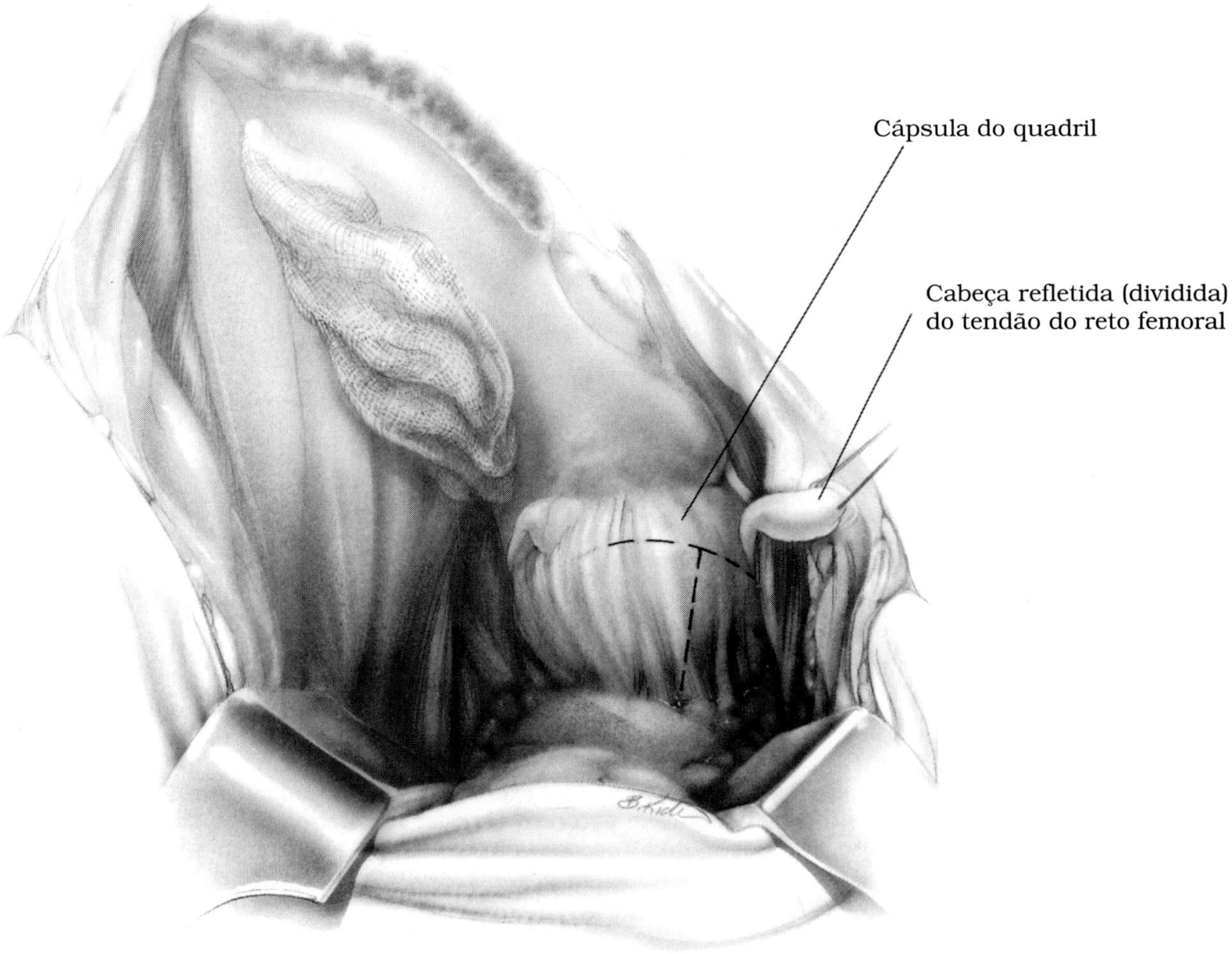

FIGURA 3-79. A cápsula da articulação do quadril e a tábua externa do ílio são expostas como em uma osteotomia de Salter, ou uma redução aberta anterior do quadril. Não é necessário expor a tábua interna do ílio, mas é importante obter uma boa exposição da cápsula do quadril. A cápsula anterior é aberta com uma incisão paralela à margem do acetábulo e a cerca de 1 cm da margem. A segunda incisão se estende em ângulos retos em relação a essa incisão sobre o colo femoral anterior.

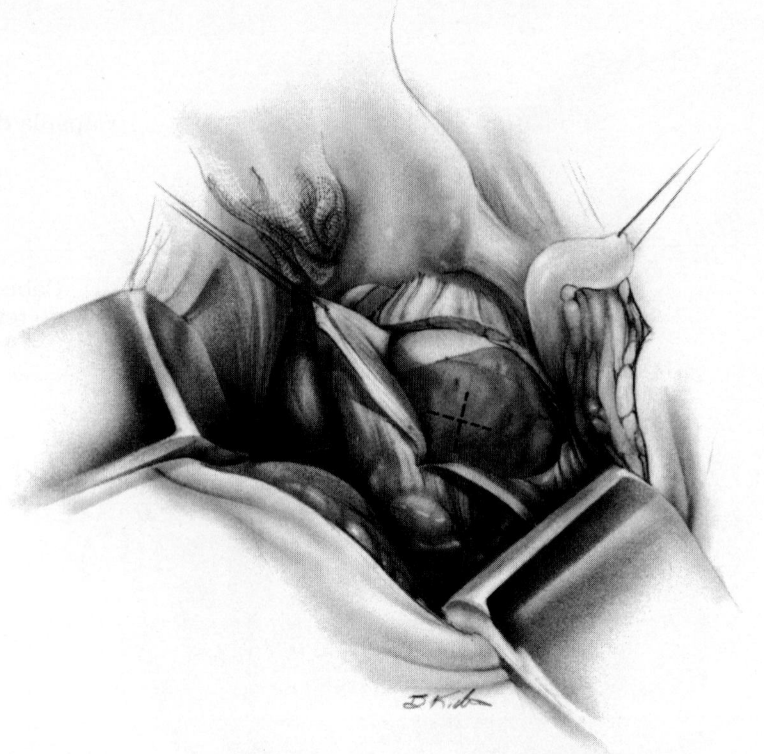

FIGURA 3-80. A articulação do quadril agora está exposta. Uma inspeção mostra que a superfície articular da cabeça femoral, se encontra deslocada posteriormente, com o grau de deslocamento dependendo da gravidade do deslizamento. A cápsula pode estar levemente aderente ao colo femoral anterior como resultado do calo de cicatrização e inflamação. O cirurgião deve ver uma quantidade adequada de colo femoral e da superfície articular da cabeça femoral, para se assegurar de estar orientado adequadamente em relação à anatomia.

O periósteo sobre a região anterior do colo é cortado de forma cruciforme e elevado, expondo o osso. Esta exposição deve ser colocada em uma posição que permita que a broca oca perfure o colo para atravessar perpendicularmente à placa epifisária.

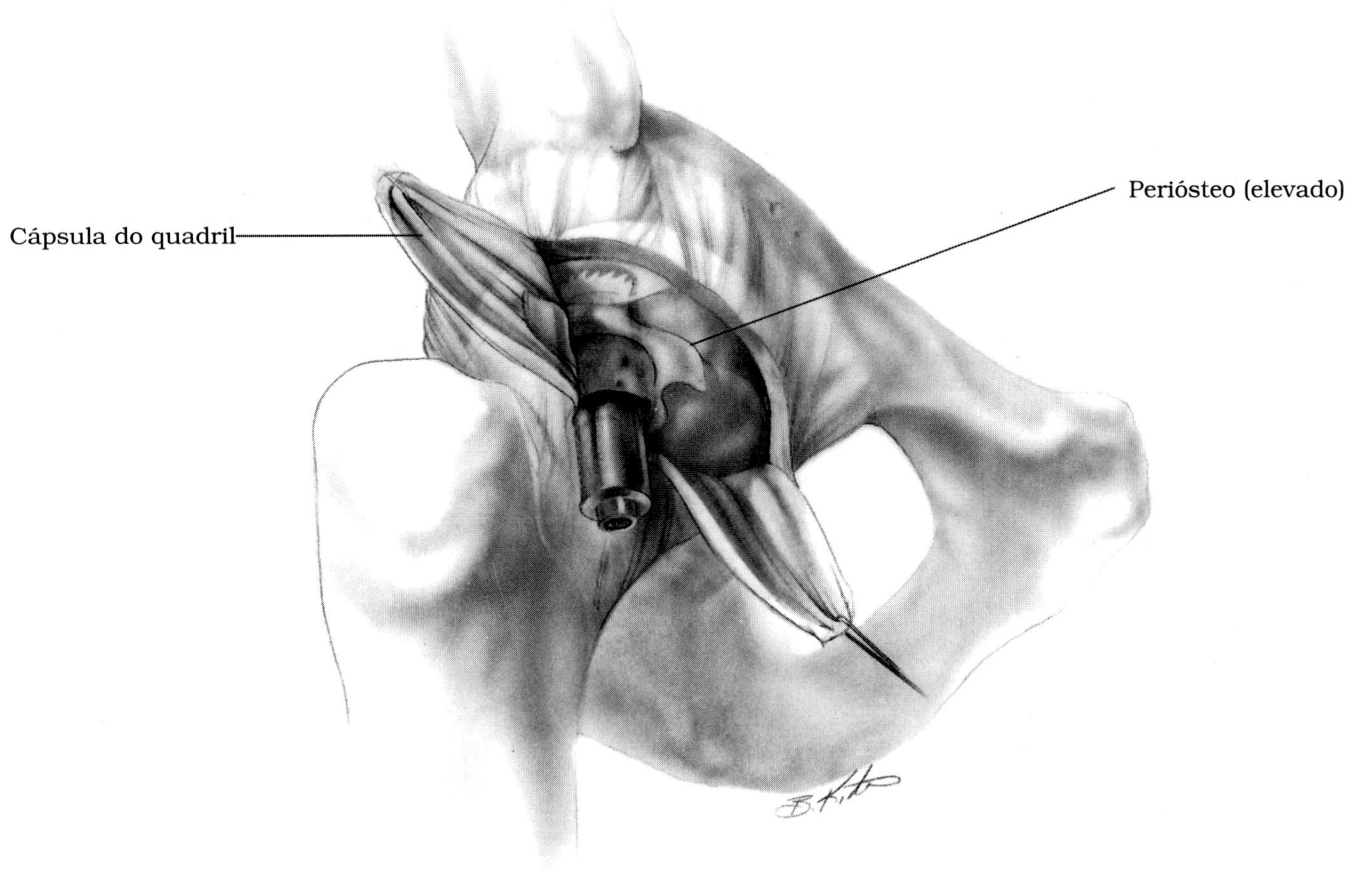

FIGURA 3-81. Um fio-guia é inserido, e seu posicionamento adequado no centro da cabeça femoral e a uma distância segura da superfície articular é verificado através de uma imagem com incidência lateral em posição de rã e ântero-posterior, em um intensificador de imagem. Após a direção apropriada ser verificada, uma broca oca é conduzida através da cortical anterior do colo femoral, atravessando a placa epifisária, e para dentro da cabeça femoral.

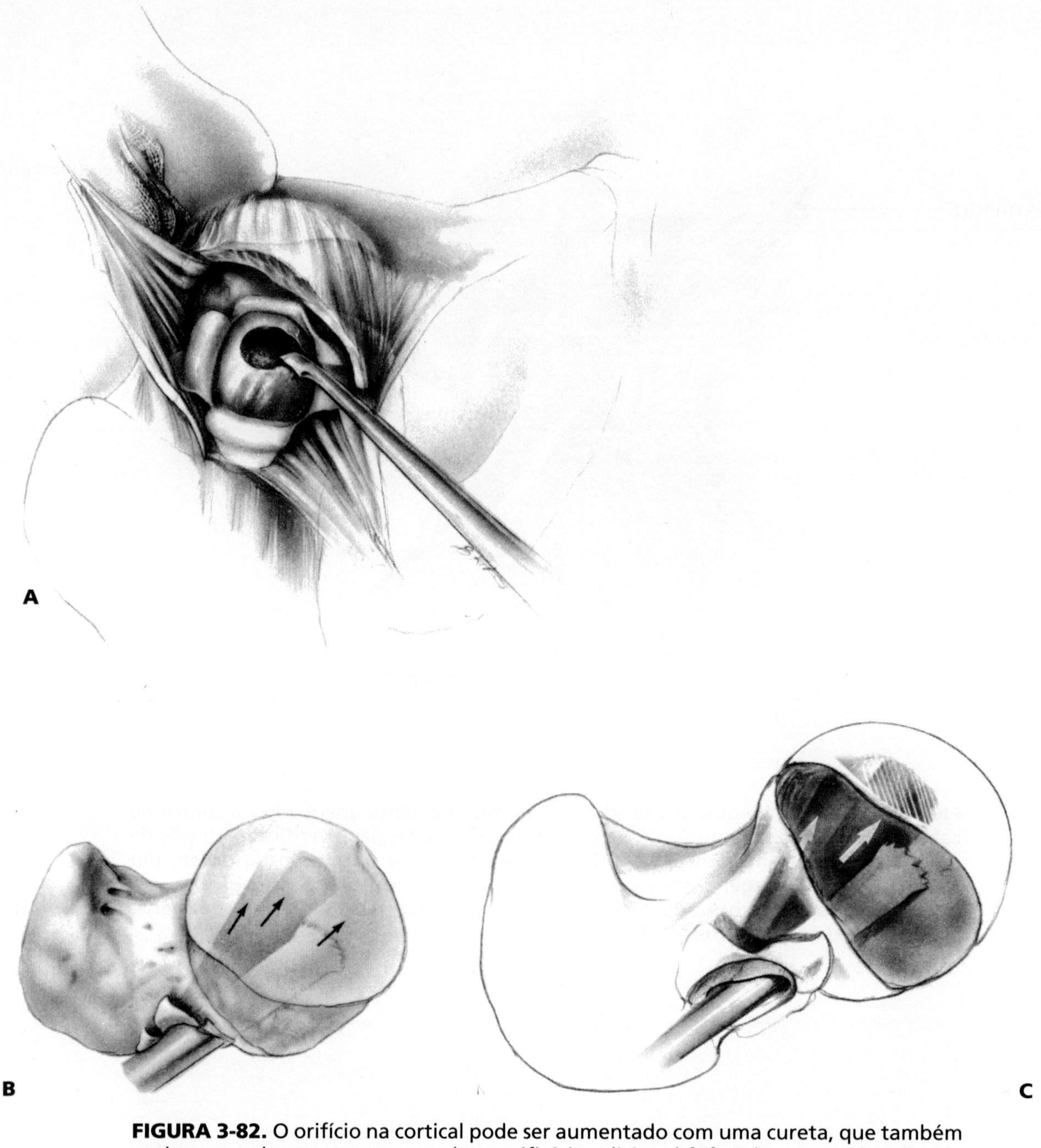

FIGURA 3-82. O orifício na cortical pode ser aumentado com uma cureta, que também pode ser usada para remover a placa epifisária adicional **(A)**. A broca oca é inclinada em múltiplas direções para aumentar o orifício **(B, C)**. Isso permite a colocação de enxertos com resistência suficiente para fornecer estabilidade temporária à epífise.

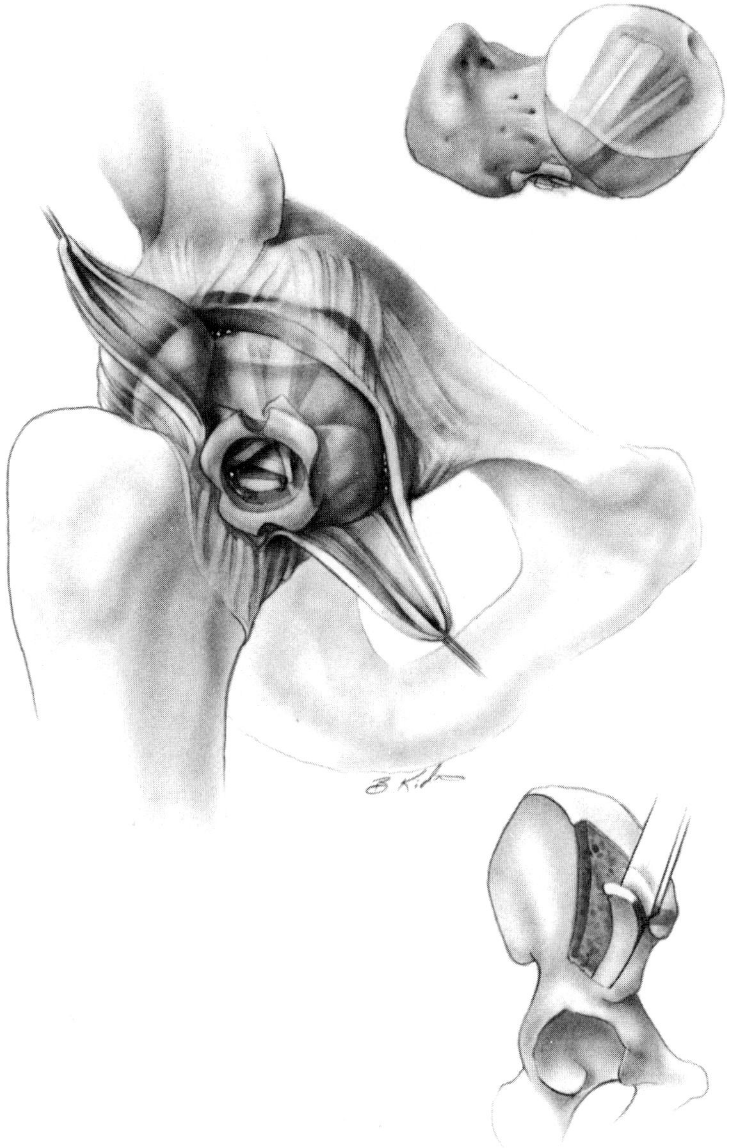

FIGURA 3-83. Três ou quatro tiras de osso córtico-esponjoso são removidas da tábua externa do ílio. Isso é preferível a vários pedaços do tamanho de palitos de fósforo, porque maiores enxertos possuem maior resistência. Esses enxertos são colados dentro do orifício, e sua localização é verificada no intensificador de imagem. O periósteo, a cápsula e a ferida cirúrgica são fechados.

CUIDADOS PÓS-OPERATÓRIOS

O uso de dreno fica a critério do cirurgião, mas não pode haver espaço morto e só muito pouco sangramento na conclusão desse procedimento. Os estudos segundo os quais não aconteceram mais deslizamentos após o enxerto utilizaram um gesso pelvipodálico para imobilização até a consolidação óssea completa, que leva de oito a doze semanas. Outros estudos têm mostrado apenas o uso de muletas, sem gesso, porém com a ocorrência de deslizamento posterior adicional em alguns pacientes (10).

Referências

1. Ferguson A, Howorth B. Slipping of the upper femoral epiphysis. JAMA 1931;97:1867.
2. Heyman C, Herndon C. Epiphysiodesis for early slipping of the femoral epiphysis. J Bone Joint Surg [Am] 1954;36:539.
3. Heyman C, Herndon C, Strong J. Slipped femoral epiphysis with severe displacement: a conservative operative treatment. J Bone Joint Surg [Am] 1957;39:293.
4. Melby A, Hoyt W, Weiner D. Treatment of chronic slipped capital femoral epiphysis by bone graft epiphysiodesis. J Bone Joint Surg [Am] 1980;62:119.
5. Morrissy RT. Slipped capital femoral epiphysis. In: Morrissy RT, ed. Lovell and Winter's pediatric orthopaedics, 3rd ed. Philadelphia: JB Lippincott, 1989:896.
6. Irani RN, Rosenzweig AH, Cotler HB, et al. J Pediatr Orthop 1985;5:661.
7. Ward WT, Wood K. Open bone graft epiphyseodesis for slipped capital femoral epiphysis. J Pediatr Orthop 1990;10:14.
8. Weiner DS, Weiner SD, Melby A. Anterolateral approach to the hip for bone graft epiphysiodesis in the treatment of slipped capital femoral epiphysis. J Pediatr Orthop 1988;8:349.
9. Weiner DS. Bone graft epiphysiodesis in the treatment of slipped capital femoral epiphysis. Instr Course Lect 1989;38:263.
10. Weiner DS, Weiner S, Melby A, et al. A 30-year experience with bone graft epiphysiodesis in the treatment of slipped capital femoral epiphysis. J Pediatr Orthop 1984;4:145.

3.16 RESSECÇÃO DO FÊMUR PROXIMAL PARA LUXAÇÃO DOLOROSA DO QUADRIL EM PARALISIA CEREBRAL

A luxação do quadril é comum em pacientes com paralisia cerebral, particularmente em pacientes com quadriparesia espástica ou comprometimento total do corpo. Embora muitos destes quadris luxados não causem dor ou interferência com as atividades e cuidados dos pacientes, alguns causam. Devido à destruição da superfície articular da cabeça femoral, em muitos desses pacientes não é possível a redução da luxação por encurtamento proximal femoral, rotação e osteotomia varizante combinada com osteotomia acetabular.

Para resolver esse problema, foram apresentadas diversas soluções: artrodese, substituição total da articulação, várias osteotomias de abdução e ressecção de Girdlestone. Nenhuma destas provou ser a solução ideal. Sharrard (1) demonstrou a experiência comum com a ressecção de Girdlestone observando que com freqüência o coto do colo femoral continua a se mover proximalmente, tornando-se proeminente sob a pele. Além disso, tem sido um problema a formação óssea ectópica, levando à rigidez. Um relatório de Kalen e Gamble (2) mostrou que 2/3 dos pacientes conseguiram alívio para dor, mas 89% apresentaram ossificação ectópica, e 28% foram anquilosados.

Em 1978, Castle e Schneider (3) propuseram uma operação que diferia da cirurgia de Girdlestone pela ressecção de uma porção maior do fêmur proximal e interposição de tecido sobre o acetábulo e a extremidade cortada do fêmur. Em relatórios subseqüentes de McCarthy e colegas (4) e Baxter e D'Astous (5), foram documentados resultados em geral favoráveis com relação a este procedimento. McHale e colegas (6) recomendaram uma combinação de ressecção da cabeça femoral com uma osteotomia de abdução para colocar o trocânter menor no acetábulo, a fim de minimizar a migração proximal (Figs. 3-84 a 3-88).

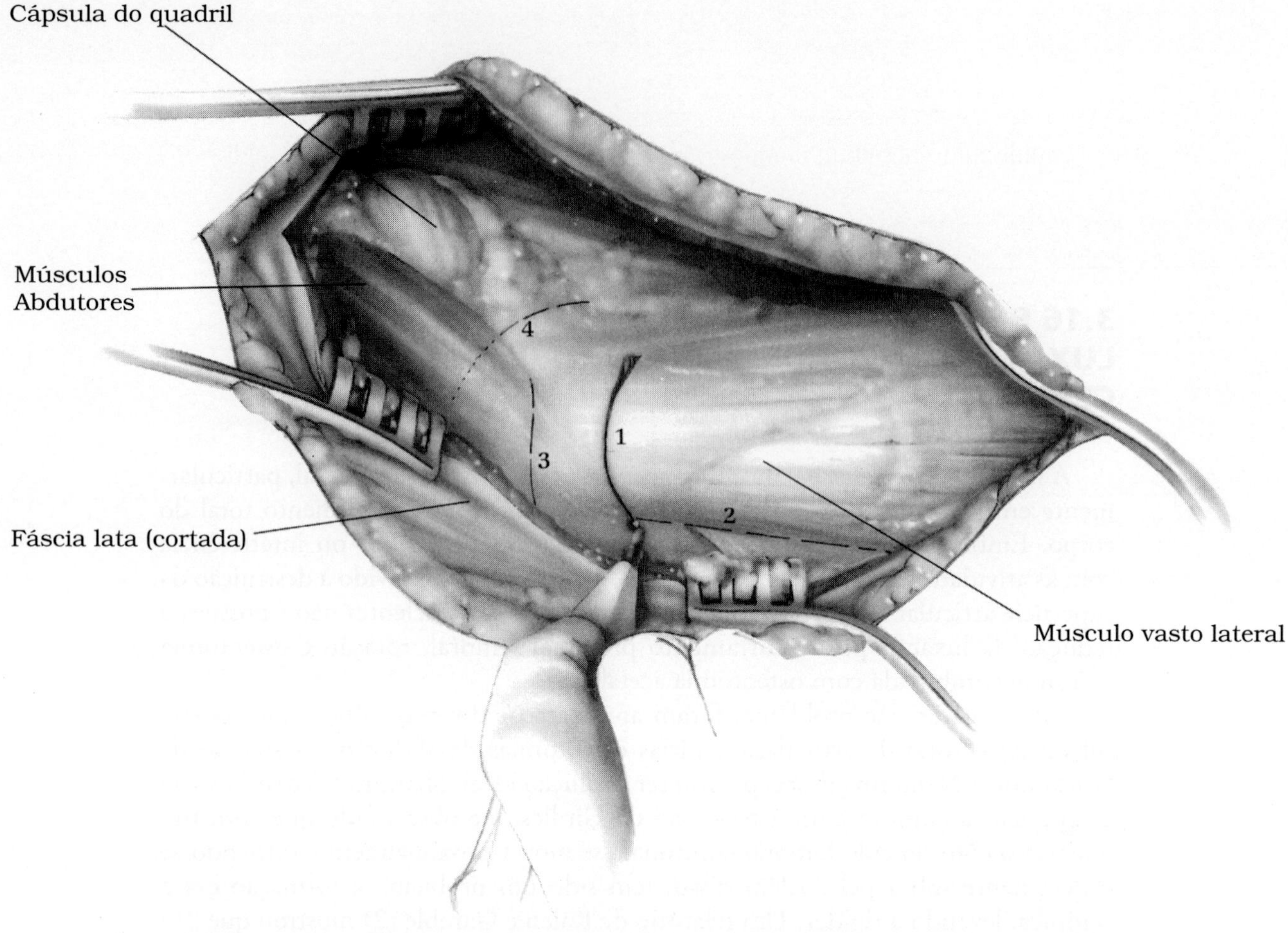

FIGURA 3-84. O paciente é colocado em uma mesa cirúrgica comum com um apoio sob a pelve afetada. Embora relatórios descrevam uma abordagem lateral direta começando 10 cm proximal ao trocânter maior, diversas abordagens ao quadril podem ser utilizadas. A abordagem freqüentemente esquecida de Watson-Jones (ver Capítulo 4, Procedimento 4.8) torna a exposição das estruturas médias mais fácil, sem aumentar a dificuldade em atingir as estruturas posteriores.

Esta abordagem, que foi planejada para fornecer acesso à articulação do quadril, ao colo femoral e à diáfise proximal deve ser estendida mais distalmente que o usual para permitir a ressecção do fêmur. Um bom guia da quantidade de fêmur que precisa ser ressecado é desenhar uma linha através da base do ísquio em uma radiografia ântero-posterior. O fêmur proximal a esta linha sofre ressecção. Isso ocorre normalmente em um ponto situado na diáfise femoral 4 ou 5 cm distal ao trocânter menor.

Esta via de acesso permite uma excelente exposição de todas as estruturas que devem ser divididas. O músculo vasto lateral **(1)** é destacado da crista do vasto. O aspecto posterior do músculo vasto lateral **(2)** é dividido perto da linha áspera. Os músculos abdutores **(3)** são separados do trocânter maior. A cápsula do quadril **(4)** é aberta.

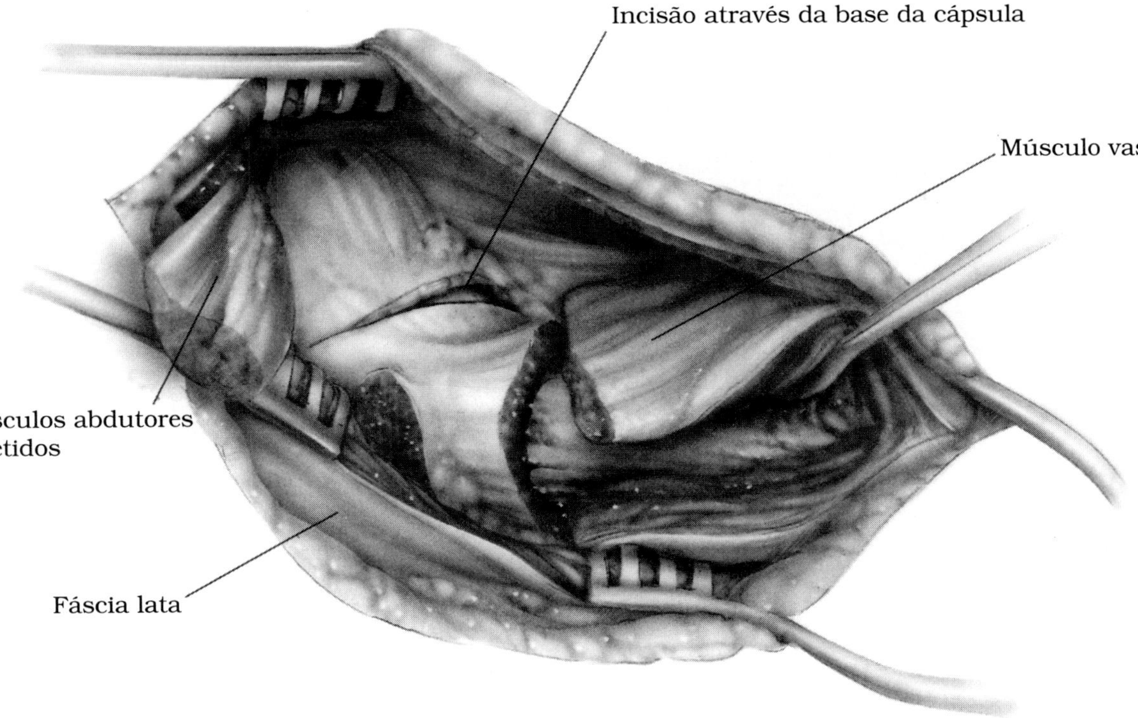

FIGURA 3-85. Essa ressecção é extraperiosteal para minimizar qualquer formação óssea após a ressecção.

Primeiro, o cirurgião divide o músculo vasto lateral ao longo da crista do vasto e o abre longitudinalmente, tomando cuidado para não entrar no periósteo. A fáscia pode ser dividida com eletrocauterização, e um elevador de periósteo pode ser usado para romper o músculo na direção de suas fibras. Ao mesmo tempo, este músculo pode ser desinserido do periósteo posteriormente e anteriormente à linha áspera e tão distante medialmente quanto for conveniente. Isso ajuda a remover o osso após a execução da osteotomia.

Em seguida, os músculos abdutores são liberados do trocânter maior utilizando eletrocauterização. Eles podem ser marcados com uma sutura para uma identificação posterior mais fácil.

Finalmente, a cápsula sofre uma incisão ao longo de sua inserção no colo femoral em vez de perto do acetábulo. A incisão na cápsula acontece na forma de um T invertido. Toda a cápsula, com exceção da porção mais medial e posterior, pode ser dividida neste momento. Isso irá facilitar a mobilidade do fragmento proximal, um fator importante na realização do próximo passo.

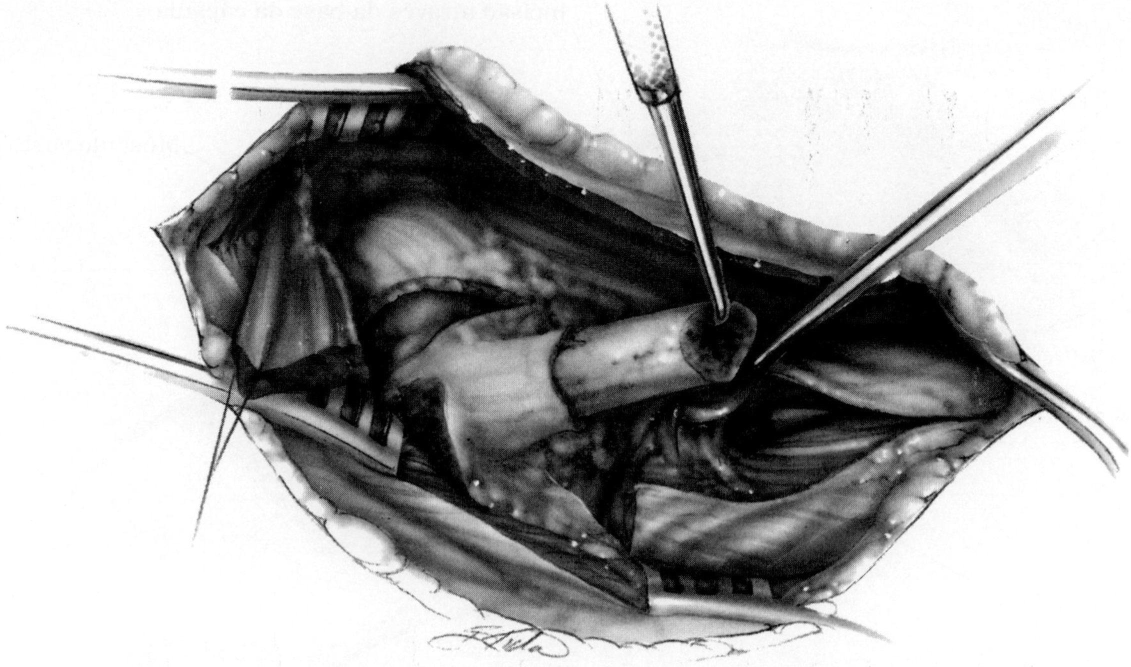

FIGURA 3-86. No nível de ressecção previamente determinado (normalmente ao nível do ísquio), o fêmur é exposto em circunferência sem entrar no periósteo. A osteotomia é executada. Um grande gancho de osso é colocado no canal medular, e o fragmento proximal é puxado lateralmente, anteriormente e posteriormente enquanto o músculo remanescente é retirado do periósteo, e a linha áspera é dividida com o elevador e a eletrocauterização, até que o tendão do iliopsoas seja encontrado.

O tendão do iliopsoas é exposto e dividido. O elevador de periosteo é usado para expor a cápsula remanescente atrás dos rotadores externos curtos. Esta cápsula é dividida, e os rotadores externos curtos são então divididos. Deve-se tomar cuidado para identificar e coagular os grandes vasos nesta área. O passo final na remoção do osso é a divisão do ligamento amarelo.

Se não for possível obter mobilidade suficiente desse fragmento, é necessário dividir os músculos adutores, o tendão iliopsoas, e a cápsula medial através de uma incisão na virilha. Geralmente isso não é necessário.

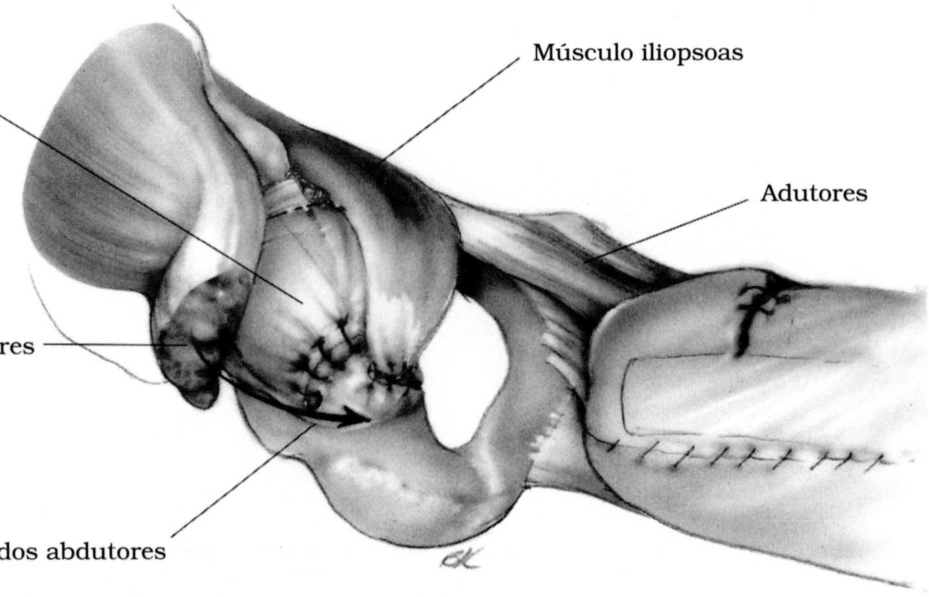

FIGURA 3-87. É realizada uma inspeção cuidadosa para localizar qualquer sangramento, e a ferida cirúrgica é irrigada. O reparo dos tecidos moles para interposição entre o acetábulo e o fêmur é apresentado a seguir.

Primeiro, tanto quanto possível da cápsula remanescente é suturada. Segundo, o tendão do iliopsoas é trazido até a parte mais distal e posterior da cápsula e suturado neste lugar. Terceiro, os músculos abdutores são trazidos distalmente, sobrepondo-se ao tendão iliopsoas, e suturados no lugar.

Finalmente, o músculo vasto lateral é trazido sobre a extremidade distal do fêmur. Isso é feito fechando-se a incisão longitudinal lateral que tinha sido feita no músculo, trazendo-a sobre o fêmur da posição lateral até a medial, e então suturando-a sobre si mesma.

São colocados drenos profundamente, e a ferida cirúrgica é fechada.

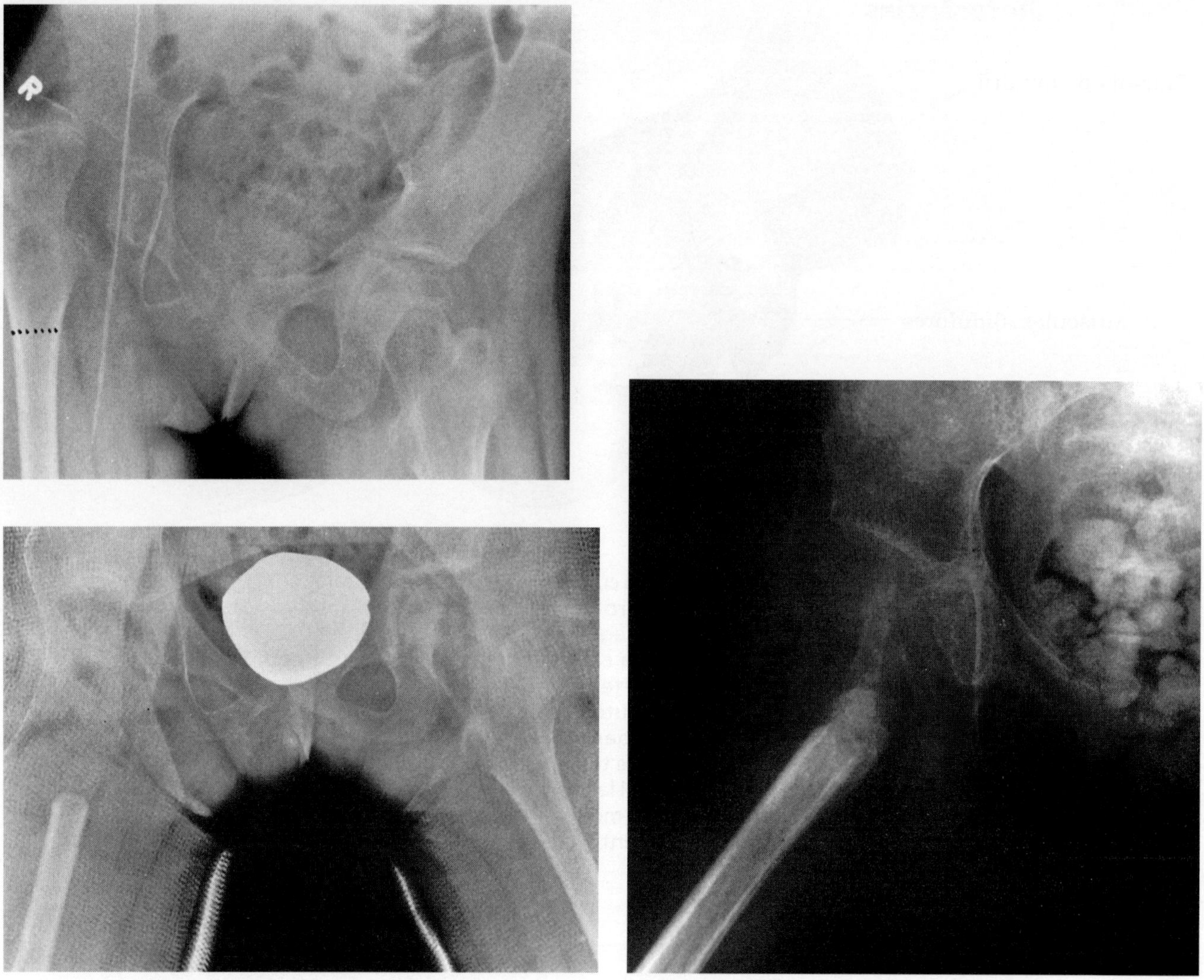

A B C

FIGURA 3-88. A: Radiografia do quadril direito de uma menina de 12 anos de idade com quadriplegia espástica e subluxação dolorosa na cabeça do fêmur. O plano de operação foi tentar uma redução com osteotomia pélvica e femoral. A possibilidade de uma cartilagem articular se encontrar destruída foi corretamente antecipada no pré-operatório assim sendo, um segundo plano para ressecção femoral foi discutido com os pais no pré-operatório. **B:** A posição do fêmur no gesso após a ressecção. **C:** O resultado seis meses após a cirurgia. Observe a formação do osso heterotópico. Isso não interfere com a mobilidade do quadril, e o paciente não tinha dor. Alguns cirurgiões usam indometacina (Indocin) no pós-operatório para ajudar a prevenir a formação de ossificação ectópica.

CUIDADOS PÓS-OPERATÓRIOS

O tratamento pós-operatório incluiu vários recursos indo desde de seis semanas de tração esquelética até fixadores externos em dobradiça. O objetivo é permitir a cicatrização dos tecidos moles e fornecer algum grau de imobilização para obter conforto. Se a tração for o método de escolha, devem ser feitos arranjos para cuidados em uma clínica ou, se possível, em casa. A imobilização em um gesso pelvipodálico por 4 a 5 semanas oferece excelentes resultados, sem estender a hospitalização, causar inconveniência para os pais e despesas. Após a remoção do gesso, exercícios leves de amplitude de movimento são instituídos até que 90° de flexão sejam obtidos e o paciente possa sentar-se.

Referências

1. Sharrard WJW. The hip in cerebral palsy. In: Samilson RL, ed. Orthopaedic aspects of cerebral palsy. Philadelphia: JB Lippincott, 1975:171.
2. Kalen V, Gamble JG. Resection arthroplasty of the hip in paralytic dislocations. Dev Med Child Neurol 1984;26:341.
3. Castle ME, Schneider C. Proximal femoral resection: interposition arthroplasty. J Bone Joint Surg [Am] 1978;60:1051.
4. McCarthy RE, Simon S, Douglas B, et al. Proximal femoral resection to allow adults who have severe cerebral palsy to sit. J Bone Joint Surg [Am] 1988;70:1011.
5. Baxter MP, D'Astous JL. Proximal femoral resection. Interposition arthroplasty: salvage hip surgery for the severely disabled child with cerebral palsy. J Pediatr Orthop 1986;6:681.
6. McHale KA, Bagg M, Nason SS. Treatment of the chronically dislocated hip in adolescents with cerebral palsy with femoral head resection and subtrochanteric valgus osteotomy. J Pediatr Orthop 1990;10:504.

3.17 LIBERAÇÃO DOS MÚSCULOS ADUTORES E DO ILIOPSOAS

A miotomia dos adutores é uma das operações mais antigas e mais comumente executada, em crianças com paralisia cerebral espástica. Aqui, a operação é descrita em conjunto com a tenotomia do iliopsoas porque os dois procedimentos são indicados com freqüência no mesmo paciente e podem ser executados através da mesma incisão. As indicações para estes procedimentos estão discutidos no Capítulo 15 do livro *Lovell and Winter's Pediatric Orthopaedics, Fifth Edition* (1). É importante destacar que o simples fato destas operações serem descritas ao mesmo tempo não significa que todas elas precisem ser executadas simultaneamente em todos os pacientes. Para muitas crianças em tratamento ambulatorial apresentando diplegia espástica, basta a liberação dos músculos adutor longo e adutor grácil, enquanto que em um paciente sentador, sem mobilidade, todos os componentes descritos, incluindo a tenotomia do iliopsoas e liberação proximal dos isquiotibiais pode ser necessário (2).

Embora a neurectomia do ramo anterior do nervo obturatório fosse uma parte rotineira deste processo no passado, seu valor é questionável, e geralmente é considerada desnecessária. Se o músculo adutor curto não for seccionado, a neurectomia do ramo anterior nervo obturatório não deve ser feita porque ela causa a denervação deste músculo. Se todos os músculos supridos por este nervo forem cortados e retraídos suficientemente, qual a utilidade de cortar o nervo? O ramo posterior do nervo obturatório obturador não deve ser cortado porque ele causa a denervação do adutor magno, removendo todos os adutores e resultando em uma abdução sem oposição (Figs. 3-89 a 3-94).

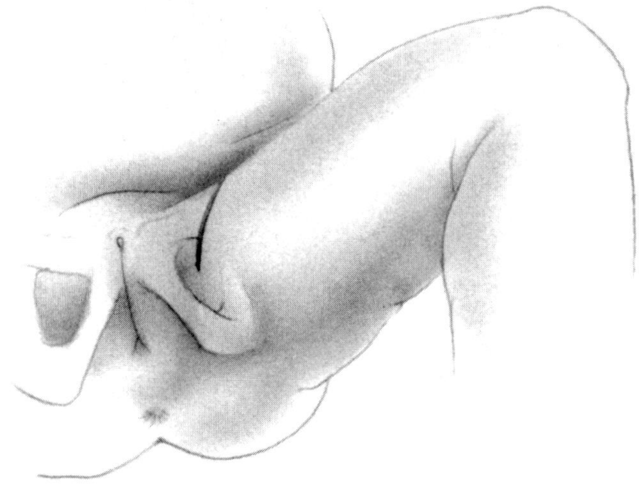

FIGURA 3-89. O paciente é coberto pelo campo estéril de forma que o períneo seja isolado e ambas as pernas fiquem livres. A incisão pode ser longitudinal sobre a porção tendinosa e sob tensão do músculo adutor longo ou transversa, centrada sobre o tendão adutor longo cerca de um dedo de largura distal à dobra da virilha. Esta incisão transversa é aberta até a fáscia profunda.

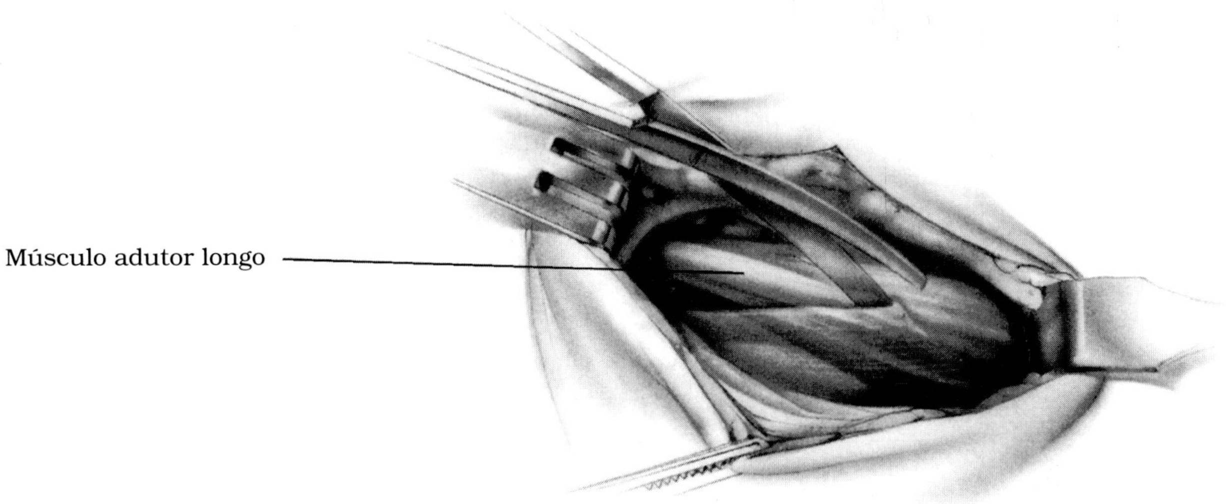

FIGURA 3-90. Uma esponja é colocada sobre o dedo indicador e trazida proximal e distalmente ao longo do tendão adutor longo, expondo a fáscia profunda sobre ele. Esta fáscia é, por sua vez, aberta longitudinalmente, expondo o músculo adutor longo e o tendão. Isto permite que a fáscia profunda seja fechada na direção de 90° em relação à fáscia superficial e à pele, proporcionando um fechamento mais apertado da ferida.

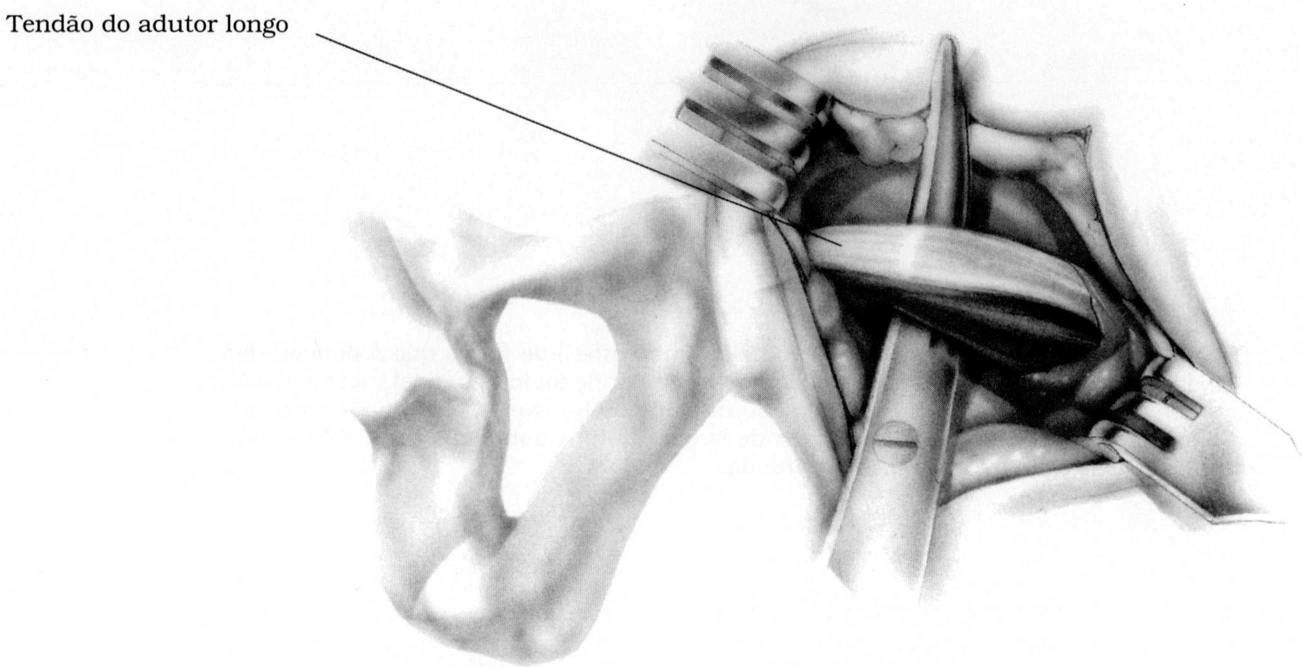

FIGURA 3-91. O tendão do adutor longo é facilmente isolado na parte proximal da ferida cirúrgica e pode ser cortado próximo à sua inserção na pelve. Se o cirurgião decidir executar uma neurectomia do ramo anterior do nervo obturatório, este tronco comum pode ser encontrado profundamente em relação ao adutor longo estando situado entre o músculo pectíneo superiormente e o músculo adutor curto inferiormente.

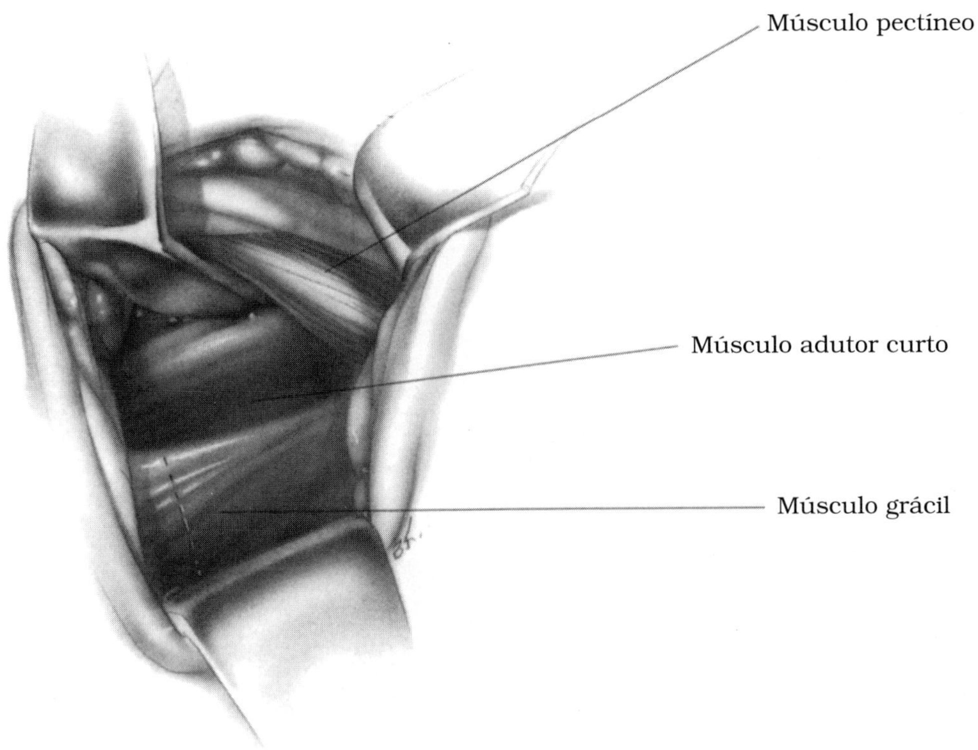

FIGURA 3-92. Abaixo do tendão adutor longo situa-se o adutor curto. Um afastador puxando o pectíneo superiormente auxilia na visualização de toda a extensão deste grande músculo. Alguns ramos do nervo obturatório anterior normalmente podem ser vistos sobre a porção superior ou lateral deste músculo. Se desejado, cada um destes ramos para os músculos adutor longo, adutor curto e grácil podem ser identificados pela estimulação e posterior divisão. Neste ponto é mais fácil deixar o músculo adutor curto e dividir o músculo grácil (*linha tracejada*).

O músculo grácil é, como o seu nome indica, um músculo longo e fino que é encontrado medialmente ao músculo adutor curto. Ele é facilmente isolado pela dissecção posterior entre ele e a fáscia crural profunda efetuando a separação com uma tesoura. O aspecto interno do músculo é identificado e separado do músculo adutor curto da mesma maneira. A abdução da perna e o posicionamento reto do joelho ajudam a identificar a extensão completa deste músculo. Dois afastadores longos são posicionados, um em cada lado do músculo, e ele é dividido perto de sua ligação com a pelve.

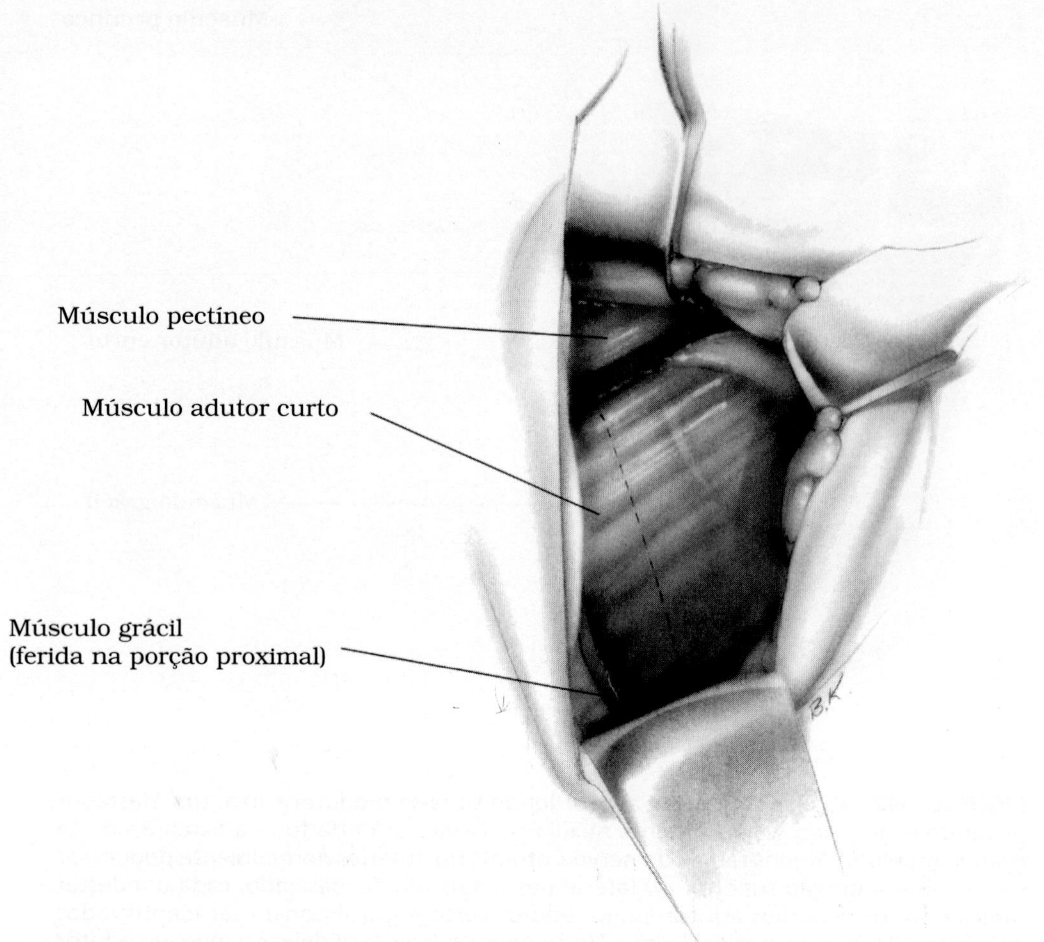

FIGURA 3-93. Agora fica relativamente fácil dividir o adutor curto, se este for o plano da operação. Embora muitos cirurgiões rotineiramente passem um instrumento atrás do músculo antes de começar a dividi-lo, isto pode ser difícil e causar um trauma desnecessário se o músculo for grande. Grande parte deste músculo pode ser dividida com eletrocauterização, deixando uma parte posterior muito menor, fácil de isolar e dividir. Atrás deste músculo situa-se o músculo adutor magno. Ele é coberto por uma camada da fáscia, abaixo da qual pode ser visto o ramo posterior do nervo obturatório que supre este músculo. É importante que este nervo não seja danificado ou então toda a adução será perdida.

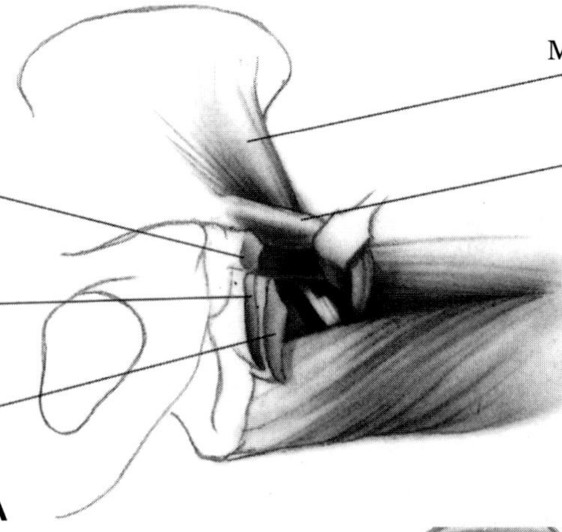

A

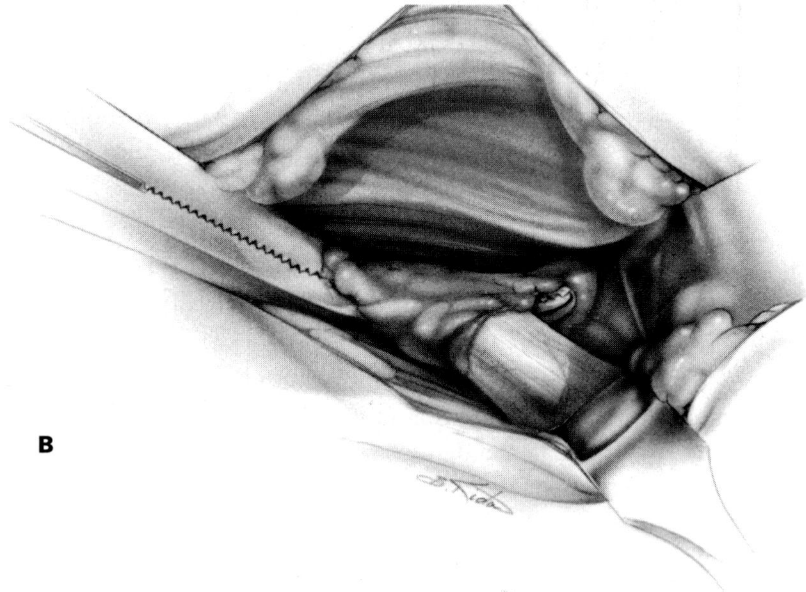

B

FIGURA 3-94. Se for desejado dividir o tendão do íliopsoas, isto pode ser feito neste momento. O cirurgião deve considerar constantemente **(A)** a orientação da pelve e do fêmur e a direção do tendão do psoas, porque é fácil confundir-se neste estágio. A perna deve ser mantida em cerca de 70° de flexão, 20 a 30° de abdução, e uma leve rotação interna para tornar a exposição mais fácil.

Um longo afastado em ângulo reto para a direita é colocado sob o músculo pectíneo **(A)**, o qual é afastado em direção superior, enquanto uma dissecção romba com o dedo indicador identifica o trocânter menor. Um erro comum aqui é ir muito longe proximalmente e identificar erradamente a protuberância da porção inferior da cabeça femoral como sendo o trocânter menor. Quando o trocânter menor for identificado, deve também ser possível palpar o tendão psoas saindo do trocânter menor se o cirurgião estiver apropriadamente orientado.

Para expor o tendão, é necessário abrir a bainha que o circunda com uma dissecção cortante com um bisturi ou tesoura. Isto normalmente fornece um vislumbre do tendão **(B, C)**, o qual pode ser puxado para uma visão melhor com um grampo em 90°. Então, ele pode ser dividido com um bisturi.

Observe as extremidades cortadas do adutor longo, do adutor curto e do grácil **(A)**. O grande músculo posterior ainda intacto é o adutor magno. Exatamente posterior a ele estão as inserções proximais dos isquiotibiais.

A ferida cirúrgica deve ser inspecionada para sangramento, e qualquer sangramento que for encontrado deve ser controlado. É muito mais fácil, contudo, executar a hemostasia por etapas. É importante minimizar a formação de hematoma no espaço morto que é inevitavelmente criado. A fáscia profunda é fechada com uma sutura contínua e a fáscia femoral profunda é fechada com uma sutura interrompida. Isso fornece um fechamento firme da ferida sem enrugar a pele. A pele pode ser fechada com uma sutura subcuticular contínua e um curativo é aplicado. *(continua)*

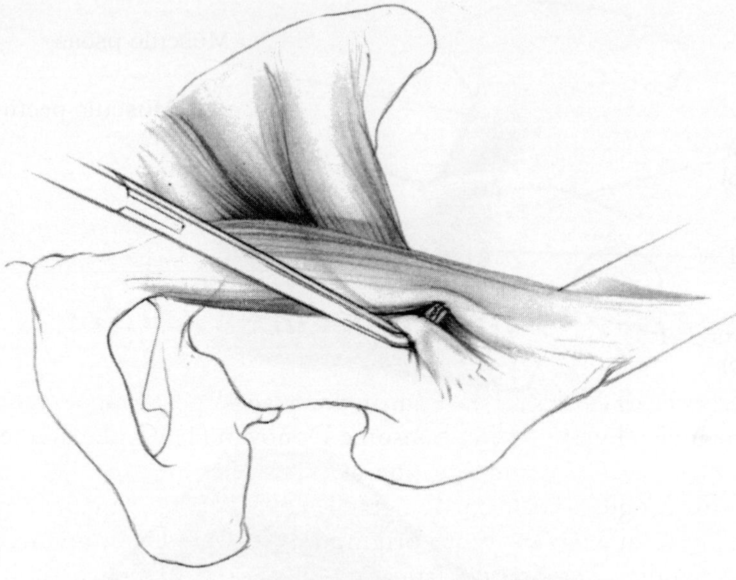

C

FIGURA 3-94. (*continuação*)

CUIDADOS PÓS-OPERATÓRIOS

Existem múltiplas escolhas para a imobilização pós-operatória. Alguns especialistas preferem pouca imobilização ou podem usar talas macias temporárias para a primeira ou segunda semana, quando então iniciam a fisioterapia. Outros cirurgiões preferem um aparelho de gesso longo bilateral para os membros mantendo abdução por 4 a 6 semanas. Após a remoção do gesso, um curto período de fisioterapia é iniciado.

Nas primeiras 24 a 36 horas após a cirurgia, os pacientes passam por episódios de espasmos violentos e dor à medida que acordam de forma brusca. Não foi possível eliminar isto completamente com narcóticos ou outros medicamentos. Os pais devem ser avisados que este fato irá acontecer. É possível que uma anestesia epidural contínua possa aliviar isto, mas a sua eficácia e segurança ainda não foram comprovados.

Referências

1. Renshaw TS. Cerebral palsy. In: Morrissy RT, Weinstein SL, eds. Lovell and Winter's pediatric orthopaedics, 5th ed. Philadelphia: Lippincott Williams & Wilkins, 2000:561.
2. Bleck E. Orthopaedic management in cerebral palsy. Philadelphia: JB Lippincott, 1978:289.

3.18 TRANSFERÊNCIA DOS MÚSCULOS ADUTORES

A transferência das origens do adutor do quadril posterior ao ísquio foi relatada em primeiro lugar por Stephenson e Donovan (1). O planejamento da operação resultou de sua crença de que a função desse grupo de músculos adutores (adutor longo, adutor curto e grácil) era a flexão do quadril, rotação interna e adução, o que em conjunto originou os incômodos problemas vistos no quadril na paralisia cerebral espástica, e que sua transferência iria impedi-los de ser uma fonte do problema. Nos 31 pacientes apresentados, eles não observaram efeitos negativos e acharam que a marcha havia melhorado em muitos deles. Root e Spero também comentaram sobre o efeito benéfico na marcha (2). Eles não usaram, no entanto, análises quantitativas da marcha pré-operatória e pós-operatória; presumivelmente, o músculo adutor curto foi liberado junto com os músculos adutor longo e grácil.

Como é reconhecido que algum grau de adução é necessário para eficiência na marcha, a comparação real do efeito sobre a marcha deve ser feita entre a transferência das origens do adutor e a liberação somente dos músculos adutor longo e grácil, deixando o adutor curto intacto (3). Estudos que compararam a liberação do adutor com a transferência não diferem na prevenção ou correção da subluxação do quadril quando os critérios radiográficos foram usados para demonstrar a eficácia desses procedimentos (4, 5).

A abordagem dos adutores é a mesma descrita para a miotomia adutora, com as seguintes exceções: as origens dos músculos devem ser isoladas na sua ligação com o osso, e a área do ísquio posterior ao músculo grácil precisa ser exposta (Figs. 3-95 a 3-97).

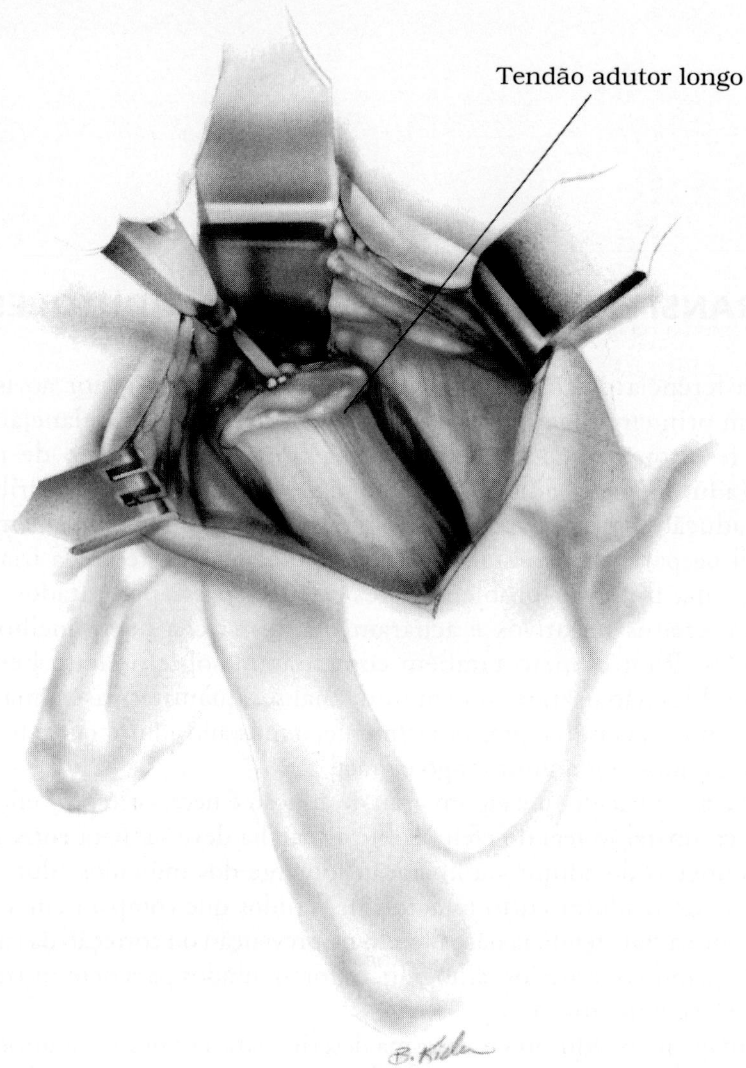

FIGURA 3-95. A origem do músculo adutor longo é separada de sua fixação óssea usando eletrocauterização. O ramo anterior do nervo obturatório é então identificado entre o adutor curto e o músculo pectíneo de forma que ele possa ser protegido. Em seguida, a origem inteira do adutor curto é removida do osso. È necessário cortar o músculo diretamente do osso para preservar algum tecido resistente que possa receber uma sutura.

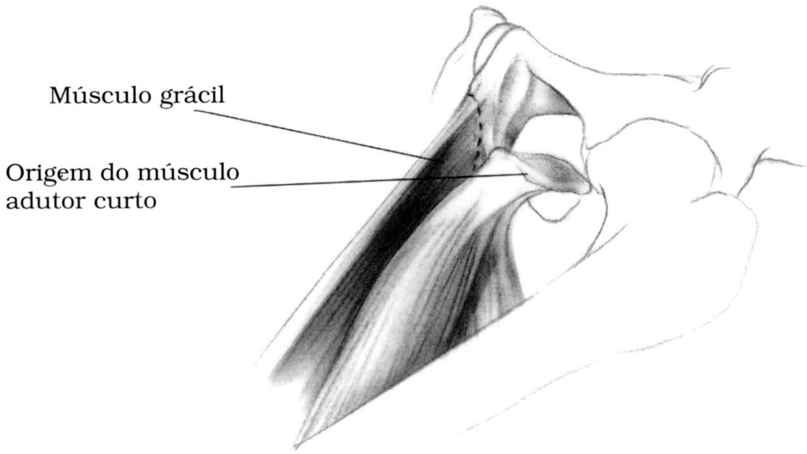

FIGURA 3-96. O músculo grácil é fácil de identificar e pode ser cortado perto do osso com eletrocauterização, preservando sua origem tendinosa. A dissecção romba com os dedos expõe o ísquio posteriormente, imediatamente lateral à inserção do músculo adutor magno.

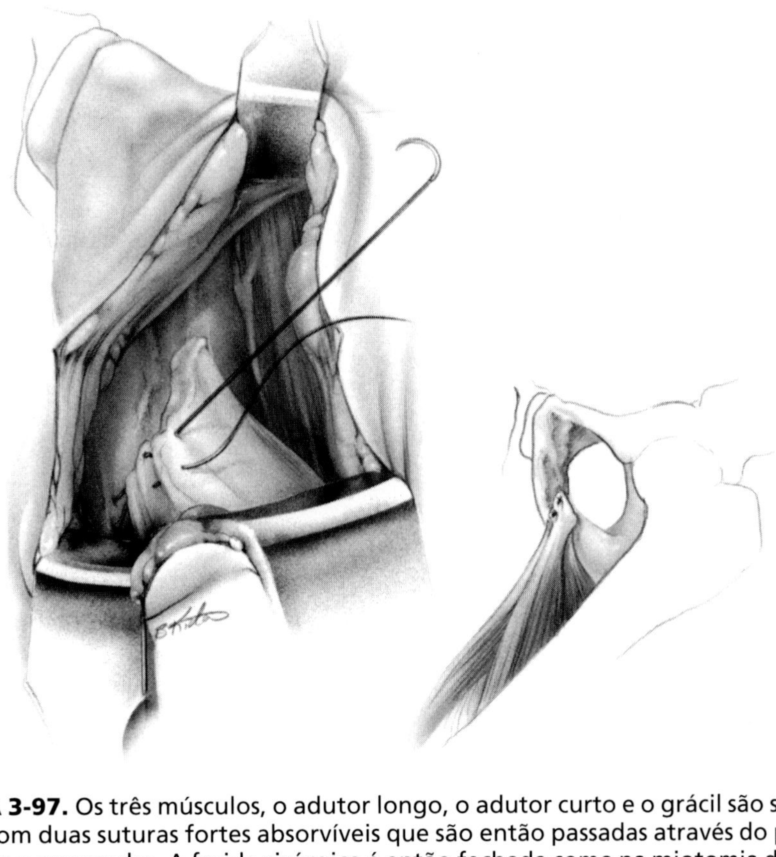

FIGURA 3-97. Os três músculos, o adutor longo, o adutor curto e o grácil são suturados juntos com duas suturas fortes absorvíveis que são então passadas através do periósteo do ísquio e amarradas. A ferida cirúrgica é então fechada como na miotomia do adutor.

CUIDADOS PÓS-OPERATÓRIOS

O paciente é mantido em um aparelho de gesso pelvipodálico por 6 semanas. Após este procedimento, o grau de abdução é menor do que aquele para liberação do adutor para evitar tensão no reparo; 25° de abdução em cada quadril são suficientes.

Referências

1. Stephenson CT, Donovan MM. Transfer of hip adductor origins to the ischium in spastic cerebral palsy. J Bone Joint Surg [Am] 1969;51:1040.
2. Root L, Spero CR. Hip adductor transfer compared with adductor tenotomy in cerebral palsy. J Bone Joint Surg [Am] 1981;63:767.
3. Bleck EE. Orthopaedic management in cerebral palsy. Philadelphia: JB Lippincott, 1987:286.
4. Schultz RS, Chamberlain SE, Stevens PM. Radiographic comparison of adductor procedures in cerebral palsied hips. J Pediatr Orthop 1984;4:741.
5. Reimers J, Poulsen S. Adductor transfer versus tenotomy for stability of the hip in spastic cerebral palsy. J Pediatr Orthop 1984;4:52.

3.19 TENOTOMIA DOS ISQUIOTIBIAIS PROXIMAIS

Seymour e Sharrad (1) foram os primeiros a descrever a liberação proximal dos tendões isquiotibiais em pacientes com paralisia cerebral. Eles e outros autores que consideraram esta técnica adequada descreveram a execução desta operação com o paciente em decúbito ventral e a incisão localizada lateralmente à tuberosidade isquiática ou na dobra glútea (2, 3). Bell (4) relatou a execução da operação através de uma abordagem anterior, a qual apresenta diversas vantagens. A liberação dos músculos adutores e ílio-psoas pode ser executada ao mesmo tempo, e a elevação da perna reta pode ser utilizada como teste para se ter certeza de que os objetivos pré-operatórios foram alcançados.

O alongamento proximal é indicado principalmente no paciente com envolvimento total do corpo em conjunção com a miotomia do adutor e tenotomia do íliopsoas para a subluxação do quadril nos pacientes com dificuldades para sentar devido à tensão nos isquiotibiais. Também pode ser a operação de eleição para pacientes com um comprimento de passo curto. A liberação dos isquiotibiais proximais pode resultar em uma inclinação para frente da pelve com subseqüente lordose da coluna lombar. Esta complicação pode ser evitada através da correção da contratura em flexão do quadril antes da liberação dos isquiotibiais (Figs. 3-98 a 3-100).

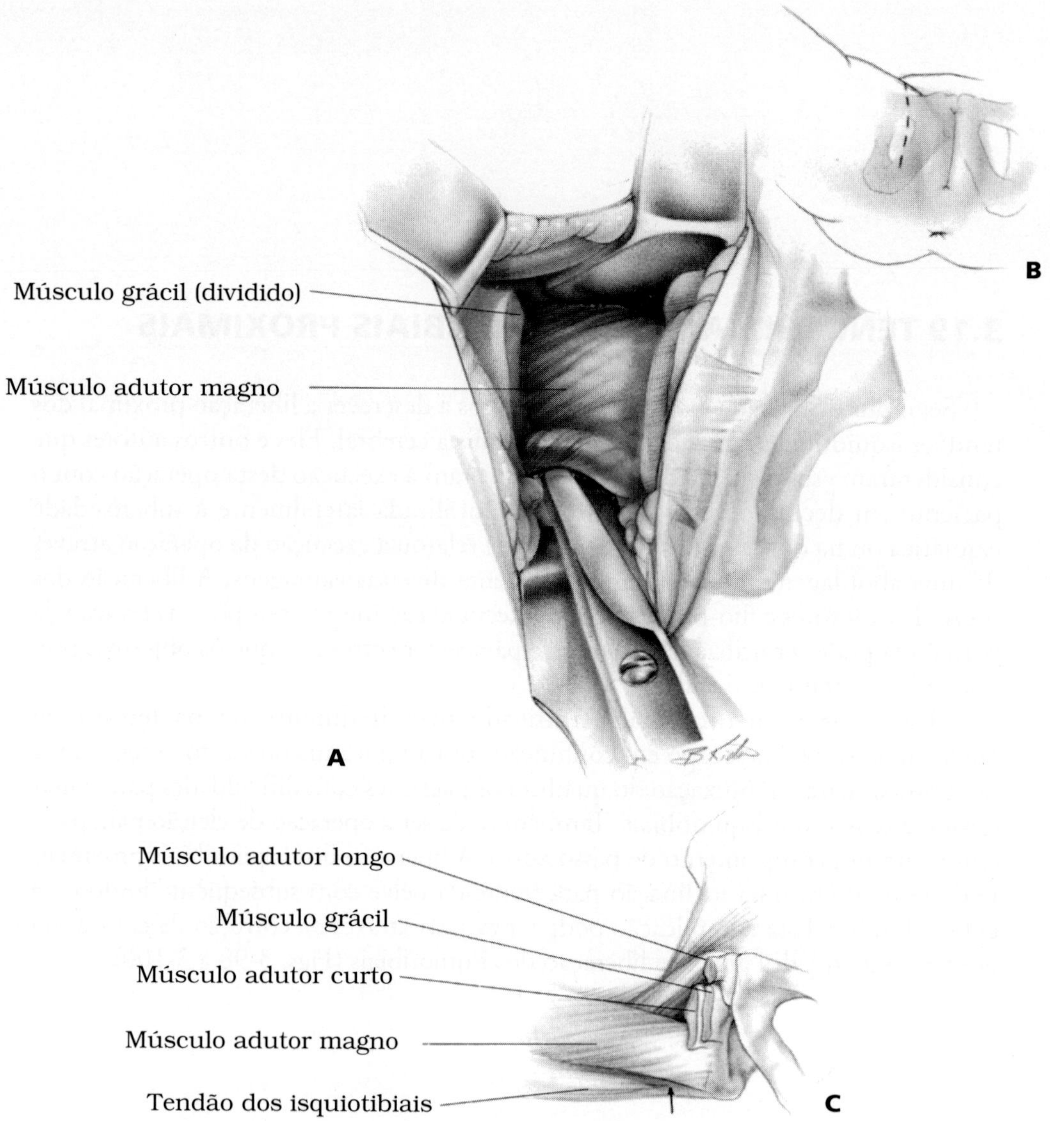

FIGURA 3-98. O paciente é colocado em decúbito dorsal com uma pequena toalha dobrada ou saco de areia sob o sacro. As pernas são deixadas livres de forma que possam ser movidas através de toda a amplitude de movimento. A incisão usada é a mesma para a tenotomia dos adutores. Uma incisão transversa é posicionada 1 cm distalmente à dobra da virilha começando no tendão adutor longo e estendendo posteriormente **(A)**. A incisão não tem que ser excessivamente longa porque a pele é móvel nesta região, e a incisão pode ser mudada anteriormente e posteriormente sem esticar desnecessariamente a pele. Freqüentemente é mais fácil se posicionar do lado oposto à perna que está sendo operada. Nestas ilustrações, o cirurgião posiciona-se do lado esquerdo do paciente e opera na perna direita com a cabeça voltada para a direita.

O músculo grácil é dividido, expondo o músculo adutor magno situado profundamente nele. A borda posterior do adutor magno é identificada e a fáscia ao longo de sua borda posterior é aberta **(B, C)**. Este compartimento fascial deve ser aberto por dissecção cortante a uma distância adequada de forma que o cirurgião não se sinta como se estivesse operando em um profundo buraco negro.

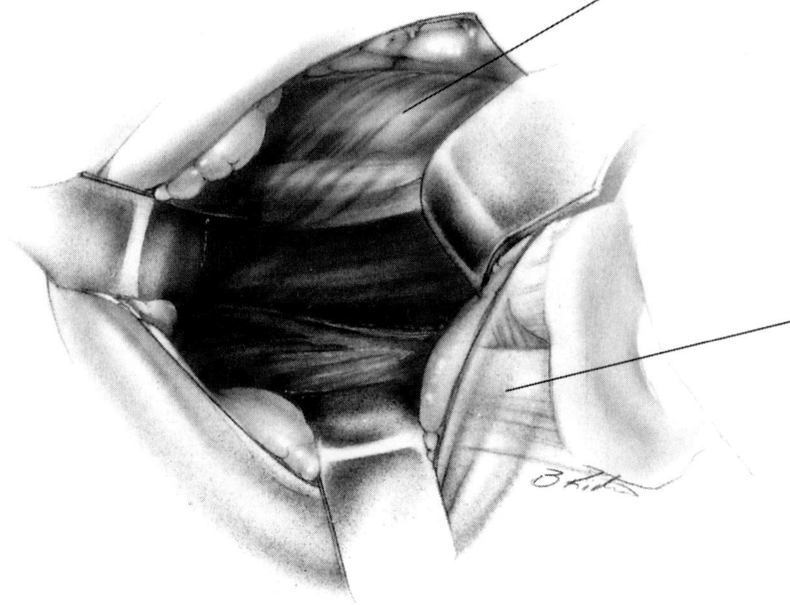

FIGURA 3-99. Os afastadores são colocados para puxar o adutor magno anteriormente e lateralmente e abrir o intervalo em sua superfície posterior. Neste ponto, as origens dos tendões isquiotibiais podem ser palpadas. A elevação da perna reta demonstra a tensão nesses músculos. O tendão mais medial da origem o músculo semitendíneo, seguido pelo músculo semimembranáceo e o músculo bíceps femoral. Estes músculos não precisam ser identificados separadamente porque parece que possuem em comum uma origem tendinosa da tuberosidade isquiática. O nervo ciático situa-se anteriormente e levemente lateral a esses músculos. A palpação deve ser utilizada para assegurar a identificação exata do nervo ciático. Ele não fica tão esticado quanto os isquiotibiais quando é executado um levantamento de perna esticada, e, ao contrário dos tendões isquiotibiais, ele se prolonga proximalmente em relação à tuberosidade isquiática.

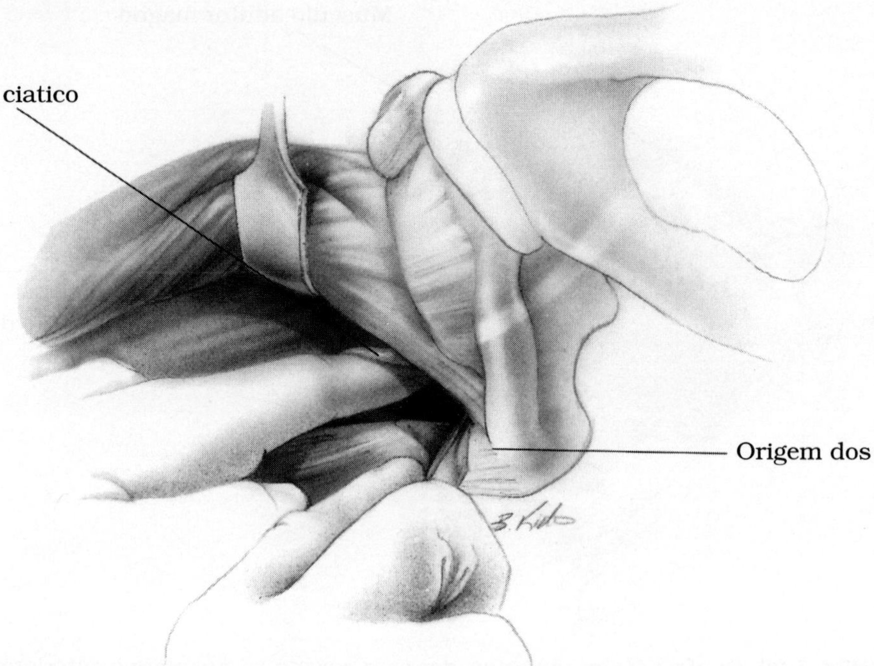

FIGURA 3-100. Com o adutor magno afastado anteriormente e lateralmente, um dedo é inserido para apalpar o nervo ciático, elevá-lo e empurrá-lo lateralmente. Um assistente executa a elevação de perna esticada para colocar os tendões da origem dos isquiotibiais sob tensão, e o cirurgião os divide direcionando o bisturi posteriormente. O grau de correção e adequação da liberação pode ser avaliado com o teste de elevação da perna esticada.

CUIDADOS PÓS-OPERATÓRIOS

As pernas são imobilizadas em aparelho de gesso longo com os joelhos retos, mas não hiperestendidos, e uma barra entre as pernas para manter o grau de abdução desejado. A terapia deve ser instituída assim que a dor aguda e o espasmo da cirurgia diminuírem. Ela consiste simplesmente em fazer com que as crianças comecem a sentar. Se o tendão do íliopsoas tiver sido seccionado devido à contratura em flexão do quadril, o ato de sentar-se pode ser alternado com o posicionamento deitado em decúbito ventral. Seis semanas de imobilização são suficientes, sendo o gesso removido após esse período e dada continuação à terapia.

Referências

1. Seymour N, Sharrard JW. Bilateral proximal release of the hamstrings in cerebral palsy. J Bone Joint Surg [Br] 1968;50:274.
2. Reimers J. Contracture of the hamstrings in spastic cerebral palsy: a study of three methods of operative correction. J Bone Joint Surg [Br] 1974;56:102.
3. Drummond DS, Rogala E, Templeton J, et al. Proximal hamstring release for knee flexion and crouched posture in cerebral palsy. J Bone Joint Surg [Am] 1974;56:1598.
4. Bell M. Proximal hamstring release-anterior approach. J Bone Joint Surg [Br] 1973;55:661.

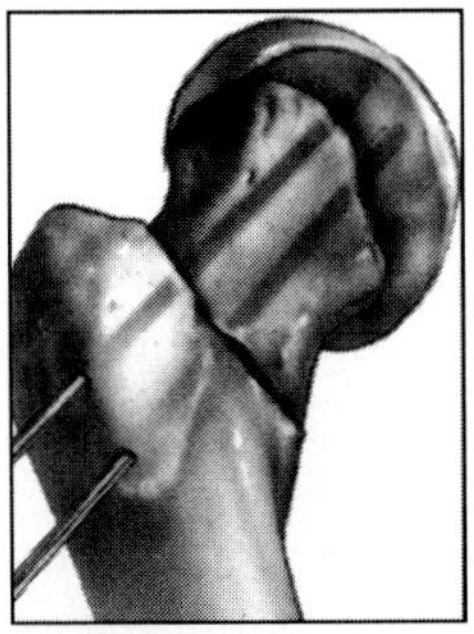

4

O FÊMUR

4.1 PLANEJANDO UMA OSTEOTOMIA INTERTROCANTÉRICA

CONSIDERAÇÕES MECÂNICAS

A osteotomia intertrocantérica é provavelmente a operação mais comum feita ao redor do quadril da criança. Ela é usada para várias condições: luxação congênita do quadril, displasia acetabular, doença de Perthes, coxa vara congênita, problemas pós-traumáticos, etc. Além disso, é uma cirurgia aparentemente fácil de executar. Conseqüentemente, os cirurgiões dão pouca atenção aos detalhes da osteotomia e, com freqüência, menos atenção ainda ao planejamento pré-operatório, que é essencial.

Uma osteotomia intertrocantérica pode ter um ou vários componentes. Entre esses componentes estão varo, valgo, extensão, flexão, rotação, encurtamento, medialização, lateralização e transferência de trocanter. As indicações para cada um desses componentes são encontradas em uma análise cuidadosa do exame físico e das radiografias pré-operatórias. A alteração da inclinação em varo do colo femoral terá efeitos profundos no braço no momento de abdução do quadril, bem como nas forças que atravessam a articulação do quadril. Assim, em uma dada circunstância, uma osteotomia varizante poderá requerer a realização de uma transferência do trocanter maior, para restaurar a distância articulotrocantérica, e também medialização da diáfise femoral, para manter uma distribuição eqüitativa de peso através dos compartimentos medial e lateral do joelho. Uma análise das permutações da osteotomia femoral intertrocantérica está além do escopo dessa discussão, mas pode ser encontrada em outro lugar (1-4).

Para a maioria das osteotomias intertrocantéricas em crianças nas quais o restante do membro se encontra em alinhamento normal, geralmente será suficiente levar em conta as seguintes relações durante o planejamento:

- A osteotomia varizante resulta em geno varo (joelho varo) e requer deslocamento medial da diáfise femoral para restaurar o alinhamento normal do membro inferior.

- A osteotomia valgizante resulta em geno valgo (joelho valgo) e requer deslocamento lateral da diáfise femoral para restaurar o alinhamento normal do membro inferior.

Uma osteotomia intertrocantérica varizante no quadril normal de mais de 25° pode necessitar de transferência do trocanter maior para manter a função muscular abdutora normal. Se uma osteotomia intertrocantérica varizante for feita em um quadril com uma distância articulotrocantérica já diminuída, devido a uma parada de crescimento fisário proximal como é encontrado freqüentemente na doença de Perthes, ou em conjunção com uma osteotomia pélvica com deslocamento medial (p. ex., osteotomia de Chiari), aumenta a necessidade de realizar a transferência do trocanter maior.

Uma osteotomia intertrocantérica valgizante aumenta o comprimento do membro inferior e aumenta a pressão sobre a cabeça femoral (da mesma forma como uma osteotomia varizante encurta o comprimento do membro). A liberação dos músculos que estão sob tensão ou um encurtamento do osso devem ser considerados.

PLANEJAMENTO PRÉ-OPERATÓRIO

O planejamento pré-operatório descrito em detalhes aqui geralmente não é necessário para uma osteotomia intertrocantérica varizante em uma criança de 2 anos sofrendo redução de luxação congênita do quadril. Entretanto, o planejamento é essencial para osteotomias intertrocantéricas em crianças mais velhas, porque os efeitos mecânicos são maiores, o potencial para remodelagem é menor e os transtornos são mais complexos.

Após as considerações clínicas, o planejamento começa com uma radiografia ântero-posterior pré-operatória da pelve e de ambos os quadris. O quadril normal deve ser levado em rotação interna para que se veja o ângulo normal do colo-diafisário. Se houver outras alterações mecânicas no alinhamento dos membros, uma radiografia com comprimento do membro total deve ser tirada dos quadris aos tornozelos com o paciente em pé, com chassi de 36 polegadas. Isso permite ao cirurgião examinar o efeito da osteotomia intertrocantérica sobre o alinhamento do membro, bem como a necessidade de osteotomias adicionais. Dependendo das circunstâncias, radiografias adicionais com o membro em várias posições podem ser obtidas para determinar a amplitude de movimento da cabeça femoral no acetábulo e a melhor posição para obter congruência. Em alguns casos difíceis, isso é melhor obtida com um artrograma. Em nossa opinião, determina-se melhor o grau de anteversão funcionalmente por meio da rotação do quadril em extensão, e não por meios radiográficos. O cirurgião poderá se enganar ao tentar corrigir uma certa quantidade de rotação determinada radiograficamente e somente no período pós-operatório irá descobrir que o quadril não irá apresentar a rotação interna que era esperada.

O processo real de planejamento de uma osteotomia foi bem descrito por Muller (5). Isso pode ser feito em papel transparente ou em um filme radiográfico. Dois desenhos são feitos em duas folhas separadas de papel ou em filme (Figs. 4-1 a 4-6).

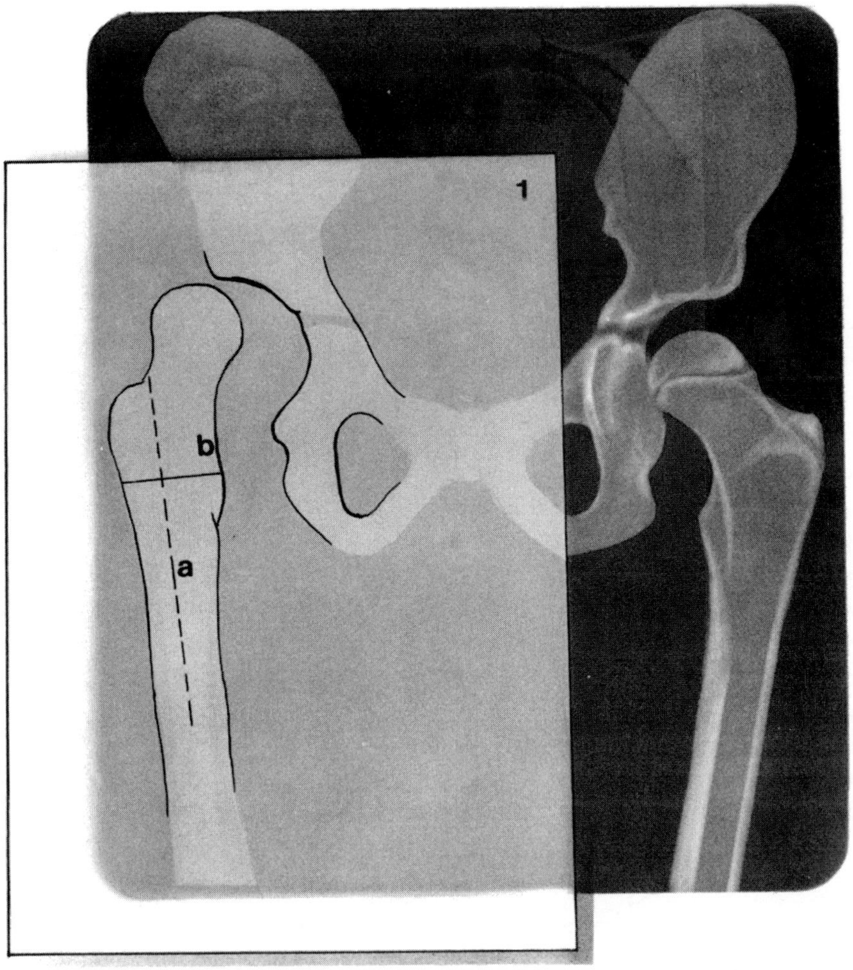

FIGURA 4-1. O primeiro desenho traça o contorno exato da cabeça femoral e da diáfise femoral proximal e o acetábulo. Uma linha pontilhada (a) é desenhada para baixo definindo o eixo da diáfise femoral e uma segunda linha cheia (b) é traçada perpendicular à linha pontilhada imediatamente acima do trocanter menor. Essa é a linha da osteotomia.

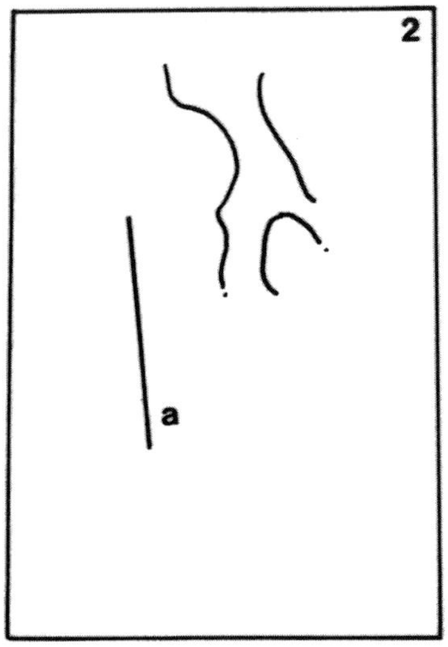

FIGURA 4-2. O segundo desenho, em uma folha de papel separada, traça o contorno do acetábulo. Novamente, desenhe uma linha correspondente ao eixo da diáfise femoral (a).

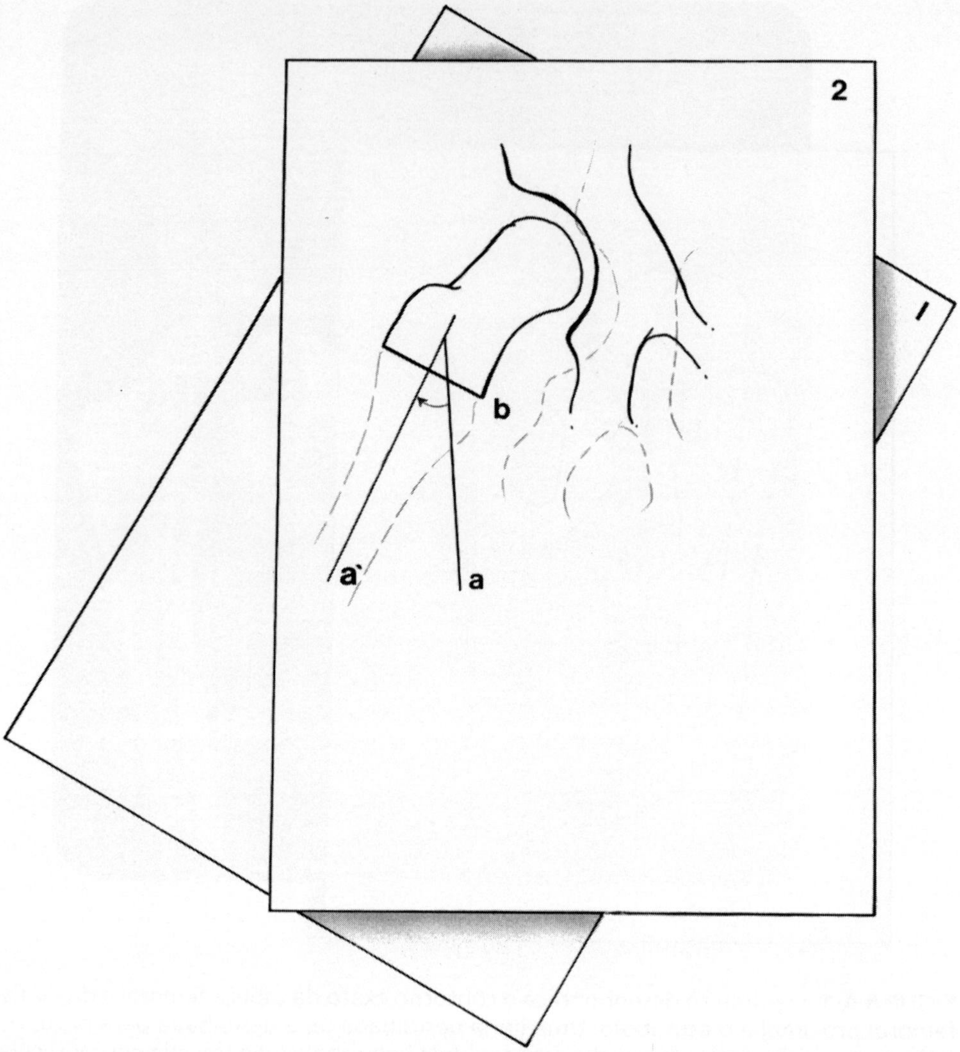

FIGURA 4-3. Sobreponha o segundo desenho ao primeiro. Gire os desenhos até que a cabeça femoral no primeiro desenho esteja na relação desejada ao acetábulo do segundo desenho. Desenhe o fêmur proximal para baixo até a linha da osteotomia (b) junto com o novo eixo femoral (a') e a linha da osteotomia (b). A quantidade de varo necessária para produzir os resultados desejados é encontrada ao se medir o ângulo entre o eixo femoral original (a) e o novo eixo femoral (a').

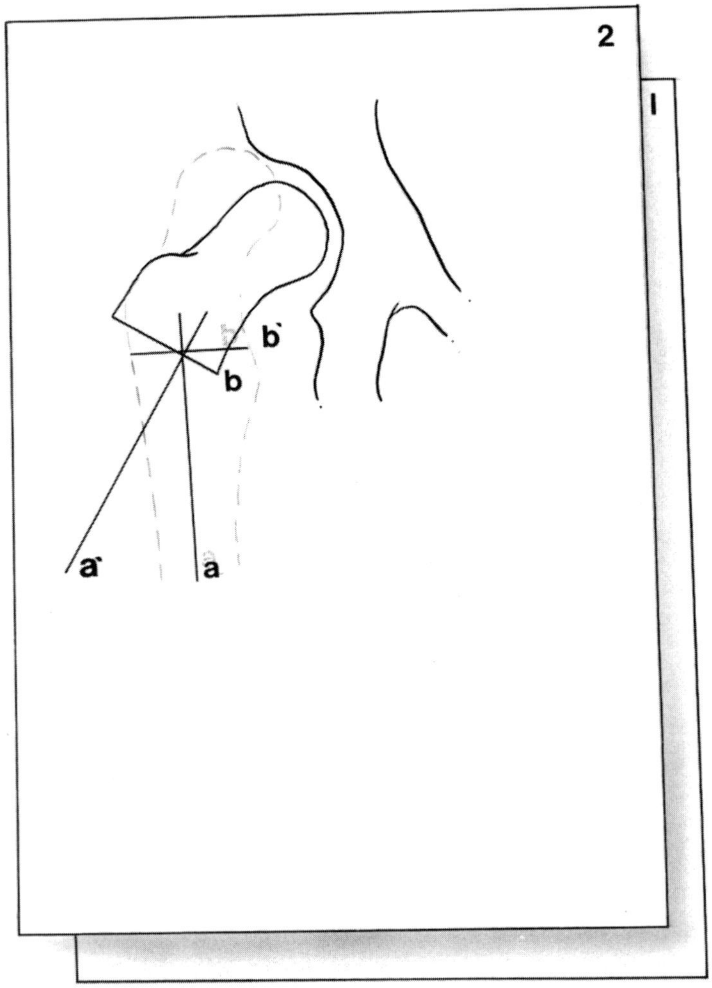

FIGURA 4-4. Sobreponha os dois desenhos, alinhando o eixo femoral (a) de cada um. Deslize o segundo desenho para cima e para baixo até que a intersecção de a* e b do segundo desenho cruze com a linha b no primeiro desenho. Nesse ponto, desenhe a linha b* perpendicular ao eixo da diáfise femoral (a). Essa é a linha final da osteotomia. A cunha que fica abaixo da linha final da osteotomia (b*) é a cunha que será ressecada. Devido ao fato de o eixo femoral permanecer superposto, a quantidade correta de deslocamento medial é levada em consideração, e não há mudança no alinhamento do membro inferior.

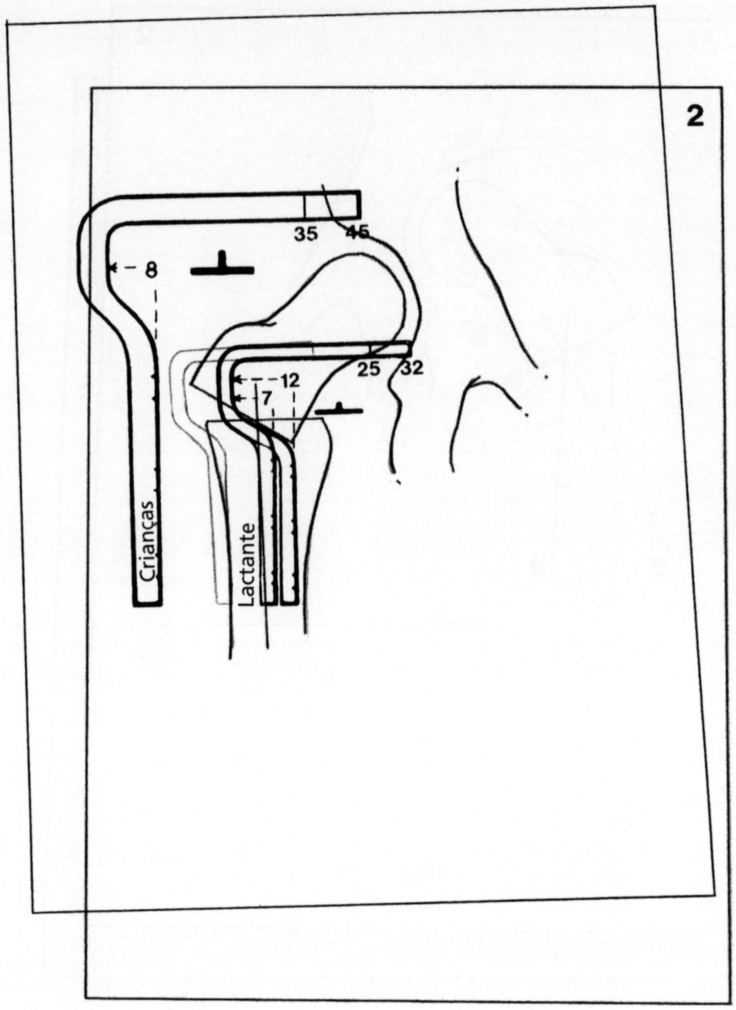

FIGURA 4-5. Desenhe a parte distal do fêmur abaixo da linha da osteotomia. Se forem utilizadas placas anguladas para a fixação interna, o ponto de inserção do cinzel pode ser determinado. Para placas de tamanho adulto, isso é cerca de 12 a 15 mm proximal ao local da osteotomia. Para placas de tamanho juvenil e adolescente, essa distância é menor e pode ser determinada a partir de modelos transparentes ou medidas do tamanho da placa desejada. Nesse mesmo desenho, a quantidade correta de deslocamento também pode ser medida e a placa correta selecionada. Finalmente, o comprimento desejado da lâmina pode ser medido, e a placa angulada pode ser desenhada. Isso deve representar como a radiografia pós-operatória irá ficar.

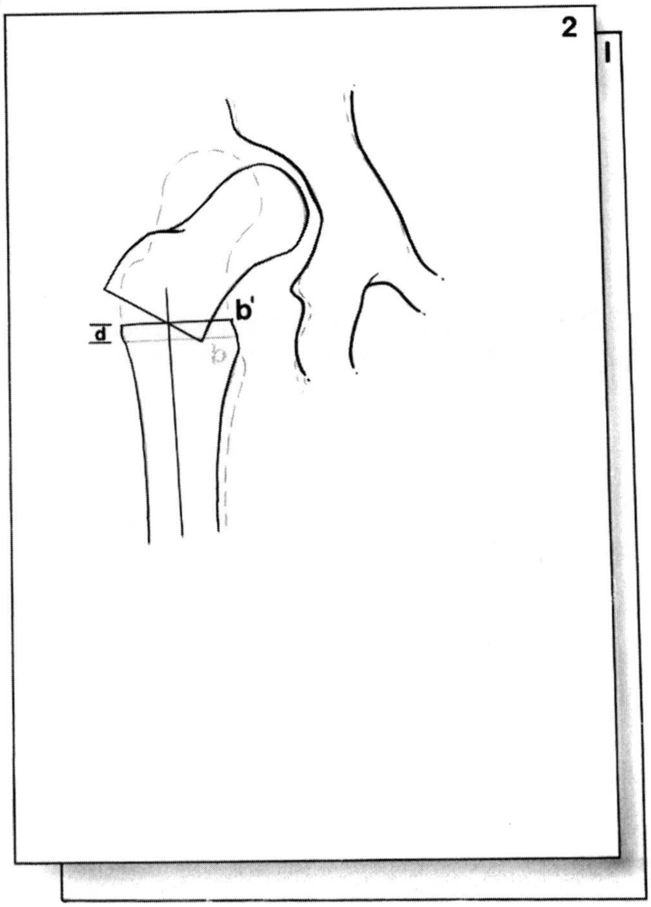

FIGURA 4-6. A quantidade de encurtamento que a osteotomia produz pode ser determinada diretamente a partir dos desenhos. Alinhe o eixo femoral (a) de ambos os desenhos e sobreponha a linha articular acetabular de cada um. A quantidade de encurtamento produzido (d) é a distância entre a linha da osteotomia (b) do primeiro desenho e a linha final da osteotomia (b*) do segundo desenho.

Referências

1. Pauwels F. Biomechanics of the locomotor apparatus. Berlin: Springer-Verlag, 1980.
2. Pauwels F. Biomechanics of the normal and diseased hip. Berlin: Springer-Verlag, 1976.
3. Schatzker J. The intertrochanteric osteotomy. Berlin: Springer-Verlag, 1984.
4. Oest O. Special diagnostic and preoperative planning of corrective osteotomies. In: Hierholzer G, Muller KH, eds. Corrective osteotomies of the lower extremity after trauma. Berlin: Springer-Verlag, 1985:29.
5. Muller M. Intertrochanteric osteotomies in adults: planning and operating technique. In: Cruess RL, Mitchell NS, eds. Surgical management of degenerative arthritis of the lower limb. Philadelphia: Lea & Febiger, 1975:53.

4.2 OSTEOTOMIA VARIZANTE FEMORAL PROXIMAL EM CRIANÇAS UTILIZANDO PLACAS COM 90°

À medida que a criança se torna mais velha e maior, há necessidade de aumentar a precisão na execução da osteotomia e aumentar a resistência ou rigidez da fixação. Embora isso pareça ser difícil para o cirurgião novato, um planejamento pré-operatório cuidadoso e um pouco de experiência dão ao cirurgião um grau de controle e segurança que não é possível com a maioria dos outros métodos de fixação (Figs. 4-7 a 4-16).

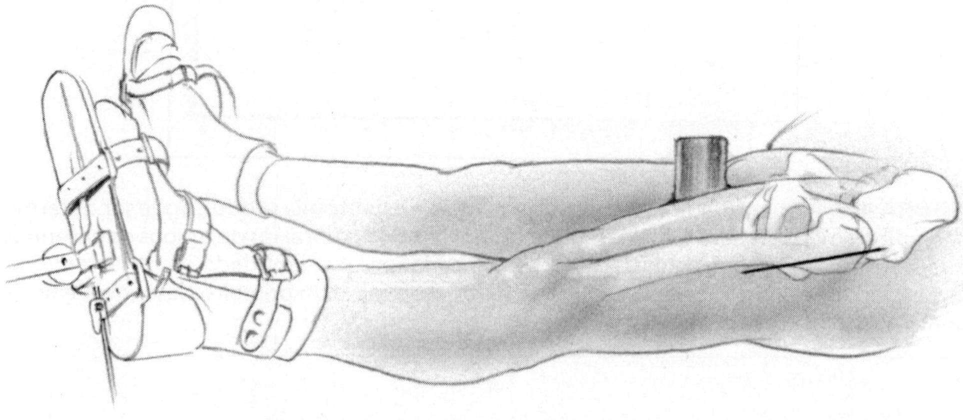

FIGURA 4-7. Uma osteotomia intertrocantérica femoral pode ser feita sobre uma mesa de fratura ou mesa de cirurgia comum com topo transparente, dependendo da preferência do cirurgião. O cirurgião sem assistente pode achar mais fácil colocar o paciente adolescente maior sobre uma mesa de fratura, para controlar a perna mais facilmente. Muitas mesas de fratura não acomodam crianças pequenas nem permitem cirurgia bilateral do quadril, tornando a escolha óbvia. Para posicionar a criança sem a mesa de fratura, é útil enrolar ou dobrar um lençol com fita adesiva em volta dele, com o lado aderente para fora. Isso evita que a criança se mexa para fora do suporte durante a cirurgia.

O paciente deve ser posicionado de forma que as incidências ântero-posterior e lateral do quadril possam ser obtidas em um intensificador de imagens. Isso é necessário para confirmar a localização correta da osteotomia e da lâmina do dispositivo de fixação. Para o paciente que não está na mesa de fratura, o quadril pode ser colocado na "posição de rã".

A incisão deve se estender desde a extremidade do grande trocanter até tão longe distalmente quanto necessário. A extensão distal da incisão depende do dispositivo de fixação usado e do tipo de osteotomia; uma osteotomia de encurtamento requer uma incisão mais longa.

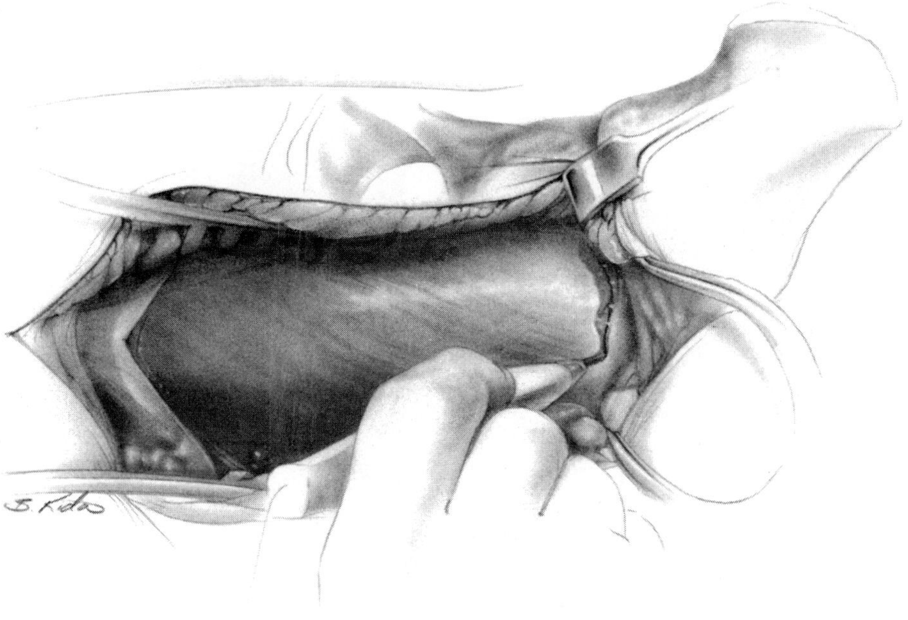

FIGURA 4-8. Após a incisão ter sido aprofundada através da gordura subcutânea e da fáscia lata, dois afastadores auto-retentores são colocados embaixo da fáscia lata. A crista do vasto lateral que corresponde ao ponto onde o músculo vasto lateral se insere, é identificado e o cautério elétrico é usado para cortar através desse músculo. Esse corte no músculo vasto lateral deve estender-se da diáfise femoral anterior até posteriormente no ponto em que a inserção termina.

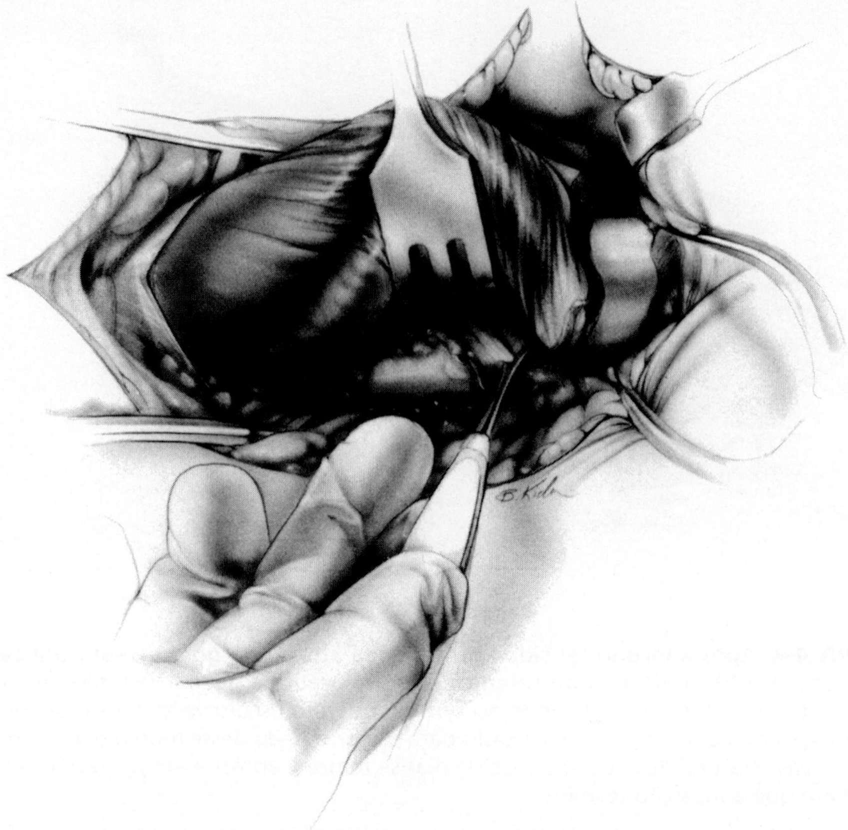

FIGURA 4-9. Um afastador com pontas é utilizado para afastar o ventre do músculo vasto lateral, expondo sua fixação posterior no fêmur na linha áspera. Esse músculo deve ser dividido tão próximo a essa fixação quanto possível porque toda a porção do músculo posterior à divisão será desnervada. Não é aconselhável cortar o músculo na sua área de inserção óssea porque serão encontrados de dois a três grandes vasos provenientes do aspecto posterior do fêmur que penetram no músculo neste ponto. Sendo assim, o músculo é dividido cerca de 1 cm anterior a sua inserção. Isso pode ser feito cuidadosamente, com o cautério elétrico, ou rombamente, passando-se o elevador de periósteo da direção cefálica à caudal, rasgando o músculo, e dividindo o periósteo. Com cuidado e um pouco de sorte, esses vasos perfurantes podem ser identificados e cauterizados antes de serem divididos.

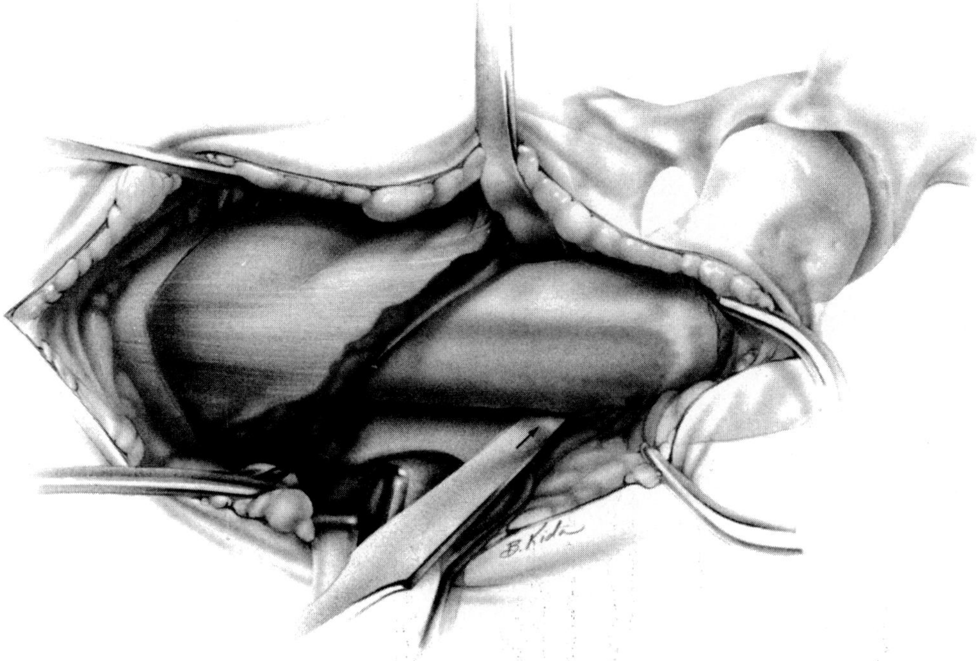

FIGURA 4-10. Um elevador de periósteo é usado para elevar todo o grupo muscular do quadríceps que se encontra no osso. Ao elevar-se o músculo do lado medial do fêmur, deve-se ter cuidado para permanecer em uma localização subperiosteal. Um elevador curvado (p. ex., um elevador Crego curvado) é útil nesse aspecto. O mesmo é verdadeiro na elevação das fixações na linha áspera; um elevador afiado ou osteótomo deve ser mantido em contato próximo com o osso, mesmo elevando pequenos fragmentos de osso. Isso reduz o sangramento, que é maior nessa área. A quantidade de elevação periosteal circunferencial que é feita depende do tipo de osteotomia a ser executado. Uma osteotomia varizante sem rotação requer a menor elevação, enquanto uma osteotomia rotacional requer a maior elevação, para permitir que os ossos girem livres de qualquer fixação na linha áspera.

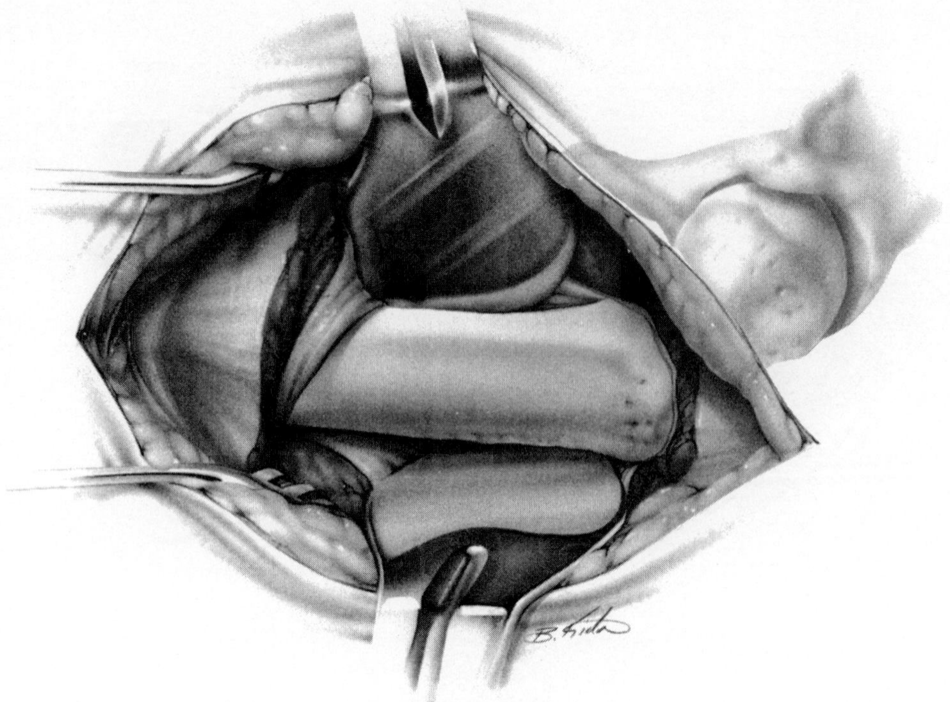

FIGURA 4-11. Ao término da exposição, deve ser possível ver a diáfise femoral anterior quando ela se curva medialmente, incluindo a curva inferior do colo femoral. Deve ser possível palpar tanto o trocanter menor como o colo femoral anterior com um dedo. Essa exposição permite uma colocação precisa da placa angulada e a visualização da área da osteotomia sem o uso excessivo de radiografias.

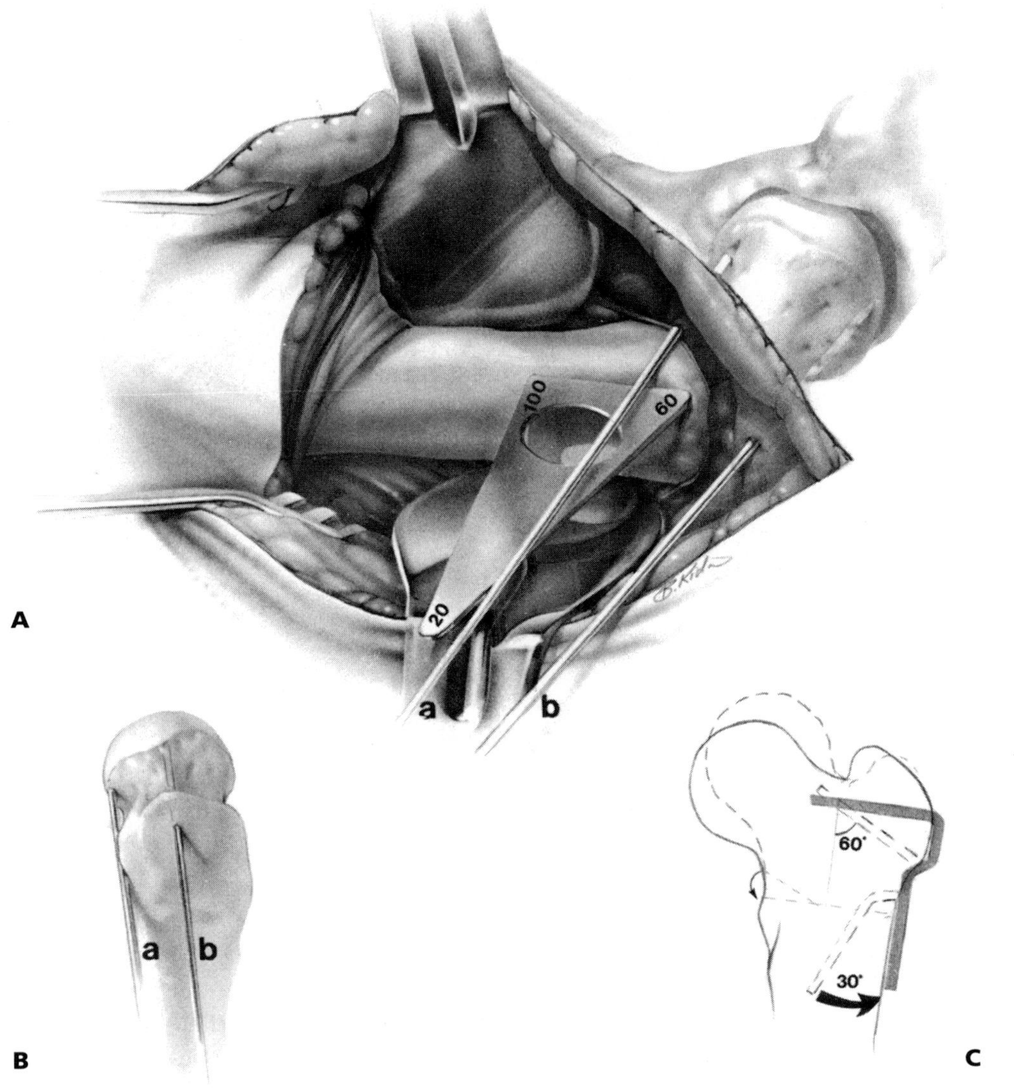

FIGURA 4-12. O primeiro passo após a exposição é identificar a correta localização da osteotomia e determinar a colocação da angulada no dispositivo de fixação. Primeiro, um fio de Kirschner (a) é passado no topo do colo femoral até que encontre a cabeça femoral **(A,B)**. Isso determina a quantidade de anteversão do colo femoral, que é importante para a inserção correta da placa.

O próximo passo é determinar em que ângulo a placa deve ser inserida em relação à diáfise femoral. A quantidade correta de correção angular é atingida quando a lâmina está ligada à diáfise femoral, e isso, por sua vez, é determinado pelo ângulo no qual a lâmina entra no colo femoral. Se o objetivo é criar 30° de varo com uma placa de 90°, então a lâmina deve entrar no colo femoral a um ângulo de 60° em relação à diáfise femoral. Quando a placa é conectada à diáfise femoral, a quantidade de correção será de 30° se a placa tiver sido inserida corretamente **(C)**.

Nesse exemplo, o gabarito com ângulo de 60° é selecionado e posicionado na diáfise femoral. Um segundo fio de Kirschner (b) é inserido na porção mais cefálica do colo femoral. A quantidade de anteversão nesse fio é guiada pelo primeiro fio que foi colocado ao longo do colo femoral anterior (a) e a quantidade de varo e valgo é guiada pelo ângulo de 60° no gabarito **(A,B)**. Esse fio serve como guia para a direção do cinzel de assentamento da placa e para colocação da placa angulada. O fio de Kirschner no colo femoral anterior (a) pode agora ser removido.

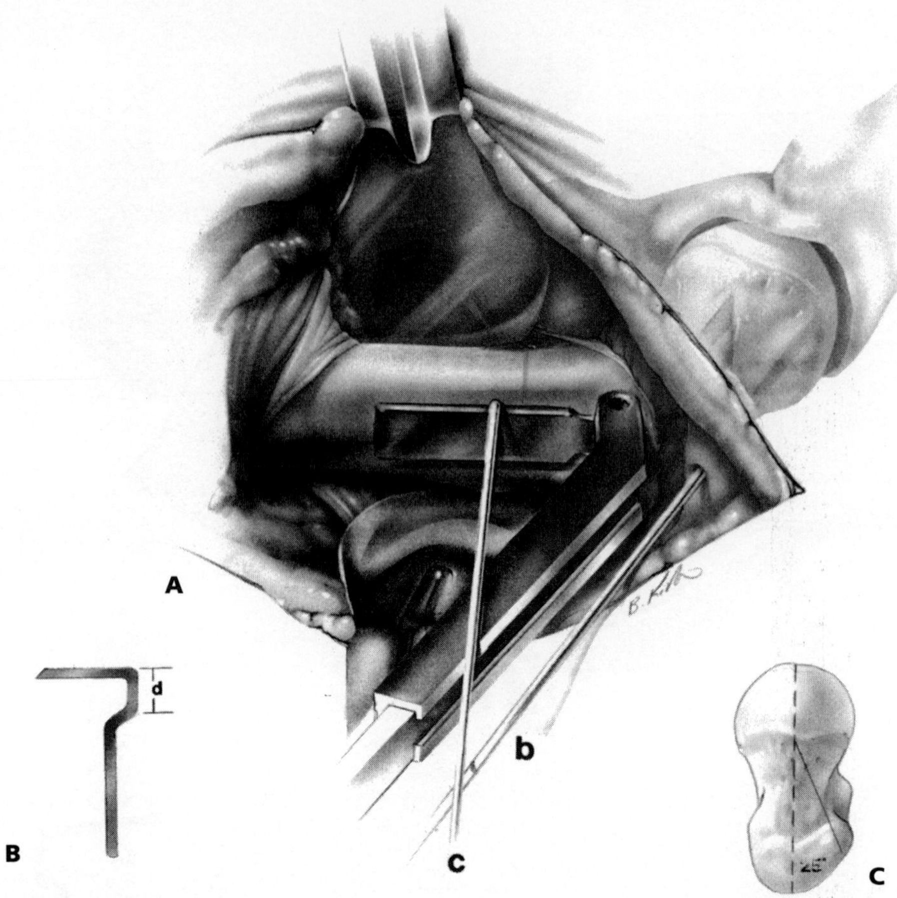

FIGURA 4-13. O próximo passo é marcar o local da osteotomia e inserir o cinzel de assentamento. Palpe o trocanter menor com um dedo e insira um fio de Kirschner (c) perpendicular à diáfise femoral para o centro do trocanter menor. Isso deve colocar o fio cerca de 5 mm abaixo do local da osteotomia, que fica situado exatamente na margem superior do trocanter menor. Mantenha esse fio anterior de forma que não interfira com o guia do cinzel de assentamento **(A)**.

Na preparação para a colocação do cinzel de assentamento, selecione o local onde ele irá penetrar o osso. Sua distância cefálica à osteotomia é determinada a partir do plano pré-operatório por meio do tamanho da placa a ser usada, e pode ser confirmada pela medida direta da placa. A distância é representada por d **(B)**.

É importante que o ponto de inserção não esteja situado muito posteriormente, ou a placa irá cortar a parte posterior do colo femoral. Devido ao fato da superfície plana do trocanter maior estar 25° mais posteriormente do que se estivesse perpendicular ao eixo do colo femoral e situar-se posteriormente ao colo femoral, é fácil cometer esse erro **(C)**. O formato do grande trocanter deve ser ignorado e o cinzel deve ser inserido alinhado com o colo femoral. Para conseguir isso, parecerá que o cinzel está posicionado bem anterior em relação ao grande trocanter.

Quando o ponto de inserção correto for determinado, o cinzel correto para a placa que será usada é selecionado. Se for utilizada uma placa grande para adultos, é melhor abrir a cortical do fêmur antes de inserir o cinzel; porém, com o uso de placas para adolescentes e crianças, isso não é necessário. O guia do cinzel é colocado ao longo da diáfise femoral. Isso é essencial para assegurar que a placa não fique posicionada anterior ou posteriormente à diáfise após a placa ter sido inserida. Se a flexão ou extensão for parte da osteotomia, o ângulo que esse guia forma anterior ou posteriormente à diáfise femoral determina a quantidade de flexão ou extensão. Se necessário, a rotação do cinzel pode ser controlada com o martelo diapasão. O cinzel é então dirigido para penetrar no colo femoral usando-se tanto o guia do cinzel quanto o fio de Kirschner (b) como guias. A profundidade do cinzel é lida com base na escala no lado inferior e está correlacionada com o plano pré-operatório. Nesse ponto, uma imagem ântero-posterior pode ser obtida para que se verifique a localização do cinzel, e o local da osteotomia é marcado pelo fio de Kirschner (c). Aqui, sempre colocamos um pino diretamente para o centro do colo e tiramos uma radiografia ântero-posterior em "posição de rã" para ter certeza de onde o pino está. Isso elimina qualquer chance de que ele não esteja bem no centro.

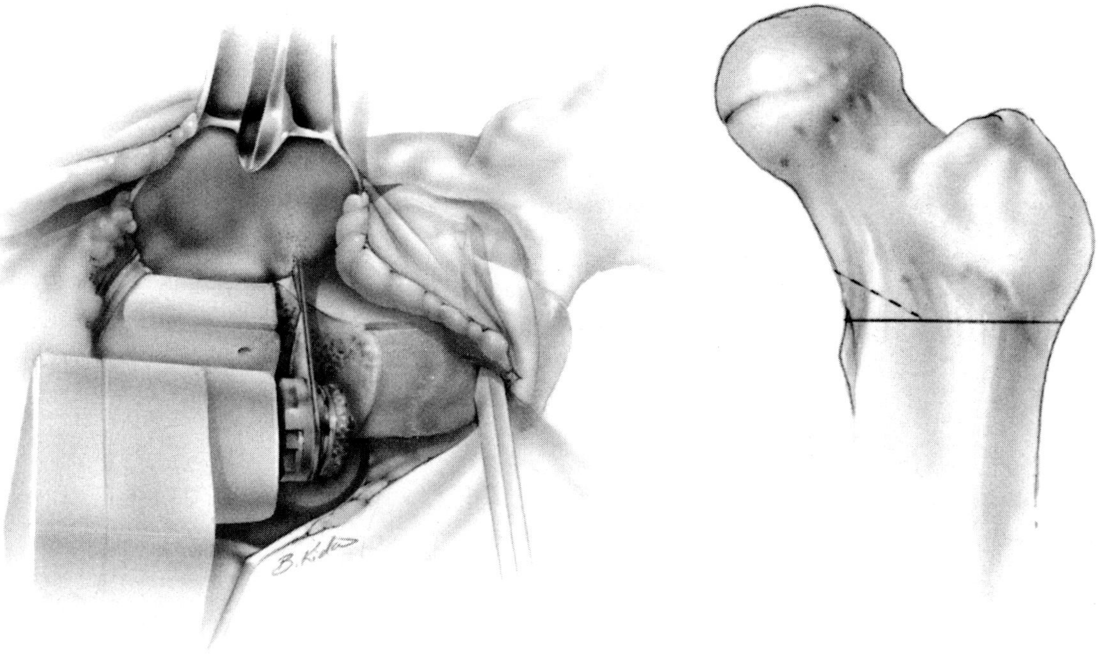

FIGURA 4-14. Antes de realizar o corte da osteotomia, é aconselhável marcar a diáfise femoral anterior longitudinalmente com a serra como um marco que irá indicar se ocorreu rotação. Se tiver sido planejada a realização de osteotomia com rotação, pinos podem ser colocados como descrito para a osteotomia rotacional do fêmur proximal. A osteotomia é realizada ao se fazer o primeiro corte perpendicular à diáfise femoral. Esse corte deve ser posicionado em um ponto imediatamente cefálico ao trocanter menor. Os tecidos moles são protegidos colocando-se dois afastadores de Bennett ou similares em volta do osso. Uma serra oscilante é usada para cortar o osso. Usa-se uma grande quantidade de irrigação durante esse processo para reduzir o aquecimento do osso.

Após o primeiro corte ser completado, o cinzel de assentamento é usado para inclinar o fragmento proximal em uma posição varizante. Começando no meio do osso, a cunha desejada é removida do lado medial. Isso completa a osteotomia. Como você pode assegurar que a cunha que foi cortada medialmente tem exatamente 30º? Em geral calculamos isso "com os olhos".

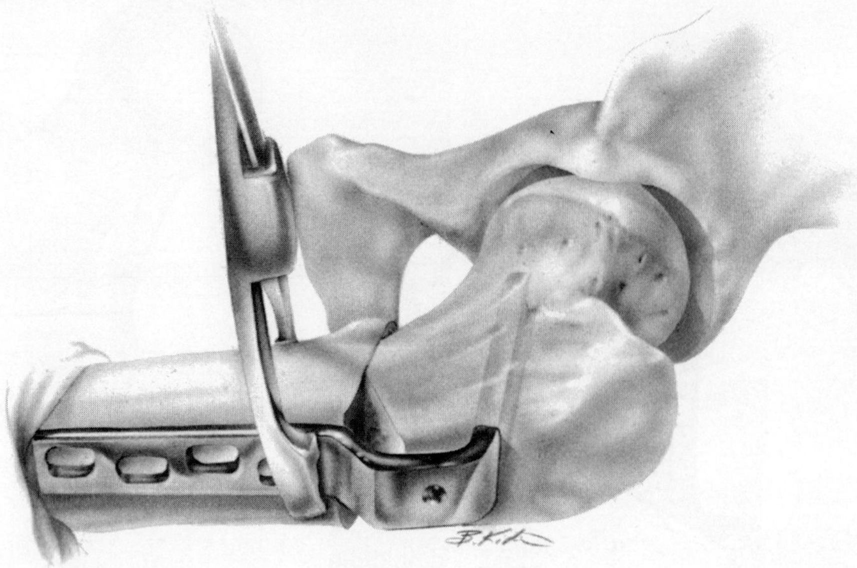

FIGURA 4-15. O cinzel de assentamento é removido e a placa angulada é inserida. A placa deve ser primeiramente colocada à mão e então assentada de leve no lugar com o martelete para evitar iniciar um falso canal. Após estar totalmente assentada, ela é mantida junto à diáfise femoral com um clampe de osso. Se alguma rotação da osteotomia for desejada, ela é feita nesse ponto. A placa é então fixada à diáfise femoral com os parafusos adequados. A ferida é fechada religando-se o músculo vasto lateral à sua origem na base do trocanter e fechando sua fáscia posteriormente. Um dreno é colocado profundamente na fáscia lata, e o restante da ferida cirúrgica é fechada como de rotina.

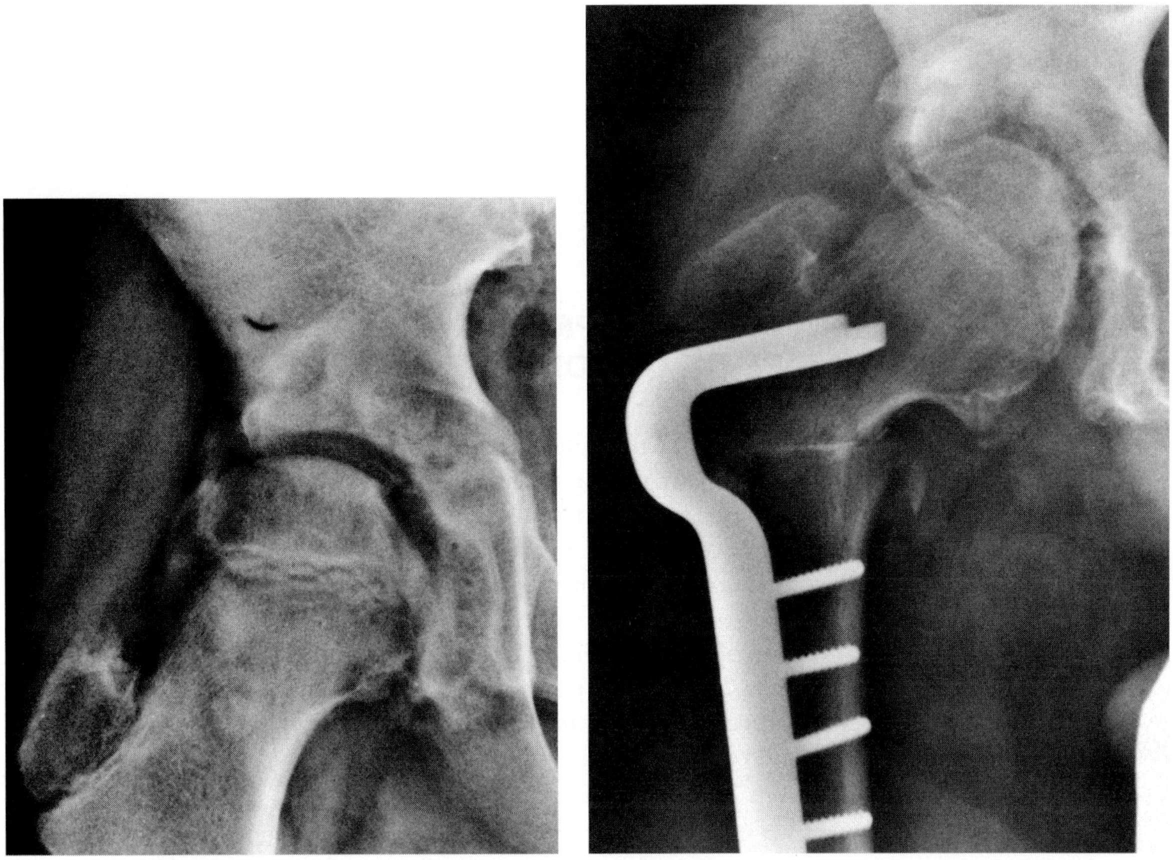

A B

FIGURA 4-16. CP é um jovem de 14 anos que apresentava quadril dolorido 1 ano após um acidente de carro no qual ele sofreu uma luxação posterior do quadril não reconhecida e fratura acetabular posterior **(A)**. Ele foi tratado com sucesso com uma osteotomia varizante e rotacional do fêmur proximal, que eliminou a subluxação posterior e conseqüente sinovite. A fixação é forte o suficiente para permitir sustentação de peso imediata e protegida **(B)**.

CUIDADOS PÓS-OPERATÓRIOS

Osteotomias subtrocantéricas geralmente levam de 6 a 8 semanas para obter consolidação óssea. O grau de imobilização ou repouso no leito durante esse período depende de muitos fatores: o tamanho da criança e, dessa forma, a resistência da placa que foi usada, a resistência do osso, a estabilidade da osteotomia e a capacidade do paciente de cooperar com sustentação parcial do peso. Nós preferimos tratar crianças pequenas em um aparelho de gesso pelvipodálico e com repouso no leito. Crianças entre 8 e 12 anos de idade que cooperam podem, em geral, ser deixadas sem gesso porém mantidas em repouso, ou usar uma cadeira de rodas. No grupo adolescente, a fixação é geralmente forte o suficiente para permitir a marcha com sustentação parcial do peso com muletas, se o paciente cooperar. A sustentação total do peso é permitida em todas as faixas etárias quando houver evidência radiográfica de união óssea.

4.3 OSTEOTOMIA FEMORAL PROXIMAL EM BEBÊS USANDO O CLAMPE DE QUADRIL DE ALTDORF

O clampe de quadril de Altdorf é uma placa angulada maleável com ângulo de 130°. Wagner (1) descreveu a técnica para usar esta placa, que simplifica grandemente uma osteotomia intertrocantérica. Wagner não usa um aparelho de gesso com essa placa, a menos que outros procedimentos exijam isso.

Essa placa é mais útil em crianças com menos de 5 ou 6 anos de idade que estão sendo submetidas a uma osteotomia femoral em conjunto com o tratamento de luxação congênita do quadril. Ela também pode ser usada em crianças de até 12 anos de idade (2). Embora essa placa seja projetada para osteotomia varizante, o fato de que pode ser facilmente dobrada torna-a ideal para o tratamento (por osteotomia valgizante) de coxa vara do desenvolvimento em crianças pequenas (Figs. 4-17 a 4-23).

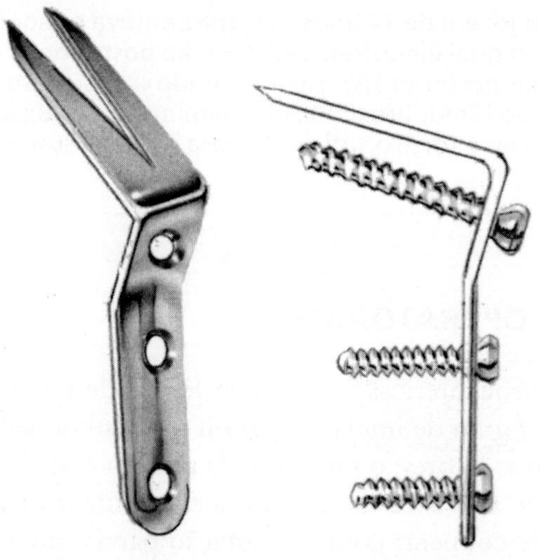

FIGURA 4-17. O clampe de Altdorf é uma placa angulada de 130°; ela é bifurcada, e toda sua extensão é maleável. A placa vem em três tamanhos: 9 mm, 10,5 mm e 12 mm de largura, com diferentes comprimentos de lâmina. Há dois orifícios ovais na placa lateral, que nas placas menores acomodam os parafusos corticais de 3,5 mm, e na placa maior, o parafuso cortical de 4,5 mm. Há também um orifício redondo na extremidade cefálica, o qual é projetado para aceitar o parafuso esponjoso que tem por finalidade manter a placa fixa no fragmento proximal.

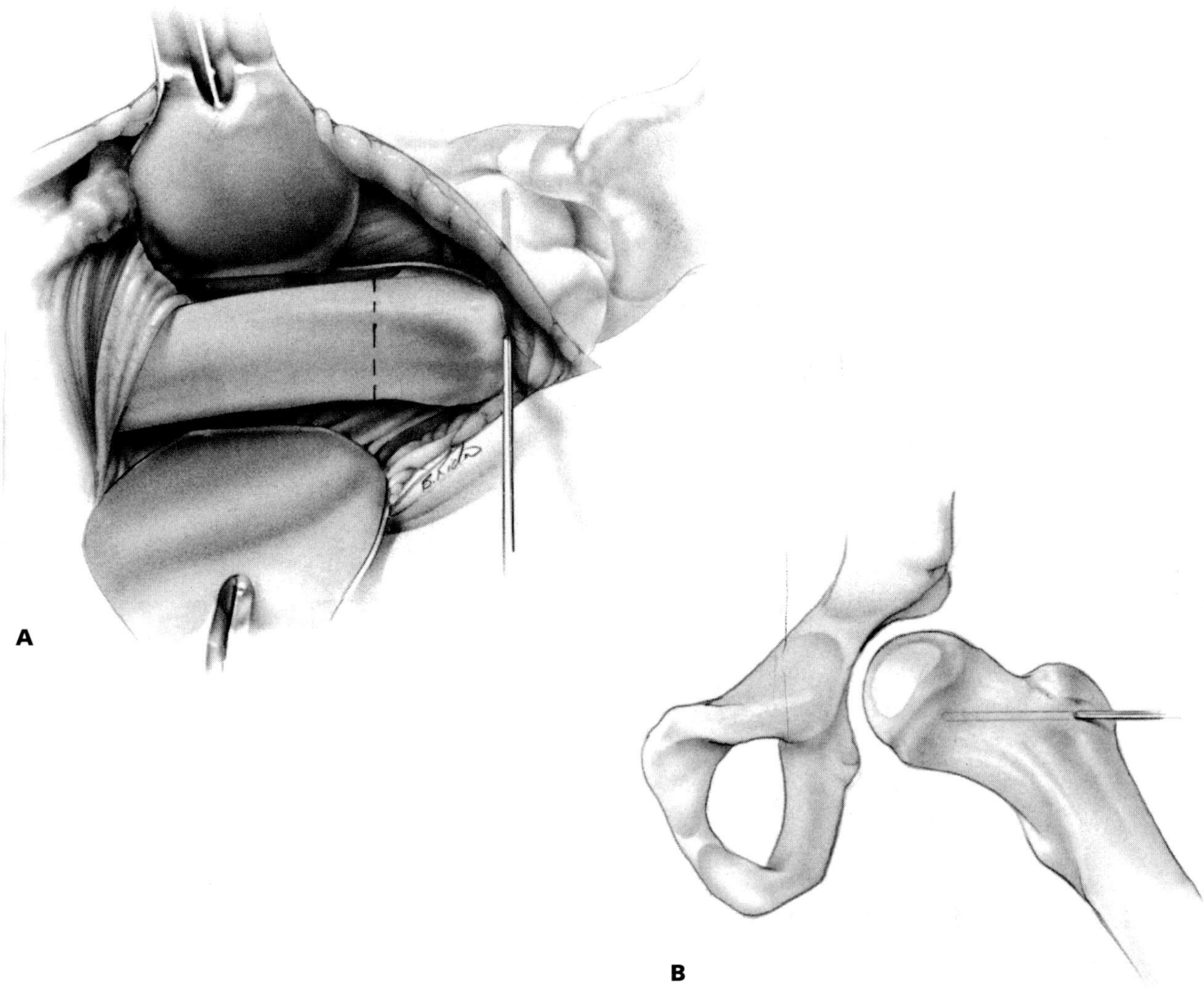

FIGURA 4-18. É mais fácil executar essa operação na mesa comum cirúrgica radiotransparente. Após a região intertrocantérica do fêmur ser exposta, manipula-se a perna para se colocar a cabeça e o colo femoral na posição desejada. Isso pode ser assegurado com um intensificador de imagem. Um pino de Steinmann robusto o suficiente para controlar o fragmento proximal é então inserido no fragmento proximal. O pino deve penetrar em um ponto imediatamente abaixo da epífise do grande trocanter, e ser paralelo ao chão e perpendicular ao plano mediano do corpo **(A,B)**. Quando esse pino retorna a essa posição após a osteotomia, a cabeça femoral é movida de volta à relação desejada com o acetábulo. Aqui na radiografia de abdução e rotação interna, tentamos restaurar a linha de Shenton como um guia para onde queremos chegar, exatamente como na sua Figura B e Figura 4-23.

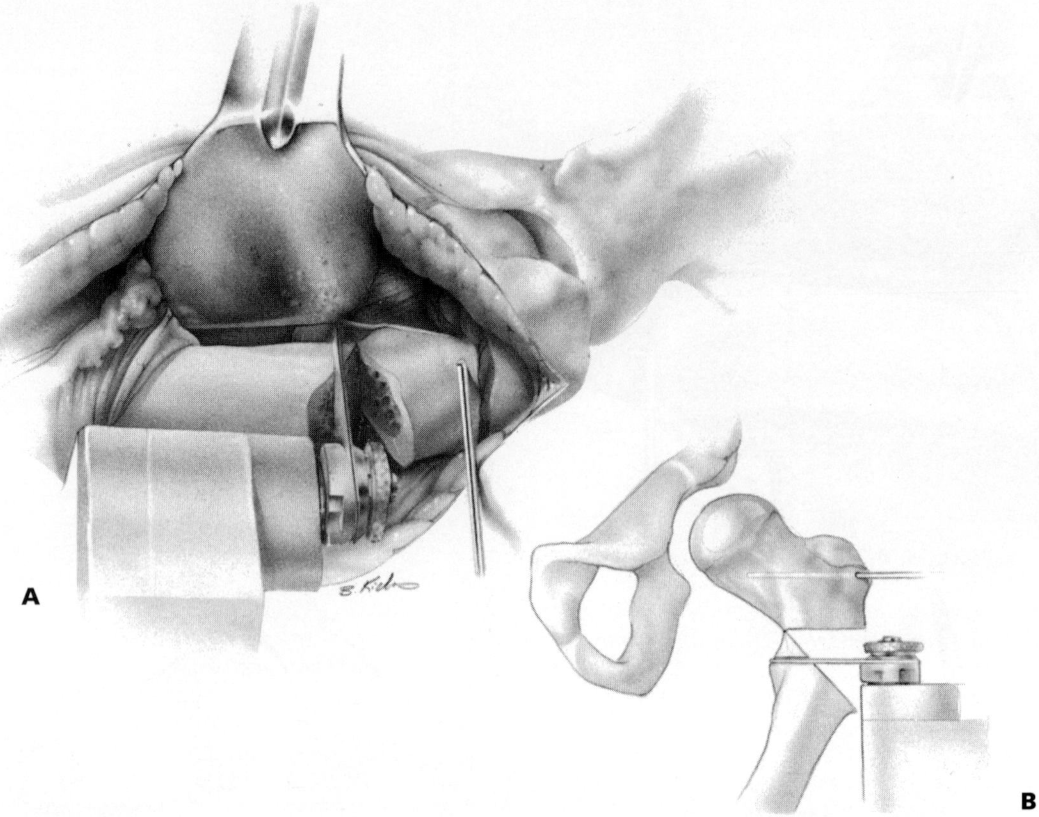

FIGURA 4-19. O corte da osteotomia é então feito paralelo ao pino e exatamente acima do trocanter menor. A perna é então colocada em posição neutra relativa ao corpo, e uma porção medial do fragmento distal é removida perpendicularmente à diáfise femoral (o desenho não mostra o corte perpendicular) **(A, B)**. Em crianças pequenas com menos de 3 a 4 anos de idade, um corte único de osteotomia perpendicular à diáfise femoral e exatamente proximal ao trocanter menor pode ser feito. À medida que o fragmento proximal é inclinado de volta à posição desejada e deslocado medialmente, a ponta que se forma tende a se estabilizar no canal do fragmento distal **(A)**. A liberação do iliopsoas também é particularmente importante.

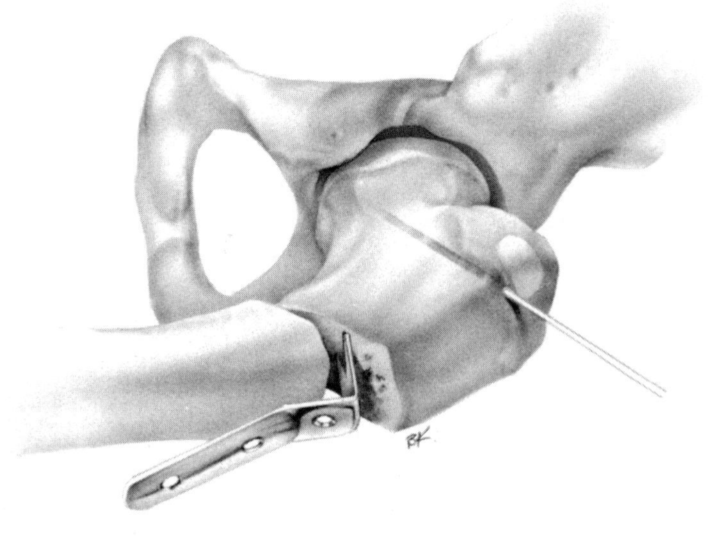

FIGURA 4-20. O ângulo do clampe de Altdorf é 130°, mas o clampe pode ser dobrado com alicates ou com retorcer de placa para atingir o ângulo desejado. Na maioria dos casos de osteotomia varizante, o ângulo de 130° é o ideal. O clampe de Altdorf é projetado para ser empurrado na superfície cortada do fragmento proximal e não através da cortical lateral. Para fazer isso, o tamanho adequado de clampe é seguro pelo dispositivo de fixação.

O deslocamento medial é controlado pelo ponto no qual as ranhuras do clampe penetram o fragmento proximal. Quanto mais medialmente as ranhuras penetrarem o fragmento proximal, mais medial o deslocamento é conseguido. A quantidade de varo alcançada depende do ângulo no qual a placa penetra o colo femoral. Para determinar o ângulo para inserção da placa, os fragmentos são mantidos na posição desejada enquanto as ranhuras são primeiro empurradas no osso poroso do colo femoral e depois impactadas com o uso de um macete.

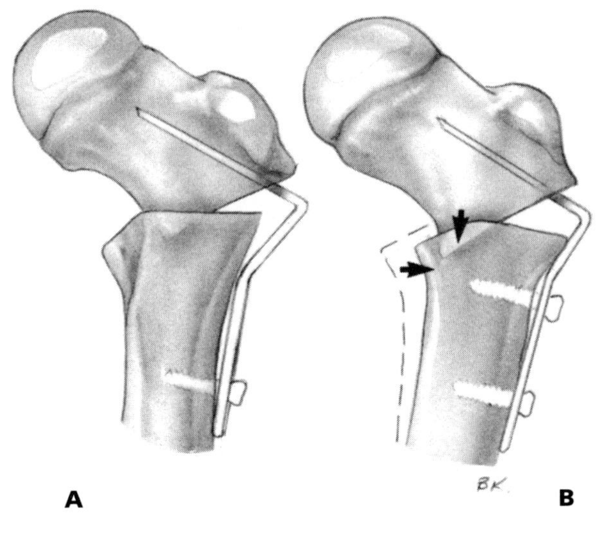

FIGURA 4-21. Após a inserção da placa bifurcada, os fragmentos da osteotomia são unidos em uma posição levemente exagerada de deslocamento medial e levemente menos varo do que o planejado.

Isso deve resultar na extremidade distal da placa tocando a diáfise femoral, mas a parte proximal da placa não estará em contato com a diáfise. A placa é então fixada à diáfise femoral através do orifício mais distal **(A)**. Em seguida, o parafuso é colocado no orifício do meio da placa. Quando é apertado, ele puxa a diáfise lateralmente e empurra o fragmento proximal em mais varo, produzindo compressão interfragmentar **(B)**.

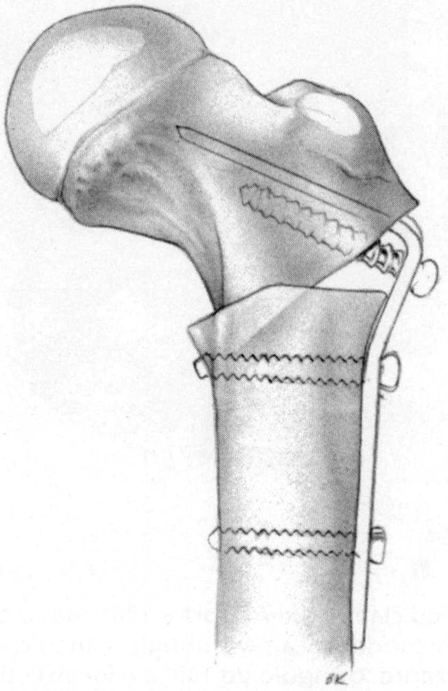

FIGURA 4-22. Finalmente, um parafuso esponjoso de 4 mm é inserido através do orifício redondo proximal no fragmento proximal. Esse parafuso não deve ser mais longo que a lâmina bifurcada para evitar penetrar a placa fisária.

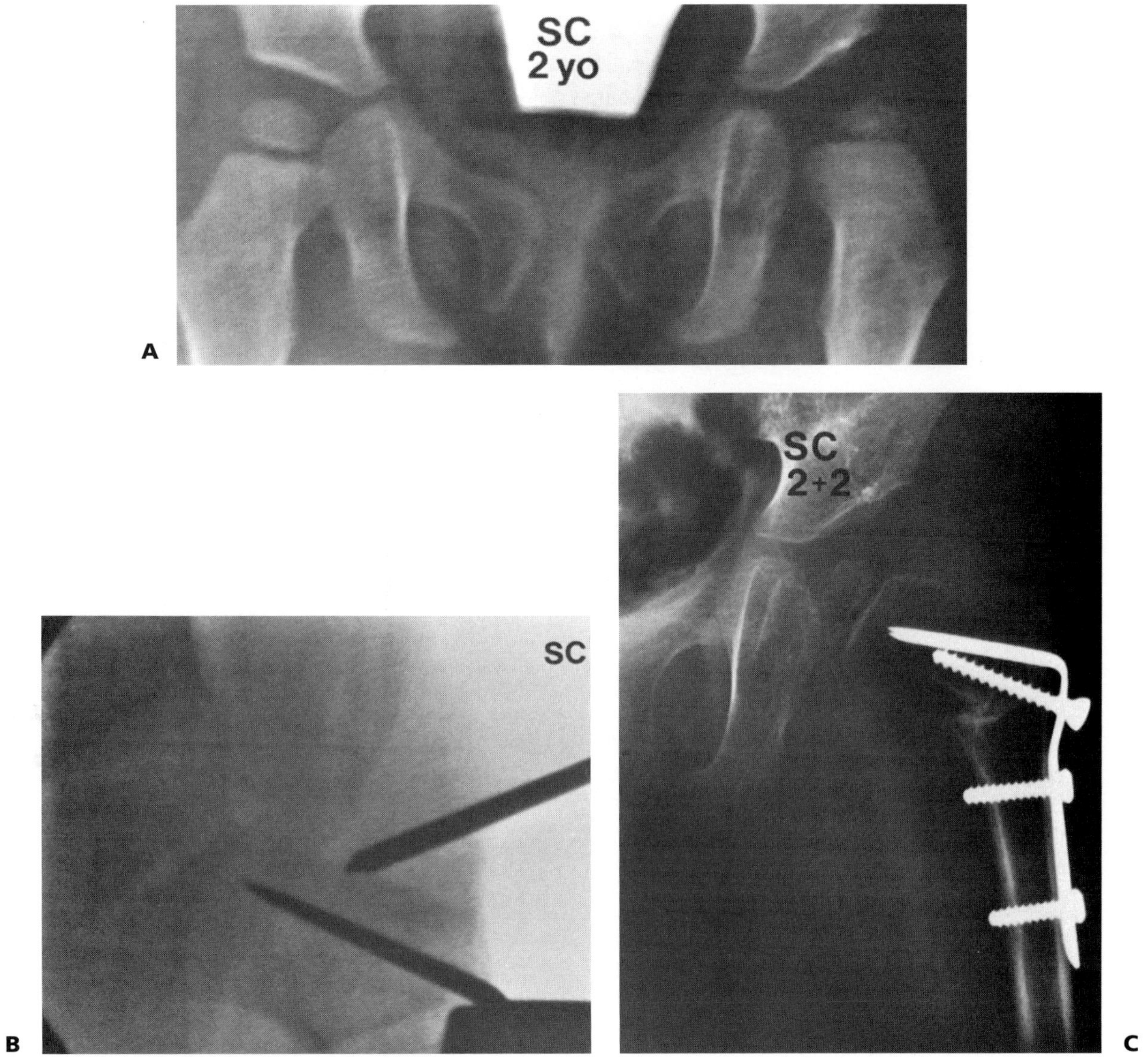

FIGURA 4-23. SC é uma menina de 2 anos que se submeteu à uma redução fechada do quadril esquerdo aos 3 meses de idade. Exames radiográficos **(A)** mostravam um alargamento persistente da articulação e falha na remodelação do acetábulo. Uma osteotomia varizante e rotacional foi realizada. A posição do fêmur foi assegurada intraoperativamente através de um intensificador de imagens **(B)**. A posição da cabeça femoral em relação ao acetábulo e a união da osteotomia são mostradas 6 semanas após a cirurgia **(C)**.

CUIDADOS PÓS-OPERATÓRIOS

O fato de que esse método de fixação é usado mais freqüentemente em crianças pequenas em combinação com outros procedimentos para luxação congênita do quadril significa que um aparelho de gesso geralmente é necessário. Além disso, a dificuldade em executar essa osteotomia com perfeição, que é o que produz a compressão e estabilidade (juntamente com a placa maleável e apenas dois parafusos para fixação), tende a tornar a maioria dos cirurgiões inseguros ao tratar crianças sem utilizar imobilização gessada.

Referências

1. Wagner H. Osteotomies for congenital hip dislocation. In: The hip: proceedings of the fourth open scientific meeting of The Hip Society. St. Louis: CV Mosby, 1976:45.
2. Alonso JE, Lovell WW, Lovejoy JF. The Altdorf hip clamp. J Pediatr Orthop 1986;6:399.

4.4 OSTEOTOMIA VALGIZANTE PARA COXA VARA DO DESENVOLVIMENTO

A osteotomia valgizante do fêmur proximal é indicada em diversas condições que abrangem uma ampla gama de distúrbios da infância e da adolescência. Embora o planejamento dela seja feito da mesma forma que o de uma osteotomia varizante, as técnicas são mais variadas, e é mais difícil ser bem-sucedida em sua execução. Entre as dificuldades técnicas encontradas estão a falta de dispositivos de fixação interna adequados para crianças e a dificuldade em lateralizar o fragmento distal.

Os muitos métodos reportados na literatura médica para correção de coxa vara na criança pequena, a escassez de radiografias publicadas de osteotomias realizadas e especialmente a falta de correção adequada em muitos estudos publicados dão conta da dificuldade desse procedimento. Este capítulo ilustra várias técnicas para a correção de coxa vara do desenvolvimento.

Não há um método correto, e vários deles funcionam bem se forem executados corretamente. Há mais variações do que podem ser ilustradas, mas as técnicas que são apresentadas aqui têm se mostrado úteis para nós. É importante reconhecer o grau de correção que será necessário obter e atingi-lo durante a cirurgia. Além disso, a retroversão que geralmente está presente pode precisar ser corrigida por rotação interna do fragmento distal no momento da realização da osteotomia.

A osteotomia em Y de Pauwels (1,2) é ilustrada primeiro porque o planejamento envolvido nessa osteotomia ajuda o cirurgião a entender a conversão da mecânica anormal para normal (Figs. 4-24 a 4-32).

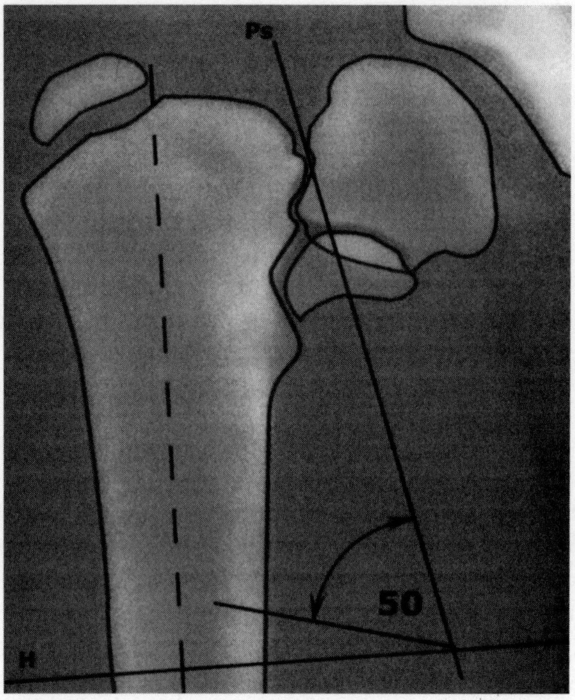

FIGURA 4-24. A osteotomia de Pauwels é planejada para colocar a fise perpendicular à direção das forças compressivas resultantes (16° fora da horizontal), eliminando as forças de deslizamento. Além disso, a diáfise é usada para aumentar a extremidade proximal do colo femoral. A osteotomia não permite a correção de rotação.

O planejamento desta osteotomia é similar ao planejamento de outras osteotomias. Uma radiografia centrada na cabeça femoral e no grau adequado de rotação é usada para fazer o traçado. Em primeiro lugar, o fêmur proximal e seu eixo, o acetábulo, e a fise, são delineados em papel para desenho. Três linhas devem ser desenhadas nesse traçado. Primeiro desenhe uma linha horizontal, vários centímetros abaixo do trocanter menor perpendicular à diáfise femoral (H). Segundo, desenhe uma linha através da fise cruzando H (Ps). Terceiro, desenhe uma linha 16° da linha horizontal H. Isso irá colocar a fise em 16°, que é perpendicular à direção da força compressiva resultante. O ângulo formado por essa terceira linha e Ps é do tamanho da cunha a ser removida para a correção. Nesta ilustração, isso corresponde a 50°.

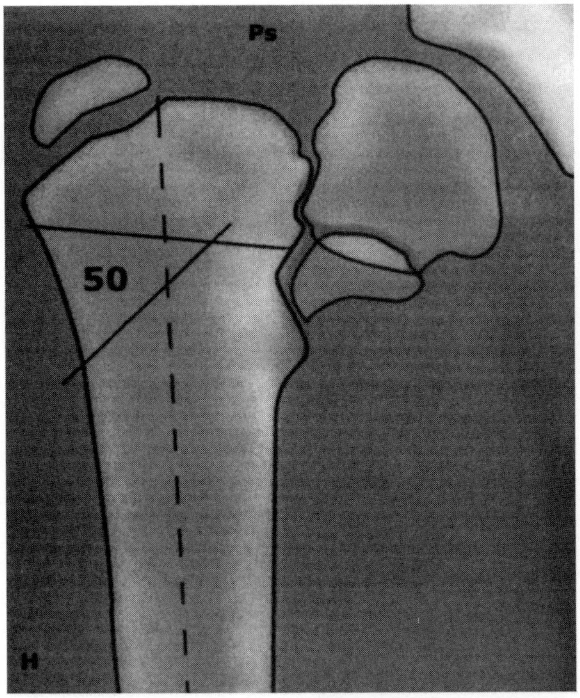

FIGURA 4-25. O corte superior da osteotomia é agora desenhado de forma que atinja a fise no que Pauwels chamou de *região de reabsorção*. O corte inferior é então marcado de modo que cruze o corte superior em um ponto que deixe uma porção da diáfise igual em largura à largura do fragmento triangular.

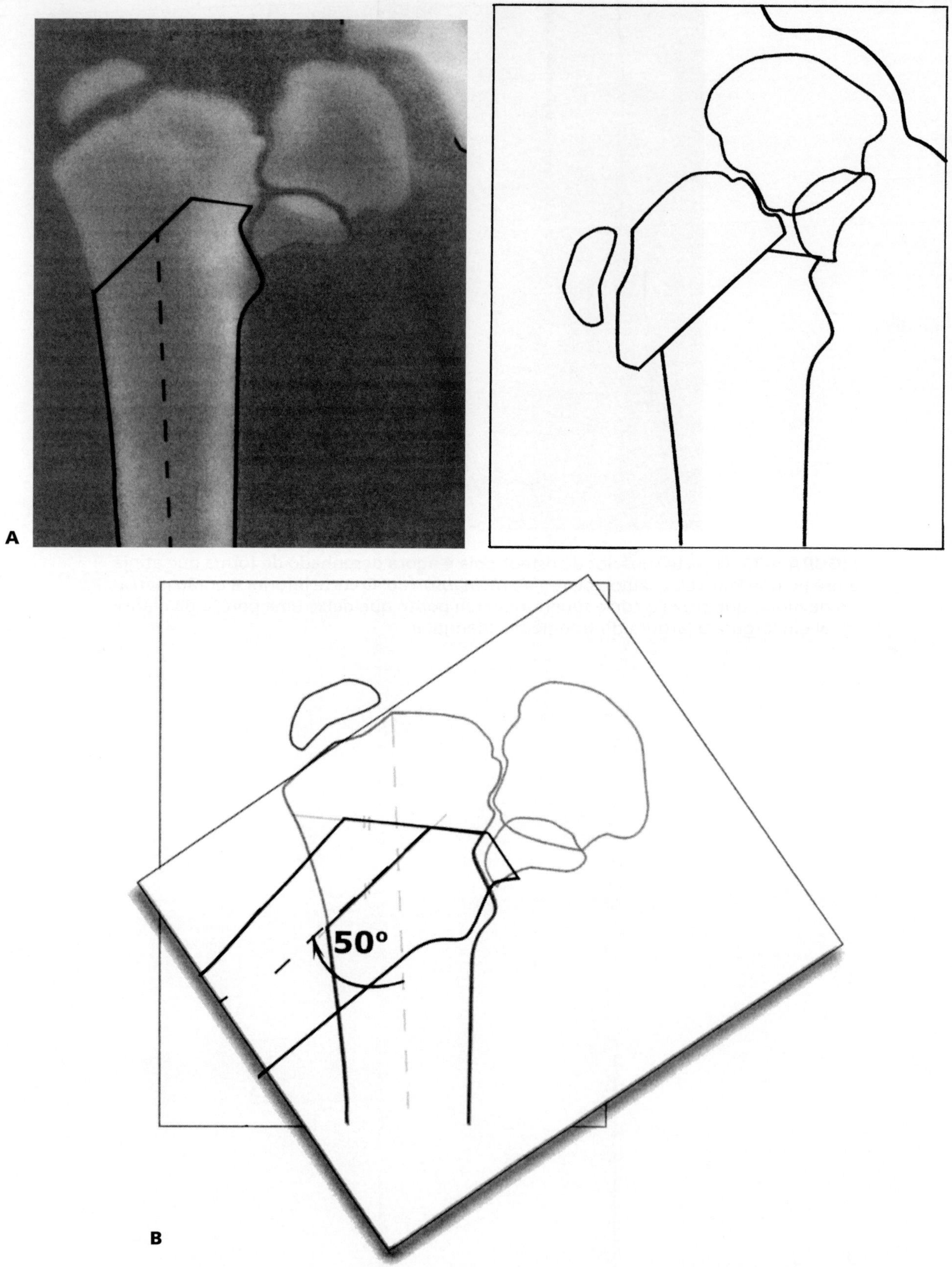

A B C

FIGURA 4-26. Finalmente, a porção inferior da osteotomia com o eixo femoral é traçada em uma folha de papel separada **(A)**. Esse papel é então sobreposto na primeira folha e rotado de forma que as linhas da osteotomia nas duas folhas se juntem **(B)**. Os eixos femorais agora formam um ângulo de 50°. O fragmento superior da osteotomia é então traçado nessa segunda folha que é agora rotada de volta e deslizada para cima, mantendo os eixos femorais paralelos. Quando a cabeça femoral estiver no acetábulo, ela é delineada nessa segunda folha, dando o resultado da osteotomia **(C)**.

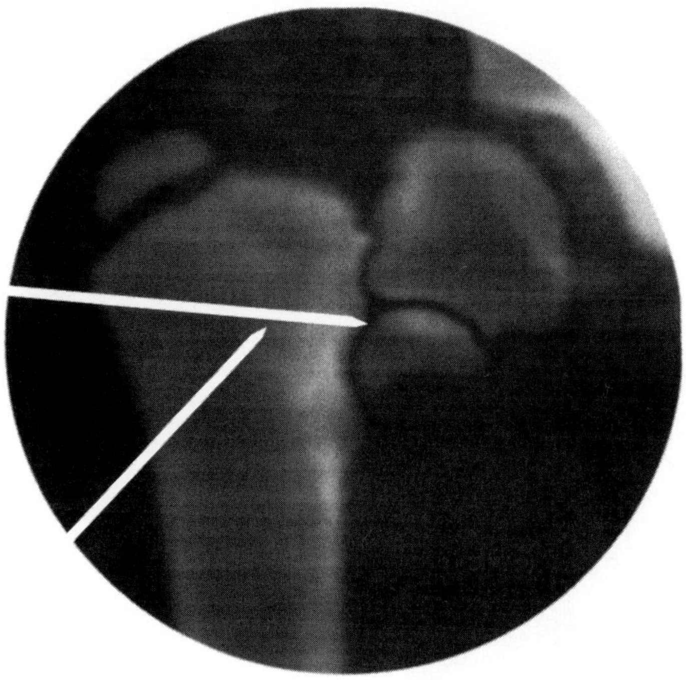

A

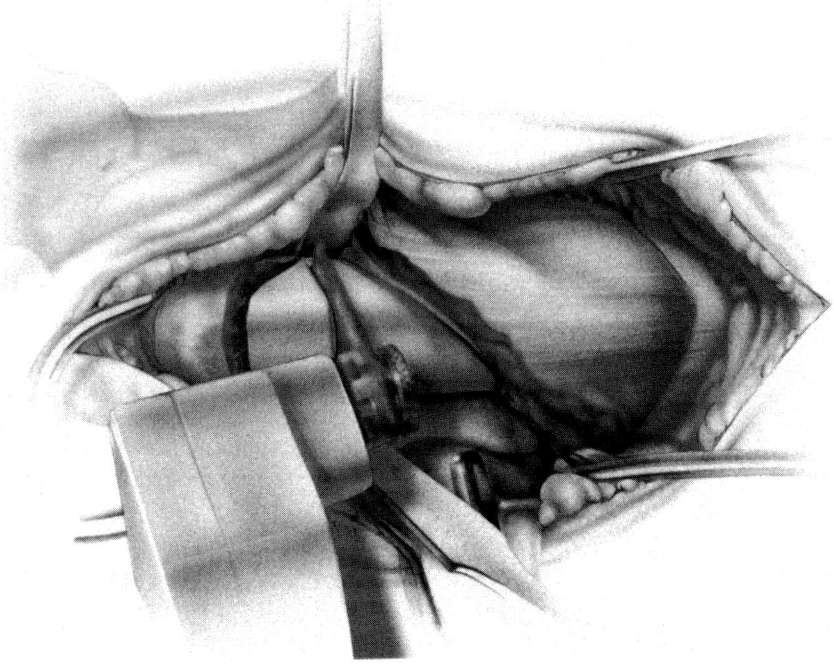

B

FIGURA 4-27. O paciente é colocado sobre uma mesa radiotransparente ou em uma mesa ortopédica para fratura, dependendo do tamanho da criança e da preferência do cirurgião. O fêmur é exposto como descrito previamente. Fios de Kirschner são colocados sob o controle do intensificador de imagem para demarcar as linhas da osteotomia **(A)**. A cunha de osso é removida com uma serra elétrica. É mais fácil fazer o corte proximal primeiro, deixando a cortical medial intacta. O corte inferior é feito e a cunha é removida **(B)**. Finalmente, o corte proximal é completado.

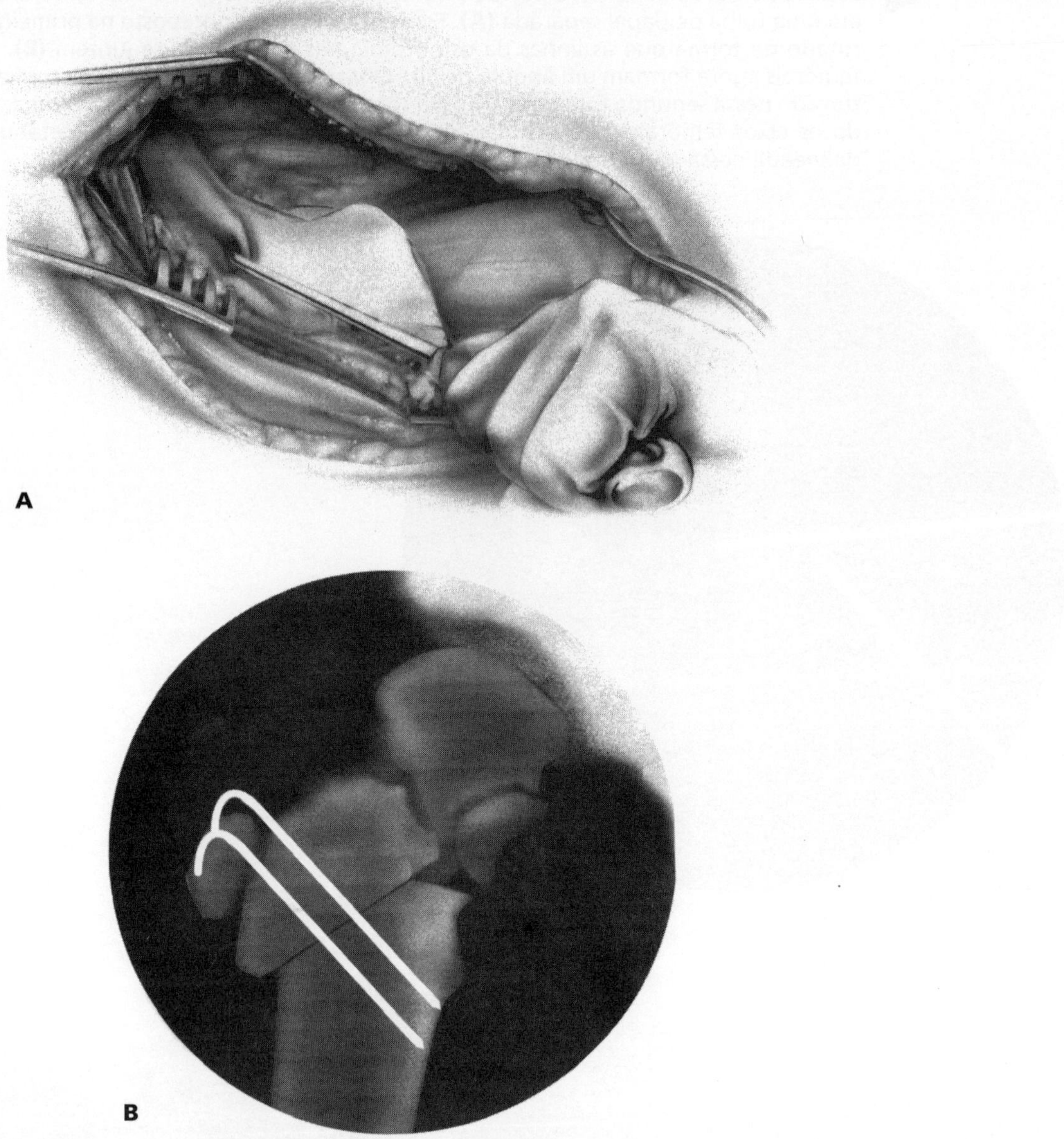

FIGURA 4-28. A: Um gancho para osso é então colocado sobre o topo do trocanter. O fragmento proximal e o trocanter são puxados para baixo e lateralmente para deslocar o fragmento proximal sobre a diáfise. A perna é abduzida para fechar a osteotomia. **B:** A fixação pode ser feita por qualquer método que o cirurgião escolher. Em nossa limitada experiência, dois fios de Kirschner passados a partir do fragmento proximal ao fragmento distal, combinados com um aparelho de gesso pelvipodálico, funcionam bem em crianças menores. Esses fios de Kirschner podem ser combinados com fixação com banda de tensão para fixação adicional. Em crianças maiores, o uso de uma placa angulada funciona bem.

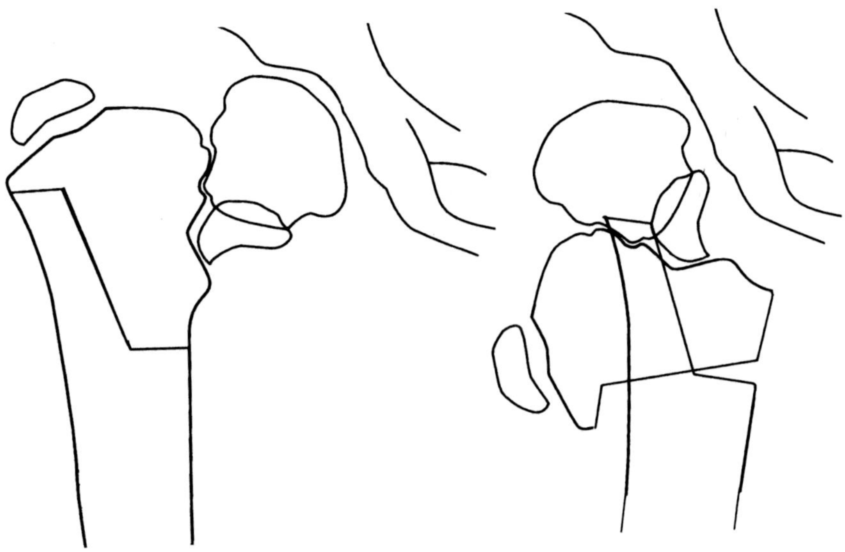

FIGURA 4-29. Amstutz e Wilson (3) discutiram os vários métodos de correção para coxa vara, a dificuldade em obter e manter a quantia desejada de correção e as razões para tal. Na ausência de boa fixação em crianças pequenas, eles achavam que uma osteotomia bloqueante com uma longa ponta de osso cortical do fragmento distal encaixada em uma ranhura no fragmento proximal era melhor. Alguns casos requeriam que a ponta óssea fosse colocada cruzando a fise e dentro da cabeça femoral. A mobilização dos fragmentos era difícil, requerendo uma tenotomia adutora, liberação dos músculos abdutores e elevação subperiosteal. Ocasionalmente, uma fixação com fio de Kirschner era adicionada. Todos esses pacientes foram tratados em abdução com gesso pelvipodálico.

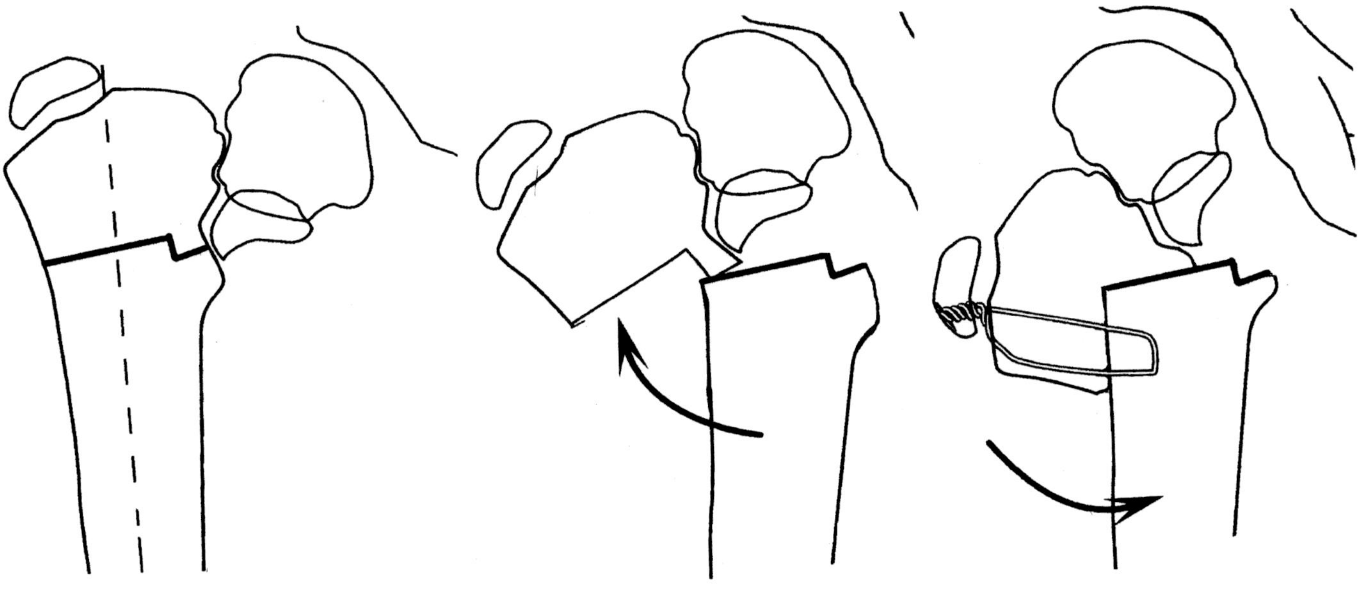

FIGURA 4-30. Plykkanen (4) descreveu uma osteotomia atribuída a Langenskiold. Nesse procedimento, uma osteotomia intertrocantérica é feita no nível do fragmento triangular. O fragmento distal é abduzido de forma que a haste lateral do fragmento distal fique adjacente à superfície cortada do fragmento proximal. Os dois fragmentos podem ser fixados com fios de cerclagem, fios de Kirschner ou fixação em banda de tensão.

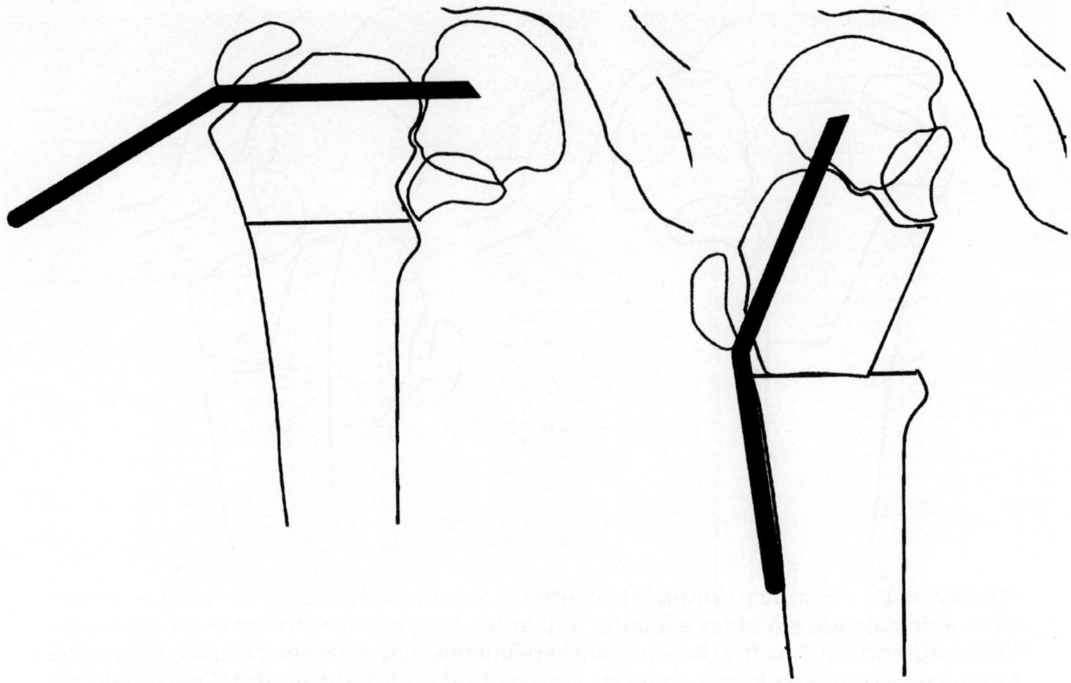

FIGURA 4-31. Na criança mais velha, a osteotomia pode ser feita com uma placa angulada como descrito por Borden et al. (5). Para a criança, a placa terá de ser feita sob encomenda, ou dobrando-se um dispositivo disponível. Isso pode ser feito com algumas das mais novas combinações pediátricas de parafusos e placas, contanto que a placa permita uma quantidade suficiente de valgo. É freqüentemente necessário cruzar a fise para obter fixação suficiente no fragmento proximal.

Após a placa ter sido colocada, é feita uma osteotomia sub-trocantérica. Com tração e abdução na perna, a placa é trazida em contato com a diáfise femoral, fixada com um clampe e a seguir com parafusos.

Para obter abdução do fragmento distal, uma tenotomia dos adutores pode ser necessária (6). Para completar a osteotomia sem aumentar a pressão na articulação do quadril, pode também ser necessário remover uma porção do fragmento distal ou uma cunha do aspecto lateral do fragmento proximal.

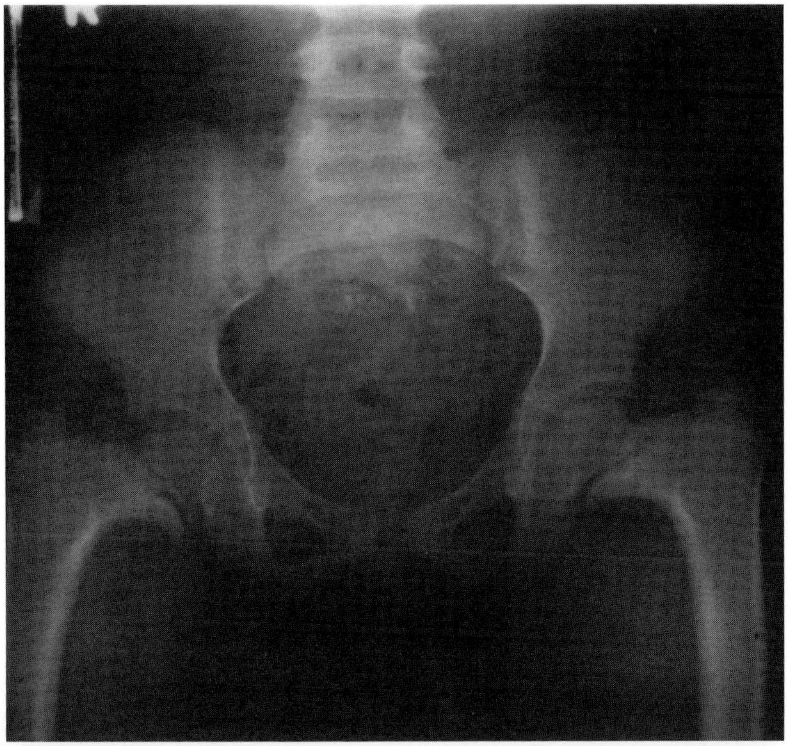

A

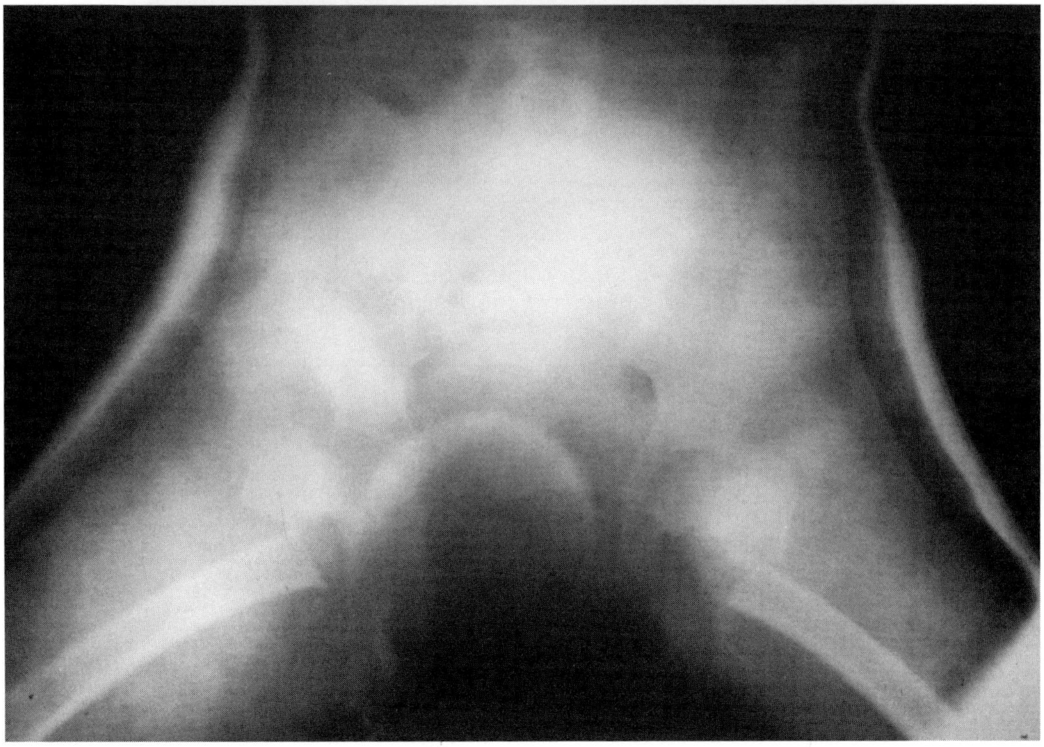

B

FIGURA 4-32. A: Radiografia ântero-posterior de uma criança com coxa vara bilateral do desenvolvimento. **B:** Radiografia imediatamente após osteotomias femorais bilaterais usando a técnica de Amstutz e imobilização em aparelho e gesso. (*continua*)

C 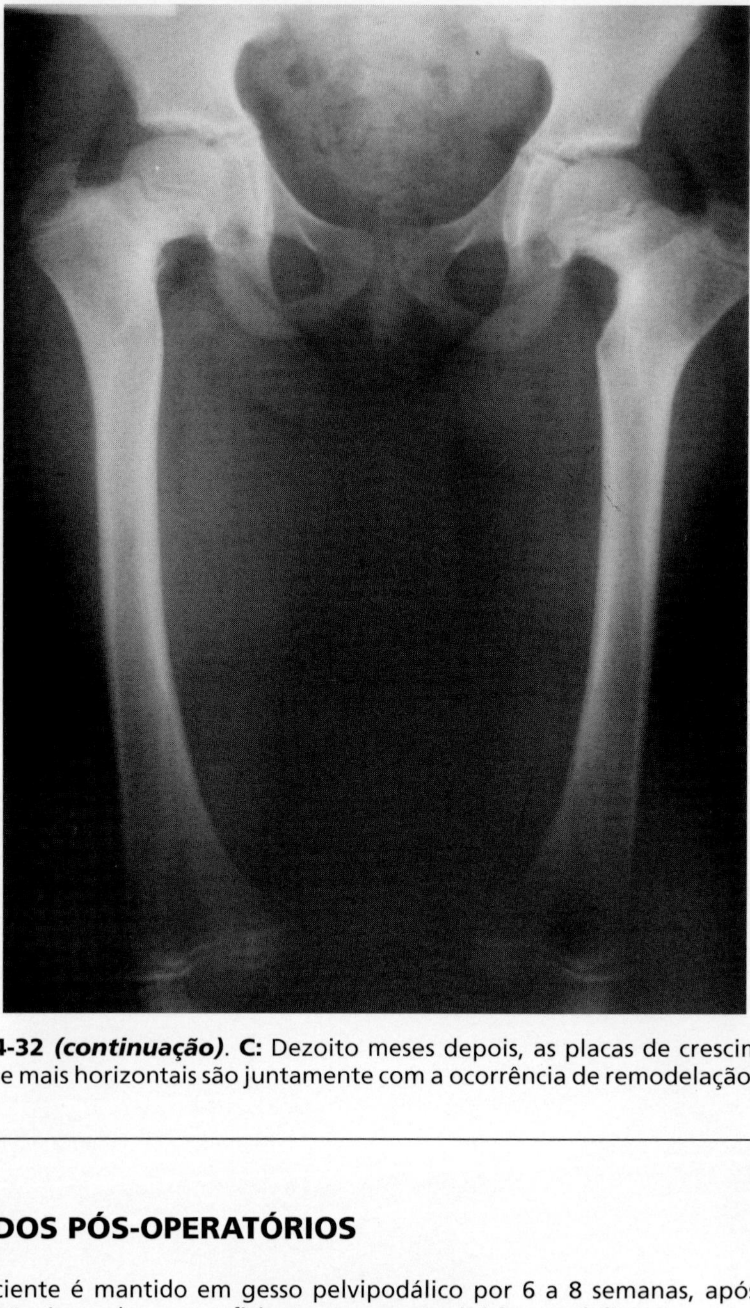

FIGURA 4-32 *(continuação)*. C: Dezoito meses depois, as placas de crescimento encontram-se mais horizontais são juntamente com a ocorrência de remodelação do fêmur proximal.

CUIDADOS PÓS-OPERATÓRIOS

O paciente é mantido em gesso pelvipodálico por 6 a 8 semanas, após o que a consolidação óssea deve ser suficiente para que se inicie a mobilização.

Referências

1. Pauwels F. Biomechanics of the normal and diseased hip. Theoretical foundation, technique, and results of treatment: an atlas. Berlin: Springer-Verlag, 1976.
2. Cordes S, Dickens DRV, Cole WG. Correction of coxa vara in childhood. J Bone Joint Surg [Br] 1991;73:3.
3. Amstutz HC, Wilson PD Jr. Dysgenesis of the proximal femur (coxa vara) and its surgical management. J Bone Joint Surg [Am] 1962;44:1.
4. Plykkanen PV. Coxa vara infantum. Acta Orthop Scand 1960;48(Suppl):1.
5. Borden J, Spencer GE Jr, Herndon CH. Treatment of coxa vara in children by means of a modified osteotomy. J Bone Joint Surg [Am] 1966;48:1106.
6. Weighill FJ. The treatment of developmental coxa vara by abduction subtrochanteric osteotomy and intertrochanteric femoral osteotomy with special reference to the role of adductor tenotomy. Clin Orthop 1976;116:116.

4.5 OSTEOTOMIA VALGIZANTE PARA ABDUÇÃO EM DOBRADIÇA NA DOENÇA DE PERTHES

A osteotomia valgizante do quadril é um procedimento raramente usado em crianças mais velhas. Atualmente é encontrado com mais freqüência em pacientes que apresentam abdução em dobradiça do quadril após a doença de Perthes. Também é indicada para pseudoartrose ou consolidação viciosa de fratura do colo femoral, e está sendo usada mais comumente nos estágios iniciais da doença de Perthes.

Além de alterar a relação entre a cabeça femoral e o acetábulo, a osteotomia valgizante do quadril aumenta o comprimento da perna, e abaixa e lateraliza o trocanter maior. Para manter o eixo apropriado através da articulação do joelho, é desejável posicionar lateralmente a diáfise femoral (1). Muitos quadris adequados para a osteotomia valgizante também apresentam um colo femoral curto, e a lateralização da diáfise tende a aumentar o colo.

Um problema comum com essa osteotomia em crianças mais velhas e adolescentes jovens é que normalmente não há dispositivos de fixação com tamanho ajustável para esses ossos de tamanho intermediário. Isso freqüentemente requer uma modificação dos dispositivos existentes, curvando-os para se evitar a medialização da diáfise femoral, ou através do encurtamento da placa dos implantes com placa angulada usados para adultos (Figs. 4-33 a 4-41).

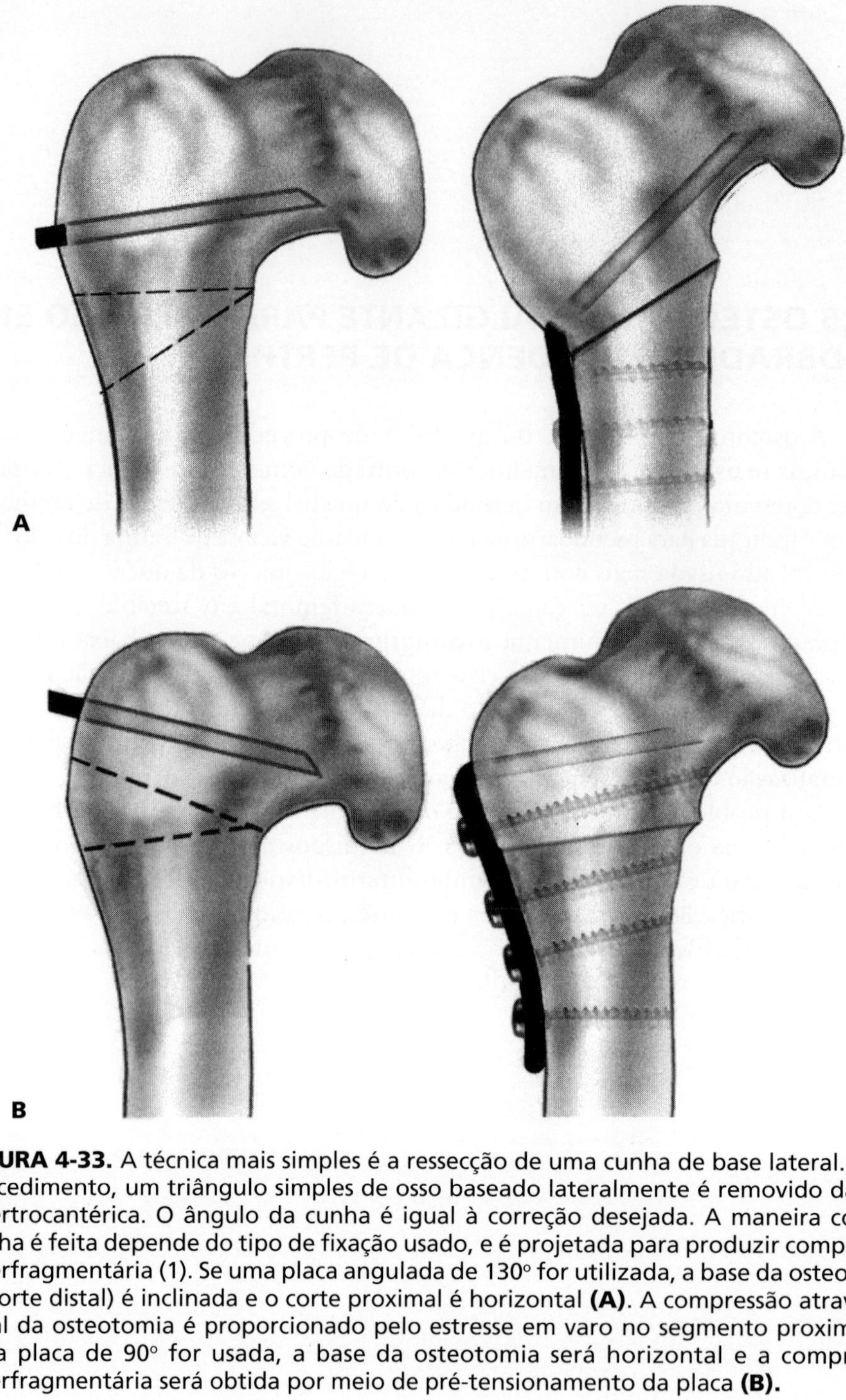

FIGURA 4-33. A técnica mais simples é a ressecção de uma cunha de base lateral. Neste procedimento, um triângulo simples de osso baseado lateralmente é removido da área intertrocantérica. O ângulo da cunha é igual à correção desejada. A maneira como a cunha é feita depende do tipo de fixação usado, e é projetada para produzir compressão interfragmentária (1). Se uma placa angulada de 130° for utilizada, a base da osteotomia (o corte distal) é inclinada e o corte proximal é horizontal **(A)**. A compressão através do local da osteotomia é proporcionado pelo estresse em varo no segmento proximal. Se uma placa de 90° for usada, a base da osteotomia será horizontal e a compressão interfragmentária será obtida por meio de pré-tensionamento da placa **(B)**.

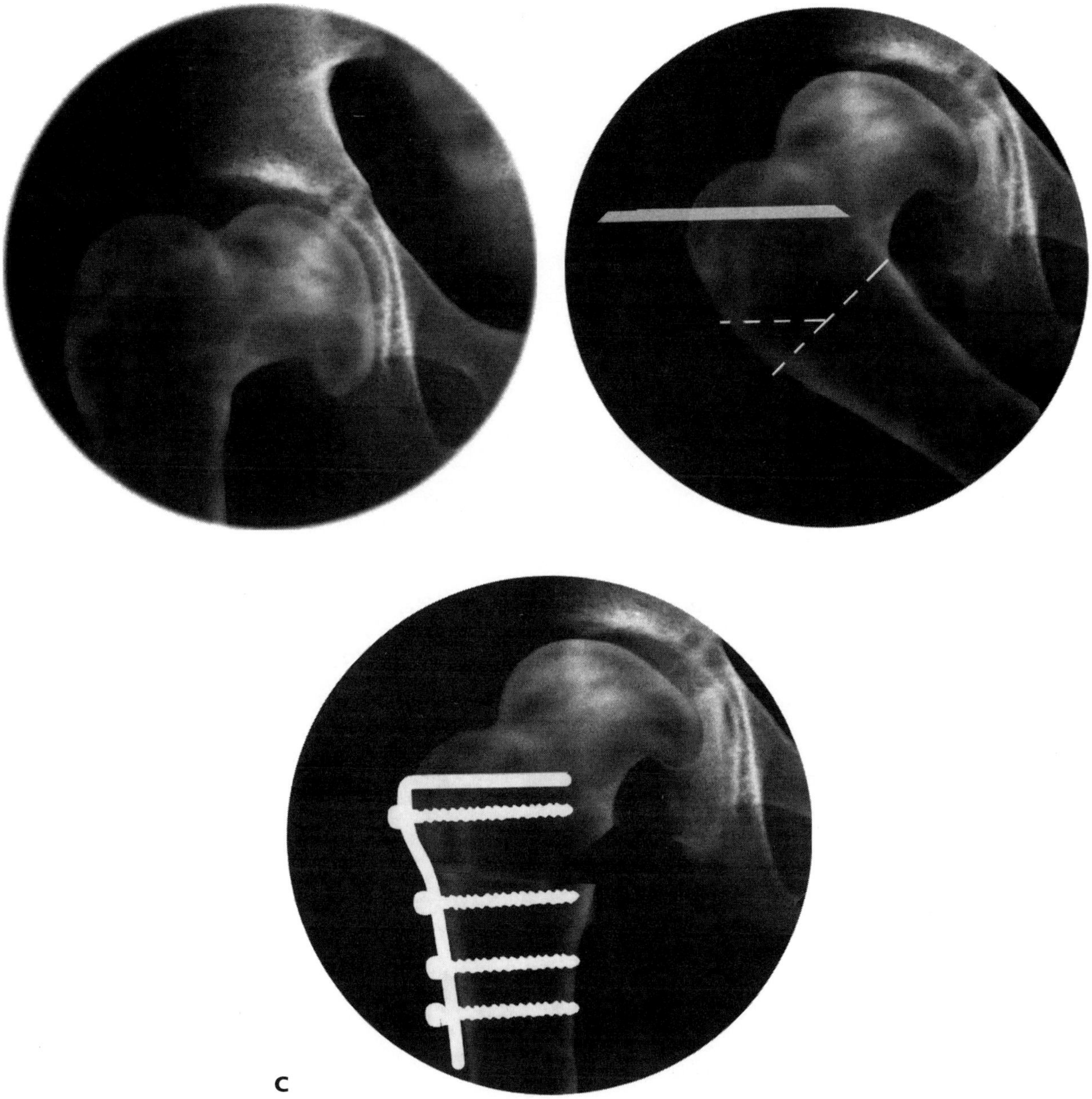

A B

C

FIGURA 4-34. A osteotomia valgizante mais difícil de ser realizada é a osteotomia que lateraliza o fragmento distal e alonga o colo femoral. Embora o planejamento pré-operatório com modelos possa ser utilizado, um método mais simples, o qual é de fato bastante útil para a maioria das osteotomias valgizante ou varizante, é aquele que utiliza o posicionamento intraoperativo da cabeça femoral, na relação correta com o acetábulo, enquanto a osteotomia e a fixação são obtidas em relação aos planos medianos e coronais do paciente.

Conceitualmente, a operação é executada segundo os passos que se seguem. O paciente pode ser colocado em uma mesa radiolucente ou uma mesa de fratura de forma que se obtenha uma boa visão do quadril e articulações **(A)**. A perna é aduzida até que a cabeça femoral seja posicionada da forma desejada em relação ao acetábulo **(B)**. Uma pequena quantidade de contraste radiopaco na articulação do quadril pode ser útil se houver uma quantidade significativa de cabeça femoral não ossificada. Em seguida, o cinzel para o dispositivo de fixação de 90° é inserido perpendicular ao plano mediano do corpo **(B)**. Por fim, uma osteotomia é criada, a qual permitirá à diáfise femoral ser trazida de volta para o plano mediano do corpo e ser fixada com a placa **(C)**. As seguintes ilustrações mostram em maiores detalhes como isso é obtido.

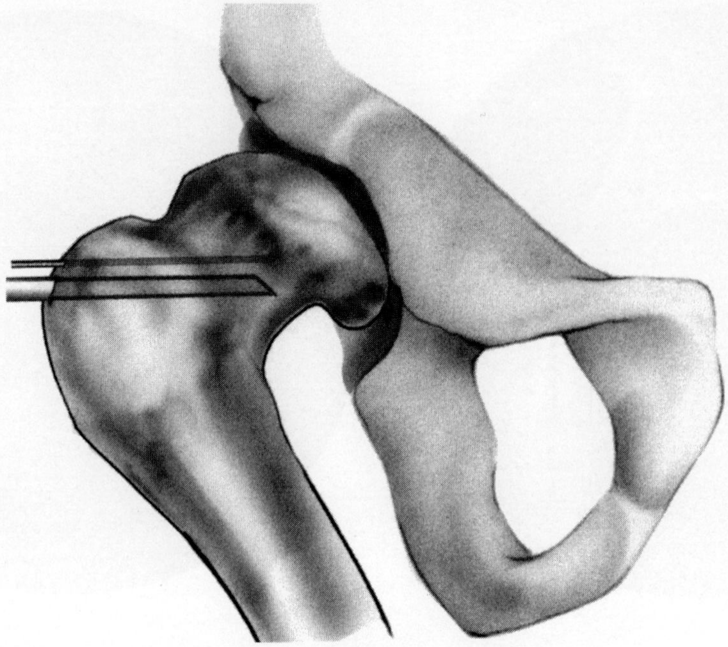

FIGURA 4-35. Com a perna mantida na posição desejada, um pino de Steinmann é introduzido na porção mais superior do trocanter maior para servir como guia para o cinzel. Esse pino deve estar perpendicular ao plano mediano do corpo e paralelo ao chão da sala de operação, que deve ser o mesmo do plano coronal do paciente. A posição do pino é verificada no intensificador de imagem, e o cinzel é direcionado exatamente abaixo do pino guia. Neste momento, é uma boa idéia soltar o cinzel direcionando-o parcialmente para fora, de forma que não seja difícil removê-lo após o término da osteotomia.

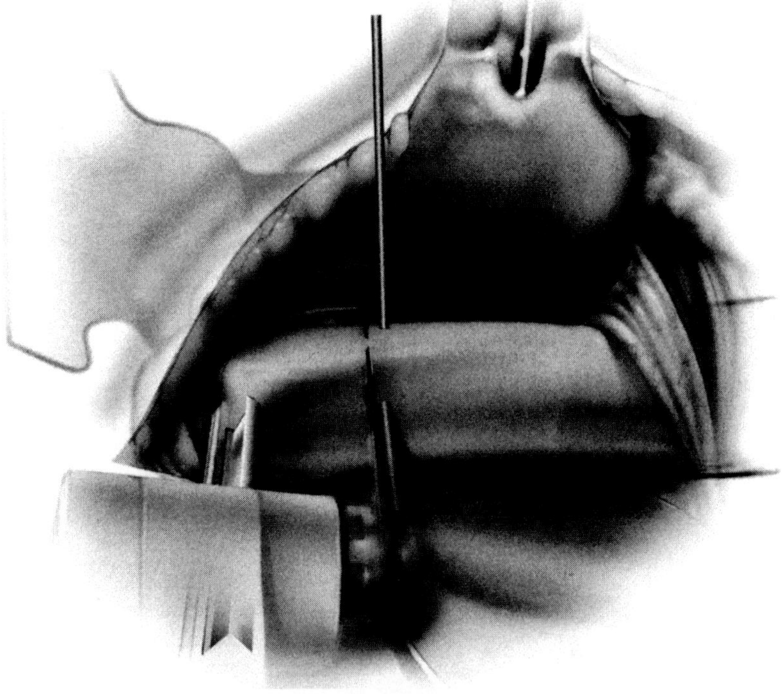

FIGURA 4-36. O próximo passo é localizar o sítio para a osteotomia. Este deve ser perpendicular à diáfise do fêmur e ao nível da margem proximal do trocanter menor. Uma marca na cortical cruzando o local da osteotomia ou um pino de Steinmann na cotical anterior distal e em ângulo reto com relação a osteotomia deve ser colocada como uma referência para a rotação, como ilustrado no Procedimento 4.6. É feito um corte único para a osteotomia.

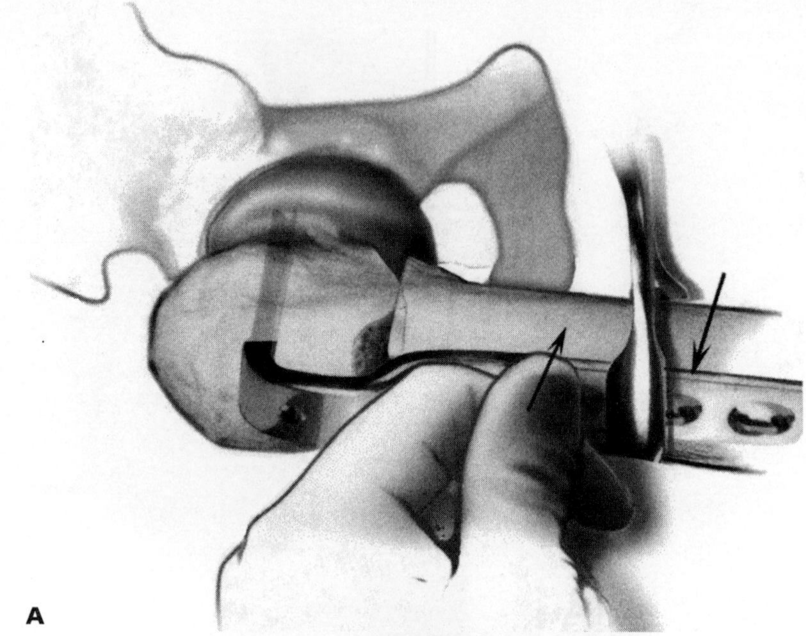

A

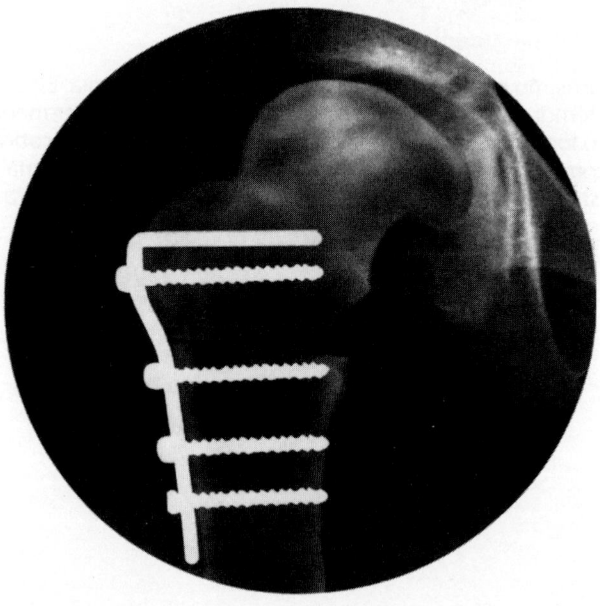

B

FIGURA 4-37. O cinzel é removido e a lâmina do dispositivo de fixação é inserida. Em pacientes adultos, a placa condilar é o implante ideal. Com a lâmina no lugar, a placa é rotada em direção à diáfise, enquanto a diáfise é puxada lateralmente com um fórceps grande. A idéia é dirigir a margem lateral da superfície proximal para a superfície medular do fragmento distal **(A)**.

Entretanto, isso freqüentemente não é fácil de ser realizado, e parece tornar o fêmur muito longo. É nesse ponto que a remoção de uma porção do fragmento proximal paralelo à lâmina ajuda na redução e aumenta o contato das duas superfícies de osteotomia **(B)**. Se houver necessidade de um encurtamento maior, o osso adicional deve ser removido do fragmento distal e a placa então deve ser tracionada e fixada a ele.

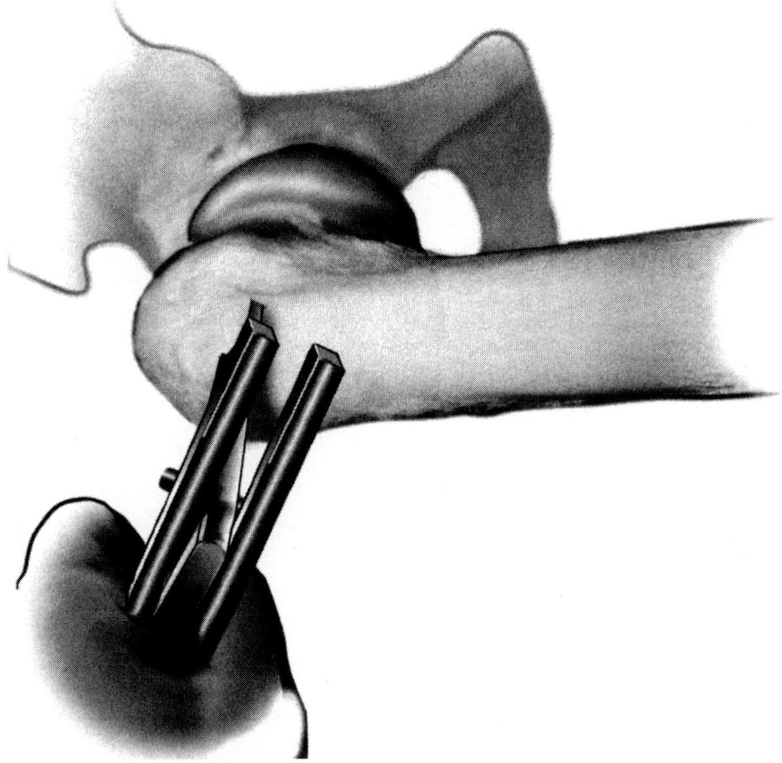

FIGURA 4-38. É freqüentemente desejável adicionar extensão à osteotomia, dependendo dos achados clínicos e artrográficos. Para conseguir a extensão, a placa não é inserida em um ângulo perpendicular à diáfise do fêmur como é geralmente feito. Em vez disso, ela é rodada de forma que fique perpendicular à diáfise depois de obtida a correção desejada. O cinzel é guiado com o martelo diapasão para manter o ângulo correto.

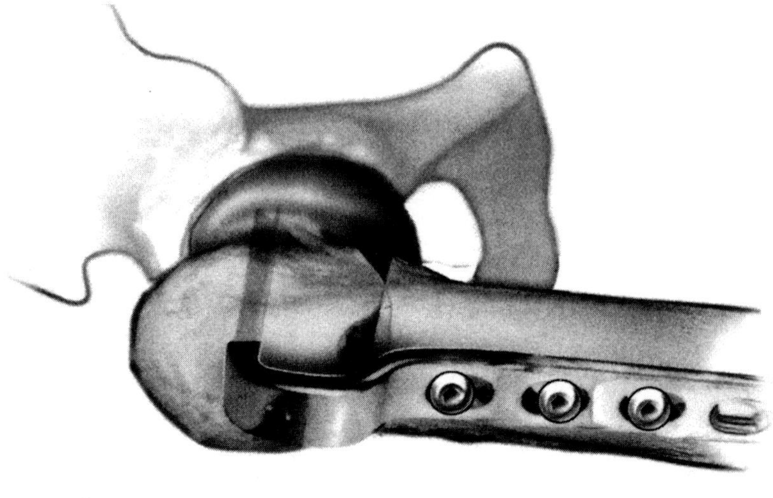

FIGURA 4-39. Após a osteotomia ser completada, é permitido ao fragmento proximal ficar em flexão. O fragmento distal é trazido em extensão e sofre uma translação posterior. Qualquer outra correção é feita ao mesmo tempo, e a diáfise é então fixada à placa.

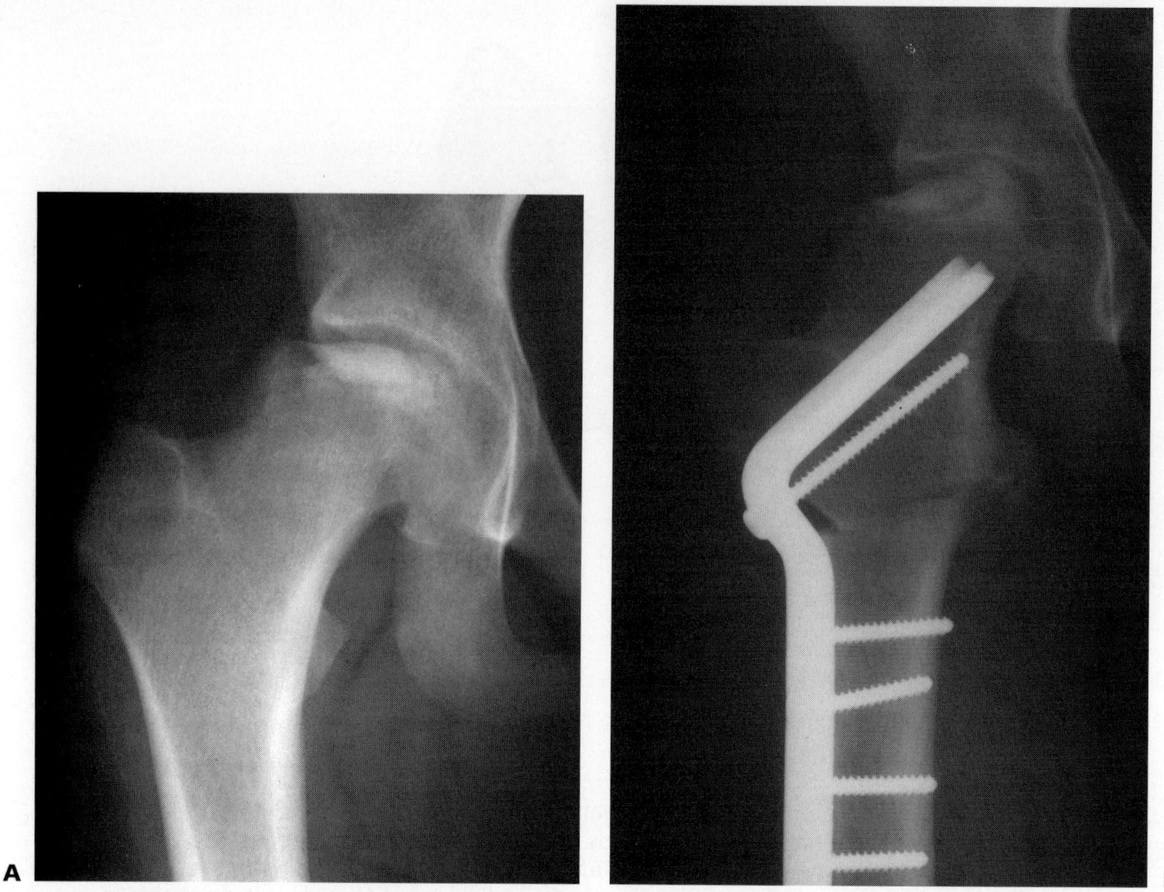

FIGURA 4-40. A: Radiografia de uma menina de 13 anos que desenvolveu necrose avascular da cabeça femoral. Para aliviar a pressão na porção necrótica e eliminar a abdução em dobradiça, ela submeteu-se a uma osteotomia valgizante do fêmur proximal, que foi fixada com uma placa de 130°. **B:** Note o ângulo inclinado da osteotomia. A compressão através da superfície da osteotomia é fornecida por estresse em varo.

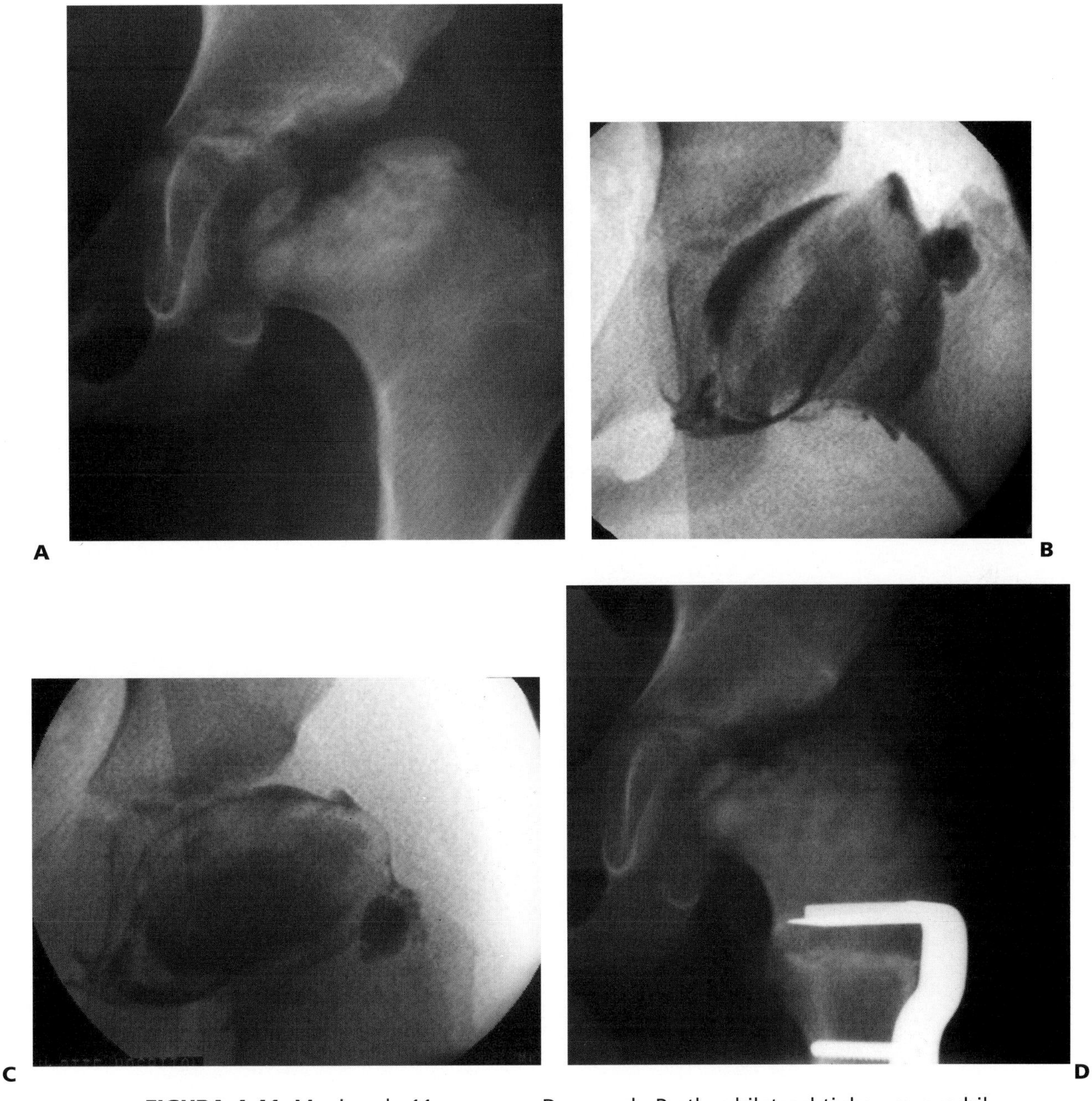

FIGURA 4-41. Menino de 11 anos com Doença de Perthes bilateral tinha um quadril esquerdo dolorido com acentuada limitação de abdução e sinovite **(A)**. Seu artrograma demonstra abdução máxima **(B)** e 30° de adução **(C)**. Os resultados 4 meses após a osteotomia valgus com uma placa angulada a 95° **(D)**.

CUIDADOS PÓS-OPERATÓRIOS

Drenos podem ser usados como o cirurgião desejar. A ferida cirúrgica geralmente fica bastante seca após a osteotomia ter sido fixada, e em nossa experiência, pouca drenagem é coletada na cânula de sucção. A questão mais importante é usar ou não o gesso pelvipodálico. Isso depende de diversos fatores que o cirurgião deve considerar: A fixação é forte o suficiente? O paciente e seus pais são confiáveis? Crianças toleram bem o aparelho de gesso, adolescentes toleram menos. Os adolescentes são em geral grandes o suficiente para permitir uma excelente fixação e raramente precisam de gesso. Por outro lado, crianças menores são com freqüência imobilizadas por 6 semanas para obter os melhores resultados em um aparelho de gesso pelvipodálico de perna única. Dependendo das circunstâncias, o gesso pode terminar acima do joelho, e pode-se permitir deambulação com muletas.

Referências

1. Bauer R, Kerschbaumer F, Poisel S, eds. Atlas of hip surgery. New York: Thieme Medical, 1996:109.

4.6 OSTEOTOMIA ROTACIONAL FEMORAL PROXIMAL

A osteotomia intertrocantérica rotacional é realizada como um procedimento isolado para casos graves de anteversão femoral excessiva, embora seja mais freqüentemente usada em associação com outros procedimentos realizados para luxação congênita do quadril. A técnica descrita aqui é uma osteotomia rotacional pura; contudo, a técnica é igualmente útil quando a rotação é necessária em combinação com uma osteotomia intertrocantérica varizante.

A precisão no grau de rotação no local da osteotomia é o maior problema com esta osteotomia. Existem várias razões para isso. Primeiro, o quadril possui um arco de movimento limitado, e, em alguns pacientes que precisam de uma osteotomia rotacional, este arco é menor que o usual. Qualquer correção em excesso pode produzir uma deformidade oposta. Além disso, cirurgiões sentem dificuldade em determinar 30° de rotação pela separação de duas marcas na diáfise femoral (Figs. 4-42 a 4-48).

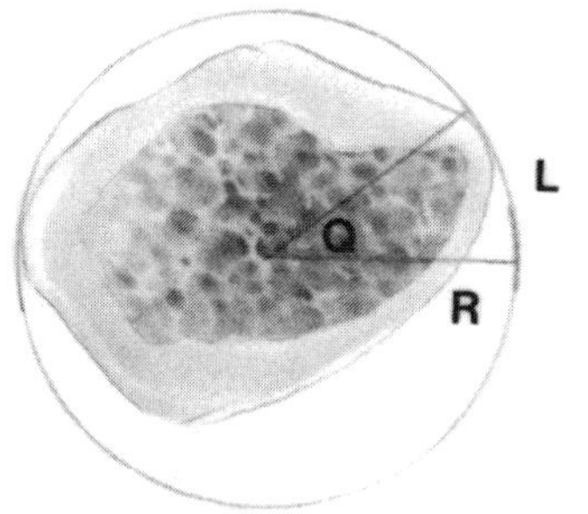

FIGURA 4-42. Crider e Leber (1) descreveram uma fórmula geométrica para determinar o grau de rotação alcançado através da distância entre duas marcas no fêmur. A fórmula estabelece que a distância entre duas marcas (L) é igual ao raio do osso no local da osteotomia (R) × o grau desejado de rotação (Q) × uma constante (0,017). Esta fórmula supõe que o osso é um círculo, o que está próximo da realidade na área intertrocantérica se o trocanter menor for ignorado. Além disso, é necessário manter o eixo central de ambos os fragmentos alinhado, algo que não é fácil de obter em todos os casos.

Embora acreditemos que é uma boa verificação, nós preferimos contar com um método mais direto de determinação da rotação intraoperativamente, notadamente o desvio angular de dois pinos.

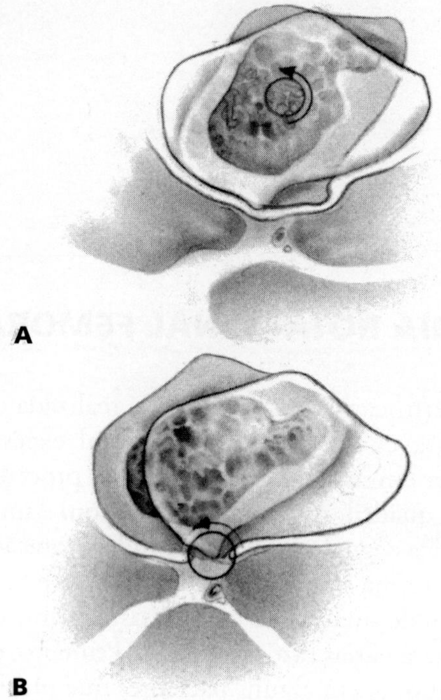

FIGURA 4-43. A região intertrocantérica do fêmur é exposta como foi descrito anteriormente (ver Procedimento 4.2). Para osteotomias rotacionais, é necessário remover o periósteo, em particular as inserções à linha áspera, tão distante quanto possível ao longo da diáfise femoral, para manter o alinhamento do eixo de ambos os fragmentos durante a rotação **(A)**. Se isso não for feito, as inserções irão agir como um obstáculo prendendo o osso e causando translação dos fragmentos e rotação **(B)**. Isso irá diminuir o contato entre a superfície cortada do osso, tornando a fixação mais difícil, e será impossível calcular a quantidade de rotação que foi atingida pela inspeção das marcas no osso.

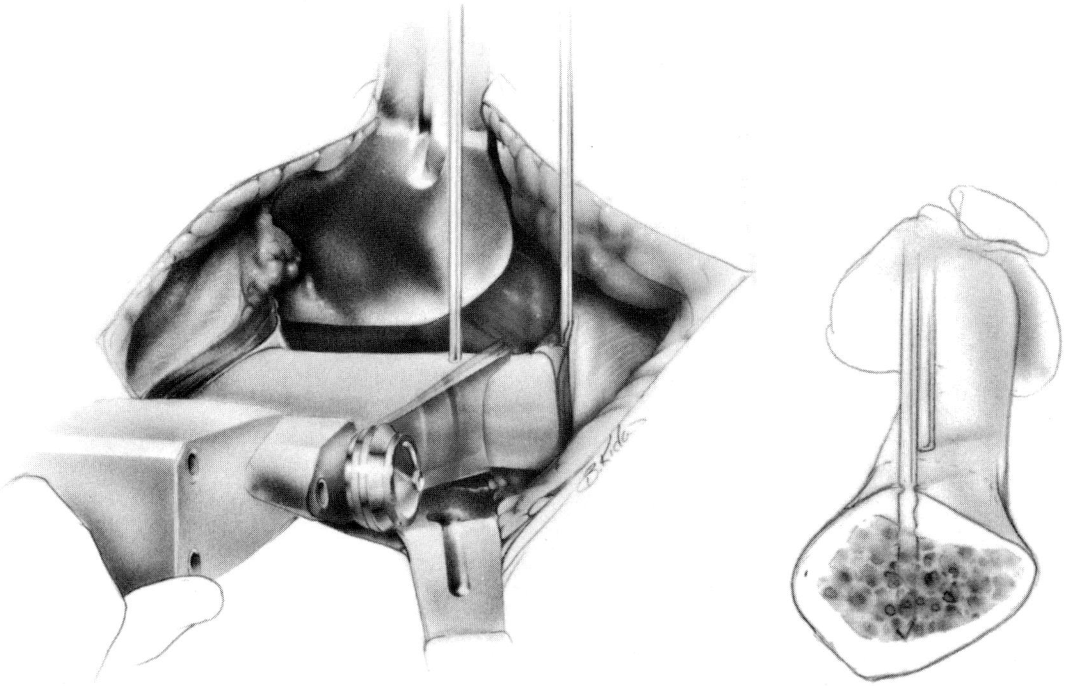

A B

FIGURA 4-44. Após o término da exposição, dois pinos de Steinmann lisos grandes de 5/32 polegadas são inseridos na diáfise femoral anterior. Um é posicionado acima do local proposto da osteotomia e o outro abaixo **(A)**. Eles devem estar paralelos **(B)**. Eles devem chegar até a cortical posterior. A razão para isso e para o uso dos pinos grandes é que se eles forem colocados distantes o suficiente medialmente na superfície anterior da haste femoral para ficarem fora do caminho, eles poderão estar sujeitos a uma considerável força de inclinação do músculo. Isso pode curvar os pinos, causando o cálculo errado da quantia de rotação.

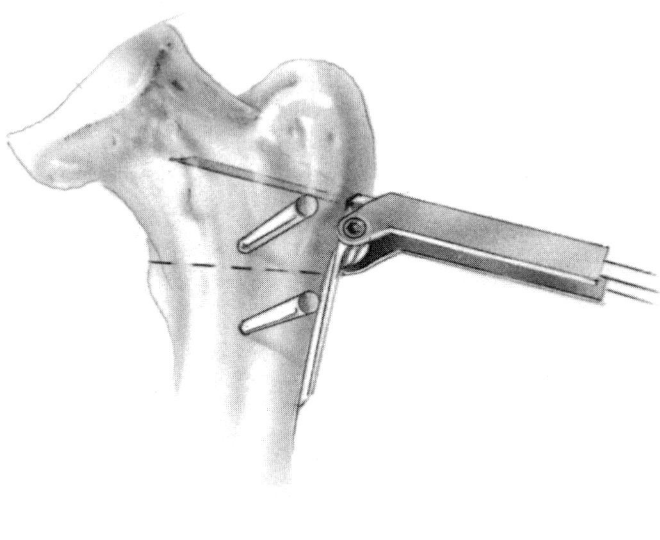

FIGURA 4-45. O próximo passo é a inserção do cinzel de apoio. Devido ao fato da correção angular não ser necessária, pode-se utilizar um guia fixo de 90°. O cinzel deve ser escolhido para se encaixar na placa que será usada. Em adolescentes, a placa condilar é ideal, mas em crianças menores, uma placa de ângulo reto de tamanho apropriado é usada. Uma osteotomia transversa é executada ao nível do trocanter menor.

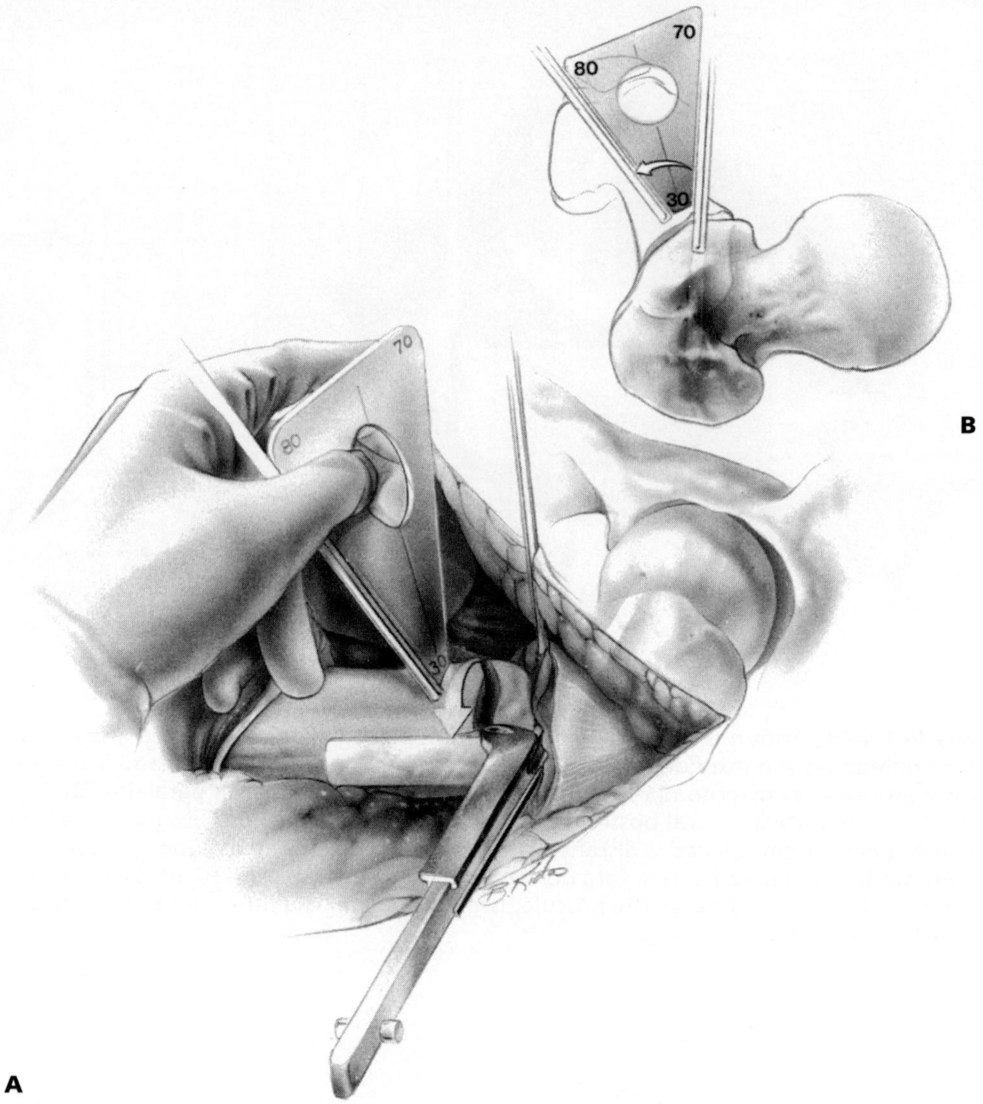

FIGURA 4-46. Enquanto o fragmento proximal é estabilizado, o fragmento distal é rodado, neste caso externamente, para corrigir uma anteversão femoral excessiva. Os gabaritos para ângulos do conjunto de osteotomia de Synthes são usados para julgar a quantidade de rotação angular entre os dois pinos Steinmann **(A).** Observando de cima ou de baixo é mais fácil avaliar o grau de rotação **(B).**

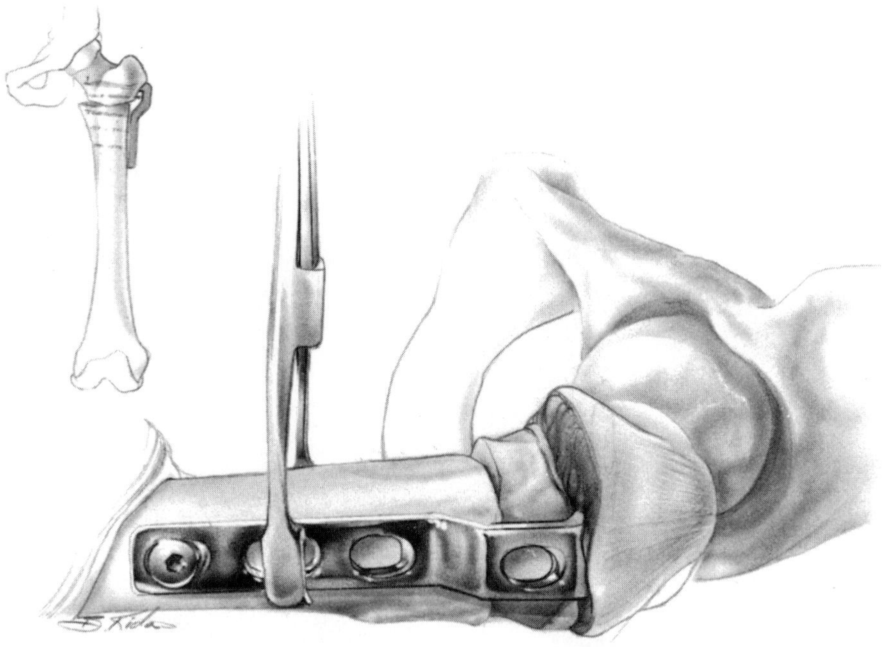

FIGURA 4-47. Como o grau de rotação é crucial, o cirurgião pode desejar verificar a rotação clinicamente. Se isso for tentado apenas com um clampe segurando a placa, a rotação do fragmento distal pode ocorrer de forma não detectável pelo cirurgião à medida em que testa os extremos da rotação interna e externa. Para evitar isso, primeiro um parafuso unicortical é colocado na placa. Depois que o cirurgião estiver certo de que o novo alinhamento está correto, todos os parafusos são fixados para segurar a placa, e a ferida cirúrgica é fechada com um dreno.

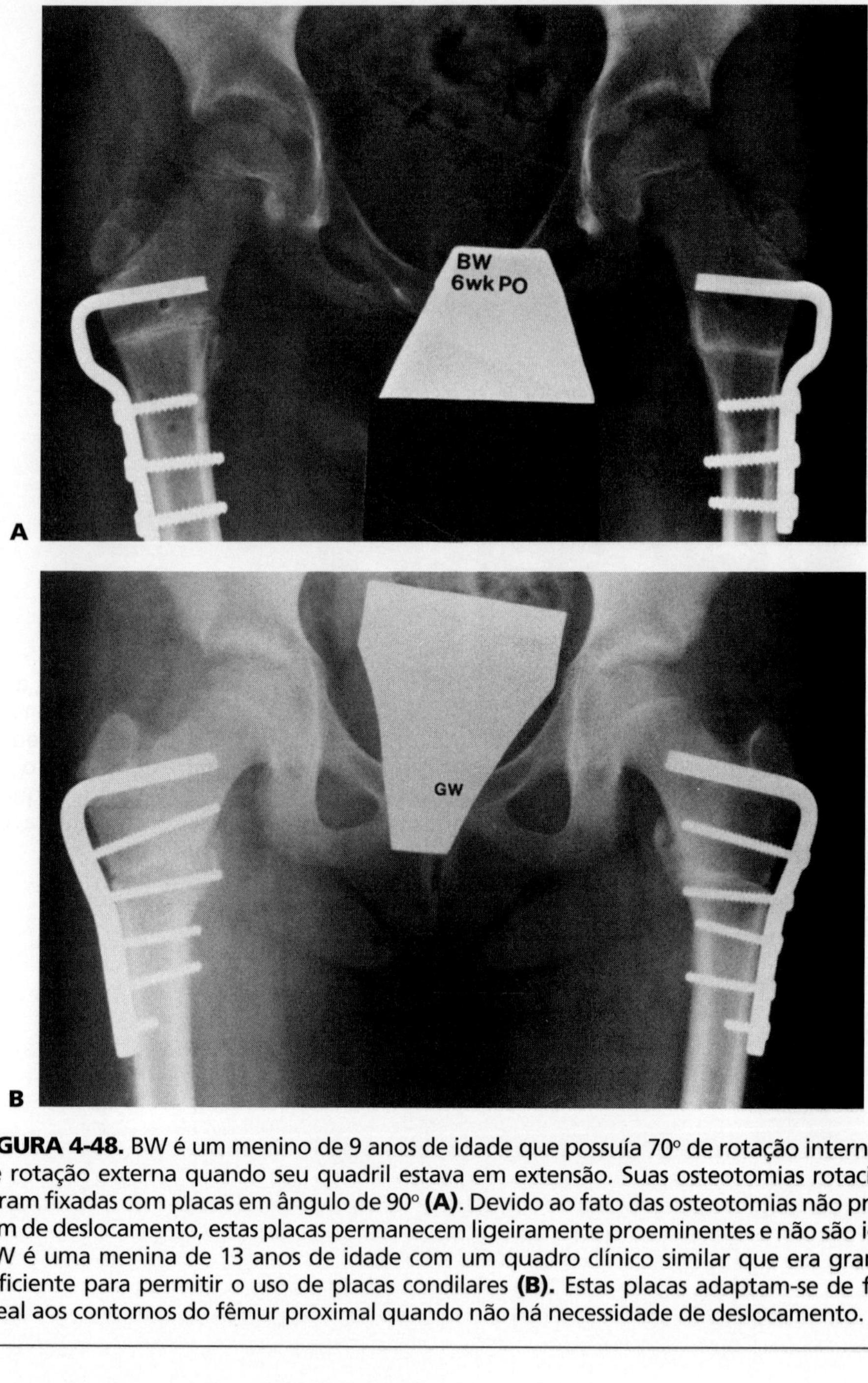

FIGURA 4-48. BW é um menino de 9 anos de idade que possuía 70° de rotação interna e 5° de rotação externa quando seu quadril estava em extensão. Suas osteotomias rotacionais foram fixadas com placas em ângulo de 90° **(A)**. Devido ao fato das osteotomias não precisarem de deslocamento, estas placas permanecem ligeiramente proeminentes e não são ideais. GW é uma menina de 13 anos de idade com um quadro clínico similar que era grande o suficiente para permitir o uso de placas condilares **(B)**. Estas placas adaptam-se de forma ideal aos contornos do fêmur proximal quando não há necessidade de deslocamento.

CUIDADOS PÓS-OPERATÓRIOS

O tratamento pós-operatório para esta cirurgia não difere do tratamento empregado para outras osteotomias intertrocantéricas. Aparelho de gesso, repouso na cama sem um gesso ou deambulação com proteção são permitidos, dependendo da fixação utilizada e da confiabilidade no paciente para cooperar com sustentação de peso limitada. À medida que ocorre a consolidação óssea, é importante intensificar a terapia para fortalecer a musculatura do quadril, especialmente os abdutores e extensores.

Referências

1. Crider RJ, Leber C. Accurate correction in rotational osteotomies. J Pediatr Orthop 1987;7:468.

4.7 OSTEOTOMIA INTERTROCANTÉRICA BIPLANA DE SOUTHWICK PARA DESLIZAMENTO DA EPÍFISE FEMORAL CAPITAL

Embora Southwick (1) tenha descrito originalmente esta osteotomia biplana como um meio de tratamento primário para deslizamentos crônicos maiores de 30°, ela é mais usada para corrigir deformidade residual resultante do deslizamento da epífise femoral capital (DEFC) após uma fixação *in situ* (2). A osteotomia é planejada para criar valgo e flexão, aos quais é adicionada uma rotação interna do fragmento distal. Surpreendentemente, relatos abordando a utilização desta osteotomia são poucos, considerando sua ampla utilização (3,4). Mais recentemente, a osteotomia Imhauser tem obtido uma utilização mais ampla. Esta osteotomia produz flexão e rotação, mas não abdução (5).

A ocorrência de condrólise tem sido descrita como uma complicação após esta osteotomia (3,6). Além disso, ela ganhou reputação como sendo uma osteotomia difícil de realizar tanto pelo aspecto da própria osteotomia quanto pelo método de fixação. Uma limitação mais importante desta e de outras osteotomias planejadas para corrigir deformidades grave resultantes do DEFC é que elas usualmente não produzem modificações suficientes para corrigir a deformidade completamente. Isso não significa, contudo, que elas não possam produzir uma melhora considerável na amplitude de movimento.

Existem três modificações em relação a operação original (1) que o cirurgião pode achar úteis. Primeiro, em vez de remover uma cunha de osso que se estende à metade da largura da diáfise femoral, faça a cunha de modo a incluir por completo o diâmetro do osso. Isso resulta em algum encurtamento, o que Southwick estava tentando evitar; contudo, no fechamento da osteotomia, é obtido algum aumento do comprimento do membro. Devido ao encurtamento adaptativo dos músculos e outros tecidos do comprimento do membro ao redor do quadril, isso resulta em uma considerável pressão na articulação, a menos que o encurtamento seja obtido. Se a osteotomia for difícil de fechar, osso adicional é removido para reduzir a pressão na articulação do quadril. Em segundo lugar, uma cunha máxima é removida, o que evita dificuldade nas complexas estimativas da quantidade correta de osso a ser removida, e é válida porque a osteotomia é executada apenas para deslizamentos graves. Finalmente, o uso de fixação interna rígida com uma placa angulada AO (Figs. 4-49 a 4-55).

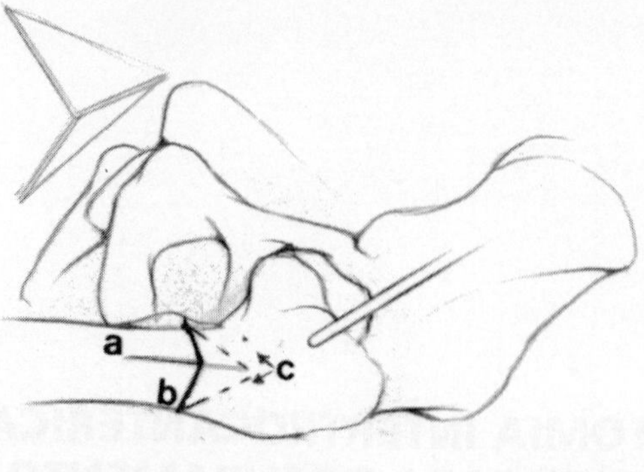

FIGURA 4-49. A área intertrocantérica do fêmur proximal é exposta como foi descrito para uma osteotomia intertrocantérica varizante (ver Procedimento 4.2). Deve-se ter cuidado para expor o trocanter menor adequadamente se a liberação do tendão iliopsoas, como recomendou inicialmente Southwick (1), for planejada.

Marcas delineando as cunhas desejadas na diáfise femoral são feitas usando-se um osteótomo ou serra. Primeiro, uma linha vertical é marcada na diáfise femoral separando a diáfise anterior femoral da lateral **(a)**.

Em seguida, a base da cunha é marcada. É o mesmo nas superfícies lateral e femoral anterior, e corresponde a uma linha perpendicular à diáfise femoral na direção cefálica até o trocanter menor. Isso é igual à linha definitiva da osteotomia **(b)** mostrada na Figura 4-3, e usada no planejamento da osteotomia intertrocantérica.

O cirurgião deve agora determinar a cunha que será removida anteriormente para produzir flexão e aquela que será removida lateralmente para produzir valgo. Os ângulos máximos dos modelos de Southwick são 45° anteriormente e 60° lateralmente. Estes são improváveis de serem obtidos. Os guias de ângulo do conjunto AO ou qualquer outro modelo que estiver disponível irão ser utilizados. Isso representa as cunhas máximas que podem ser removidas. Elas são marcadas para descrever uma cunha que inclui o diâmetro total da diáfise femoral.

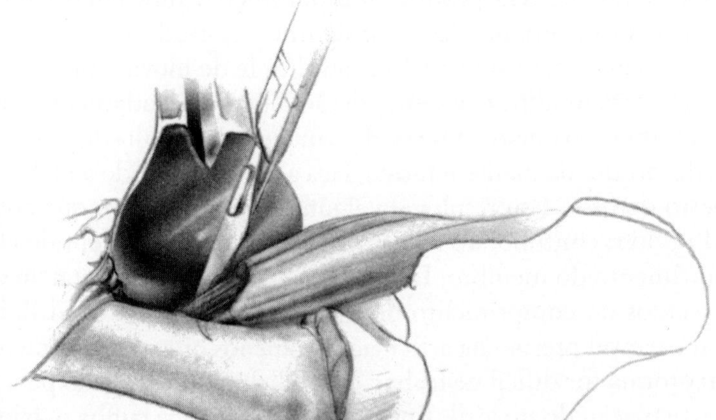

FIGURA 4-50. O propósito de liberar o tendão psoas é reduzir a tensão na osteotomia e a pressão na articulação do quadril. Isso é feito de forma semicega. Um afastador de Bennett posicionado no local do trocanter menor é girado para empurrar os tecidos moles. O tendão iliopsoas é palpado facilmente, e pode ser seccionado utilizando-se uma lâmina de bisturi nº 12 Bard-Parker.

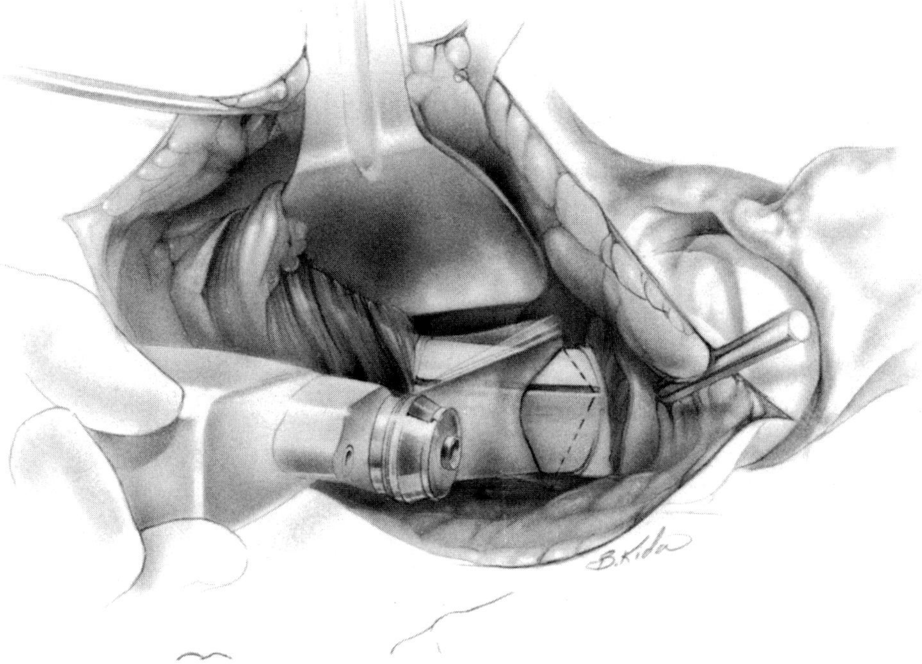

FIGURA 4-51. Antes que a osteotomia seja feita, é necessário ganhar controle do fragmento proximal, o que pode ser feito com um cinzel para a placa. Ele é direcionado para dentro com sua superfície paralela à superfície da osteotomia e pelo menos 1,5 cm acima dela (ver Fig. 4-14). Trata-se de uma parte difícil da operação, e o cirurgião pode não ter confiança em executá-la até que a correção por meio da osteotomia seja feita. Nesse caso, um pino liso e grande é colocado no aspecto superior do trocanter maior, direcionado posteriormente. Isso fornece boa fixação e mantém o pino fora do caminho do cinzel de apoio, o qual pode ser inserido depois que a correção for obtida e que o cirurgião observar uma orientação mais normal do fêmur.

O primeiro corte ocorre através da base da osteotomia (ver Fig. 4-14). Este corte deve ser feito na cortical medial, o qual é melhor deixar intacto até que outros cortes sejam feitos.

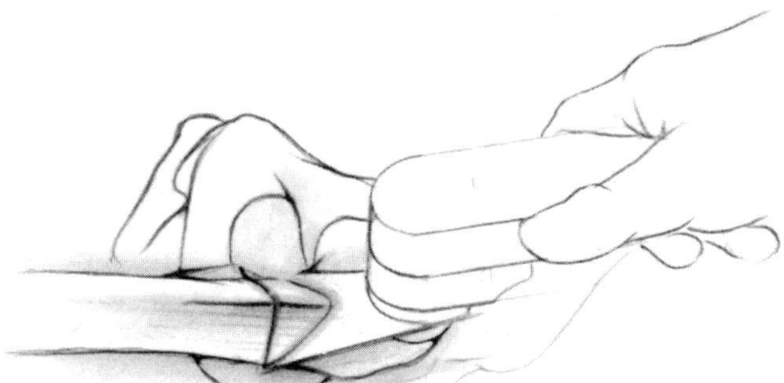

FIGURA 4-52. Sempre causa confusão a tentativa de separação de duas cunhas, uma lateral e uma medial. Em vez disso, o próximo corte deve remover uma cunha: tanto a cunha medial como a lateral como uma única peça. Isso é obtido começando-se por utilizar a serra na linha de separação dos aspectos anterior e lateral da diáfise femoral. Ela é curvada de forma que inclua as duas cunhas, em direção ao primeiro corte na cortical medial.

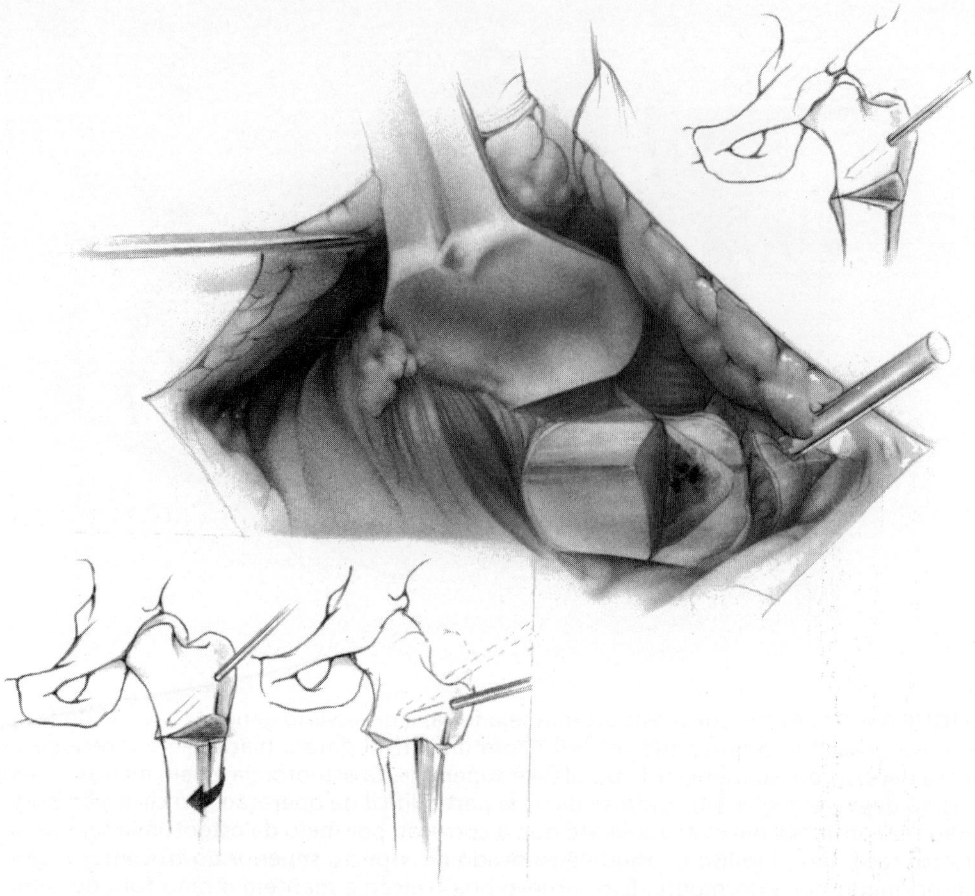

FIGURA 4-53. Com a cunha do osso removida, a osteotomia é completada através da cortical medial, e fica pronta para ser fechada. Isso é melhor obtido com uma combinação de manobras. Primeiro, a mesa de fratura, que segura a perna, é levantada para produzir flexão e abduzida para produzir valgo. Usa-se ao mesmo tempo o pino no trocanter maior para puxar para baixo o fragmento proximal, fechando, portanto, a osteotomia.

Embora a correção da deformidade do fêmur proximal teoricamente deva corrigir a perda de rotação interna, normalmente é necessário adicionar alguma rotação interna ao fragmento distal. Nos casos mais graves de deslizamento, isso corresponde a cerca de 30°, e pode ser observado com precisão posicionando-se dois pinos em ambos os lados da osteotomia, como descrito para a osteotomia intertrocantérica rotacional.

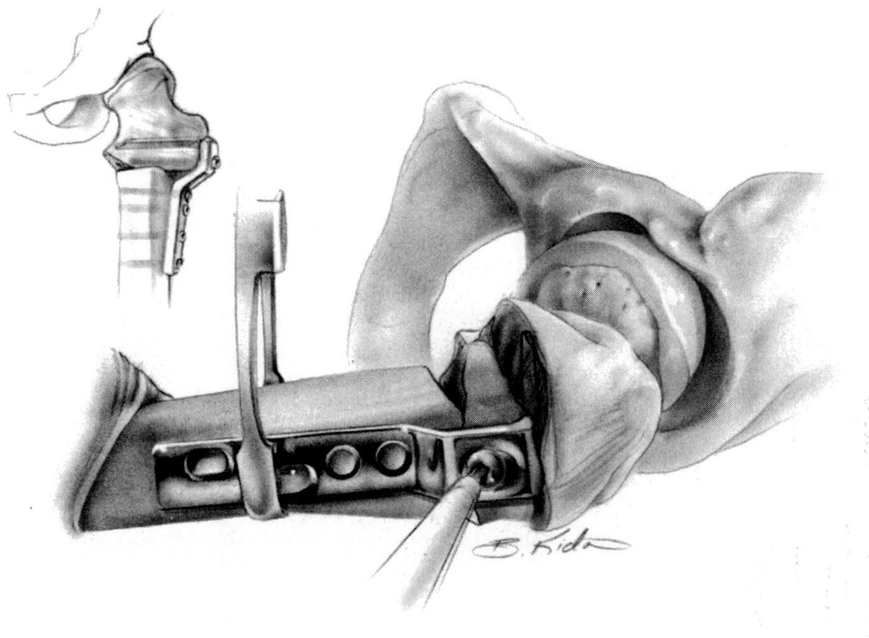

FIGURA 4-54. Com a osteotomia mantida fechada por um assistente utilizando um pino grosso, são executados os passos usados para inserir a placa, como descrito na técnica da osteotomia intertrocantérica varizante (ver Procedimento 4.2). A placa angulada utilizada depende da configuração do osso na conclusão da osteotomia. É possível usar uma placa angulada 90° ou uma placa de reposicionamento de 120°. A placa angulada de 90° é mais fácil de ser posicionada com precisão porém não irá proporcionar uma luxação no tratamento proximal tão boa como é dado pela placa de 120°. Como são fornecidas, contudo, as placas de 120° freqüentemente parecem muito longas.

Para as pessoas com experiência considerável no uso de placas AO, existe um método alternativo de inserção da placa e redução da osteotomia. A placa de 90° é desenhada de forma que seja inserida no fragmento proximal 1,5 cm próximo do corte da osteotomia, mantendo-se a placa paralela a ele no fragmento proximal. Portanto, se a placa for inserida no fragmento proximal começando 1,5 cm proximal à osteotomia e a superfície plana da placa for mantida paralela ao plano do corte no fragmento proximal, quando a osteotomia for fechada, a placa irá posicionar-se de forma correta e oposta ao aspecto lateral do fragmento distal, e a osteotomia será fechada. Utilizando esta técnica, o cinzel é direcionado para dentro do fragmento proximal após a cunha do osso ser removida, e a inserção do pino de Steinmann para controlar o fragmento proximal não é necessária.

Ao menos quatro parafusos devem fixar a placa à diáfise femoral a fim de fornecer estabilidade suficiente para evitar a necessidade de gesso. A ferida cirúrgica é fechada e drenada como para as outras osteotomias intertrocantéricas.

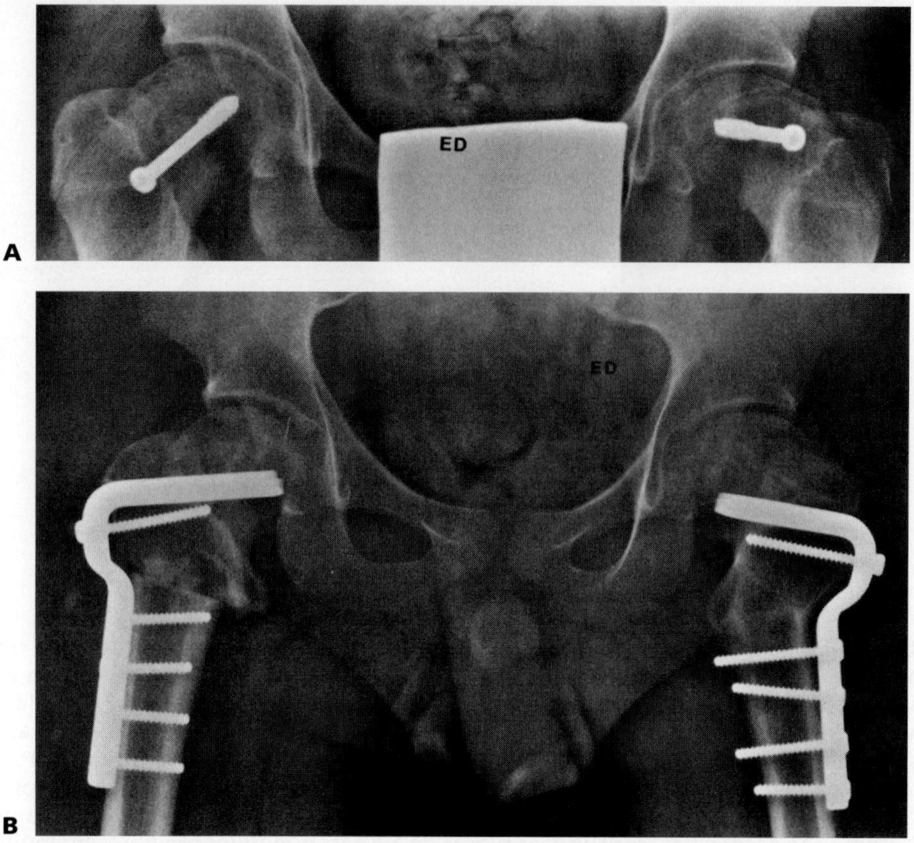

FIGURA 4-55. ED é um menino de 13 anos de idade com deslizamento bilateral da epífise da cabeça femoral. Ele foi tratado inicialmente com uma fixação *in situ* feita com um parafuso canulado simples **(A)**. Após 18 meses, ele ainda apresenta uma deficiência de 25° de rotação interna em cada quadril, e a flexão estava limitada a 60° bilateralmente. Ele foi tratado com osteotomias Southwick bilaterais feitas com 3 meses de intervalo, a pedido do paciente, para permitir caminhadas contínuas. As osteotomias foram fixadas com placas anguladas de 90° **(B)** o que permitiu uma sustentação de peso precoce e resultou na consolidação óssea acelerada das osteotomias.

CUIDADOS PÓS-OPERATÓRIOS

Normalmente é indesejável e desnecessário utilizar um aparelho de gesso após uma osteotomia de Southwick adequadamente fixada. Se houver dúvidas sobre a capacidade do paciente de lidar com um suporte parcial de peso com muletas, repouso no leito e cadeira de rodas podem ser usados nas primeiras 6 semanas. O suporte de peso total é permitido quando aparecerem sinais radiográficos de consolidação óssea, normalmente de 6 a 8 semanas. Exercícios de amplitude de movimento são iniciados no primeiro dia pós-operatório, e progridem para exercícios de fortalecimento muscular à medida em que a consolidação óssea se completa.

Referências

1. Southwick WO. Osteotomy through the lesser trochanter for slipped capital femoral epiphysis. J Bone Joint Surg [Am] 1967;49:807.
2. Morrissy RT. Slipped capital femoral epiphysis. In: Morrissy RT, ed. Lovell and Winter's pediatric orthopaedics, 3rd ed. Philadelphia: JB Lippincott 1989;897.
3. Salvati EA, Robinson HJ Jr, O'Dowd TJ. Southwick osteotomy for severe chronic slipped capital femoral epiphysis: results and complications. J Bone Joint Surg [Am] 1980;62:561.
4. Rao J, Francis A, Siwek C. The treatment of chronic slipped capital femoral epiphysis by biplane osteotomy. J Bone Joint Surg [Am] 1984;66:1169.
5. Parsch K, Zehender H, Buhl T, et al. Intertrochanteric corrective osteotomy for moderate and severe chronic slipped capital femoral epiphysis. J Pediatr Orthop B 1999;8:223.
6. Frymoyer J. Chondrolysis of the hip following Southwick osteotomy for severe slipped capital femoral epiphysis. Clin Orthop 1974;99:120.

4.8 OSTEOTOMIA NA BASE DO COLO DO FÊMUR PARA DESLIZAMENTO DA EPÍFISE FEMORAL CAPITAL

Muitas osteotomias do colo femoral foram propostas, abandonadas e redescobertas durante o século XX (1). Uma osteotomia que permaneceu popular durante os últimos 20 anos é aquela originalmente proposta por Kramer et al. (2). Essa osteotomia remove uma cunha de osso na base do colo femoral, que é projetada para compensar a deformidade criada pelo deslizamento. Sua atratividade e a vantagem que reivindicam para ela é o fato de que é feita distante o suficiente distalmente no colo femoral para não pôr em perigo o suprimento sanguíneo da cabeça femoral. De acordo com Harty (3), a cápsula do quadril avança até a linha trocantérica anteriormente, mas posteriormente a terça parte lateral do colo é extracapsular, e os vasos que suprem a cabeça femoral não são danificados por uma osteotomia executada nessa área.

A desvantagem citada para essa osteotomia é que ela não fornece correção suficiente para um deslizamento grave. Gage et al. (1) e Crawford(4) acreditam que a máxima correção é de cerca de 50°. Além disso, essa osteotomia encurta o colo femoral. Kramer et al. (2) recomendaram uma epifisiodese trocantérica quando a osteotomia é feita para evitar o crescimento trocantérico excessivo. Crawford (4) declarou que esse procedimento pode deixar a perna tão curta que uma epifisiodese da perna oposta (no fêmur distal) pode ser necessária. Finalmente, apesar das considerações anatômicas pela segurança desse procedimento, Gage et al. (1) reportaram a ocorrência de necrose avascular.

A cirurgia pode ser feita através de uma incisão transversa, ou então por uma abordagem ântero-lateral como foi descrito por Watson-Jones. Se o cirurgião usar múltiplos pinos de Steinmann grossos para a fixação, como descrito por Kramer et al., (2) a abordagem de Watson-Jones é melhor, porque a osteotomia e a inserção dos pinos podem ser feitas através da mesma incisão. Se o cirurgião escolher usar parafusos canulados, os quais podem ser colocados percutaneamente, a incisão transversa anterior é melhor. A vantagem de usar os pinos de Steinmann é que eles podem ser colocados no fragmento distal antes do fechamento da osteotomia; isso admite um melhor controle dos fragmentos, um ponto que tanto Kramer et al. (2) como Gage et al. (1) enfatizam para evitar possíveis deslocamentos posteriores no local da osteotomia, com possível dano aos vasos sanguíneos da cabeça femoral. Finalmente, o cirurgião pode escolher usar uma mesa ortopédica para apoiar a perna, que é geralmente grande, ou uma mesa de cirurgia comum se contar com assistentes fortes e estáveis para segurar a perna. A abordagem de Watson-Jones com três pinos grossos de Steinmann é o procedimento descrito aqui (Figs. 4-56 a 4-60).

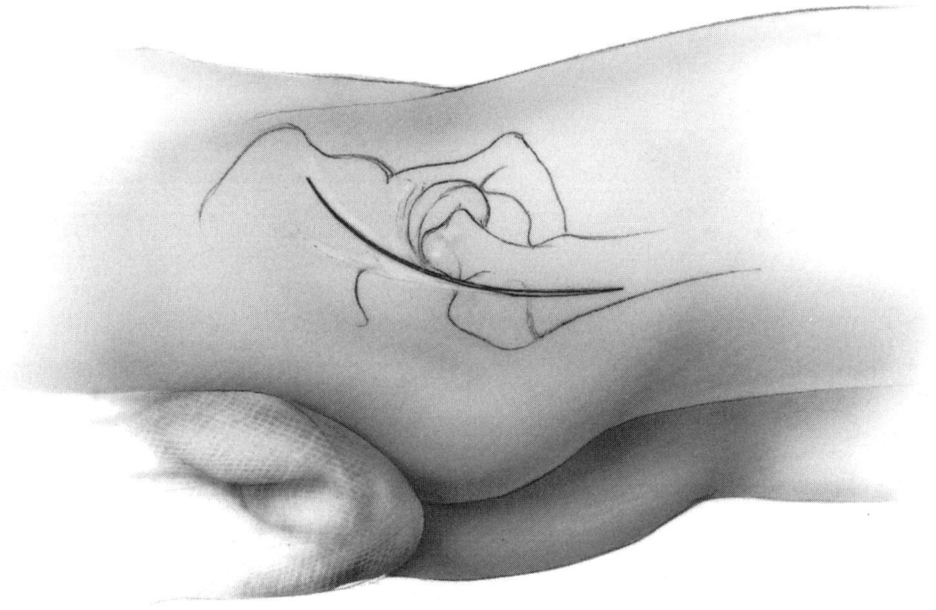

FIGURA 4-56. A incisão começa cerca de 2 cm distal e lateral à espinha ilíaca ântero-superior. Ela faz uma curva sobre a extremidade do trocanter permanecendo levemente posterior, e termina distalmente longe o suficiente para permitir a inserção dos pinos no ângulo adequado no colo.

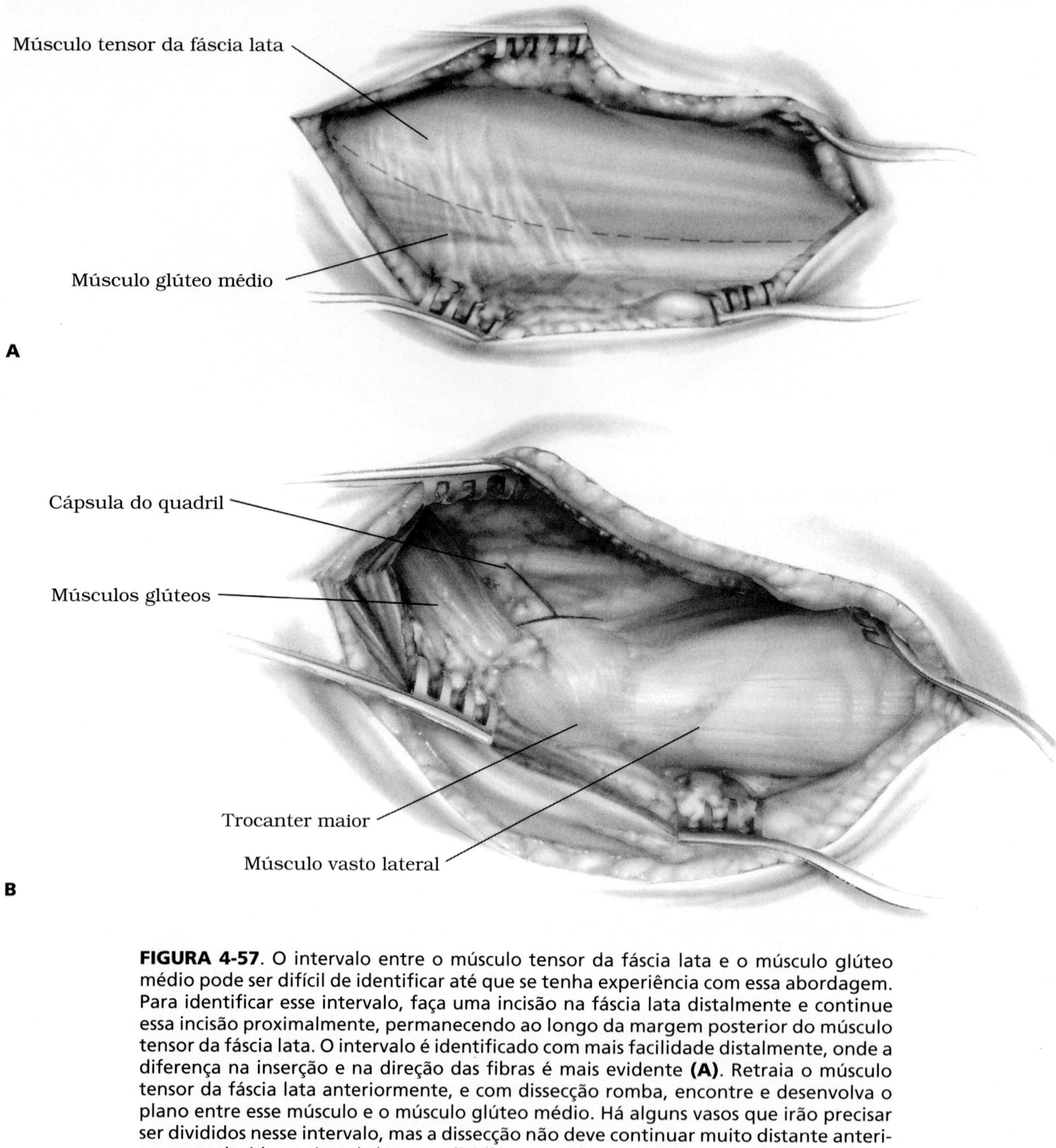

FIGURA 4-57. O intervalo entre o músculo tensor da fáscia lata e o músculo glúteo médio pode ser difícil de identificar até que se tenha experiência com essa abordagem. Para identificar esse intervalo, faça uma incisão na fáscia lata distalmente e continue essa incisão proximalmente, permanecendo ao longo da margem posterior do músculo tensor da fáscia lata. O intervalo é identificado com mais facilidade distalmente, onde a diferença na inserção e na direção das fibras é mais evidente **(A)**. Retraia o músculo tensor da fáscia lata anteriormente, e com dissecção romba, encontre e desenvolva o plano entre esse músculo e o músculo glúteo médio. Há alguns vasos que irão precisar ser divididos nesse intervalo, mas a dissecção não deve continuar muito distante anteriormente devido ao risco de lesar ou dividir o ramo do nervo glúteo superior ao músculo tensor da fáscia lata **(B)**.

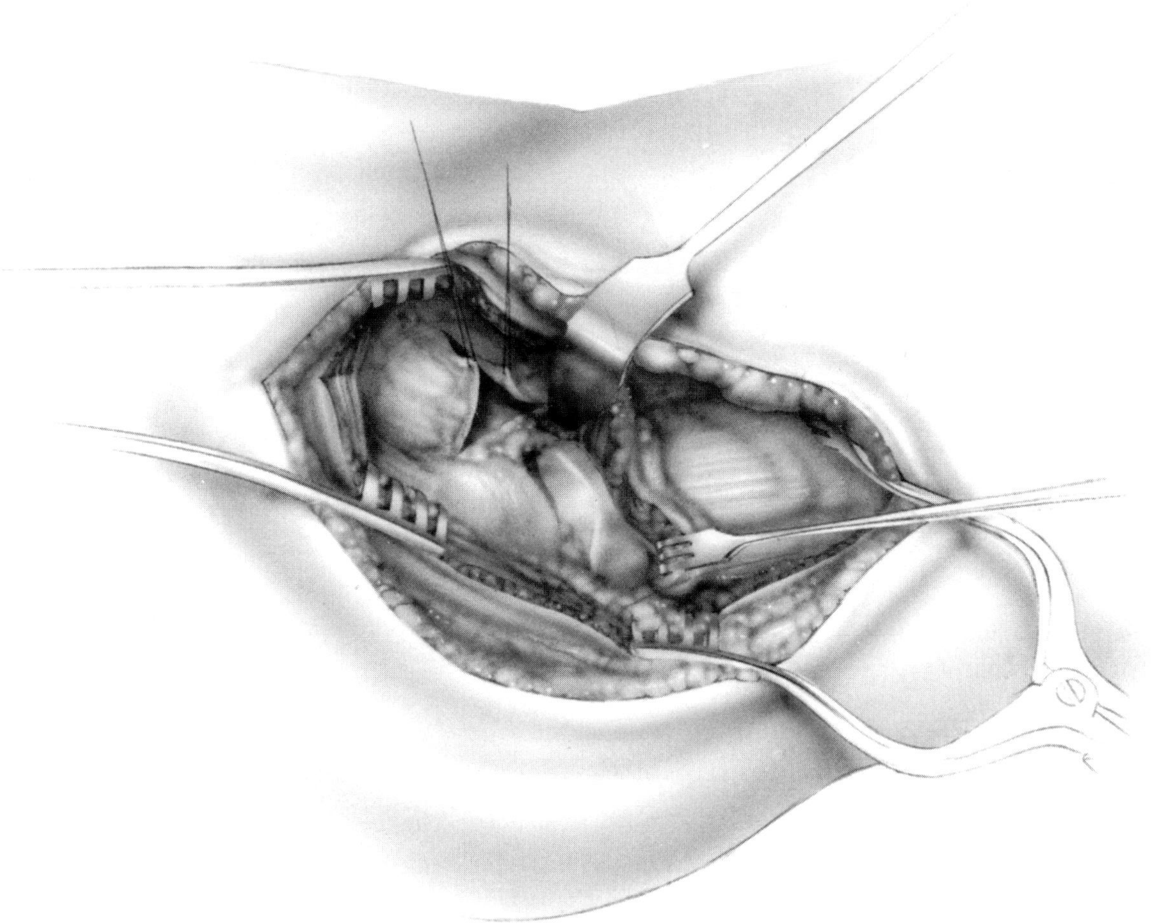

FIGURA 4-58. Após o intervalo ser desenvolvido, o músculo tensor da fáscia lata é afastado em direção anterior e o glúteo médio em direção posterior. O tecido fibroadiposo visto é o que cobre a cápsula do quadril. Para expor a cápsula externamente, faça a rotação do quadril. O tecido é incisado e dissecado da cápsula anterior, freqüentemente junto com as origens capsulares do músculo ilíaco que se une ao psoas medialmente e inserções capsulares do músculo glúteo lateralmente. Além disso, com freqüência é necessário incisar a origem do músculo vasto lateral ao longo da linha trocantérica, o qual é rebatido distalmente a uma curta distância.

A cápsula da articulação do quadril é então aberta com uma incisão em forma de H com o braço transverso do H perto da base do colo. Isso permite uma inspeção adequada do calo no local do deslizamento, o que Kramer et al. (2) recomendam ser importante para determinar o tamanho da cunha, e permitir exposição adequada na base do colo para a realização da osteotomia. É provavelmente importante que os afastadores não sejam colocados em volta do colo do fêmur para evitar danos aos vasos que se encontram localizados no retináculo posteriormente.

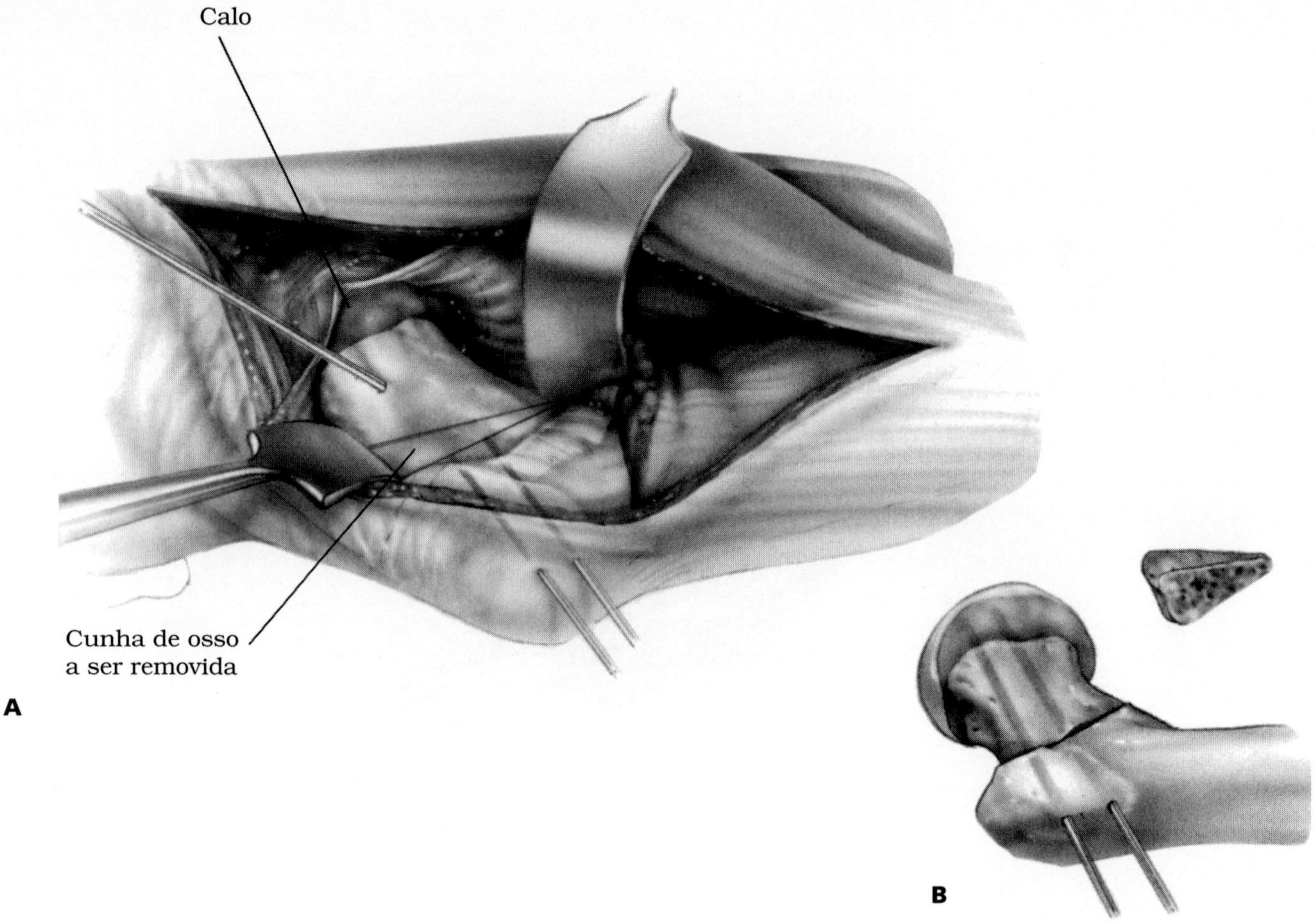
Calo
Cunha de osso
a ser removida
A
B

◀ **FIGURA 4-59**. A quantidade de osso a ser removido é difícil de ser calculado. Kramer et al. (2) descrevem a mensuração do calo no local do deslizamento tanto superior quanto anteriormente para definir as dimensões da cunha. Somente 2/3 da quantidade medida é removida anteriormente para evitar supercorreção da retroversão, enquanto a quantia total medida é removida superiormente. Isso também pode ser estimado pré-operativamente ao medir-se o ângulo cabeça-colo na radiografia ântero-posterior e lateral. Kramer et al. (2) declararam que um erro comum é remover muito osso anteriormente e não o suficiente superiormente. A idéia é tornar o corte distal perpendicular ao colo femoral, e o corte proximal perpendicular à superfície fisária da cabeça femoral.

A cunha pode ser removida com um osteótomo, como descrito por Kramer et al. (2), ou com uma broca de alta velocidade, como descrito por Gage et al. (1). É mais fácil começar com o osteótomo, porém mais seguro terminar com a broca. A broca é usada para afinar a cortical posterior e inferior, mas não quebrá-lo, um ponto no qual todos os cirurgiões parecem concordar.

Um pino grosso de Steinmann é então colocado no fragmento proximal para controlá-lo. Os pinos de Steinmann que serão usados para fixar o local da osteotomia são inseridos no fragmento distal a partir da cortical lateral alinhado com o colo femoral. As corticais posterior e inferior são afinados até que possam ser fraturados facilmente em galho verde pela manipulação dos pinos de Steinmann para fechar o local da osteotomia **(A)**. Isso pode ser ajudado pela abdução e rotação interna da perna. Quando o local da osteotomia estiver fechado, os pinos de Steinmann são empurrados da cortical lateral cruzando o local da osteotomia, através da placa fisária e para dentro da cabeça femoral **(B)**.

O pino no fragmento proximal é removido, e os pinos são cortados na cortical lateral, e deixados longos o suficiente para remoção após a consolidação óssea e fechamento da fise. Nesse ponto, Kramer et al. (2) recomendam fazer uma epifisiodese do trocanter maior para evitar o seu crescimento excessivo. O encurtamento do colo femoral leva a uma diminuição na distância articulotrocantérica, mas isso não será corrigido por uma epifisiodese do trocanter maior nesse grupo etário, devido a quantidade insuficiente de crescimento que ainda resta. Isso torna a segunda recomendação, uma transferência trocantérica, mais razoável quando a distância articulotrocantérica está significativamente diminuída.

A cápsula e a ferida cirúrgica são fechadas.

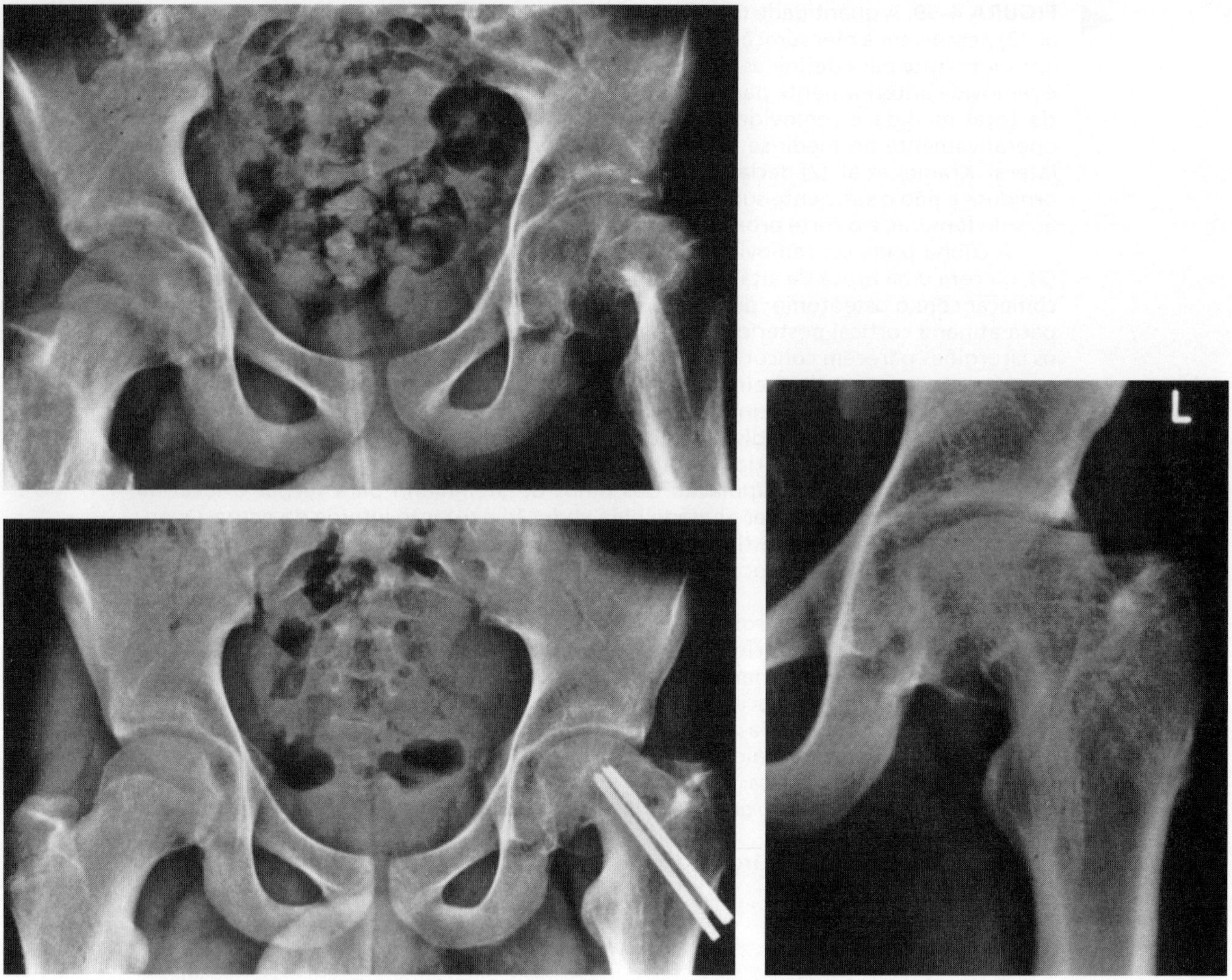

A B C

FIGURA 4-60. A: A radiografia pré-operatória de um jovem de 15 anos com deformidade residual de deslizamento crônico da epífise capital. **B:** Seis meses após uma osteotomia na base do colo, a quantidade de correção é vista. Embora a distância articulotrocantérica esteja diminuída, sua marcha melhorou acentuadamente. **C:** Três anos após a cirurgia e a remoção dos pinos.

CUIDADOS PÓS-OPERATÓRIOS

Um aparelho de gesso pelvipodálico provavelmente não será necessário, a menos que uma transferência trocantérica tenha sido feita e o cirurgião tenha dúvidas sobre a fixação com os pinos de Steinmann. O paciente é mobilizado com marcha, com muleta e apoio em três pontos com descarga parcial de peso, a qual é mantida até a consolidação óssea que ocorre geralmente de 6 a 8 semanas. Os pinos são removidos quando a fise estiver fechada.

Referências

1. Gage JR, Sundberg B, Nolan DR, et al. Complications after cuneiform osteotomy for moderately or severely slipped capital femoral epiphysis. J Bone Joint Surg [Am] 1978;60:157.
2. Kramer WG, Craig WA, Stanford N. Compensating osteotomy at the base of the femoral neck for slipped capital femoral epiphysis. J Bone Joint Surg [Am] 1976;58:796.
3. Harty M. Some aspects of the surgical anatomy of the hip joint. J Bone Joint Surg [Am] 1966;48:197.
4. Crawford AH. The role of osteotomy in the treatment of slipped capital femoral epiphysis. Instr Course Lect 1989;38:273.

4.9 TRANSFERÊNCIA DO TROCANTER MAIOR

Toda vez que o crescimento da fise femoral proximal é interrompido e o do trocanter maior não é, o resultado é um desequilíbrio da musculatura abdutora. Isso geralmente ocorre como resultado da doença de Perthes ou necrose avascular após o tratamento da luxação congênita do quadril. O desequilíbrio ocorre por causa do encurtamento do comprimento do músculo em repouso quando a inserção se aproxima da origem, alterando sua curva Blix. A eficiência da musculatura abdutora depende não apenas da altura do trocanter maior relativa à cabeça femoral, mas também da distância do trocanter maior a partir do centro da cabeça femoral, que representa o braço de alavanca através do qual a força atua.

Sob circunstâncias normais, a extremidade do trocanter maior fica sobre uma linha horizontal que conecta o centro das cabeças femorais e lateral a ele por uma distância que é igual a 2 e 2,5 vezes o raio da cabeça femoral (1). Essas relações são importantes para o cirurgião que planeja uma transferência do trocanter maior.

A indicação para a operação deve estar baseada em sintomas e achados clínicos, e não em dados radiográficos. Um coxear do tipo glúteo médio, especialmente após andar ou ficar em pé, que é inaceitável para o paciente é a indicação usual. Essa situação freqüentemente se encontra associada a uma deformidade do colo femoral ou do acetábulo. Em geral é possível e preferível corrigir todas essas anormalidades durante a mesma operação. Não é aconselhável operar com base nos resultados de dados radiográficos de crescimento trocantérico relativamente excessivo na ausência de sintomas ou dados clínicos. Embora essa operação seja comum, há poucos relatos na literatura médica da língua inglesa sobre os resultados da transferência do trocanter maior para corrigir o problema clínico do coxear tipo glúteo médio (2,3).

A epifisiodese do trocanter maior tem sido defendida como um método de evitar o crescimento trocantérico relativamente excessivo em pacientes jovens, geralmente aqueles com menos de 8 anos de idade (4). Isso com freqüência destrói o importante crescimento lateral do trocanter maior e negligencia um dos importantes parâmetros biomecânicos da função abdutora. Nós preferimos esperar até o paciente ter cerca de 10 anos de idade, quando o trocanter é um pedaço de osso de tamanho considerável, cuja transferência resulta em seu deslocamento lateral (Figs. 4-61 a 4-67).

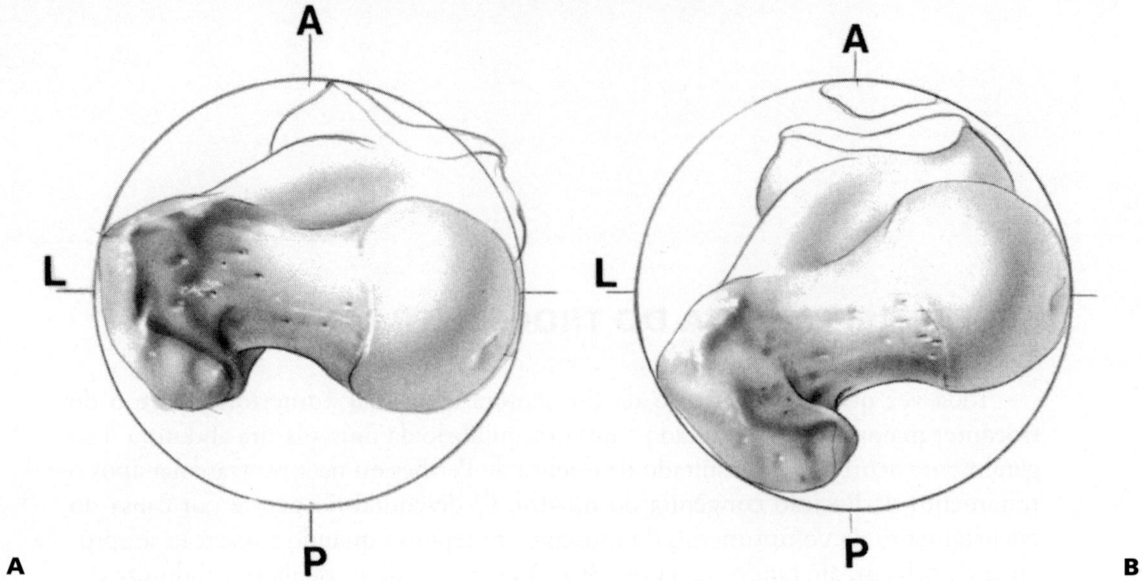

FIGURA 4-61. Devido ao fato do paciente ser geralmente mais velho quando esse procedimento é executado, é mais fácil realizar a cirurgia com o paciente sobre uma mesa de fratura. Isso permite um bom controle radiográfico e isenta o cirurgião de ter que lutar com uma perna grande. O intensificador de imagem deve ser posicionado no lado oposto da mesa de cirurgia para uma vista desobstruída ântero-posterior da cabeça femoral e da região do trocanter maior. Além disso, a perna deve ser rodada internamente, de forma que o trocanter esteja diretamente lateral **(A)** em vez de estar atrás da diáfise femoral **(B)**. Com o trocanter maior agora de perfil, a placa fisária (se estiver presente) deve ser vista claramente como uma linha reta única. Com o trocanter maior nessa posição, é fácil remover toda ela sem deixar uma porção anterior ou posterior. Uma incisão lateral reta é usada, estendendo-se da extremidade do trocanter maior distalmente por uma distância que permitirá exposição suficiente para a nova localização do trocanter maior. A exposição é a mesma que para uma osteotomia intertrocantérica femoral, incluindo a elevação do músculo vasto lateral da diáfise femoral lateral. A, anterior; L, lateral; P, posterior.

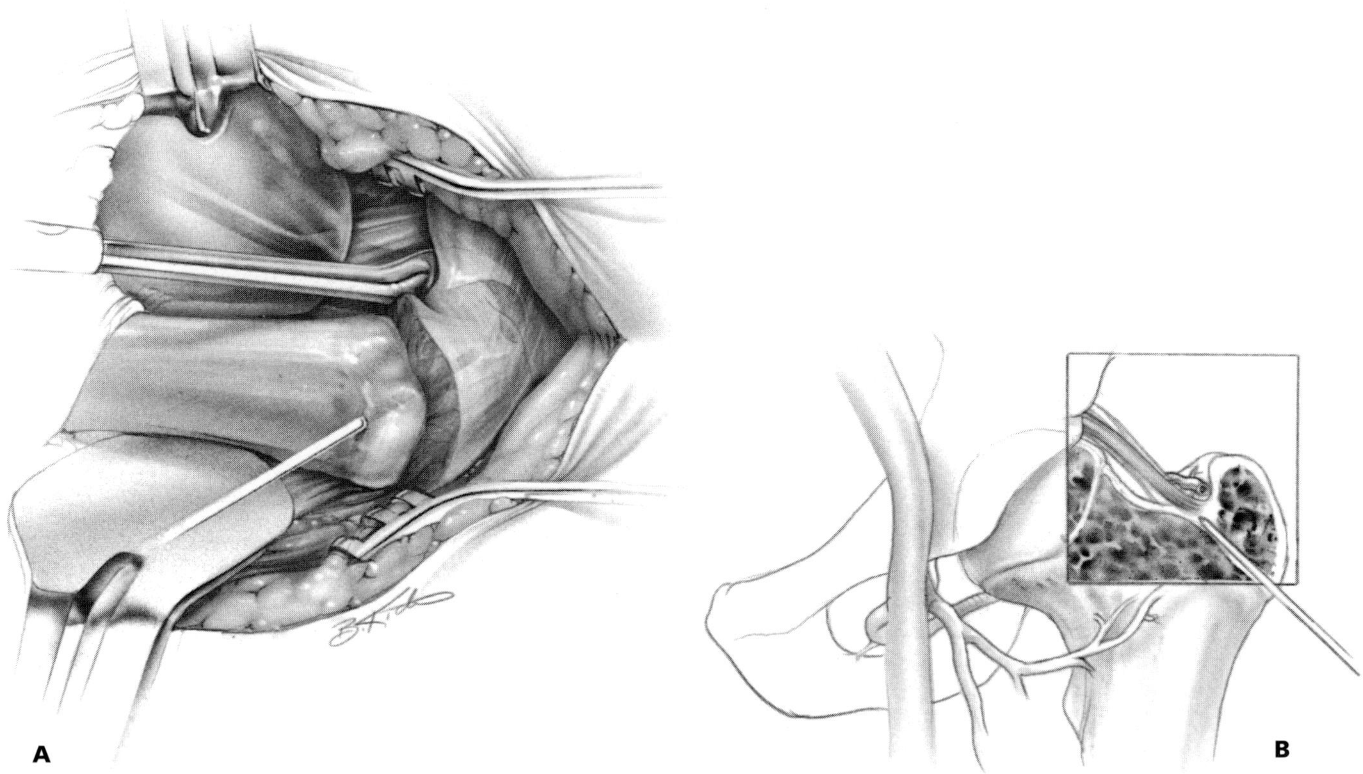

A B

FIGURA 4-62. A margem anterior dos músculos abdutores é identificada e liberada por dissecção romba. Se o cirurgião desejar, um elevador rombo (p. ex., um elevador Cushing ou Crego) pode ser passado entre os músculos abdutores e a cápsula da articulação do quadril **(A)**. Para conseguir isso, o elevador é passado embaixo dos músculos abdutores, permanecendo em contato próximo com a cápsula sobre o colo femoral e direcionando-se à fossa trocantérica. Esse passo não é necessário se um intensificador de imagens estiver disponível, mas é útil de qualquer forma. A margem posterior dos músculos abdutores pode ser identificada por dissecção romba.

Um fio de Kirschner é então inserido no trocanter maior para servir como guia para a osteotomia **(B)**. Na maioria das circunstâncias, esse fio permanece ao longo de uma linha que se estende a partir do colo femoral. Ele pode ser colocado sob o controle de um intensificador de imagens. Devido à localização da anastomose crítica das artérias circunflexas femorais ascendentes mediais e laterais na base do colo femoral, é importante evitar inserir esse fio completamente através do osso **(A)**. É importante que tanto osso quanto possível seja incluído no fragmento trocantérico, porque o deslocamento lateral é um componente importante da transferência.

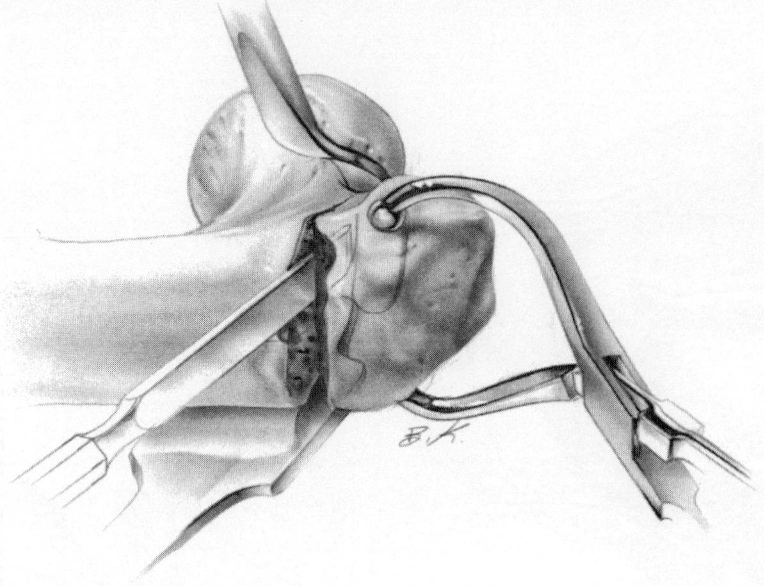

FIGURA 4-63. Um afastador é posicionado posteriormente para proteger os tecidos enquanto que o posicionamento de um elevador de periósteo ou um afastador sob os músculos abdutores ou outro afastador protege os tecidos anteriormente. Uma serra oscilante ou osteótomo é usada para criar a osteotomia. É melhor, entretanto, que a serra não penetre a cortical, para evitar danos aos vasos. Um osteótomo é usado para penetrar a cortical remanescente, criando uma fratura em galho verde. O trocanter maior pode ser elevado e puxado na direção cefálica ao ser seguro com um fórceps apropriado para osso, ou inserindo-se um gancho para osso na superfície cortada e puxando-o em direção cefálica.

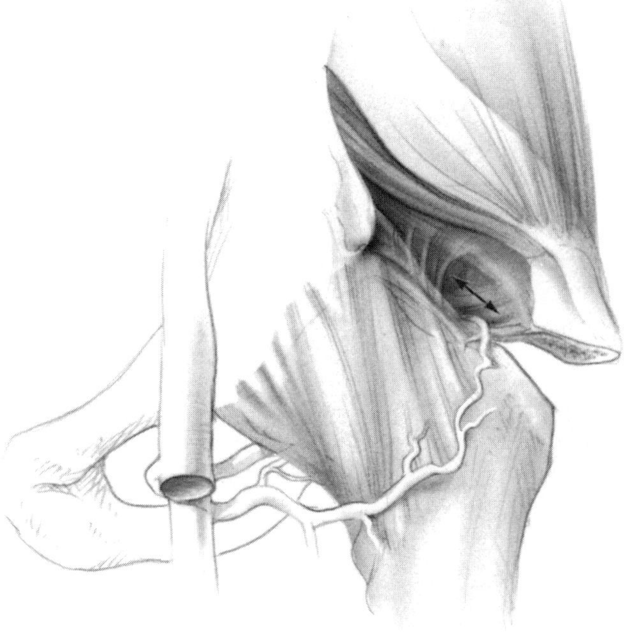

FIGURA 4-64. No início, o trocanter parece estar rigidamente preso sem nenhum senso de elasticidade quando é puxado. Isso acontece por causa das ligações fibrosas entre o músculo e a cápsula do quadril. Essas ligações e adesões fibrosas devem ser liberadas cuidadosamente, o que pode ser conseguido com uma combinação de dissecção cortante e romba, tendo-se o cuidado de evitar cortar o músculo ou danificar os vasos retinaculares. Quando houver uma sensação de elasticidade ao puxar-se o trocanter, a liberação estará completada.

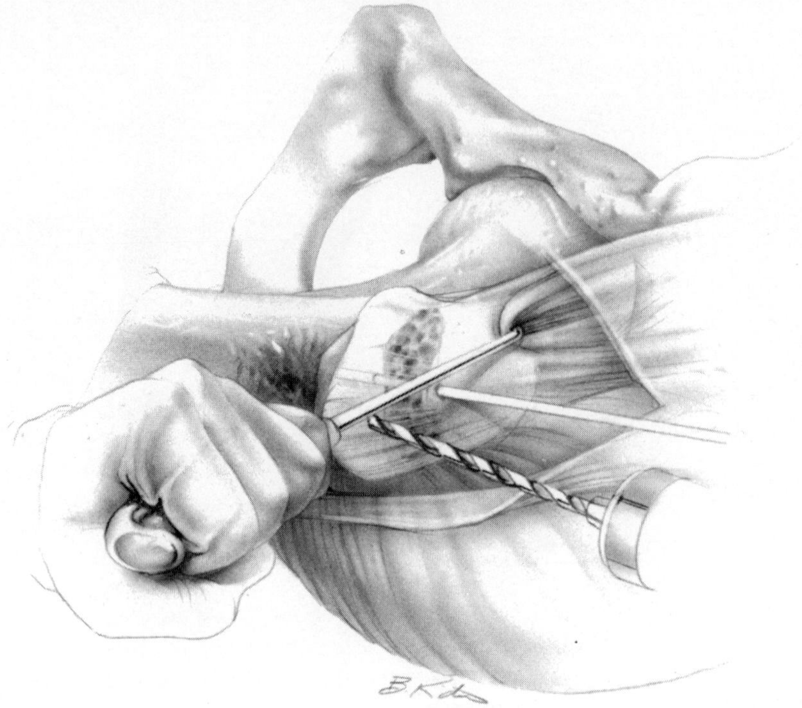

FIGURA 4-65. Após escarificar para tornar áspero a cortical da área sobre a qual o trocanter será transferido e modelar a superfície do fragmento para fornecer bom contato com o fêmur, a perna é abduzida. O fragmento trocantérico é então levado até a área desejada e fixado com dois fios de Kirschner. O uso de um grande gancho de osso para puxar o trocanter maior distalmente evita a complicação de dividir o osso quando um clampe de fixação óssea penetrante é usado para segurar o osso. Nesse ponto, a localização do trocanter pode ser verificada com o intensificador de imagens. O ideal é que a extremidade do trocanter fique em uma linha horizontal, conectando o centro das cabeças femorais, e que deve ser de 2 a 2,5 vezes o raio da cabeça femoral lateral ao centro da cabeça femoral.

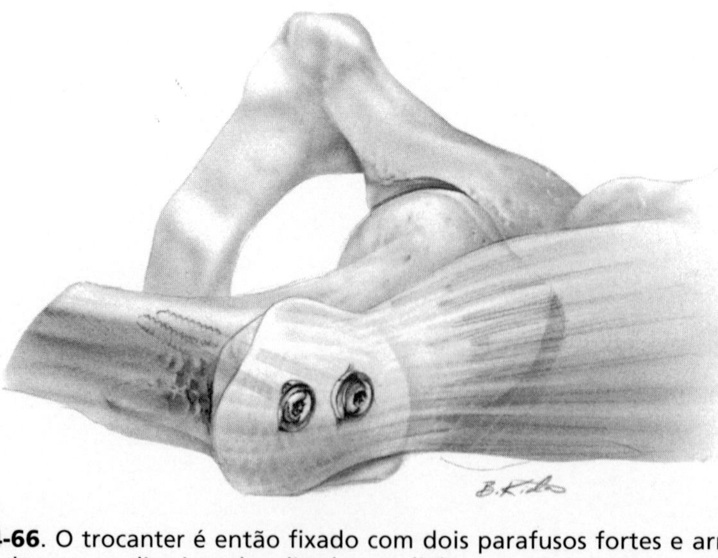

FIGURA 4-66. O trocanter é então fixado com dois parafusos fortes e arruelas. Esses parafusos devem ser direcionados distal e medialmente, e devem penetrar a cortical medial. Se o cirurgião não estiver seguro da fixaçao, uma banda de tensão também pode ser usada. A ferida cirúrgica é fechada de forma rotineira com um dreno.

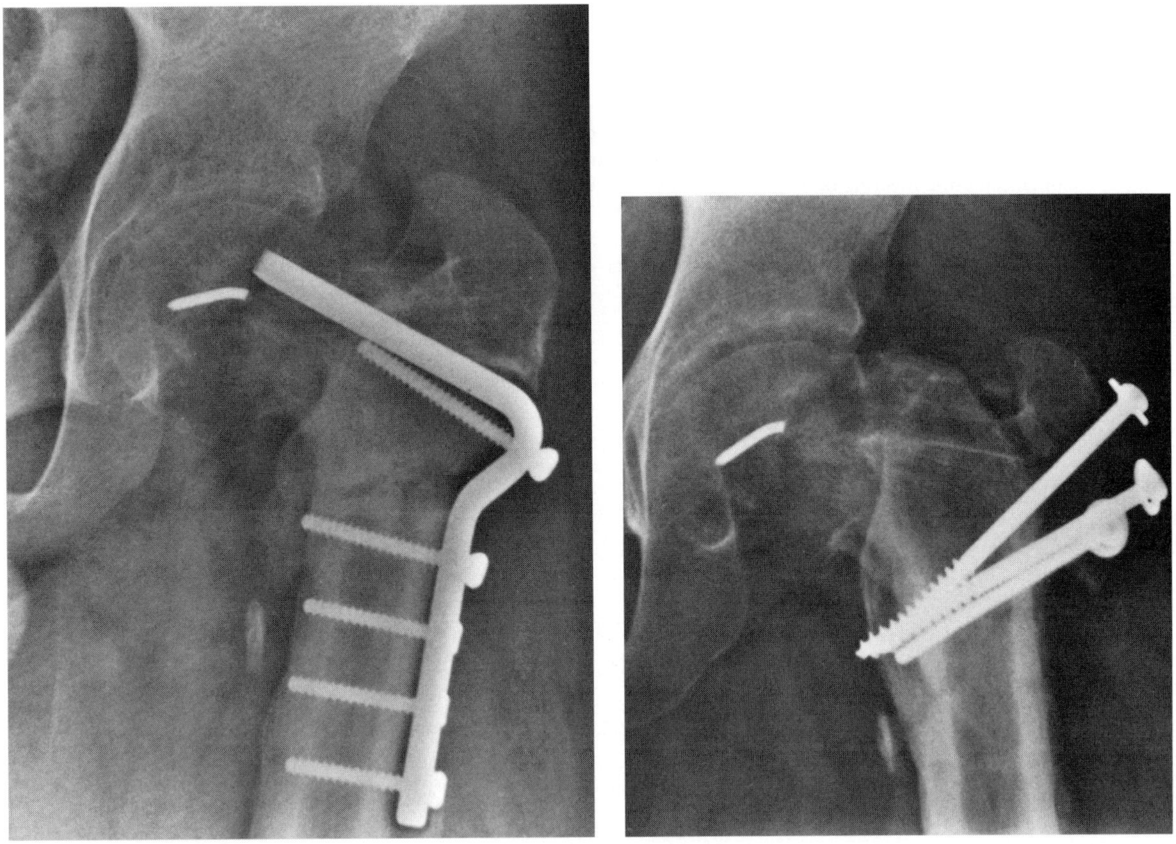

A B

FIGURA 4-67. Radiografia de um paciente com deslizamento grave de epífise femoral capital que foi submetido à osteotomia de Southwick para corrigir a deformidade residual **(A)**. Essa radiografia 6 meses após a osteotomia de Southwick demonstra haver um retardo da consolidação óssea e alguma perda da correção. Isso não causou todo o problema com o trocanter; entretanto, o componente em varo da deformidade era tão grave que a maior cunha passível de ser obtida não poderia fornecer correção completa. Um ano após a osteotomia de Southwick, o osso havia consolidado e o paciente estava satisfeito com sua amplitude de movimento, entretanto, ele manteve a marcha do tipo glúteo médio (Trendelemburgo) que tinha antes da osteotomia de Southwick.

Três meses após a transferência do trocanter maior **(B)**, a marcha com inclinação devido a insuficiência do abdutor apresentada pelo paciente estava quase completamente eliminada. Note que embora a extremidade do trocanter maior não esteja no nível ideal em relação à cabeça femoral, ela foi lateralizada em grau significativo.

CUIDADOS PÓS-OPERATÓRIOS

O paciente é colocado em tração com a perna levemente flexionada e em abdução. A fisioterapia começa com movimento passivo e ativo assistido na manhã seguinte à cirurgia. Por volta do segundo dia pós-operatório, geralmente o paciente está pronto para iniciar a deambulação com ajuda de muletas com marcha em três pontos com descarga parcial de peso. A contratura de abdução gradualmente desaparece. Quando a consolidação do fragmento for confirmada radiograficamente, o paciente inicia exercícios para fortalecer os músculos abdutores e extensores ao redor do quadril. Não é incomum que o paciente demore seis meses para recuperar a força total nos músculos abdutores e para que a inclinação da marcha desapareça.

Referências

1. Wagner H. Femoral osteotomies for congenital hip dislocation. In: Weil UH, ed. Progress in orthopaedic surgery, vol 2. Acetabular dysplasia and skeletal dysplasia in childhood. Heidelberg: Springer, 1978:99.
2. Kelikian AS, Tachdjian MO, Askew MJ, et al. Greater trochanteric advancement of the proximal femur: a clinical and biomechanical study. In: Hungerford DS, ed. The hip: proceedings of the 11th open scientific meeting of The Hip Society. St. Louis: CV Mosby, 1987:77.
3. Tauber C, Ganel A, Horoszowski H, et al. Distal transfer of the greater trochanter in coxa vara. Acta Orthop Scand 1980;51:611.
4. Langenskiold A, Salenius P. Epiphysiodesis of the greater trochanter. Acta Orthop Scand 1967;38:199.

4.10 ENCURTAMENTO INTRAMEDULAR FECHADO DO FÊMUR

Apesar das tendências atuais, o encurtamento é freqüentemente preferível ao aumento no fêmur como um meio de atingir a equalização do comprimento do membro inferior para o paciente que atingiu a maturidade esquelética ou está próximo dela. O encurtamento fechado intramedular do fêmur é preferível às técnicas abertas porque a morbidade é menor e a sustentação imediata de peso é possível. Muitos cirurgiões estão familiarizados com a técnica de colocação de haste intramedular fechada para a fixação de fraturas do fêmur, tornando essa técnica uma opção viável para um número crescente de cirurgiões que desejam aprendê-la. Nas mãos de um cirurgião hábil no uso de encurtamento intramedular fechado, essa técnica também pode ser aplicada a osteotomias femorais rotacionais e à correção de algumas deformidades angulares.

A chave para o procedimento é a serra óssea intramedular. Esta técnica foi inicialmente desenvolvida por Kuntscher em 1962, e melhorada grandemente por Robert Winquist, trabalhando com a Boeing Company, em 1973 (1). A serra permite que um segmento de osso seja cortado da diáfise do fêmur usando a incisão usual nas nádegas da mesma maneira como ela é utilizada para colocação fechada de haste femoral.

O procedimento pode ser indicado em qualquer paciente que atingiu a maturidade esquelética ou está próximo dela e que apresenta uma discrepância de comprimento de membros de 6 cm ou menos a qual requer equalização. O encurtamento de mais de 6 cm não é aconselhável por causa da dificuldade na reabilitação do quadríceps com um encurtamento maior. Uma descrição mais detalhada da avaliação clínica pré-operatória é dada por Winquist (2) e por Blair et al. (3). Winquist (4) também escreveu sobre os detalhes do procedimento de encurtamento, bem como sobre o uso dessa técnica em osteotomias corretoras de deformidades angulares e rotacionais do fêmur.

Com o aumento do uso dessa técnica, complicações vistas com a fixação intramedular de fraturas femorais, tais como síndrome da angústia respiratória (5) e necrose avascular (6), também estão sendo reportadas (Figs. 4-68 a 4-80).

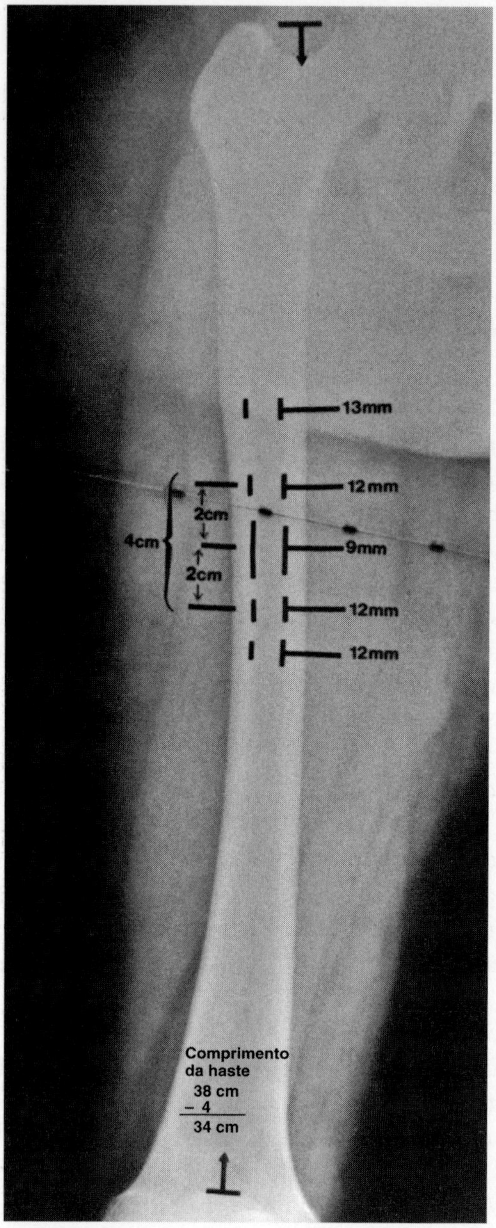
13mm
12mm
2cm
4cm
9mm
2cm
12mm
12mm
Comprimento da haste
38 cm
– 4
34 cm

◀ **FIGURA 4-68**. Uma radiografia ântero-posterior e lateral de todo o fêmur é necessária para o planejamento pré-operatório. Antes da disponibilidade de haste intramedulares bloqueados, esse passo era crucial para que a haste obtivesse o melhor contacto nos dois fragmentos para evitar rotação e movimento de pistão. As medidas devem ser feitas com um Ossimeter transparente (Biomet, Warsaw, IN), o qual é responsável pela magnificação na radiografia.

Na incidência ântero-posterior, o diâmetro intramedular mais estreito deve ser identificado. No caso ilustrado, é de 9 mm. O segmento de osso a ser removido é marcado na radiografia, uma porção igual (2 cm nesse caso) sendo tomada de cada lado do ponto mais estreito. A largura do canal intramedular e o diâmetro exterior da cortical é medido 2,5 cm proximal e distal a esses locais propostos de osteotomia. Uma haste de largura suficiente deve ser usada para fornecer uma fixação segura nessa seção de 2,5 cm proximal e distal à osteotomia. O diâmetro maior é proximal e mede 13 cm. A cortical é grossa nessa região; sendo assim, uma haste de 14 ou 15 mm é necessária para uma fixação segura. Se for determinado que essa área é muito ampla para a haste mais larga disponível, uma haste interconectada deve ser usada para atingir estabilidade rotacional.

Na incidência lateral, observe qualquer curva não usual, porque isso irá causar escareação excêntrica do fêmur. A espessura da línea áspera deve ser medida. Essa é a parte mais grossa do fêmur, e essa mensuração ajuda o cirurgião a determinar a quantidade de fresagem é necessária para permitir a passagem de uma serra grande o suficiente para cortar através da línea áspera.

Finalmente, o comprimento da haste é determinado. A distância da extremidade do trocanter maior à cicatriz epifisária do fêmur distal é medida. A partir desta, a quantidade a ser encurtada é subtraída. Dois centímetros adicionais podem ser subtraídos porque um prego levemente mais curto diminui a tendência a provocar distração do local da osteotomia e não resulta em perda substancial de fixação.

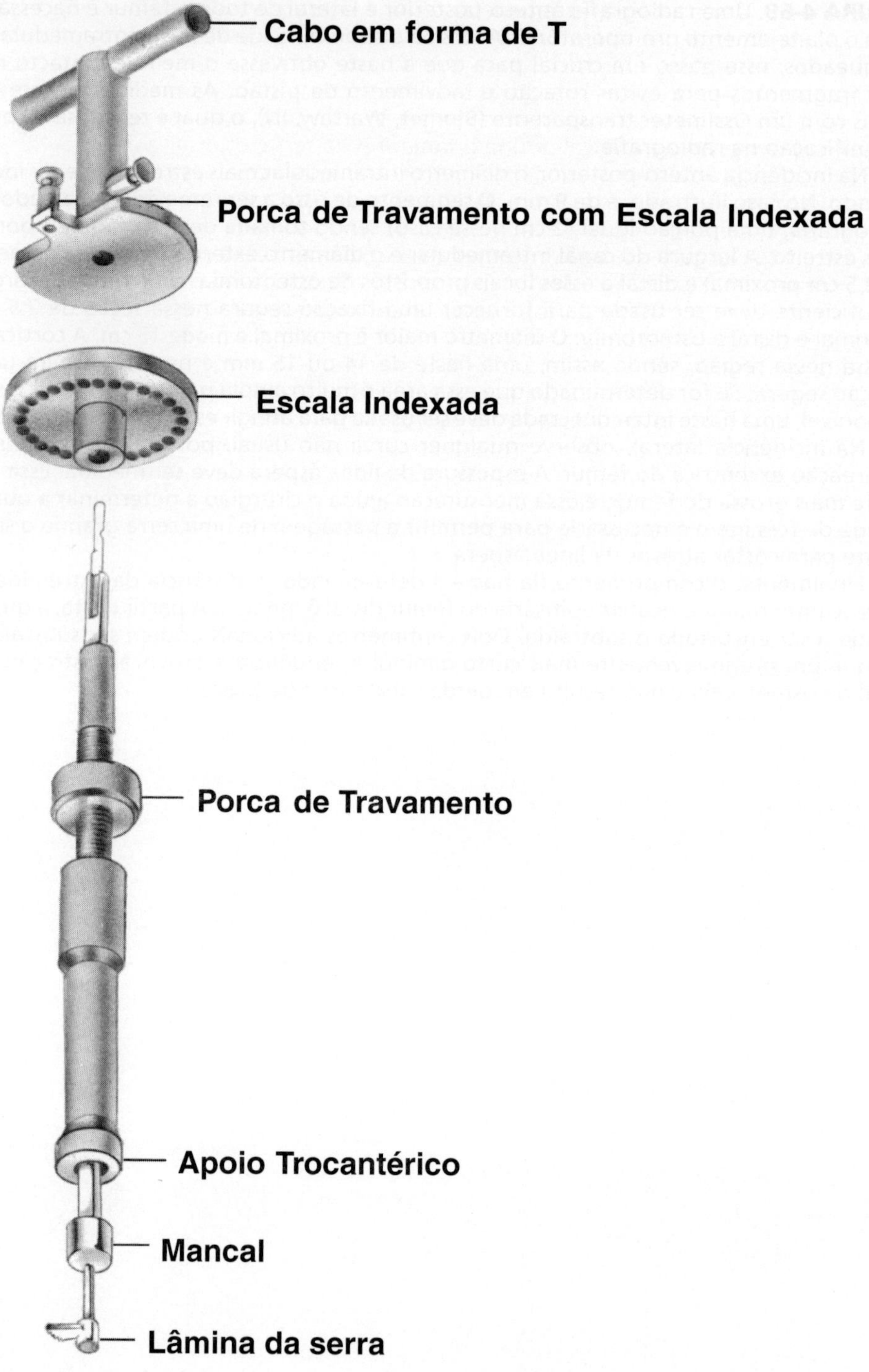
Cabo em forma de T
Porca de Travamento com Escala Indexada
Escala Indexada
Porca de Travamento
Apoio Trocantérico
Mancal
Lâmina da serra

◀ **FIGURA 4-69**. A serra óssea intramedular é um dos equipamentos necessários para a colocação fechada da haste femoral intramedular.

A serra consiste em duas hastes: uma interna com uma lâmina de serra na extremidade e outra externa com um mancal excentricamente posicionada imediatamente proximal à lâmina da serra. Esse mancal se encaixa de forma precisa dentro do canal medular. O tamanho do mancal define o tamanho da serra, que varia de 12 a 17 mm. Na verdade, o tamanho do mancal é 0,5 mm menor do que o tamanho declarado; assim, ele se encaixa em um canal fresado ao tamanho declarado. Na haste oposta à serra está um cabo em T, uma escala indexada marcada de 1 a 20, e uma porca de travamento com escala indexada presa por mola. Esse cabo em T roda a lâmina da serra para fora da parte posterior do mancal. Há um dispositivo de mensuração em uma porção rosqueada da haste exterior. Ele consiste em um apoio trocantérico distalmente e uma porca de travamento proximalmente. O uso dessa parte da serra para medir a quantidade de osso a ser removido é ilustrado e descrito na Figura 4-76.

O cinzel intramedular é um gancho grosso e afiado na extremidade de uma haste forte. Este é preso na extremidade distal do pedaço de osso a ser dividido e é removido dele com o martelo de entalhe. O pedaço de osso a ser dividido é um anel rígido; por isso, a divisão de um de seus lados resulta na divisão do outro lado (ver Fig. 4-78).

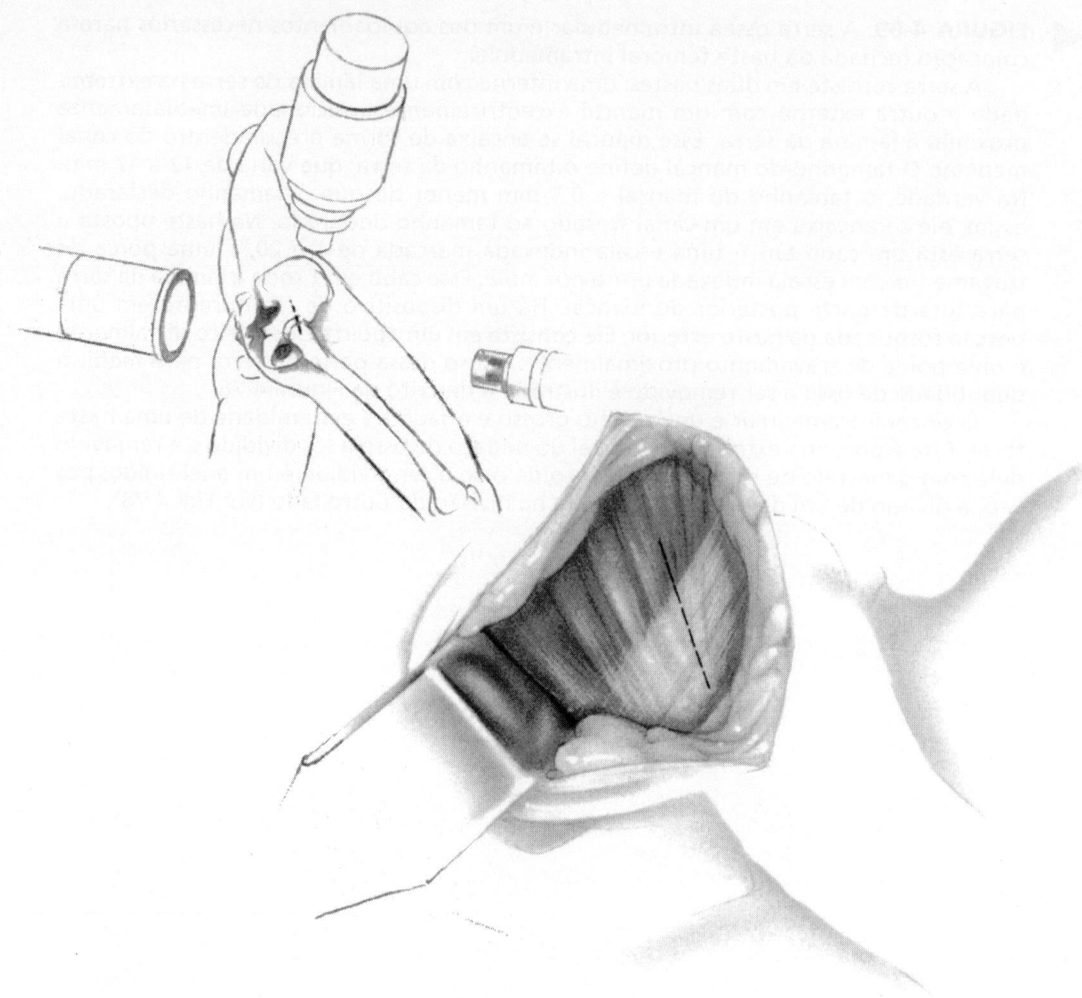

FIGURA 4-70. A operação começa como em qualquer colocação fechada de haste intramedular no fêmur. O paciente é posicionado sobre uma mesa de fratura adequada em posição de decúbido dorsal ou lateral. A área glútea e a perna até um pouco abaixo do local da osteotomia são preparadas, porque pode haver necessidade de inserir um osteótomo percutâneo, como será descrito posteriormente. Uma folha de plástico transparente é ideal para preparar o campo estéril. O intensificador de imagens é verificado tanto no plano anterior quanto no lateral para se ter certeza de uma visão não-obstruída do fêmur em toda a sua extensão.

Uma incisão de 4 cm é feita nas nádegas começando 1 cm proximal à extremidade do trocanter maior e alinhada com a diáfise femoral. Ela é aprofundada através da gordura subcutânea para expor a fáscia do músculo glúteo. A fáscia é dividida de forma cortante na direção das fibras musculares, e essas, por sua vez, são divididas de forma romba, expondo a extremidade do trocanter maior e permitindo a palpação da fossa piriforme.

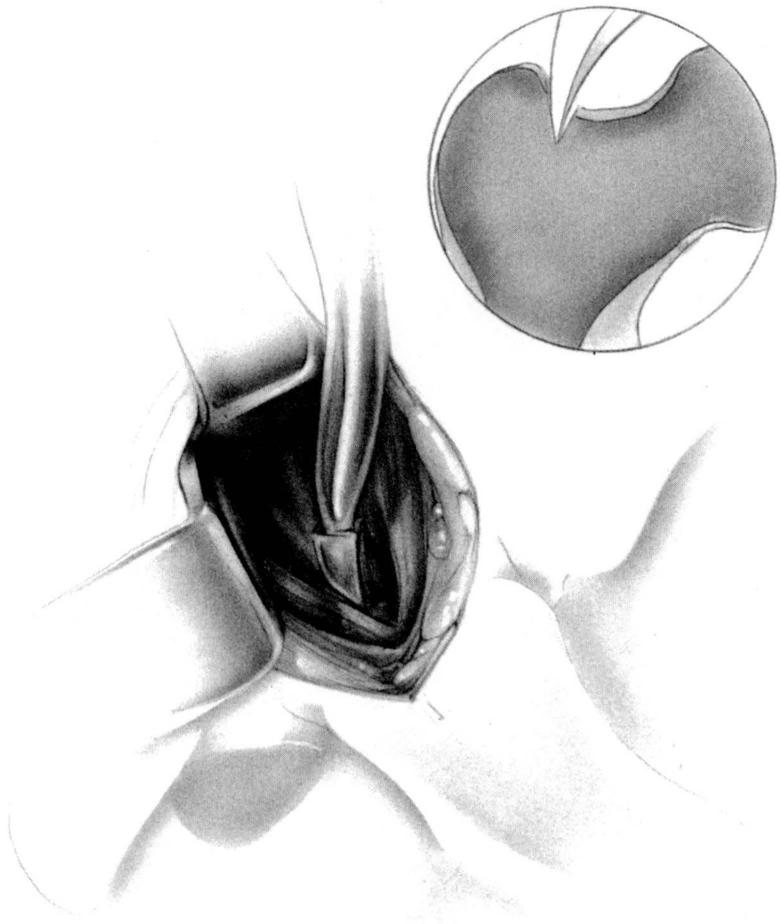

FIGURA 4-71. A sovela com cabo em forma de T é usada para iniciar o orifício para a fresagem. É crucial que ela esteja no local correto, exatamente medial à extremidade do trocanter maior e levemente anterior à fossa piriforme. Isso deve ser verificado com o intensificador de imagens nos planos ântero-posterior e lateral.

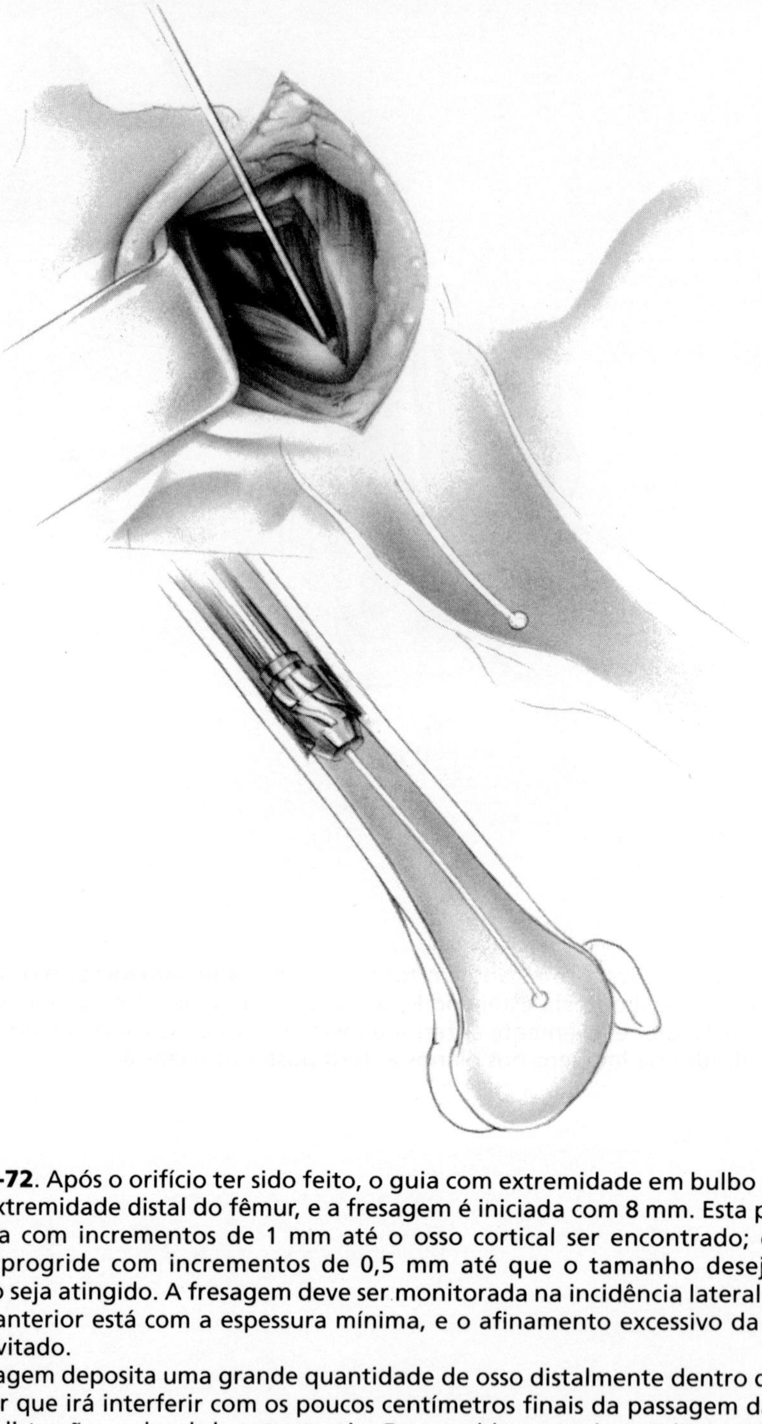

FIGURA 4-72. Após o orifício ter sido feito, o guia com extremidade em bulbo é passado até a extremidade distal do fêmur, e a fresagem é iniciada com 8 mm. Esta pode ser continuada com incrementos de 1 mm até o osso cortical ser encontrado; então a fresagem progride com incrementos de 0,5 mm até que o tamanho desejado de escareação seja atingido. A fresagem deve ser monitorada na incidência lateral porque a cortical anterior está com a espessura mínima, e o afinamento excessivo da cortical deve ser evitado.

A fresagem deposita uma grande quantidade de osso distalmente dentro do espaço medular que irá interferir com os poucos centímetros finais da passagem da haste, causando distração no local da osteotomia. Esse problema pode ser diminuído ao se passar uma fresa de 60 cm de comprimento e 12,5 mm de extremidade cortante pelo canal como o escareador final. Isso ajuda a remover os restos de osso. Para tornar a passagem da serra mais fácil, os 3 cm proximais do fêmur podem ser hiperfresados com 0,5 mm adicionais.

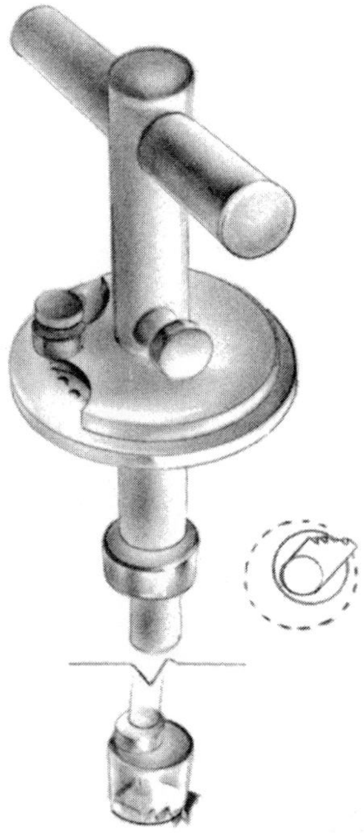

FIGURA 4-73. Agora a serra é avançada para baixo no canal medular. O corte distal é feito primeiro. O dispositivo de mensuração é ajustado para permitir que a serra passe pela haste até a distância que foi determinada nas radiografias pré-operatórias. Isso pode ser verificado no intensificador de imagens; entretanto, não será tão preciso. É de extrema importância que o apoio trocantérico seja mantido firmemente contra a extremidade do trocanter maior o tempo todo. Não apenas esse é o ponto de referência para todas as mensurações, mas também assegura que a serra permaneça no mesmo corte no osso.

Para começar a osteotomia, a porca de travamento com escala indexada é puxada para trás e a escala indexada é avançada um orifício além do marco zero. O cabo em forma de T é então usado para virar a serra e fazer uma ou duas voltas completas. A osteotomia prossegue avançando-se a escala indexada um orifício de cada vez. Toda vez que ela for avançada, a serra é virada 360°, cortando uma pequena espessura do osso. Toda vez que a escala indexada é avançada, a serra se projeta um pouco mais. Quando a serra tiver sido avançada até o número 20 do dispositivo indexado, ela alcançou sua penetração máxima. Recoloca-se o dispositivo de indexação no marco zero, e a serra é removida.

Ocasionalmente, após a cortical superior ter sido cortada, a serra fica presa quando é rodada. Assegure-se de que o dispositivo de mensuração seja mantido firmemente contra a extremidade do trocanter. Se isso não corrigir o problema, retraia a serra três ou quatro pontos e comece a avançá-la um ponto de cada vez. Deve-se ter cuidado porque a serra pode quebrar.

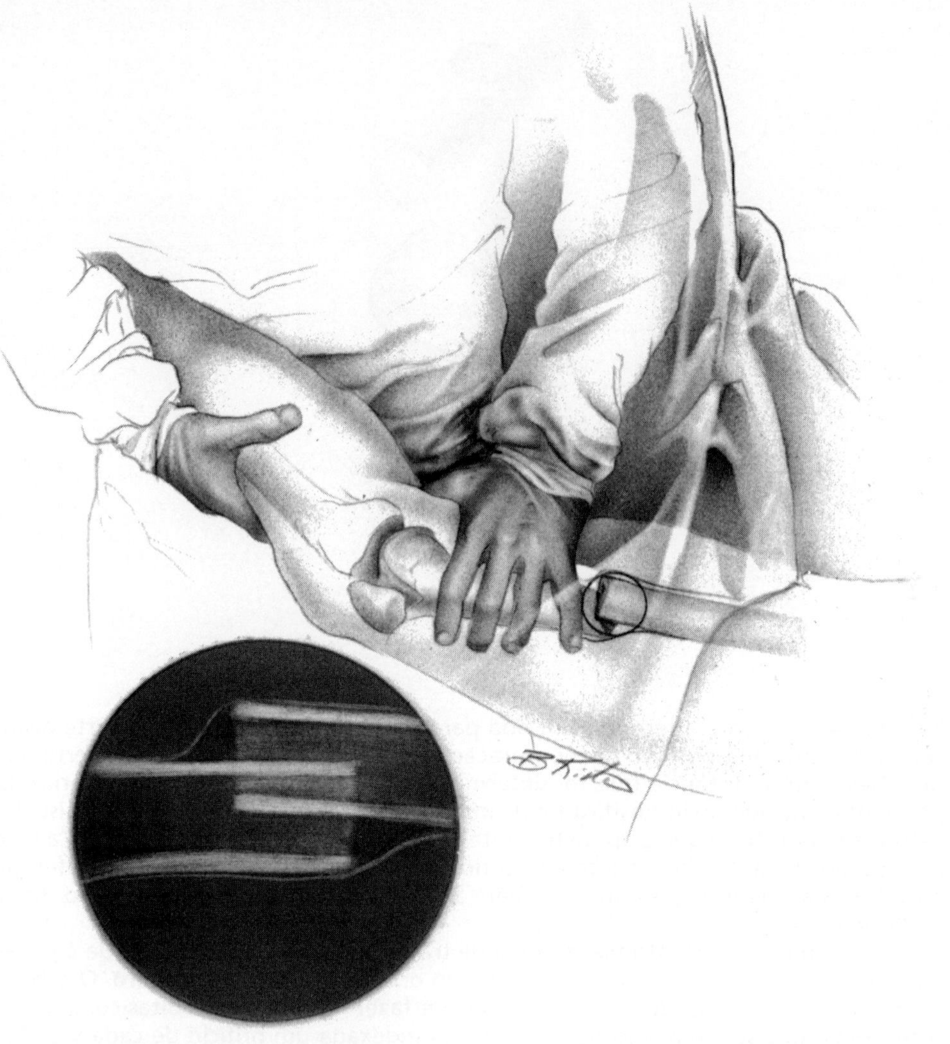

FIGURA 4-74. Nesse ponto, é realizado uma osteoclasia do fêmur. Esse é um passo crucial na operação. O periósteo deve ser completamente despedaçado e arrancado do segmento de osso que deve ser removido. Se isso não for feito, pode não ser possível empurrar os fragmentos de osso para fora do caminho para permitir o encurtamento do fêmur.

A osteoclasia é feita pelo cirurgião sem esterilização das mãos, que é provavelmente a pessoa mais importante nessa operação. O cirurgião remove o pé da tração, e, com o joelho em extensão, dobra o fêmur em varo para completar a osteotomia. Em seguida, os dois fragmentos da diáfise femoral são reduzidos, e o joelho é flexionado a 90° para relaxar o nervo ciático. O fragmento distal é hiperestendido no local da osteotomia para romper a línea áspera. O fragmento distal é então dobrado de 60 a 70° de valgo, e então a mesma quantia de varo. Com o local da osteotomia mantido em valgo e então em varo, o cirurgião sem esterilização das mãos empurra o fragmento distal em direção cefálica para remover o periósteo do fragmento que mais tarde será dividido e empurrado para o lado. O deslocamento completo e a sobreposição dos fragmentos femorais devem ser verificados no intensificador de imagens. Durante esse procedimento a serra intramedular não deve ser usada para estabilizar o fragmento proximal, porque ela pode dobrar ou quebrar. Se uma estabilização for necessária, uma pequena haste intramedular é passada pelo canal até o local da osteotomia.

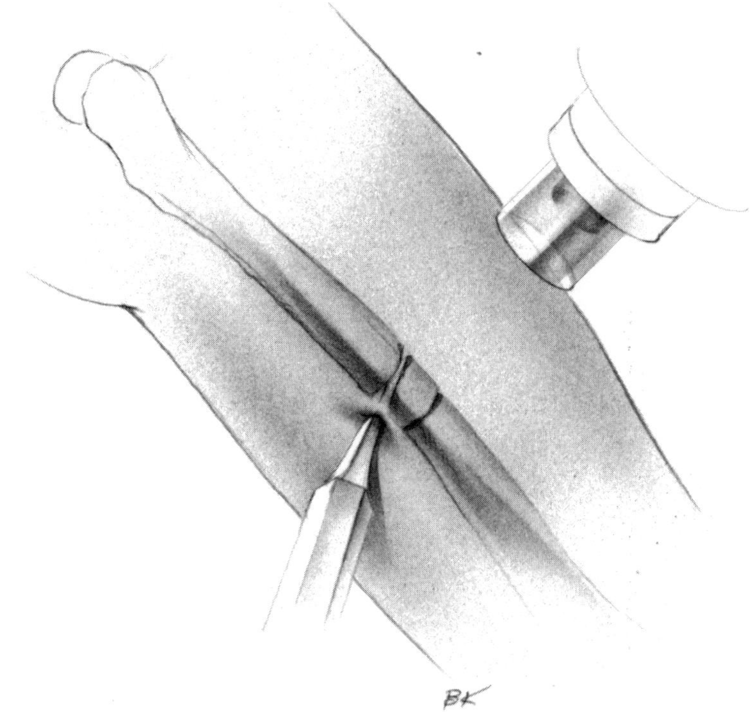

FIGURA 4-75. Em algumas circunstâncias, o fêmur pode não fraturar. Isso geralmente acontece porque a serra não cortou através da línea áspera. Há duas maneiras de lidar com esse problema. O canal pode ser adicionalmente frezado e uma serra maior inserida. Se isso não for possível, a osteotomia pode ser completada inserindo-se um osteótomo de 1/4 de polegada através de um orifício perfurado na coxa lateral sobre o local da osteotomia. O osteótomo é passado sob controle do intensificador de imagens, e então manobrado posteriormente em direção à línea áspera. Com uma pegada firme no osteótomo e a mão firmemente apoiada contra a coxa, o osteótomo é golpeado com um martelo para completar a osteotomia.

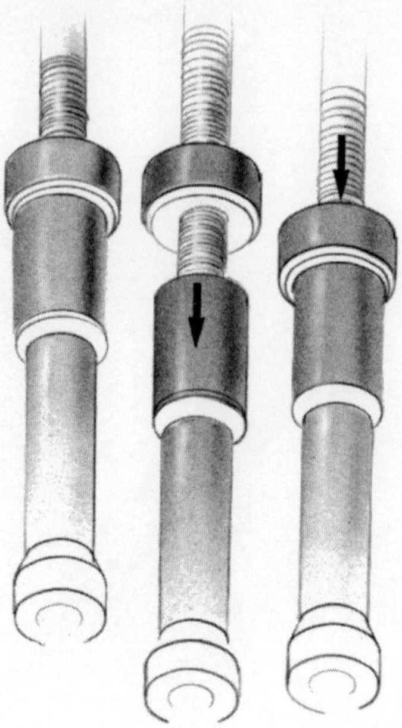

FIGURA 4-76. O dispositivo de mensuração é ajustado de forma que, quando a serra for puxada para trás no canal medular, o próximo corte irá definir o comprimento correto do osso a ser cortado. Para fazer esse ajuste, a porca de travamento é mantida firmemente no lugar enquanto a porção que repousa no trocanter é avançada na haste em direção à lâmina da serra. Quando a quantia desejada de encurtamento é medida entre a porção trocantérica e a porca de travamento, esta é apertada para baixo no apoio trocantérico para evitar o seu movimento.

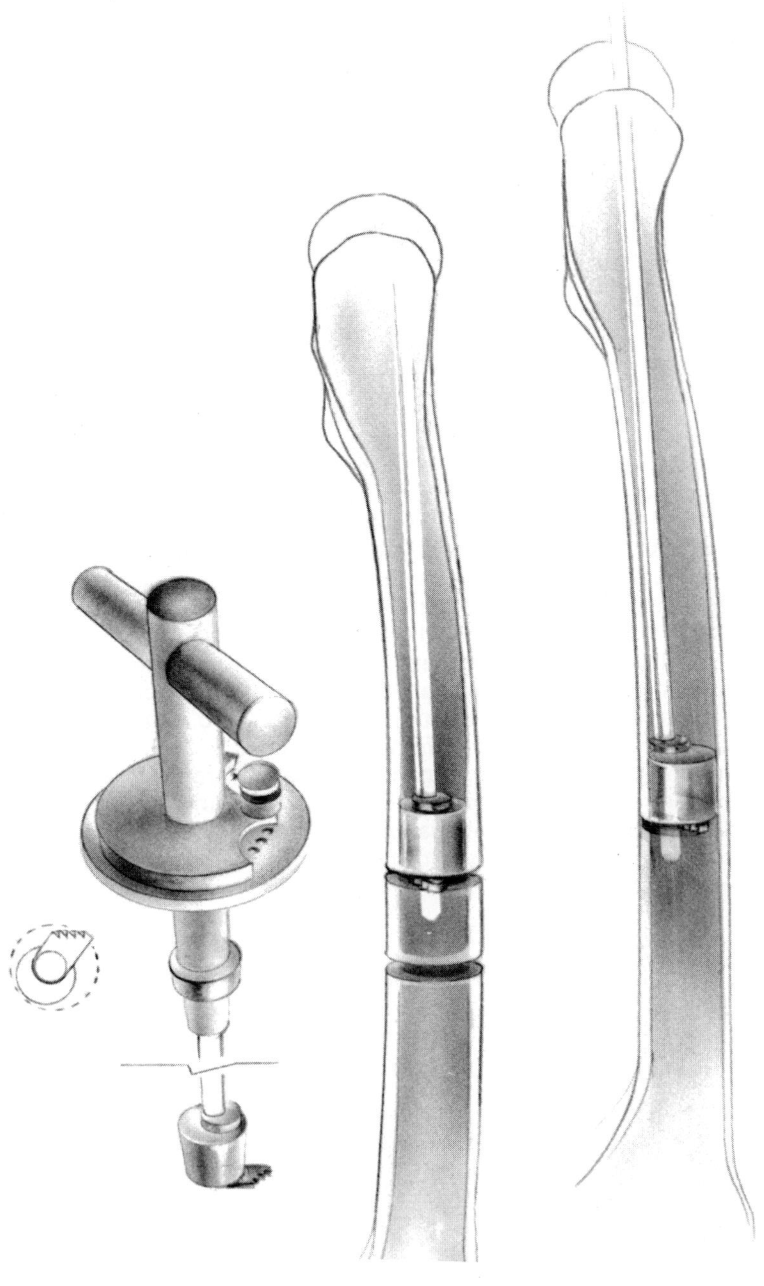

FIGURA 4-77. A serra é então empurrada para baixo na haste até que o apoio trocantérico repouse firmemente contra a extremidade do trocanter, e todo o procedimento de cortar o osso é repetido no local proximal da osteotomia. Isso é necessário para completar essa osteotomia, e pode ser feito usando-se o fragmento distal da diáfise femoral como alavanca para quebrar esse pedaço de osso intercalado do fragmento proximal. Se isso não for possível, pode-se recorrer a qualquer um dos dois métodos utilizados para completar a primeira osteotomia.

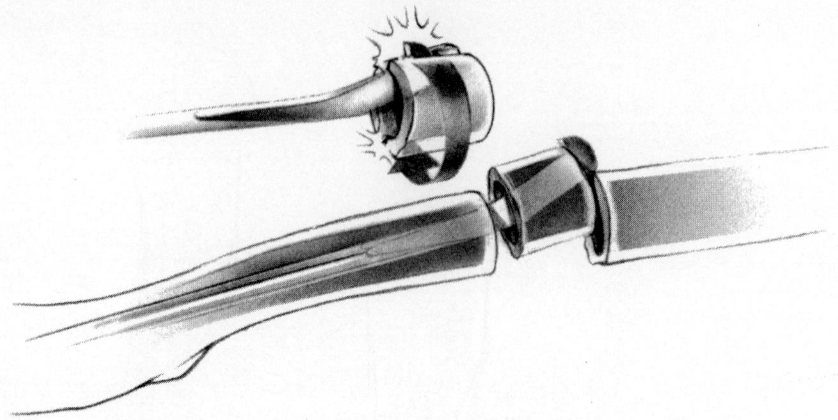

FIGURA 4-78. O fragmento intercalado de haste femoral produzido pelas duas osteotomias deve agora ser dividido e removido do fêmur para permitir que o osso seja encurtado. Se todo o pedaço do osso ou um grande pedaço dele for deslocado, pode criar um aumento sintomático que interfere com o movimento muscular.

O cinzel intramedular é inserido através dos fragmentos proximal e intercalado, e o gancho é direcionado póstero-lateralmente para fixar-se na parte grossa do fragmento intercalado. Geralmente não é possível dividir a línea áspera, e se a fina cortical anterior for dividida, o resultado será um fragmento grande e outro pequeno. Com o gancho na posição adequada, o martelo com entalhe é usado para direcionar o gancho fora do canal. Usa-se o intensificador de imagens para verificar se o fragmento intercalado foi dividido, e para evitar dividir a diáfise femoral proximal.

Após o fragmento ser dividido, o gancho é usado para deslocar os pedaços para cada lado. Pode-se fazer a manipulação adicional dos fragmentos empurrando-os com o fragmento distal da haste femoral quando ela é trazida em aposição com o fragmento proximal. Deve ser possível deslocar os fragmentos divididos e trazer a diáfise distal e proximal em oposição.

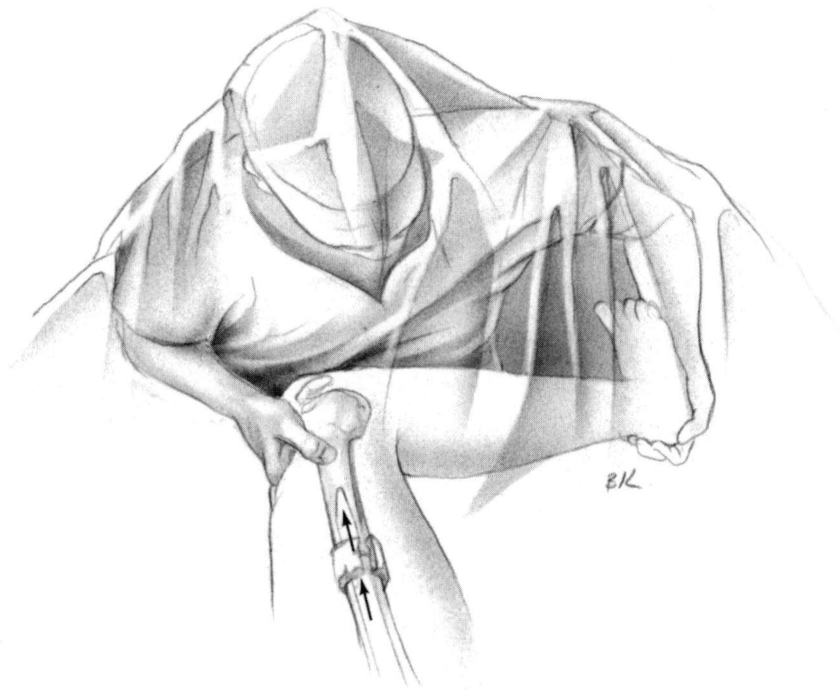

FIGURA 4-79. Com os dois fragmentos agora em aposição, o fragmento distal mantido pelo cirurgião, sem esterilização das mãos, a haste de tamanho correto é inserida no canal medular. Durante essa parte da operação, é importante que o cirurgião, sem esterilização das mãos mantenha a rotação correta do fragmento distal enquanto empurra o joelho dobrado em direção cefálica, para manter o local da osteotomia sem desvios. É especialmente importante monitorar a haste em sua passagem pelo local da osteotomia nas incidências ântero-posterior e lateral. Em seguida, a extremidade distal da haste é monitorada. Lembre-se que uma haste menor do que a usual foi selecionada para evitar o problema de distração excessiva.

Manter a rotação correta é difícil. Isso é especialmente verdadeiro porque a perna será removida da tração durante o procedimento. A manutenção visual do alinhamento da perna como era antes da osteotomia e a colocação da perna em 20° de rotação interna, como recomendado para fixação intramedular por parafusos de fraturas, em geral é confiável. Por causa de sua importância, esse procedimento requer o membro mais experiente do time cirúrgico. Quando um encurtamento de mais de 3,5 a 4 cm é feito, Winquist (7) recomenda o uso de uma haste bloqueada para manter a rotação correta. O uso de uma haste bloqueada requer a mais absoluta precisão na rotação dos dois fragmentos porque nenhum ajuste será possível após o término da operação. Isso pode ser conseguido colocando-se um pino proximal e um pino distal aos locais da osteotomia antes que eles sejam feitos. O pino proximal é colocado tão longe anteriormente no trocanter maior quanto possível para evitar interferir com a frezagem e a passagem da haste. O segundo pino é colocado no côndilo femoral lateral abaixo da cicatriz epifisária paralela ao primeiro pino. Esses dois pinos fornecem uma referência visual para o alinhamento rotacional.

Ocasionalmente, uma pequena ponta resulta da osteoclasia na região da línea áspera. Se isso não ocorrer em ambos os locais de osteotomia e formar uma imagem especular no fragmento distal e proximal, ela irá manter os fragmentos separados. Deve-se tentar quebrá-la, mas se não for muito grande, pode ser aceita.

Após a haste se encontrar em posição satisfatória, a ferida cirúrgica é fechada. Um dreno não é necessário, e, quando é usado, geralmente fica obstruído logo depois, devido aos restos drenados do canal medular. O paciente é movido para uma maca, e a rotação de ambas as pernas é inspecionada para assegurar que não exista nenhum mal-alinhamento rotacional. Se a manipulação da perna não conseguir corrigir uma discrepância de rotação, pode ser necessário refazer a fixação intramedular. Se houver estabilidade rotacional precária, isso precisa ser levado em conta no tratamento pós-operatório.

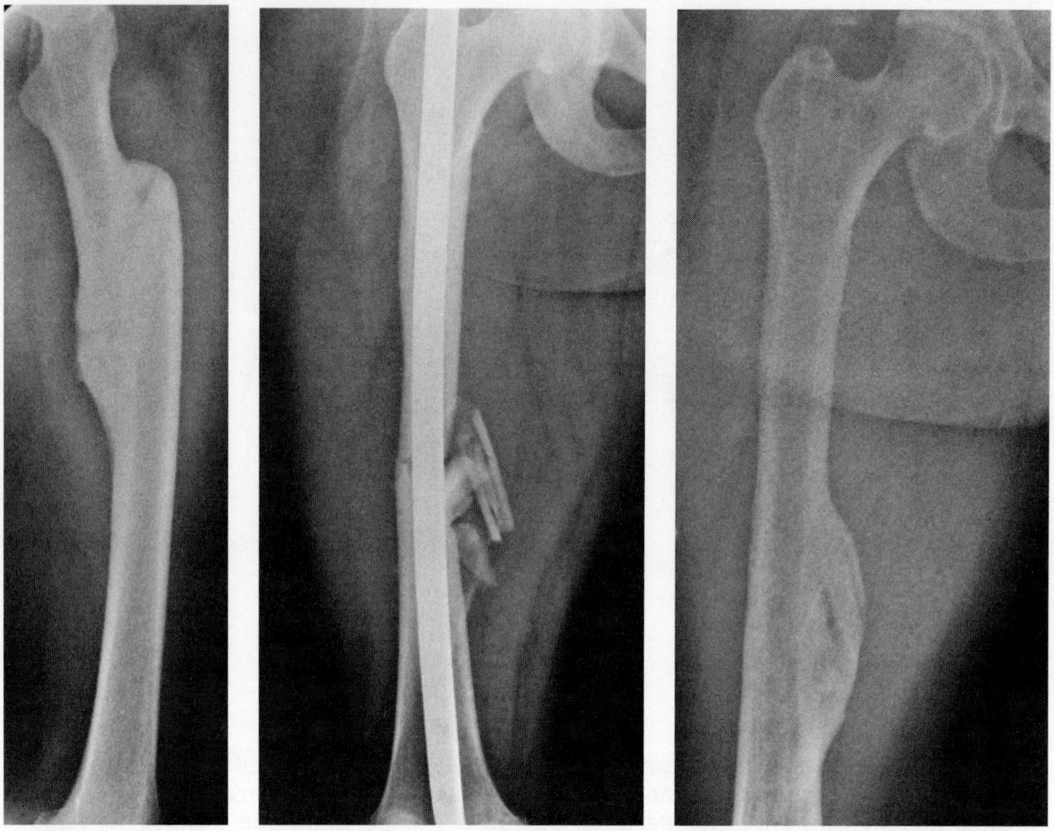

A,B C

FIGURA 4-80. TL é uma menina de 14 anos que três anos antes havia sofrido uma fratura fechada do fêmur. Ela foi tratada com tração por 3 semanas, seguida pelo uso de aparelho de gesso pelvipodálico por 3 meses. Seu resultado final foi uma consolidação viciosa com 4 cm de encurtamento **(A)**. A realização de um encurtamento intramedular fechado do fêmur foi escolhido como o método para obter uma equalização de comprimento dos membros. O planejamento pré-operatório na radiografia ântero-posterior da perna oposta é mostrado na Figura 4-68. **B:** Radiografia do pós-operatório imediata da paciente. Note a quantidade excessiva de osso medialmente que resultou da divisão do fragmento intercalado na área errada. Isso foi sintomático por cerca de 6 meses quando o joelho dobrava-se além de 60°. **C:** O resultado final 18 meses após a remoção da haste.

CUIDADOS PÓS-OPERATÓRIOS

O paciente deve ser colocado em bota de de-rotação na sala de operações para evitar a rotação externa da perna se uma haste bloqueada não tiver sido usada. Isso é mantido por 2 a 3 semanas, enquanto o paciente estiver na cama. O hematócrito deve ser acompanhado de perto durante vários dias, porque pode ocorrer um sangramento considerável na coxa.

Exercícios para o quadríceps são iniciados no dia seguinte após a cirurgia, e marcha com descarga parcial do peso é iniciado de 24 a 48 horas depois da cirurgia. O paciente é mantido em muletas por 6 a 8 semanas. A haste pode ser removida após 1 ano.

Se não houver estabilidade rotacional ou se um movimento de pistonamento do osso for encontrado, é aconselhável aplicar um aparelho de gesso de pistonamento pelvipodálico incluindo uma perna até o joelho quando o inchaço diminuir antes da alta hospitalar. Em 3 a 4 semanas, o tônus muscular e a consolidação óssea fornecem estabilidade suficiente para permitir a remoção do gesso. Essas complicações são evitadas pelo uso de uma haste bloqueada.

Referências

1. Winquist RA, Hansen ST, Pearson RE. Closed intramedullary shortening of the femur. Clin Orthop 1978;136:54.
2. Winquist RA. Closed intramedullary osteotomies of the femur. Clin Orthop 1986;212:155.
3. Blair VP, Schoenecker PL, Sheridan JJ, Capelli AM. Closed shortening of the femur. J Bone Joint Surg [Am] 1989;71:1440.
4. Winquist R. Intramedullary osteotomies. In: Browner BD, Edwards CC, ed. The science and practice of intramedullary nailing. Philadelphia: Lea & Febiger, 1987:349.
5. Sasso RC, Urquhart BA, Cain TE. Closed femoral shortening. J Pediatr Orthop 1993;13:51.
6. Mileski RA, Garvin KL, Huurman WW. Avascular necrosis of the femoral head after closed intramedullary shortening in an adolescent. J Pediatr Orthop 1995;15:24.
7. Winquist RA, personal communication, 1990.

4.11 FRAGMENTAÇÃO, REALINHAMENTO E FIXAÇÃO INTRAMEDULAR PARA DEFORMIDADE FEMORAL EM OSTEOGÊNESE IMPERFECTA (PROCEDIMENTO DE SOFIELD)

Em 1959, Soefield e Millar (1) relataram seus 10 anos de experiência utilizando fragmentação, realinhamento e fixação intramedular com haste em 52 crianças com osteogênese imperfecta, pseudoartrose congênita da tíbia, deformidades raquíticas e displasia fibrosa. Eles usaram pinos de Steinmann, hastes de Rush e hastes de Kuntscher, dependendo do tamanho do osso. Em 1965, Williams (2) relatou sua experiência usando dois pinos grossos de Steinmann que foram aparafusados em uma extremidade de forma que pudessem ser aparafusados ao mesmo tempo. (Estas hastes e a técnica para seu uso são descritas no tratamento para pseudoartrose congênita da tíbia). Bailey e Dubow (3) desenvolveram uma haste telescópica com um pedaço em T em cada extremidade para segurar as hastes nas extremidades do osso, de modo que elas se alongassem à medida que o osso crescesse. Há um pedaço fixo em T em uma extremidade da haste central sólida e um segundo pedaço em que é aparafusado na extremidade da haste oca. O uso destas hastes é relatado por outros pesquisadores (4,5).

O cirurgião escolhe usar uma haste extensível ou uma haste sólida de comprimento fixo. As hastes de Rush são inseridas sem dificuldades e são relativamente baratas, e diversas hastes de todos os tamanhos podem ser armazenadas com facilidade. Ajusta-se comprimento cortando-se a extremidade da haste. Quando a haste fica muito pequena, ela pode ser substituída através de uma pequena incisão em uma cirurgia ambulatorial. A haste sólida possui a vantagem de ter maior resistência, mas ela precisa ser substituída a cada 2 a 4 anos, dependendo do crescimento. A haste extensível foi desenvolvida para crescer com o osso. Sua inserção, contudo, requer uma artrotomia da articulação do joelho para colocar uma das hastes. A peça em T pode se soltar, demandando uma subseqüente artrotomia para reparação. Às vezes, estas hastes ficam presas e não alongam, e elas tem maior propensão para dobrarem no osso (6). Há evidência na literatura médica para proporcionar sustentação a qualquer método que o cirurgião escolher, e esta escolha provavelmente refletirá o método com o qual o cirurgião tem maior familiaridade (7,8) (Figs. 4-81 a 4-87).

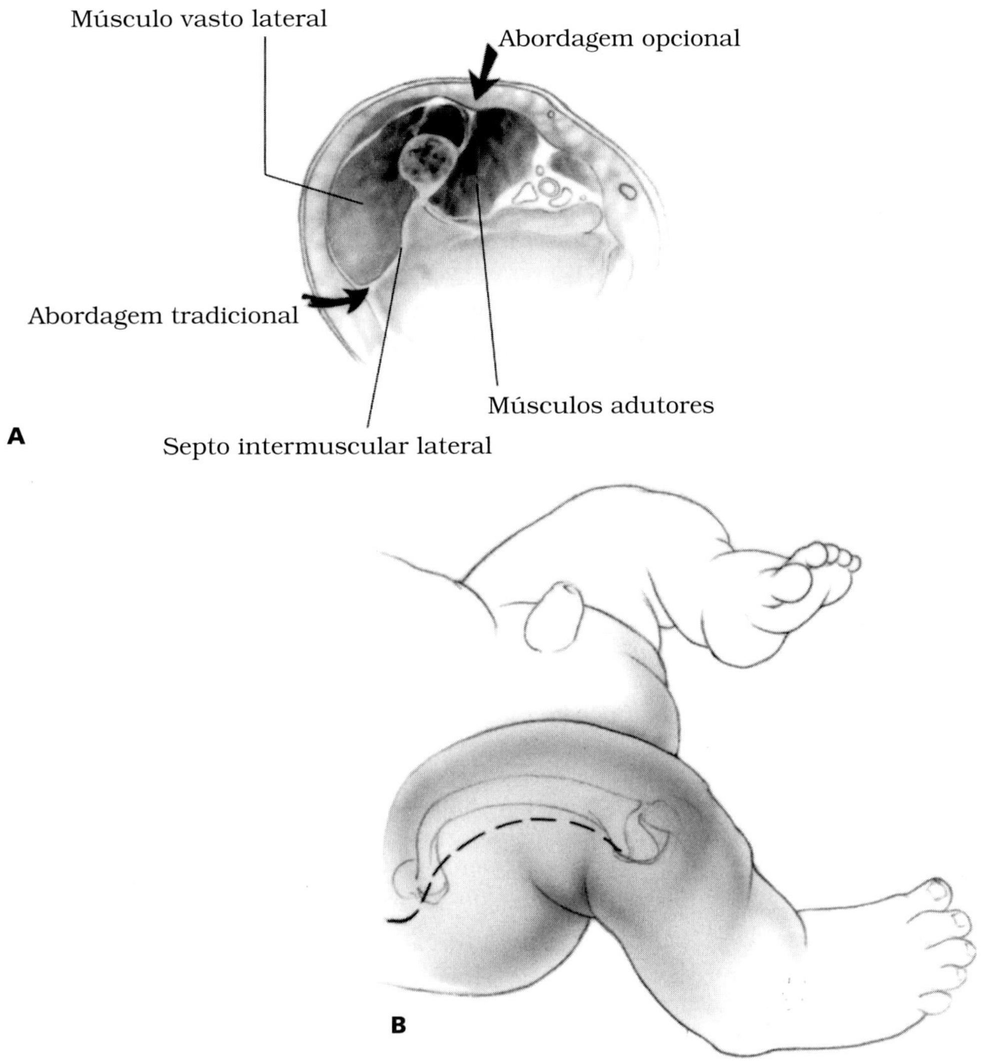

FIGURA 4-81. A realização da abordagem do fêmur através dos planos anatômicos pode se provar difícil no caso de um fêmur muito encurvado. Se a dissecção mostrar-se impossível ou perigosa, pode ser feita uma pequena incisão de divisão muscular sobre o ápice da curva **(A)**. Ela deve ser mantida tão distante da incisão lateral quanto possível. Através desta pequena e limitada incisão, o osso no ápice da curva é exposto e excisado. Isso permite que os segmentos proximal e distal sejam empurrados para a incisão lateral para facilitar o restante da dissecção. Alguns cirurgiões podem não se importar em dividir o músculo para alcançar o osso, embora isso vá requerer no caso desta cirurgia, uma extensa incisão para separação de músculo.

No planejamento do procedimento, as radiografias serão de valor apenas para determinar se o osso tem diâmetro suficiente para aceitar qualquer fixação escolhida. Devido ao fato destas deformidades serem complexas e envolverem rotação, assim como angulação, a verdadeira deformidade raramente aparece nas radiografias. Além disso, é fácil subestimar o grau de arqueamento; isso pode levar o cirurgião a planejar de forma muito limitada uma ressecção do osso. Até mesmo em deformidades médias, normalmente há mais deformidade nas extremidades metafisárias do que o cirurgião suspeita.

A incisão deve se estender da metáfise proximal até a distal **(B)**. O osso deve ser exposto do alargamento metafisário ao fêmur distal ao nível do trocanter menor, de forma que toda a deformidade possa ser analisada. Quando isso não é feito, o resultado normalmente leva a uma passagem da haste para fora do fragmento distal ou para uma posição excêntrica (2,10).

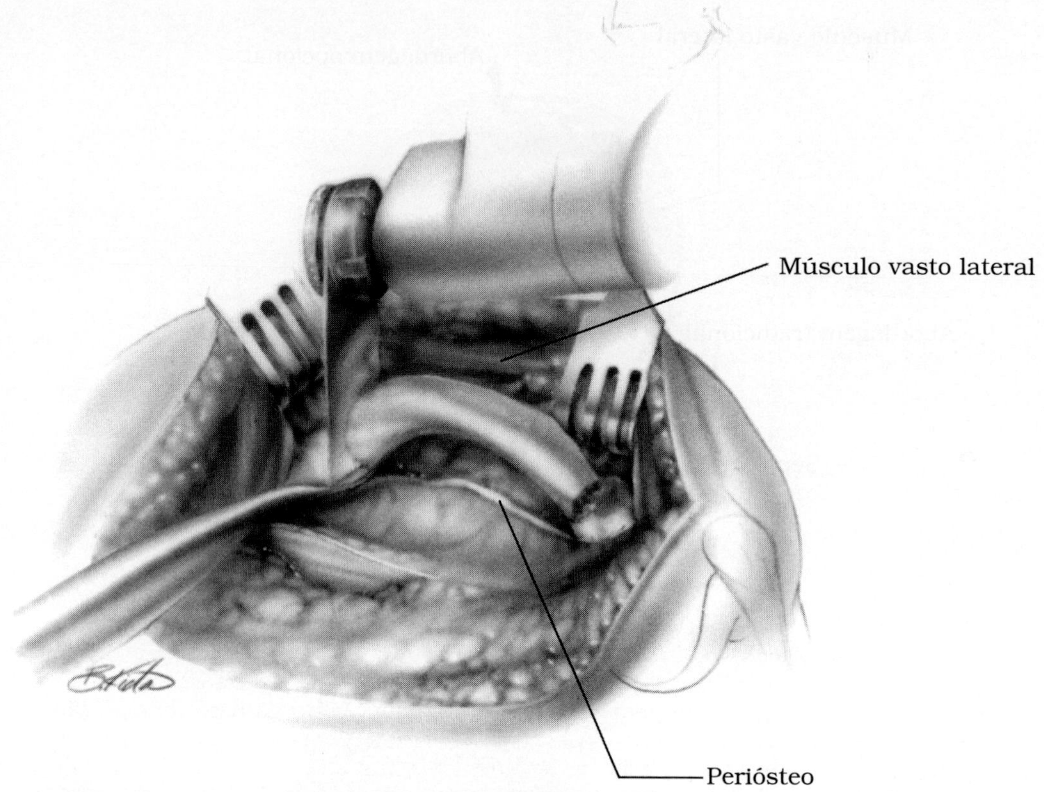

FIGURA 4-82. A fáscia lata é dividida, e o plano ao longo do aspecto anterior do septo intermuscular é seguido até o fêmur. O periósteo é dividido tendo-se o cuidado de coagular as artérias perfurantes, as quais podem ser identificadas antes de serem divididas. O periósteo é destacado circunferencialmente ao redor de toda a diáfise. Deve-se tomar cuidado em preservar o periósteo porque ele será a fonte de suprimento sanguíneo e cicatrização para o osso removido e agora desvitalizado. O osso é dividido em suas duas extremidade com uma serra oscilante e removido para a mesa auxiliar de cirurgia para ser dividido. As osteotomias são feitas normalmente abaixo do trocanter menor e distalmente dentro do alargamento da metáfise.

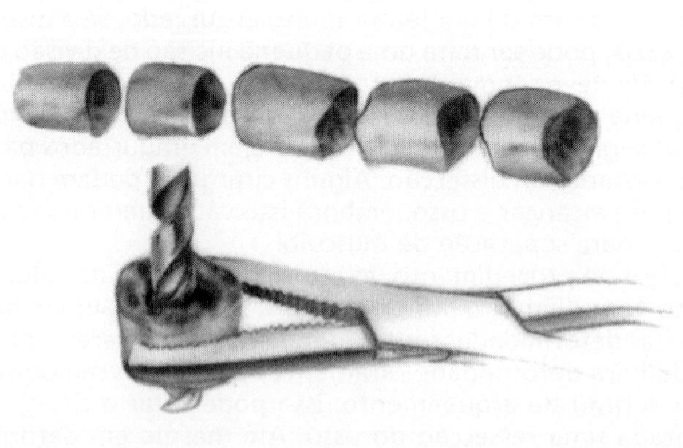

FIGURA 4-83. O segmento de osso deformado é agora dividido em vários fragmentos, de tal forma que cada pedaço seja retilíneo. O osso deve ser manipulado com extremo cuidado porque pode quebrar facilmente. Os pedaços de osso mais curvados provavelmente serão descartados, porque os tecidos moles não podem ser alongados o bastante para permitir que todos os ossos sejam substituídos.

Dependendo do osso, pode ser necessário criar orifícios em cada segmento para encaixar a haste. Como o osso é frágil, é melhor que a haste passe facilmente em cada um destes segmentos. Se houver um pequeno canal, a perfuração pode começar com um pequeno orifício e aumentar o tamanho gradualmente para evitar que os fragmentos se quebrem. Uma perfuração um pouco maior para ampliar o canal também é desejável.

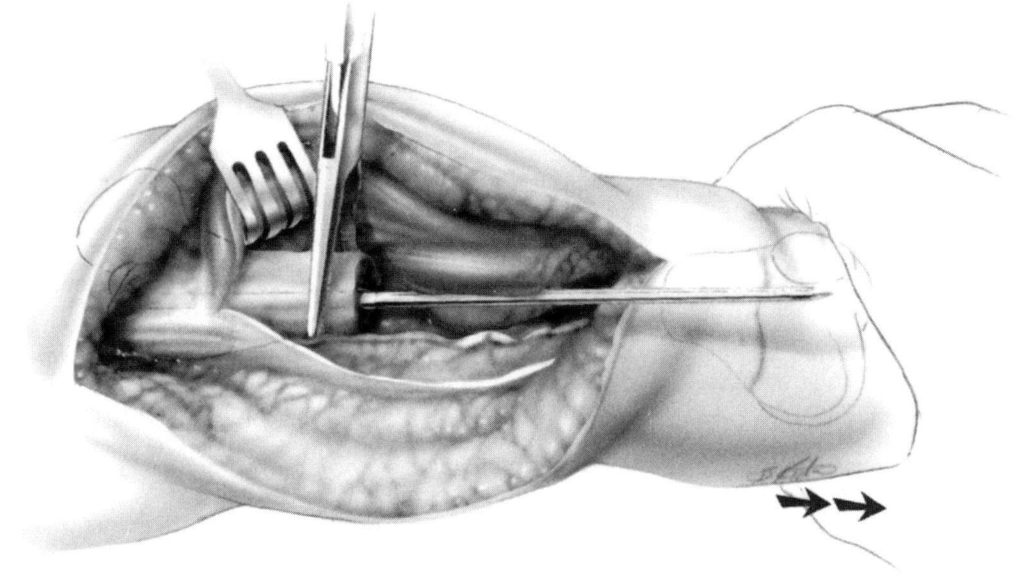

FIGURA 4-84. O comprimento da haste de Rush a ser utilizada agora é estimado com o intensificador de imagens. A extremidade em gancho da haste é posicionada apropriadamente em relação ao trocanter maior. Com tração na perna, o intensificador de imagens é movido distalmente para determinar o comprimento da haste em relação ao comprimento desejado da perna. A ponta da haste deve penetrar a epífise. Isso fornece uma fixação melhor devido à existência de osso mais denso na fise, e não deve danificar o crescimento (9). Se uma haste for muito longa e a haste do tamanho seguinte for muito curta, a haste mais longa é cortada no comprimento correto.

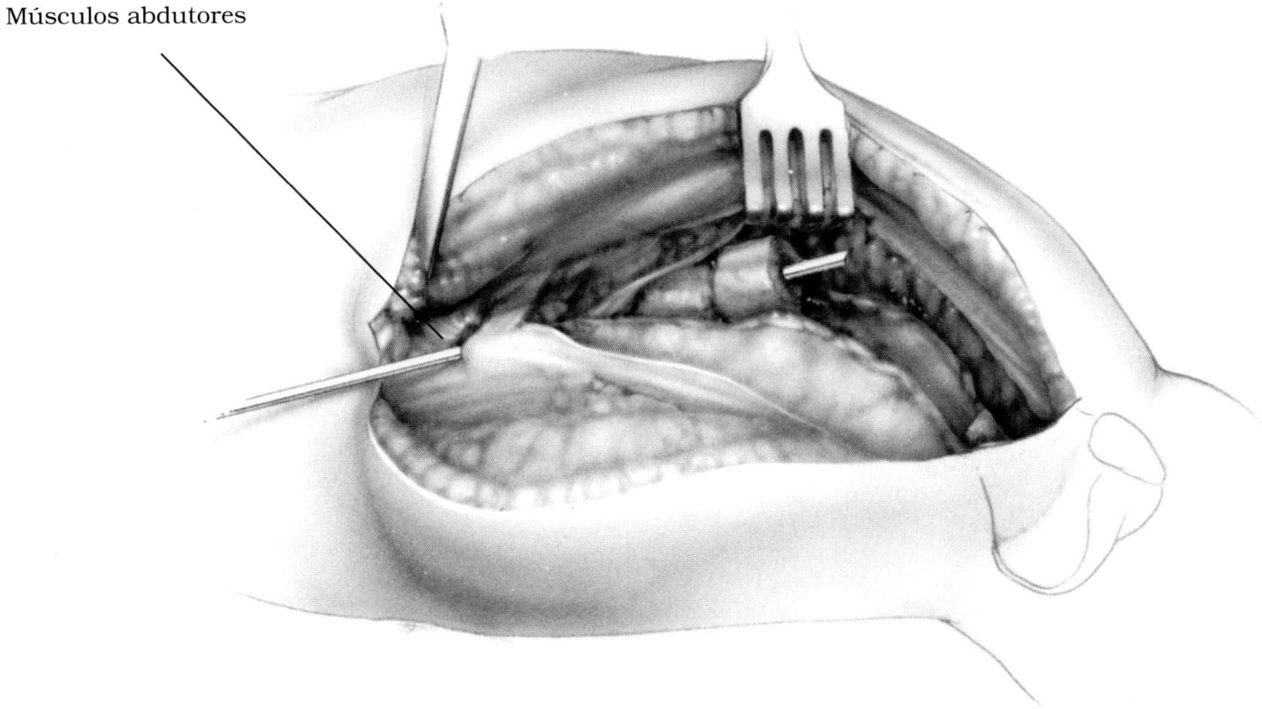

FIGURA 4-85. O furador ou sovela para a inserção da haste de Rush (ou o instrumento ou broca apropriados para permitir o uso da haste) é passado de forma retrógrada em direção ao fragmento proximal para sair medialmente ao trocanter maior. A cauterização pode ser usada para fazer um corte em cruz diretamente sobre o orifício de saída. Isso facilita a inserção da haste de Rush. Uma haste de tamanho adequado é agora passada através do fragmento proximal e avançado de forma que os fragmentos do osso que foram preparados possam ser colocados na haste.

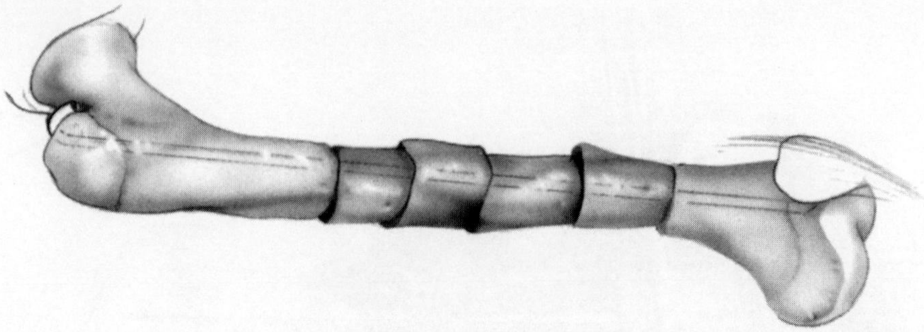

FIGURA 4-86. Os fragmentos são enfiados na haste. Eles não são colocados em uma ordem particular. A haste é avançada para dentro do fragmento distal. Trata-se da parte mais importante e difícil da operação. É melhor usar o furador para preparar o caminho; isso permite a verificação no intensificador de imagens de que o posicionamento está correto. À medida que a haste avança no fragmento distal, nova verificação é feita com o intensificador de imagens para se ter certeza da posição correta. Se o posicionamento correto não puder ser obtido, provavelmente existe uma curva residual no fragmento distal.

Após o término da fixação, o periósteo, a fáscia lata, a fáscia femoral e a pele são fechados com drenos. Pode ser aplicado um gesso pelvipodálico leve.

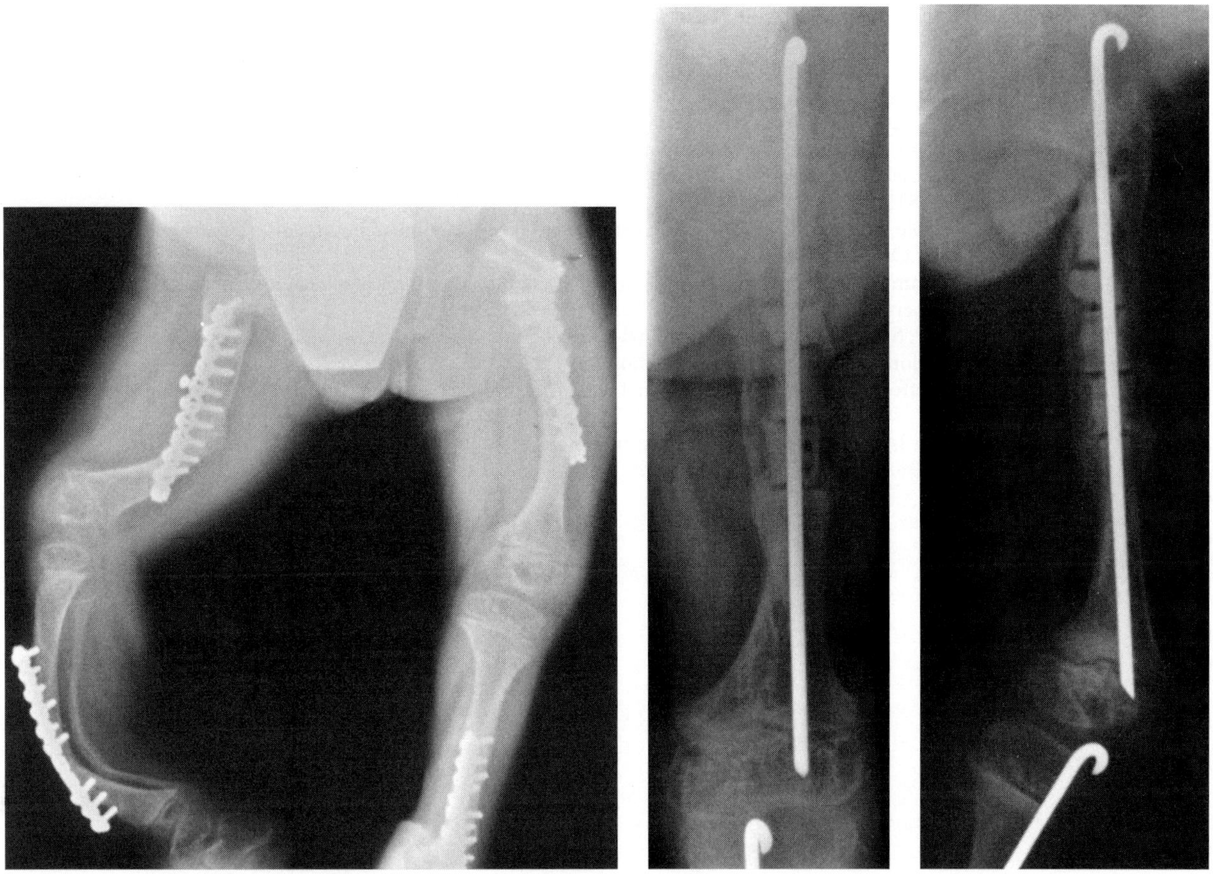

A B,C

FIGURA 4-87. Radiografias de um menino de 6 anos de idade com osteogênese imperfecta que sofreu múltiplas osteotomias prévias e fixação com placas reconstrutoras. Isso explica a necessidade do uso de um dispositivo de distribuição de carga para solucionar este problema: o osso mole continua a curvar a menos que seja reforçado, porque o osso é muito mole para segurar os parafusos **(A)**. O que não pode ser visto a partir destas radiografias é a magnitude e a natureza tridimensional da deformidade. Radiografias ântero-posterior e lateral no momento da retirada do gesso 6 semanas após a cirurgia utilizando a técnica de Soefield mostram as múltiplas osteotomias, a posição da haste intramedular e a cicatrização inicial do periósteo **(B, C)**.

CUIDADOS PÓS-OPERATÓRIOS

Como o sangramento pós-operatório pode ser significativo, sobretudo porque o cirurgião geralmente opera os dois fêmures ao mesmo tempo, o hematócrito deve ser verificado em intervalos apropriados. O paciente permanece no gesso pelvipodálico por aproximadamente 6 semanas, tempo suficiente para que uma consolidação óssea tenha ocorrido, permitindo uma amplitude de movimento suave.

O curso da terapia e o uso e tipo de órteses dependem do paciente e de sua capacidade de deambular.

Referências

1. Soefield HA, Millar EA. Fragmentation, realignment, and intramedullary rod fixation of deformities of the long bones in children. J Bone Joint Surg [Am] 1959;41:1371.

2. Williams PF. Fragmentation and rodding in osteogenesis imperfecta. J Bone Joint Surg [Br] 1965;47:23.
3. Bailey RW, Dubow HI. Evolution of the concept of an extensible nail accommodating to normal longitudinal bone growth. Clin Orthop 1981;159:157.
4. Marafioti RL, Westin GW. Elongating intramedullary rods in the treatment of osteogenesis imperfecta. J Bone Joint Surg [Am] 1977;59:467.
5. Rodriquez RP, Bailey RW. Internal fixation of the femur in patients with osteogenesis imperfecta. Clin Orthop 1981;159:126.
6. Williams PF, Cole WHJ, Bailey RW, et al. Current aspects of the surgical treatment of osteogenesis imperfecta. Clin Orthop 1973;96:288.
7. Nicholas RW, James P. Telescoping intramedullary stabilization of the lower extremities for severe osteogenesis imperfecta. J Pediatr Orthop 1990;10:219.
8. Porat S, Heller E, Seidman DS, et al. Functional results of operation in osteogenesis imperfecta: elongating and nonelongating rods. J Pediatr Orthop 1991;11:200.
9. Siffert RS. The effect of staples and longitudinal wires on epiphyseal growth. J Bone Joint Surg [Am] 1956;38:1077.
10. Tiley F, Albright JA. Osteogenesis imperfecta: treatment by multiple osteotomy and intramedullary rod insertion. J Bone Joint Surg [Am] 1973;55:701.

4.12 REDUÇÃO FECHADA E APLICAÇÃO DE APARELHO DE GESSO PELVIPODÁLICO PARA O TRATAMENTO DE FRATURA DA DIÁFISE FEMORAL

Redução fechada e tratamento com gesso para fratura da diáfise femoral têm sido usados há muitos anos, e de diferentes formas (1-3). McCarthy (4) relatou uma técnica para redução precoce e engessamento. Uma recente comparação de diferentes métodos de tratamento para fraturas de fêmur em crianças mostrou a eficácia, falta de complicações e o bom custo-benefício deste método (5).

Apesar de todos os relatos sobre sua utilidade, essa técnica ainda não está disseminada nos Estados Unidos. O método mais comum ainda é a tração até que a consolidação óssea inicial forneça alguma estabilidade à fratura, e então se aplica o gesso pelvipodálico. Parte do problema com a redução precoce e o tratamento com gesso pelvipodálico é a habilidade necessária para aplicar o gesso que irá segurar a redução da fratura. Ele requer conhecimento das forças que agem sobre a fratura e ao mesmo tempo uma atenção cuidadosa à posição do membro e à modelagem do aparelho de gesso.

Existem muitas variações na técnica, e nenhum método específico é correto. O princípio importante é aplicar um aparelho de gesso que seja capaz de manter a redução da fratura (Figs. 4-88 a 4-93).

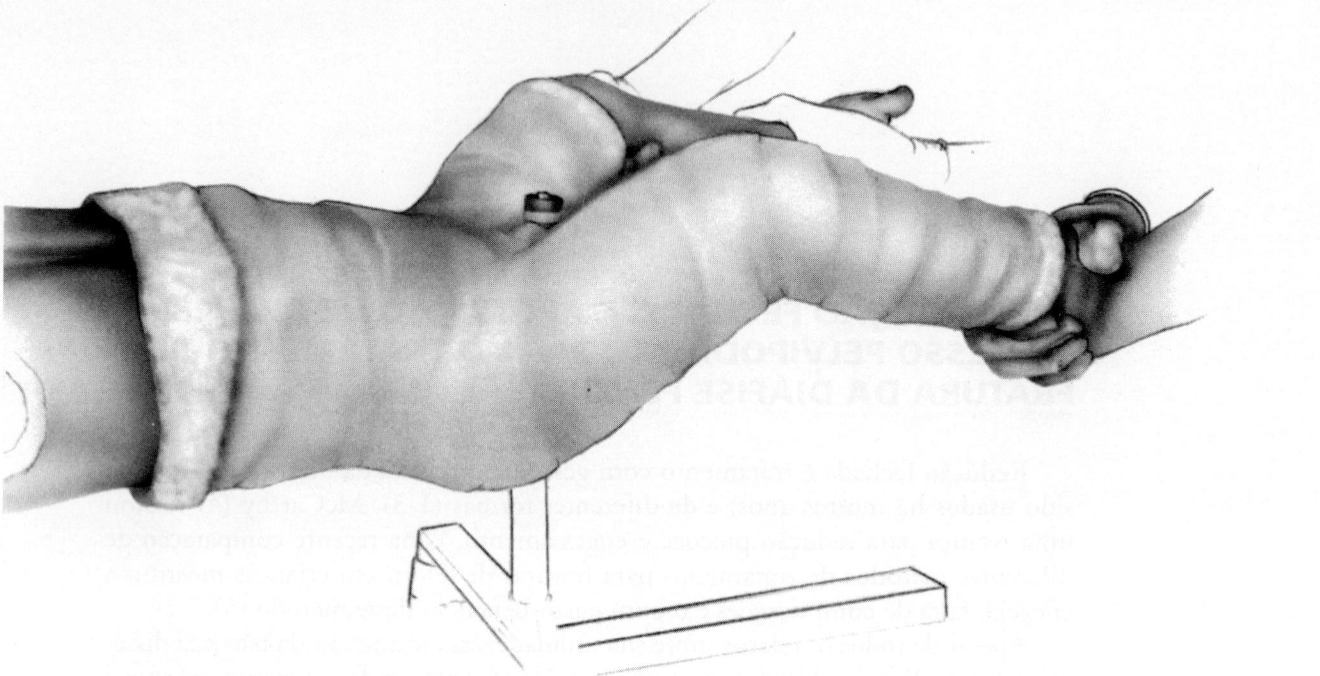

FIGURA 4-88. Em crianças de menos de 2 anos de idade com traço de fratura em espiral, redução e gesso podem ser aplicados no pronto-socorro com sedação intravenosa. Se não houver outra razão para admissão e não for o caso de abuso infantil, o paciente pode receber alta do pronto-socorro. Em pacientes mais velhos, especialmente aqueles com uma fratura transversal, é necessária anestesia geral.

Um anestésico é administrado com o paciente na mesa de operação e um estoquinete (forro) é aplicada ao torso, à perna afetada até o tornozelo e à perna oposta até o joelho.

Depois, o paciente é colocado em uma pequena mesa de aplicação de gesso. As pernas são seguradas por um assistente na posição aproximada na qual será engessada. Uma camada de algodão ortopédico é posto ao redor do corpo e das pernas. Rolos extras ou pedaços de feltro são colocados sobre as proeminências ósseas. Uma toalha ou algum calço deve ser aplicado no peito de forma que o gesso não restrinja a respiração. Somente uma ou duas camadas de gesso são colocadas na perna afetada. Múltiplas camadas são aplicadas às áreas onde o gesso será raspado, especialmente nas extremidades onde termina o peito e distalmente nas pernas. O gesso precisa ser aplicado apenas no tornozelo acima do maléolo no lado afetado, porque a rotação do fragmento distal será controlada pela curvatura dos joelhos.

Se o cirurgião desejar verificar o alinhamento da fratura ou tentar uma redução ponta a ponta das extremidades, isso deverá ser feito neste momento.

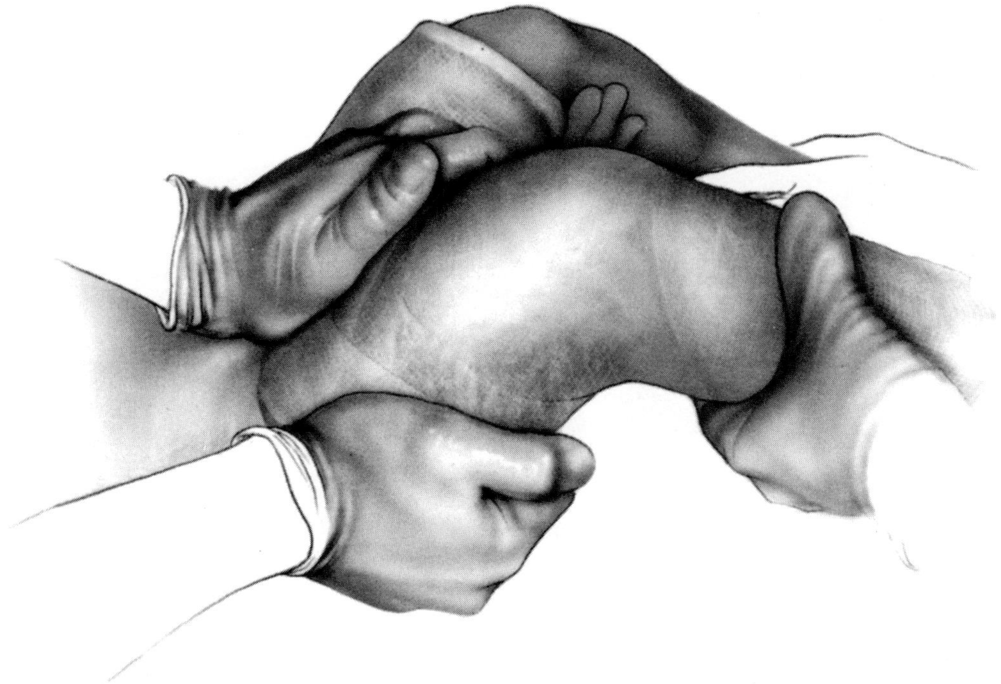

FIGURA 4-89. Primeiro, é aplicado um gesso longo no membro inferior. Isso fornece uma área firme sobre o aspecto posterior da panturrilha na qual aplica-se tração ao fêmur. Além disso, trazer o gesso sobre os joelhos assegura que não há uma área curva ou sob pressão no gesso atrás do joelho.

O quadril e os joelhos não devem ficar com menos que 60° de flexão, podendo até aumentar mais se a fratura estiver localizada no terço proximal. A perna é mantida alinhada gentilmente. O material do gesso é colocado com compressão, particularmente ao redor da coxa. Somente de duas a três camadas de material de gesso são colocadas sobre a coxa, onde uma moldagem para segurar a fratura será aplicado. O gesso é moldado sobre a fratura. Essas moldagens se mantêm flexíveis, de forma que possam ser aumentados enquanto o restante do gesso é aplicado.

A situação ideal ocorre quando o fêmur está hipercorrigido. Por exemplo, uma fratura médio-diafisária que está em 5° de angulação posterior e medial estará na posição ideal na conclusão do gesso. Isso ocorre porque a fratura nesta localização tende a se curvar anteriormente e lateralmente. As moldagens são aplicadas, mas neste momento a perna é gentilmente mantida em alinhamento.

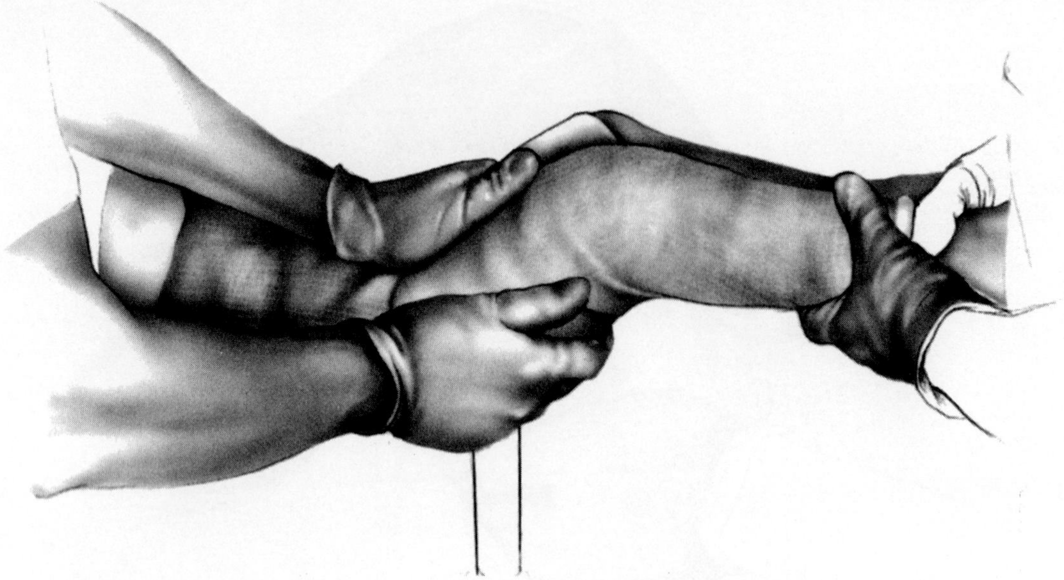

FIGURA 4-90. Após a seção do membro inferior secar, o restante do gesso é aplicado proximalmente exatamente abaixo da linha do mamilo, e pára 3 a 4 cm acima da dobra de flexão do joelho na perna oposta. Tração é aplicada à perna afetada pelo assistente, enquanto o gesso é enrolado e moldado. A seção rígida da perna permite ao assistente puxar sem causar pressão exagerada na panturrilha ou depressões do gesso. Uma boa modelagem é aplicada ao redor das cristas ilíacas, sobre o púbis, continuando para baixo para a coxa lateral e anterior, onde a porção longa de gesso do membro inferior foi moldada. Uma mão pressiona sobre a lateral da coxa e a outra sobre a coxa anterior para produzir um formato quadrilateral. Com freqüência, é surpreendente notar quão perto da virilha a modelagem anterior precisa ser aplicada. Isso pode ser verificado nas radiografias feitas após a colocação do aparelho de gesso.

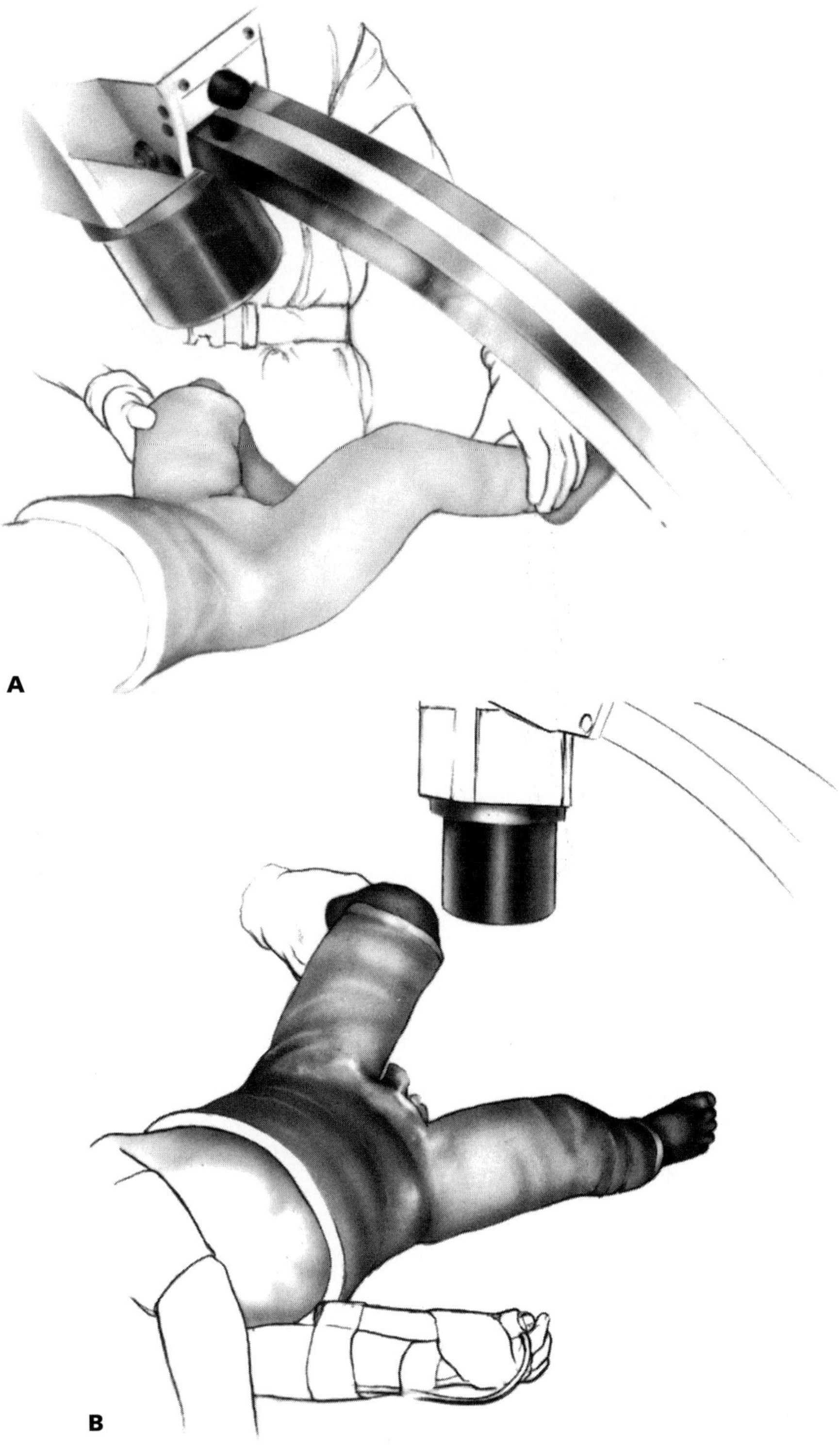

FIGURA 4-91. Quando o gesso tiver endurecido, um intensificador de imagens ou um aparelho de raio X portátil é usado para verificar o alinhamento da fratura nas projeções lateral e ântero-posterior. Para obter uma boa incidência ântero-posterior, o tubo é girado de forma que o feixe fique perpendicular ao fêmur **(A)**. Para obter uma incidência lateral, o tubo é trazido de volta para sua posição normal, e o paciente é girado para a posição ligeiramente fora da verdadeira lateral, de modo que a perna oposta não fique no caminho **(B)**.

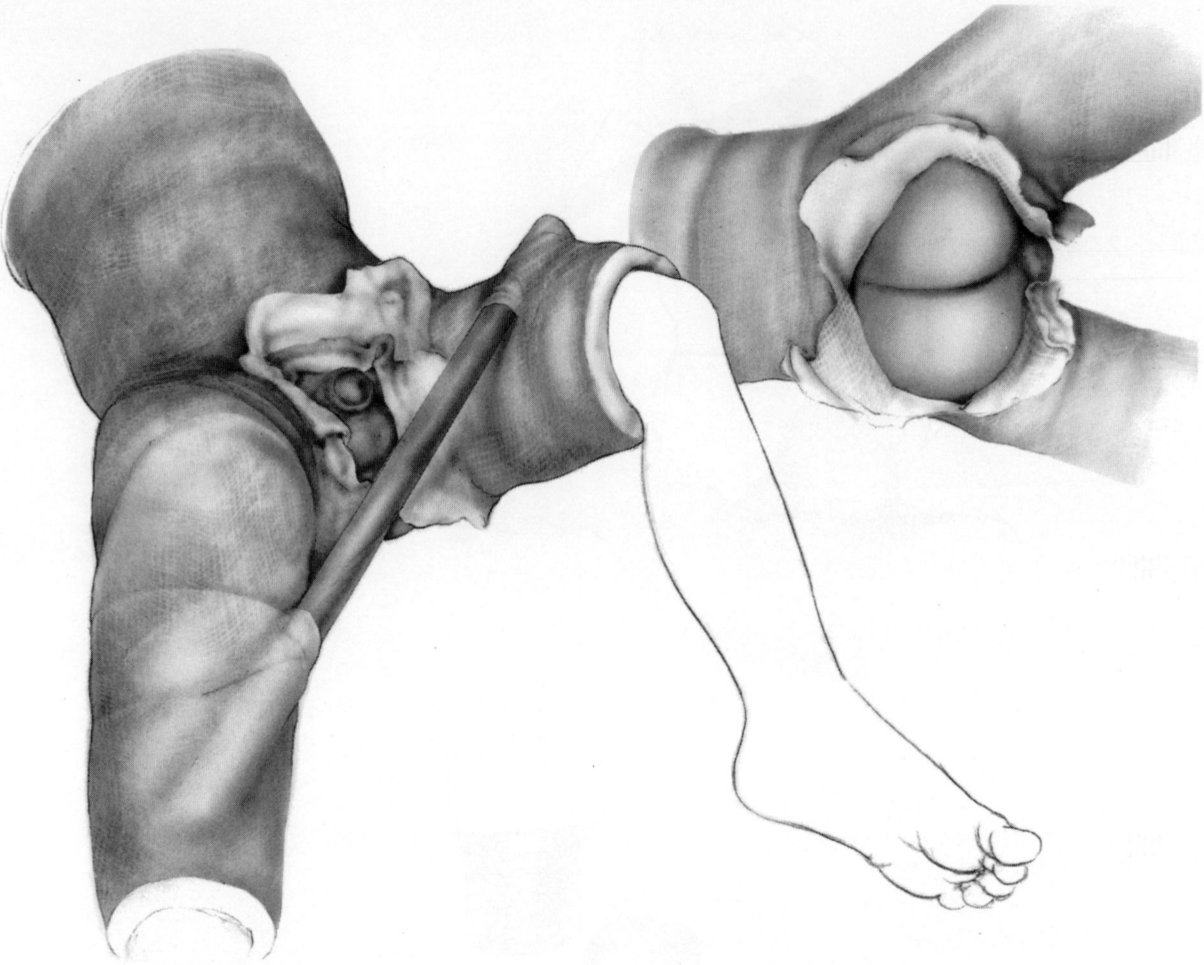

FIGURA 4-92. Se o alinhamento não estiver aceitável, o gesso pode ser trocado ou fendido. Agora, se ele estiver bom, a área perineal é aparada suficientemente para permitir ir ao banheiro, e uma barra transversal é aplicada. Posteriormente, o gesso deve ser cortado sobre a região anal, e deverá haver pelo menos de quatro a cinco dedos de espaço na área perineal. A barra transversal deve ser posicionada tão distal quanto possível nas duas pernas para evitar interferência com o cuidado perineal. Seus propósitos são adicionar rigidez às seções da perna do gesso e evitar que a seção da perna quebre quando o paciente é virado de lado.

FIGURA 4-93. A: Radiografia ântero-posterior do fêmur de uma menina de 7 anos de idade. Ela passou por uma redução fechada sob anestesia geral pouco depois de chegar ao pronto-socorro. **B, C:** A redução que foi obtida. Não foi considerado necessário obter uma redução de término-terminal com aposição ponta a ponta. Observe a moldagem anterior no gesso para prevenir angulação anterior dos fragmentos. **D:** Radiografia tirada 2 semanas após a redução. Observe que a fratura deslizou e encurtou. O encurtamento foi medido e foi verificado ser menos de 2 cm. **E, F:** Após 12 semanas a fratura estava consolidada. Não há deformidade cilíndrica e a pelve podia ser nivelada com um salto no sapato de 1,30 cm. Nenhum encurtamento significativo é esperado. ▶

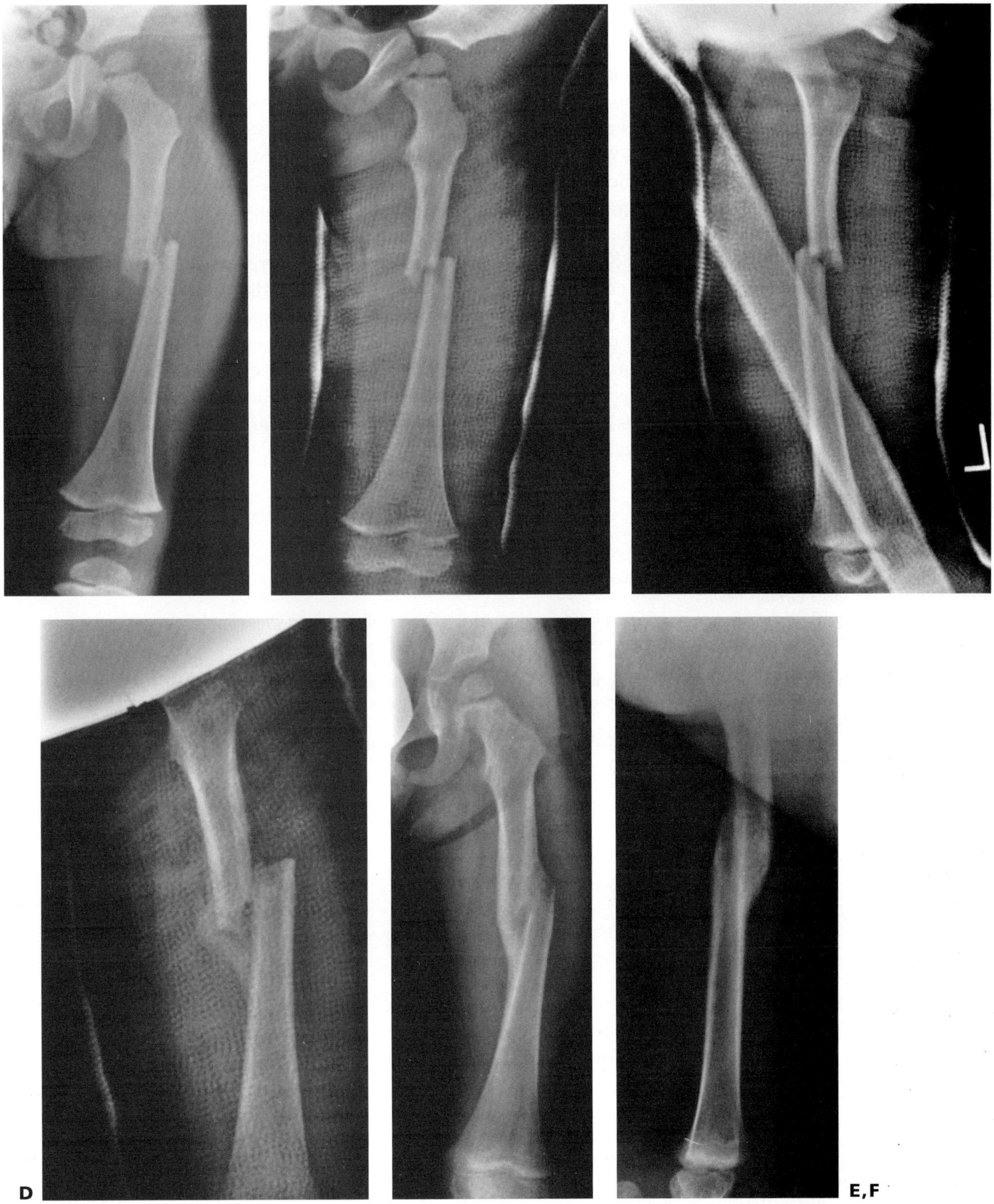

A B,C

D E,F

CUIDADOS PÓS-OPERATÓRIOS

Crianças pequenas podem passar por este procedimento nos pronto-socorros com sedação consciente, especialmente aquelas com fratura em espiral. Outras crianças podem ser tratadas como pacientes ambulatoriais ou mantidas por uma noite. Inchaço e descoloração leve do pé são comuns, e os pais são instruídos para observar sinais de problemas vasculares, assim como o cuidado com o gesso. O paciente é visto como um paciente ambulatorial em cerca de 10 dias, e então após 20 dias para verificação radiográfica da angulação e encurtamento ao nível da fratura. O encurtamento é melhor determinado na radiografia lateral porque, na incidência lateral, o feixe de raios X terá maior probabilidade de estar perpendicular à diáfise do fêmur. Até 2 cm de encurtamento é aceitável em qualquer idade, inclusive em certas circunstâncias nas quais um supercrescimento pode ser esperado. Usualmente, a angulação pode ser reparada com correção em cunha. Um encurtamento significativo da fratura, contudo, necessita de remoção do gesso e de alguma outra forma de tratamento, dependendo das circunstâncias. Se a fratura permanecer estável durante as primeiras 3 semanas, normalmente não é necessário repetir as radiografias até que o gesso seja removido.

Referências

1. Henderson OL, Morrissy RT, Gerdes MH, et al. Early casting of femoral shaft fractures in children. J Pediatr Orthop 1984;4:16.
2. Allen BL, Kant AP, Emery FE. Displaced fractures of the femoral diaphysis in children: definitive treatment in a double spica cast. J Trauma 1977;17:8.
3. Buehler KC, Thompson JD, Sponseller PD, et al. A prospective study of early spica casting outcomes in the treatment of femoral shaft fractures in children. J Pediatr Orthop 1995;15:30.
4. McCarthy RE. A method for early spica cast application in treatment of pediatric femoral shaft fractures. J Pediatr Orthop 1986;6:889.
5. Stans AA, Morrissy RT, Renwick SE. Femoral shaft fracture treatment in patients age 6 to 16 years. J Pediatr Orthop 1999:19:222.

4.13 TRATAMENTO DE FRATURAS DA DIÁFISE FEMORAL COM FIXAÇÃO INTRAMEDULAR COM HASTES FLEXÍVEIS

A idéia de realizar uma fixação interna nas fraturas da diáfise femoral em crianças não é nova: foi executada por Kuntscher há mais de cinqüenta anos. Diversos fatores, contudo, trouxeram de volta o interesse nesta técnica: a compreensão de fatores que levam a resultados ruins no tratamento fechado, a aplicação bem-sucedida e melhorias da fixação interna destas fraturas em adultos, a inexperiência dos ortopedistas em técnicas de engessamento. O custo, no entanto, não é um fator que mereça consideração. Há uma pequena diferença no custo do tratamento de uma criança com hastes intramedulares flexíveis, ou tratar com tração por 2 semanas no hospital, seguido de aplicação de um aparelho de gesso pelvipodálico (1,2).

Os fatores que levam a resultados ruins com redução fechada e engessamento formam a base das indicações para o tratamento com redução fechada e fixação intramedular com hastes flexíveis nas fraturas da diáfise femoral em crianças. Em crianças com mais de 9 ou 10 anos de idade, freqüentemente é difícil manter um alinhamento aceitável da fratura devido ao tamanho delas no tratamento com aparelho de gesso, e isso leva ao uso preferencial de algum tipo de tratamento alternativo no adolescente (3-5). No entanto, com a técnica apropriada de redução fechada e imobilização precoce com gesso spica, a maior parte das crianças mais novas são tratadas com sucesso (6-8). Entretanto, existem certas circunstâncias até mesmo nessas crianças novas, incluindo crianças com ferimentos múltiplos em vários sistemas, múltiplas fraturas, fratura tibial ipsilateral, ferimento na cabeça com coma, e algumas fraturas patológicas, nas quais o tratamento com aparelho de gesso não produz bons resultados, ou torna difícil o tratamento de condições concomitantes. Essas circunstâncias constituem indicações sólidas para tratamento com alguma forma de fixação. Uma nova indicação é mencionada cada vez mais na literatura médica: a indicação social (1,9). Isso é explicado como "alternativas de tratamento conservador inaceitáveis para os pais do paciente" (10).

Tendo decidido por um tratamento alternativo ao tratamento por redução fechada e imobilização gessada, existem diversas possibilidades, como a fixação externa, redução aberta e uso de placas (11), e fixação intramedular com hastes flexíveis ou rígidas. As indicações ideais para a fixação intramedular são crianças com placas de crescimento abertas e uma fratura médio diafisária transversa não cominutivo que, por qualquer razão, não é adequado para tratamento precoce com gesso. A fixação externa possui a desvantagem, nesta configuração particular de fratura, da perda de formação de calo, consolidação óssea lenta e uma reincidência de fratura (2,12). Relatos de necrose avascular em crianças de 12 anos de idade e mais novas tratadas com hastes intramedulares rígidas devem gerar cautela no uso destes dispositivos nesta faixa etária (13,14). Em crianças mais velhas, as hastes rígidas são preferíveis às hastes flexíveis.

Diversos relatos na literatura médica registram a experiência com o uso de hastes intramedulares flexíveis em crianças com fraturas da diáfise femoral (1,15-18). Hastes intramedulares flexíveis são produzidas em aço inoxidável ou titânio, em diversos tamanhos.

É importante entender os mecanismos da fixação interna com hastes intramedulares flexíveis. Essas hastes permitem maior grau de encurvamento no local de fratura do que as hastes intramedulares convencionais, e portanto não fornecem fixação rígida da fratura. Isso pode ser uma vantagem que elas oferecem, com formação de calo e consolidação óssea precoces, em comparação com as formas mais rígidas de fixação (19). Além disso, elas fornecem pouca resistência à torção e permitem deslizamento considerável dos fragmentos nas hastes. O que elas realmente fornecem é estabilidade axial. Essa forma de fixação é mais eficiente quando há um bom contato cortical no foco de fratura (Figs. 4-94 a 4-98).

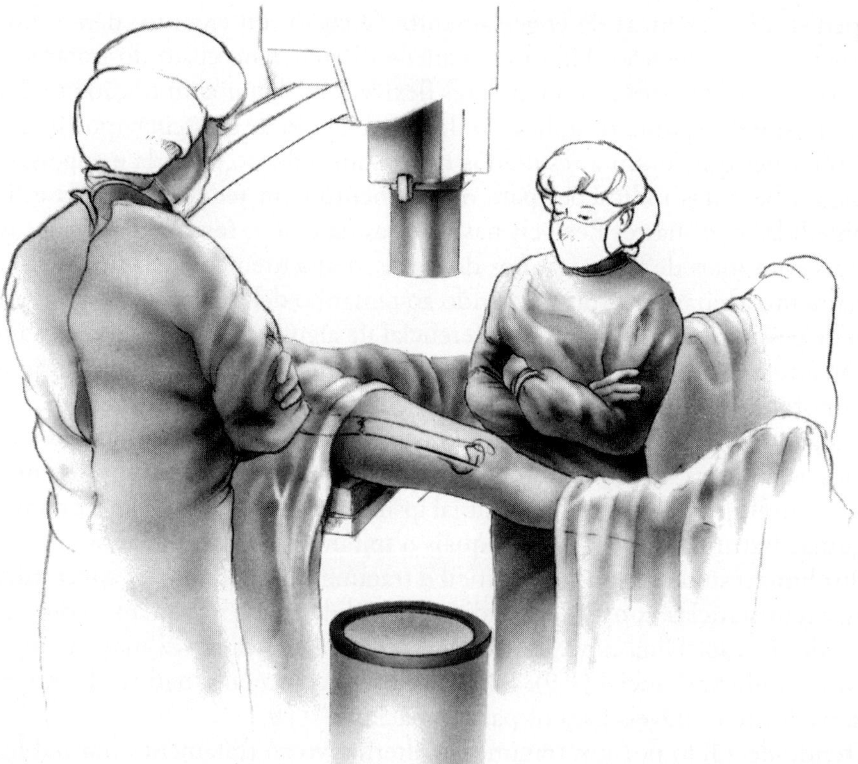

FIGURA 4-94. O paciente pode ser colocado tanto em uma mesa de fratura quanto em uma mesa radiotransparente. O fator importante é que o cirurgião seja capaz de reduzir a fratura enquanto dirige a haste através do fragmento de fratura. As pernas, especialmente a perna contralateral, é abduzida para permitir ao cirurgião ficar em pé no lado medial assim como na parte lateral da perna. Isso facilita a inserção da haste ou das hastes a partir do lado medial. Deve ser dada atenção especial à rotação ao momento da redução e inserção das hastes no fragmento proximal. Isso é mais facilmente julgado por linhas na pele. O membro é preparado e coberto com campo estéril para dar acesso completo ao fêmur e à articulação do joelho, e para permitir manipulação manual da coxa.

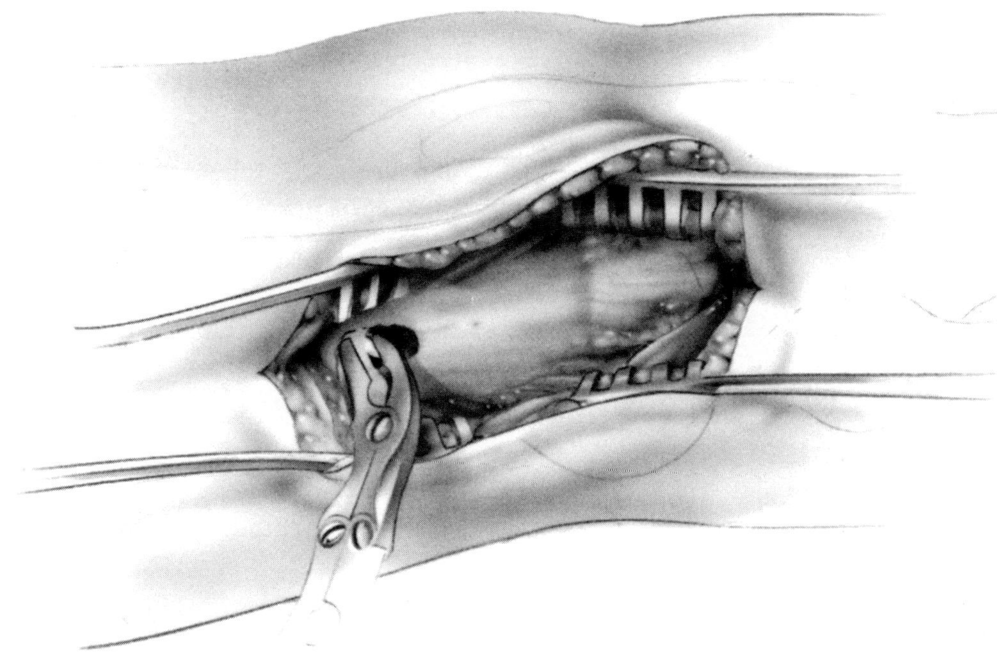

FIGURA 4-95. O ponto de inserção para as hastes é medial e lateral no topo do alargamento dos côndilos lateral e medial, de forma que, após a inserção, eles tendem a se curvar contra o alargamento do côndilo. Se as hastes forem colocadas muito baixo, elas tenderão a sair, o que é uma complicação incômoda. Além disso, a inserção deve ser posterior à linha médio-lateral; assim, se as hastes saírem haverá menor probabilidade de penetração na cavidade sinovial.

A incisão é feita na parte lateral da perna se estendendo cerca de dois dedos de largura acima do pólo superior da patela. (O pólo superior da patela está localizado ligeiramente acima do nível da fise). A fáscia lata é incisada e o músculo vasto lateral é afastado dorsalmente. Um orifício é criado com uma broca de 6,4 mm ao nível do pólo superior da patela. Utilizando um saca-bocado, o orifício é expandido em direção cefálica para alongar o orifício e evitar que ocorra uma rachadura da cortical quando a haste for inserida.

O ponto de inserção do lado medial é feito da mesma maneira através do rebatimento do músculo vasto medial.

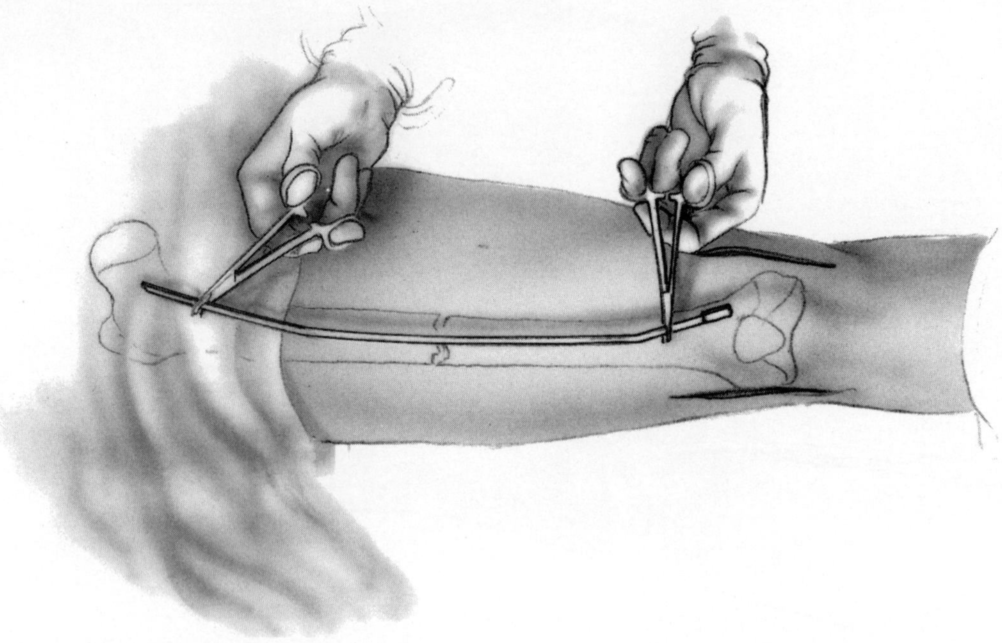

FIGURA 4-96. Se forem usadas hastes de comprimento fixo, seleciona-se o tamanho correto da haste posicionando-a sobre o campo estéril diretamente sobre o fêmur, e observando seu comprimento em relação a ele. Se o fêmur não for reduzido, um desconto deve ser feito para o comprimento da haste após sua redução. Em princípio, a haste lateral deve se estender até o nível do trocanter maior e a haste medial deve penetrar dentro do colo femoral. No caso de uma fratura médio diafisária, se as duas hastes atingirem o nível acima do trocanter menor, a fixação será adequada.

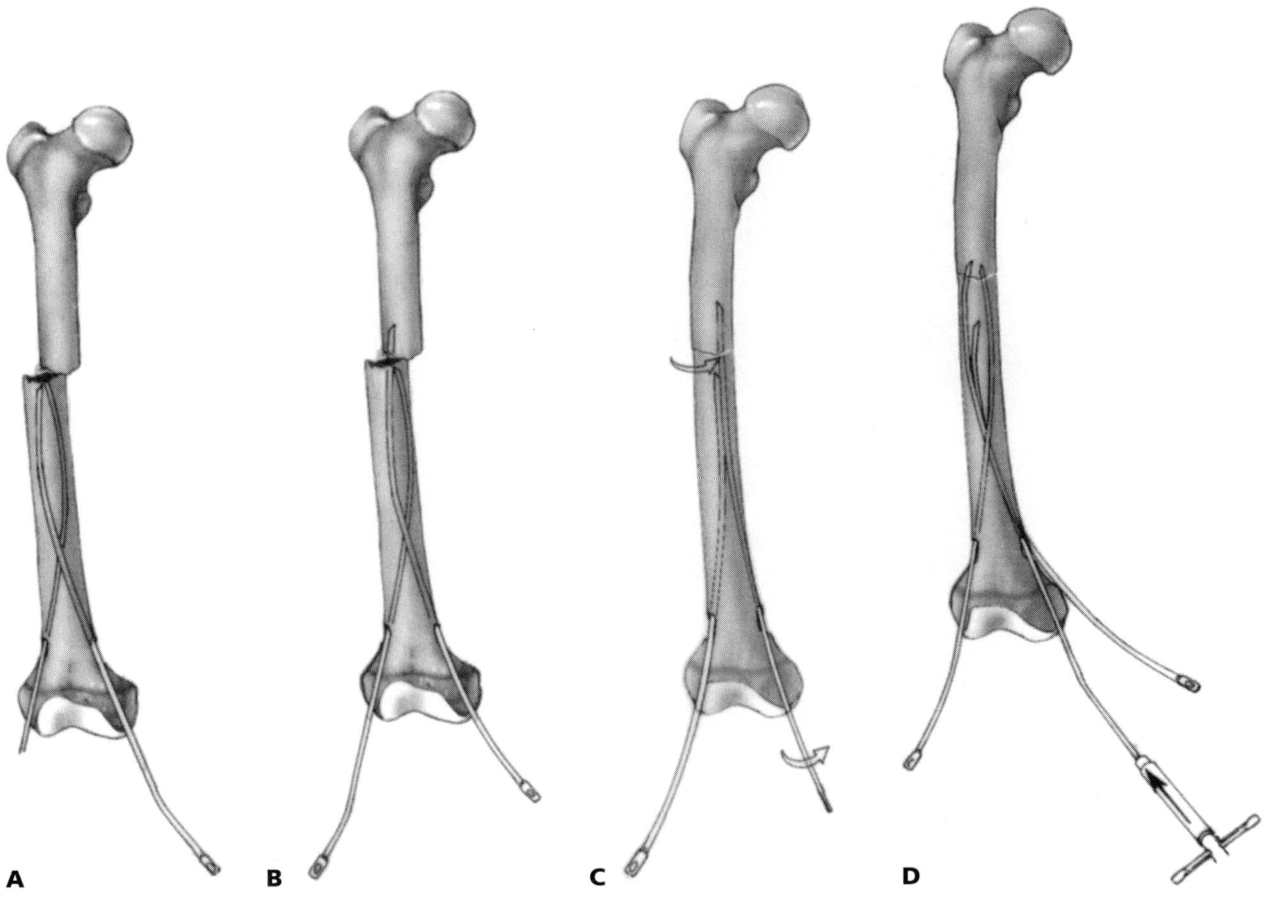

FIGURA 4-97. Em muitos casos, os fragmentos da fratura não serão reduzidos perfeitamente, tornando mais difícil passar as hastes no fragmento proximal. Nessa situação, uma haste é inserida medialmente e outra lateralmente. Ambas são direcionadas até o local da fratura **(A)**. É importante que uma redução suficiente dos fragmentos seja alcançada, de forma que cerca de metade dos canais medulares fiquem sobrepostos. A observação com o intensificador de imagens demonstra qual haste será mais fácil de conduzir através do local de fratura. Esta haste avança cerca de 2 cm, e então é rotacionada **(B)**. O movimento do fragmento proximal mostra que a haste está no fragmento proximal **(C)**. Neste ponto, ela é avançada mais profundamente.

Por meio da rotação desta haste pode ser obtida maior redução da fratura, e em seguida a segunda haste é avançada. É importante não avançar a primeira haste muito além do foco de fratura até que a segunda tenha passado pelo mesmo local. Se a primeira haste estiver muito avançada, ela irá mover os fragmentos, tornando a passagem da segunda difícil ou impossível. A tração é retirada e ambas as hastes são avançadas em seu comprimento total. O fêmur inteiro é visto com o intensificador de imagens para assegurar que a fratura está reduzida, que não existe distração ao nível do foco de fratura e que as hastes estão posicionadas corretamente.

Em muitas crianças, é possível inserir uma terceira haste. Sua inserção é obtida com mais facilidade se ocorrer antes que as duas hastes sejam avançadas completamente **(D)**. A vantagem disso é fornecer maior estabilidade rotacional e de deslizamento, preenchendo o canal e melhorando o contato cortical.

Após a inserção das hastes, as feridas cirúrgicas são fechadas.

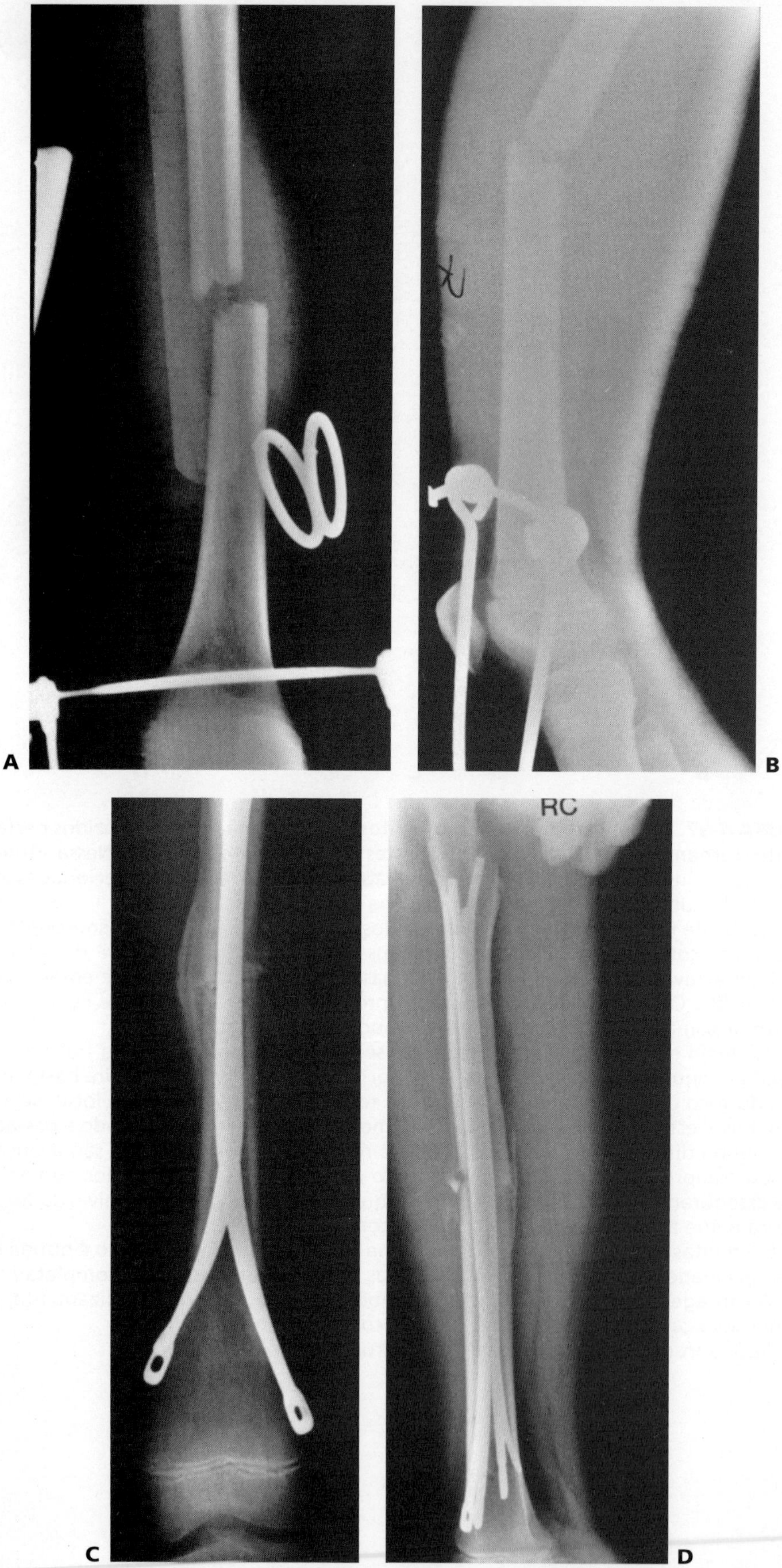
A
B
RC
C
D

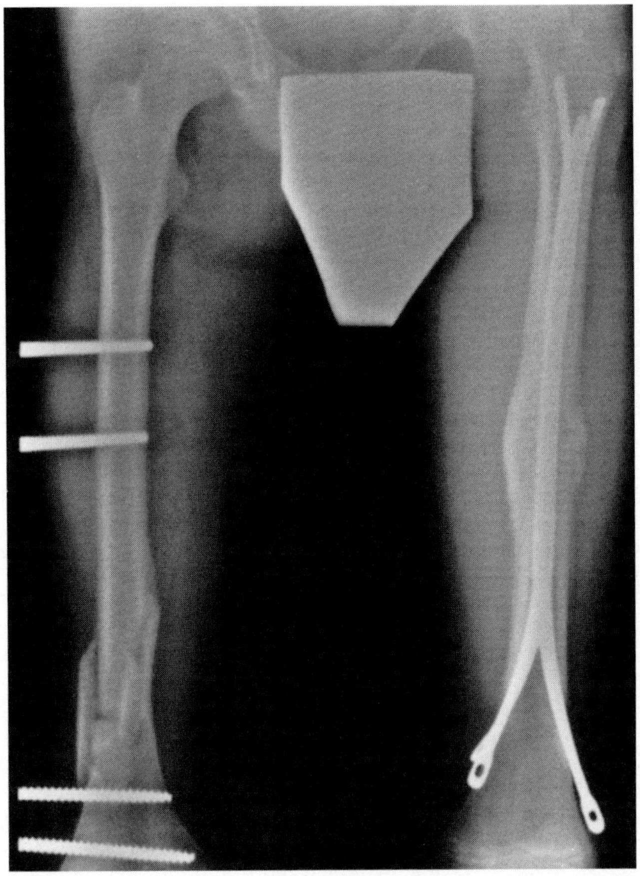

FIGURA 4-98. A, B: Radiografias ântero-posterior e lateral do fêmur esquerdo de um menino de 12 anos de idade que sofreu fraturas bilaterais do fêmur em um acidente automobilístico. Ele foi transferido para o Scottish Rite Children's Medical Center com tração esquelética bilateral. Foi decidido tratar esta fratura com fixação intramedular, enquanto a fratura do outro fêmur foi tratada com um fixador externo. Tal planejamento foi feito utilizando-se o melhor método de fixação para o tipo de fratura apresentado. **C, D:** Seis semanas após o acidente foi constado a ocorrência de consolidação óssea das fraturas. Observe que quatro hastes foram usadas para obter um ajuste preciso dentro do canal medular, produzindo uma excelente fixação. **E:** Os dois fêmures 10 semanas após a lesão.

CUIDADOS PÓS-OPERATÓRIOS

Com a fratura transversa comum, não é necessária imobilização externa. O paciente inicia exercícios de amplitude de movimento para o joelho e marcha com descarga parcial do peso com muleta e apoio de três pontos no dia seguinte ao da cirurgia. Quando uma formação de calo ósseo precoce for observada, a sustentação de peso pode ser aumentada e o apoio externo com muletas pode ser descontinuado quando a consolidação óssea radiográfica estiver completa. É importante que o paciente descarregue o peso, porque isso fornece movimento no local da fratura, o que leva a uma formação de calo ósseo mais cedo.

Referências

1. Newton PO, Mubarak SJ. Financial aspects of femoral shaft fracture treatment in children and adolescents. J Pediatr Orthop 1994;14:508.
2. Stans AA, Morrissy RT, Renwick SE. Femoral shaft fracture treatment in patients age 6 to 16 years. J Pediatr Orthop 199:19:222.

3. Fein LH, Pankovich AM, Spero CM, et al. Closed flexible intramedullary nailing of adolescent femoral shaft fractures. J Orthop Trauma 1989;3:133.
4. Herndon WA, Mahnken RF, Yngve DA, et al. Management of femoral shaft fractures in the adolescent. J Pediatr Orthop 1989;9:29.
5. Kirby RM, Winquist RA, Hansen ST Jr. Femoral shaft fractures in adolescents: a comparison between traction plus cast treatment and closed intramedullary nailing. J Pediatr Orthop 1981;1:193.
6. Iani RN, Nicholson JT, Chung SMK. Long-term results in the treatment of femoral shaft fractures in young children. J Bone Joint Surg [Am] 1976;58:945.
7. Allen BL, Kant AP, Emery FE. Displaced fractures of the femoral diaphysis in children: definitive treatment in double spica cast. J Trauma 1977;17:8.
8. Henderson OL, Morrissy RT, Gerdes MH, et al. Early casting of femoral shaft fractures in children. J Pediatr Orthop 1984;4:16.
9. Hansen ST. Internal fixation of children's fractures of the lower extremity. Orthop Clin North Am 1990;21:352.
10. Heinrich SD, Drvaric DM, Darr K, et al. The operative stabilization of diaphyseal femur fractures with flexible intramedullary nails: a prospective analysis. J Pediatr Orthop 1994;14:501.
11. Ward WT, Lelvy J, Kaye A. Compression plating for child and adolescent femur fractures. J Pediatr Orthop 1992;12:626.
12. Probe R, Lindsey RW, Hadley NA, et al. Refracture of adolescent femoral shaft fractures: a complication of external fixation. A report of two cases. J Pediatr Orthop 1993;13:102.
13. Mileski RA, Garvin KL, Huurman WW. Avascular necrosis of the femoral head after closed intramedullary shortening in an adolescent. J Pediatr Orthop 1995;15:24.
14. Beatty JH, Austin SM, Warner WC, et al. Interlocking intramedullary nailing of femoral-shaft fractures in adolescents: preliminary results and complications. J Pediatr Orthop 1994;14:178.
15. Kissel EW, Miller ME. Closed Ender nailing of femur fractures in older children. J Trauma 1989;29:1585.
16. Ligier JN, Metaizeau JP, Prevot J, et al. Elastic stable intramedullary nailing of femoral shaft fractures in children. J Bone Joint Surg [Br] 1988;70:74.
17. Mann DC, Weddington J, Davenport K. Closed Ender nailing of femoral shaft fractures in adolescents. J Pediatr Orthop 1986;6:651.
18. Bar-On E, Sagiv S, Porat S. External fixation or flexible intramedullary nailing for femoral shaft fractures in children. J Bone Joint Surg [Br] 1997;79:975.
19. Wang GJ, Reger SI, Mabie KN, et al. Semirigid rod fixation for long-bone fracture. Clin Orthop 1985;192:291.

4.14 REDUÇÃO FECHADA E FIXAÇÃO EXTERNA DE FRATURA DA DIÁFISE FEMORAL

O uso de fixação externa para fraturas da diáfise femoral em crianças seguiu o uso em adultos, e foi primeiro relatado nos Estados Unidos, no início da década de 1980 (1,2). Relatos subseqüentes do uso de fixação externa em fraturas complexas da diáfise femoral confirmaram a utilidade dessa técnica (3-6) que tornou-se muito popular em alguns centros que parece ser tão utilizada quanto o tratamento com redução fechada e aplicação de aparelho de gesso pelvipodálico, ou mesmo mais utilizada. Entretanto, a técnica não é mais que um método alternativo que pode ser aplicado para tratar fraturas da diáfise femoral. O que é importante com este método, e com todos os outros, é entender suas vantagens e desvantagens ao ser utilizado para uma fratura em particular de uma criança em particular.

Fraturas transversas da diáfise não são a melhor indicação para essa técnica, devido à cicatrização lenta e à reincidência de fratura quando esta técnica é utilizada. A fixação com haste intramedular flexível é uma escolha mais adequada para essa situação. Contudo, as fraturas longas, oblíquas, espirais ou cominuídas, que não são usualmente as fraturas ideais para tratamento com fixação intramedular flexível, são as fraturas para as quais a fixação externa fornece a solução.

Uma das mais sérias complicações encontradas com o uso de fixação externa em fraturas da diáfise femoral é a recidiva da fratura. Embora exista pouca informação na literatura médica (3), a complicação é bem conhecida nos centros que têm experiência no uso de fixação externa. Essas recidivas ocorrem nas fraturas transversas. A incidência de refratura do fêmur foi relatada em taxas de até 8% em adultos, antes do uso rotineiro da fixação por haste intramedular (4). Isso demonstra o longo tempo requerido para a completa restauração da resistência normal do fêmur e o valor potencial da fixação intramedular, que permanece no lugar por diversos meses enquanto divide o peso.

Também é preciso considerar a rigidez da fixação (7). A existência de micromovimento ao nível do foco de fratura provavelmente é importante para a consolidação óssea. É importante considerar o equilíbrio entre rigidez e movimento no foco de fratura nos vários estágios da consolidação da fratura. Na maior parte dos fixadores externos, um aumento do movimento pode ser permitido à medida que o processo de consolidação progride, fazendo alterações no fixador. Este processo é chamado de *dinamização* do fixador.

Embora existam muitos fixadores externos disponíveis, os que permitem ajuste em todos os planos após os pinos fixarem à fratura são os melhores para o tratamento da fratura. Existem numerosos fixadores no mercado, cada um com suas vantagens e desvantagens (Figs. 4-99 a 4-105).

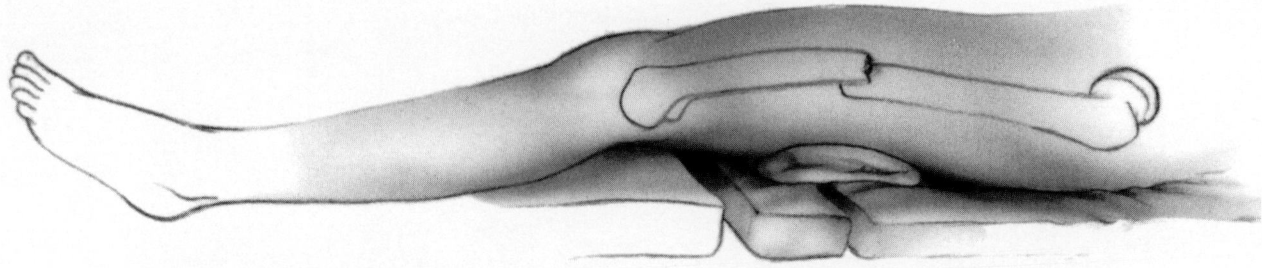

FIGURA 4-99. O paciente é posicionado em uma mesa cirúrgica radiotransparente. Freqüentemente, uma pequena toalha dobrada colocada ao nível do terço médio da diáfise do fêmur ajuda a restaurar a curva anterior normal do fêmur. Alguns cirurgiões preferem colocar o paciente em uma mesa de fratura e ganhar alinhamento e alongamento antes de começar a inserção dos pinos, mas este não é um passo essencial.

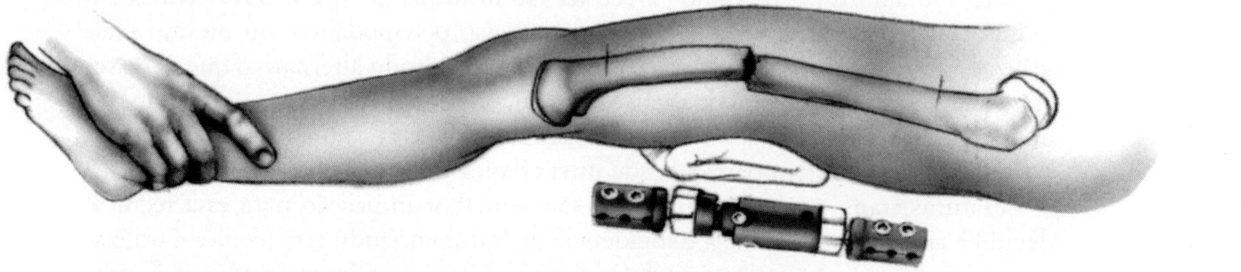

FIGURA 4-100. Para selecionar o tamanho apropriado do fixador externo, peça a um assistente que puxe a perna para alongamento. Determine a localização da fratura e as eventuais posições dos pinos distal e proximal. Se necessário, pode ser usado o intensificador de imagens para ajudar nesta parte da operação, especialmente se a fratura estiver perto de uma das extremidades do osso.

É importante selecionar o tamanho correto do fixador que permita a sua aplicação estando o fixador parcialmente alongado. Isso é importante por duas razões. Durante a correção da angulação, ele pode precisar ser encurtado e terminada a redução, o fixador precisa ser diminuído para permitir a dinamização.

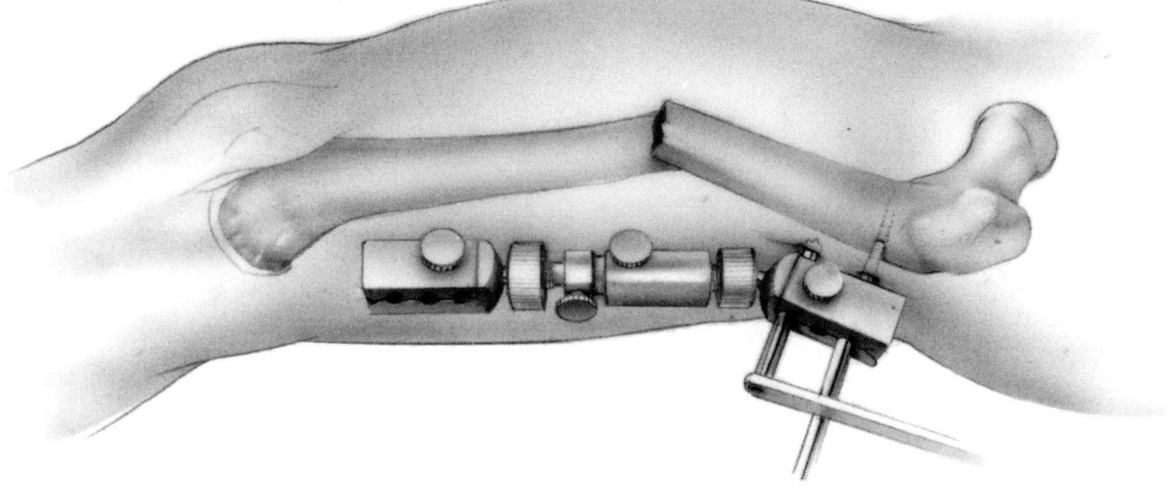

FIGURA 4-101. Diferente da inserção dos pinos para o alongamento da perna, todos os pinos são inseridos primeiro em um fragmento, e depois no outro. Isso significa que os pinos no fragmento proximal devem estar alinhados, sem que isto tenha uma relação com o fragmento distal. Aproximar o alinhamento dos fragmentos, contudo, significa que o fixador estará melhor alinhado após a redução dos fragmentos. A esse respeito, é útil obter um alinhamento rotacional quase normal antes de inserir o segundo conjunto de pinos.

Inicie colocando os pinos proximais. A técnica de inserção dos pinos Orthofix está descrita nas Figuras 4-110 até 4-113 (ver Procedimento 4.15). Após a inserção do primeiro pino, o modelo de fixador é preso no guia de parafuso. O modelo é alinhado com o eixo do fragmento proximal, e o segundo pino é inserido. Na parte mais grossa da coxa, na qual a diáfise femoral não pode ser palpada, pode ser útil sondar com um pequeno fio de Kirschner para localizar o osso.

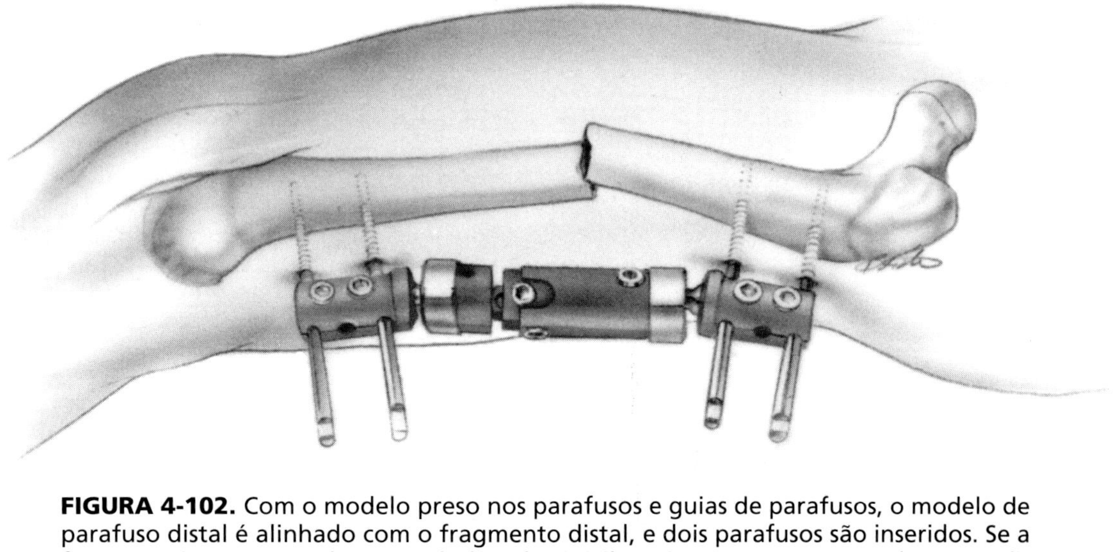

FIGURA 4-102. Com o modelo preso nos parafusos e guias de parafusos, o modelo de parafuso distal é alinhado com o fragmento distal, e dois parafusos são inseridos. Se a fratura estiver acentuadamente deslocada, é útil tracionar a perna para obter um alinhamento aproximado.

O modelo e os guias de parafusos são removidos, os pinos são limpos, e o fixador de articulação esférica é preso dentro dos parafusos. O fixador deve ser aplicado de forma que as porcas sejam facilmente acessadas. Os clampes dos parafusos são apertados com firmeza nos parafusos, mas as articulações esféricas e a plataforma de alongamento são deixados soltos. Um pequeno curativo é aplicado a cada pino local, e os campos estéreis são removidos.

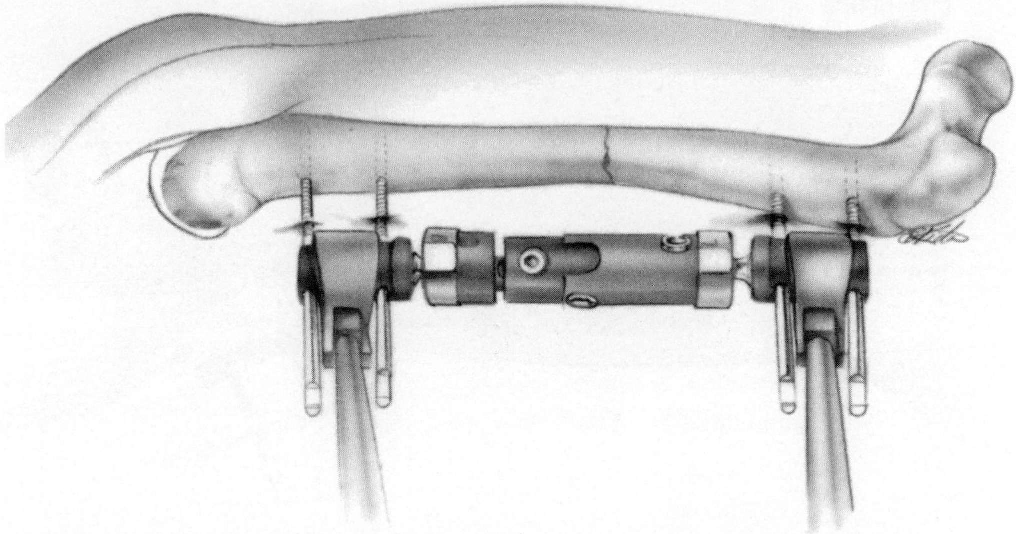

FIGURA 4-103. Os clampes de redução de fratura são aplicados, e o intensificador de imagens é posicionado abaixo do local da fratura. A fratura é reduzida, a porca de alongamento e as juntas esféricas são presas com clampes e, se necessário, é aplicada tração por um assistente. Isso completa o procedimento.

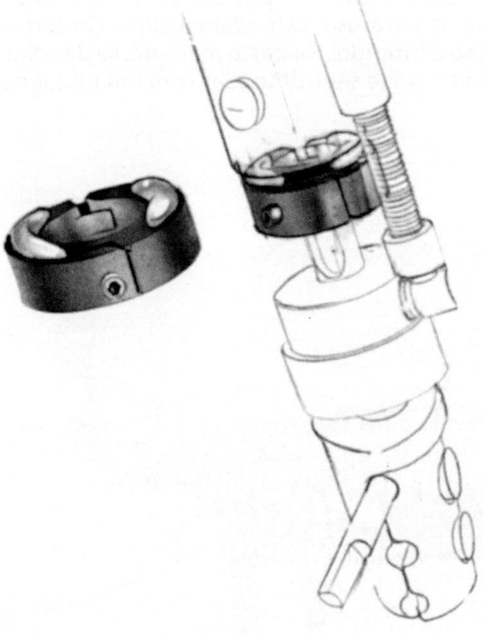

FIGURA 4-104. Assim que o calo é observado, é sensato começar a pensar sobre dinamização, especialmente se a fratura for transversa. Pode-se conseguir isso aplicando-se um colar dinâmico Orthofix e movendo-se o fixador tão longe da coxa quanto possível. Assim se obtém o aumento da curvatura dos pinos, que por sua vez permite o aumento da mobilidade do local de fratura.

FIGURA 4-105. A, B: Radiografias ântero-posterior e lateral do fêmur esquerdo de um menino de 12 anos de idade que sofreu fraturas bilaterais do fêmur em um acidente automobilístico. Ele foi transferido para o Scottish Rite Children´s Medical Center com uma tração esquelética bilateral. Foi decidido que essa fratura seria tratada com um fixador externo, enquanto a fratura do outro fêmur seria tratada com hastes intramedulares flexíveis. Tal planejamento foi feito tendo em vista a utilização do melhor método de fixação para esse tipo de fratura. **C, D:** Resultados 4 semanas após a fratura. **E:** Dez semanas após a fratura, pode ser observado grau de consolidação óssea em ambas as fraturas.

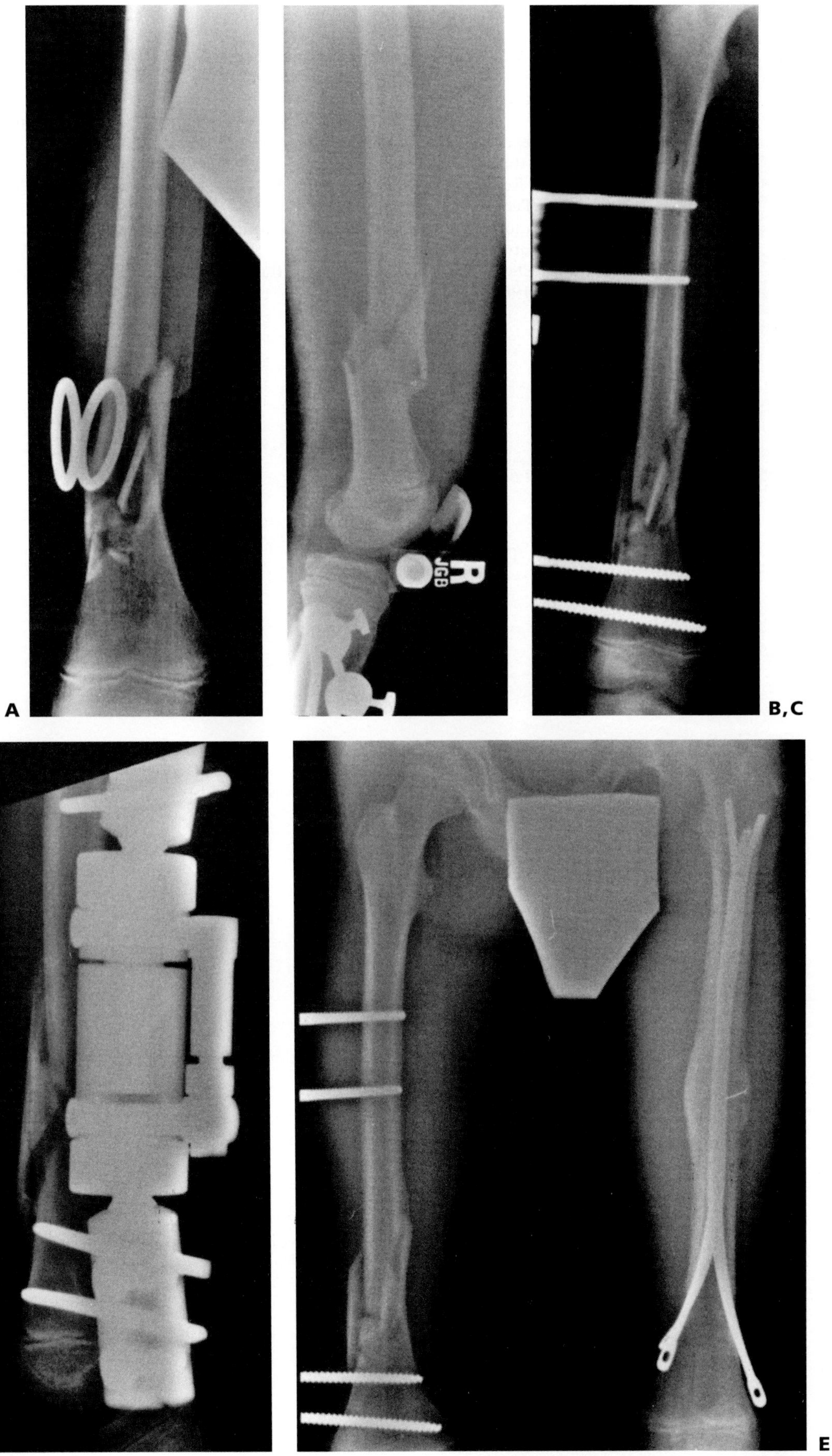
A
R
JGB
B,C
D
E

Referências

1. Spiegel PG, Mast JW. Internal and external fixation of fractures in children. Orthop Clin North Am 1980;11:405.
2. Tolo VT. External skeletal fixation in children's fractures. J Pediatr Orthop 1983;3:435.
3. Probe R, Lindsey RW, Hadley NA, et al. Refracture of adolescent femoral shaft fractures: a complication of external fixation. A report of two cases. J Pediatr Orthop 1993;13:102.
4. Seimon LP. Re-fracture of the shaft of the femur. J Bone Joint Surg [Br] 1964;46:32.
5. Kirschenbaum D, Albert MC, Robertson WW Jr, et al. Complex femur fractures in children: treatment with external fixation. J Pediatr Orthop 1990;10:588.
6. Evanoff M, Strong ML, MacIntosh R. External fixation maintained until fracture consolidation in the skeletally immature. J Pediatr Orthop 1993;13:98.
7. O'Sullivan ME, Chao EYS, Kelly PJ. The effects of fixation on fracture-healing: current concepts review. J Bone Joint Surg [Am] 1989;71:306.

4.15 ALONGAMENTO DO FÊMUR COM CORREÇÃO ROTACIONAL E ANGULAR COM O SISTEMA DE RECONSTRUÇÃO DE MEMBROS ORTHOFIX

A maior parte dos nomes dos dispositivos de alongamento descreve princípios biológicos ou está associada a eles. O alongador Orthofix é um fixador externo monolateral que foi desenvolvido por De Bastiani et al. para ser usado com o princípio de *callotasis* (1). O dispositivo possui certas vantagens e desvantagens, comparado com os outros fixadores externos. Ele é mais bem tolerado que o aparato Ilizarov, e é de mais fácil uso para o cirurgião. O modelo para inserção dos parafusos torna seus alinhamentos precisos mais fáceis, e o alongador permite o uso de até três parafusos em cada extremidade da osteotomia, o que ajuda a evitar angulação durante o alongamento. O ajuste angular é possível sem afrouxar o ajuste nos parafusos se o sistema de reconstrução de membros for usado no lugar dos alongadores. Embora os clampes rotatórios permitam até 50 graus de correção angular, isso deve ser feito de forma precisa. A correção rotacional é obtida no momento da inserção do parafuso, e não é ajustável.

Devido ao fato de este ser um fixador monolateral, ele é melhor tolerado pelo paciente e pode ser colocado mais proximalmente ou distalmente, dependendo de onde o cirurgião deseja executar o alongamento. Se não houver razões imprescindíveis para a colocação distal, como a correção de deformidade angular do joelho, a osteotomia é mais bem executada proximalmente. Isso mantém os parafusos longe da fáscia lata no joelho, onde eles tendem a tornar o movimento do joelho mais difícil.

No tratamento de fêmur curto congênito, existem dois fatores a serem pesados no momento de planejar um alongamento. Estes fêmures possuem duas deformidades intrínsecas: retroversão femoral e um côndilo femoral lateral diminuído, que cria uma deformidade em valgo de rotação externa no joelho. O primeiro pode predispor a uma luxação do quadril durante o alongamento ou até mesmo depois dele, enquanto o último pode deixar uma deformidade em valgo significativa no joelho e possivelmente predispor à subluxação dele durante o alongamento.

Qual desses fatores é o mais importante, em cada caso em particular, é o que determina onde o alongamento deve ser feito. Se a retroversão femoral for grave, isso é, de 45 graus ou mais, a fixação é aplicada proximalmente e a rotação é corrigida no momento da aplicação. Se a correção angular for necessária, a osteotomia é feita distalmente, e a correção angular é obtida no momento da osteotomia. Se ambas forem necessárias, elas podem ser obtidas com uma dupla osteotomia, o que requer três conjuntos de parafusos e três clampes, como os usados para o transporte de osso (Figs. 4-106 a 4-122).

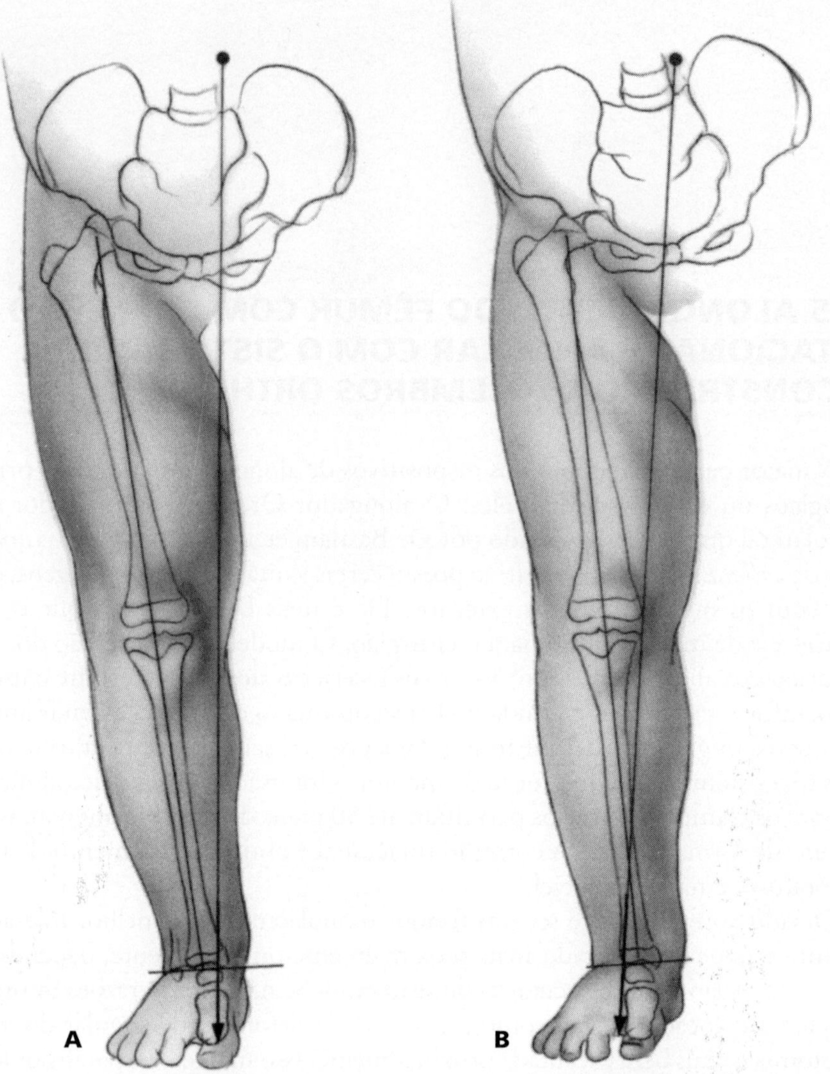

FIGURA 4-106. O eixo anatômico e o eixo mecânico do membro inferior estão ilustrados. O eixo anatômico varia com a angulação dos ossos. O eixo que funciona como suporte de peso varia com a posição dos membros e o centro de gravidade, que está constantemente mudando durante o caminhar. Observe a diferença no eixo de sustentação do peso quando o corpo está em posição estática em uma única perna **(A)**, e como isso muda com o movimento transverso da pélvis durante a marcha dinâmica **(B)**. Sob circunstâncias anatômicas normais, o eixo anatômico normal provavelmente é o ideal para resistir às forças nas articulações produzidas pela mudança do eixo de sustentação de peso (2). (*continua*)

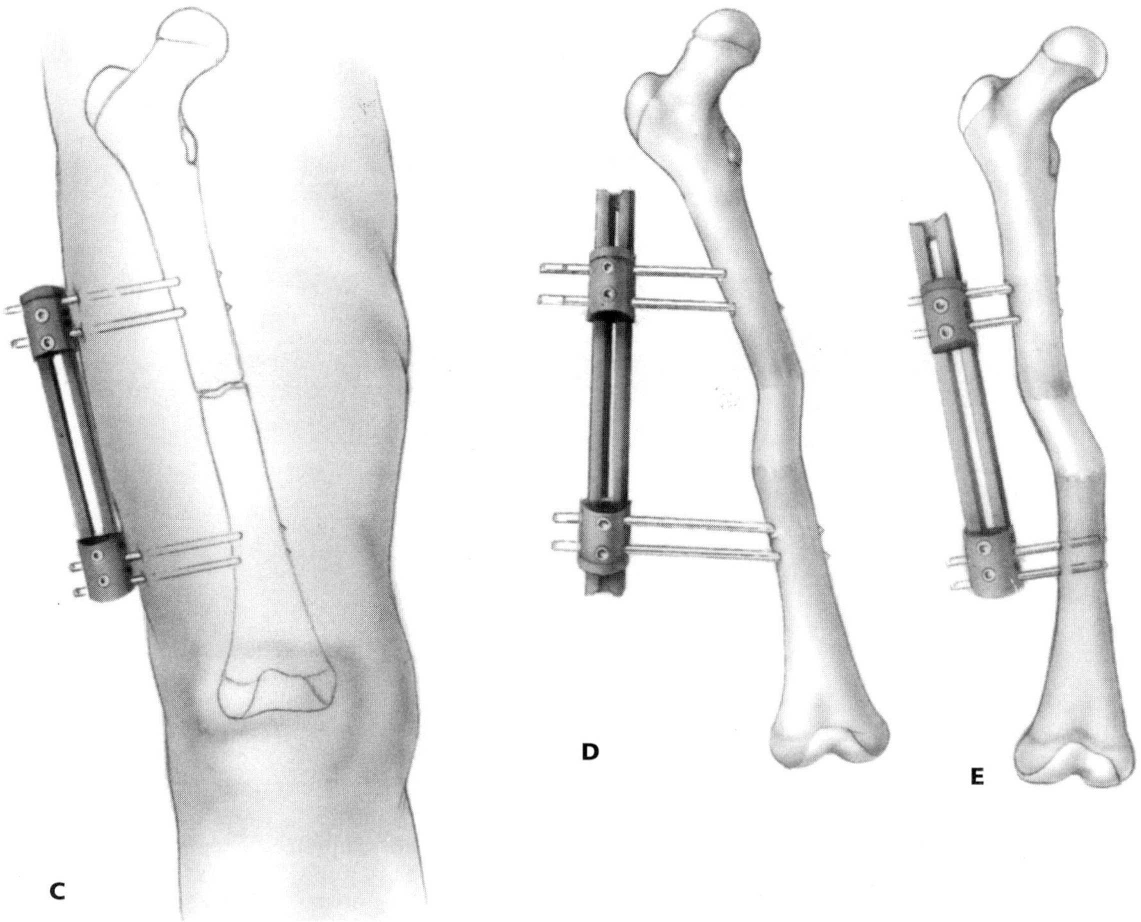

FIGURA 4-106. (*continuação*) No entanto, com o uso de fixadores monolaterais para o alongamento, o cirurgião é capaz de deslocar o fragmento distal medial ou lateralmente durante o alongamento. Se os parafusos estiverem perpendiculares ao eixo do osso, ele permanece sem modificação durante o alongamento **(C)**. Se, contudo, os parafusos não estiverem perpendiculares, o eixo do fragmento distal é transladado medialmente ou lateralmente em relação ao eixo do fragmento proximal **(D, E)**.

A

B

C

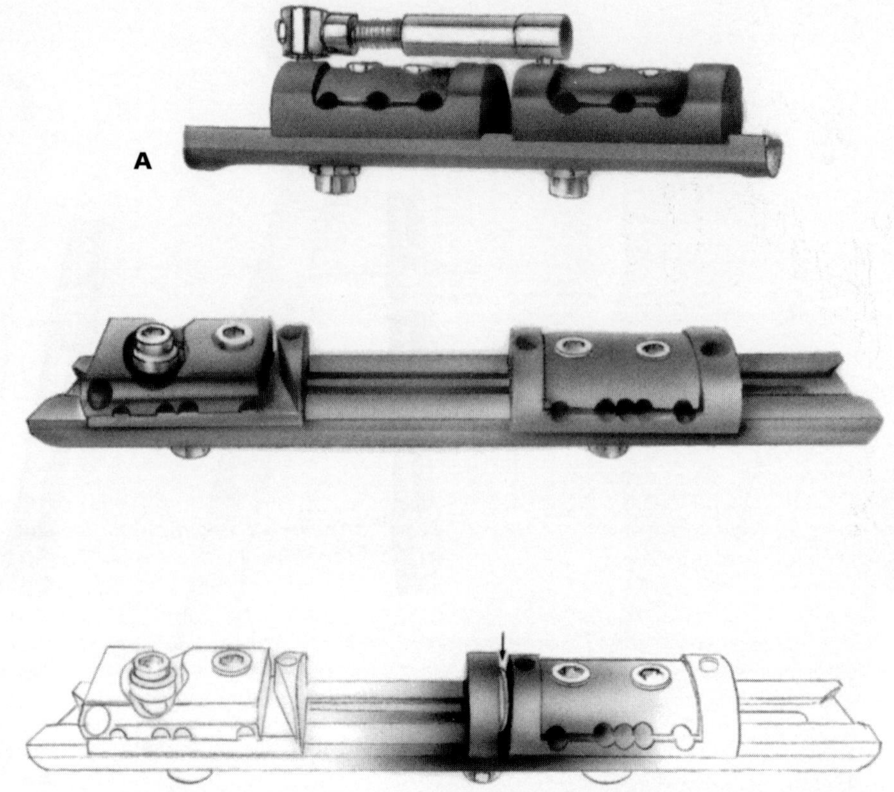

FIGURA 4-107. É usado o sistema de reconstrução para alongamento de membro **(A).** Ele é um *sled* (plataforma de deslizamento) rígido onde os clampes dos parafusos deslizam. Três clampes de parafusos podem ser colocados no *sled* ao mesmo tempo, permitindo osteotomia dupla e transporte de osso. Um tipo de clampe é rígido e não ajustável; o clampe rotatório possui 50 graus de ajustabilidade **(B)**. Assim como nos outros fixadores Orthofix, existe um clampe que permite que o clampe do parafuso possa ser dinamizado **(C).** Existe um sistema de gabarito para a inserção dos parafusos.

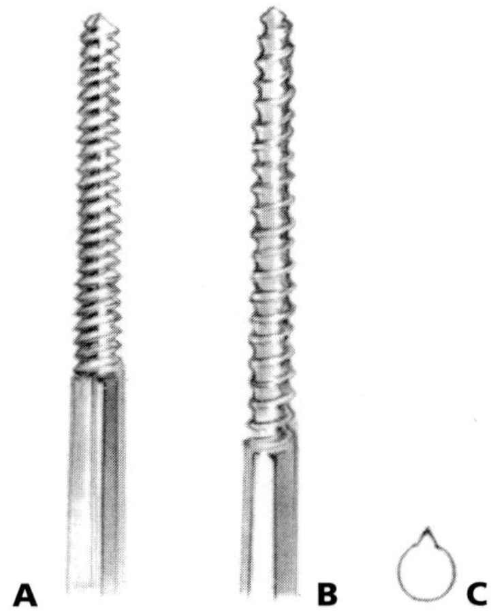

FIGURA 4-108. Os parafusos Orthofix diferem dos parafusos Schantz usados no dispositivo Wagner, e de outros no seu desenho do filete: eles são afunilados. Acredita-se que isso forneça um ajuste mais preciso no osso. O parafuso cortical padrão **(A)** é estreitado de 6 mm na base até 5 mm no topo (6/5 mm). Parafusos menores de 4,5/3,5 mm também estão disponíveis (para ser usados em ossos com um diâmetro diafisário menor que 15 mm), assim como parafusos espojosos de 6/5 mm **(B)**. Para o alongamento da perna, esses parafusos estão disponíveis com uma borda cortante **(C)**, para minimizar o trauma de tecido na borda superior do parafuso durante o alongamento.

Geralmente é melhor usar parafusos corticais por sua rigidez, em comparação com os parafusos espojosos. Na maior parte dos adolescentes de tamanho médio e adultos, três parafusos acima e abaixo da osteotomia são usados, novamente para uma maior resistência ao encurvamento.

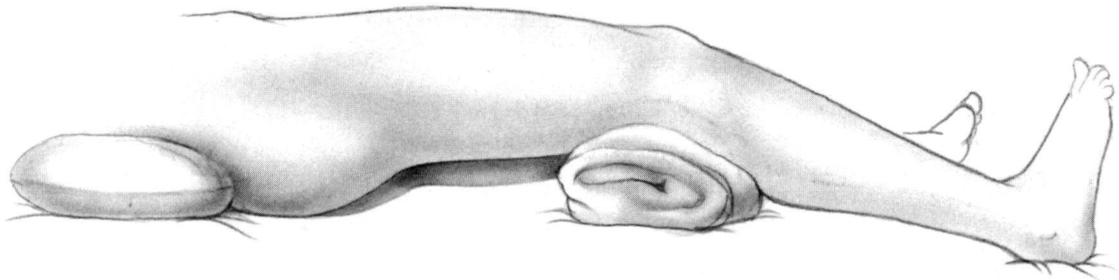

FIGURA 4-109. O paciente é colocado na posição de decúbito dorsal sobre uma mesa de operação radiotransparente com um intensificador de imagens no lado oposto ao do cirurgião. Após a perna inteira ser preparada, um rolo macio, grande, é colocado sob o joelho para flexionar o quadril e o joelho. Como as pernas tendem a cair na rotação externa, também é útil colocar outro rolo sob a nádega.

Antes de iniciar este procedimento, é útil localizar o trocanter menor e a fise femoral distal com o intensificador de imagens e marcá-los na pele com uma linha perpendicular à diáfise do fêmur.

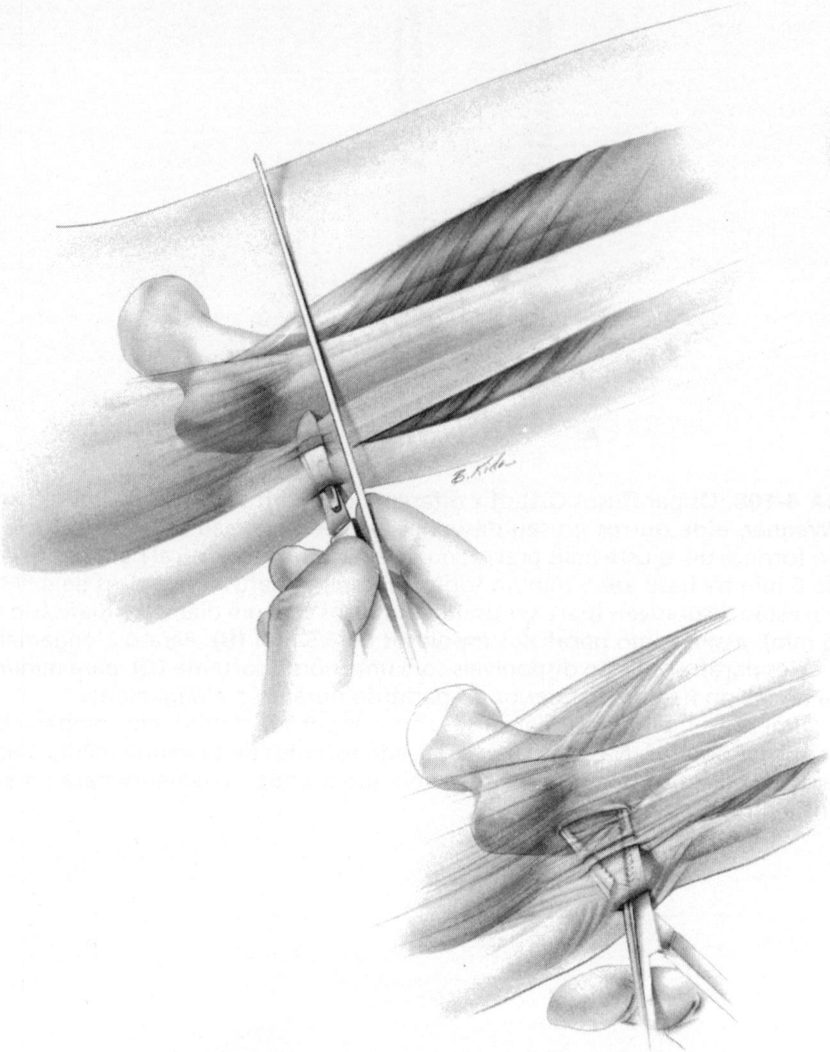

FIGURA 4-110. Na execução da osteotomia proximal, o parafuso mais proximal é colocado primeiro. Ele deve ser colocado imediatamente proximal ao trocanter menor. Embora seja possível colocar o parafuso até mesmo em uma posição mais alta na região do colo femoral para manter a osteotomia mais proximal, isso realmente não é necessário. Após a identificação da área correta com um intensificador de imagens e um pequeno fio de Kirschner sobre a coxa, um orifício é feito através da pele e da fáscia lata. Esta ferida é então aprofundada até o osso, com um hemostato grande ou bisturi. A tendência é não cortar ou não divulsionar a ferida mais que o necessário. Para prevenir necrose e subseqüente infecção, esta ferida deve ser grande o suficiente para que os parafusos não coloquem nenhuma pressão na pele, músculo ou fáscia.

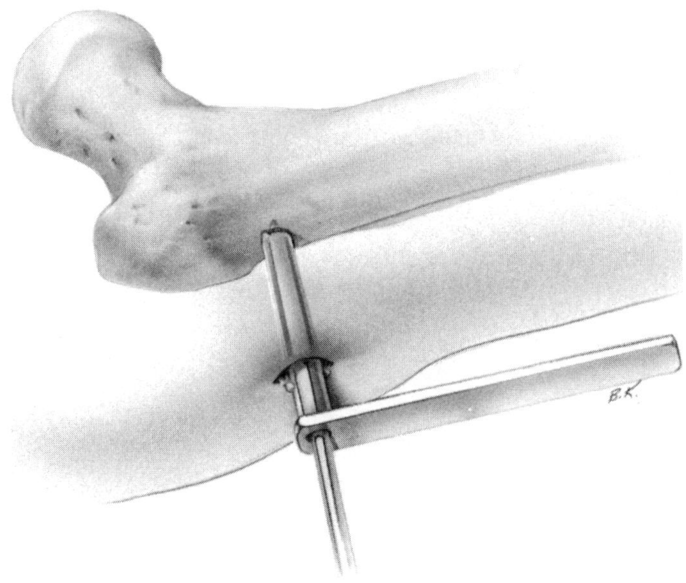

FIGURA 4-111. Um guia de parafuso de comprimento apropriado com o trocarte inserido é passado para baixo até o osso, e o centro do osso é encontrado. O trocarte é empurrado com um martelo para iniciar o orifício para a broca. O trocarte é então removido, e o guia de parafuso é batido com o martelo para que seus dentes se encaixem dentro do osso e ele fique fixo.

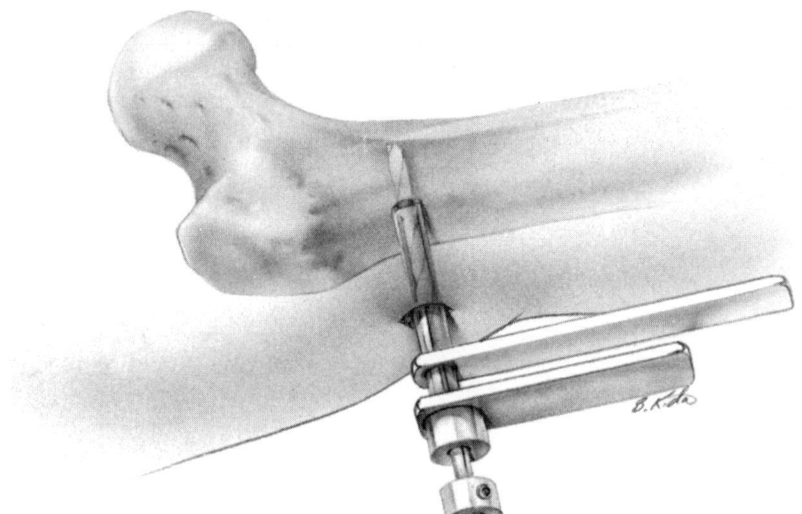

FIGURA 4-112. Um guia de broca de diâmetro e tamanho apropriado é passada agora através do guia de parafuso. Isso alinha a broca precisamente dentro do guia de parafuso. Para o uso de parafusos corticais de 6/5 mm, uma broca de 4,8 mm é usada para criar um orifício através de ambos as corticais. Uma trava para a broca pode ser usada para evitar uma penetração excessiva dentro da cortical. A cortical lateral é penetrada, e a broca é avançada até que a cortical oposta seja encontrada. A trava para broca é então ajustada para permitir o avanço de mais 5 mm e penetrar a outra cortical.

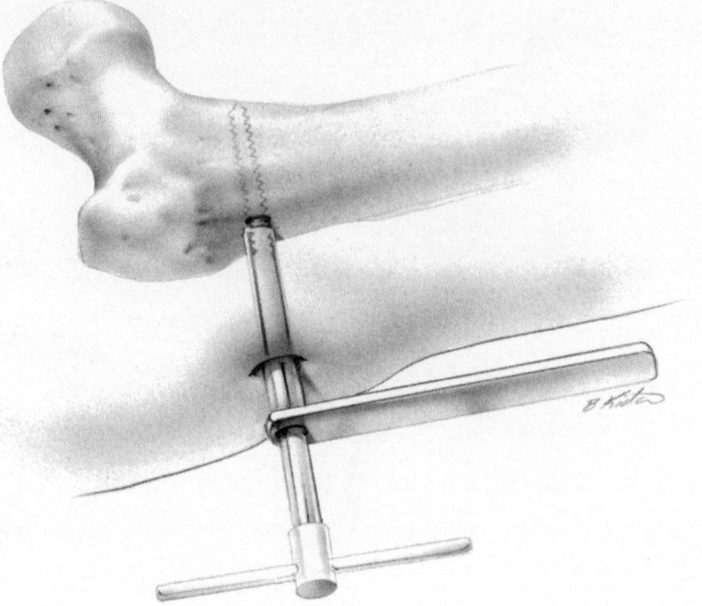

FIGURA 4-113. A broca e o guia são removidos, e um parafuso de tamanho apropriado é inserido usando-se uma chave de parafuso em T. Embora um parafuso para osso esponjoso possa ser utilizado nesta localização mais proximal, ele é mais flexível do que o parafuso cortical e não parece oferecer mais vantagens que o parafuso cortical, o qual penetra em ambas as corticais. Portanto, é preferível usar um parafuso cortical devido à sua maior rigidez. Após a cortical distante ser acoplada, de 6 a 8 meias-voltas normalmente resultam em duas passagens através da cortical oposta, o que é desejável. No entanto, haverá menor resistência com estes parafusos do que com os que o cirurgião está acostumado a usar. Além disso, deve-se tomar cuidado para não avançar muito estes parafusos, porque se for preciso recuar o parafuso hiperpenetrado irá resultar em afrouxamento. O uso do intensificador de imagens é útil neste momento. O guia de parafuso é deixado no lugar porque o modelo é desenhado para ajustar-se firmemente ao redor desse guia.

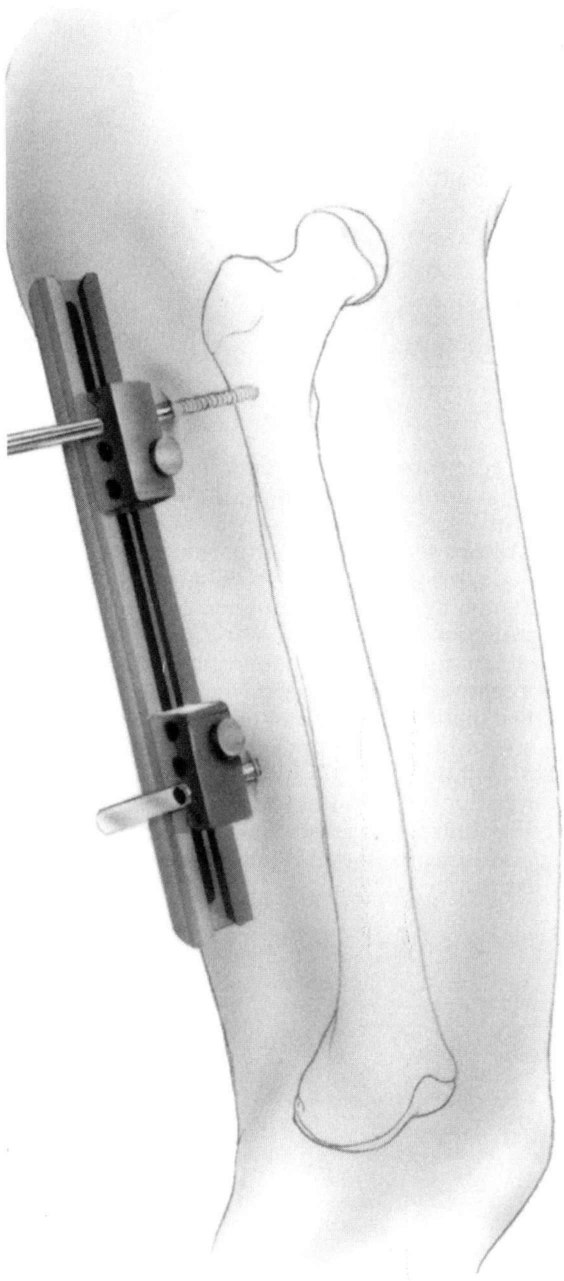

FIGURA 4-114. O tamanho desejado do *sled* é escolhido, e os clampes dos parafusos são inseridos nele ajustando e prendendo-os ao *sled* para ficarem na posição e distância desejadas. Se o alongamento for proximal, o clampe de parafuso ficará próximo à extremidade do *sled*, de modo que este não se projete para além das nádegas, tornando-se difícil sentar. Se uma osteotomia distal for executada, o clampe do parafuso distal ficará perto da extremidade distal do *sled*, de forma que ele não se projete além do joelho quando o mesmo for dobrado.

O entalhe mais proximal no modelo é fixado ao guia de parafuso sobre o parafuso que acabou de ser colocado. O modelo é alinhado com a diáfise femoral e o local para o parafuso mais distal é marcado. Isso é feito de forma precisa passando-se um guia de parafuso através do entalhe no modelo e empurrando-se firmemente contra a pele a fim de marcar a área para a incisão. O parafuso mais distal no fêmur deve ser o segundo parafuso colocado para assegurar o alinhamento correto.

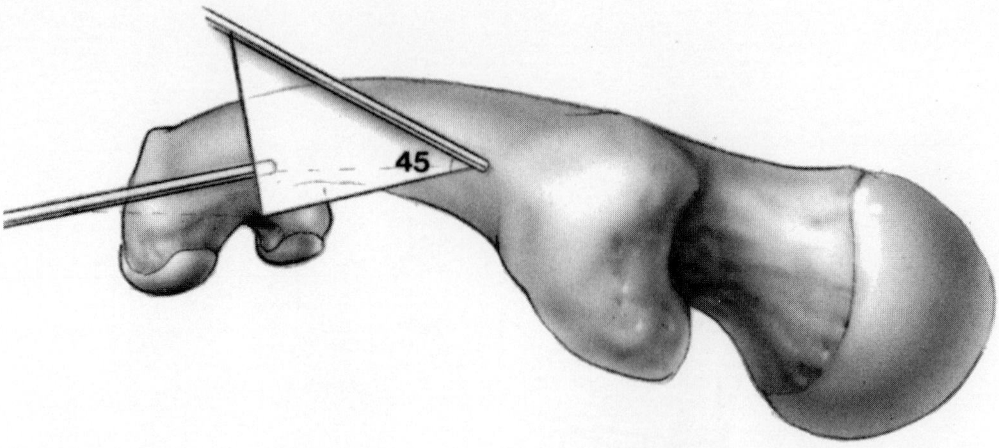

FIGURA 4-115. Se a correção rotacional for desejada, este segundo parafuso é colocado em um plano diferente do primeiro. Se a retroversão do fêmur precisar ser compensada, o fragmento distal será rodado internamente em relação ao fragmento proximal. Portanto, os parafusos distais serão posicionados mais posteriormente. O grau desejado de correção é estimado, e o ponto de início do segundo parafuso é rodado posteriormente ao redor do fêmur, de forma que quando ele for trazido coaxialmente até o primeiro parafuso, o grau desejado de rotação seja alcançado. Para fazer essa estimativa do grau de angulação, pode-se usar um gabarito angular, tal como o usado no cálculo das cunhas ósseas a serem removidas na correção da deformidade angular. Linhas retas desenhadas na pele mantêm o alinhamento axial dos clampes dos parafusos. Trata-se de algo importante porque não há um ajuste para isso, como existe para o fixador de articulação esférica, com o sistema de reconstrução de membros. A pele é puxada posteriormente de forma que após a rotação não haja tensão na pele.

Existe um suporte disponível que anexa o *sled* da reconstrução de membro, permitindo posicionar os parafusos precisamente em vários graus de rotação. A rotação é executada com precisão.

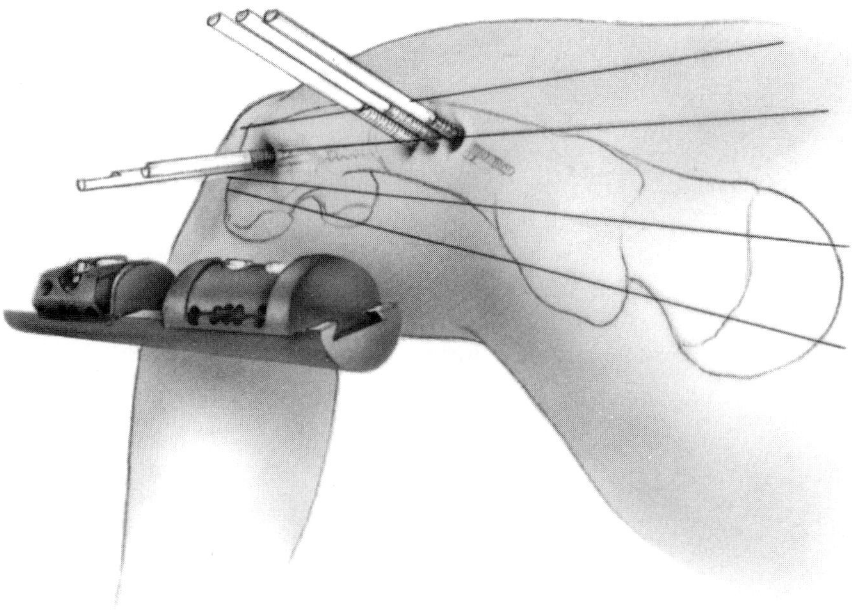

FIGURA 4-116. Os outros parafusos são colocados, como descrito previamente. Se não for necessária uma correção rotacional, o *sled* é anexado aos dois parafusos já posicionados, e os outros parafusos são colocados nos orifícios restantes. Como foi ilustrado previamente, um guia de parafuso é passado através do modelo, e depois o guia de broca através do guia de parafuso. Após cada parafuso ser posicionado, o guia de parafuso é deixado no lugar para fornecer um ajuste preciso com o modelo e manter o alinhamento. Em crianças maiores, adolescentes e adultos, três parafusos devem ser usados proximalmente. Em crianças menores ou para alongamentos pequenos, dois parafusos em cada extremidade devem ser suficientes.

Para obter uma correção rotacional, não é possível aplicar o *sled* neste momento, a menos que a osteotomia seja executada e a correção rotacional seja obtida e mantida com dois parafusos. Neste método, os parafusos remanescentes são então inseridos. Também é possível aplicar todos os parafusos simplesmente usando os modelos. Se isso for feito, o cirurgião deve estar certo de que houve a manutenção do alinhamento paralelo entre os parafusos distais e proximais, porque o *sled* não permite o ajuste neste plano. Em tais casos, linhas paralelas desenhadas no comprimento da coxa são úteis.

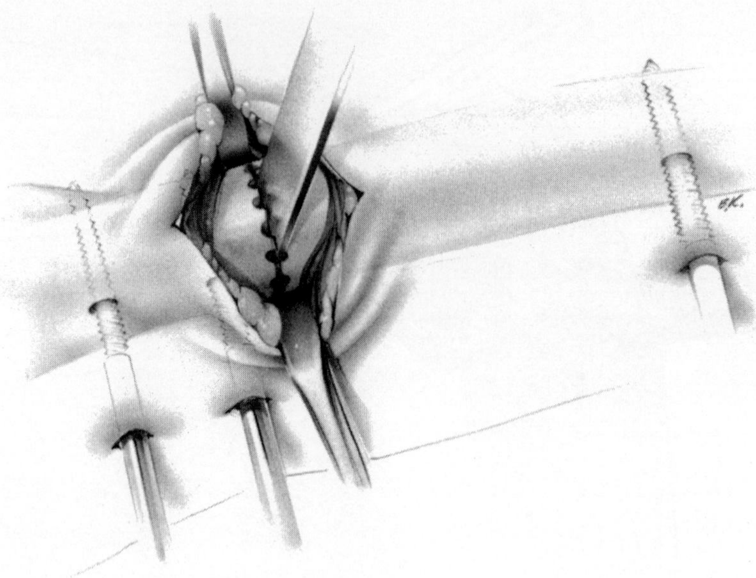

FIGURA 4-117. Após o posicionamento de todos os parafusos, o modelo é retirado, e a osteotomia é executada. Isso deve acontecer cerca de 1 cm abaixo dos parafusos proximais mais distais. Isso é obtido através de uma pequena incisão de 4 cm no aspecto ântero-lateral da coxa, sobre o intervalo entre os músculos sartório e tensor da fáscia lata. Em crianças menores, a localização da osteotomia é mais abaixo do que este intervalo anatômico, e nessa situação as fibras do tensor da fáscia lata podem ser divididos, permitindo um excelente acesso ao osso.

Uma incisão longitudinal é feita no periósteo a seguir é elevada circunferencialmente. Múltiplos orifícios de broca são feitos no osso. Embora grande importância inicialmente fosse atribuída à manutenção da circulação intramedular, não foram observadas diferenças na consolidação óssea quando a cortical posterior foi perfurado pela passagem da broca da cortical anterior através do canal medular. Isso simplifica bastante (e desmistifica) a osteotomia, e evita a complicação de uma fratura se propagando da osteotomia para dentro do orifício do parafuso mais próximo, o que pode ocorrer quando a cortical posterior é dividida com um osteótomo sem perfuração. Para evitar a penetração excessiva da cortical posterior, particularmente a cortical medial posterior onde a artéria femoral profunda corre junto ao osso, a trava da broca pode ser usada como previamente descrito. Após a perfuração de múltiplos orifícios, eles são conectados com um osteótomo. Não se deve utilizar uma serra elétrica para fazer a osteotomia.

Para se ter certeza de que a osteotomia está completa, os parafusos distais e proximais são fixados e rodados enquanto a osteotomia é observada. (Um método alternativo é anexar o alongador aos parafusos, posicionar o alongador sob um leve desvio, executar a osteotomia e verificar a completude da osteotomia com o intensificador de imagens.)

A osteotomia agora está completa. O periósteo pode ser aproximado e a ferida cirúrgica é fechada. Alguns cirurgiões acreditam que o hematoma ajuda na formação do calo, e preferem não usar dreno.

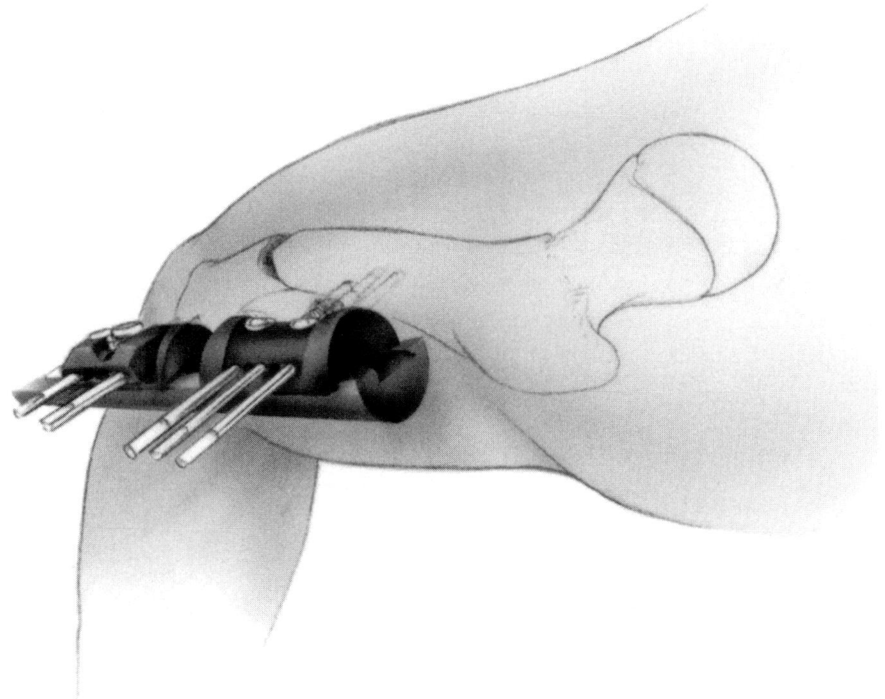

FIGURA 4-118. O *sled* com os clampes para os parafuso é agora anexado aos parafusos, e assim se obtém a correção rotacional. A barra de distração e compressão é posicionada. O *sled* é posicionado e o clampe do parafuso proximal é preso a ele. A barra de distração e compressão é pressionada até que o local da osteotomia esteja comprimido. O clampe do parafuso distal é preso ao *sled*, e a barra é revertida para produzir distração. Devido ao fato de ambos os clampes estarem presos, a distração não irá ocorrer; mas isso assegurará que, quando o alongamento começar, as primeiras voltas da barra distratora produzam distração.

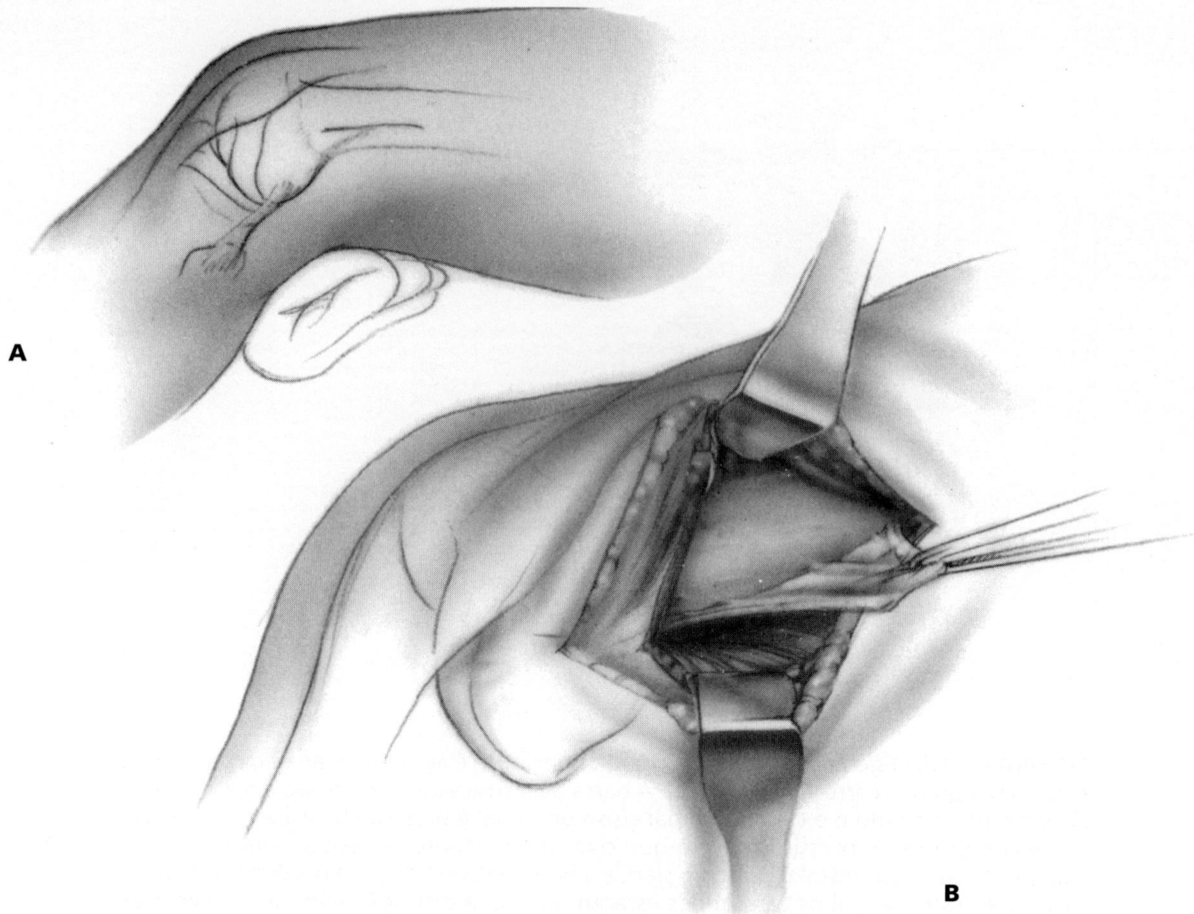

FIGURA 4-119. Se a osteotomia tiver sido executada distalmente para corrigir a deformidade angular, uma incisão lateral é executada de forma que ultrapasse os parafusos distais **(A)**. A fáscia lata é liberada de forma oblíqua da parte distal posterior até a proximal anterior, e inclui a membrana interóssea **(B).** Isso libera uma das maiores forças de deformação no joelho durante o alongamento. Se a deformidade em valgo for grave, pode ser desejável alongar o músculo bíceps ao mesmo tempo.

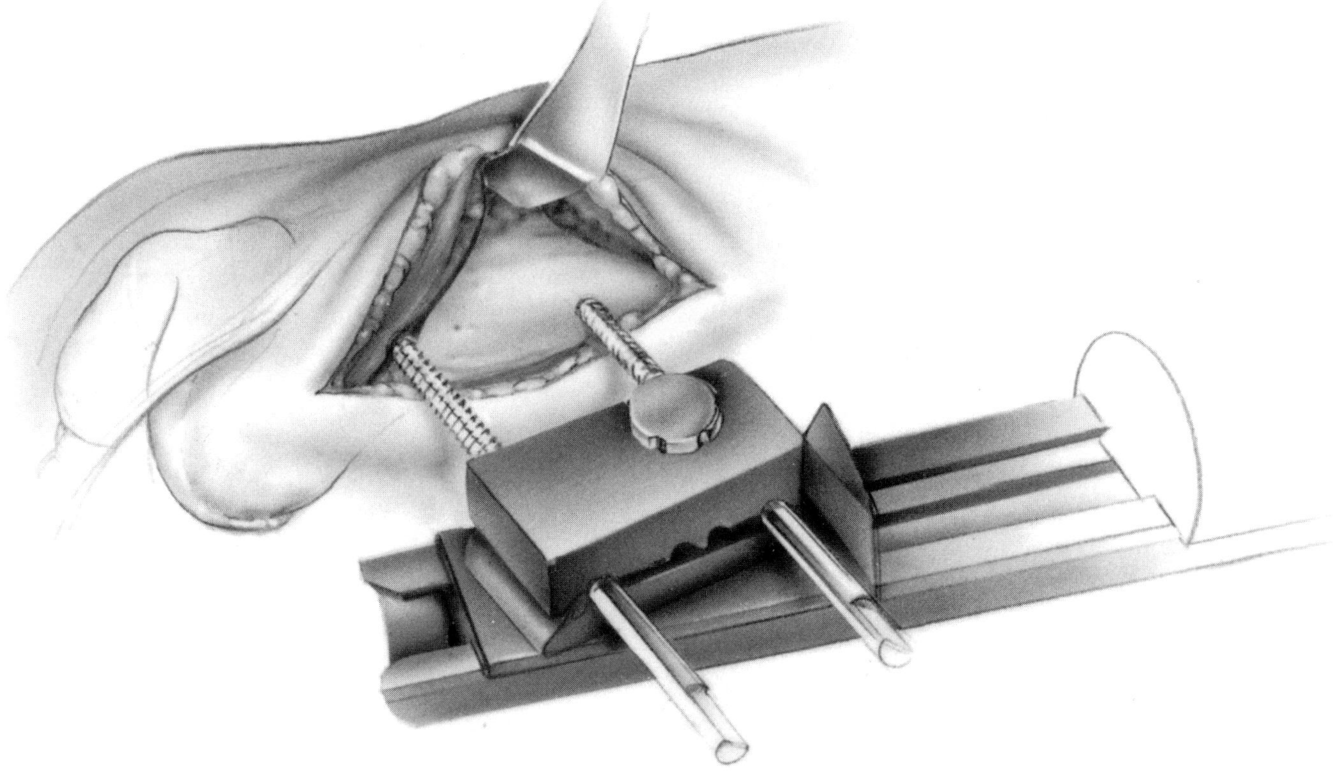

FIGURA 4-120. Após a inserção do parafuso proximal, os parafusos distais podem ser inseridos através da incisão. Sob o intensificador de imagens, o primeiro parafuso distal é posicionado 1 cm proximal à fise femoral distal e paralelo à linha da articulação. Um modelo de clampe de parafuso ajustável é aplicado ao *sled* distalmente (um também pode ser usado proximalmente para aumentar a ajustabilidade), e o *sled* é anexado aos parafusos proximal e distal. Os parafusos restantes são colocados proximal e distalmente, com os parafusos distais posicionados através da incisão.

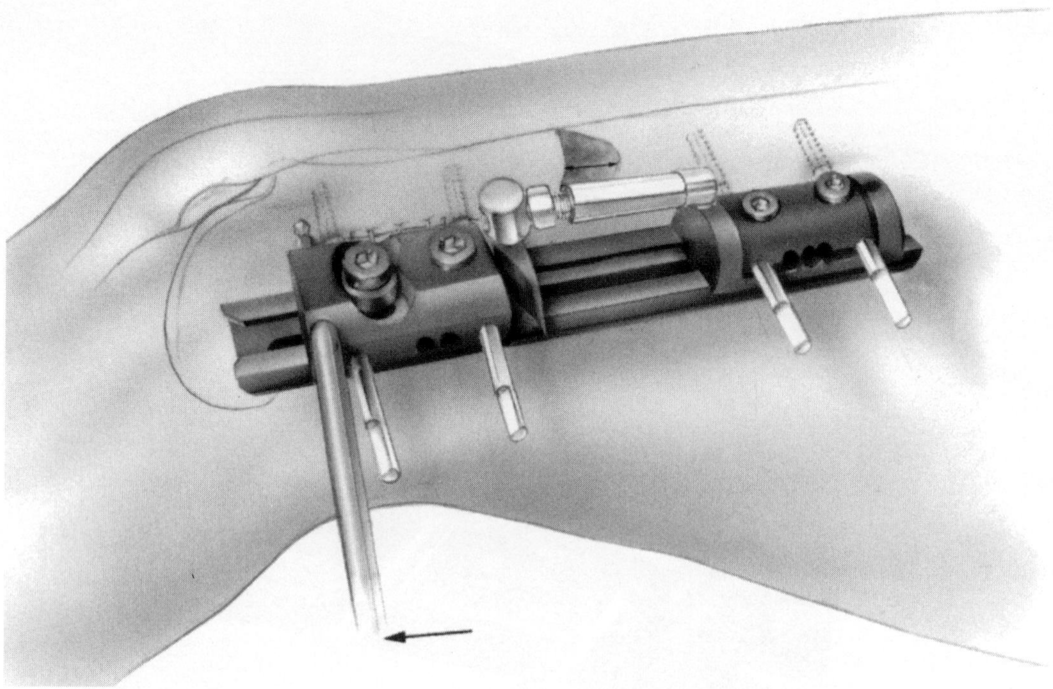

FIGURA 4-121. O fixador é removido e a osteotomia executada. Isso também pode ser obtido através da mesma incisão puxando a ferida proximal e anteriormente e aproximando-se do fêmur através da fina área entre os músculos vasto lateral e reto femoral. A ferida cirúrgica é fechada cuidadosamente ao redor dos parafusos, e o alongador axial é anexado aos parafusos. Sob controle do intensificador de imagens, a correção angular desejada é obtida, e os clampes são presos no lugar. Uma chave de fenda no orifício no clampe de parafuso ajustável fornece a alavancagem necessária e o controle para ajustar o clampe do parafuso.

FIGURA 4-122. A: Radiografia ântero-posterior de uma menina de 14 anos de idade que sofreu uma fratura da epífise do fêmur distal aos 8 anos de idade, com subseqüente interrupção do crescimento. Tentativas de operar a barra não obtiveram sucesso e, quando verificado, ela tinha uma discrepância de 6 cm e uma deformidade em valgo grave. **B:** Correção angular aguda foi conseguida no momento da cirurgia, e é vista 3 semanas após a cirurgia e 2 semanas após o alongamento começar. **C:** Durante o alongamento, a formação do osso no intervalo de distração pode ser observado. Note a deficiência do osso no lado em que a osteotomia foi aberta para corrigir a deformidade em valgo. Isso normalmente não configura um problema. **D:** Uma leve deficiência do osso ainda é vista 9 meses após a cirurgia e 6 meses após a remoção do fixador. **E, F:** Em 1 ano, contudo, a deficiência desapareceu, e o remodelamento progrediu.

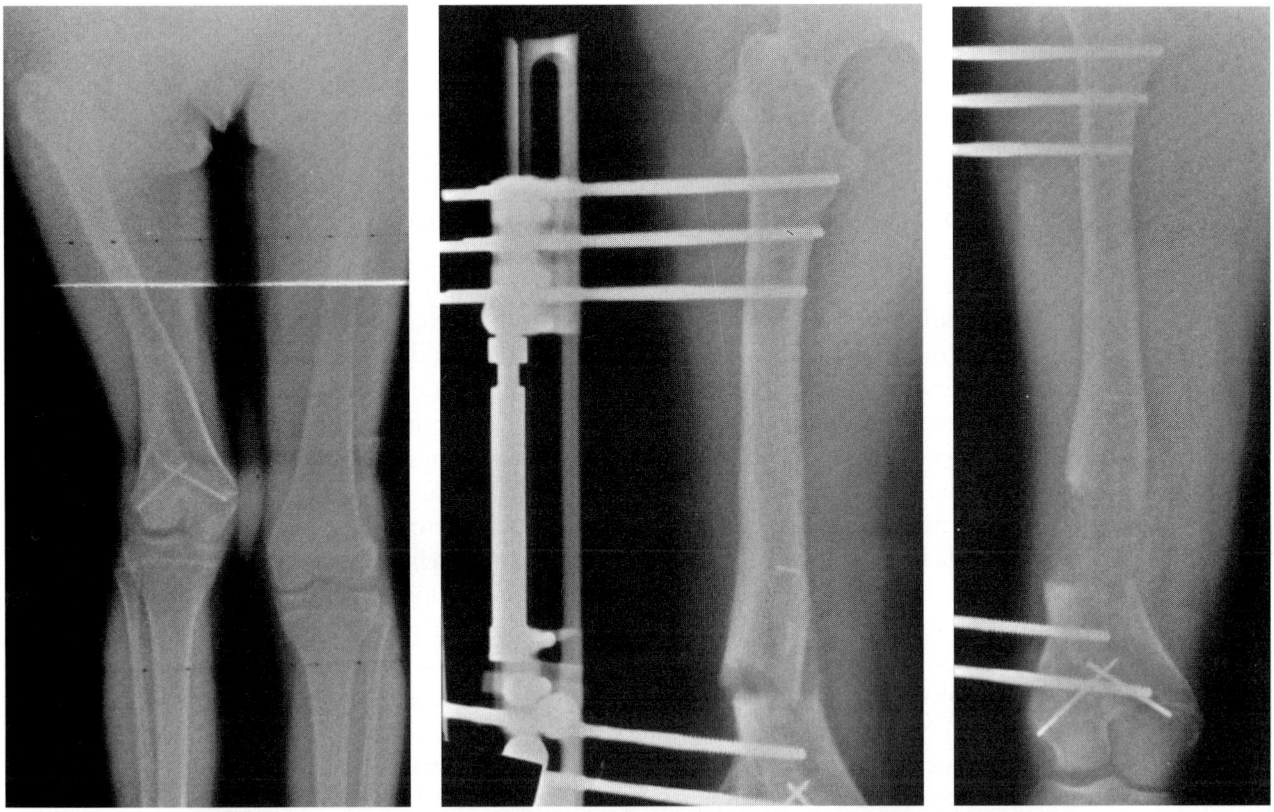

A,B **C**

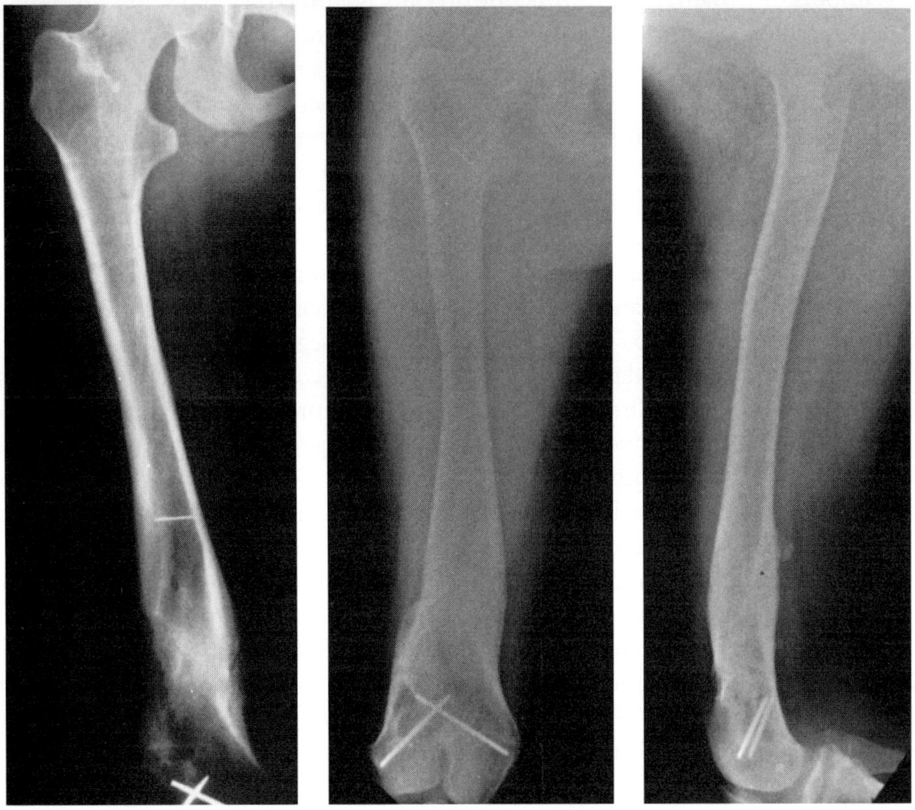

D,E **F**

CUIDADOS PÓS-OPERATÓRIO

Antes de deixar a sala de operação, o anestesiologista pode inserir um cateter para uma anestesia epidural contínua. Isso produz um excelente alívio para dor, sem os efeitos colaterais dos narcóticos intravenosos ou intramusculares — o que por sua vez, permite uma terapia física e caminhada com andadores (se a anestesia epidural for titulada corretamente), para iniciar no dia da cirurgia ou na manhã seguinte ao dia da cirurgia.

Ensine o paciente e os pais a cuidar do parafuso no primeiro dia pós-operatório. A filosofia e métodos de cuidados do parafuso variam muito e envolvem crenças tão rígidas, que é difícil fazer muitas recomendações. Entretanto, é importante limpar a pele e os parafusos diariamente, apenas com peróxido de hidrogênio em meia concentração, evitando quaisquer pomadas ou desinfetantes, que tendem a se acumular ao redor dos parafusos. O princípio básico é manter o ambiente local limpo, a fim de que os tecidos permaneçam saudáveis. Nas primeiras semanas, os curativos são aplicadas de maneira a minimizar o movimento da pele ao redor dos parafusos.

A distração normalmente começa cerca de 7 dias após a cirurgia. Se uma osteotomia em cunha aberta for executada precisamente, pode ser aconselhável atrasar por alguns dias. Para começar o alongamento, o pino segurando o clampe do parafuso que deve ser deslizado é removido enquanto os outros permanecem presos seguramente no corpo do fixador. Esse parafuso é guardado para uso posterior, quando o alongamento estiver completo. O paciente faz distração da perna ganhando 1 mm/dia na fase de 4 sessões de 1/4 de volta da barra de distração e compressão por dia.

É importante monitorar a distração do calo. Uma radiografia ântero-posterior do local da osteotomia é tirada após 1 semana, e então a cada 2 a 4 semanas, se necessário. É importante manter a continuidade do calo. Se uma quebra do calo for observada, a distração deve ser interrompida enquanto se espera a formação do calo. Pode ser necessário, em alguns casos, reverter a distração e aplicar a compressão. A distração é então retomada quando as radiografias mostrarem uma continuidade do calo. Também é preciso ser cauteloso sobre uma consolidação prematura, um problema mais incomum. Se ocorrer, a distração pode ser aumentada para 1,5 mm/dia.

Quando o alongamento desejado tiver sido alcançado, o pino é usado para prender o clampe do parafuso móvel. Começa um período de consolidação. Quando o calo mostra uma boa consolidação, o pino é removido novamente de um dos clampes do parafuso, e o período de carregamento dinâmico é iniciado. Isso pode ser feito mais cedo, e pode ser mais seguro se for usado um colar de segurança dinâmico (ver Fig. 4-104). Este anel prende rigidamente o alongador. Ele é colocado diretamente contra o clampe do parafuso móvel. Isso permite ao dispositivo apresentar um colapso de alguns poucos milímetros, colocando estresse no osso, mas impede um colapso do calo maior que isso. A dinamização também pode ser feita removendo-se alguns parafusos. Deixar um parafuso distal e um proximal enquanto se move o fixador tão longe do osso quanto possível aumenta o carregamento axial no osso e pode realmente ser um método mais eficaz de dinamização. Quando a formação de osso cortical for observada, o dispositivo está pronto para ser removido. Isso normalmente pode ser feito no consultório.

O tempo para consolidação óssea é expresso pelo índice de consolidação, que é o número de dias do tratamento total requerido para obter 1 cm de alongamento. Para se fazer o cálculo divide-se o total de dias de tratamento pelo número de centímetros de alongamento. Para o fêmur, o índice de consolidação é de 36 dias/cm (1).

Referências

1. De Bastiani G, Aldegheri R, Renzi-Brivio L, et al. Limb lengthening by callus distraction (callotasis). J Pediatr Orthop 1987;7:129.
2. Horster G. Principles of the surgical correction of posttraumatic deformities of the lower extremities. In: Hierholzer G, Muller KH, eds. Corrective osteotomies of the lower extremity after trauma. Berlin: Springer-Verlag, 1985:128.

4.16 TÉCNICA DE ILIZAROV PARA ALONGAMENTO FEMORAL

O fixador externo de Ilizarov consiste de uma estrutura circular complexa que é conectada ao osso por uma combinação de pinos rígidos e fios que perfuram o osso em múltiplos planos. Há muitos componentes que podem ser usados na construção de uma estrutura; embora haja considerável variedade no que diz respeito aos detalhes da técnica, não deveria haver variação no que se refere aos princípios. Devido à natureza complexa dessa aparelhagem e suas aplicações variadas, está além do escopo desse livro fazer mais do que uma descrição de seus princípios ao ilustrar um caso de simples alongamento femoral. A descrição da técnica de Ilizarov de alongamento da tíbia (ver Cap. 6, Procedimento 6.9) mostra em detalhes como construir uma estrutura e como ligar os fios a ela.

Como ocorre com qualquer dispositivo, há potenciais vantagens e desvantagens na utilização do fixador externo de Ilizarov no alongamento do fêmur. A maior vantagem que esta técnica tem sobre outros métodos de alongamento é a sua capacidade de corrigir deformidades angulares e rotacionais ao mesmo tempo. A compensação da estrutura volumosa proximalmente que interfere com as funções da vida diária é que a fixação com pinos proximais pode ser obtida em mais de dois planos em ângulos retos a um outro, em comparação com as estruturas unilaterais. Isso significa uma fixação segura dos fragmentos ósseos, e assim, menor deformidade durante o alongamento (Figs. 4-123 a 4-127).

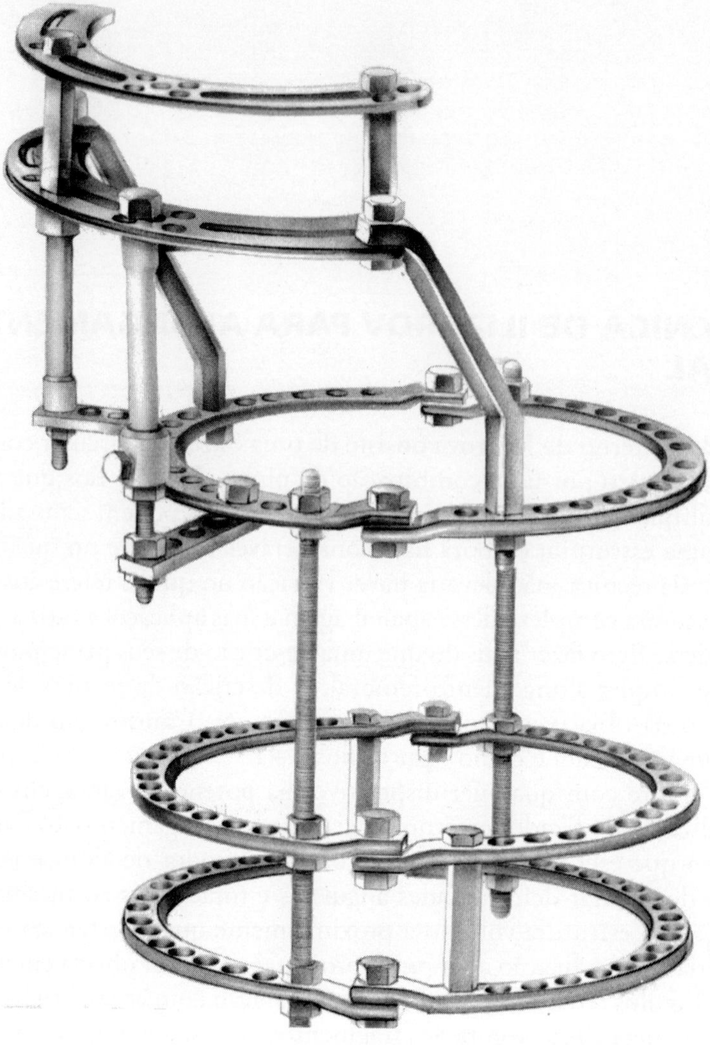

◀ **FIGURA 4-123**. Para orientações gerais sobre a montagem da estrutura e uma descrição das várias partes da estrutura veja as considerações sobre a utilização deste fixador externo no alongamento da tíbia (ver Cap. 6, procedimento de Ilizarov).

Tanto quanto possível, a montagem da estrutura deve ocorrer antes da cirurgia. A exata construção da estrutura depende em grande parte do tamanho do paciente. A parte proximal da estrutura pode ser feita com dois arcos (90 ou 120°, pequenos ou grandes), ou, no caso de uma criança pequena, um arco e um "pino caído" que é ligado a um clampe de fixação de múltiplos pinos. Isso fornece dois níveis de fixação do fragmento proximal no plano horizontal ou transverso. Para obter fixação nos planos sagital e coronal, pinos adicionais são usados para penetrar o osso nesses planos e ligar-se à estrutura do dispositivo.

A estrutura distal consiste de dois anéis completos ligados da maneira usual por conectores. Novamente, o princípio é obter fixação do fragmento distal em dois planos horizontais diferentes. O anel distal suporta dois fios de transfixação, e o anel proximal suporta um ou dois fios de transfixação, dependendo da necessidade de estabilidade. Se a criança for muito pequena para permitir o uso de dois anéis, um "fio caído" pode ser usado. Se houver receio de que o anel distal bloqueie a flexão do joelho, um anel de 5/8 pode ser usado como o anel distal.

Entre o arco de 120 graus e os anéis distais há um "anel morto". Esse anel não é ligado ao osso. A estrutura proximal é conectada ao anel morto por dois suportes oblíquos e duas hastes rígidas. O anel morto será conectado ao mais proximal dos anéis distais com alongadores ou dobradiças que serão utilizadas para alongar ou corrigir a deformidade angular. Quando inicialmente construída, a estrutura irá se adequar à deformidade. Esse conceito do anel morto simplifica muito a construção da estrutura quando é usada para correção angular.

As partes da estrutura que são pré-montadas — os anéis distais e o anel morto — são ligadas ao fêmur pelo fio transverso mais distal (ver Fig. 4-125**A**). Com o dispositivo ligado ao osso através desse fio, a estrutura pode ser ajustada para permitir espaço suficiente entre os anéis e a pele, e o remanescente da estrutura pode ser montado para encaixar-se na coxa proximal.

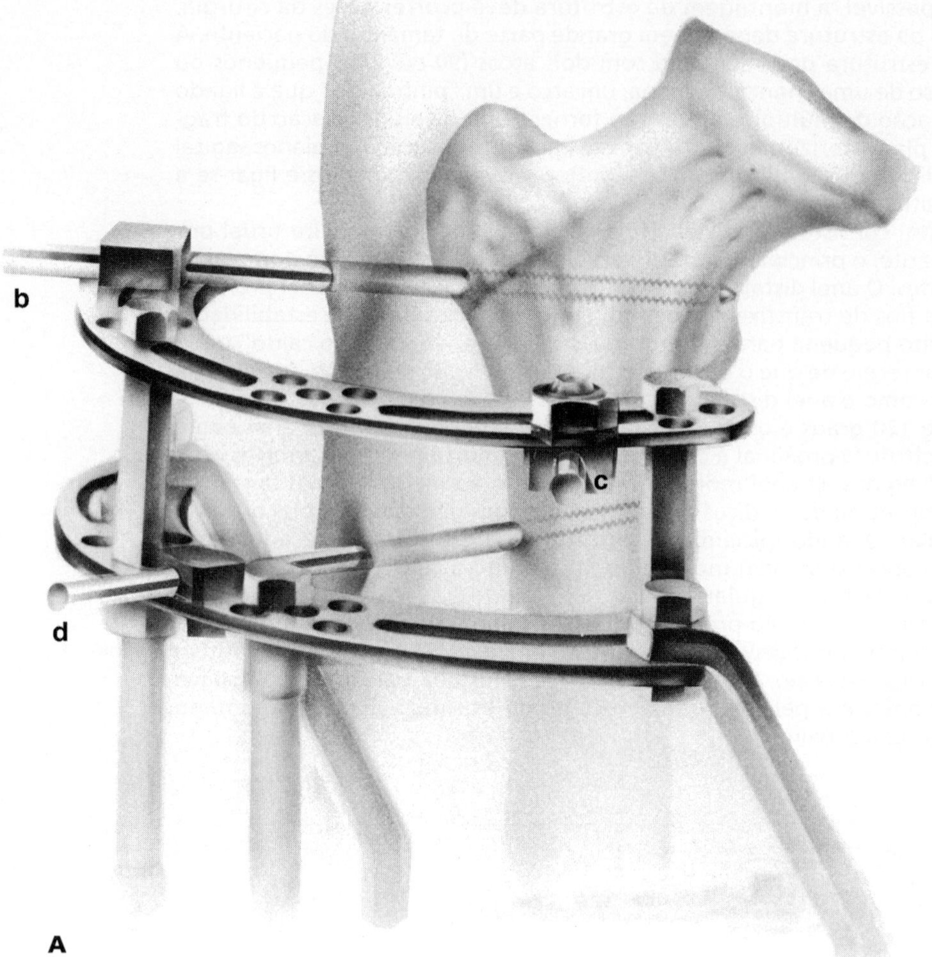

A

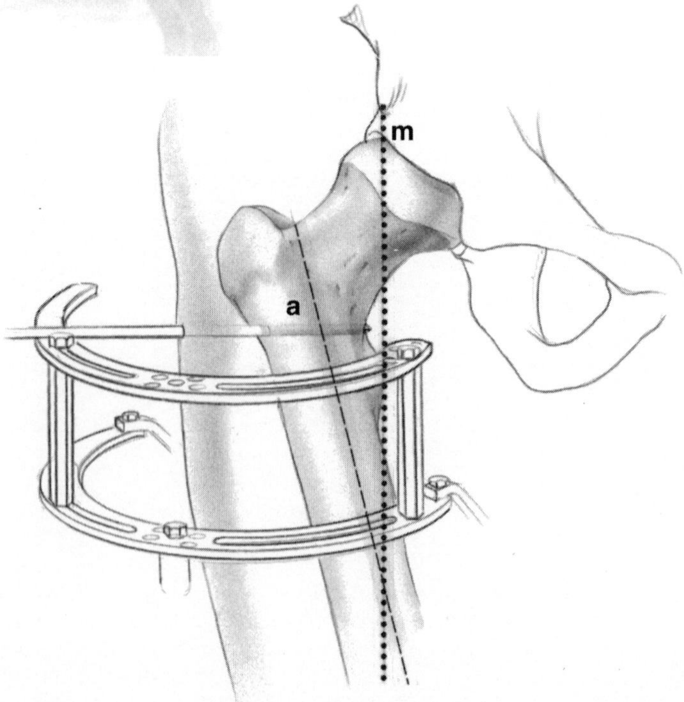

B

FIGURA 4-124. A: Com a armação da estrutura completada e ajustada, os meios-pinos proximais são colocados de acordo com as indicações da ilustração. Eles podem ser pinos de 4 ou 5 mm, dependendo do tamanho do paciente. O primeiro pino (b) a ser colocado é o pino lateral; ele é colocado diretamente distal ao trocanter maior (b). **B:** É importante que esse pino seja perpendicular ao eixo mecânico (m) do fêmur — o qual passa do centro da cabeça femoral através do centro do joelho ao centro do tornozelo —, não ao eixo anatômico. Esse meio-pino é então conectado ao anel, e a estrutura é melhor ajustada na coxa. A estrutura é então fixada na posição correta. Em seguida, o pino anterior (c) é colocado a 90° ao pino lateral e é conectado ao arco proximal. O terceiro pino (d) é colocado em um ângulo de 45° em relação a esses dois pinos e conectado ao arco inferior. Em um paciente grande, um quarto pino pode ser colocado e conectado ao arco inferior.

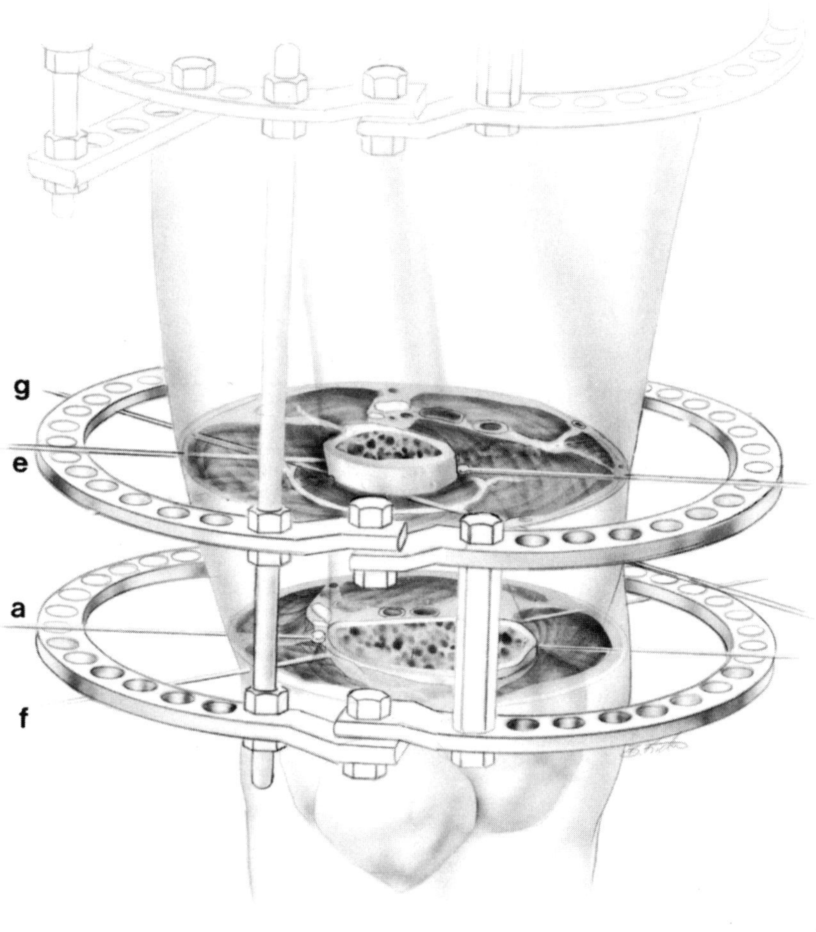

FIGURA 4-125. Os fios distais são inseridos da seguinte maneira. O pino transverso no anel distal é o primeiro pino inserido (a). Esse pino deve ter uma "oliva" lateralmente. Este primeiro pino transverso deve ser colocado paralelo ao eixo da articulação do joelho que joelho deve estar flexionado quando esse pino for inserido para evitar fixar o músculo do quadríceps em uma posição estendida, bloqueando assim a flexão.

Um segundo fio transverso com uma oliva medialmente é conectado ao anel mais proximal (e). Dois pinos adicionais são necessários. Um desses deve começar ântero-lateralmente (f) e outro ântero-medialmente (g), de forma que eles tendam a estar 90° em relação um ao outro. Quando o fio é passado através do quadríceps, o joelho deve estar flexionado, e quando ele estiver saindo posteriormente e passando através dos músculos isquiotibiais, o joelho deve estar estendido.

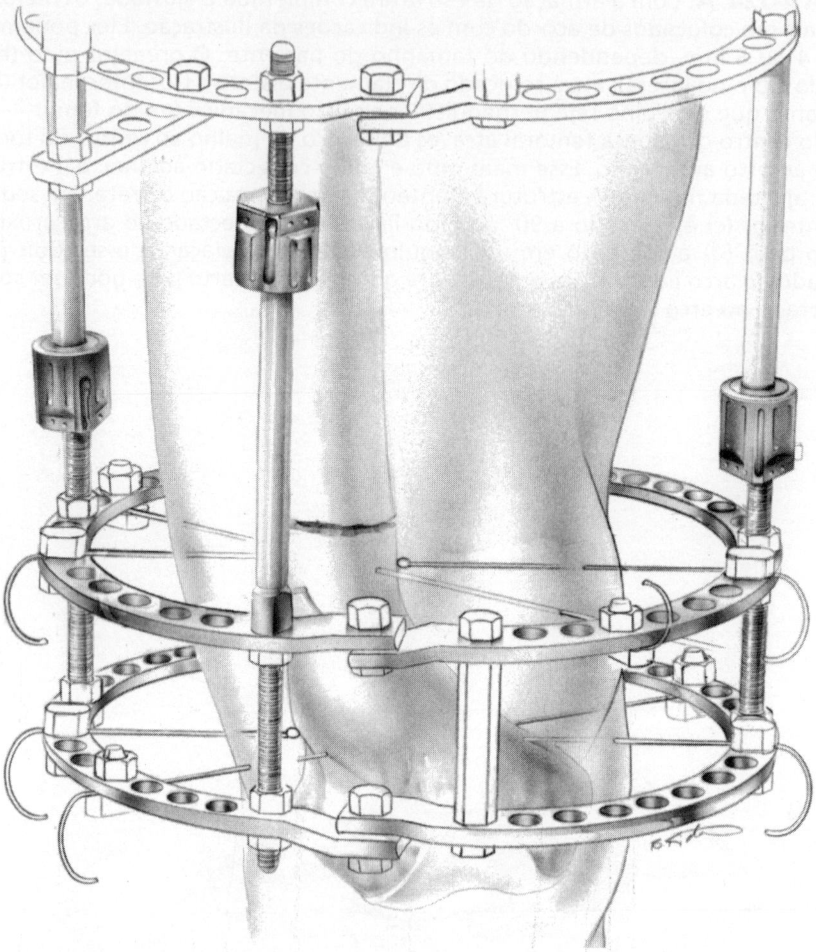

FIGURA 4-126. Com a estrutura agora presa à perna, os conectores entre os anéis distais e o anel morto são removidos em preparação para a osteotomia. Os princípios da osteotomia e os aspectos técnicos de sua execução são descritos no procedimento para alongamento tibial com a técnica de Ilizarov (ver Cap. 6, alongamento da tíbia pelo método de Ilizarov). A osteotomia é feita no fêmur distal cerca de 1 cm proximal ao mais proximal dos pinos distais. Isso pode ser feito através de uma incisão lateral.

FIGURA 4-127. BH é uma menina de 6 anos e 6 meses que sofreu destruição da epífise femoral distal secundária à infecção quando bebê. Ela foi submetida a várias osteotomias prévias, e sua projetada discrepância de comprimento de perna é de 15 cm **(A)**. O plano é ganhar tanto comprimento quanto possível, reconhecendo que um alongamento adicional será necessário no futuro. Note que, a despeito do eixo mecânico deficiente do fêmur, sua articulação do joelho é paralela ao chão durante todo o alongamento.

A progressão da distração do calo ósseo está ilustrada em 4, 10 e 15 semanas **(B,C,D)**.

Os resultados são vistos 6 meses após a remoção do fixador externo **(E)**. (Cortesia do dr. Peter Armstrong, Shriner's Hospital for Crippled Children, Salt Lake City, UT.)

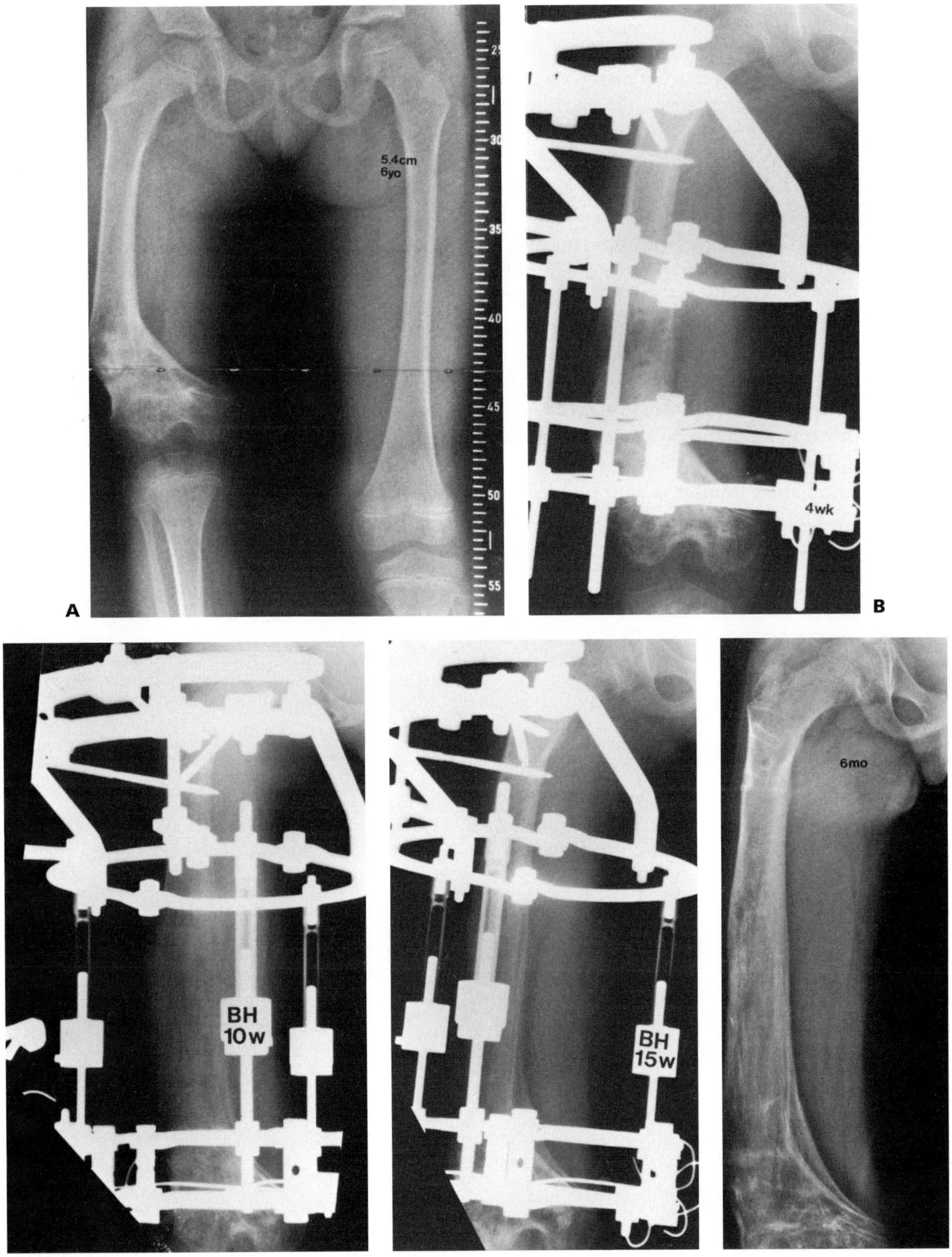

A B C D,E

CUIDADOS PÓS-OPERATÓRIOS

O alongamento começa de 3 a 10 dias após a aplicação do fixador externo e da osteotomia do osso. Na maioria das crianças, o alongamento é iniciado com 5 dias. O alongamento é feito à razão de 1 mm/dia em quatro estágios. Se os alongadores forem usados a tarefa do paciente é simplificada, porque cada clique equivale a 0,25 mm. Se hastes rosqueadas forem usadas, o paciente deve ajustar todas as porcas em todas as hastes quatro vezes por dia. Durante esse período de alongamento, a sustentação de peso é encorajada, e fisioterapia para manter o movimento da articulação é feita várias vezes ao dia.

O alongamento é monitorado radiograficamente para se assegurar que a continuidade do callus seja mantida. Lembre-se que 1 mm/dia é um guia, e que certas circunstâncias (p. ex., rompimento do calo, consolidação prematura) podem requerer um aumento ou decréscimo na taxa de alongamento. A aparelhagem não deve ser removida até que o osso cortical esteja presente no calo de distração. Devido ao fato de a estrutura fornecer suficiente flexibilidade para permitir a aplicação de carga mecânica ao osso, essa cortical deve se desenvolver sem afrouxamento da distração, como é feito durante o período de consolidação na técnica Orthofix. Entretanto, fraturas são um problema com todos os procedimentos de alongamento, e o paciente deve ser protegido com a utilização de uma órtese, de muletas ou ambos, conforme as circunstâncias exigirem.

4.17 OSTEOTOMIA FEMORAL ANGULAR DISTAL

Muitas deformidades em crianças podem resultar em distúrbio do crescimento do fêmur distal. Entre as mais comuns estão infecção, ferimentos e distúrbios do crescimento sistêmico (p. ex., raquitismo). Em muitos casos, especialmente aqueles que destroem um segmento da placa de crescimento, uma deformidade em varo ou valgo podem ser combinados com angulação anterior ou posterior, afetando predominantemente um côndilo. Essas deformidades combinadas criam um plano de movimento no joelho que não é o eixo mecânico ou anatômico do membro, e eles requerem um planejamento pré-operatório cuidadoso para corrigir cada componente da deformidade.

Há um risco particular na correção da deformidade em valgo, especialmente quando grave ou de longa duração, ou quando se planeja realizar uma osteotomia em cunha com abertura. Esse risco consiste em causar dano ao nervo fibular. Quando este risco é previsto, é aconselhável realizar uma liberação do nervo fibular da fáscia tensionada sobrejacente distalmente além da cabeça fibular.

A fixação do joelho (i. e., o fêmur distal ou a tíbia proximal) é freqüentemente difícil em crianças por causa das placas de crescimento abertas. Pinos de Steinmann lisos cruzados têm sido usados, mas têm a desvantagem de ser menos rígidos do que o desejado, tornando necessário o uso de um aparelho de gesso, e causando o risco de infecção se os pinos forem deixados do lado de fora da pele. Uma fixação interna rígida com placas pode ser feita da forma usual se a placa de crescimento estiver fechada, mas se estiver aberta, a lâmina da placa angulada deve ser inserida acima da região fisária de crescimento e placa lateral deve ser modelada. Uma placa de compressão dinâmica AO modelada também pode ser utilizada. Esses dois métodos requerem que a osteotomia seja feita em um nível mais alto do que seria desejado. Freqüentemente, em crianças pequenas, placas menores de ângulo reto podem ser usadas. O planejamento pré-operatório cuidadoso, considerando a localização da osteotomia e o tipo de placa, seu comprimento e sua extensão, são necessários. Uma terceira alternativa é o uso de fixação externa.

A osteotomia é feita e fixada a partir da abordagem lateral, embora uma deformidade grave em valgo possa ser corrigida com uma abordagem medial. Quando uma deformidade em valgo é corrigida a partir de uma abordagem lateral, a placa é usada como placa de apoio. Se uma osteotomia aberta for utilizada nessa região, geralmente não é necessário adicionar enxertos ósseos. A curetagem do osso da metáfise para o defeito geralmente resulta em rápida consolidação óssea.

O comprimento do membro também é uma consideração em deformidades angulares do fêmur distal e deve ser levado em conta no planejamento pré-operatório. Além da discrepância prevista no final do crescimento secundária ao dano à placa de crescimento, há dois fatores em relação ao comprimento do membro que devem ser levados em conta no planejamento. Esses fatores foram discutidos em relação às osteotomias tibiais por Canale e Harper (1) (Figs. 4-128 a 4-139).

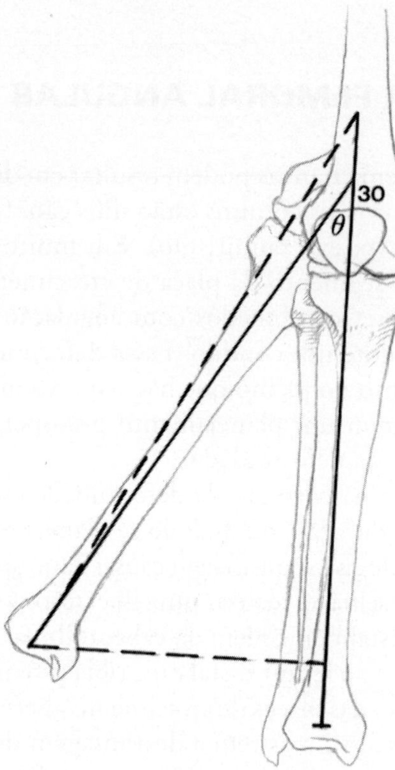

FIGURA 4-128. O primeiro fator a ser considerado em termos de comprimento é que qualquer deformidade angular irá produzir um encurtamento funcional do membro, e a correção dessa angulação irá produzir ganho em termos de comprimento. A quantidade a ser obtida (independente do tipo de osteotomia feito) depende do comprimento do membro abaixo do local da osteotomia e do grau de angulação. A quantidade de comprimento a ser obtida pode ser determinada a partir de uma análise geométrica (1). Pode ser estimada mais facilmente ao se desenhar modelos da correção. Se a deformidade for criada por uma má união óssea e não por um distúrbio de crescimento, há pouco valor nesse cálculo, porque a correção da angulação irá restaurar o comprimento normal. O cálculo desse fator é de grande importância quando é planejada a correção de uma grande deformidade angular causada por um distúrbio no comprimento longitudinal geral do membro.

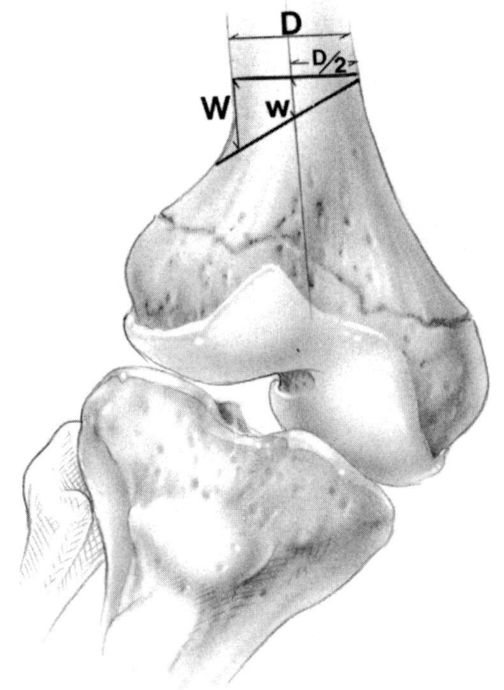

FIGURA 4-129. O segundo fator a considerar no planejamento da osteotomia é a quantidade de comprimento que será ganho ou perdido em uma osteotomia em cunha de abertura ou fechamento. A análise geométrica mostra que essa quantidade é igual à altura no centro da cunha (1). Isso pode ser calculado geometricamente ou a partir de modelos antes da cirurgia e medidos diretamente na hora da cirurgia. Pequenas correções do comprimento na faixa de 1 a 2 cm são geralmente possíveis, mas o cirurgião não deve esperar ganhar correções maiores somente por meio da osteotomia.

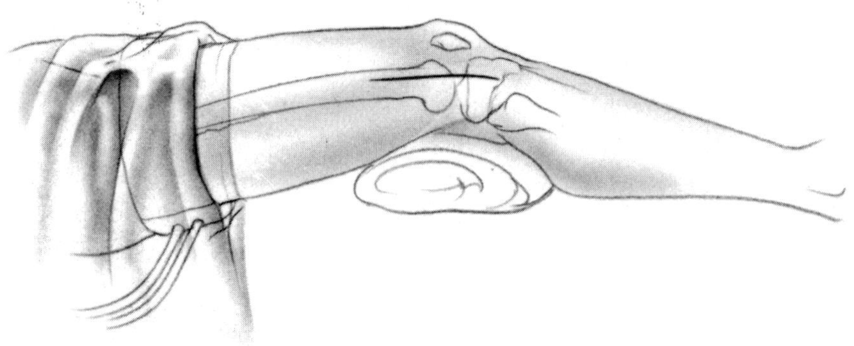

FIGURA 4-130. O paciente é posicionado em decúbito dorsal sobre uma mesa radiotransparente. Um apoio (saco de areia) é colocado sob o quadril para compensar a tendência da perna em rodar externamente, e um apoio macio (toalha enrolada) é colocado sob o joelho para relaxar os músculos. A perna é coberta pelo campo estéril, mas fica livre para ser movida. Um torniquete estéril pode ser usado em volta da coxa proximal, exceto em crianças pequenas. A incisão estende-se do nível do joelho proximalmente ao longo da linha que conecta a porção média do côndilo femoral lateral e o trocanter maior.

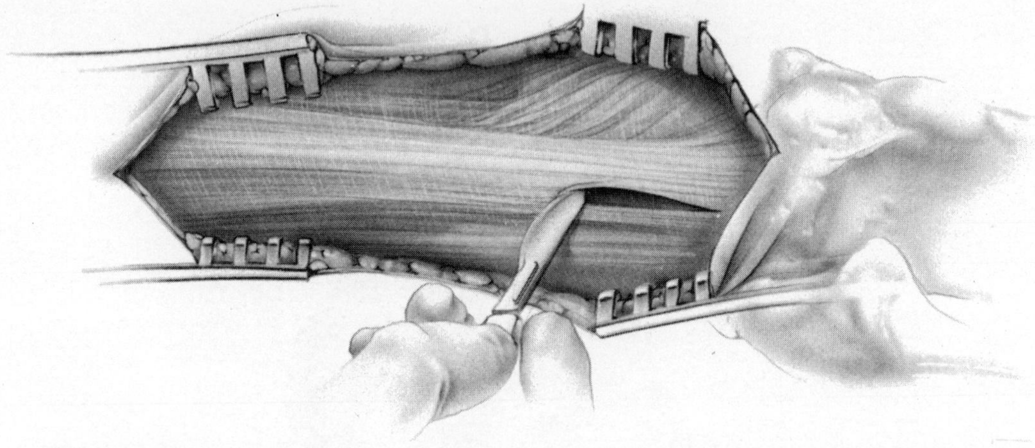

FIGURA 4-131. A banda iliotibial é identificada após o tecido subcutâneo ser dividido. Uma divergência das fibras distalmente pode ser identificada: as fibras que vão para o retináculo patelar em direção anterior as fibras que vão para a inserção da banda iliotibial no tubérculo de Gerdy continuando distalmente. A banda iliotibial é dividida começando nesse intervalo.

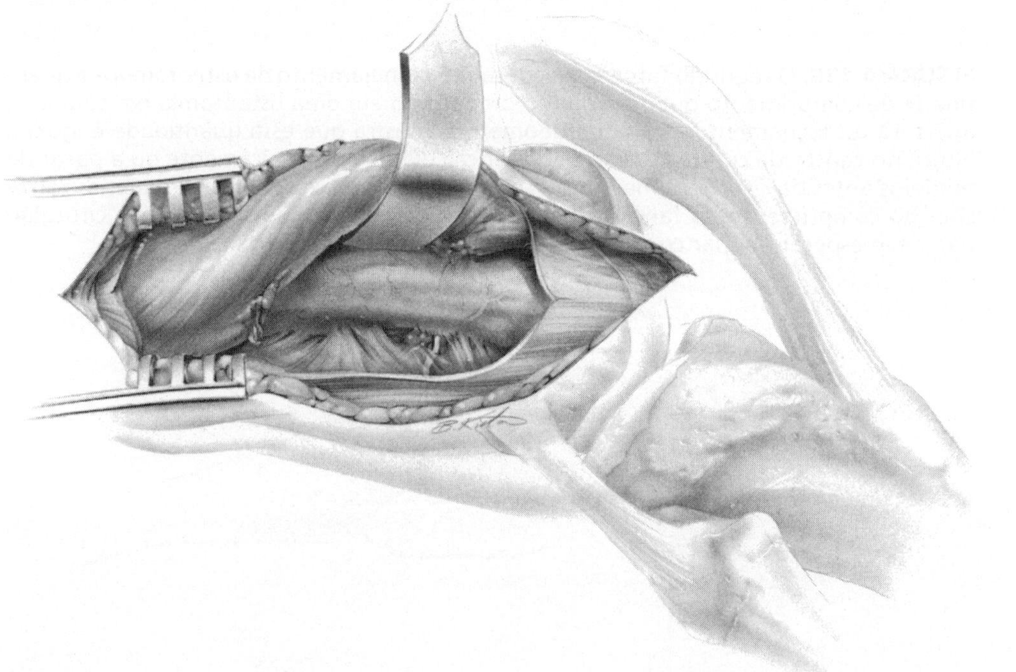

FIGURA 4-132. A margem posterior do músculo vasto lateral é identificada na parte distal da exposição e é rebatida em sentido anterior. Após uma curta distância, o vasto lateral estará ligado ao septo intermuscular, do qual ele deve ser liberado. Isso é feito com um elevador de periósteo. O músculo pode ser seguido de volta à sua inserção no fêmur, do qual ele também precisa ser liberado. Isso seria uma questão simples se não fosse pela artéria geniculada superior que cruza a região alargada do côndilo femoral lateral e os ramos perfurantes que suprem o músculo vasto lateral que vêm através do septo intermuscular próximo ao osso para entrar no músculo. À medida que a dissecção se aproxima do osso, esses vasos geralmente podem ser identificados e cauterizados se o cirurgião for cuidadoso ao realizar a dissecção.

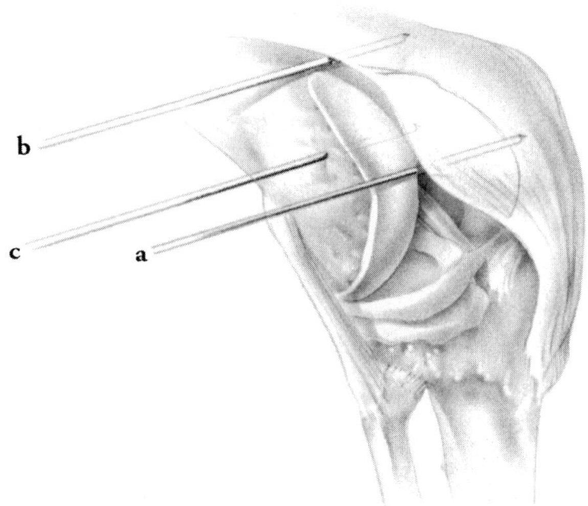

FIGURA 4-133. Devido ao fato de que há uma deformidade, o guia condilar não pode ser usado aqui como costuma ser usado para uma fixação de fratura. A correção da deformidade, entretanto, depende da placa ser colocada no fragmento distal exatamente na posição correta. Essa posição geralmente é paralela à linha da articulação. Sendo assim, é melhor identificar a linha articular ao inserir um fio de Kirschner pequeno e liso através da articulação do joelho, passando sobre ambos os côndilos femorais (a). Isso é mais fácil de fazer com os joelhos flexionados a 90°. Esse fio guia a inserção do cinzel de assentamento da placa no plano frontal.

É necessário, nesse ponto, determinar a localização e a direção corretas para a inserção do cinzel de assentamento no plano sagital. Um segundo fio liso de Kirschner pode ser passado sobre a superfície anterior dos côndilos femorais através da articulação patelo-femoral para determinar a inclinação (b). O ponto de início correto será 1,5 cm proximal à articulação e alinhado com a porção média da diáfise femoral. Agora um terceiro fio de Kirschner paralelo à linha da articulação e com a inclinação adequada pode ser inserido no côndilo femoral 1 cm proximal à articulação; sua localização é confirmada no intensificador de imagens e então será usado como guia para o cinzel de assentamento (c). Os outros dois fios (a,b) podem ser removidos.

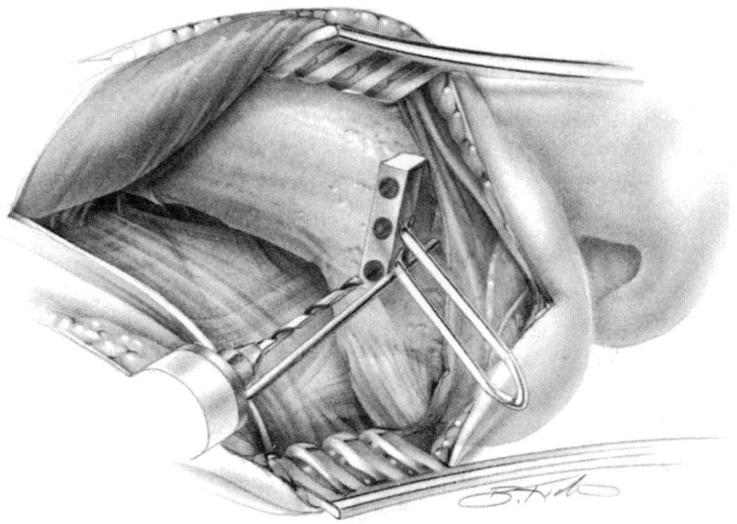

FIGURA 4-134. É preciso fazer uma abertura na cortical antes de inserir o cinzel de assentamento afim de que sua direção possa ser controlada. Isso pode ser feito com um pequeno osteótomo, ou fazendo três orifícios com uma broca de 4,5 mm e suporte de broca. Os orifícios poderão então ser conectados por um pequeno saca-bocado.

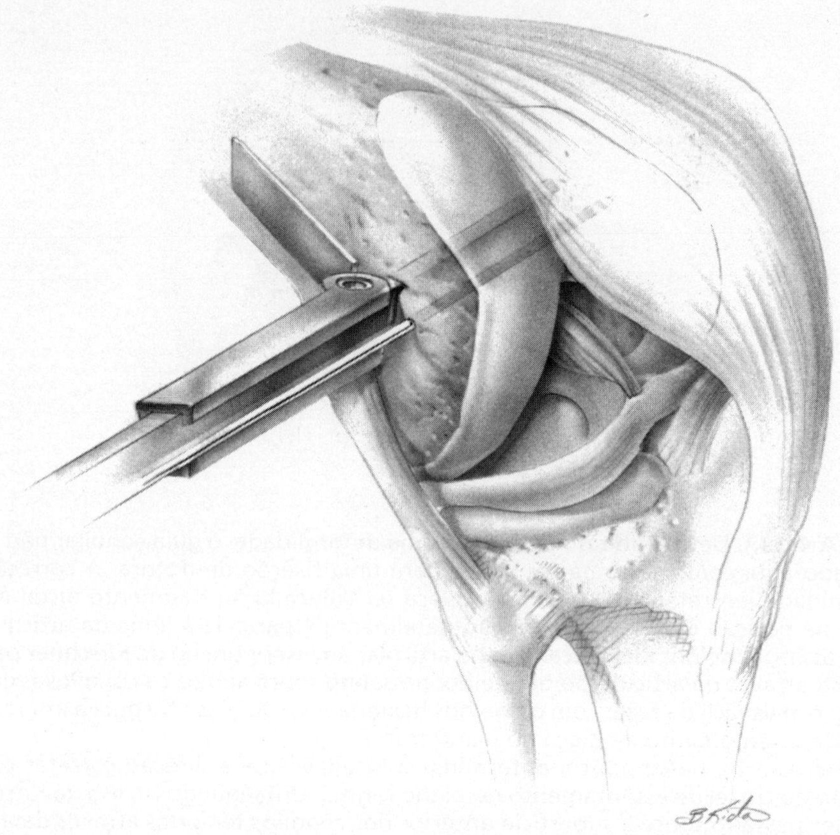

FIGURA 4-135. O cinzel de assentamento é inserido nos côndilos femorais. É útil usar o guia do cinzel e o martelo diapasão para manter a rotação adequada da lâmina durante a inserção. Se isso não for feito, a placa não ficará em contato com a diáfise do fêmur.

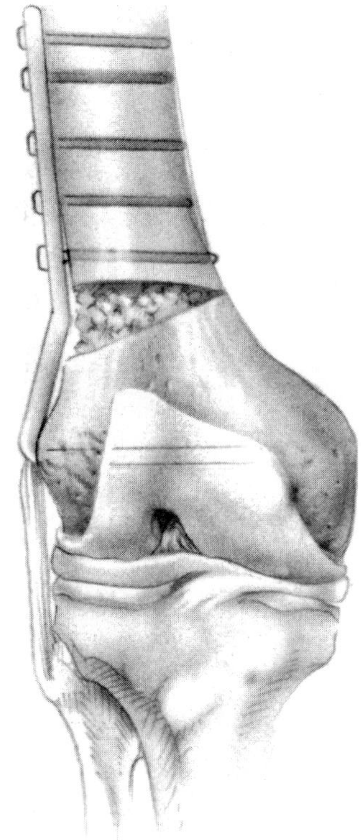

FIGURA 4-136. Se uma deformidade em valgo estiver sendo corrigida através de uma osteotomia em cunha de abertura para ganhar comprimento, nenhum cálculo adicional é necessário. Uma osteotomia transversa simples é feita na região supracondilar. Quando a placa lateral for trazida em contato com a haste femoral, o alinhamento do fêmur distal deve ser trazido ao normal.

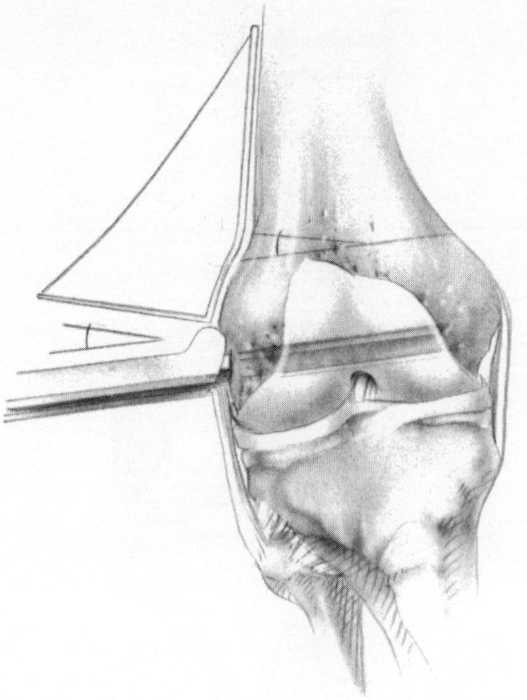

FIGURA 4-137. Quando uma deformidade em varo estiver sendo corrigida através de uma osteotomia em cunha de fechamento, o tamanho da cunha precisa ser determinado. Isso deve ser feito pré-operativamente, mas pode ser confirmado ao se observar o ângulo formado pelo cinzel de assentamento e a base do guia condilar. Uma osteotomia transversa é realizada na região supracondilar, e uma cunha de tamanho apropriado é então removida da metade lateral do fragmento proximal se uma deformidade em varo estiver sendo corrigida, ou da metade medial se uma deformidade em valgo estiver sendo corrigida sem a necessidade de comprimento adicional.

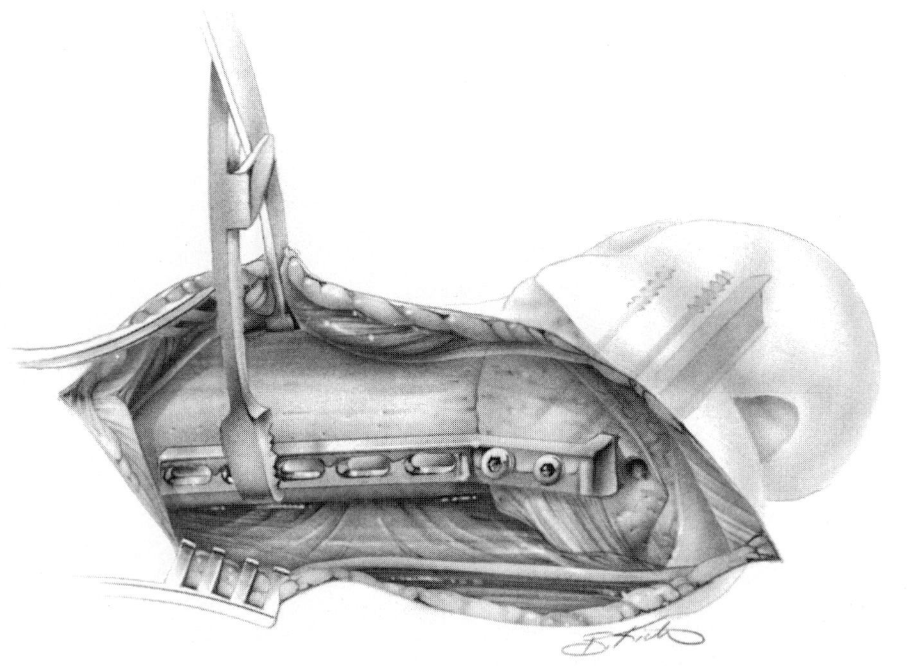

FIGURA 4-138. Os dois orifícios distais na placa condilar são para o uso de parafusos esponjoso para fornecer fixação adicional do fragmento distal. Após eles terem sido fixados, a placa é mantida junto a diáfise femoral com um clampe e fixada com parafusos. É aconselhável usar o dispositivo de compressão nessa osteotomia para obter compressão, e não contar apenas com a compressão obtida por meio da compressão dinâmica da placa e dos parafusos.

A ferida cirúrgica é drenada e o fechamento iniciado na banda iliotibial.

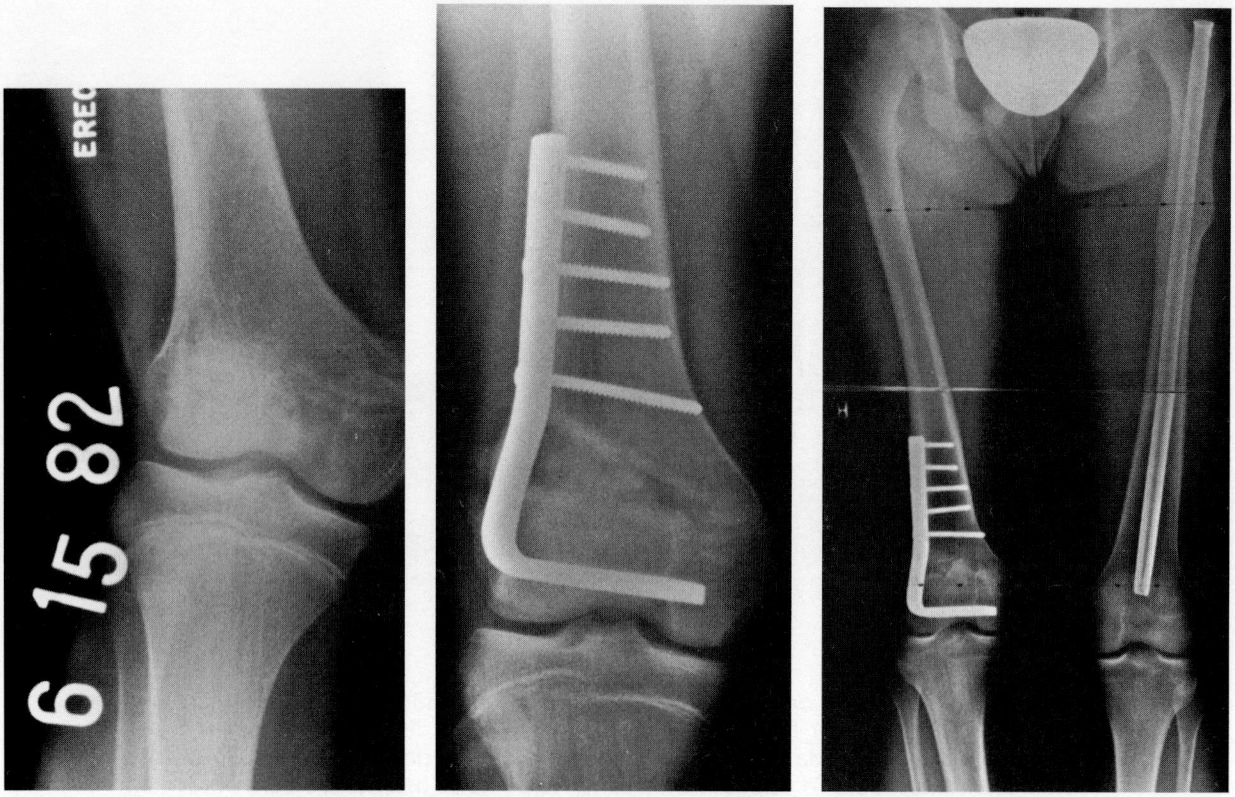

A,B C

FIGURA 4-139. JT sofreu uma fratura tipo II de Salter da fise femoral distal aos 12 anos de idade, com subseqüente interrupção do crescimento na metade lateral da placa de crescimento. Quando foi examinado aos 16 anos de idade, ele apresentava uma deformidade em valgo significativa e 4,5 cm de encurtamento do fêmur quando comparado com o lado oposto **(A)**. Foi calculado que uma osteotomia em cunha com abertura produziria 1,5 cm de ganho em comprimento da perna, deixando uma discrepância de 3 cm. Uma osteotomia em cunha com abertura foi executada usando-se uma placa condilar **(B)**. Na mesma sessão cirúrgica, o paciente também foi submetido a um encurtamento fechado intramedular do fêmur oposto para produzir equalização do comprimento de seus membros **(C)**. O alongamento com correção angular, usando o dispositivo de Ilizarov ou Orthofix, seria outra alternativa para esse plano de tratamento.

CUIDADOS PÓS-OPERATÓRIOS

Nenhuma imobilização é necessária no pós-operatório. O paciente inicia exercícios ativos assistidos de amplitude de movimento no dia seguinte após a cirurgia, e progride para sustentação de peso com muletas em alguns dias. À medida que a dor diminui, o paciente inicia exercícios ativos para manter a força dos quadríceps e dos isquiotibiais. A consolidação óssea da osteotomia é monitorada com radiografias, e a sustentação de peso total é permitida quando a união for evidente, geralmente em 6 a 8 semanas.

Referências

1. Canale ST, Harper MC. Biotrigonometric analysis and practical applications of osteotomies of tibia in children. Instr Course Lect 1981;30:85.

4.18 OSTEOTOMIA FEMORAL ROTACIONAL DISTAL USANDO FIXAÇÃO EXTERNA

O mal-alinhamento rotacional no fêmur pode ser corrigido por uma osteotomia em qualquer ponto do osso. A consolidação óssea rápida que ocorre nas metáfises, entretanto, favorece a correção na região intertrocantérica ou supracondilar. Embora muitos cirurgiões recomendem que a correção seja feita na região intertrocantérica em qualquer idade, alguns preferem executar a osteotomia na região supramaleolar para crianças com menos de 9 anos de idade (1,2). As indicações para osteotomia rotacional para anteversão femoral persistente e excessiva têm sido dadas (1-3). Devido ao fato da cirurgia não ser usualmente indicada ou necessária antes dos 8 anos de idade, e dessa técnica não ser recomendada para crianças com mais de 9 anos de idade, há um uso limitado para essa indicação.

O procedimento foi inicialmente concebido com base em dois princípios: não importa o local onde a correção rotacional é obtida, e esta cirurgia é uma operação menor e mais simples quando feita na região supra-condilar, que deixa apenas uma pequena cicatriz e não requer a remoção da fixação interna. Como feito originalmente, o procedimento requer como fixação apenas um aparelho de gesso pelvipodálico que inclui as duas pernas. Após experimentar a perda de posição, alguns cirurgiões começaram a colocar pinos de Steinmann no osso e incorporá-los ao aparelho de gesso. Com a evolução da fixação externa, era lógico que a fixação externa sem aparelho de gesso se tornasse uma opção adicional para tratamento.

Além da potencial perda de posição se nenhuma outra fixação além do gesso fosse usada, a ocorrência de hipercrescimento medial do fêmur distal exigindo reoperação tem sido reportado (4). A razão não era aparente, mas foi comparada à deformidade em valgo que é vista após uma fratura tibial proximal incompleta em uma criança que está crescendo.

As vantagens de usar essa abordagem precisam ser individualizadas para cada paciente. Usar fixação externa em uma osteotomia rotacional distal tem desvantagens e benefícios. Com a maioria dos fixadores, pode haver necessidade de alguma ajustabilidade após o paciente ser avaliado acordado. Isso raramente deveria ser necessário após uma avaliação cuidadosa na mesa de operação com o paciente ainda sob anestesia geral e o campo estéril removido. Em geral, pacientes não gostam de fixação externa. Para o cirurgião, os mesmos problemas com retardo de consolidação que são encontrados em fraturas transversas são vistos aqui (Figs. 4-140 a 4-144).

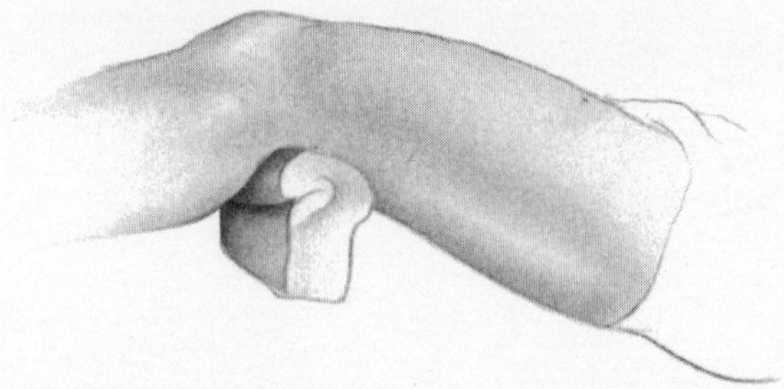

FIGURA 4-140. O paciente é posicionado reto sobre uma mesa radiotransparente. Um calço estéril embaixo do joelho facilita a colocação dos pinos, mas deve ser removido quando a rotação é verificada.

Um fixador Orthofix de tamanho apropriado e seu modelo são escolhidos. O corpo do modelo deve ser estendido de 2 a 3 cm. Isso é para permitir o encurtamento do dispositivo que irá ocorrer quando o osso for rodado, trazendo os dois conjuntos de pinos juntos. Também é importante que, ao estender o dispositivo, permite-se que seja aplicada carga dinâmica do local da osteotomia para promover uma consolidação óssea mais rápida. O modelo é alinhado com a diáfise femoral, e os dois pinos mais proximais são colocados primeiro, como foi descrito para o alongamento.

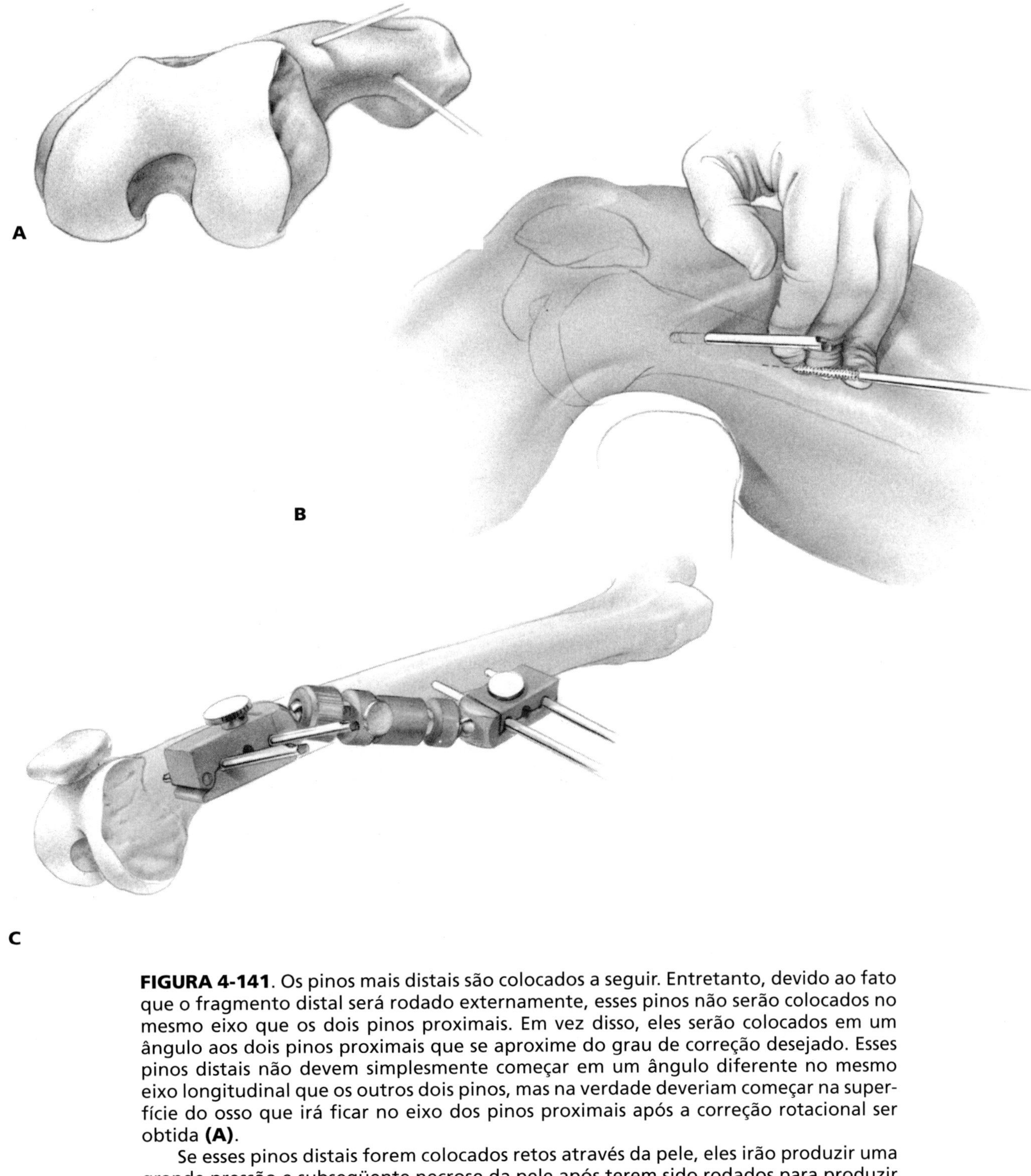

FIGURA 4-141. Os pinos mais distais são colocados a seguir. Entretanto, devido ao fato que o fragmento distal será rodado externamente, esses pinos não serão colocados no mesmo eixo que os dois pinos proximais. Em vez disso, eles serão colocados em um ângulo aos dois pinos proximais que se aproxime do grau de correção desejado. Esses pinos distais não devem simplesmente começar em um ângulo diferente no mesmo eixo longitudinal que os outros dois pinos, mas na verdade deveriam começar na superfície do osso que irá ficar no eixo dos pinos proximais após a correção rotacional ser obtida **(A)**.

Se esses pinos distais forem colocados retos através da pele, eles irão produzir uma grande pressão e subseqüente necrose da pele após terem sido rodados para produzir a correção. Para evitar isso, a pele da coxa distal é rodada anteriormente e mantida assim enquanto esses pinos distais são inseridos **(B)**. As articulações esféricas do modelo são rodadas para permitir a inserção desses pinos em um eixo diferente, mas paralelo ao fêmur **(C)**. Eles são inseridos da maneira previamente descrita para o dispositivo Orthofix com uma adição. Devido ao fato de esses pinos rodarem através do músculo e particularmente da fáscia lata, a incisão na fáscia lata é feita com uma configuração em T posteriormente, e o hemostato é aberta nas direções longitudinal e transversa.

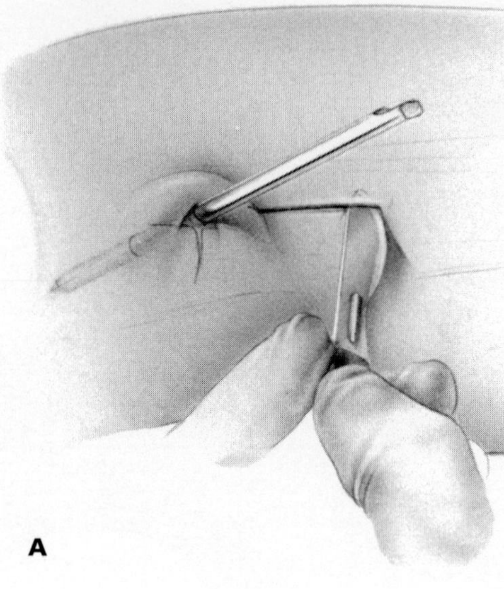

A

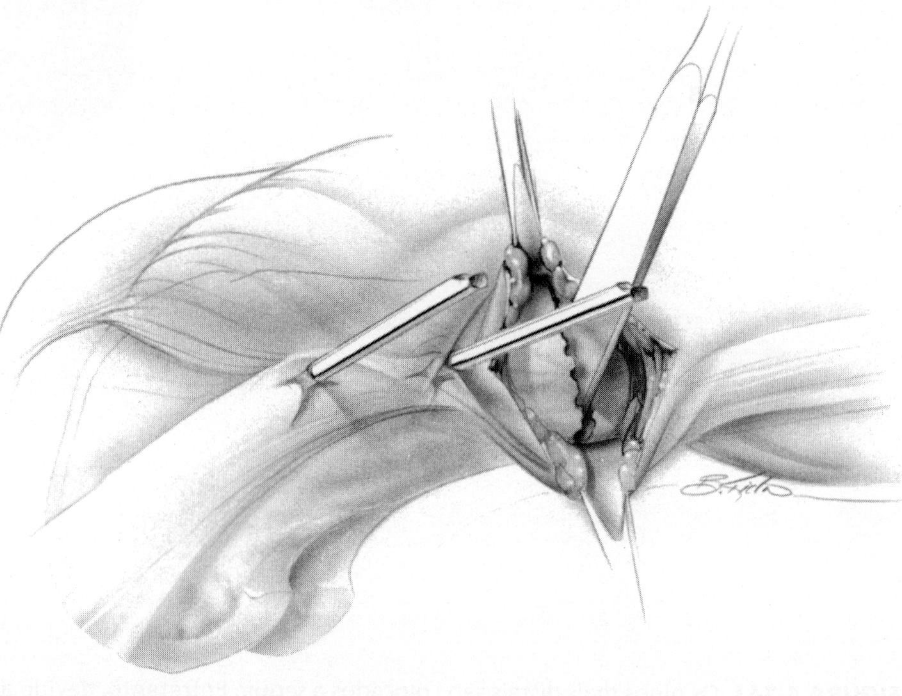

B

FIGURA 4-142. Após os pinos serem inseridos, o modelo é removido, e uma pequena incisão é feita póstero-lateralmente, estendendo-se proximalmente cerca de 2 cm a partir do nível do mais proximal dos dois pinos distais **(A)**.

O vasto lateral é separado do septo intermuscular e seguido até o osso. Uma incisão longitudinal é feita no periósteo, que é elevado circunferencialmente. Múltiplos orifícios são feitos no osso, estendendo-se através da cortical oposta. A trava de broca pode ser usada para evitar superpenetração no lado medial. A osteotomia é completada com um osteótomo pequeno **(B)**. Os pinos são seguros e rodados para ter-se certeza de que a osteotomia foi completada e que há mobilidade suficiente entre os dois fragmentos. A ferida cirúrgica é fechada e um dreno é usado no local.

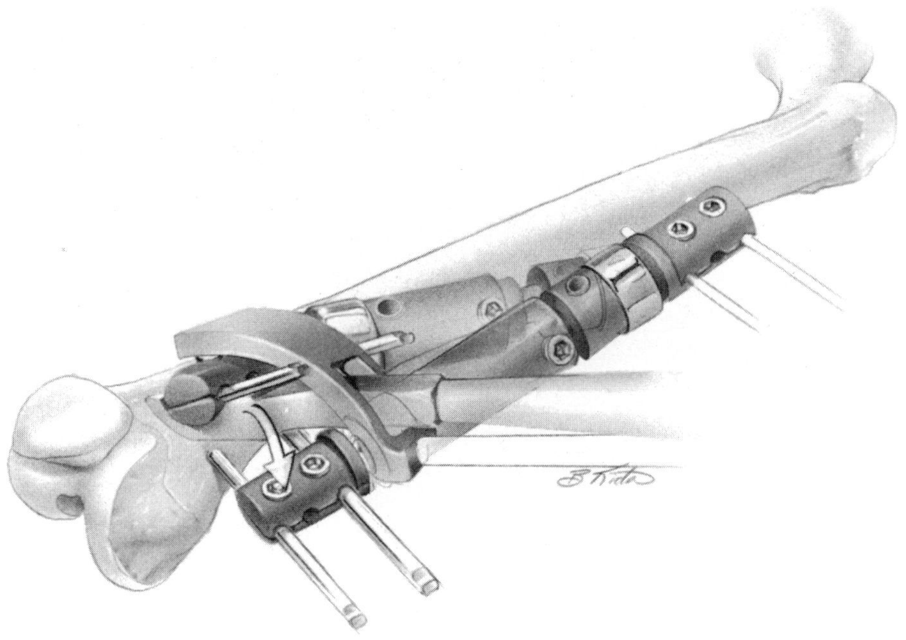

FIGURA 4-143. O fixador é aplicado aos pinos, e os clampes de redução de fratura são colocados (apenas um clampe é mostrado para clareza da figura). Com o calço de apoio removido e a perna colocada reta na mesa, a correção rotacional é feita. As articulações esféricas são presas com a chave de torque. O compressor-distrator é então aplicado e o local da osteotomia comprimido. A porca de travamento é apertada. O joelho é flexionado além de 90° para assegurar que os pinos estejam livres suficiente no músculo para permitir a movimentação do joelho.

Após a segunda perna ter sido operada, o campo estéril é removido e a rotação das duas é comparada. Se forem necessários ajustes, eles podem ser feitos antes do paciente acordar da anestesia.

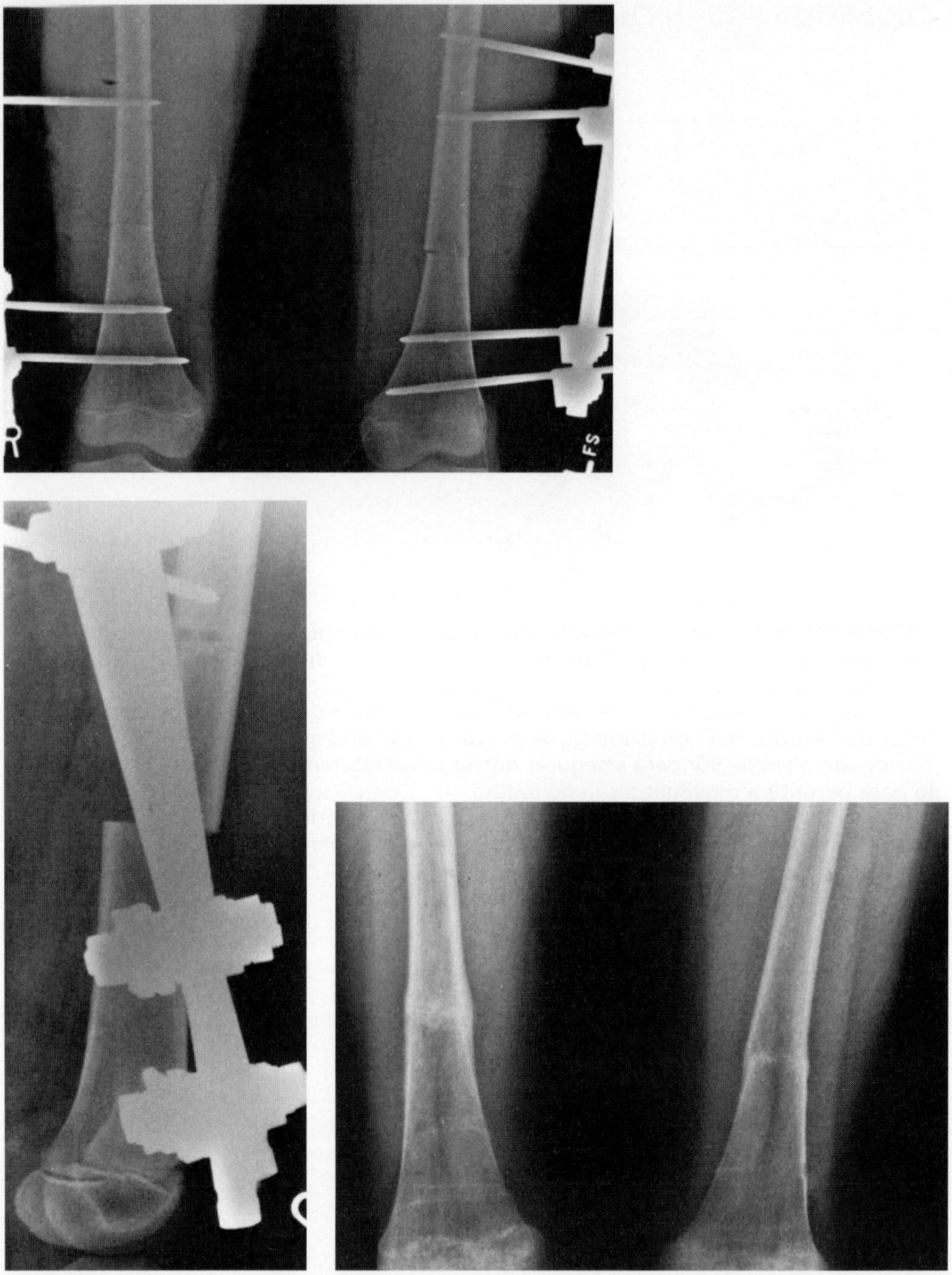

FIGURA 4-144. Radiografias ântero-posteriores pós-operatórias imediatas de uma menina de 11 anos após uma osteotomia femoral rotacional bilateral **(A)**. O fixador externo Synthes foi usado para a fixação. As osteotomias foram feitas mais acima do que o necessário, apresentaram consolidação óssea suficiente em 8 semanas para permitir a remoção dos fixadores. A radiografia lateral do fêmur direito **(B)** demonstra o deslocamento que ocorre quando a linha áspera não é removida por uma longa distância: isso age como uma amarração em um ponto no raio do osso, causando a rotação de um fragmento fora do eixo do outro fragmento, isto foi ilustrado na técnica de osteotomia de rotatória do fêmur proximal. O resultado depois de 8 semanas é mostrado em **(C)**.

CUIDADOS PÓS-OPERATÓRIOS

Os drenos são geralmente removidos no primeiro dia de pós-operatório. Exercícios de amplitude de movimento são também iniciados. Por volta do segundo dia, o paciente está fora da cama e pode progredir para marcha com muletas de quatro pontos como tolerado. Em 3 a 4 semanas, a porca de travamento é afrouxada, e o compressor-distrator é removido. A consolidação óssea deve ser suficiente para evitar distração no local da osteotomia, e a dor deve ser mínima, de forma que a compressão dinâmica do local possa ser iniciada. Quando a osteotomia estiver consolidada, o fixador e os pinos podem ser removidos.

Referências

1. Kumar SJ, MacEwen GD. Torsional abnormalities in children's lower extremities. Orthop Clin North Am 1982;13:629.
2. Kling TF, Hensinger RN. Angular and torsional deformities of the lower limbs in children. Clin Orthop 1983;176:136.
3. Staheli LT. The lower limb. In: Morrissy RT, ed. Lovell and Winter's pediatric orthopaedics, 3rd ed. Philadelphia: JB Lippincott, 1990:745.
4. Fonseca AS, Bassett GS. Valgus deformity following derotation osteotomy to correct medial femoral torsion. J Pediatr Orthop 1988;8:295.

4.19 EPIFISIODESE FEMORAL DISTAL, TÉCNICA DE PHEMISTER

Há duas indicações para a realização de uma epifisiodese. Uma é a diminuição do crescimento em um membro permitindo que o outro o alcance em tamanho, e a outra é para corrigir uma deformidade angular. Quando usada com o propósito de equalizar o comprimento de membros inferiores, o crescimento da fise inteira é interrompido para diminuir o crescimento daquele segmento relativo ao membro oposto.

Há três métodos pelos quais a interrupção do crescimento fiseal pode ser conseguida: a técnica aberta proposta por Phemister (1), a técnica com grampos, originalmente popularizada por Blount e Clarke (2), e a técnica percutânea popularizada por Timperlake et al. (3) e Canale e Christian (4).

O conceito original proposto por Blount e Clarke (2) era de grampear a fise enquanto houvesse vários anos de crescimento restantes, geralmente após os 8 anos de idade, removendo então os grampos quando a correção fosse alcançada. Outros cirurgiões, incertos da confiabilidade da fise em retomar o crescimento, começaram a usar o procedimento de grampeamento mais perto do fim (5,6). Hoje, a ênfase é colocada no cálculo do tempo correto para interromper o crescimento, de forma que quando este cessar, os membros já tenham igual comprimento. A técnica de Phemister foi desenvolvida com esse conceito em mente, isto é, parar o crescimento com uma destruição aberta da fise na época correta para atingir comprimento igual de membros no final do crescimento.

Embora pareça ser um procedimento simples, a epifisiodese aberta pode apresentar alta taxa de complicações sem um planejamento e técnicas cuidadosos. A falha em se atingir a correção desejada e a deformidade subseqüente devido à parada incompleta do crescimento são as principais complicações que ocorrem em até 10% dos pacientes (7-9). A correção inadequada pode ser evitada por uma escolha apropriada do tempo e a deformidade angular pode ser evitada pela interrupção fisária adequada.

A técnica de Phemister tem sido a técnica padrão para epifisiodese, mas está sendo rapidamente substituída pelo método percutâneo. Na edição anterior desse Atlas (10), um desses autores mencionava o abandono dessa técnica devido ao sangramento dos tecidos moles do osso que atrasava a reabilitação do joelho. Essa ocorrência não incomum é minimizada ao se usar uma broca e cureta pequenas na técnica descrita aqui. O curso pós-operatório após a epifisiodese percutânea é quase tão benigna quanto aquela após a técnica com grampeamento.

Embora acredite-se que a parada incompleta de crescimento e deformidade angular resultante seriam maiores após a epifisiodese percutânea devido à falta de visualização direta, estudos anteriores com número pequeno de pacientes não provou esse fato. Dois estudos separados reportaram ausência de deformidade angular e algumas complicações leves (3,11), enquanto um terceiro (12) não mostrou diferença entre os procedimentos aberto e percutâneo (11) (Figs. 4-145 a 4-151).

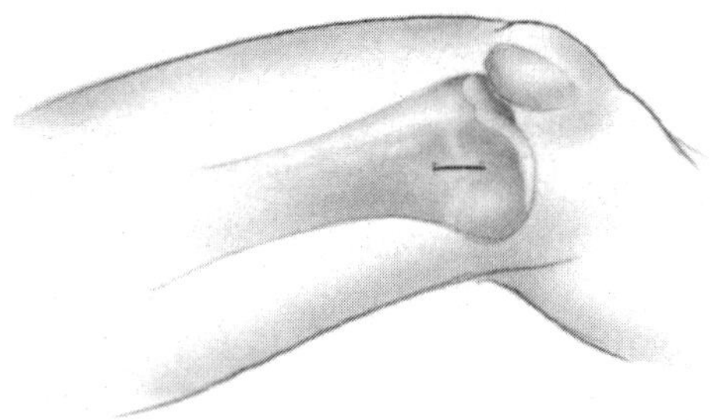

FIGURA 4-145. O paciente é posicionado para a cirurgia lateralmente com um saco de areia sob as nádegas. Quando a cirurgia é completada, o saco de areia pode ser removido facilmente, permitindo que o paciente role para uma posição horizontal, facilitando a abordagem medial. Um torniquete é usado. Uma incisão com cerca de 3 cm de comprimento é centralizada sobre a placa fiseal. Essa incisão é freqüentemente feita desnecessariamente grande, resultando em uma cicatriz desagradável. Lembre-se que a exposição precisa ser ampla o suficiente apenas para excisar o bloco de osso; o remanescente da cirurgia é feita através do orifício resultante no osso. Se o cirurgião não for capaz de identificar a região da placa epifisária através das marcas anatômicas externas, um intensificador de imagens pode ser utilizado.

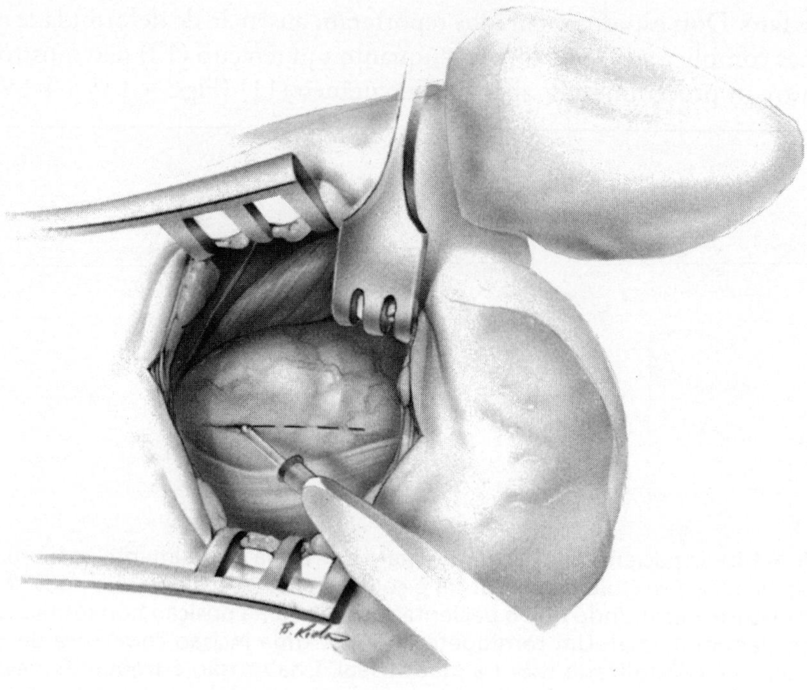

FIGURA 4-146. A incisão é aprofundada através da fáscia lata, e a margem posterior do vasto lateral é identificada, liberada e afastada anteriormente. Isso expõe o periósteo, que é incisado, criando duas abas que são elevadas com um elevador periosteal. Essas abas podem ser cortadas no periósteo com uma corrente de coagulação para cauterizar os numerosos vasos que cruzam o local da cirurgia. Isso ajuda a evitar sangramento e inchaço excessivos após a remoção do torniquete. A placa fisária é facilmente identificada se exposta através da elevação do periósteo. A exposição pode ser melhorada ao se incisar o periósteo diretamente sobre a placa a 90° para a primeira incisão, produzindo uma incisão em cruz. É mais difícil obter um fechamento firme com essa incisão em cruz. Não é necessário executar excessiva remoção periosteal e expor grandes áreas da placa fisária. Somente uma área suficientemente grande para permitir a remoção de um bloco de osso não maior do que 3/4 a 1 polegada quadrada é necessária. Esse bloco de osso irá criar uma ponte óssea através da placa, enquanto o orifício que forma irá permitir acesso para a destruição da maior parte da placa fisária.

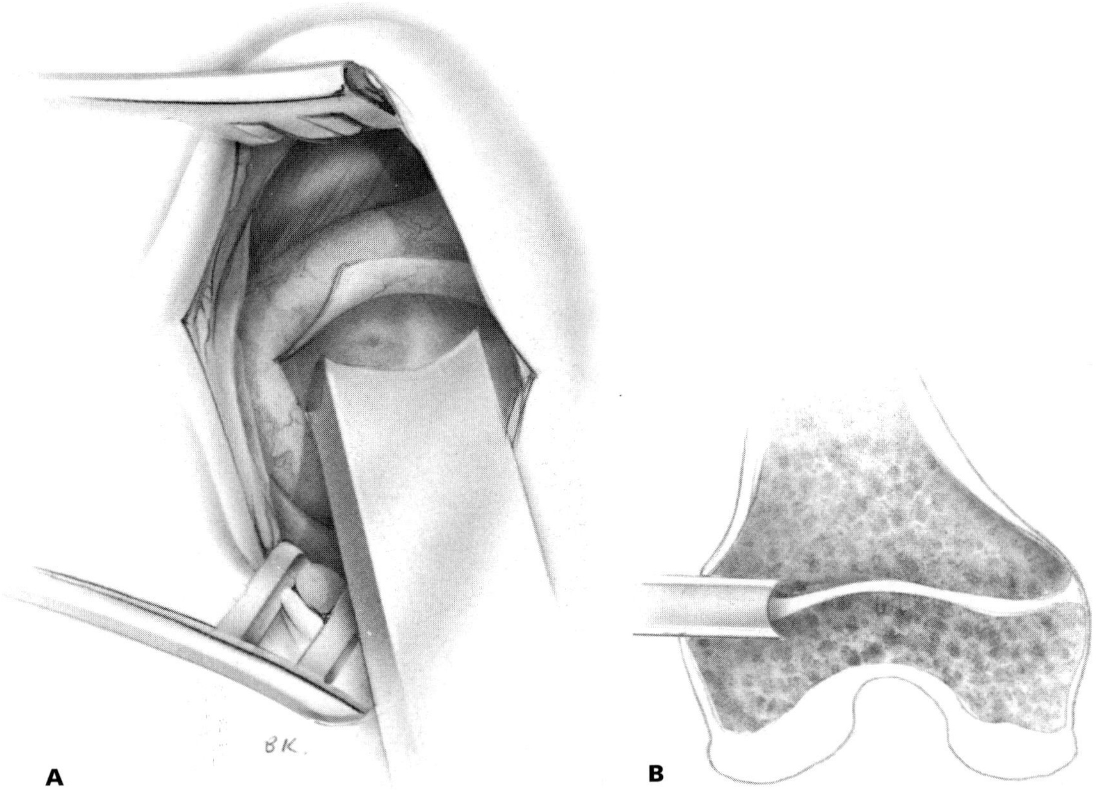

FIGURA 4-147. O próximo passo é remover um pedaço quadrado ou retangular de osso que inclua a placa fisária. Isso pode ser feito com osteótomos comuns ou um cinzel entalhador **(A)**, como descrito por White e Stubbins (13). Se forem usados osteótomos, um osteótomo de 5/8 a 3/4 de polegada é de tamanho adequado. Esse bloco de osso deve ser removido a uma profundidade de cerca de 2,5 cm ou mais se o tamanho do fêmur permitir. Isso torna a remoção da placa fisária adjacente mais fácil. Esse bloco de osso deve ser mantido intacto de forma que quando for recolocado, ele sele o sangramento do osso esponjoso, o qual é causa significante de inchaço pós-operatório resultando em rigidez do joelho.

Ao remover o bloco de osso, deve ser dada atenção à radiografia ântero-posterior da fise femoral distal. Se isso não for feito, é fácil deixar passar a maior parte da placa fisária no bloco de osso porque a placa ondula e não é reta em sua extensão **(B)**.

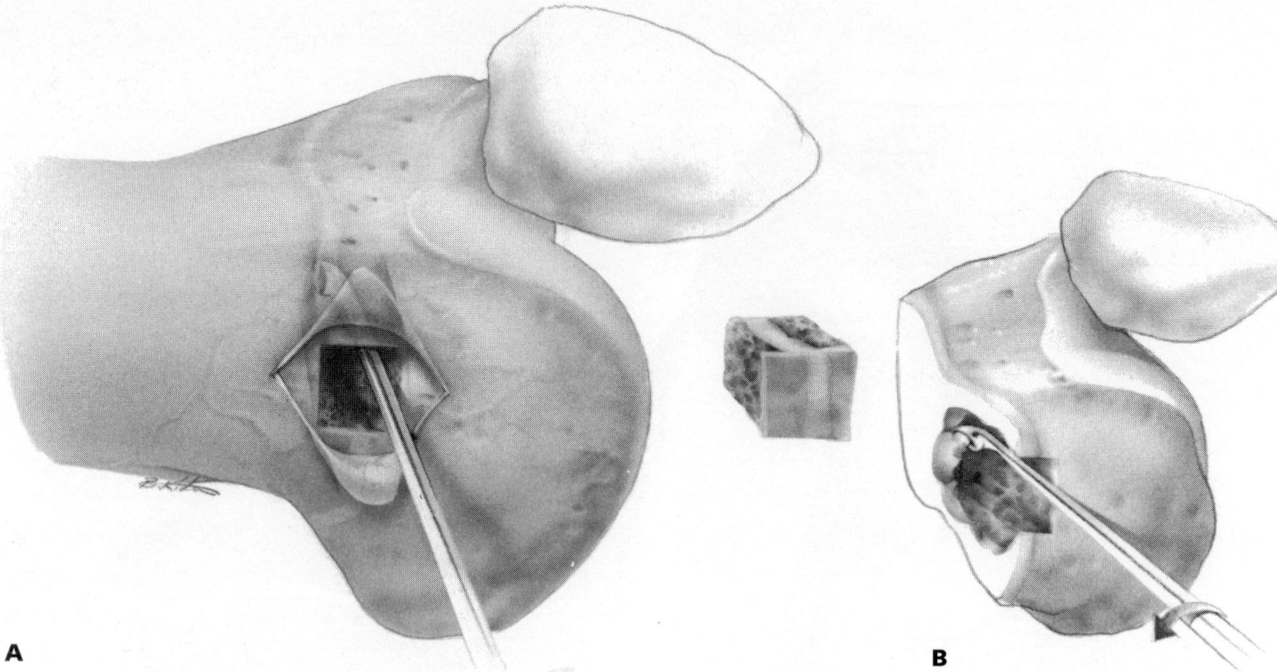

FIGURA 4-148. Após o bloco ósseo ser removido, é necessário curetar uma grande porção da placa fisária remanescente **(A)**. Isso não é tão fácil como parece a princípio. A placa fisária ondulada tem uma tendência a desaparecer, e se mostra resistente à remoção rápida e sem esforço. Técnicas têm sido descritas usando brocas (furadeiras) e outras ferramentas elétricas; em nossa experiência, entretanto, a cartilagem macia e flexível da placa mostra ser muito mais resistente à remoção por esses meios do que o osso esponjoso adjacente. A visualização é importante, e alguns cirurgiões acham o uso de uma lâmpada adaptada à cabeça bastante útil.

O instrumento mais confiável é uma cureta afiada, usada para remover a cartilagem fisária através da rotação da cureta na placa **(B)**. Irrigação freqüente e sucção são necessárias para ver a placa. Não é necessário destruir as partes mais periféricas da placa fisária; realmente, isso causaria uma instabilidade e sangramento desnecessários na articulação. Quando o cirurgião julgar que a metade lateral da placa foi suficientemente destruída, uma gaze em compressa úmida é colocada no ferida cirúrgica, o saco de areia é removido, e o procedimento é repetido no lado medial da perna.

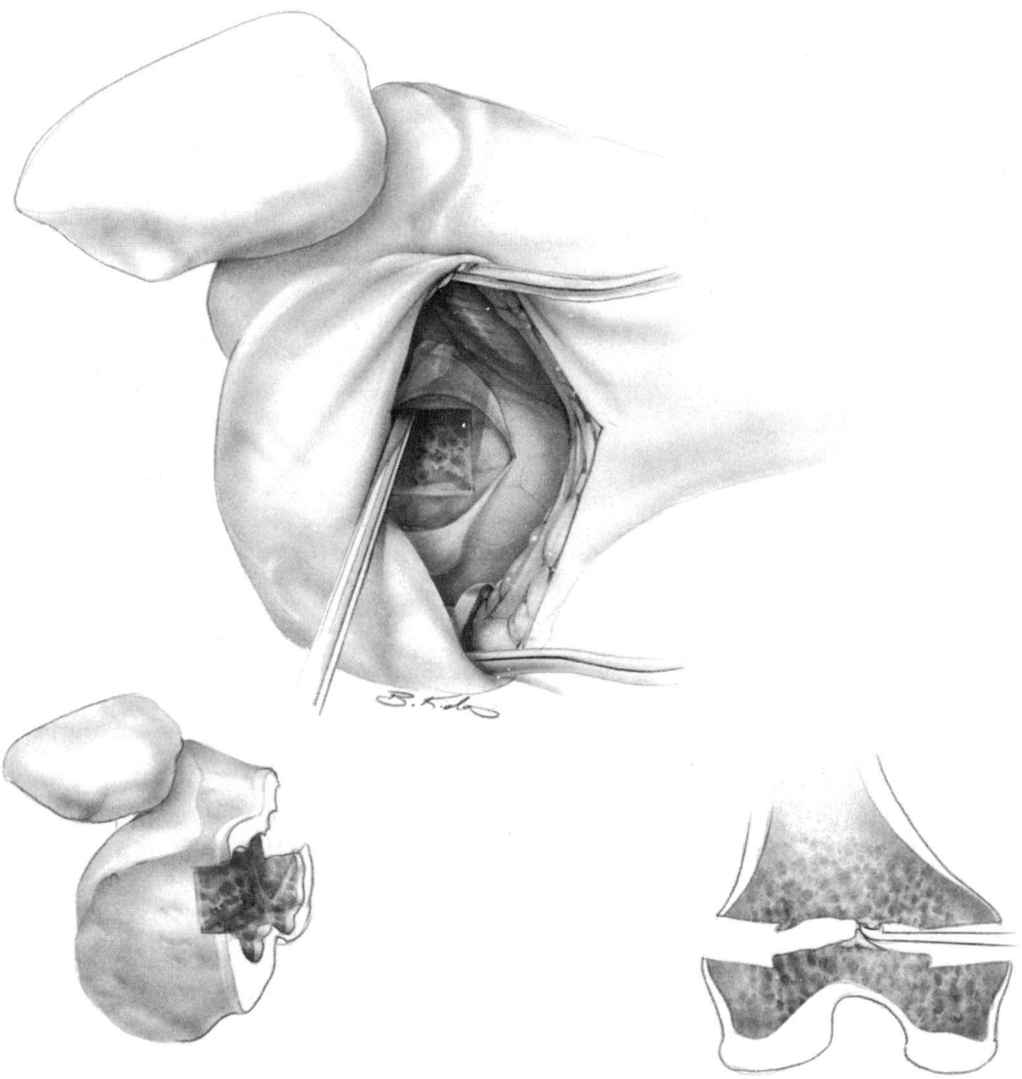

FIGURA 4-149. A incisão no lado medial é idêntica à incisão lateral; tem cerca de 3 cm de comprimento e está centrada sobre a placa fisária. Após o bloco ósseo ser removido, a curetagem da placa prossegue em direção ao lado oposto até juntar-se à área curetada na borda lateral. Isso é aconselhável porque é fácil concluir que mais da placa fisária foi removido do que na verdade pode ser visso. Depois disso, a remoção da placa ocorre de forma centrifuga até que o cirurgião novamente julgue que foi destruído uma porção suficiente da placa.

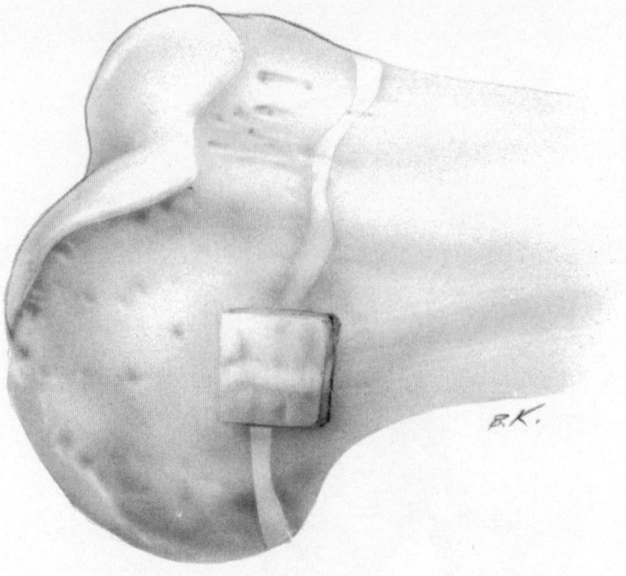

FIGURA 4-150. Para completar a operação, os blocos ósseos são re-inseridos na área das quais eles foram removidos. Ao fazer isso, entretanto, eles são girados: 90° se um bloco quadrado foi removido, e 180° se um bloco retangular tiver sido removido. As abas periosteais são fechadas tão firmemente quanto possível, e o remanescente da ferida cirúrgica também. Drenos não são eficazes porque eles nunca drenam mais do que alguns milímetros de sangue. Se o cirurgião não tiver certeza da totalidade da epifisiodese, radiografias ântero-posteriores e laterais podem ser obtidas antes do fechamento da ferida cirúrgica. A interpretação da radiografia deve ser feita, entretanto, reconhecendo-se suas limitações como uma imagem bi-dimensional refletindo um problema tridimensional – a profundidade da curetagem.

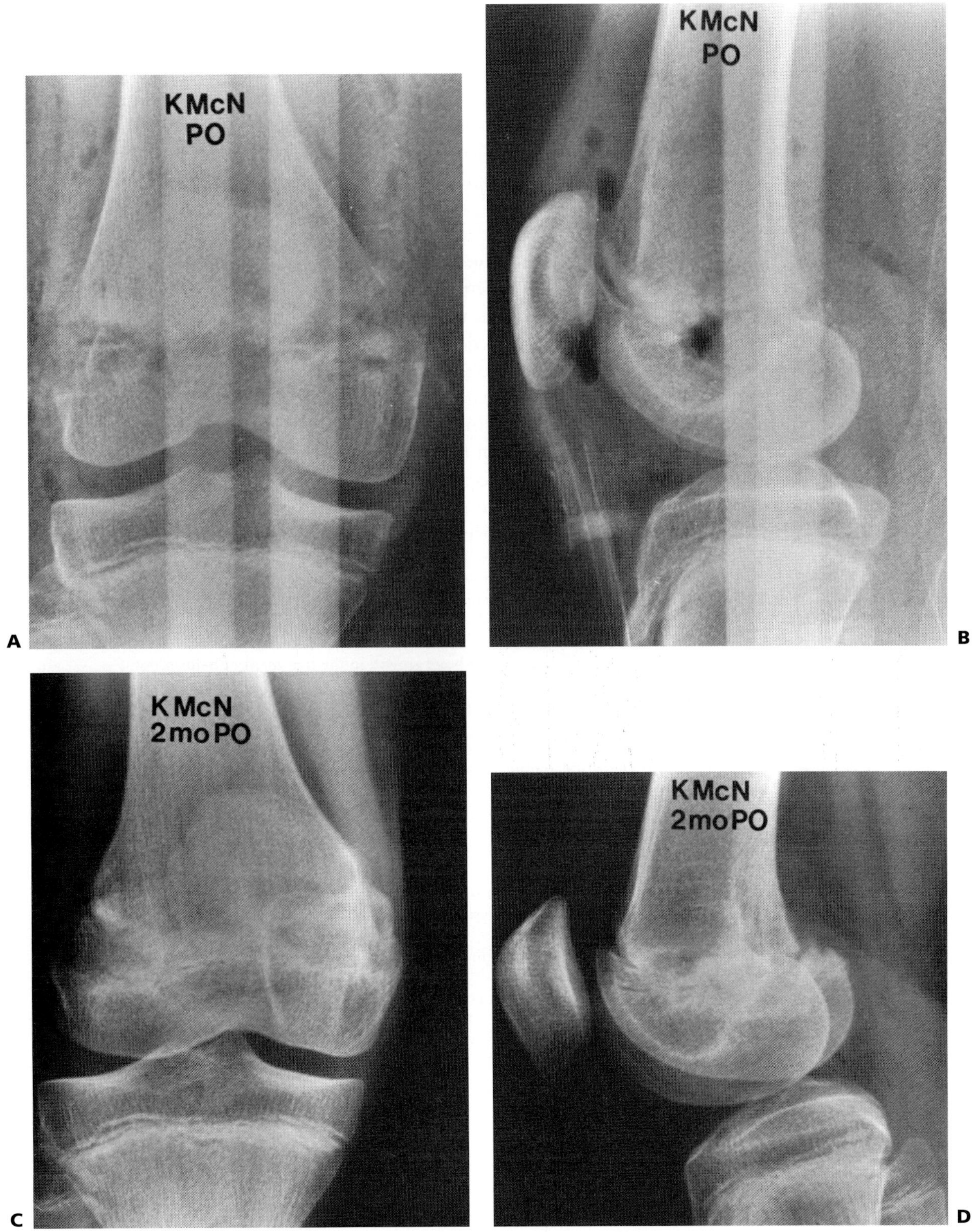

FIGURA 4-151. Radiografias tiradas imediatamente após a cirurgia demonstram uma destruição adequada da placa fisária **(A,B)**. Dois meses depois, as radiografas confirmam o completo fechamento da placa **(C,D)**.

CUIDADOS PÓS-OPERATÓRIOS

Ao término da cirurgia, o paciente é colocado em um imobilizador de joelho com fechamento de tiras de Velcro. No primeiro dia do pós-operatório, a marcha com muletas de suporte parcial de peso de três pontos é iniciada, junto com exercícios para o quadríceps e exercícios ativo-assistidos de amplitude de movimento. O paciente geralmente pode receber alta no segundo dia do pós-operatório. A fisioterapia é continuada em casa com supervisão quando necessário. Se o paciente for confiável com muletas, o imobilizador pode ser descontinuado geralmente após 4 a 6 semanas. As muletas são mantidas até que haja evidência radiográfica de união óssea. Isso é preferível à descontinuação das muletas e manutenção do imobilizador ou aparelho de gesso, por que elas permitem uma deambulação precoce do joelho.

Radiografias depois de 6 a 12 semanas devem mostrar as áreas de fusão óssea através da placa fisária. Isso deve ser avaliado de forma que o potencial de desenvolvimento de deformidade angular a partir de uma área inadequada de fusão não seja ignorado. O paciente deve ser examinado clinicamente para a verificação de discrepância de comprimento de membro inferior a cada 4 a 6 meses, para se ter certeza que a correção está ocorrendo e que a correção correta seja obtida. Escanogramas periódicos para verificar o comprimento ou radiografias para avaliar a adequação do fechamento da placa podem ser necessários e dependem da situação clínica.

Referências

1. Phemister DB. Operative arrestment of longitudinal bone growth in the treatment of deformities. J Bone Joint Surg 1933;15:1.
2. Blount WP, Clarke R. Control of bone growth by epiphyseal stapling: a preliminary report. J Bone Joint Surg 1949;31A:464–478.
3. Timperlake RW, Bowen JR, Guille JT, et al. Prospective evaluation of fifty-three consecutive percutaneous epiphysiodeses of the distal femur and proximal tibia and fibula. J Pediatr Orthop 1991;11:350–357.
4. Canale ST, Christian CA. Techniques for epiphysiodesis about the knee. Clin Orthop 1990;255:81–85.
5. Plicher MF. Epiphyseal stapling: thirty-five cases followed to maturity. J Bone Joint Surg [Br] 1962;44:82–92.
6. Poirier H. Epiphyseal stapling and leg length equalisation. J Bone Joint Surg [Br] 1968;50:61–69.
7. Blair VP III, Walker SJ, Sheridan JJ, et al. Epiphysiodesis: a problem of timing. J Pediatr Orthop 1982;2:281–284.
8. Brockway A, Craig WA, Cockrell BR Jr. End-result study of sixty-two stapling operations. J Bone Joint Surg [Am] 1954;36A:1063–1070.
9. Green WT, Anderson M. Epiphyseal arrest for the correction of discrepancies in length of the lower extremities. J Bone Joint Surg [Am] 1957;39A:853–872.
10. Morrissy RT. Atlas of Pediatric Orthopaedic Surgery, 2nd edition. Philadelphia: Lippincott-Raven, 1996.
11. Horton GA, Olney BW. Epiphysiodesis of the lower extremity: results of the percutaneous technique. J Pediatr Orthop 1996;16:180–182.
12. Porat S, Peyser A, Robin GC. Equalization of lower limbs by epiphysiodesis: results of treatment. J Pediatr Orthop 1991;11:442–448.
13. White JW, Stubbins SG. Growth arrest for equalizing leg lengths. J Am Med Assoc 1994;126:1146.

4.20 EPIFISIODESE FEMORAL DISTAL PERCUTÂNEA

A epifisiodese percutânea é agora uma técnica padrão. Na edição anterior deste atlas (1), um destes autores mencionou o abandono dessa técnica devido ao sangramento do tecido mole a partir do osso, que atrasava a reabilitação do joelho. Esta ocorrência que não é infreqüente, pode ser amplamente evitada com o uso de broca pequena e cureta na técnica descrita aqui. O curso pós-operatório após a epifisiodese percutânea é tão ou mais benigno do que aquele que ocorre com o uso de grampos.

Embora se possa supor que uma interrupção de crescimento incompleto e sua resultante deformidade angular sejam mais freqüentes após a epifisiodese percutânea devido à perda de visualização direta, relatos baseados em um pequeno número de pacientes não sustentam essa suposição. Duas séries separadas não relataram nenhuma deformidade e apenas algumas complicações sem gravidade (2), enquanto uma terceira série mostrou não haver diferenças entre os procedimentos percutâneo e aberto (3) (Figs. 4-152 a 4-154).

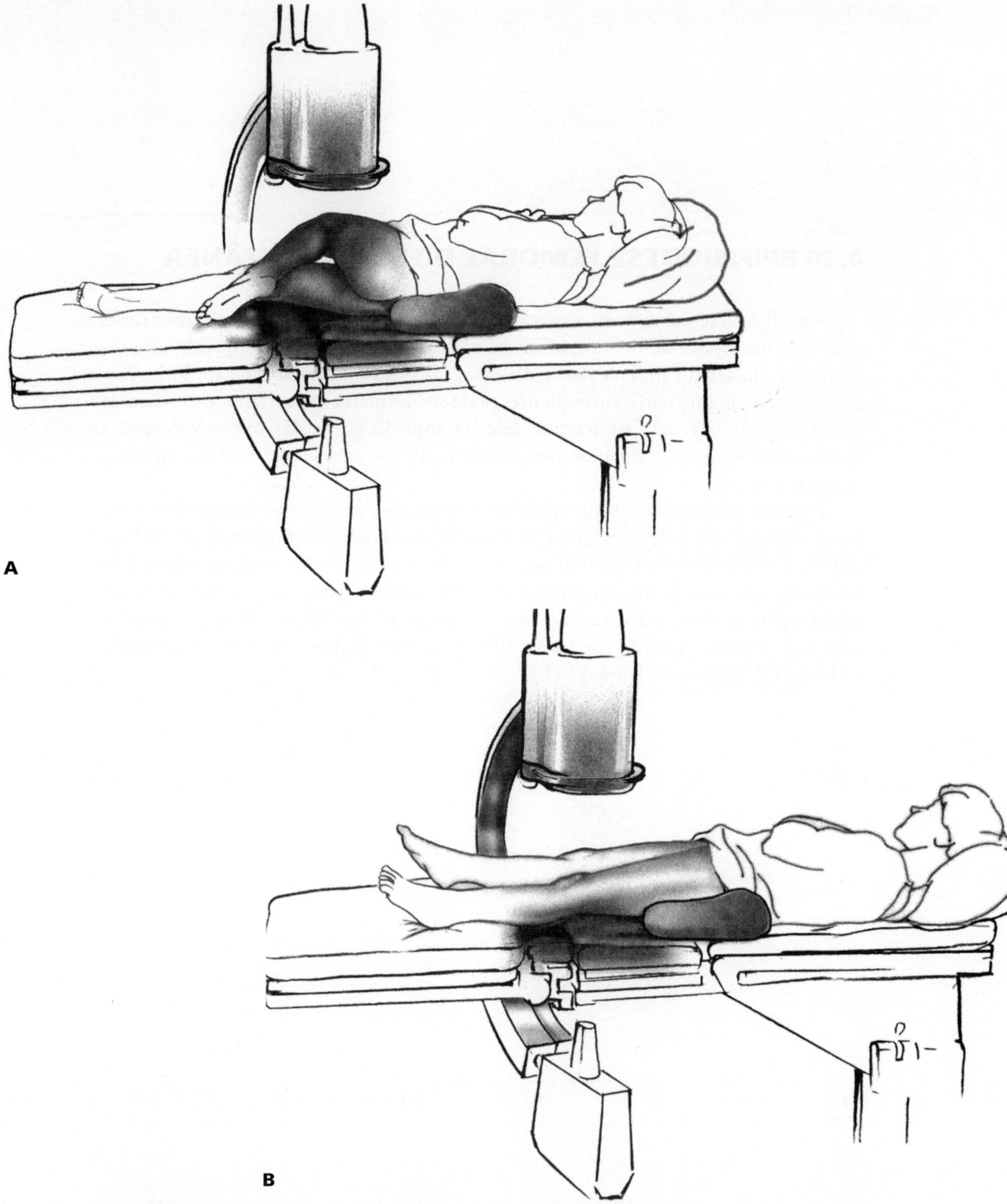

A

B

FIGURA 4-152. O paciente é colocado em decúbito dorsal em uma mesa de operação radiolucente. A epifisiodese normalmente pode ser completada tanto a partir de um portal único (geralmente o portal lateral é mais fácil) ou então de uma combinação de portais laterais e mediais. O paciente deve ser posicionado de forma que uma incidência lateral e ântero-posterior da fise possam ser obtidas no intensificador de imagens. Dado o arco de movimento normal no quadril, isso é melhor alcançado por meio de um coxim sob as nádegas, permitindo rotação interna suficiente para obter uma incidência lateral **(A),** e tornando a abordagem lateral mais fácil. Quando a incidência ântero-posterior é necessária, é permitido ao paciente virar de costas, e a perna é rotacionada externamente **(B).**

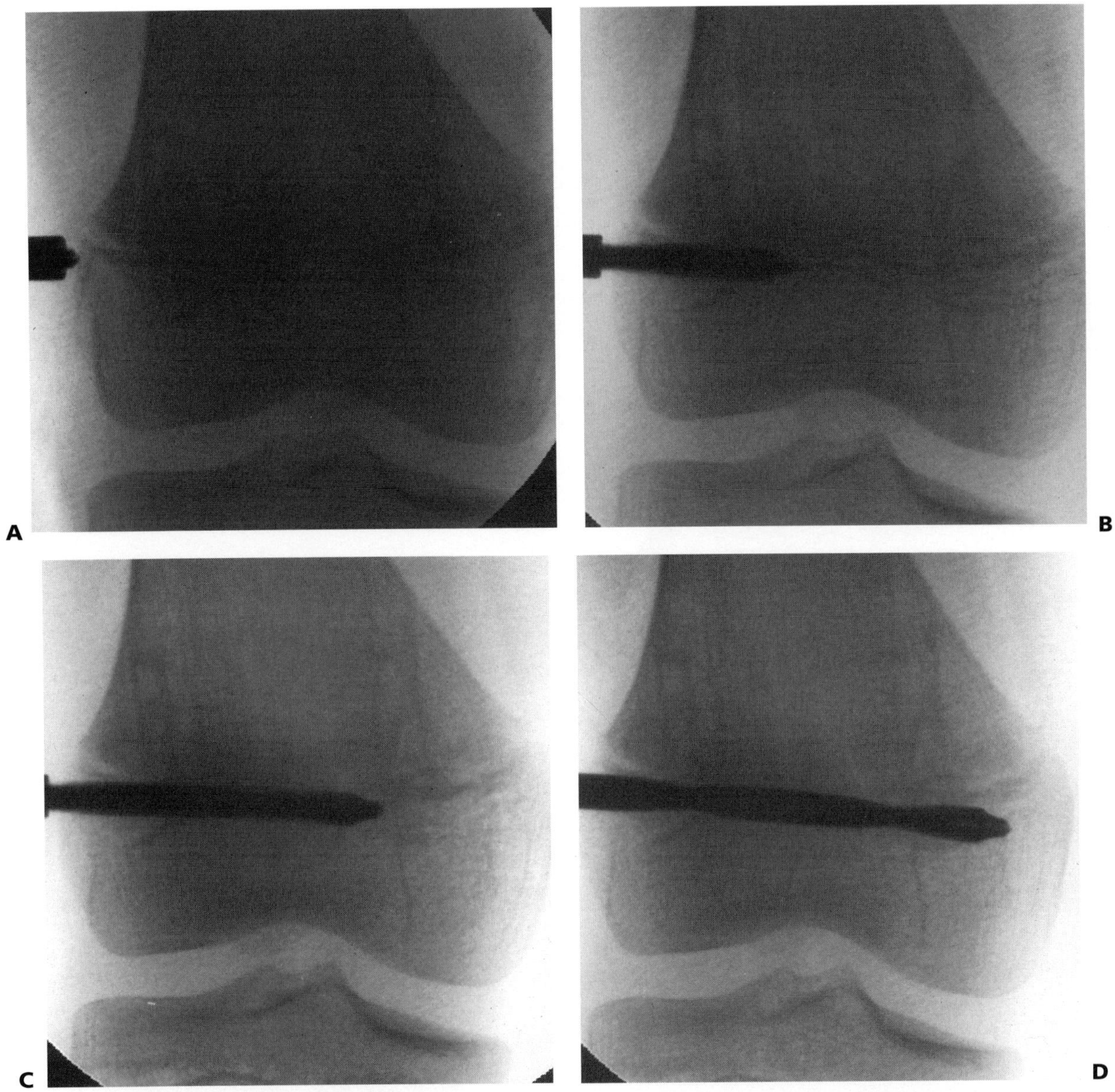

FIGURA 4-153. Utilizando o intensificador de imagens com o fêmur distal posicionado com a quantidade correta de flexão e extensão, a placa fisária é vista como uma linha única, em vez de uma linha dupla. Em seguida, o ponto exato do início da penetração é identificado. Uma broca afiada com um protetor de tecido deve ser usada; a broca precisa ser longa o suficiente para alcançar o lado oposto do osso. Boas escolhas para isso são a broca e o guia de broca usadas para a pré-perfuração dos pinos para os fixadores externos monolaterais.

Observe que a fise ondula; contudo, a maior parte da porção central fica em uma linha reta. Portanto, planeje entrar no osso não onde a fise é vista na extensão lateral, porém ligeiramente abaixo, perdendo a periferia da placa mas passando através da porção central da mesma. **A:** Colocar a outra mão no lado oposto do joelho no ponto em que a broca está apontada ajuda no direcionamento da broca.

Avance a broca lentamente, verificando com freqüência o caminho com o intensificador de imagens. **B,C**: Assim que o lado mais distante da placa for atingido, a broca pode deixar a fise. **D:** Ou a broca precisará ser redirecionada levemente, ou a placa precisará ser abordada a partir do lado oposto. Após a primeira passagem estar finalizada, atingindo a cortical oposta, retire a broca de volta ao ponto inicial; então, criando um ângulo levemente anterior e posterior, avance a broca novamente, verificando o processo freqüentemente com o intensificador de imagens. Diversos movimentos são feitos desta maneira. É neste momento que o cirurgião pode achar útil observar o fêmur pela visão lateral. Deixando a broca no lugar, também pode ajudar a determinar quão longe anterior ou posteriormente a broca penetrou. Com alguma experiência, fica mais fácil completar o procedimento e então verificar a quantidade de osso removida na projeção lateral.

O cirurgião precisa ter um domínio seguro da anatomia tridimensional do fêmur neste nível para evitar passar a broca através da cortical, causando potenciais danos a estruturas circundantes.

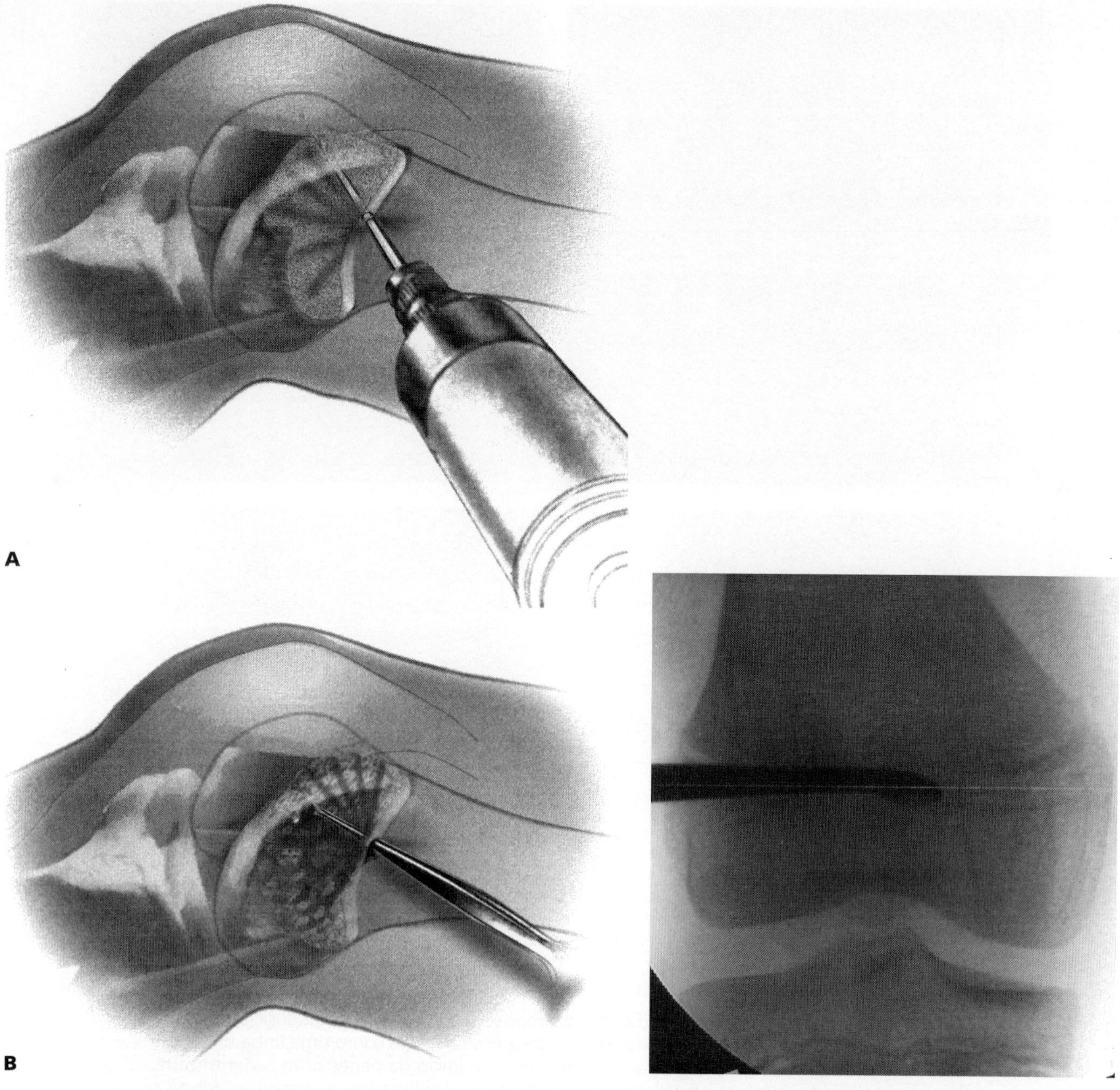

A

B

C

FIGURA 4-154. O cirurgião perfurou uma série de orifícios na placa fisária **(A)**. Agora é necessário conectá-los, enquanto ao mesmo tempo ocorre a remoção da epífise entre os orifícios. Uma cureta é passada através do orifício e usada para quebrar os septos do osso que permanecem entre os orifícios de broca. Em seguida, ela é usada para remover cartilagem adicional **(B,C)**.

É útil usar a maior cureta que caiba na área perfurada. Uma remoção completa oblitera a linha subcondral normalmente densa do osso, vista nos dois lados da fise; isso é uma boa indicação da remoção adequada no plano ântero-posterior. Lembre-se de que aquelas células responsáveis pelo crescimento estão do lado epifisário. Na vista lateral, a quantidade de remoção anterior e posterior pode ser estimada, mas com as limitações de avaliar uma estrutura tridimensional por meio de uma imagem bidimensional.

A ferida cirúrgica é fechada com uma sutura absorvível subcuticular. Dois curativos 4 x 4 são dobrados e colocados diretamente sobre a ferida e o portal ósseo e mantidos sobre compressão com uma bandagem elástica. Um Cryo-Cuff (p. ex., o usado após a reparação do ligamento cruzado) é então aplicado. Não é utilizado nenhum imobilizador de joelho.

CUIDADOS PÓS-OPERATÓRIOS

A cirurgia é considerada de nível ambulatorial. O paciente é instruído no uso do Cryo-Cuff por 24 a 48 horas, o que parece ser eficaz no controle do inchaço. Instruções devem ser dadas ao paciente para afrouxar a bandagem elástica no caso de inchaço distal do membro. O paciente realiza sua marcha com sustentação de peso parcial em três pontos, como instruído pré-operativamente por 1 semana. O paciente também é instruído em exercícios de elevação do membro e contração isométrica do quadríceps, o que pode ser feito durante a primeira semana. Tão logo o paciente possa flexionar em 90° e estender completamente o joelho, as muletas podem ser eliminadas. Isso ocorre normalmente de 7 a 10 dias após a cirurgia. A cicatrização do osso provavelmente é completada em 6 a 8 semanas.

Referências

1. Morrissy RT. Atlas of Pediatric Orthopaedic Surgery, 2nd edition. Philadelphia: Lippincott-Raven, 1996;537.
2. Horton GA, Olney BW. Epiphysiodesis of the lower extremity: results of the percutaneous technique. J Pediatr Orthop 1996;16:180–182.
3. Porat S, Peyser A, Robin GC. Equalization of lower limbs by epiphysiodesis: results of treatment. J Pediatr Orthop 1991;11:442–448.

4.21 HEMIEPIFISIODESE POR GRAMPEAMENTO PARA CORREÇÃO DE GENO VALGO

Quando usado para corrigir uma deformidade angular, o objetivo é uma interrupção parcial do crescimento fisário, permanente ou temporária (1-3). Uma epifisiodese ou hemiepifisiodese parcial amarra um lado, permitindo que o lado oposto cresça. Assim como a equalização do comprimento do membro depende do crescimento do membro oposto, também a correção angular depende do crescimento da fise oposta, que foi bloqueado. Uma epifisiodese parcial pode ser permanente (feita perto do fim do crescimento) ou temporária. Na última indicação, grampos são usados e então removidos, permitindo a continuação do crescimento. Esse era o conceito original de Blount e Clarke (4). É necessário um planejamento cuidadoso para obter uma correção angular com sucesso (1,4,5)(Figs. 4-155 a 4-158).

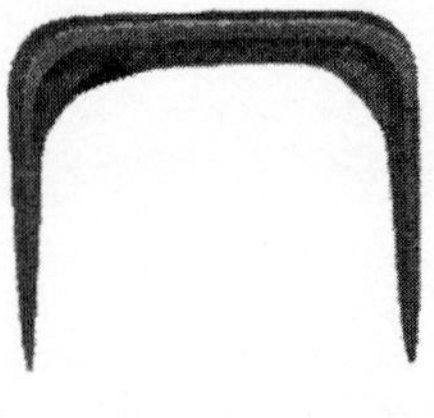

FIGURA 4-155. O paciente é posicionado como para uma epifisiodese aberta de Phemister, e a incisão é similar. Após a exposição da área da fise, é necessário identificá-la a fise sem a remoção do periósteo. Este procedimento é mais bem executado com o uso do intensificador de imagens. Isso é importante porque os grampos devem ser inseridos corretamente para prevenir sua extrusão para fora ou a criação de deformidade.

Os grampos escolhidos devem ser robustos e resistentes, com cantos reforçados. Qualquer grampo menos forte irá encurvar com o crescimento da fise, e levar a um crescimento continuado ou a extrusão do grampo.

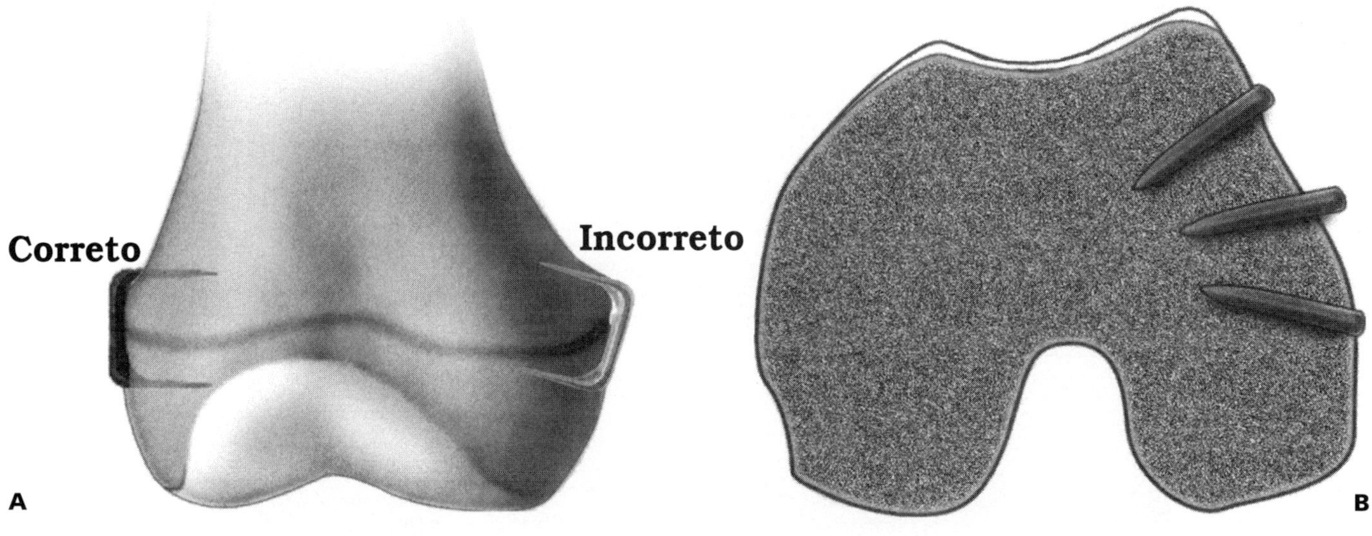

FIGURA 4-156. Blount fornece protocolos rígidos sobre como os grampos devem ser inseridos para evitar tanto a extrusão quanto uma deformidade resultante de uma parada de crescimento incompleto (6). Primeiro, o pedaço cruzado do grampo deve ficar perpendicular à fise, os pinos dos grampos devem estar paralelos a ela e cada pino deve ficar perpendicular e estar eqüidistante da fise **(A)**. Segundo, os grampos devem apontar para o eixo do osso **(B)**. Grampos inseridos de forma incorreta são passíveis de extrusão ou até mesmo de permitir crescimento parcial. Deve-se tomar muito cuidado com o grampo posterior, para ter certeza de que o pino superior está no osso e não no tecido mole acima do côndilo inclinado.

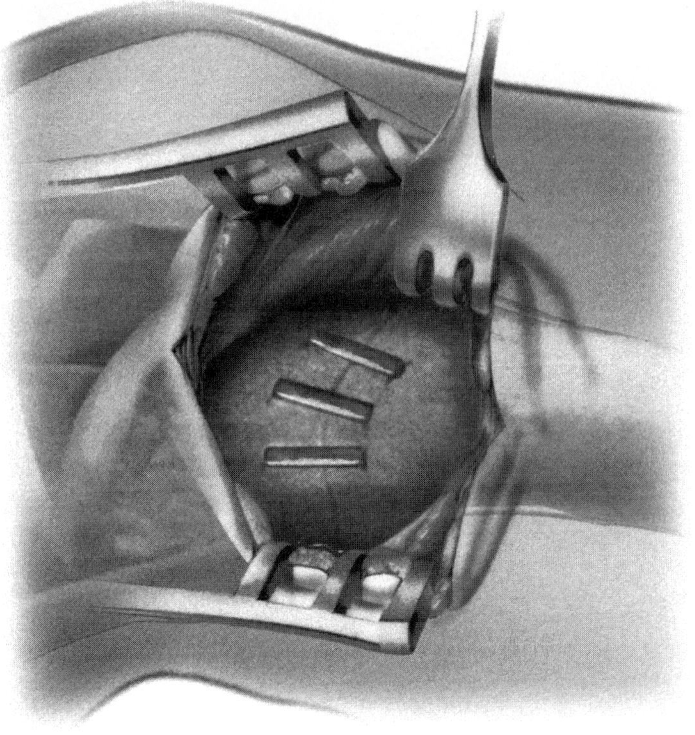

FIGURA 4-157. O resultado final será de três grampos espaçados igualmente e inseridos de forma correta, posicionando-se acima do periósteo intacto. A posição dos grampos deve ser verificada tanto na projeção ântero-posterior quanto na lateral no intensificador de imagens para ter certeza de sua posição. A ferida cirúrgica é fechada da forma rotineira.

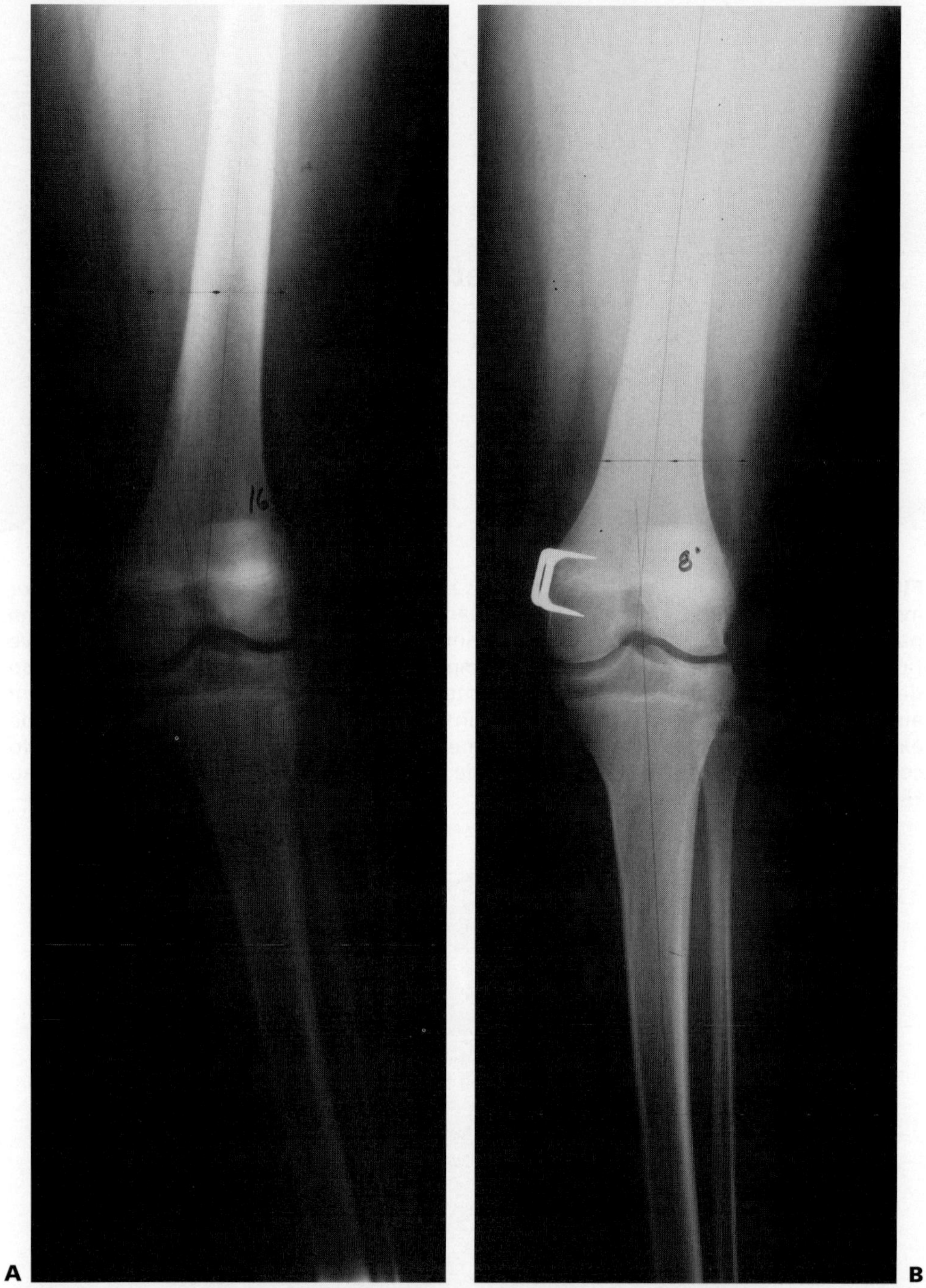

FIGURA 4-158. A: Incidência ântero-posterior em pé do membro inferior de uma menina de 13 anos de idade com um geno valgo clínico significativo. A condição se apresentava bilateralmente e era simétrica. Neste momento, a fise femoral distal medial foi grampeada. B: A mesma incidência radiográfica 16 meses depois, mostrando a correção do valgo do joelho de 160° para 80°. A melhora clínica foi dramática. Os grampos não foram removidos porque o crescimento da paciente havia cessado.

CUIDADOS PÓS-OPERATÓRIOS

Este procedimento é considerado como ambulatorial. O paciente pode ou não necessitar de muletas, dependendo do conforto. Atividade plena pode ser retomada tão logo a ferida esteja cicatrizada. A parte mais importante do seguimento é acompanhar a correção da deformidade. Dependendo do planejamento pré-operatório, pode ser necessário remover os grampos após a correção ser obtida. Se isso for feito, é melhor permitir uma leve supercorreção, porque um fenômeno de "rebote" pode resultar em aumento da taxa de crescimento por um curto período. Se o grampeamento foi feito de forma que a correção tenha coincidido com a cessação do crescimento, uma observação cuidadosa é necessária para se ter certeza de que uma sobrecorreção não ocorra. Se isso acontecer, pode ser necessário parar o crescimento no lado oposto da fise.

Referências

1. Bowen JR, Torres RR, Forlin E. Partial epiphysiodesis to address genu varum or genu valgum. J Pediatr Orthop 1992;12:359–364.
2. Stevens PM, Belle RM. Screw epiphysiodesis for ankle valgus. J Pediatr Orthop 1997;17:9–12.
3. Davids JR, Valadie AL, Ferguson RL, et al. Surgical management of ankle valgus in children: use of a transphyseal medial malleolar screw. J Pediatr Orthop 1997;17:3–8.
4. Blount WP, Clarke R. Control of bone growth by epiphyseal stapling: a preliminary report. J Bone Joint Surg [Am] 1949;31:464–478.
5. Bowen JR, Leahey JL, Zhang ZH, et al. Partial epiphysiodesis at the knee to correct angular deformity. Clin Orthop 1985;198:184–190.
6. Blount WP. A mature look at epiphyseal stapling. Clin Orthop 1971;77:158–163.

4.22 RESSECÇÃO CIRÚRGICA DE BARRA ÓSSEA CAUSANDO PARADA DE CRESCIMENTO PARCIAL DA FISE

Langenskiold (1) foi o primeiro a relatar a correção de deformidade angular após a excisão de uma barra fisária em 1967, e Peterson (2) foi o primeiro a documentar o crescimento longitudinal após a ressecção de uma barra em 1980. Desde aquela época, a excisão de uma interrupção de crescimento parcial tem se tornado um procedimento padrão, e progresso considerável tem sido feito na avaliação da barra e na seleção de pacientes. Embora haja um significativo número de relatos na literatura médica sobre distúrbio fisário, esse capítulo lida somente com a remoção cirúrgica da barra óssea.

Vários princípios gerais relacionados à seleção de pacientes e resultados esperados são bem aceitos. Deve haver pelo menos 2 anos de crescimento ou 2 cm de crescimento remanescentes para que o procedimento valha a pena. Barras centrais geralmente permitem melhor resultado do que barras periféricas, embora elas sejam mais difíceis de remover. Fises que sofreram danos por infecção ou lesão vascular freqüentemente apresentam resultados ruins, em geral muito piores do que barras criadas por fratura.

Isso leva a dois fatores cruciais no planejamento de uma excisão de barra: determinar a localização anatômica e a extensão da barra, e o problema mais difícil que é determinar a integridade da placa de crescimento ao redor da barra. O problema de determinar a integridade da placa de crescimento permanece sem solução, e é especialmente importante em interrupções parciais de crescimento em virtude de infecção, dano vascular e lesões por esmagamento Salter-Harris do tipo V. Nesses casos, a barra pode ser identificada, mas a placa de crescimento adjacente pode estar estreitada e seu potencial para crescimento pode ser incerto.

A técnica padrão para a determinação de anatomia da barra era a tomografia hipocicloidal. Os problemas com essa técnica são motivo de discussão, porque é difícil encontrar um departamento de radiologia com esse tipo de equipamento ainda em uso. A tomografia computadorizada (TC) tem sido usada extensivamente e fornece boas imagens da anatomia. Entretanto, o plano de imagem desejado é o axial, não o transverso, e é freqüentemente difícil posicionar o membro na armação para essas incidências. A ressonância magnética (RM) apresenta várias vantagens sobre a TC. A cintigrafia não tem a resolução para ajudar no planejamento cirúrgico, e não há evidência que irá dar informações confiáveis sobre o futuro crescimento da fise adjacente. Assim, várias técnicas de imagem e opções de formatação tornam a RM o método de escolha.

Após a aquisição das imagens necessárias, o cirurgião deve ter uma boa visão tridimensional da barra para planejar uma abordagem. Fazer isso requer um conhecimento da anatomia da fise, bem como da barra (3). Se os estudos de imagem não produzirem um mapa, pode ser útil ao cirurgião construir um em papel, baseado nas imagens (4).

A decisão final que o cirurgião deve tomar é quanto a seleção do material de interposição. As escolhas ficam entre o tecido adiposo autógeno e metil metacrilato. Não há evidência de que uma substância seja melhor que a outra. O tecido adiposo é autógeno, enquanto o Cranioplast tem sido usado desde a década de 1940 sem nenhum efeito deletério ser notado (5). O tecido adiposo requer uma incisão separada. Ambos são estéreis e não apresentam risco de transmissão de doenças. O tecido adiposo tende a ser mais facilmente deslocável da cavidade por sangramento, e o fechamento do periósteo para manter o tecido adiposo no lugar pode predispor à formação de uma nova barra. O metil metacrilato fornece resistência estrutural, enquanto o tecido adiposo não fornece. O metil metacrilato pode ajustar-se ao formato da cavidade melhor do que o tecido adiposo. Nenhum dos dois precisa ser removido.

A ressecção da barra requer um bom entendimento tridimensional da fise e a extensão da barra (6). A barra óssea é excisada com uma broca de alta velocidade. A localização dela é ajudada pelo conhecimento de que o osso que forma a barra é esclerótico e é rodeado por osso esponjoso mais macio. O uso de uma cureta até que a barra seja identificada tira vantagem desse fato.

A visualização da fise normal em volta da ressecção é necessária para um bom resultado. Em todas as barras, exceto as periféricas menores, isso pode ser difícil. Em muitas situações, é útil ter uma broca, com irrigação contínua na ponta. Uma fonte de luz de fibra óptica que possa ser colocada na cavidade ou um pequeno artroscópio com um grande ângulo de visão podem ser úteis. Um intensificador de imagens é útil ao orientar o cirurgião para a localização da broca no osso, mas geralmente não demonstra a fise e a barra em detalhes suficientes para ser de maior ajuda.

Após o término da ressecção, é melhor inserir marcadores metálicos em ambos os lados da fise para servir como meio de medir o crescimento subseqüente. Pequenos clipes vasculares, pequenos fios de Kirschner cortados rente ao osso, ou pequenas âncoras ósseas com a sutura removida, todos podem funcionar. O detalhe importante é ter certeza de que não haja um objeto estranho que possa migrar e causar problemas no futuro (Figs. 4-159 a 4-163).

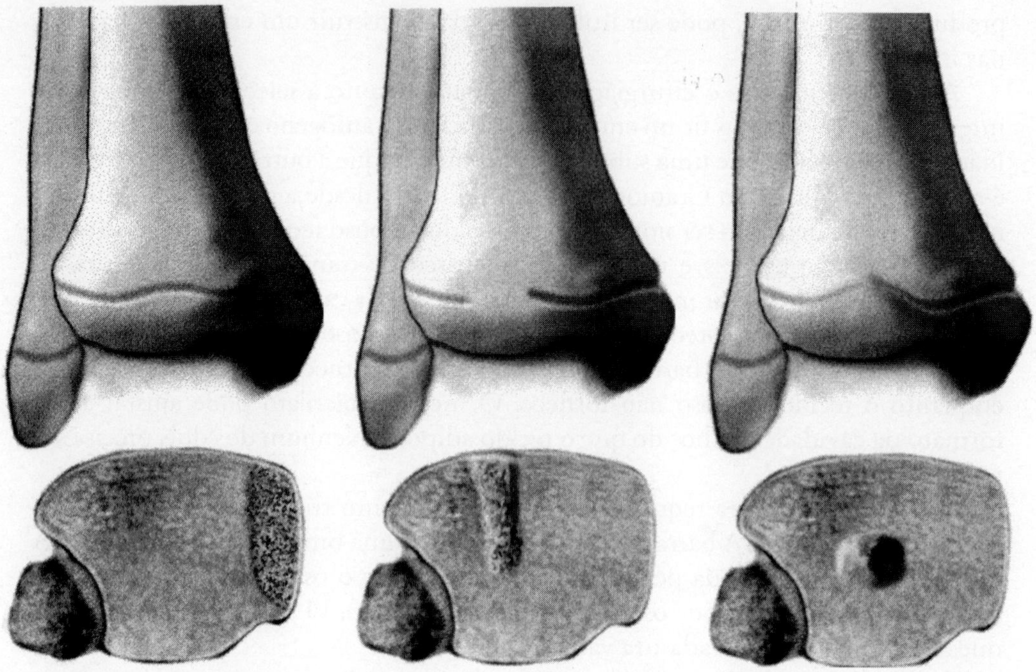

FIGURA 4-159. Peterson (6) descreveu três tipos de barra. Essa classificação usa termos descritivos mais fáceis que transmitem maiores informações e têm menor probabilidade de levar à confusão do que a terminologia dos tipos I, II e III. Os três tipos de barra são: periférico **(A)**, alongado (linear ou longitudinal) **(B)**, ou central **(C)**. Pode-se esperar que pequenas barras periféricas funcionem bem, ao contrário das grandes que não possuem fise adjacente suficiente para criar o crescimento. Barras alongadas ou lineares são pouco usuais e não são descritas aqui. Barras centrais são mais difíceis de alcançar, mas tendem a funcionar melhor por causa da fise circundante.

Dependendo do tipo de barra e da sua localização, um tipo diferente de abordagem pode ser necessário. As barras periféricas e longitudinais podem ser abordadas diretamente iniciando-se na periferia do osso, enquanto as barras centrais podem ser abordadas através de uma janela metafiseal, ou, mais diretamente, através de um acesso criado por uma osteotomia metafisária adjacente à barra.

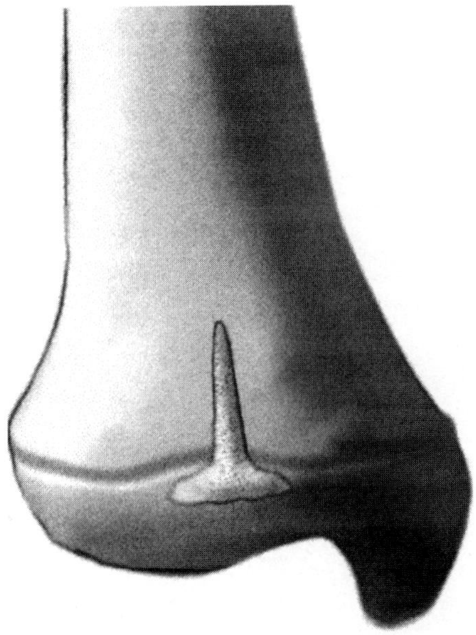

FIGURA 4-160. É desejável manter o material de interposição na epífise durante o crescimento subseqüente porque acredita-se que isso produza melhores resultados a longo prazo. Para conseguir isso, uma cavidade na epífise é preparada, enquanto o defeito metafisário é preparado de tal forma que não "capture" o metil metacrilato e o remova da metáfise com o crescimento subseqüente. Alguns cirurgiões têm transfixado o metil metacrilato na epífise com um fio de Kirschner para mantê-lo na epífise.

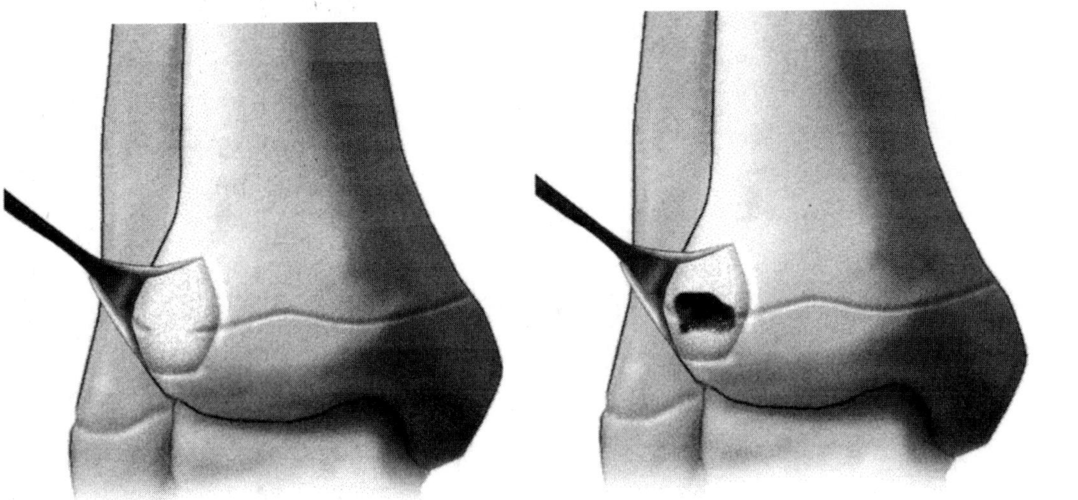

FIGURA 4-161. Barras periféricas podem ter extensão variável, e esse é um dos fatores mais importantes no sucesso da excisão. Uma abordagem direta a ela é feita. O periósteo sobre a barra é excisado. Entretanto, se tecido adiposo for usado como material de interposição, o periósteo deve ser elevado como uma aba que pode ser suturada de volta no lugar para manter o tecido adiposo na cavidade.

O periósteo é elevado e excisado até que a fise normal seja identificada em ambos os lados da barra. Uma broca de alta velocidade é então usada para remover a barra até que a fise contígua normal seja vista. O material de interposição é colocado. Se for usado metil metacrilato, a cavidade deve ser preparada para mantê-lo no lugar.

A ferida cirúrgica é fechada, e o paciente é tratado de acordo com as circunstâncias.

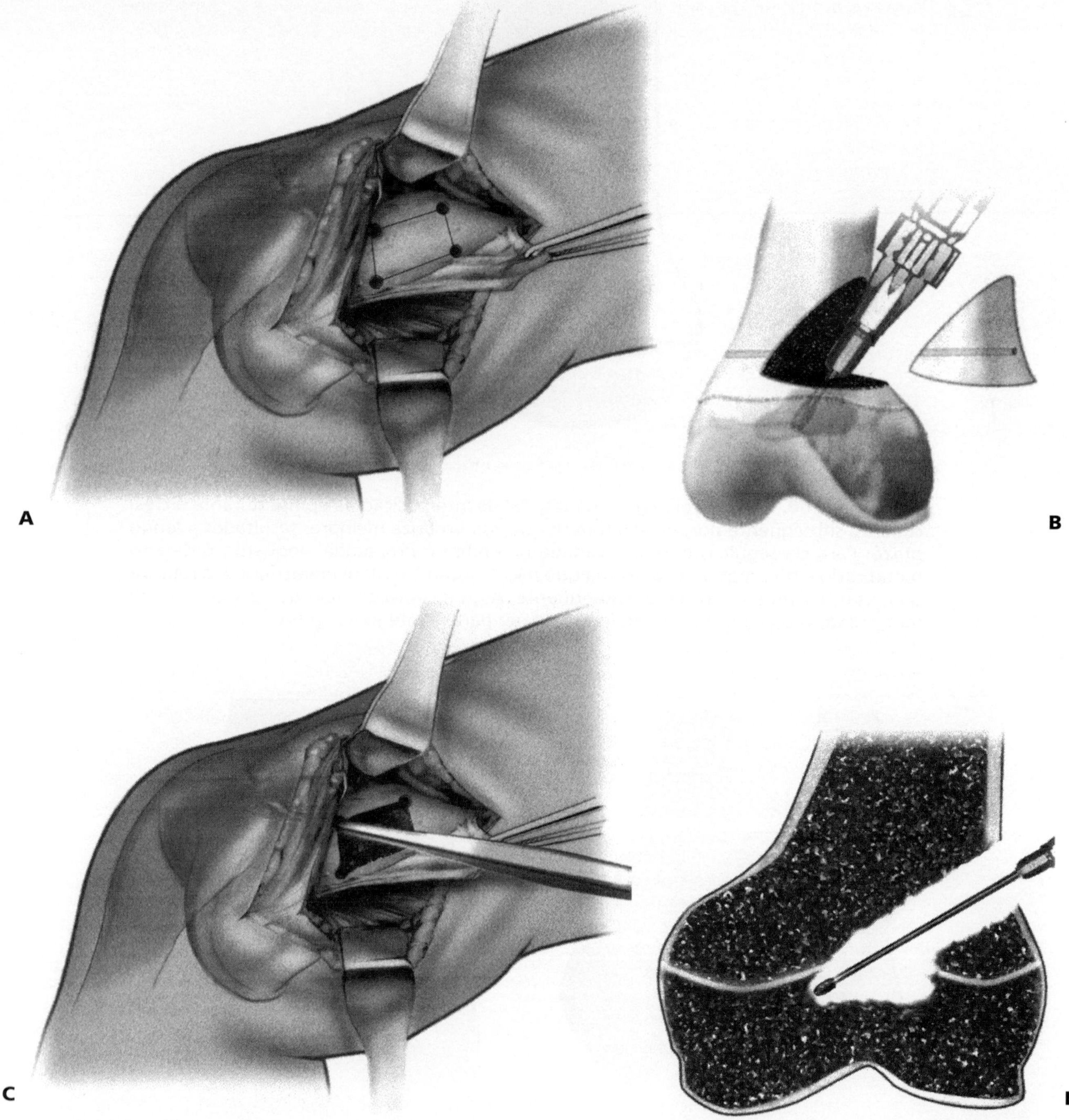
A
B
C
D

◀ **FIGURA 4-162.** Barras centrais podem ser abordadas em uma de duas formas: uma janela metafisária ou uma osteotomia. A abordagem mais comum é através de uma janela metafisária . Essas janelas podem consistir da remoção de uma grande porção da metáfise. Uma janela deixa a continuidade do osso intacta, simplificando o tratamento pós-operatório. Em casos nos quais uma osteotomia é necessária para corrigir uma deformidade existente, entretanto, seu uso simplifica a ressecção.

Após o mapeamento da barra, a localização da janela metafisária é planejada para dar o melhor acesso à barra. Isso geralmente significa que o corte inferior da janela será no ápice da fise. Uma janela cortical pode tudo que é necessário para tratar de uma barra central simples **(A)**. Se for necessária uma maior visualização, é feita a remoção de uma seção da metáfise que é equivalente à metade da largura da metáfise exatamente acima da placa **(B)**. Nesse caso, o fragmento futuro é pré-furado e recortado, para que quando for recolocado seja facilmente preso com um parafuso.

Uma cureta é usada para remover osso esponjoso até a área da barra **(C)**. Esse osso também deve ser guardado. O osso duro e denso da barra dá ao cirurgião a primeira pista sobre a localização da barra.

Quando a barra é localizada, uma broca de alta velocidade é usada para removê-la **(D)**. Novamente, a irrigação na extremidade da broca, luz de fibra óptica e um artroscópio de alto ângulo de visão são todos úteis na visualização da circunferência completa da cavidade. Após a fise normal ser vista em volta de toda a circunferência, a ressecção está completa. Execute o subcorte da epífise e afunile a área da metáfise de forma que o metil metacrilato permaneça na epífise.

Essa é a circunstância ideal para se usar Cranioplast. Devido ao fato de solidificar muito mais lentamente do que metil metacrilato com bário, ele pode ser colocado na cavidade em forma líquida. Isso permite sua boa conformação à cavidade. A reação exotérmica do Cranioplast é mínima e, ao que se sabe, não causa danos à fise normal. Para colocar o Cranioplast no local desejado, ele pode ser colocado em uma seringa com uma agulha grossa sem ponta de calibre 16. Ele então pode ser injetado na cavidade. Apenas uma quantidade suficiente para cobrir a fise exposta com uma pequena extensão na metáfise deve ser usada. O resto da cavidade é preenchido com osso poroso que foi removido durante a exposição. Isso pode ser suplementado com osso do banco de alo-enxerto, se for considerado que osso adicional é necessário. A janela cortical é recolocada, o parafuso é inserido, e o periósteo e a ferida cirúrgica são fechados.

Em casos nos quais uma osteotomia é necessária para corrigir uma deformidade angular, a ressecção da barra pode ser feita ao mesmo tempo com grande vantagem. Essa técnica pode também ser usada quando a exposição através de uma janela metafisária é considerada muito difícil para uma ressecção adequada.

A osteotomia deve ser planejada com dois fatores contraditórios operando. A localização ideal para a osteotomia é tão próximo da fise quanto possível. Entretanto, isso torna a fixação da osteotomia difícil. Sendo assim, geralmente é necessário deixar uma área com metáfise suficiente para a fixação.

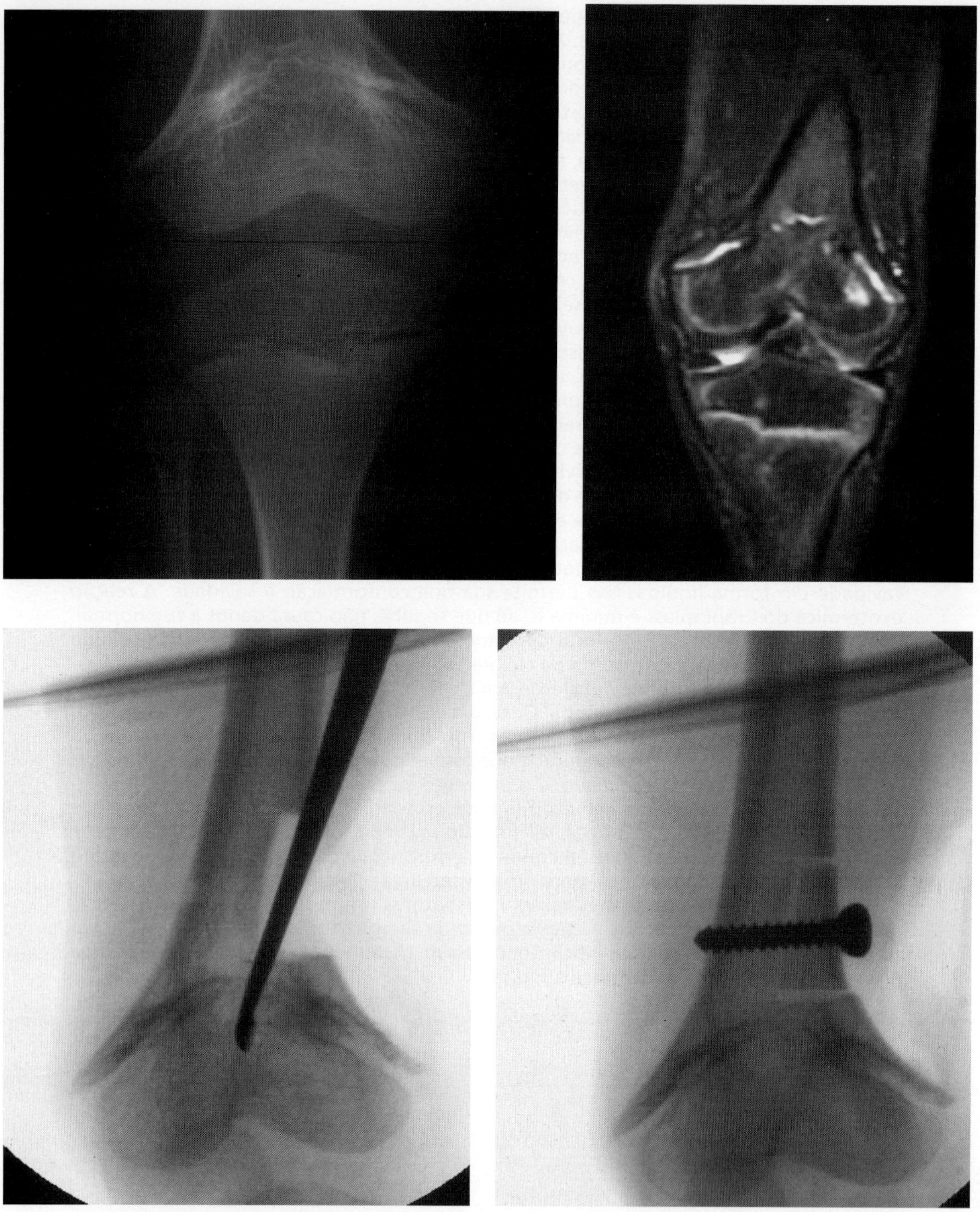

FIGURA 4-163. A: Radiografia ântero-posterior de um escanograma mostra o fêmur distal com interrupção de crescimento central, a qual ocorreu como resultado de sepsis neonatal. **B:** A patoanatomia é mais bem visualizada na ressonância magnética (RM). Com imagens de RM em ambos os planos, um entendimento preciso da extensão e localização da barra pode ser obtido. **C:** O bloco de osso e o osso poroso foram ressecados até o osso duro semelhante ao cortical que identifica a barra. Uma broca foi usada para remover a ponte óssea até que a fise normal pudesse ser vista completamente em volta da ressecção. A cureta foi usada para determinar a profundidade da ressecção. **D:** Com a ressecção completa e o metil metacrilato inserido, o bloco ósseo é reposicionado e mantido no lugar com um parafuso colocado após perfuração do osso com broca e macheamento.

CUIDADOS PÓS-OPERATÓRIOS

A perda da integridade estrutural é o que geralmente dita o tratamento pós-operatório em relação a sustentação de peso e movimento. Em caso de pequenas barras periféricas e algumas longitudinais nas quais o metil metacrilato é usado como material de interposição, a sustentação total de peso imediata pode ser possível. Quando uma osteotomia ou grande janela cortical foi parte da abordagem, entretanto, é aconselhável proteção até que o osso esteja consolidado. A maioria das crianças não tem dificuldade em recuperar o movimento articular.

O seguimento até o término do crescimento é essencial. Os pacientes devem ser monitorados com escanogramas para determinar com precisão a mudança da distância entre os marcadores metálicos. Não é incomum haver vários anos em que ocorre crescimento longitudinal normal ou quase normal e que em um determinado momento ocorra uma diminuição ou parada de crescimento. Às vezes isso está associado com a reformação da barra, mas outras vezes parece que a fise simplesmente "perde o fôlego". A re-excisão da barra geralmente é possível. Se não, a interrupção do crescimento da fise oposta, planejamento de uma epifisiodese ou alongamento de membro são opções, dependendo das circunstâncias e do desejo do paciente e da família.

Não há necessidade de remover o material de interposição a menos que ele esteja causando problemas, o que raramente ocorre.

Referências

1. Langenskiold A. Traumatic premature closure of the distal tibial epiphyseal plate. Acta Orthop Scand 1967;38:267.
2. Peterson HA. Operative correction of post-fracture arrest of the epiphyseal plate: case report with ten-year follow-up. J Bone Joint Surg [Am] 1980;62:1018.
3. Birch JG, Herring JA, Wenger DR. Surgical anatomy of selected physes. J Pediatr Orthop 1984;4:224–231.
4. Carlson WO, Wenger DR. A mapping method to prepare for surgical excision of a partial physeal arrest. J Pediatr Orthop 1984;4:232–238.
5. Cabanela ME, Coventry MB, MacCarty CS, et al. The fate of patients with methyl methacrylate cranioplasty. J Bone Joint Surg [Am] 54;1972:278–281.
6. Peterson HA. Review: partial growth plate arrest and its treatment. J Pediatr Orthop 1984;4:246–258.

4.23 ALONGAMENTO DISTAL DOS ISQUIOTIBIAIS E CAPSULOTOMIA POSTERIOR

A contratura em flexão do joelho é uma das deformidades mais comuns e mais facilmente notadas de todas as deformidades no paciente com paralisia cerebral. Além disso, é possível que sua correção produza a piora das habilidades funcionais do paciente, se o cirurgião não observar todos os pré-requisitos e indicações que foram discutidas por Rang (1), Bleck (2) e Renshaw (3). Há três músculos isquiotibiais: o semimembranáceo, o semitendíneo e o bíceps femoral. O músculo grácil é freqüentemente considerado para alongamento durante essa operação, mas deve-se ter cuidado com sua inclusão, porque esse é um dos músculos que iniciam a fase de balanço da marcha (2).

A técnica de alongamento fracionário dos tendões isquiotibiais foi primeiro descrita por Green e McDermott (4) em 1942, e ainda hoje é usada pela maioria dos cirurgiões (Figs. 4-164 a 4-169).

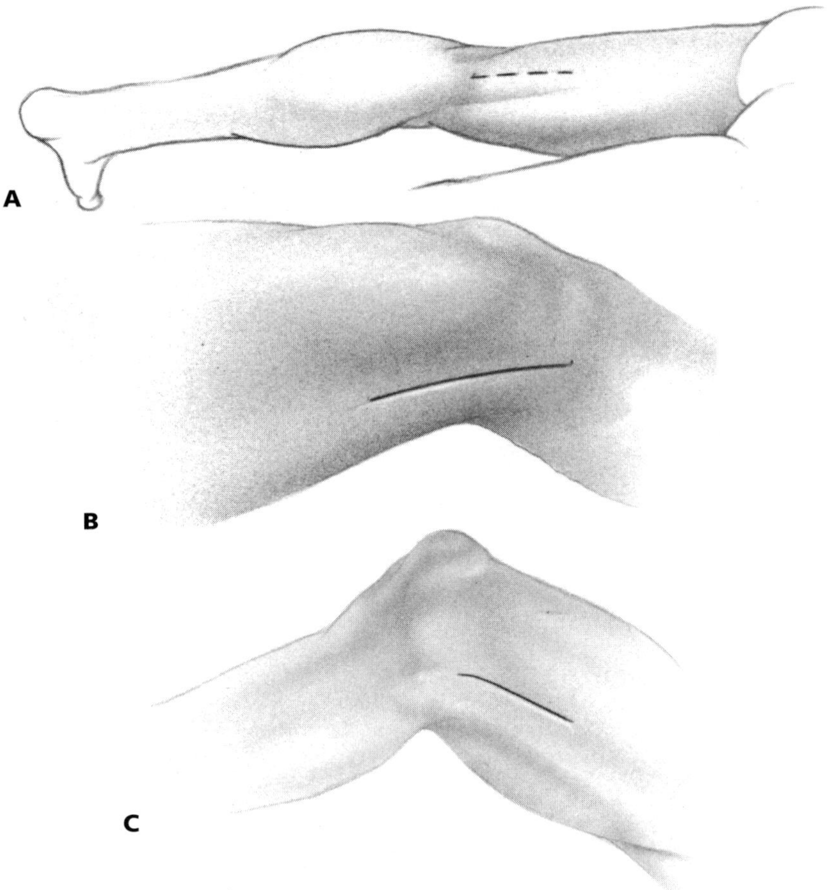

FIGURA 4-164. O alongamento distal do isquiotibial pode ser feito em posição de decúbito ventral ou de decúbito dorsal. Embora seja um pouco mais fácil para o cirurgião ter o paciente na posição decúbito ventral, isso torna impossível executar quaisquer operações associadas em volta do quadril (p. ex., liberação do adutor), e não permite o teste do alongamento por meio da elevação da perna em extensão. Se o paciente está em decúbito ventral, a incisão pode ser uma linha média, que deveria se estender da dobra poplítea proximalmente até a junção do terço médio e distal da coxa **(A)**. Essa extensão é necessária para permitir a exposição de ambas as estruturas, a medial e a lateral. Uma alternativa é fazer duas incisões, uma medial e uma lateral, sobre os tendões isquiotibiais **(B, C)**. Essas incisões podem ser usadas na posição de decúbito ventral ou dorsal e; são feitas levemente anterior aos tendões isquiotibiais tensionados, iniciando-se imediatamente proximal à articulação do joelho e estendendo-se proximalmente cerca de 5 cm.

A capsulotomia posterior pode ser feita através dessas incisões. Se a capsulotomia posterior for feita através de duas incisões, todas as estruturas posteriores à cápsula são liberadas através de dissecção romba e afastadas posteriormente, permitindo que as origens do músculo gastrocnêmio e a cápsula sejam divididas. Essa abordagem, embora pareça mais difícil no início, é de fato mais fácil porque a dissecção do espaço poplíteo é evitada.

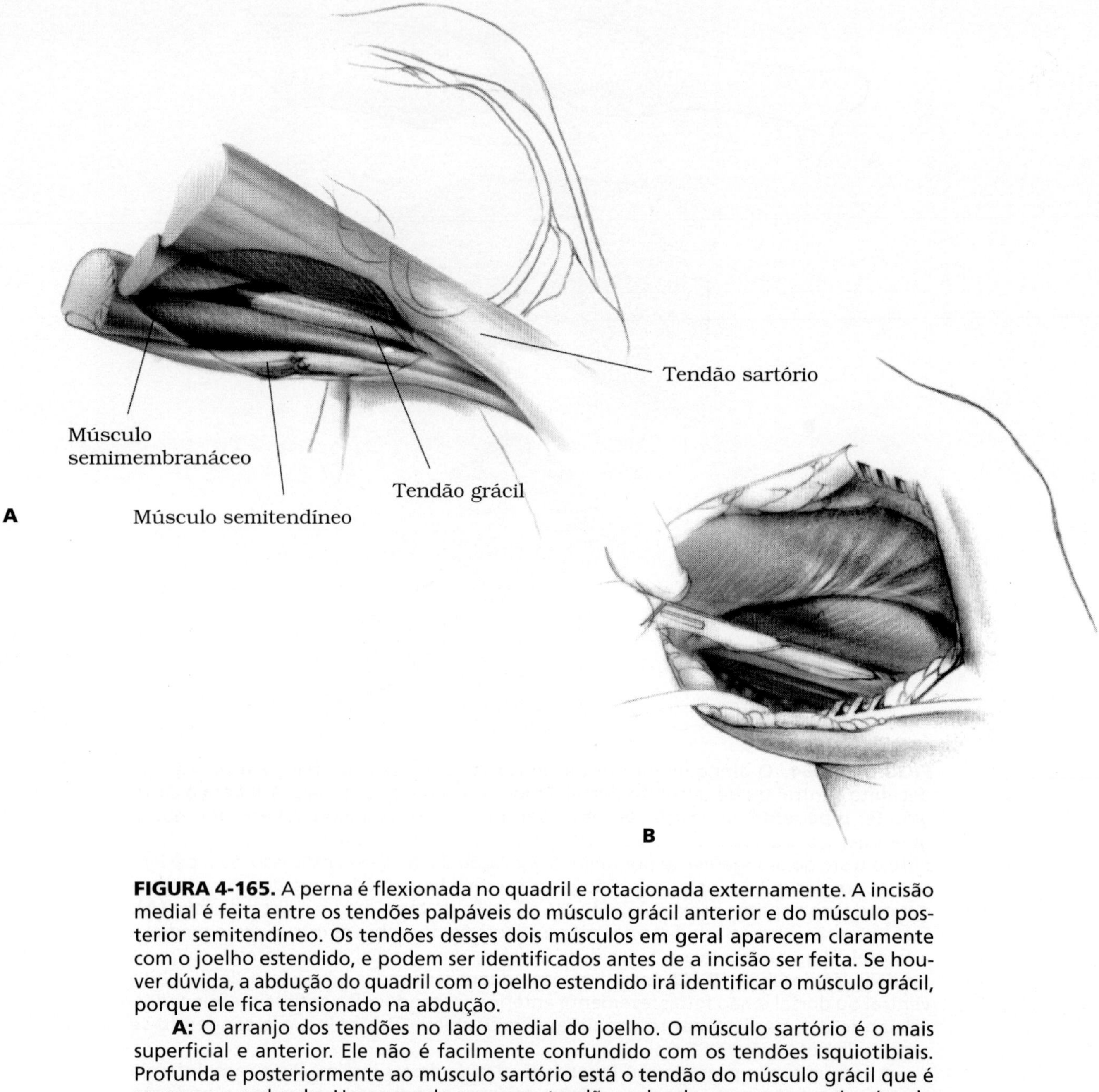

FIGURA 4-165. A perna é flexionada no quadril e rotacionada externamente. A incisão medial é feita entre os tendões palpáveis do músculo grácil anterior e do músculo posterior semitendíneo. Os tendões desses dois músculos em geral aparecem claramente com o joelho estendido, e podem ser identificados antes de a incisão ser feita. Se houver dúvida, a abdução do quadril com o joelho estendido irá identificar o músculo grácil, porque ele fica tensionado na abdução.

A: O arranjo dos tendões no lado medial do joelho. O músculo sartório é o mais superficial e anterior. Ele não é facilmente confundido com os tendões isquiotibiais. Profunda e posteriormente ao músculo sartório está o tendão do músculo grácil que é pequeno e redondo. Um segundo pequeno tendão redondo um pouco maior é o do músculo semitendíneo, que pode ser identificado posteriormente ao tendão do músculo grácil. Ele é mostrado aqui suturado junto após um alongamento em Z. Nesse local, ele está cruzando sobre os aspectos posteriores da ampla porção musculotendinosa do músculo semimembranáceo, vindo a ficar lateral a ele. O músculo semimembranáceo não é facilmente confundido com qualquer outro músculo, porque nesse local ele tem um amplo ventre muscular que está em transição para uma grossa aponeurose tendinosa.

Após a gordura subcutânea ser dividida, o tendão semitendíneo é facilmente identificado por palpação, mas não é visto facilmente porque está envolvido por uma bainha. O corte do tendão com um bisturi afiado irá abrir essa bainha **(B)**. Tesouras são então utilizadas para expor um comprimento suficiente desse tendão para executar-se o alongamento em Z. Normalmente, isso é difícil em crianças pequenas. Bleck (2) não reporta diferenças evidentes entre o alongamento em Z e a liberação desse tendão. Se o cirurgião deseja alongar o músculo grácil, ele é exposto da mesma forma.

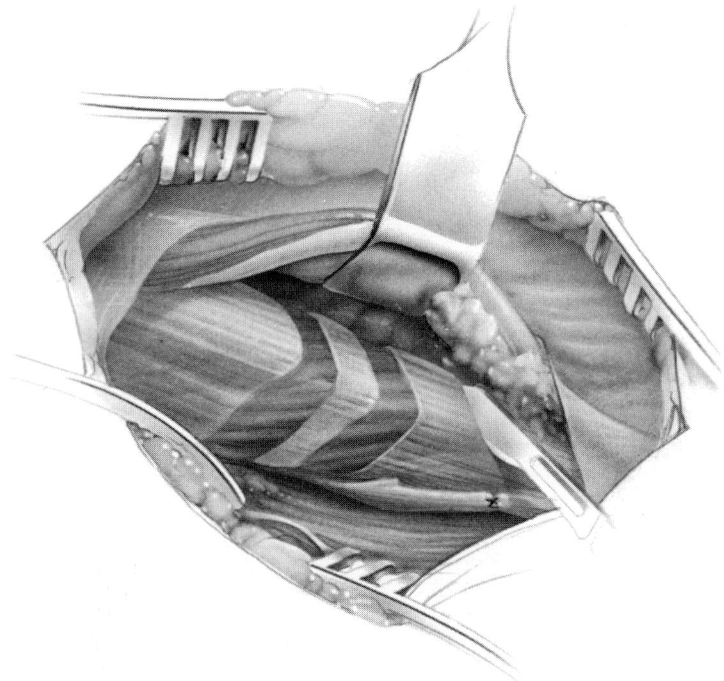

FIGURA 4-166. O músculo semimembranáceo é relativamente fácil de identificar profundamente ao semitendíneo. Como mencionado, ele tem uma ampla aponeurose que é grossa, envolve o músculo na parte proximal da ferida e espalha-se em uma estrutura mais tendinosa distalmente. Esse músculo e o bíceps femoral não são adequados para o alongamento em Z por causa de suas inserções grossas e musculares. Eles serão alongados mediante a divisão da aponeurose que o envolve.

Após o músculo e sua aponeurose serem identificados, eles devem ser expostos completamente em todos os lados, de forma que parte da aponeurose não fique visível e por isso seja deixada de lado e permaneça intacta. A aponeurose é então incisada com dois ou três cortes do tipo chevron. Esses cortes não devem se estender até o músculo, e devem incluir toda as partes da aponeurose. Como o objetivo é deixar o músculo em continuidade, esses cortes não devem ser feitos muito distalmente. A elevação da perna em extensão é feita com cuidado para esticar o músculo. A aponeurose será vista separando-se. Não se deve usar força extrema por duas razões: o nervo ciático se encontra sob tensão e pode ser danificado, e o músculo não deve ser rompido.

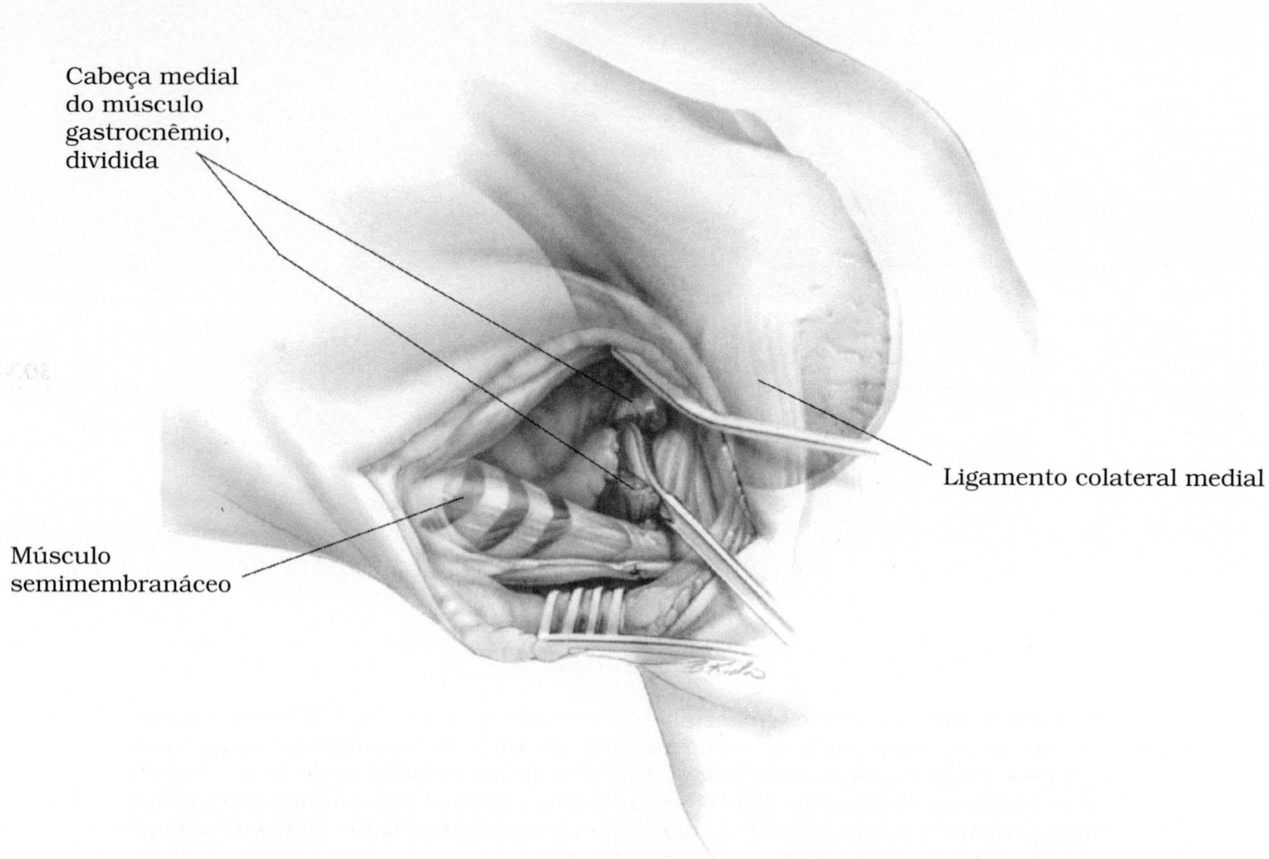

FIGURA 4-167. Caso uma capsulotomia posterior deva ser executada, o lado medial da cápsula posterior é exposto e dividido. Começando no canto póstero-medial do côndilo femoral, todos os tecidos moles são rebatidos posteriormente para fora do músculo gastrocnêmico e do aspecto posterior da cápsula do joelho incluindo os tendões dos isquiotibiais e as estruturas neurovasculares. Isso é feito através da dissecção do tecido com um elevador periosteal. Será necessário primeiro trabalhar anteriormente, expondo a cápsula até o ligamento colateral medial. A dissecção é então levada posteriormente ao redor da inserção da cabeça medial do músculo gastrocnêmico. Deve-se ter cuidado em permanecer próximo da cápsula, ou seja, entre ela e o tecido adiposo que circunda as estruturas no espaço poplíteo. A cabeça medial do gastrocnêmico, a qual se insere no aspecto posterior do côndilo femoral, cobre a cápsula posterior. Após a divisão dessa cabeça medial, ela é rebatida distalmente para expor a cápsula. A abertura da cápsula pode esperar até que o aspecto lateral tenha sido exposto e o cirurgião tenha a certeza de que todas as estruturas vitais estejam seguramente fora do caminho.

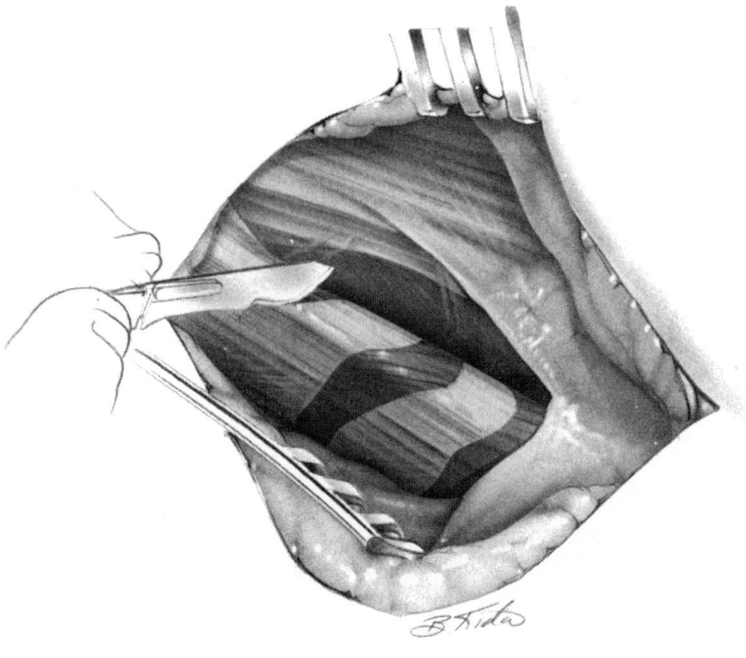

FIGURA 4-168. O quadril é rotacionado internamente, e incisão lateral é feita imediatamente anterior ao tendão tensionado do bíceps femoral. A aponeurose desse tendão é exposta, e dois ou três cortes do tipo chevron são feitos nela, como foi feito para o músculo semimembranáceo.

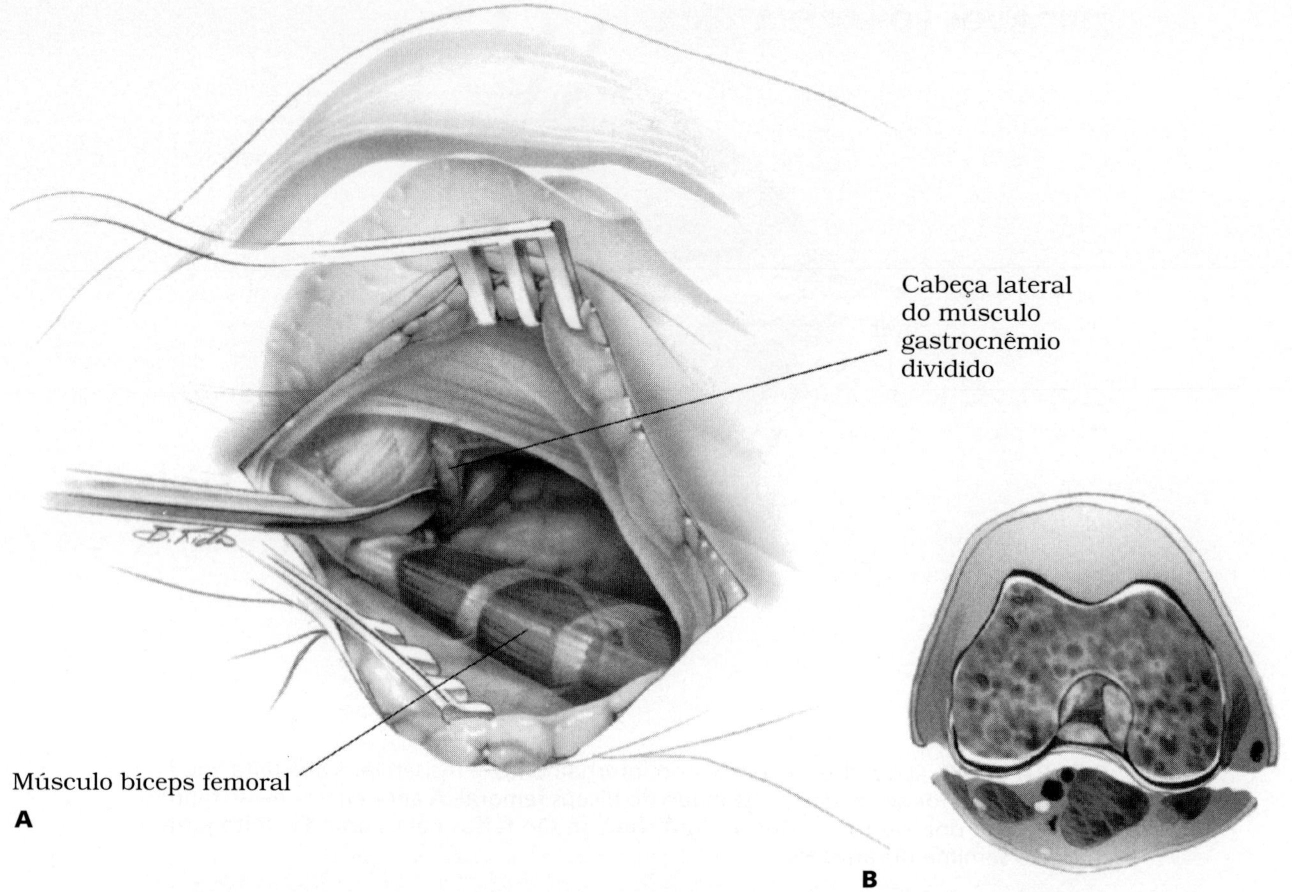

FIGURA 4-169. Os tecidos moles são rebatidos para fora da cabeça lateral do gastrocnêmico e do aspecto posterior do joelho, como foi feito no lado medial **(A)**. Essa dissecção deve juntar-se àquela do lado medial, assegurando que todas as estruturas vitais estejam afastadas posteriormente. A cabeça do gastrocnêmico é dividida e rebatida distalmente para expor a cápsula subjacente.

Uma esponja úmida 4 x 4 é passada através da exposição e é utilizada para afastar os isquiotibiais e as estruturas neurovasculares posteriormente **(B)**. A cápsula lateral é incisada, e a articulação é identificada. Há uma tendência a fazer essa incisão muito proximalmente. Ela deve ser iniciada na parte mais proeminente dos côndilos femorais, ou será difícil dividir a porção média da cápsula. Após a articulação ter sido identificada, uma tesoura curvada de Mayo é usada para dividir a cápsula tão medialmente quanto possível. A divisão também deve ser feita movendo-se anteriormente, parando exatamente antes de atingir o ligamento colateral lateral. A divisão da cápsula pode ser completada através da incisão medial, novamente estendendo-se anteriormente até atingir o ligamento colateral medial.

Um dreno de sucção fechada é colocado na ferida cirúrgica. A fáscia profunda, a fáscia subcutânea e a pele são suturadas.

CUIDADOS PÓS-OPERATÓRIOS

Se uma capsulotomia posterior foi necessária, é improvável que o joelho fique em extensão completa sem ser forçado. Assim, para evitar o estiramento do nervo ciático, um aparelho de gesso deve ser aplicado à perna com a quantidade de extensão possível sem forçá-la. Deve-se aplicar e acolchoar o gesso, com a intenção de fazer cortes em cunha com a intenção de obter uma extensão maior durante o período pós-operatório. Um pouco antes da alta, de 3 a 4 dias após a cirurgia, são feitas cunhas no gesso. Isso pode ser repetido a intervalos semanais até a correção ser satisfatória. Uma abordagem alternativa é remover a metade anterior do gesso a partir de um ponto acima da patela distal. O estiramento é então feito várias vezes por dia. À medida que uma maior extensão é obtida, um novo aparelho de gesso é aplicado e a metade anterior é removida e todo o processo é repetido até que a correção desejada seja alcançada.

Referências

1. Rang M. Cerebral palsy. In: Morrissy RT, ed. Lovell and Winter's pediatric orthopaedics, 3rd ed. Philadelphia: JB Lippincott, 1990:492.
2. Bleck EE. Orthopaedic management in cerebral palsy. Philadelphia: JB Lippincott, 1987:344.
3. Renshaw TS. Cerebral palsy. In Morrissy RT, Weinstein SL, eds. Lovell and Winter's pediatric orthopaedics, 5th ed. Philadelphia: Lippincott Williams & Wilkins 2001; 563.
4. Green WT, McDermott LJ. Operative treatment of cerebral palsy of the spastic type. JAMA 1942;118:434.

4.24 TRANSFERÊNCIA DO MÚSCULO RETO FEMORAL

A transferência do músculo reto femoral distal é uma operação comumente feita em crianças com paralisia cerebral que apresentam uma marcha com joelho contraído ou rígido. Normalmente, o músculo reto femoral começa a funcionar na fase de balanço terminal no ciclo da marcha junto com outros músculos do quadríceps preparando o membro para aceitar o peso (1-3). Em crianças com paralisia cerebral, a atividade contínua do músculo reto femoral durante toda a fase do balanço (e, em alguns casos, durante todo o ciclo da marcha) limita de forma acentuada a flexão do joelho e prejudica o subseqüente posicionamento do pé (1, 2, 4).

Em teoria, a transferência do reto distal para um posto posterior ao eixo do joelho para o grácil, o tronco do grácil ou para o semitendíneo aumenta a flexão do joelho na fase de balanço, compensando o *momentum* diminuído de flexão do quadril (2, 5). Estudos recentes por Chambers et al. (3) não demonstraram nenhuma diferença funcional entre transferências para o músculo grácil ou o semitendíneo.

Chambers et al. (3) também compararam os resultados da transferência do músculo reto distal *versus* liberação do músculo reto distal. Os pacientes com transferência do músculo reto tiveram melhora na flexão do joelho na fase de balanço, com o pico de flexão do joelho melhorando de forma que a marcha se tornava mais eficiente, e também o posicionamento do pé foi melhorado. Quando o músculo reto foi meramente liberado, o pico da flexão do joelho deteriorou levemente (5).

A transferência do músculo reto distal geralmente é combinada com alongamento dos isquiotibiais (ver Procedimento 4.23). A avaliação pré-operatória da marcha é recomendada por muitos especialistas, enquanto outros sentem que as indicações podem ser feitas por meio de reconhecimento do padrão de marcha (6). A transferência do reto distal também pode ser combinada com outras liberações e alongamentos cirúrgicos, tais como aqueles em volta do quadril e do tornozelo, bem como com várias osteotomias para corrigir deformidades rotacionais (Figs. 4-170 a 4-174).

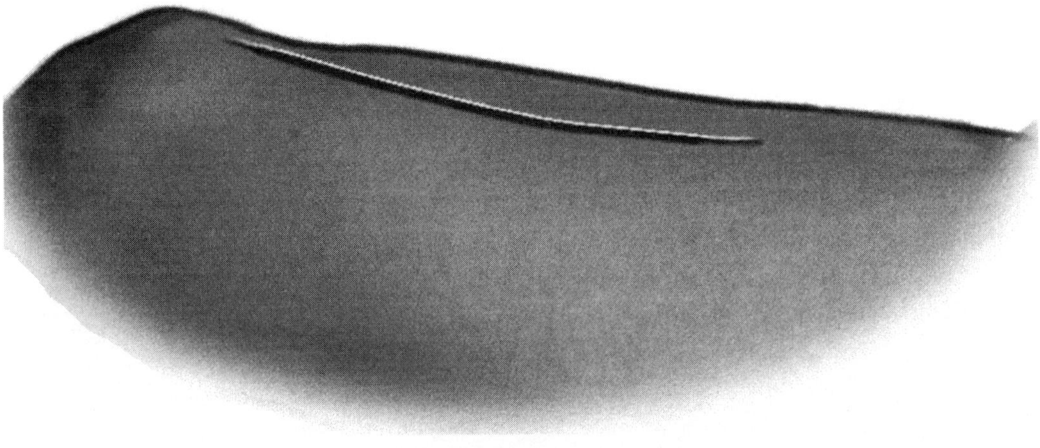

FIGURA 4-170. Uma incisão longitudinal é feita na região médio-distal da coxa estendendo-se do pólo superior da patelar proximalmente de 6 a 10 cm, dependendo do tamanho da criança. A dissecção é feita através dos tecidos subcutâneos até a fáscia profunda da coxa, que é incisada de forma cortante.

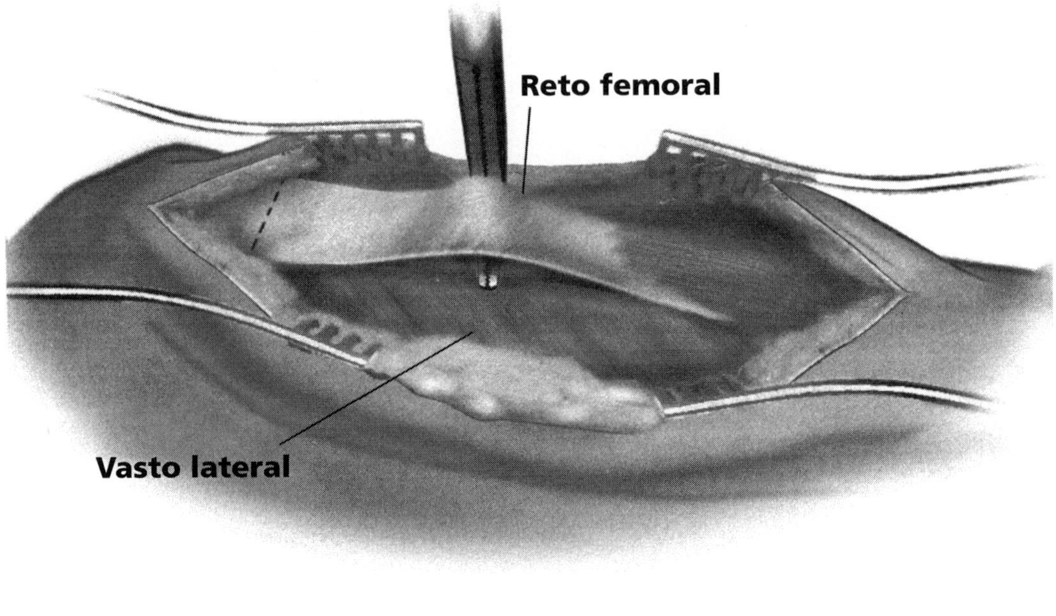

FIGURA 4-171. O tendão reto femoral é isolado do vasto intermédio subjacente através de uma incisão pequena na margem medial e lateral do tendão reto e inserindo-se um instrumento rombo sob o tendão do reto. Esse plano é então desenvolvido proximal e distalmente. Distalmente, o tendão é liberado até a inserção patelar, tendo-se muito cuidado para evitar entrar na articulação do joelho. Isso é em geral feito com tesouras e bisturi de dissecção. Se a articulação do joelho for invadida, a cápsula deve ser reparada.

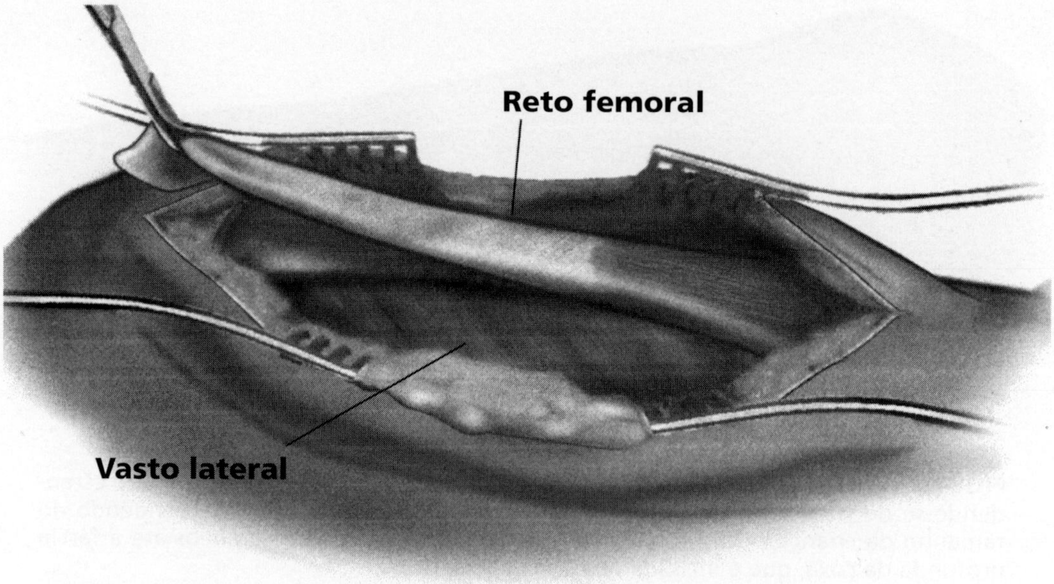

FIGURA 4-172. Após o tendão ser liberado distalmente, a dissecção é levada proximalmente, e o tendão é dissecado e liberado do músculo quadríceps subjacente. O tendão e a junção musculotendinosa proximal devem ser liberados, para que haja uma excursão completa livre do tendão reto a partir do músculo quadríceps subjacente. Os procedimentos de alongamento dos isquiotibiais são então realizados.

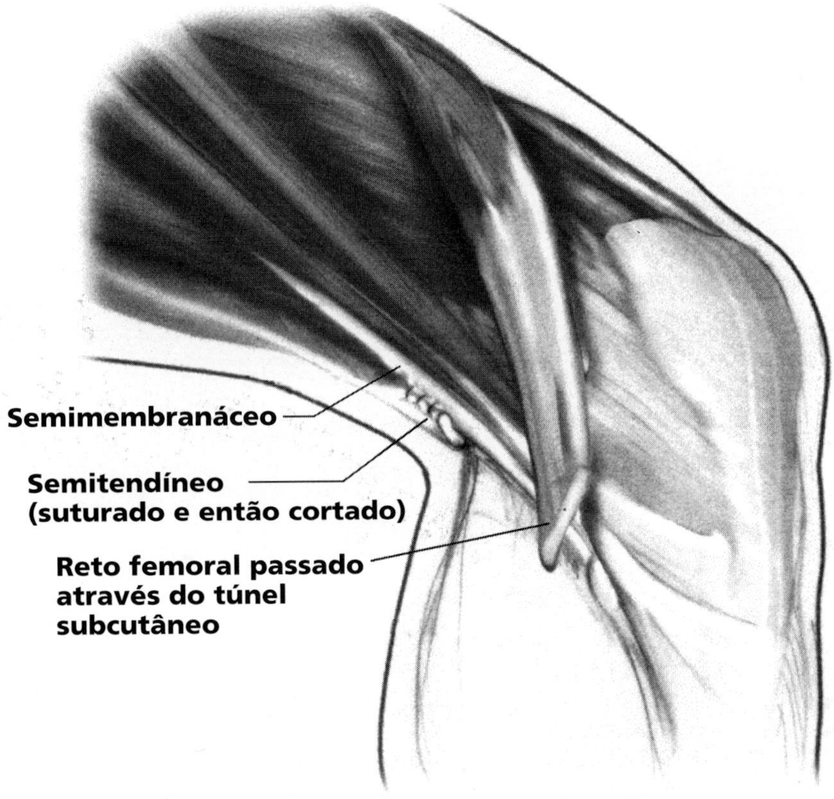

FIGURA 4-173. Ao executar o procedimento de alongamento dos isquiotibiais, nós preferimos suturar o semitendíneo proximal perto da junção musculotendinosa ao ventre do músculo semimembranáceo. O músculo grácil pode ser usado de forma semelhante na transferência do tendão. Quando isso é assegurado, o músculo semitendíneo é cortado e dissecado livre distalmente com tesouras de dissecção para permitir que ele seja entrelaçado com o coto do músculo reto. Um túnel subcutâneo é feito a partir de uma incisão na coxa anterior até a incisão dos isquiotibiais mediais, e o músculo reto é passado através do túnel com um hemostato. O cirurgião deve se assegurar de que o músculo tenha um caminho de deslizamento livre e não esteja preso por tecido subcutâneo.

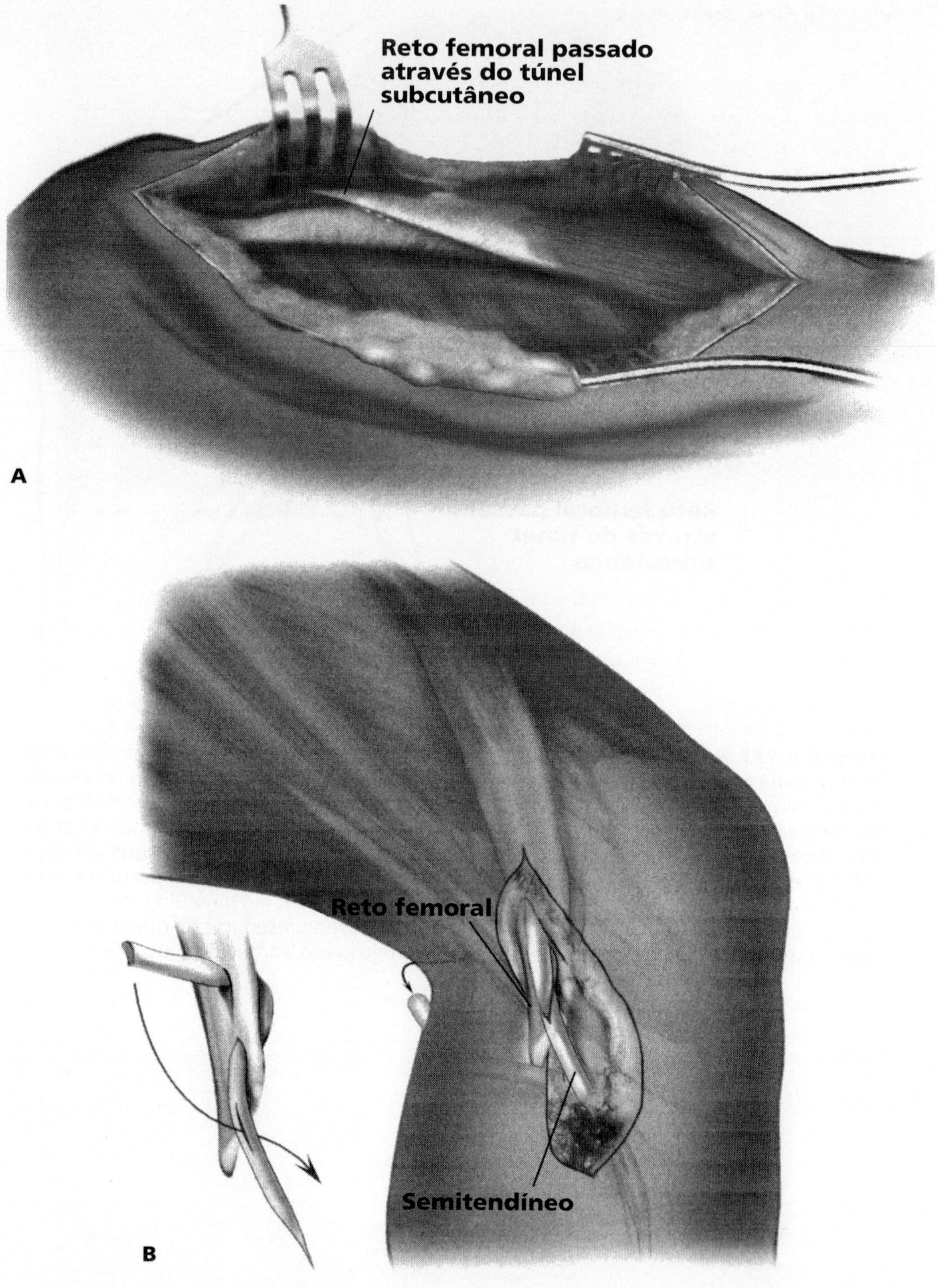

FIGURA 4-174. O tendão do músculo semitendíneo é passado através da fáscia do músculo reto femoral em dois planos opostos, os planos em 90° um ao outro, usando o método de Pulvertaft e suturado com sutura não-absorvível nº1. A transferência de tendão deve ser fixada com o joelho em 15 a 20° de flexão. Os tecidos subcutâneos são fechados, seguidos pela sutura da pele. Nenhum dreno é usado. Se o paciente não sofreu liberação distal ou outras cirurgias ósseas, nós preferimos usar um curativo do tipo Robert-Jones. As feridas cirúrgicas são cobertas com curativos estéreis, e cobertura de Dacron ou algodão é então aplicada distal a proximalmente, e segura por uma meia de estoniquete cortada em viés enrolada distal a proximalmente em formato de oito. A extremidade é protegida adicionalmente por um imobilizador de joelho.

CUIDADOS PÓS-OPERATÓRIOS

Na ausência de cirurgia óssea, os curativos são mantidos por 2 a 3 semanas, sendo removidos após este período. O paciente inicia a deambulação com órteses, e se usar apenas órtese de tornozelo-pé, um imobilizador de joelho também é necessário temporariamente. A amplitude de movimento do joelho e fisioterapia são reinstituídas. Se a cirurgia for acompanhada de cirurgia óssea, a reabilitação deve esperar até que a osteoma do osso consolide e o gesso seja removido.

Referências

1. Ounpuus M., Davis RB, et al. Rectus femoris surgery in children with cerebral palsy. I. The effect of the rectus femoris transfer location on knee motion. J Pediatr Orthop 1993;13:325–330.
2. Sutherland DH, Santi M, Abel MF. Treatment of stiff knee gait in cerebral palsy: a comparison by gait analysis of distal rectus femoris transfer vs. proximal rectus release. J Pediatr Orthop 1990;10:443–441.
3. Chambers H, Lauer A, Kaufman K, et al. Prediction of outcome after rectus femoris surgery in cerebral palsy: the role of cocontraction of the rectus femoris and the vastus lateralis. J Pediatr Orthop 1998;18:703–711.
4. Sutherland DH, Olshen R, Cooper L, Woo SL. Development of mature gait. J Bone Joint Surg [Am] 1980;62:336–353.
5. Perry J. Distal rectus femoris transfer. Dev Med Child Neurol 1987;29:153–158.
6. Renshaw TS. Cerebral palsy. In Morrissy RT, Weinstein SL, eds. Lovell and Winter's pediatric orthopaedics, 5th ed. Philadelphia: Lippincott Williams & Wilkins 2001; 563.

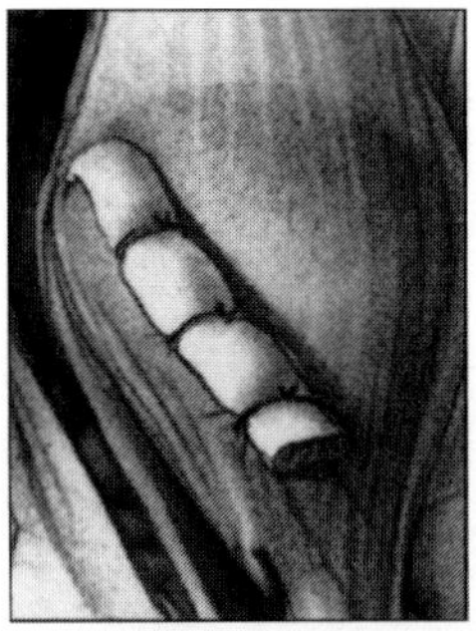

5

O JOELHO

5.1 REALINHAMENTO PATELAR PROXIMAL (TÉCNICA DE INSALL)

Nos casos de subluxação ou luxação da patela na infância, as opções do cirurgião ficam limitadas pela presença da placa de crescimento do tubérculo tibial, a qual se encontra aberta, o que impede que se utilize a transferência da origem do tendão patelar. Para crianças em fase de crescimento com subluxação recorrente ou luxação da patela — se relacionados a malignidades, trauma ou fraqueza dos ligamentos (p. ex., como é encontrado na síndrome de Down) — o realinhamento do tecido mole proximal descrito por Insall et al. (1,2) fornece um método de realinhar as forças na patela. Acreditamos que esse método é preferível a descolar e então avançar o músculo vasto medial. Em casos nos quais o avanço do músculo parece ser necessário, o músculo é normalmente tão deficiente que o ganho é pequeno, e é difícil segurar o músculo no lugar. O realinhamento proximal permite um reparo seguro com pouca tensão nas linhas de sutura e, portanto, uma reabilitação precoce.

Nos casos de luxação congênita associada com deficiência do côndilo femoral lateral ou da estrutura muscular, entretanto, essa operação normalmente não é suficiente. Isso também é verdade para crianças com síndrome de Down ou outros distúrbios de colágeno nos quais existe grande frouxidão ligamentar e tecido de qualidade inferior para o reparo. Em tais casos, preferimos combinar elementos desse procedimento com uma tenodese do semitendíneo que é fixado a patela (3) (Figs. 5-1 a 5-4).

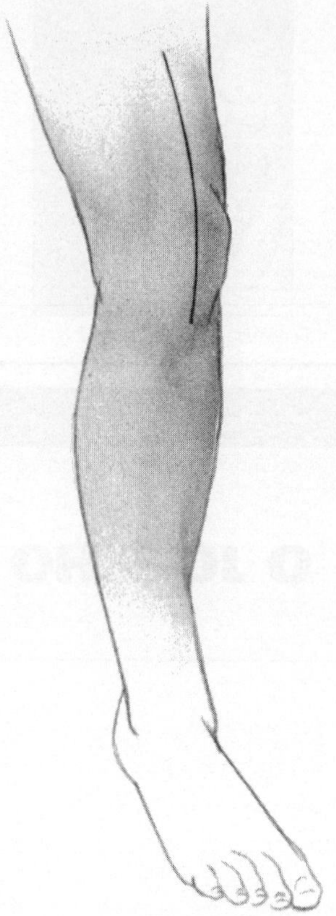

FIGURA 5-1. A operação é executada com o paciente em decúbito dorsal e um apoio sob o quadril para evitar a necessidade de um assistente para segurar a perna em posição de rotação interna. A incisão começa na linha média, logo abaixo da junção do terço médio com o 1/3 inferior da coxa, e se estende distalmente através do centro da patela até o tubérculo tibial. A incisão deve ser longa o suficiente para expor completamente o tendão quadríceps.

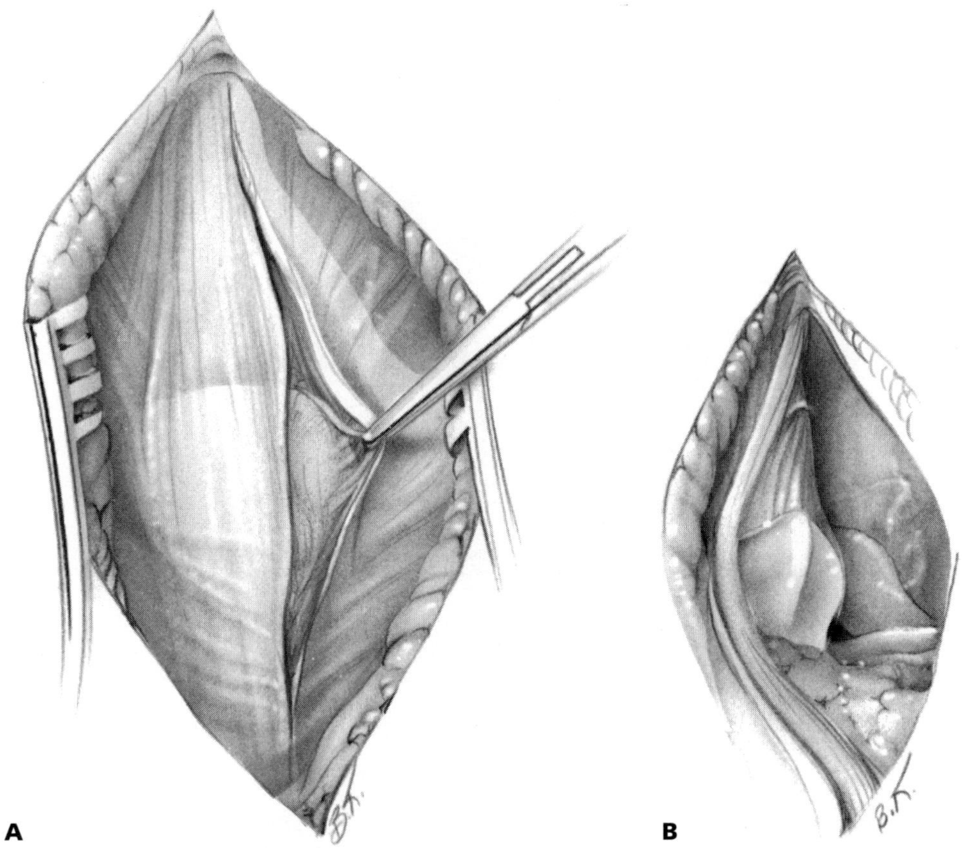

FIGURA 5-2. Após ser feito uma incisão no quadríceps, os retalhos são afastados medial e lateralmente de forma suficiente para expor as bordas medial e lateral da patela e a inserção do vasto medial e lateral no tendão quadríceps proximal à patela. A primeira incisão começa tão distante proximalmente quanto o tendão quadríceps e separa o vasto medial do tendão do quadríceps, deixando apenas uma porção de tendão suficiente para segurar as suturas no músculo. À medida que essa incisão é feita distalmente, ela deve ser direcionada para atravessar a patela, dividindo o 1/3 medial dos 2/3 laterais, e então continuando para baixo ao longo da borda medial do tendão patelar. A expansão do quadríceps sobre o 1/3 medial da patela é então elevada subperiostealmente a partir da patela **(A)**. Isso permite à patela ser virada lateralmente, expondo a articulação. Dividindo o coxim de tecido adiposo, a superfície inferior da patela e a articulação podem ser inspecionadas **(B)**.

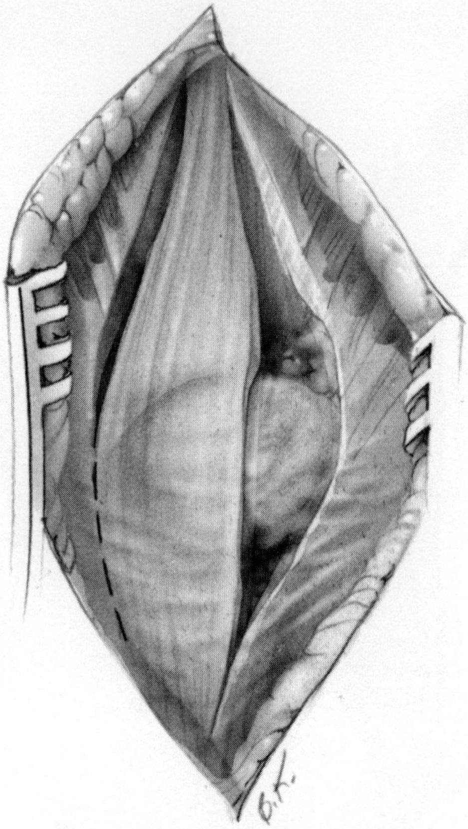

FIGURA 5-3. A próxima incisão divide o retináculo patelar lateral e separa o vasto lateral do tendão quadríceps. Essa incisão começa proximalmente no tendão quadríceps, oposta à incisão medial. Separe o vasto lateral, deixando uma borda do tendão para sutura. À medida que a incisão se aproxima da patela, ela ultrapassa a margem lateral da patela. A sinóvia também deve ser dividida, tendo-se o cuidado de identificar e coagular os vasos que serão encontrados. Se o cirurgião desejar, o torniquete pode ser liberado nesse ponto, para permitir que se controle qualquer sangramento, e a seguir é reinflado antes de se começar o reparo.

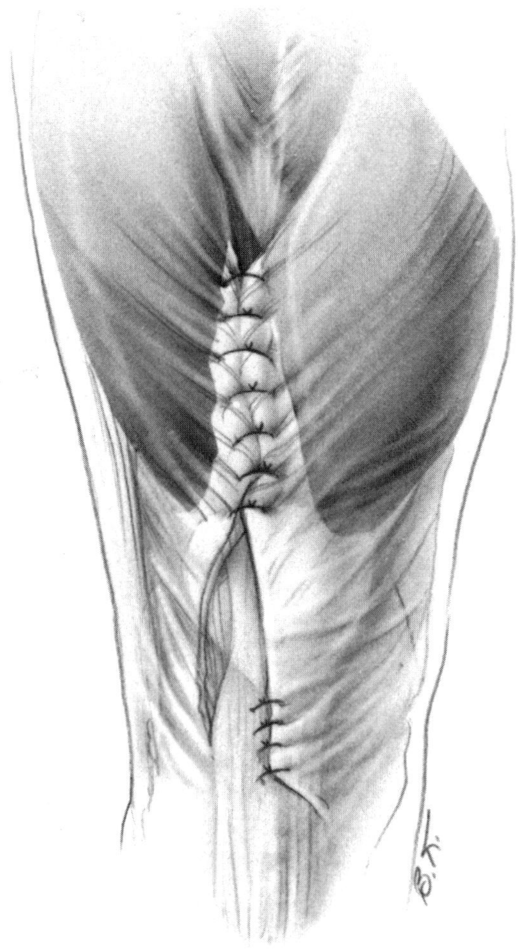

FIGURA 5-4. O reparo é iniciado proximalmente, aproximando-se as bordas cortadas do vasto medial e do vasto lateral que são suturadas sobre a porção remanescente do tendão quadríceps, a qual é empurrada para baixo em relação ao reparo. Quando o reparo alcançar o pólo proximal da patela, essa começa a rodar medialmente, e sua porção lateral é elevada. Não é necessário, nem é possível, continuar esse reparo através de toda a patela porque a aba periosteal medial não alcança o retináculo lateral. Em vez disso, quando a patela é rotacionada e deslocada medialmente em grau suficiente, a aba medial é suturada ao periósteo nos 2/3 laterais da patela sem esforço adicional para puxar a patela medialmente. Agora o joelho pode ser flexionado para testar a estabilidade da patela. A incisão lateral é deixada aberta.

CUIDADOS PÓS-OPERATÓRIOS

Uma bandagem compressiva é aplicada ao redor do joelho nos primeiros dias. Isso pode ser complementado por um imobilizador de joelho para o conforto do paciente, mas não é necessário para proteger o reparo. O paciente pode iniciar a deambulação com muleta com marcha de três pontos tão cedo quanto possível, usualmente no segundo dia após a operação. O curativo compressivo pode ser removido em 3 dias, e fisioterapia é iniciada com flexão e extensão ativa-assistida. É melhor descontinuar o imobilizador do joelho mais cedo e contar com as muletas para apoio, porque isso promove o uso do joelho. Crianças freqüentemente se habituam a depender do imobilizador, o que retarda seu progresso. Um programa completo de reabilitação do joelho pode ser iniciado em 3 semanas. O progresso subseqüente do paciente depende fundamentalmente dele e das condições subjacentes; contudo, a maior parte das crianças deve estar de volta às condições normais em 6 meses.

Referências

1. Insall J, Falvo KA, Wise DW. Chondromalacia patellae. J Bone Joint Surg [Am] 1976;58:1.
2. Insall J, Bullough PG, Burstein AH. Proximal "tube" realignment of the patella for chondromalacia patellae. Clin Orthop 1979;144:63.
3. Baker RH, Carroll N, Dewar FP, et al. The semitendinosus tenodesis for recurrent dislocation of the patella. J Bone Joint Surg [Br] 1972;54:103.

5.2 TENODESE DO SEMITENDÍNEO COM FIXAÇÃO NA PATELA PARA TRATAMENTO DE LUXAÇÃO RECORRENTE

O uso do tendão do semitendíneo para realinhar a patela foi descrito originalmente por Galeazzi em 1922, e foi publicado na literatura médica americana em 1957 (1). Relatos subseqüentes têm sido favoráveis (2,3). Esse procedimento diz respeito a diversos problemas que o cirurgião ortopédico encontra com freqüência em crianças com luxação recorrente da patela: frouxidão ligamentar, côndilo lateral deficiente, musculatura medial deficiente e placas de crescimento abertas. Em todas as condições nas quais a luxação recorrente da patela é encontrada (p. ex., síndrome de Down, luxação congênita da patela), o tendão do semitendíneo está normal. Achamos que esse procedimento, freqüentemente em combinação com o realinhamento proximal, é uma excelente solução para o problema pouco comum da luxação recorrente da patela em crianças esqueleticamente imaturas (Figs. 5-5 a 5-10).

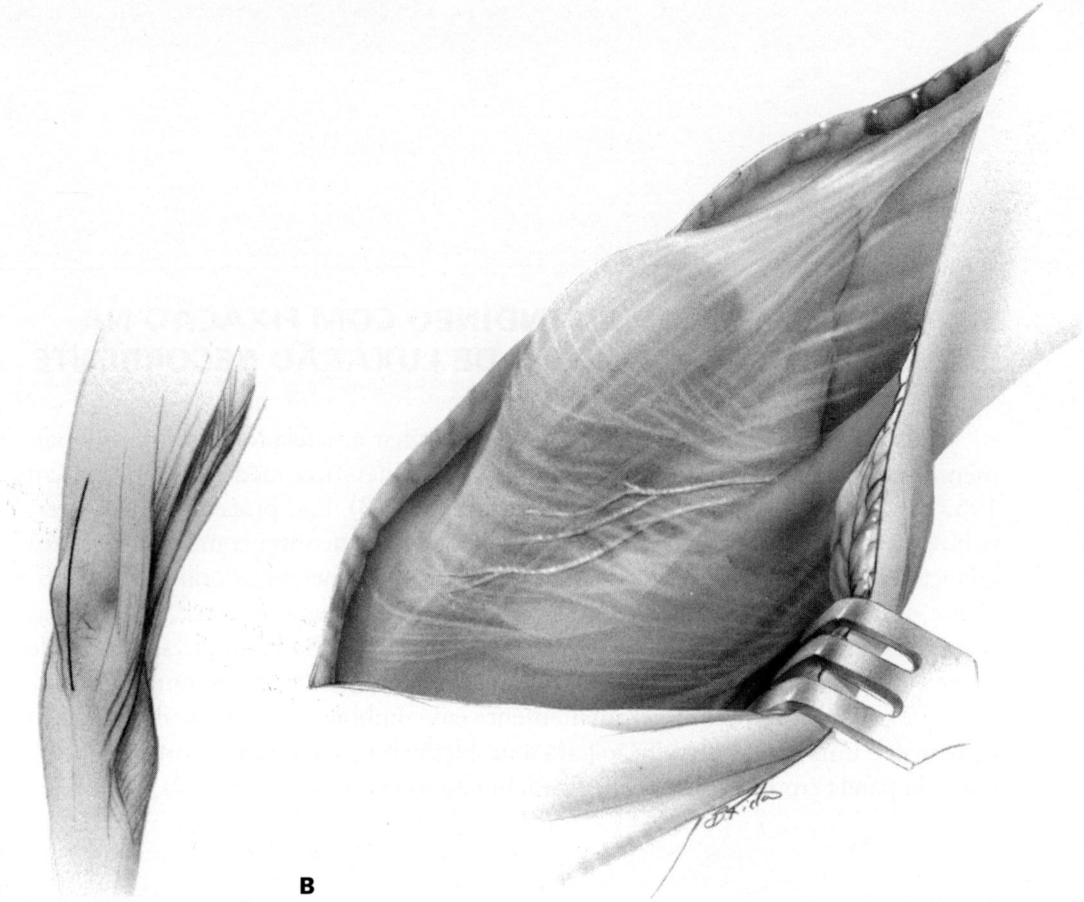

A B

FIGURA 5-5. O paciente é colocado em posição de decúbito dorsal na mesa de operação, e a perna inteira é preparada e deixada livre. É usado torniquete. Embora uma incisão parapatelar medial torne um pouco mais fácil alcançar o tendão semitendíneo, uma incisão de linha média longa, como descrita para o realinhamento proximal, apresenta melhores resultados estéticos. Os tendões no lado medial do joelho são ilustrados **(A)**. Observe a ampla extensão do sartório, o qual é o mais anterior. O tendão grácil situa-se logo atrás do sartório. O semitendíneo é o mais posterior atrás do joelho, e é o tendão mais profundo ou mais posterior inserindo-se na tíbia. Ele é facilmente distinguido do tendão grácil, não apenas pela localização de sua inserção como também pelo seu tamanho: ele é muito maior. O cirurgião não deve cometer o erro de pegar o tendão grácil para o reparo.

A aba medial da pele é elevada extensivamente ao redor do lado medial do joelho. A dissecção deve ser executada tanto posterior quanto proximalmente. Flexionar os joelhos auxilia a dissecção. O ramo infrapatelar do nervo safeno pode ser, normalmente observado emergindo do sartório. Embora alguns de seus ramos sensoriais possam ser divididos, deve-se ter o cuidado de proteger e preservar esse nervo para evitar uma grande área de anestesia **(B)**.

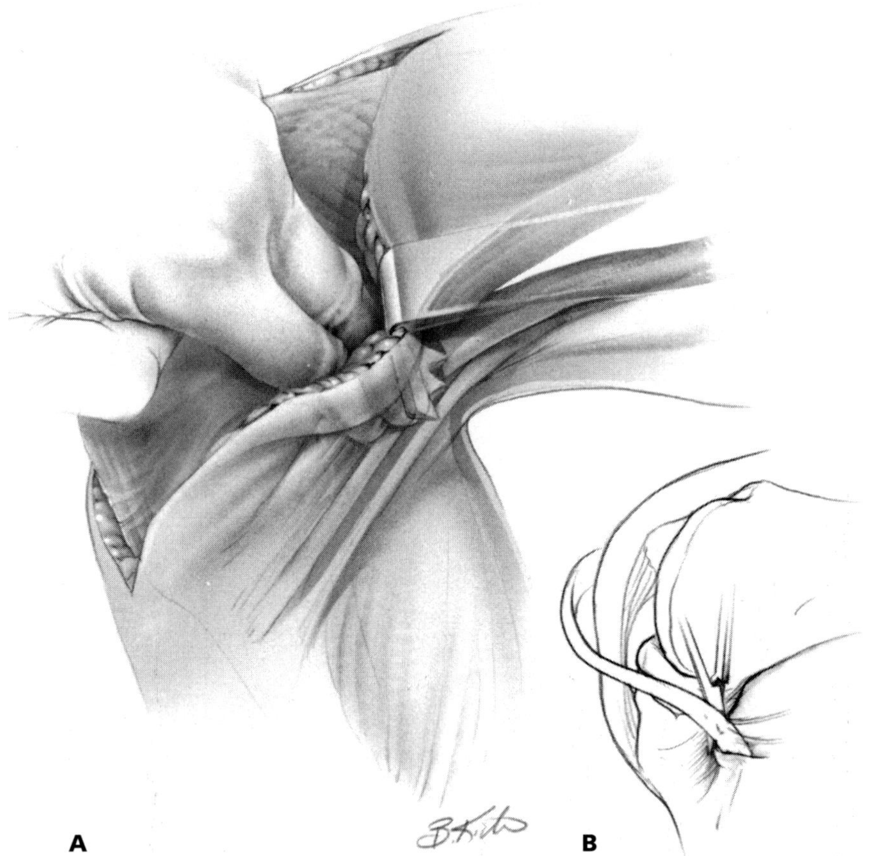

FIGURA 5-6. Com o joelho flexionado, a aba da pele é retraída com um afastador dotado de uma lâmina longa, e a dissecção romba é continuada posterior e proximalmente **(A)**. Nesse ponto, deve-se ter cuidado para evitar danos ao ramo infrapatelar do nervo safeno e ao próprio nervo safeno (ver Fig. 5-9). O tendão pode ser palpado. Como já se mencionou, ele é uma estrutura maior que o tendão grácil, que pode ser confundido erroneamente. O tendão fica situado posteriormente aos tendões do sartório e grácil nessa localização. Após o tendão ser identificado e exposto, ele deve ser seguido até sua junção musculotendinosa, onde é dividido.

Depois disso, o tendão deve ser seguido até sua inserção tibial onde está situado em posição posterior aos tendões sartório e grácil, liberando todos os seus anexos externos, com cuidado para evitar cortar o nervo safeno **(B)**. Se o tendão não ficar completamente livre até atingir o seu ponto de inserção, ele não terá a direção apropriada e logo ficará solto, à medida que a fáscia que o prende ficar sob tensão e se alongar.

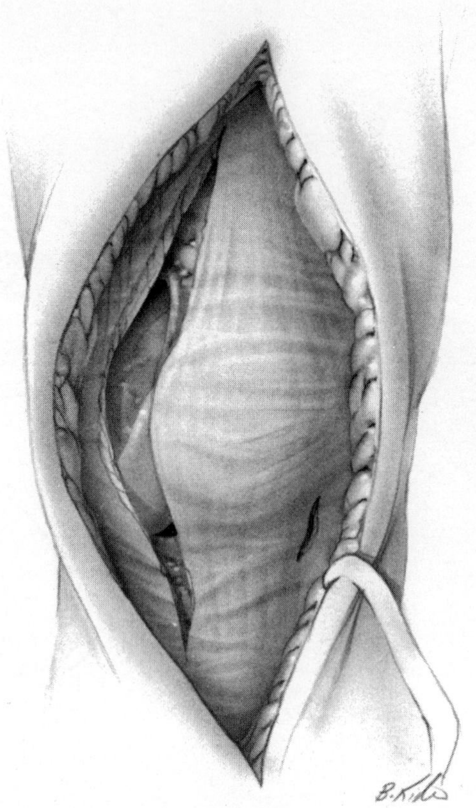

FIGURA 5-7. A aba lateral é agora dissecada para expor a borda lateral da patela. Uma liberação lateral completa deve ser feita, no mínimo incluindo a cápsula e a sinóvia. Nesse ponto, o cirurgião poderá decidir se executa um realinhamento da patela mais extensivo com o avanço do músculo vasto medial ou um realinhamento proximal completo. Se nada mais precisar ser feito (como ilustrado aqui para simplificar), uma pequena incisão deve ser feita na cápsula medial na extremidade distal da patela. Isso irá permitir a palpação da superfície inferior da patela para permitir um posicionamento mais preciso do orifício a ser perfurado.

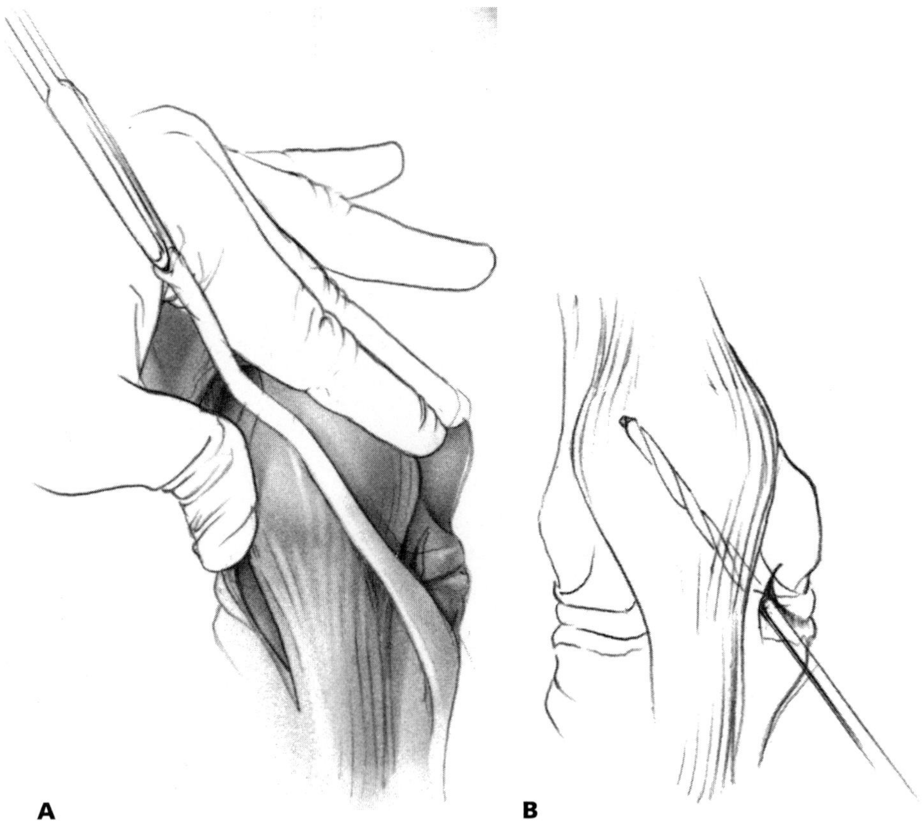

A **B**

FIGURA 5-8. Com a patela segura na posição desejada e o tendão puxado através da superfície da patela, o direcionamento apropriado do orifício pode ser determinado **(A).** Começando na borda inferior da patela, é feito um orifício de tamanho suficiente para permitir a passagem do tendão, emergindo no canto lateral superior da patela **(B).** No direcionamento do orifício e ao preparar o trajeto que será perfurado com uma broca, o cirurgião deve tomar cuidado para evitar a penetração da superfície articular.

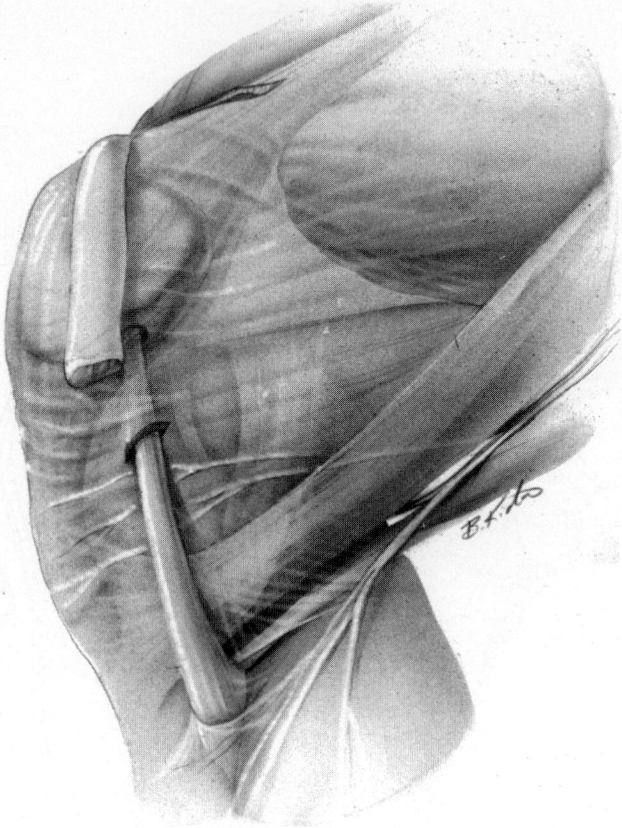

FIGURA 5-9. O tendão é passado através do orifício e trazido de volta sobre si mesmo. Tensão suficiente deve ser aplicada no tendão para segurar a patela alinhada com a incisura intercondilar. Isso pode ser testado flexionando-se o joelho enquanto um assistente mantém a tensão no tendão. A tensão deve ser suficiente para criar um relaxamento no tendão patelar.

Observe o ramo infrapatelar do nervo safeno que penetra o músculo sartório e os ramos sobre a cápsula medial do joelho. O principal ramo do nervo safeno emerge do espaço entre os tendões sartório e grácil para continuar até a perna. Deve-se ter cuidado durante a dissecção e o direcionamento do tendão para ter certeza que esses nervos não sejam cortados ou retorcidos.

Esta operação é completada suturando-se o tendão do semitendíneo ao periósteo da patela e, se houver tamanho suficiente, a si mesmo.

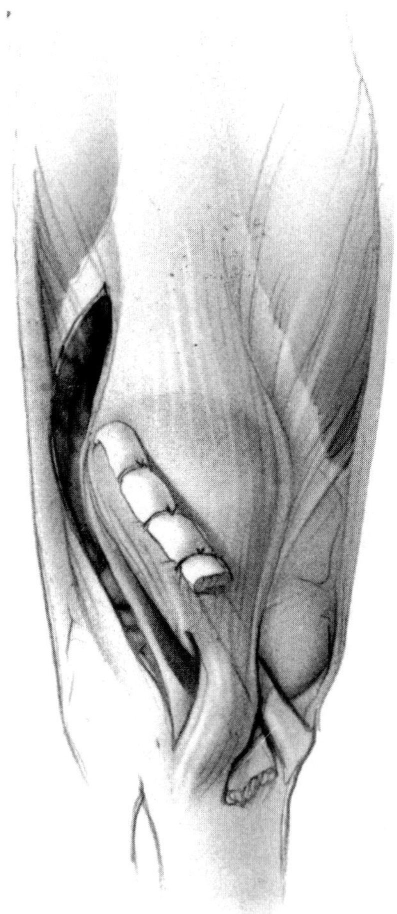

FIGURA 5-10. Para restaurar a tensão do tendão patelar e obter algum redirecionamento em suas linhas de tração, pode ser adicionado um procedimento de Goldthwait (4). Esse procedimento envolve uma divisão do tendão patelar ao meio, liberando-se a metade lateral, e direcionando esta metade sob a metade medial do tendão, e fixando-a ao periósteo da tíbia sob tensão moderada. Ao final dessa etapa, qualquer avanço muscular ou outras etapas para aumentar o realinhamento são completadas, e a ferida cirúrgica é fechada mantendo-se um dreno de sucção.

CUIDADOS PÓS-OPERATÓRIOS

O joelho é imobilizado em extensão por 6 semanas. Normalmente o dreno pode ser removido um dia após a cirurgia, e o paciente pode ser liberado para uma caminhada com muletas com marcha de três pontos e sustentação de peso parcial em 3 dias. Tentativas de iniciar exercícios isométricos para o quadríceps podem ser feitas 1 a 2 semanas após a cirurgia. Após a remoção da imobilização, um programa de reabilitação para o joelho é iniciado.

Referências

1. Dewar FP, Hall JE. Recurrent dislocation of the patella. J Bone Joint Surg [Br] 1957;39:798.
2. Baker RH, Carroll N, Dewar FP, et al. The semitendinosus tenodesis for recurrent dislocation of the patella. J Bone Joint Surg [Br] 1972;54:103.
3. Hall JE, Micheli LJ, McNamara GB Jr. Semitendinosus tenodesis for recurrent subluxation or dislocation of the patella. Clin Orthop 1979;144:31.
4. Goldthwait JE. Slipping or recurrent dislocation of the patella with the report of eleven cases. Boston Med Surg J 1904;150:160.

5.3 CORREÇÃO CIRÚRGICA DA LUXAÇÃO CONGÊNITA IRREDUTÍVEL DO JOELHO

A luxação congênita do joelho é uma desordem rara, especialmente se for distinta da hiperextensão congênita. Curtiss e Fisher (1) distinguem três tipos de deformidade: recurvato, subluxação e luxação. Ocasionalmente, um joelho em hiperextensão irá resistir à manipulação e requerer tratamento cirúrgico. Mais freqüentemente, é o joelho subluxado e quase sempre o joelho luxado que irá necessitar de cirurgia para a redução. A necessidade será evidente após um teste de manipulação e o uso de aparelho de gesso. É duvidoso que um teste de tração esquelética seja desejável antes de uma redução aberta, em vista da alta incidência de lesão epifisária e fratura femoral que é reportada com seu uso (2).

Descrições da patologia no joelho luxado têm sido similares (1,3-6). O eixo da tíbia está em posição anterior ao eixo do fêmur. O mecanismo do quadríceps se encontra encurtado, com um desenvolvimento ruim de todo o músculo. A bolsa suprapatelar está obliterada e preenchida com denso tecido fibroso, através do qual o mecanismo do quadríceps está ligado até a superfície anterior do fêmur. Em muitos casos, as fibras musculares do quadríceps, incluindo o vasto medial e o vasto lateral, bem como a cápsula toda, estão aderentes ao fêmur. A cápsula anterior é curta, e os ligamentos colaterais se encontram anteriores à tíbia e estão encurtados. Os tendões isquiotibiais estão em geral também subluxados anteriormente atuando como extensores. Em cerca da metade dos casos a patela se encontra subluxada lateralmente e a tíbia está posicionada em valgo e rotação externa. Os ligamentos cruzados têm sido descritos como geralmente presentes (1), geralmente ausentes (4), alongados (5) e encurtados (7).

Essa é a patologia que deve ser corrigida para permitir que a tíbia seja reduzida e flexionada sobre o fêmur. Embora sejam características consistentes, parece que nem todos os casos demonstram exatamente a mesma patologia ou o mesmo nível de gravidade. Os passos básicos que devem ser tomados para efetivar a redução são os seguintes: liberar o quadríceps e o retináculo lateral do fêmur subjacente, dividir a cápsula anterior e o retináculo extensor, e alongar o mecanismo do quadríceps. Embora tenha sido recomendado que o ligamento cruzado anterior ausente seja reconstruído (4), ou se estiver estirado, avançado (3), nós duvidamos que isso possa ser conseguido com a precisão que agora reconhecemos como necessária para ser benéfica à estabilidade do joelho a longo prazo (Figs. 5-11 a 5-14).

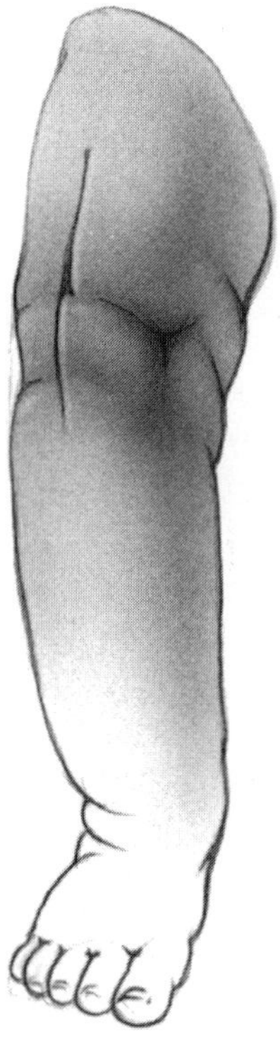

FIGURA 5-11. O paciente é posicionado em decúbito dorsal e uma incisão de linha média longitudinal é feita a partir do tubérculo tibial até o meio da coxa. A dissecção cortante é usada para expor os músculos do quadríceps, a patela, o tendão patelar e o retináculo lateral. Os tendões isquiotibiais subluxados e os ligamentos colaterais também devem ser identificados, mas geralmente não requerem exposição extensa.

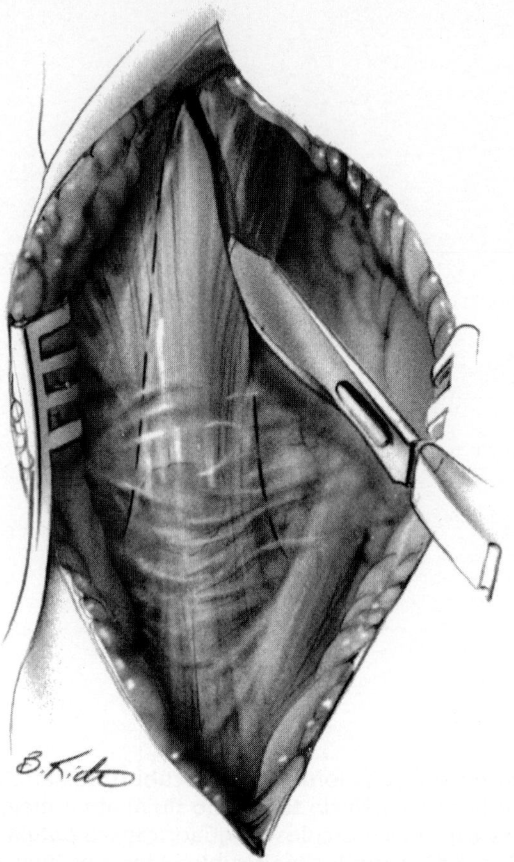

FIGURA 5-12. A característica mais marcante da anatomia é a aparência do músculo quadríceps. A quantidade de músculo é pequena, e as fibras mediais e laterais inserem-se no tendão do quadríceps bem acima da patela. Antes de prosseguir, o cirurgião deve decidir como o mecanismo do quadríceps será alongado. Preferimos um avanço V-para-Y.

Para conseguir isso, o cirurgião deve expor o máximo possível do tendão quadríceps proximal à patela. As fibras mediais e laterais são liberadas do tendão, deixando uma pequena quantidade de tecido tendinoso ligada ao músculo para reparo posterior. Essa incisão é levada distalmente em cada lado da patela para dividir o retináculo medial e lateral até os ligamentos colaterais. Se a tíbia estiver em valgo e rotação externa, é importante dividir a banda ílio-tibial.

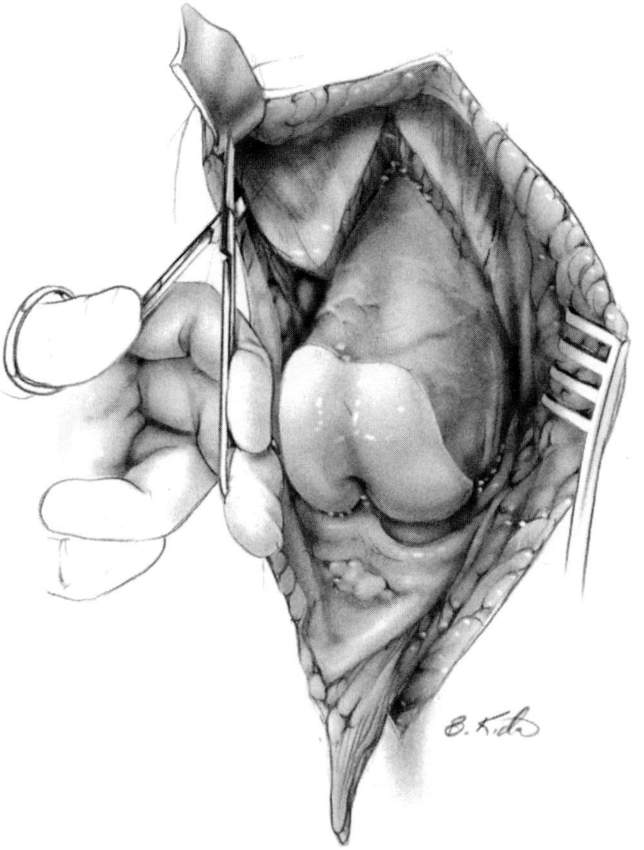

FIGURA 5-13. Nesse ponto, a articulação pode ser inspecionada. Os meniscos geralmente estão presentes e são normais. A patologia no ligamento cruzado é variável. A característica mais marcante, entretanto, é a aderência do músculo quadríceps e o retináculo lateral ao fêmur. Isso geralmente impede a redução completa e a flexão da tíbia luxada. Sendo assim, é necessário dissecar esses tecidos e liberá-los, para permitir que a tíbia e os ligamentos colaterais deslizem posteriormente e para permitir suficiente mobilização do quadríceps. Para conseguir isso, a margem posterior do vasto lateral (*tesouras*) e a do vasto medial (*linha pontilhada*) são divididas de forma cortante, e a aba do músculo criada é dissecada e liberada de sua fixação subjacente ao fêmur. Ao término desse passo, pode-se notar alguma elasticidade quando o músculo é puxado.

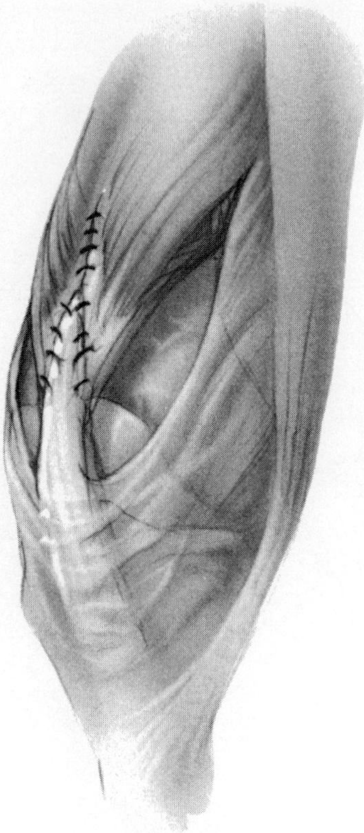

FIGURA 5-14. O joelho pode agora ser flexionado e reduzido. A quantidade de extensão que permite a reluxação deve ser notada. Qualquer quantia de extensão menor do que 20° quase sempre resulta em subluxação, e qualquer coisa maior do que 50° é demais para permitir a reconstrução do quadríceps. Sendo assim, com o joelho flexionado a cerca de 40°, o vasto medial e o vasto lateral são religados ao tendão do quadríceps em sua nova posição, criando um avanço e reparo V-para-Y. Nesse ponto, o cirurgião irá avaliar o tempo gasto para planejar o alongamento do quadríceps porque raramente há um excesso de tendão para o reparo. O retináculo não pode ser fechado, e não se deve tentar fazê-lo.

Drenos são colocados, a ferida cirúrgica é fechada, e a perna é imobilizada no grau de flexão que foi escolhido para o reparo do músculo quadríceps. Esse deve estar em flexão suficiente para que não haja tendência da tíbia subluxar anteriormente, geralmente a 40°.

CUIDADOS PÓS-OPERATÓRIOS

O joelho é imobilizado por 6 semanas. Pode ser aconselhável obter uma radiografia lateral entre 1 e 2 semanas para se ter certeza de que o joelho não sofreu reluxação. Depois de 6 semanas, a imobilização é suspensa e é permitido ao paciente chutar livremente. São ensinadas aos pais técnicas para estimular a contração do quadríceps e a flexão passiva suave, e são iniciados exercícios de alongamento em extensão.

Referências

1. Curtiss BH, Fisher RL. Congenital hyperextension with anterior subluxation of the knee. J Bone Joint Surg [Am] 1969;51:255.
2. Jacobsen K, Vopalecky F. Congenital dislocation of the knee. Acta Orthop Scand 1985;56:1.
3. Niebauer JJ, King DE. Congenital dislocation of the knee. J Bone Joint Surg [Am] 1960;42:207.
4. Katz MP, Grogono BJS, Soper KC. The etiology and treatment of congenital dislocation of the knee. J Bone Joint Surg [Br] 1967;49:112.
5. Bell MJ, Atkins RM, Sharrard WJW. Irreducible congenital dislocation of the knee. J Bone Joint Surg [Br] 1987;69:403.
6. Johnson E, Audell R, Oppenheim WL. Congenital dislocation of the knee. J Pediatr Orthop 1987;7:194.
7. Austwick DH, Dandy DJ. Early operation for congenital subluxation of the knee. J Pediatr Orthop 1983;3:85.

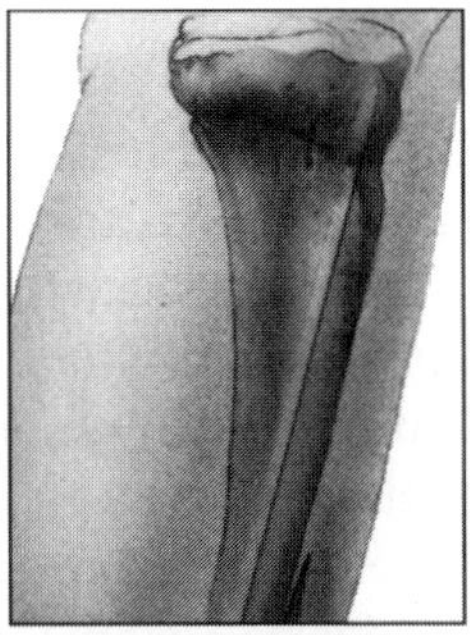

6

A TÍBIA

6.1 OSTEOTOMIA EM CÚPULA DA TÍBIA PROXIMAL

A osteotomia da tíbia proximal em crianças em crescimento é sempre difícil. Embora a deformidade normalmente ocorra na fise, a osteotomia deve ser executada a alguma distância da fise para evitar danos potenciais ao crescimento. Ao mesmo tempo, a necessidade de fixação interna leva a osteotomia a ser executada até mesmo mais distante do local da deformidade. Todas as técnicas de osteotomia tibial proximal em crianças em crescimento devem almejar os mesmos objetivos: ser tão próximas ao local de deformidade quanto possível, fornecer uma maior superfície óssea para estabilidade e consolidação rápida, fornecer fixação que irá evitar perda da correção, e restaurar ou preservar o eixo mecânico normal da perna.

Alcançar a correção desejada com a osteotomia tibial pode ser difícil. Existem diversos cuidados que ajudam neste objetivo. Primeiro, a colocação do campo estéril tanto sobre a perna operada quanto sobre a perna não operada a partir da espinha ilíaca ântero-superior até o maléolo ajuda na visualização da correção e simetria entre as duas pernas. Esticando uma corda Bovie do centro do quadril ao ponto médio da articulação do tornozelo e visualizando isso em um intensificador de imagens ajuda na determinação do novo eixo mecânico. Finalmente, grades embutidas em um plástico radioluscente estão disponíveis e ajudam na determinação do plano da articulação em relação ao eixo do osso. O cirurgião pode usar qualquer um destes métodos, ou todos, durante uma operação para evitar desapontamento após a remoção dos campos cirúrgicos ou quando o paciente recomeçar a andar.

Segue-se uma discussão de várias técnicas para osteotomia da tíbia e da fíbula para crianças em fase de crescimento. Suas virtudes e suas desvantagens são discutidas. Todas estas técnicas têm sido e podem ser usadas com sucesso.

A osteotomia clássica da tíbia proximal é a osteotomia em cúpula, na qual um corte semicircular é feito no osso, e o fragmento distal é simplesmente rodado para a posição correta. Existem diversos problemas com esta técnica que nos levaram a abandoná-la em favor de outros métodos. Contudo, devido ao fato desta técnica ainda ser a técnica mais comum, ela será descrita. A incisão e dissecção descritas para esta osteotomia são as mesmas para todas as outras descritas aqui. Essa abordagem tem a vantagem de oferecer boa estética e exposição cirúrgica e somente uma incisão é necessária tanto para a osteotomia fibular quanto para a tibial.

Problemas com a osteotomia em cúpula são a falta de estabilidade inerente no local da osteotomia e a quase impossibilidade de produzir uma cúpula perfeita em um osso que é triangular na seção transversal. A fixação para a osteotomia tradicionalmente tem sido conseguida com os pinos cruzados de Steinmann. Pinos cruzados são difíceis de inserir através da grossa cortical tibial, no ângulo oblíquo desejado, e podem não produzir o grau de rigidez necessário para resistir à tração do quadríceps no fragmento proximal. É importante notar, contudo, que nenhum destes problemas é insuperável e que muitos dos objetivos para uma osteotomia ideal são alcançados: o comprimento não é alterado, e a superfície óssea é constituída de tecido esponjoso que oferece as melhores condições para uma consolidação mais rápida (Figs. 6-1 a 6-8).

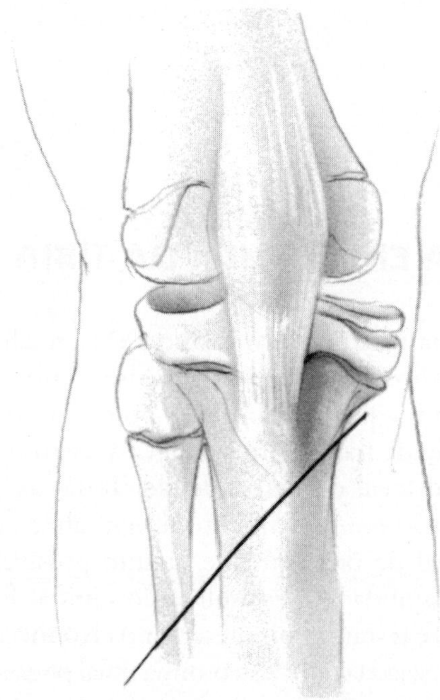

FIGURA 6-1. A inspeção visual do alinhamento da perna é de vital importância para o cirurgião. Por essa razão, tanto da perna quanto possível deve estar claramente visível para o cirurgião. Se um torniquete for aplicado à coxa e a perna é preparada e colocada em um campo cirúrgico, haverá pouco da coxa visível na criança. Se uma meia fina não muito apertada estiver cobrindo a perna, o alinhamento exato da tíbia também será obscurecido. Por essa razão, nós preferimos preparar e colocar o campo cirúrgico da perna da virilha até os dedos dos pés, e então cobrir a perna com um campo cirúrgico plástico, aderente, translúcido e flexível. Um torniquete estéril (autoclavado a gás) é então posicionado ao redor da coxa proximal. Isso permite uma inspeção visual excelente do alinhamento total da perna.

A incisão é oblíqua, começando do alargamento medial da tíbia e se estendendo para baixo e lateralmente através do tubérculo tibial. Não é necessário estender a incisão ao redor da perna para permitir acesso à fíbula.

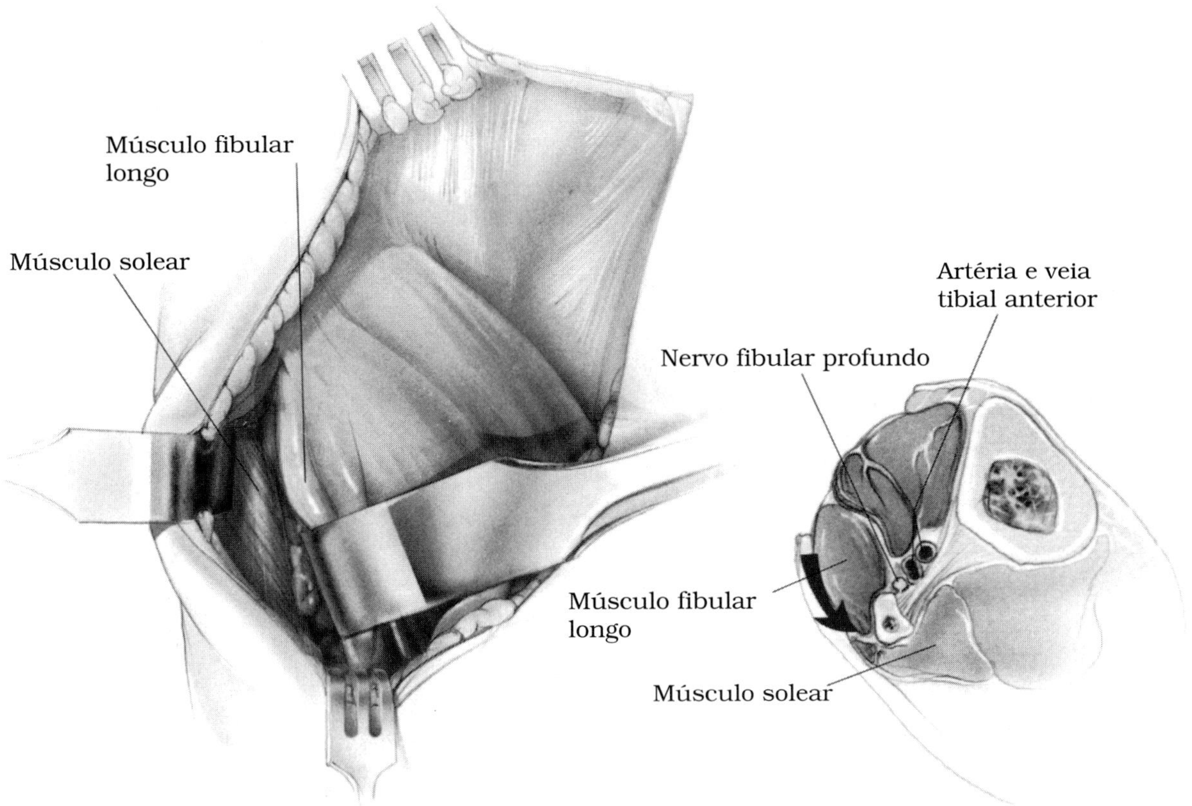

FIGURA 6-2. Toda a incisão é aprofundada através do tecido subcutâneo para expor a fáscia que cobre os músculos dos compartimentos lateral e anterior assim como o periósteo da face medial da tíbia. A fíbula pode ser dividida primeiro. O tecido subcutâneo é elevado da fáscia dos músculos tibial anterior, extensor longo dos dedos e fibular longo. Neste ponto, a borda lateral da fíbula pode ser palpada. Esta abordagem leva o cirurgião à região posterior ao nervo fibular.

Um afastador de lâmina longa (p. ex., um Army-Navy ou Meyerding) é usado para puxar a pele e tecido subcutâneo para longe do músculo enquanto um afastador pequeno e afiado ou pequeno afastador Meyerding é usado para puxar o fibular longo anteriormente **(A)**. O intervalo da fáscia entre o fibular longo e o músculo soleus é identificado facilmente e aberto com um bisturi. Este plano pode ser seguido até a fíbula, e o periósteo fibular é exposto por uma curta distância pela desinserção do músculo com um destacador de periósteo **(B)**.

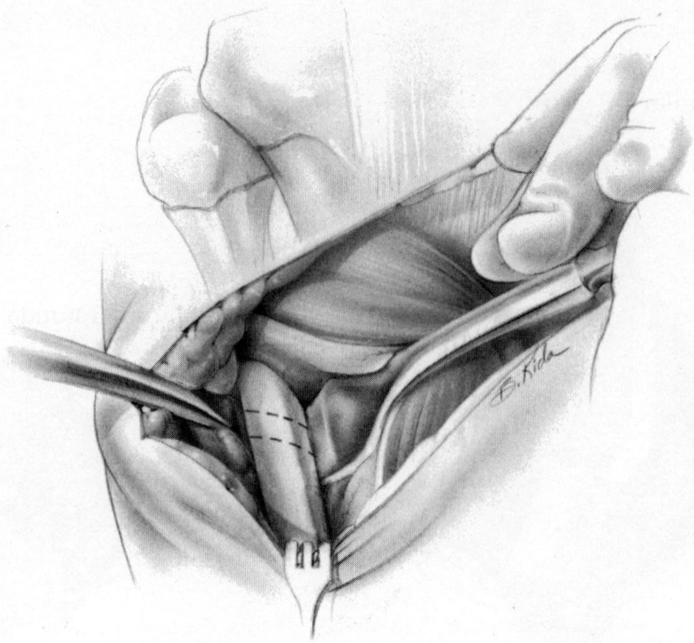

FIGURA 6-3. O periósteo é cortado com bisturi, a fíbula é exposta subperiostealmente, e dois pequenos afastadores Chandler ou similares são colocados ao redor da fíbula. O osso pode ser dividido com segurança, ou uma fatia pode ser removida. O cirurgião deve ter cuidado em não aplicar mais retração do que o necessário com os afastadores de Chandler para evitar lesão por tração ao nervo fibular. Nenhuma tentativa é feita para fechar essa exposição; simplesmente permite-se que os músculos voltem à posição original.

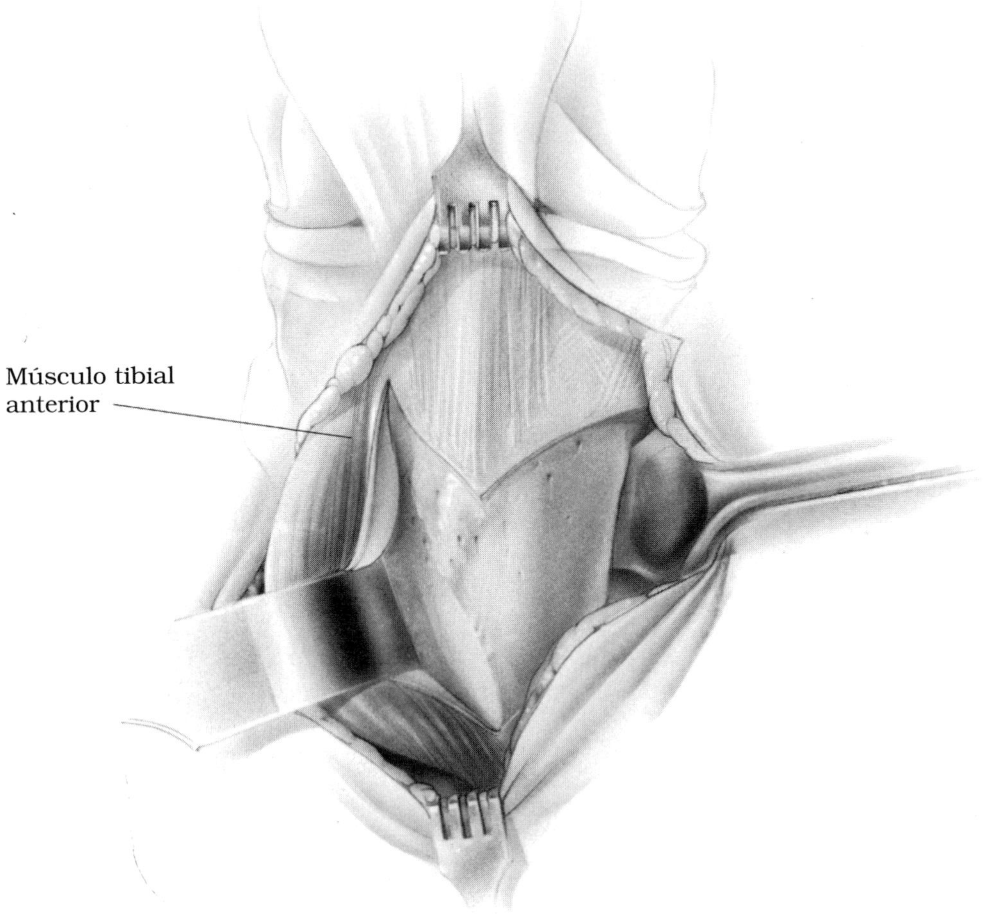

FIGURA 6-4. A exposição da tíbia é obtida primeiro pela incisão do periósteo ao longo do alargamento medial da tíbia, passando por baixo do tubérculo tibial, e continuando para baixo até a crista anterior da tíbia. A superfície medial da tíbia é exposta por dissecção subperiosteal ao redor da superfície posterior da tíbia.

Para expor a superfície lateral da tíbia, é necessário liberar uma porção variável da origem do músculo tibial anterior e rebater esse músculo para longe da face lateral da tíbia. Para conseguir isso, uma incisão é feita ao longo do alargamento lateral da tíbia que se une à primeira incisão abaixo do tubérculo tibial. Em um esforço para permanecer abaixo da placa fisaria, algumas das fibras musculares podem ser cortadas, mas isso não é uma preocupação. O músculo é elevado subperiostealmente, expondo a superfície lateral da tíbia.

Alguns cirurgiões preferem entrar no compartimento anterior para expor a superfície lateral da tíbia. Isso é feito através de uma incisão na fáscia que cobre o músculo tibial anterior próximo à crista tibial, afastando o músculo, e então incisando o periósteo sobre a tíbia exatamente lateral à crista. A incisão da fáscia sobre o músculo tibial é feita tão distalmente quanto possível para conseguir uma fasciotomia do compartimento anterior.

É importante nesse ponto, como no lado medial, levar a dissecção subperiosteal em volta do canto posterior da tíbia. Uma suficiente divisão das origens do músculo a partir do alargamento lateral da tíbia deve ser feita para permitir essa exposição. O uso de um elevador periosteal (p. ex., um elevador Crego grande) também é útil para expor a superfície posterior da tíbia. Durante essa exposição, o joelho deve estar flexionado e qualquer pressão na parte posterior da tíbia deve ser aliviada, para que seja permitido às estruturas neurovasculares se acomodarem e afastarem-se da área. Ao término da dissecção, deve ser possível passar afastadores por trás de toda a tíbia para assegurar proteção aos tecidos moles durante a osteotomia. Isso geralmente pode ser feito com uma combinação de diferentes afastadores (p. ex., um pequeno afastador maleável, um afastador Chandler, um afastador de Blount para joelho).

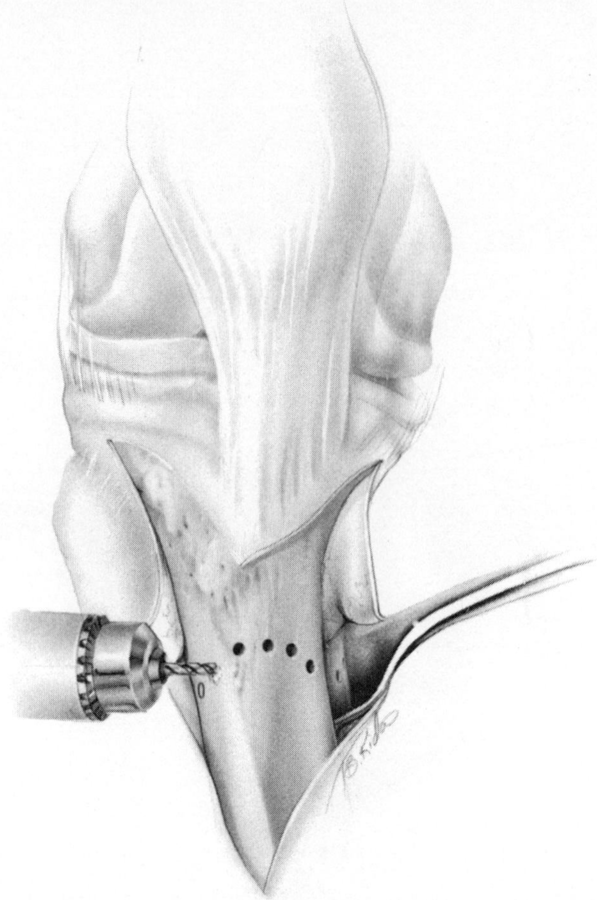

FIGURA 6-5. A cúpula a ser cortada na tíbia é delineada com múltiplos orifícios feitos com broca. O ápice da cúpula deve ser o primeiro orifício a ser feito e deve ficar cerca de 1 cm abaixo do tubérculo tibial. É mais fácil fazer os orifícios nas faces medial e lateral da tíbia mantendo a broca perpendicular à superfície do osso. Para preservar o mesmo contorno na superfície posterior, entretanto, a broca deve ser passada em direção reta anterior a posterior ao fazer os orifícios na cortical posterior.

Após isso ser feito, os orifícios são conectados com um osteótomo, primeiro cortando a cortical anterior, a seguir as corticais medial e lateral, e finalmente a cortical posterior. Novamente, deve-se ter cuidado para assegurar que os afastadores estejam protegendo os tecidos moles posteriormente.

FIGURA 6-6. A osteotomia é então manipulada para a posição correta. É possível corrigir deformidades angulares em valgo e varo, em flexão e extensão, e em rotação. Após a correção em todos os planos ter sido alcançada, a osteotomia raramente retém as características da cúpula perfeita. Assim, alguns ajustes às superfícies da osteotomia são geralmente necessários para conseguir boa cooptação e para remover proeminências ósseas. Isso é mais facilmente conseguido com um saca-bocado. Grande parte da dificuldade em atingir boa cooptação entre as duas superfícies resulta do fato de que o osso é triangular na seção transversal na área da osteotomia.

Após a correção desejada ser obtida, dois pinos lisos ou rosqueados de Steinmann são passados através do local da osteotomia: um do lado medial e o outro do lado lateral.

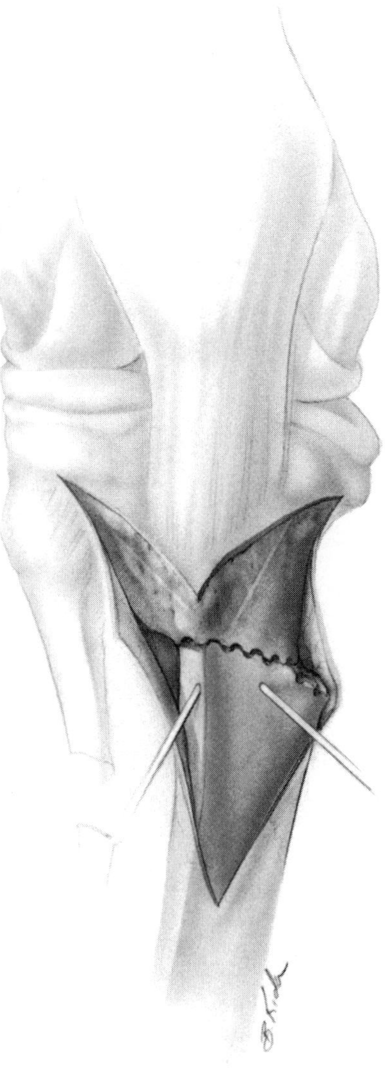

É importante que os pinos se cruzem tão longe quanto possível acima ou abaixo do local da osteotomia, isto é, que eles estejam separados tão distantes quanto possível quando cruzarem a osteotomia. Se os pinos cruzarem no local da osteotomia ou se estiverem próximos, não haverá estabilidade rotacional. Se os pinos cruzarem a placa fisaria, eles devem ser lisos. O cirurgião deve escolher deixar os pinos para fora da pele ou sob a pele.

A posição e fixação finais devem ser verificadas radiograficamente. Verifica-se melhor a posição com uma radiografia longa, mas a verificação da fixação é melhor com um intensificador de imagens aplicando sobre estresse o local da osteotomia. É importante, ao verificar o grau de correção, que a osteotomia não seja mantida em posição aplicando uma força excessiva, porque a abertura do espaço articular pode levar o cirurgião a superestimar a quantidade de correção alcançada. Isso é discutido em maiores detalhes na Figura 6-31.

A ferida cirúrgica é então fechada ao aproximar-se frouxamente o periósteo e religando a origem muscular do músculo tibial anterior. Não é possível nem desejável fechar o periósteo completamente. Um dreno de sucção é colocado no espaço subcutâneo e o restante da ferida é fechada. Um aparelho de gesso de perna inteira é aplicado na posição escolhida pelo cirurgião. Geralmente, o joelho é flexionado cerca de 45°. Essa posição ajuda na elevação durante o período pós-operatório e permite o não-suporte de peso durante a marcha se for feita como um procedimento unilateral. Essa posição, entretanto, torna impossível checar o alinhamento da osteotomia no período pós-operatório, e diminui a eficácia do gesso em imobilizar o local da osteotomia, quando comparado com o gesso com a perna reta. Por essas razões, o cirurgião pode preferir colocar o gesso com a perna estendida; mas isso é arriscado, porque a criança irá quase certamente colocar peso sobre a perna.

A

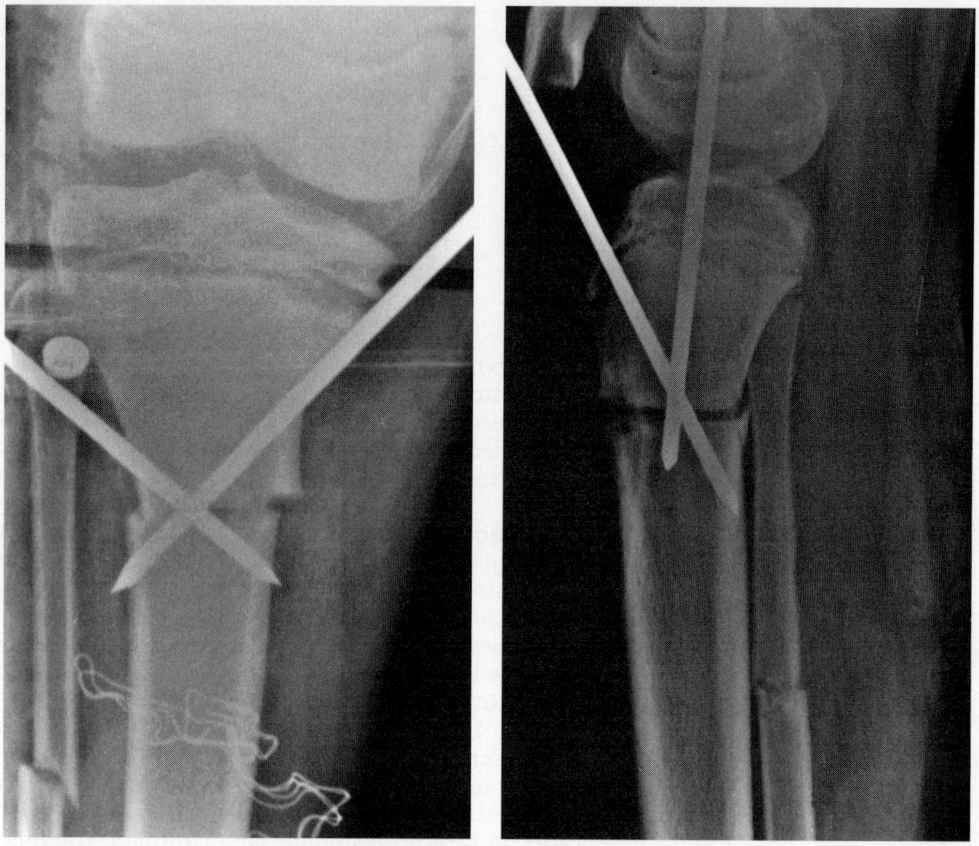

B

FIGURA 6-7. Os problemas com o uso de dois pinos de Steinmann cruzados para fixação são ilustrados nessas radiografias pós-operatórias de um adolescente de 13 anos e 8 meses com doença de Blount que foi submetido a uma osteotomia com transversal em cunha de fechamento com fixação por pinos cruzados **(A)**. A radiografia ântero-posterior demonstra a dificuldade anatômica de ganhar uma fixação segura. Se essa osteotomia fosse feita mais proximalmente, como poderia ter sido, seria ainda mais difícil obter fixação. Se os pinos forem iniciados distalmente, pode ser difícil penetrar a grosso cortical tibial no ângulo necessário. A radiografia lateral **(B)** ilustra a angulação anterior que resulta da tração do tendão do quadríceps e que apresenta pouca resistência pela fixação.

A,B 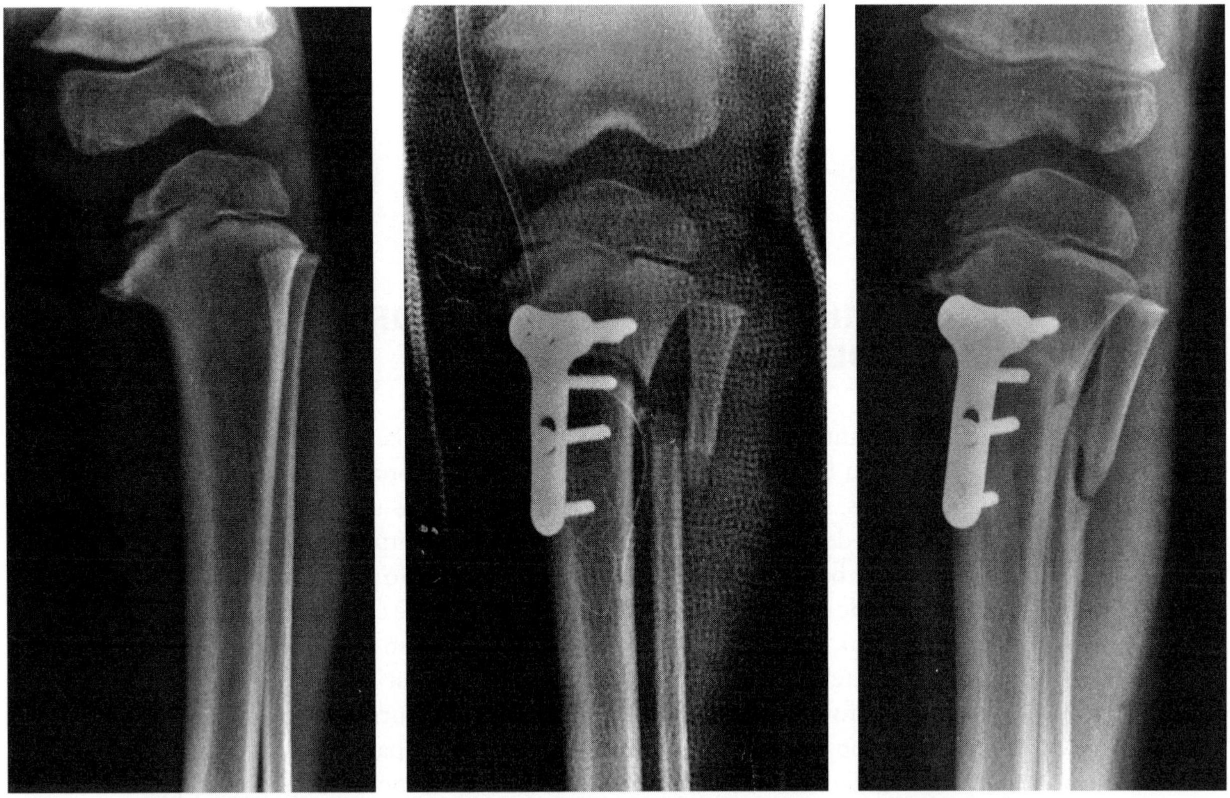 C

FIGURA 6-8. Uma alternativa aos pinos cruzados é o uso da placa de suporte em T, como ilustrado nessa criança de três anos e nove meses com doença de Blount **(A)**. A radiografia imediata pós-operatória mostra a osteotomia feita no local correto, exatamente abaixo do tubérculo tibial **(B)**. Três meses depois, a osteotomia está cicatrizada **(C)**. (Cortesia do dr. Douglas H. Kehl, Scottish Rite Children's Medical Center, Atlanta, GA.)

CUIDADOS PÓS-OPERATÓRIOS

O dreno é removido quando a drenagem diminuir. Se o procedimento for unilateral, o paciente pode iniciar a marcha assim que estiver confortável, dependendo da idade. É importante que não seja permitido sustentar peso. Assim sendo, se o paciente não for confiável nesse aspecto, é melhor alugar uma cadeira de rodas para um programa em que o paciente se desloca apenas da cama para a cadeira de rodas até que as radiografias mostrem consolidação suficiente para permitir a remoção dos pinos e suporte de peso. Isso é geralmente feito de 6 a 8 semanas após a cirurgia e depende do grau de consolidação e confiabilidade do paciente. A aplicação de um aparelho de gesso de perna inteira com o joelho flexionado a 10° pode ser usado assim que o cirurgião achar que o suporte de peso é permitido ou desejável.

6.2 OSTEOTOMIA EM PONTA PARA DEFORMIDADES ANGULARES DE OSSOS LONGOS

Durante anos, muitas técnicas têm sido desenvolvidas para osteotomias de ossos longos. A maioria foi planejada com o objetivo de proporcionar estabilidade aos fragmentos ósseos. Desde a década de 1960, tem havido um aumento da aplicação de dispositivos de fixação interna e externa para osteotomias em crianças. O risco de não-união é baixo, e a necessidade de manutenção de um alinhamento quase perfeito deixa de ser crítica devido ao alto potencial de correção de pequenos mal-alinhamentos por meio do crescimento e remodelagem óssea. A osteotomia em ponta, originalmente descrita por Hass (1), era uma osteotomia femoral subtrocantérica, que foi modificada para o tratamento de outras deformidades angulares de um osso longo, mas é especialmente apropriada para uma deformidade juncional metafísio-diafisária (2). Usando a osteotomia em ponta e aplicação apropriada de um aparelho de gesso, o alinhamento pode ser mantido até que a consolidação óssea ocorra, sem o uso de fixação interna de apoio. Isso evita o problema associado com infecção no trajeto do pino, procedimentos secundários para remoção do material de osteossíntese e proteção dos ossos contra estresse durante a fase de consolidação. O procedimento é melhor para tratar deformidade de plano único; entretanto, deformidades em dois planos e graus significativos de deformidade angular (45 a 50°) também podem ser corrigidos com essa técnica. Quando o procedimento é usado para corrigir deformidades em valgo da tíbia proximal, o nervo fibular deve ser visualizado em sua posição imediatamente proximal à cabeça da fíbula e ao longo de seu trajeto em volta do colo da fíbula para assegurar que não esteja sob tensão. Uma cirurgia de osteotomia valgizante na tíbia proximal é descrita (Figs. 6-9 a 6-13) a seguir.

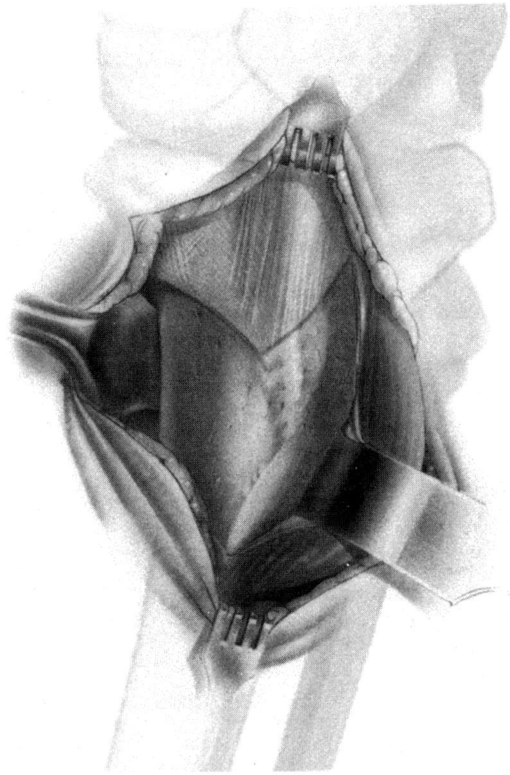

FIGURE 6-9. Toda a extensão da perna a ser operada é preparada com campos cirúrgicos estéreis de acordo com o padrão.

Um torniquete estéril pode ser utilizado. Freqüentemente preparamos e cobrimos com campo estéril a perna oposta normal para comparações clínicas. Duas incisões são feitas: uma incisão com 7 a 10 cm de comprimento exatamente lateral à borda subcutânea da tíbia, começando ao nível do tubérculo tibial, e uma segunda incisão lateral de 3 a 5 cm de comprimento situada na junção do compartimento anterior e lateral da fíbula, a ser usada para a associada ressecção fibular e exposição do nervo fibular quando necessário.

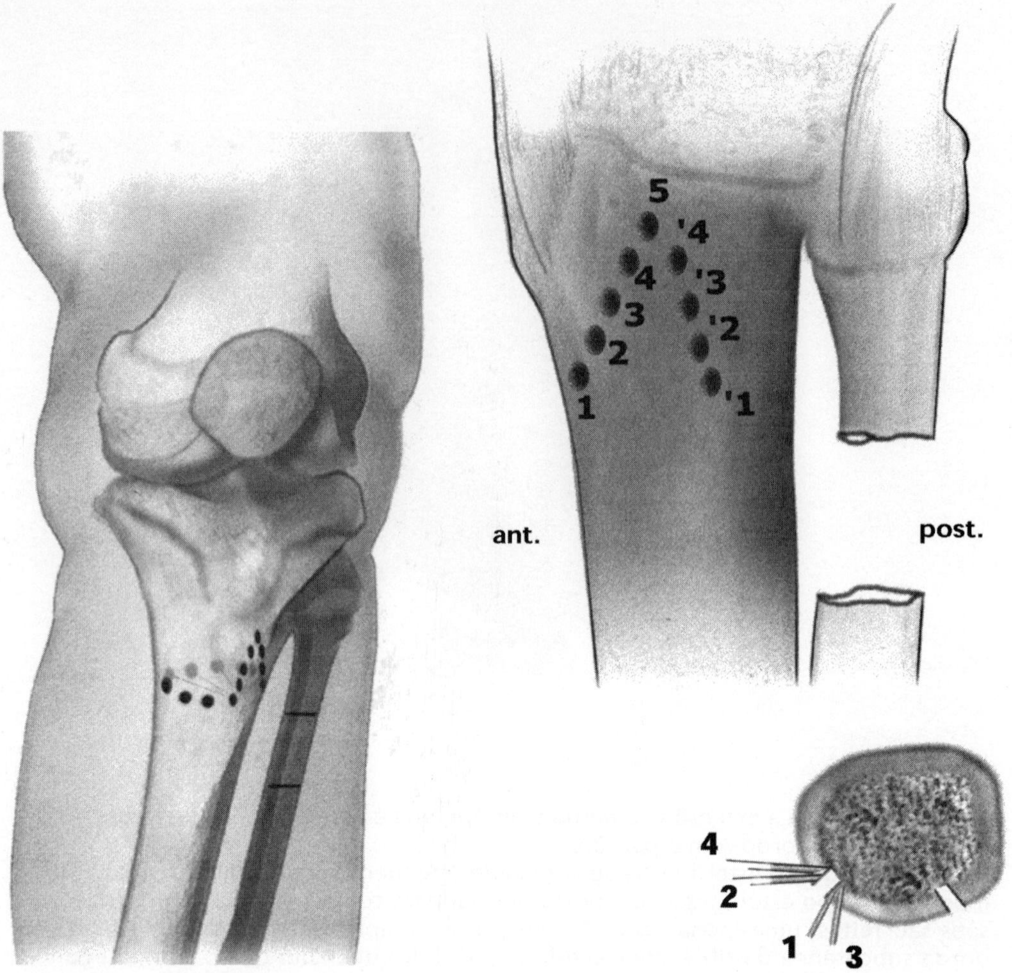

FIGURA 6-10. Após a abordagem cirúrgica padrão e deslocamento periosteal circunferencial (da tíbia), a ponta, que é unicortical, é delineada com orifícios feitos com uma broca. A cortical oposta à ponta é penetrado ao se avançar a broca através dos orifícios na base da ponta (ver Fig. 6-11).

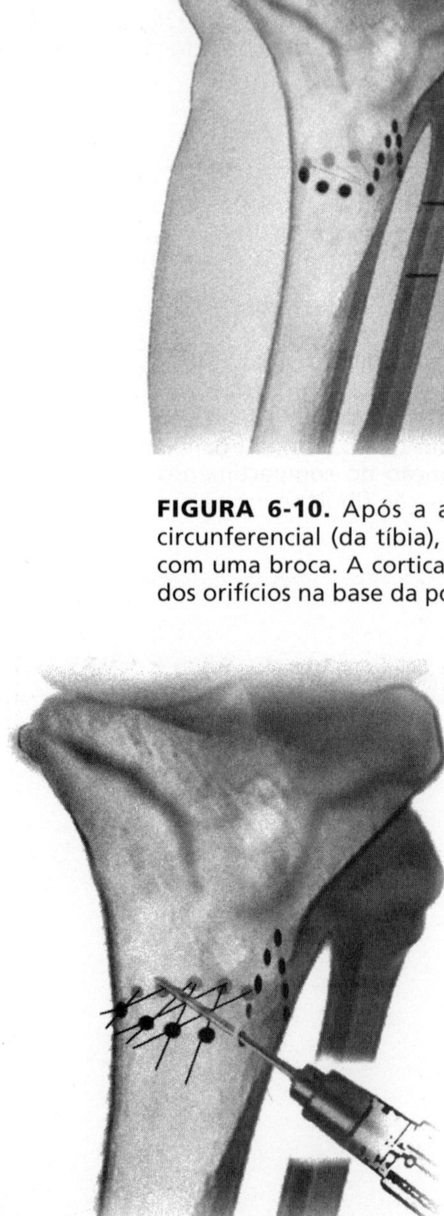

FIGURA 6-11. Um único orifício feito com broca na cortical anterior pode ser usado para se fazer múltiplos orifícios na cortical posterior. Assim, uma linha reta de orifícios é criada posteriormente no nível da base da ponta. Essa base tem de 1,5 a 3 cm de largura, e a ponta em si, de 3 a 4 cm de altura, dependendo do tamanho do osso. A ponta é baseada no fragmento da diáfise, de forma que a extremidade dela irá transpassar as metáfises.

A ponta é confeccionada no lado do osso em direção a qual será feito o deslocamento angular do fragmento distal. Ao corrigir uma deformidade em varo na extremidade proximal da tíbia, a ponta é criada no aspecto lateral do osso. Tantos orifícios quanto necessários são usados para delinear a ponta, para ajudar a evitar uma fratura.

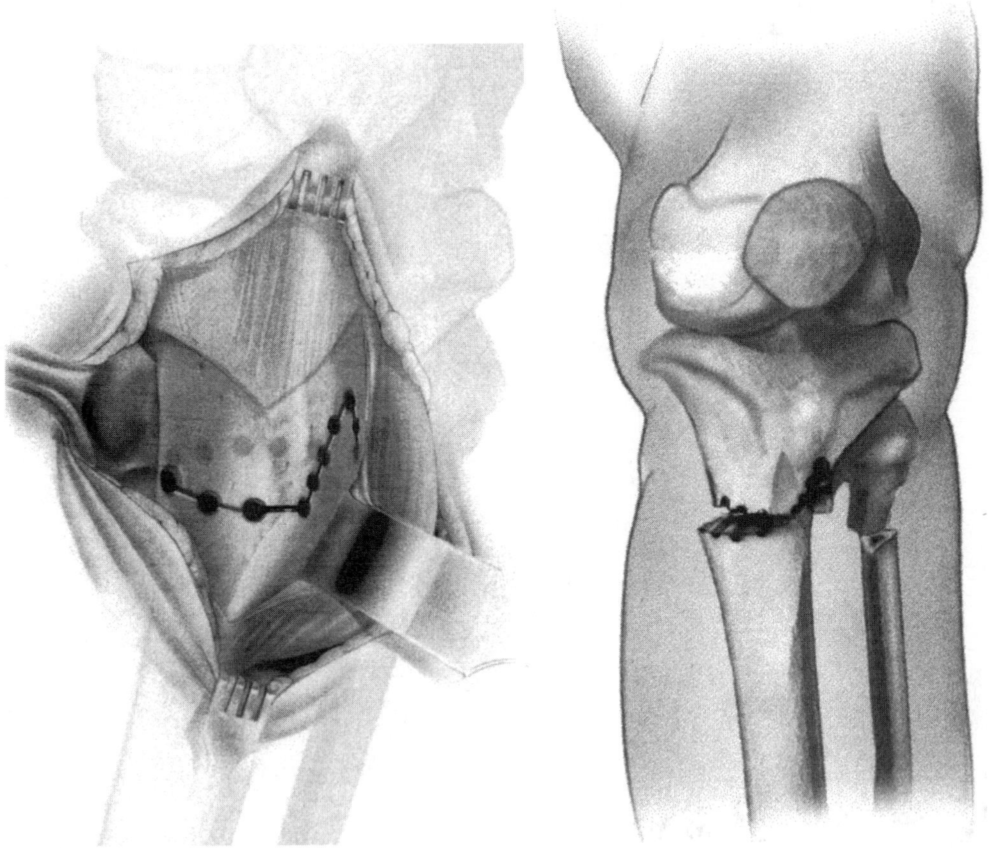

A B

FIGURA 6-12. Os orifícios são conectados começando-se primeiro com a ponta. Um cinzel ou osteótomo (nós preferimos o cinzel porque sua chanfradura ajuda a evitar fratura) é usado para conectar os orifícios (ver Fig. 6-10 C). Seja extremamente cuidadoso para que a ponta em si não sofra fratura. Após todos os orifícios estarem conectados **(A)**, o fragmento distal é angulado, e a ponta é inserida no osso poroso da metáfise **(B)**. O fragmento fica estável por causa do encaixe firme da base da ponta triangular em sua fenda. Estabilidade adicional é conseguida pela inserção da ponta no osso poroso da metáfise. Embora a osteotomia em ponta possa ser usada na diáfise, a estabilidade é um pouco menor por causa da ausência do osso poroso. A correção em mais de um plano também é possível; novamente, porém um pouco da estabilidade é perdida porque a ponta se encaixa menos firmemente na fenda.

Quando a osteotomia é usada na tíbia, cerca de 2 cm da fíbula são removidos, e uma fasciotomia profilática do compartimento anterior é feita. A ferida cirúrgica é irrigada e fechada de forma padrão e um aparelho de gesso é aplicado. A posição da osteotomia é mantida por um assistente cirúrgico enquanto o gesso é aplicado. São tiradas radiografias na sala de cirurgia para avaliar a posição do fragmento. O gesso pode ser trocado ou são feitas cunhas para corrigir qualquer mal-alinhamento residual.

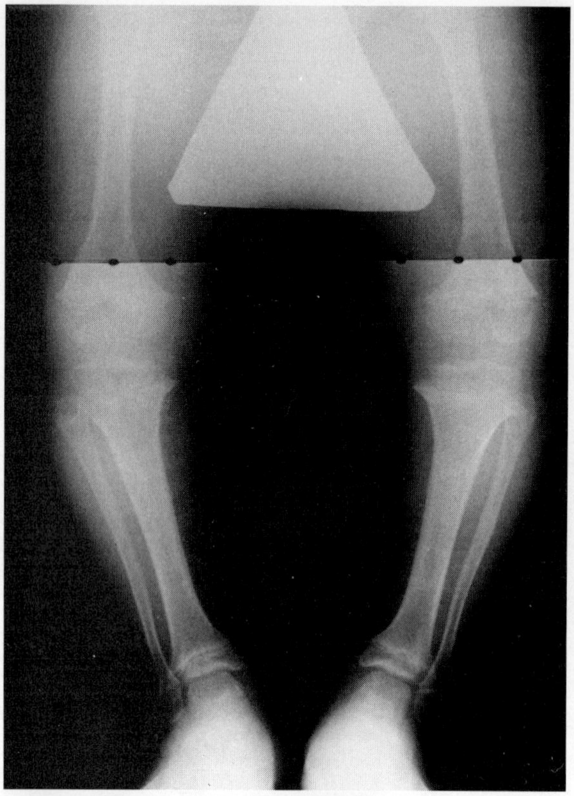

A

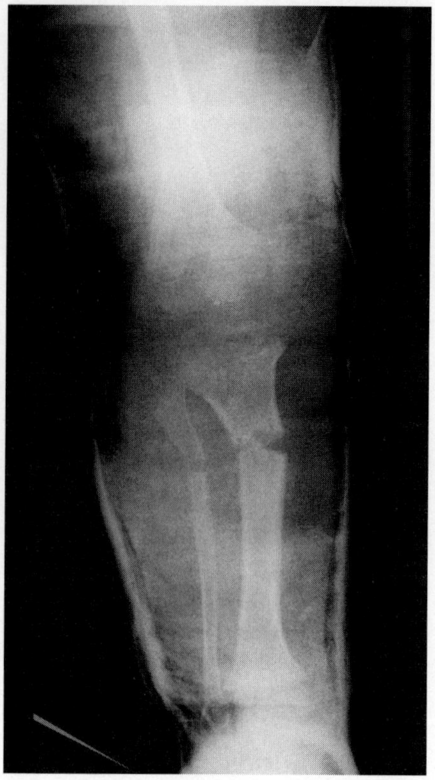

B

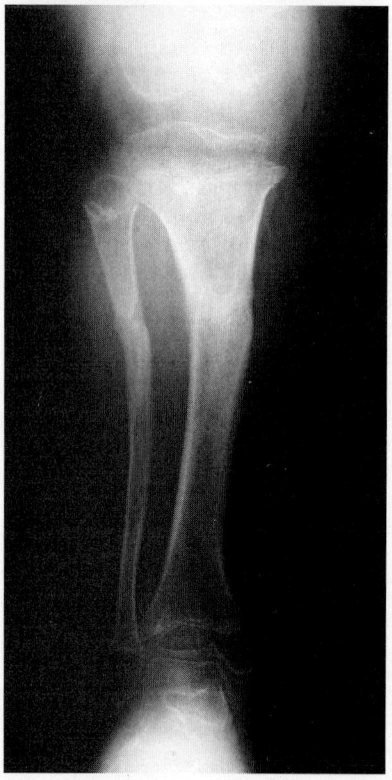

C

FIGURA 6-13. CF é um menino de 11 anos com acondroplasia. Seu arqueamento em varo estava progredindo, e ele começava a ter dores no aspecto lateral do joelho, indicações para osteotomias bilaterais proximais da tíbia. **A:** Radiografia com descarga do peso na fase pré-operatória. **B:** Radiografia pós-operatória imediata da osteotomia direita. **C:** Radiografia tirada três meses após a cirurgia.

CUIDADOS PÓS-OPERATÓRIOS

Dependendo da localização da osteotomia, a fixação por gesso é mantida até a consolidação óssea. Osteotomias proximais da tíbia geralmente consolidam em 12 semanas, osteotomias supracondilares do fêmur em 7 semanas e osteotomias femorais subtrocantéricas em 12 semanas. Nas osteotomias femorais distais ou tibiais proximais, a descarga de peso não é permitido por 6 a 8 semanas, quando então uma descarga de peso protegida é permitida até ocorrer a consolidação óssea. Crianças recuperam facilmente a função total da articulação após a remoção do gesso.

Referências

1. Hass J. A subtrochanteric osteotomy for pelvic support. J Bone Joint Surg 1943;25:281–291.
2. Dietz FR, Weinstein SL. Spike osteotomy for angular deformities of the long bones in children. J Bone Joint Surg [Am] 1988;70:848–852.

6.3 OSTEOTOMIA TRANSVERSAL EM CUNHA DA TÍBIA PROXIMAL

A osteotomia transversal em cunha é a segunda técnica mais popular após a osteotomia em cúpula para correção da deformidade angular da tíbia proximal em crianças em fase de crescimento. Isso ocorre provavelmente devido à familiaridade do cirurgião com esta técnica em adultos. Contudo, existem problemas com esta osteotomia em crianças em fase de crescimento que não existem em adultos. Isso não torna necessariamente a técnica uma má escolha, mas o cirurgião deve estar ciente dessas diferenças (Figs. 6-14 a 6-21).

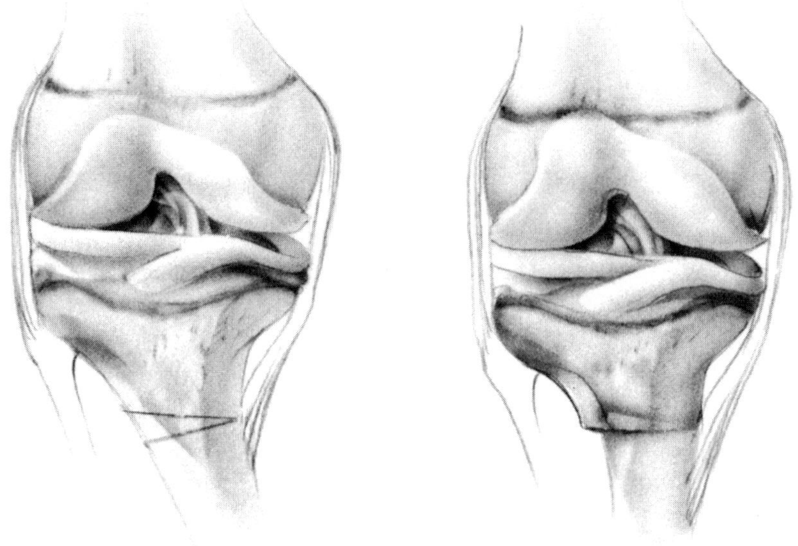

FIGURA 6-14. Em crianças com as placas de crescimento abertas, a osteotomia é executada abaixo do tubérculo tibial e não acima dele. Essa região da tíbia afunila-se rapidamente, resultando em uma grande mudança na circunferência do osso em uma curta distância. Após a remoção de uma cunha óssea, a circunferência do segmento distal será menor que a circunferência do segmento proximal. Portanto, a aposição cortical não será possível em algum local ao redor da circunferência do osso. Como resultado, haverá perda de estabilidade intrínseca no local da osteotomia, na área onde a cortical do segmento distal menor está em oposição à área porosa do segmento proximal maior. Isso pode resultar em deslocamento da osteotomia à medida que o osso cortical do fragmento menor encrava no osso poroso do fragmento maior. Este problema pode ser agravado pela forte tração do músculo do quadríceps no fragmento proximal, o que tende a angular a osteotomia anteriormente. Esses fatores são de importância crescente do ponto de vista do método ou da resistência da fixação. Trata-se de um grande problema em crianças mais velhas e mais pesadas (p. ex., o paciente com a doença de Blount do adolescente), nas quais a fixação não pode fornecer estabilidade suficiente, e o colapso no local da osteotomia pode levar a uma deformidade secundária (p. ex., angulação anterior, perda de correção). A fixação ideal para esta osteotomia na criança não existe. A placa de suporte em T é uma solução. Alguns cirurgiões usam fixação externa para essas osteotomias.

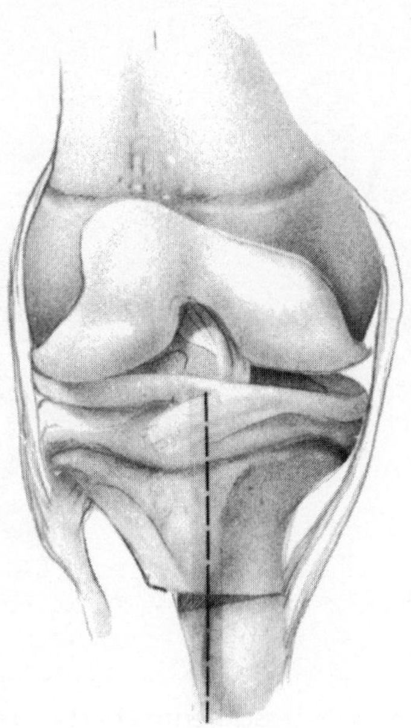

A

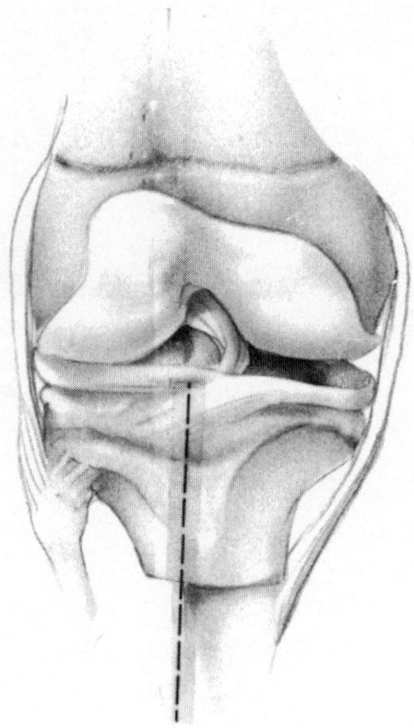

B

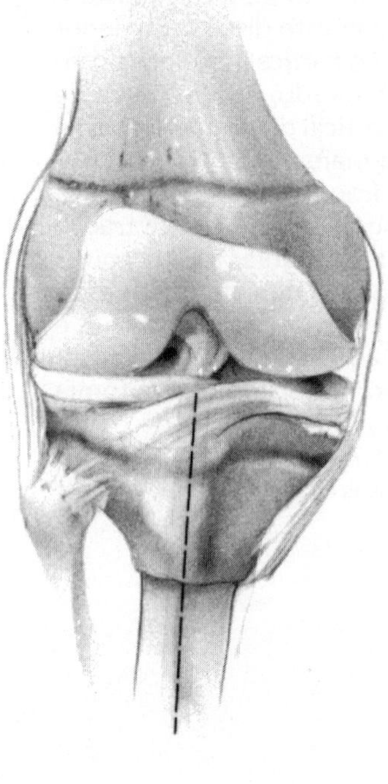

C

FIGURA 6-15. Outra desvantagem potencial para a osteotomia transversa em cunha é o deslocamento do segmento distal que pode resultar se o fechamento da cunha não for acompanhado de um deslocamento do fragmento distal. Isso raramente constitui um problema com uma osteotomia simples (**A**), em casos em que se faz necessário uma segunda ou mais osteotomias em cunha tendo como fulcro a cortical medial, como pode ser necessário na doença de Blount, isso pode resultar em um deslocamento significativo do eixo mecânico da perna, na medida em que o segmento distal menor se desloca levemente em sentidos medial em relação à articulação do joelho em cada osteotomia (**B**). A solução para esse problema é combinar o deslocamento lateral ou medial, dependendo da osteotomia, com a correção em varo ou valgo (**C**).

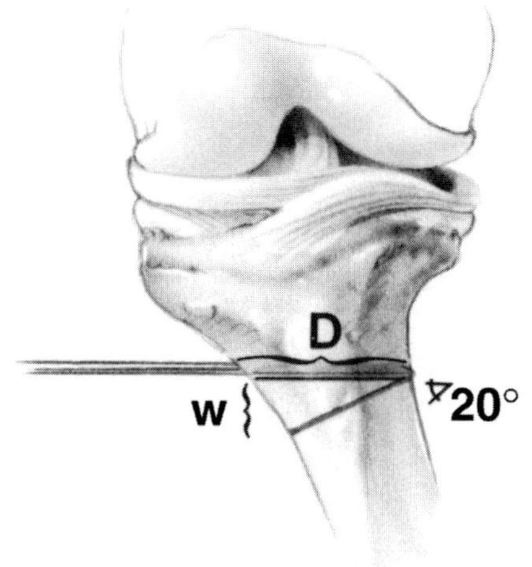

FIGURA 6-16. O problema final com a osteotomia transversa em cunha é o cálculo do tamanho da cunha a ser removida. Embora não possamos verificar a precisão dos cálculos, uma excelente discussão dos princípios envolvidos é fornecida por Canale e Harper (1). De acordo com os autores, a regra geral de 1 mm para cada grau de correção é uma aproximação razoável para tíbias que tenham de 5 a 6 cm de diâmetro. Em tíbias menores, entretanto, essa regra irá resultar na remoção de uma cunha muito grande e supercorreção.

Existem vários métodos para calcular de forma precisa a largura da base da cunha a ser removida. O primeiro é desenhar a correção sobre uma radiografia pré-operatória e medir no gabarito para determinar cunha necessária. Deve-se ter cuidado para levar em consideração o fator de magnificação da radiografia, que pode variar, mas é usualmente de cerca de 20%.

Existe um outro método de planejamento pré-operatório. Isso pode ser feito pré-operativamente nas radiografias (novamente com cuidado para incluir o fator de magnificação) ou na hora da cirurgia para medir seu diâmetro. Primeiro, coloque um arame através do osso no local proposto da osteotomia para determinar o diâmetro do osso. Então, junto com o ângulo desejado de correção, aplique a seguinte fórmula:

W (cunha) = D (diâmetro) x tangente do ângulo

Canale e Marion (1) estabeleceram que a seguinte fórmula fornece uma razoável aproximação da fórmula precedente sem a necessidade de calcular a tangente:

W (cunha) = D (diâmetro) x 0,02 x ângulo

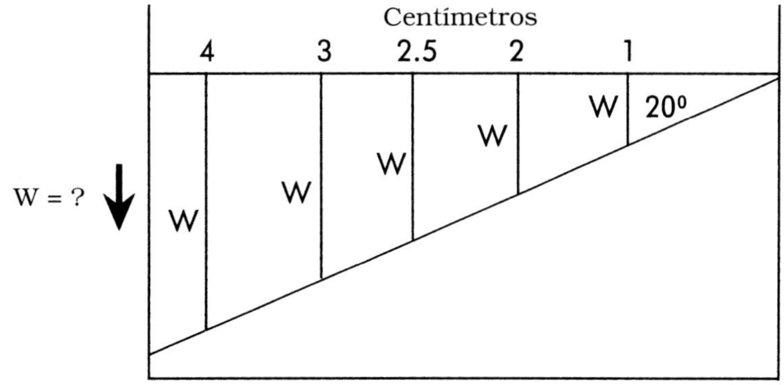

FIGURA 6-17. Um método final para o cálculo do tamanho da cunha (W) é feito na hora da cirurgia e evita cálculos matemáticos. O diâmetro do osso no local proposto da osteotomia é medido passando-se um guia através do osso. Um nomograma com o ângulo de correção desejado relacionando vários diâmetros e várias larguras de cunha é desenhado em escala com o ângulo de correção desejado antes da cirurgia e trazido para a sala de operação. Após o diâmetro do osso ser conhecido, o tamanho da cunha pode ser medido diretamente a partir do nomograma.

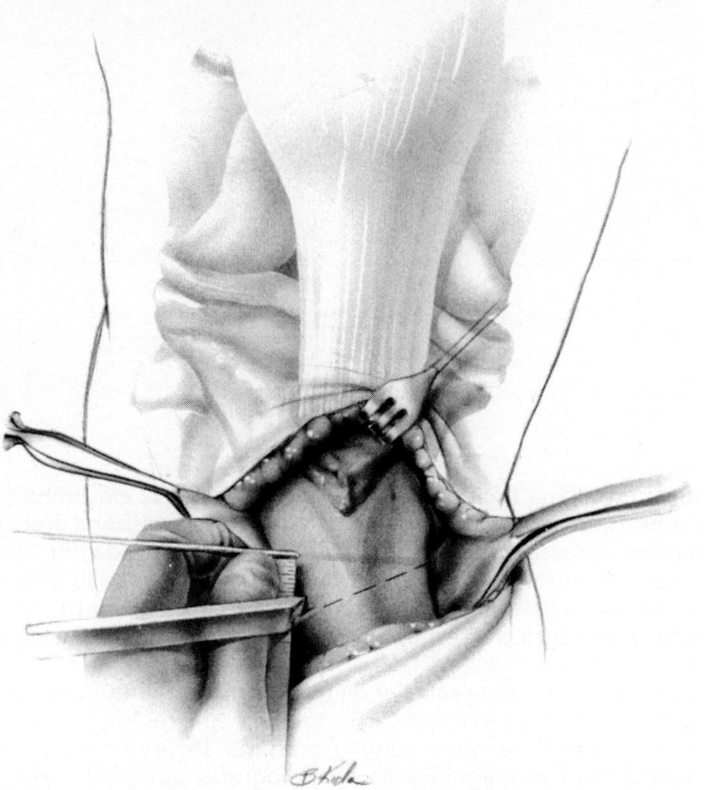

FIGURA 6-18. A incisão, a exposição da tíbia e a exposição e divisão da fíbula são as mesmas descritas para a osteotomia em cúpula. No caso ilustrado, uma cunha lateral é removida abaixo do tubérculo tibial para a correção de uma deformidade em varo em uma criança em crescimento. A dissecção lateral deve ser completa para permitir que a cunha seja removida e a placa de suporte em T aplicada.

A primeira consideração é a colocação precisa da cunha. Erro comum é colocar a cunha muito distalmente devido ao medo de causar dano ao tubérculo tibial. Com freqüencia, o cirurgião tem medo de dissecar o suficiente para permitir identificar o tubérculo. Por essas razões, é sábio verificar o nível do corte transverso proximal inserindo um fio guia transversalmente através da tíbia em um ponto imediatamente proximal ao local proposto do corte, e visualizar isso radiograficamente. Esse corte deve estar situado cerca de 1 cm distal ao tubérculo tibial. A base da cunha pode ser medida e a seguir o corte distal é marcado no osso tibial com um osteótomo ou serra.

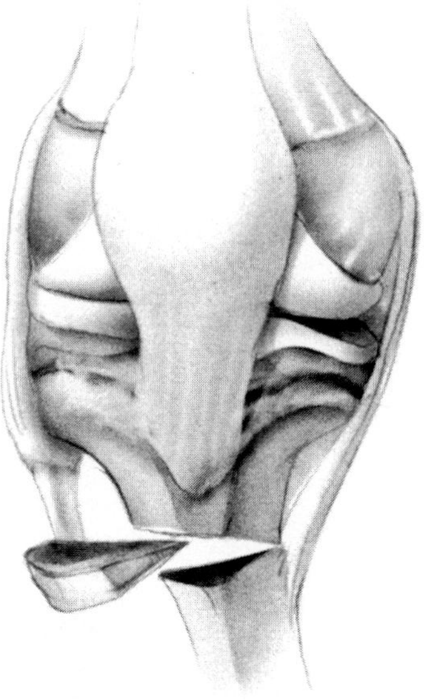

FIGURA 6-19. Uma serra elétrica é usada para remover a cunha do osso. Deve-se ter cuidado para proteger os tecidos moles atrás da tíbia. Se não for necessário fazer correção rotacional nem deslocamento, uma pequena porção da cortical medial pode ser deixada intacta e fraturada quando a osteotomia for fechada. Embora isso resulte em leve deslocamento medial da perna sob a articulação do joelho, irá conferir maior estabilidade à osteotomia. Entretanto, se a correção for grande, se for uma osteotomia de repetição, ou se for desejável remover o estresse de suporte de peso do lado medial do joelho, pode ser desejável deslocar o fragmento distal em sentido lateral.

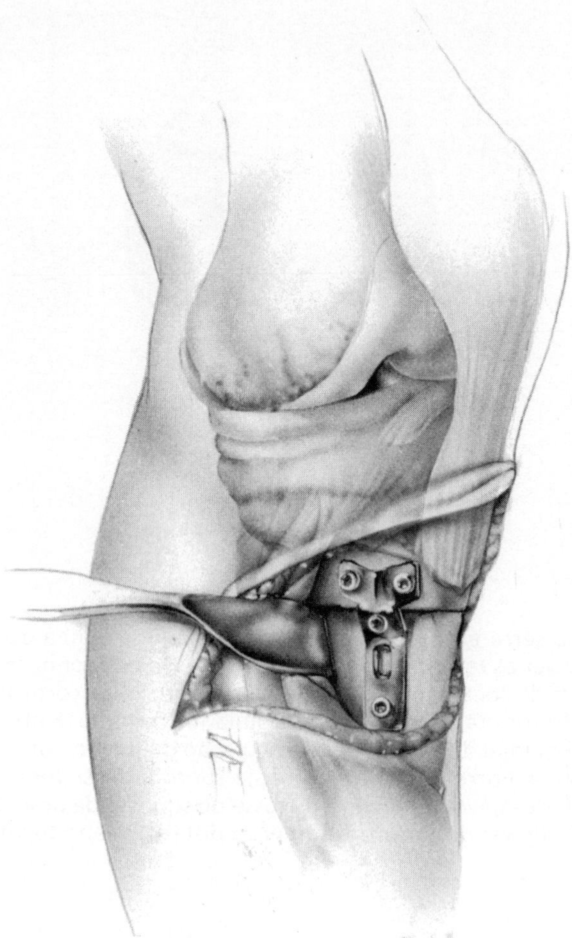

FIGURA 6-20. Após a remoção da cunha, a osteotomia é fechada. A perna deve ser inspecionada visualmente para se ter certeza de que a correção desejada foi alcançada. Se houver qualquer dúvida, a osteotomia deve ser fixada temporariamente com um fio liso de Kirschner, e uma radiografia deve ser obtida. A osteotomia não deve ser mantida fechada por força manual enquanto essa radiografia é tirada, porque isso irá forçar a abertura da linha articular medial, criando a impressão de uma correção maior do que a efetivamente obtida no local da osteotomia. Isso é discutido em maiores detalhes na Figura 6-31.

Quando uma correção satisfatória é obtida, uma placa de suporte em T é moldada para se encaixar na tíbia lateral e é fixada no lugar. O membro proximal do suporte em T irá ficar logo abaixo da placa fisária.

O periósteo é frouxamente aproximado, um dreno de sucção é colocado superficialmente aos músculos e ao periósteo, e o tecido subcutâneo e a pele são fechados. Um aparelho de gesso longo inguinopodálico é aplicado com o joelho fletido em 45°.

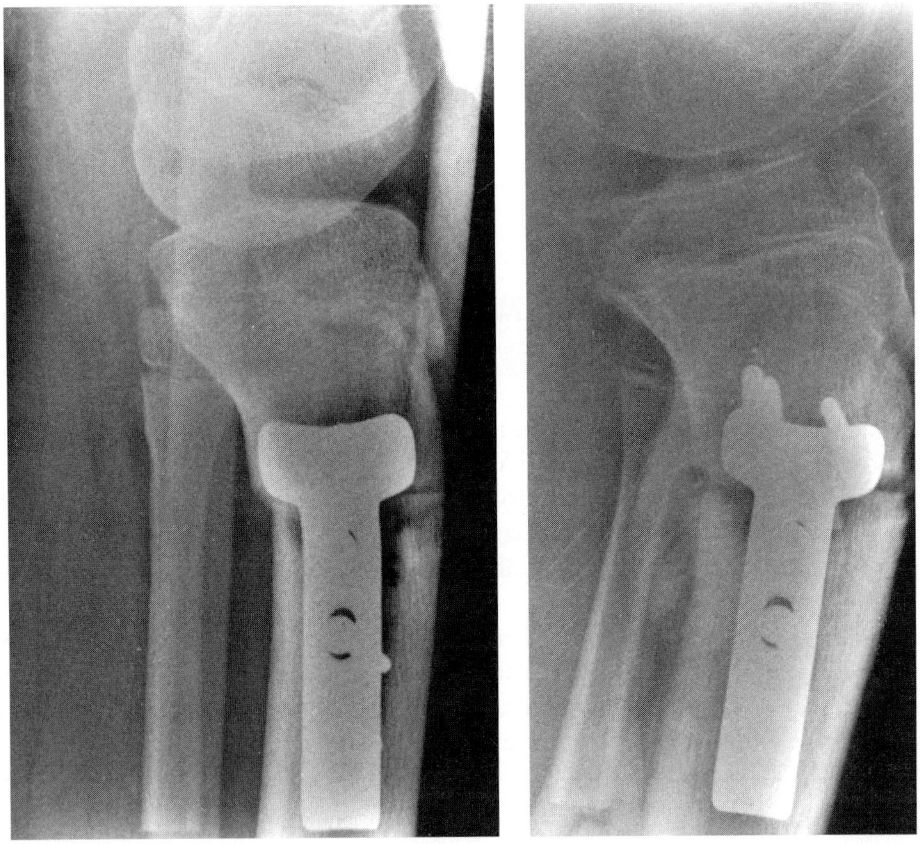

A B

FIGURA 6-21. É mostrada a radiografia lateral pós-operatória imediata de uma osteotomia transversa em cunha de fechamento para Doença de Blount do adolescente **(A)**. Note o excesso do fragmento proximal posteriormente. Oito semanas mais tarde **(B)**, há uma angulação anterior e retardo na consolidação com colapso e reabsorção posteriormente. Esse método de fixação não é ideal para o adolescente grande, porque ele resiste mal à tração do quadríceps, e porque a aposição cortical não é conseguida em todas as áreas.

CUIDADOS PÓS-OPERATÓRIOS

A fixação não é segura o suficiente para permitir sustentação de peso. Assim, o paciente é proibido de suportar peso pelas primeiras 6 semanas, quando então a consolidação óssea geralmente é suficiente para permitir a remoção do gesso, retomada da sustentação do peso e reabilitação de joelho. É aconselhável planejar a remoção da fixação.

Referências

1. Canale TS, Harper MC. Biotrigonometric analysis and practical applications of osteotomies of tibia in children. In: Murray DG, ed. Instructional course lectures, vol XXX. The American Academy of Orthopaedic Surgeons. St Louis: CV Mosby, 1981:87.

6.4 OSTEOTOMIA EM CUNHA OBLÍQUA DA TÍBIA PROXIMAL

Uma alternativa à osteotomia em transversal em cunha clássica é a cunha oblíqua. Nós a atribuímos ao prof. Heinz Wagner (embora não possamos fornecer uma referência para isso). Há uma menção a essa técnica em adultos que também descreve uma forma precisa de medir a cunha (1).

As vantagens do tipo de cunha são estabilidade inerente, rápida consolidação óssea, em virtude da ampla superfície porosa, e o fato de que o deslocamento distal da tíbia é minimizado. Uma correção rotacional também é possível com essa osteotomia, sendo isto permitido pelo formato da cunha removida. Nós damos preferência a essa osteotomia para a correção de deformidades na tíbia proximal, especialmente em crianças mais velhas e adolescentes (Figs. 6-22 a 6-27).

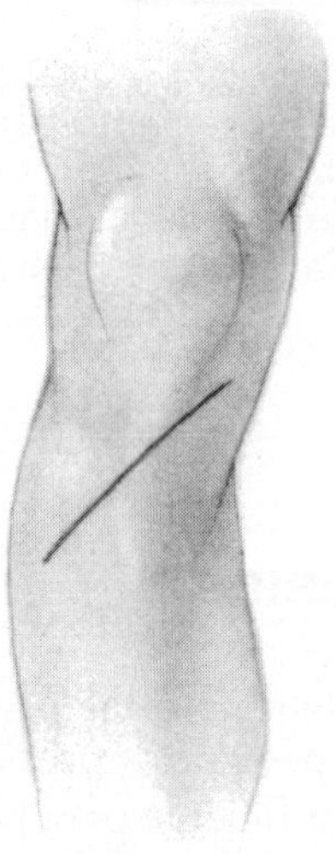

FIGURA 6-22. A incisão é a mesma descrita para a osteotomia em cúpula da tíbia proximal, com exceção de que deve ser feita um pouco mais oblíqua para fornecer mais exposição distal. Se a osteotomia estiver sendo feita para corrigir uma angulação em valgo, a dissecção dos músculos e do periósteo no lado lateral deve ser minimizada, porque ela não é necessária e o periósteo lateral intacto fornece uma boa dobradiça para a osteotomia. O mesmo é verdadeiro para a dissecção no lado medial, se houver correção de angulação em varo. Também pode ser necessário estender a incisão no periósteo mais distalmente do que com outras osteotomias.

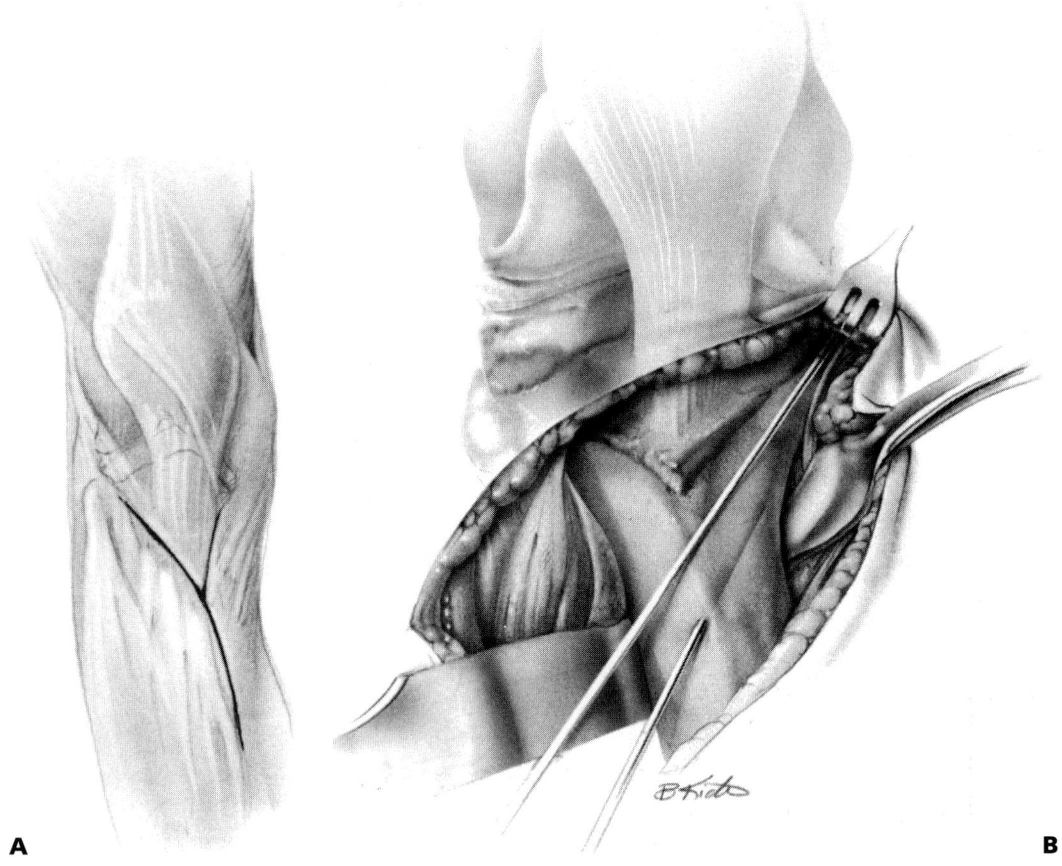

FIGURA 6-23. Para correção de uma deformidade em varo, como ilustrado aqui, o músculo tibial anterior deve ser elevado subperiostealmente para permitir que uma cunha de base lateral seja removida. A extensão das incisões no periósteo que são possíveis através dessa incisão oblíqua na pele são mostradas em **(A)**. A elevação do periósteo irá se estender mais distalmente do que para outras osteotomias proximais para permitir que a cunha seja oblíqua. Talvez a parte mais difícil da operação seja fazer a cunha oblíqua o suficiente para concretizar suas vantagens. O periósteo não deve ser elevado no canto proximal medial, onde a osteotomia irá se dobrar.

Um fio-guia é inserido a partir do lado distal-lateral ao proximal-medial. Ele deve penetrar a cortical medial exatamente abaixo da placa fisária. Esse fio irá marcar o corte proximal da cunha. Se for desejado, um segundo fio-guia pode ser inserido no osso para marcar o corte distal **(B)**.

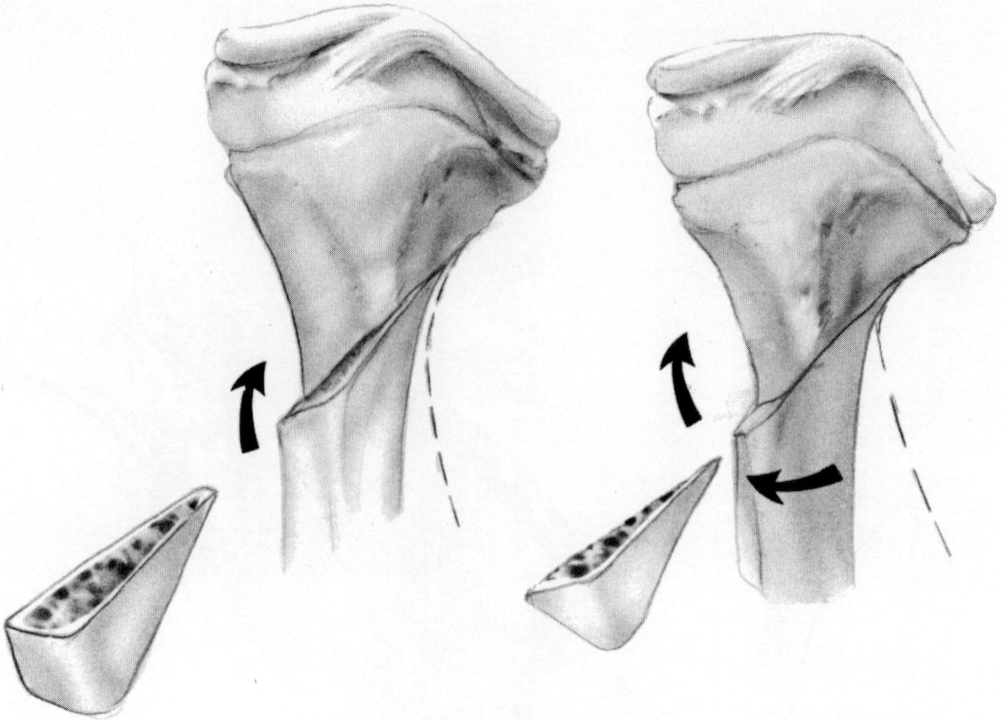

A B

FIGURA 6-24. A exata largura da cunha pode ser calculada (1) ou estimada. Achamos fácil estimar o tamanho da cunha corretamente: por alguma razão, é muito mais fácil ser acurado do que estimar a quantidade de uma transversal em cunha. Se o cirurgião calcular mal, mais osso pode ser removido, ou um pequeno pedaço de osso de uma cunha muito grande substituído. Devido à grande superfície porosa, a consolidação óssea não é prejudicada.

Se somente uma correção do varo ou valgo for desejada, a cunha de osso que é removida será tão ampla anterior quanto posteriormente **(A)**. Entretanto, e uma correção da rotação interna for desejada além da correção do varo, a cunha de osso removida é cortada com maior largura anterior do que posteriormente **(B)**. Assim, quando a osteotomia for fechada, o fragmento distal irá rodar lateralmente, produzindo a correção desejada.

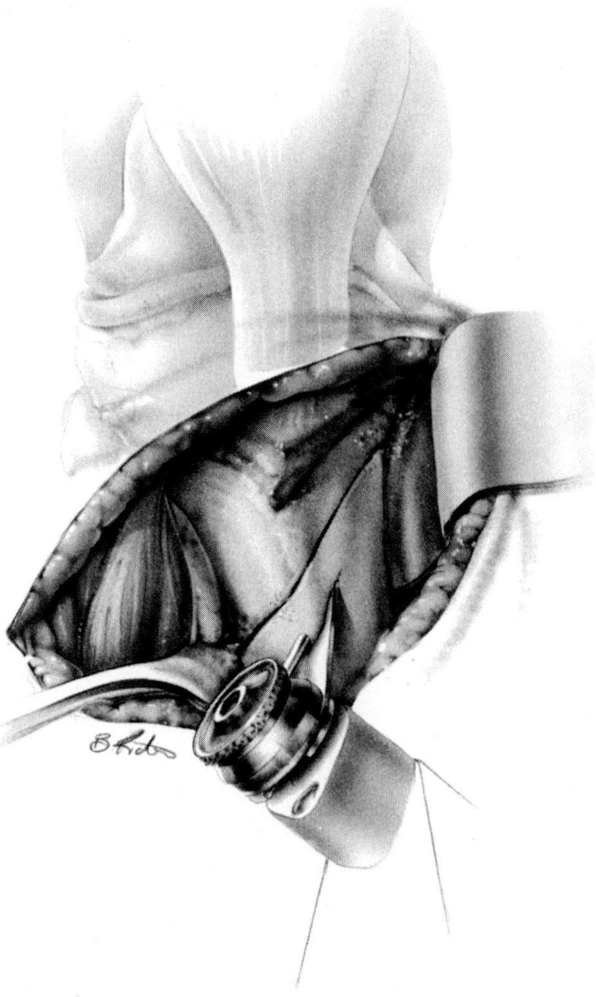

FIGURA 6-25. Uma serra elétrica é usada para remover a cunha. Os tecidos moles posteriores são protegidos por um pequeno afastador maleável passado atrás do local da osteotomia a partir do lado lateral. Se somente o varo for corrigido, a cunha deve ser removida de modo a deixar intacto um pequeno e fino segmento da cortical medial que poderá ser fraturado quando a osteotomia for fechada. Se a rotação interna for também parte da correção, o osso deve ser completamente dividido; entretanto, um esforço deve ser feito para deixar o periósteo intacto, porque isso tornará mais fácil fechar e fixar a osteotomia.

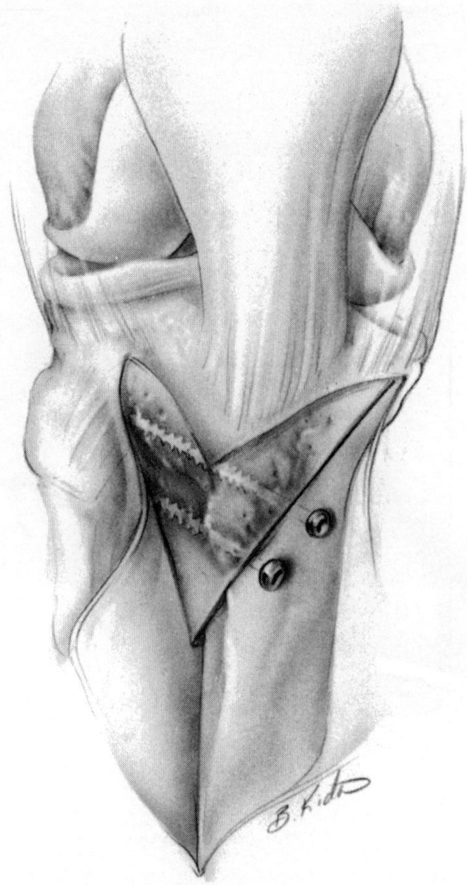

FIGURA 6-26. O local da osteotomia é fechado e fixado com dois parafusos corticais que são inseridos perpendicularmente ao plano da osteotomia a partir do lado medial. Devido à obliqüidade da incisão, freqüentemente não é possível inserir o parafuso distal na direção adequada através da incisão. Em tais casos, ele é inserido através de um pequeno corte feito sobre a margem subcutânea da tíbia. A remoção subseqüente dos parafusos é na verdade mais fácil se ambos forem colocados através de cortes porque eles podem ser difíceis de palpar, mas as pequenas cicatrizes mostram exatamente onde eles estão.

A ferida cirurgica é fechada sobre um dreno de aspiração, e um aparelho de gesso de inguinopodálico é aplicado. Devido ao fato de ser possível conseguir um fechamento firme do periósteo com essa osteotomia, o cirurgião pode desejar executar uma fasciotomia do compartimento anterior nessa hora.

FIGURA 6-27. BM é um menino de 12 anos com geno valgo idiopático. A correção da deformidade foi feita a pedido dos pais, por causa de sua aparência e dos problemas sociais que isso lhe causava **(A)**. As osteotomias da perna direita **(B)** e perna esquerda **(C)** foram feitas de forma diferente enfatizando vários pontos técnicos. A osteotomia direita é mais oblíqua do que a esquerda, o que é desejável porém mais distal. A colocação dos parafusos em uma osteotomia feita para corrigir valgo é mais difícil do que em uma osteotomia para corrigir varo. Em deformidades antigas das pernas, há uma deformidade no lado femoral bem como do lado tibial da articulação. A correção ideal da mecânica do joelho irá requerer não só uma osteotomia femoral mas também uma tibial. Seis semanas após a cirurgia, o gesso foi removido, e marcha com muletas e sustentação de peso protegida foi iniciada **(D, E)**. ▶

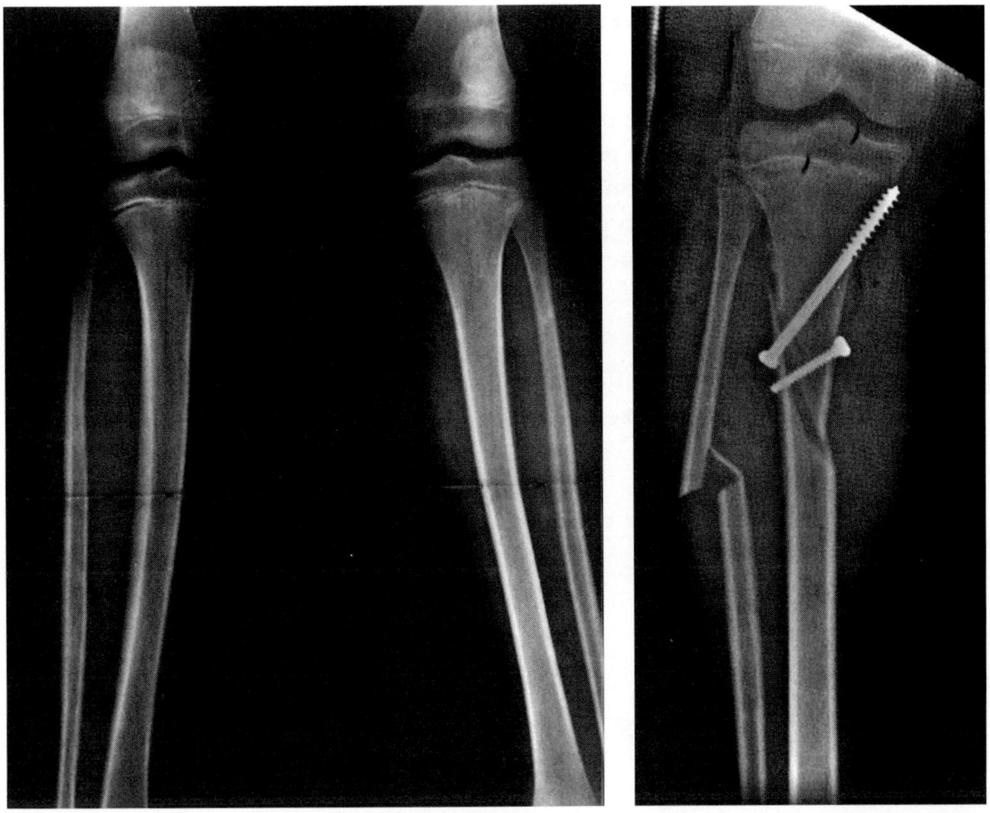

A **B**

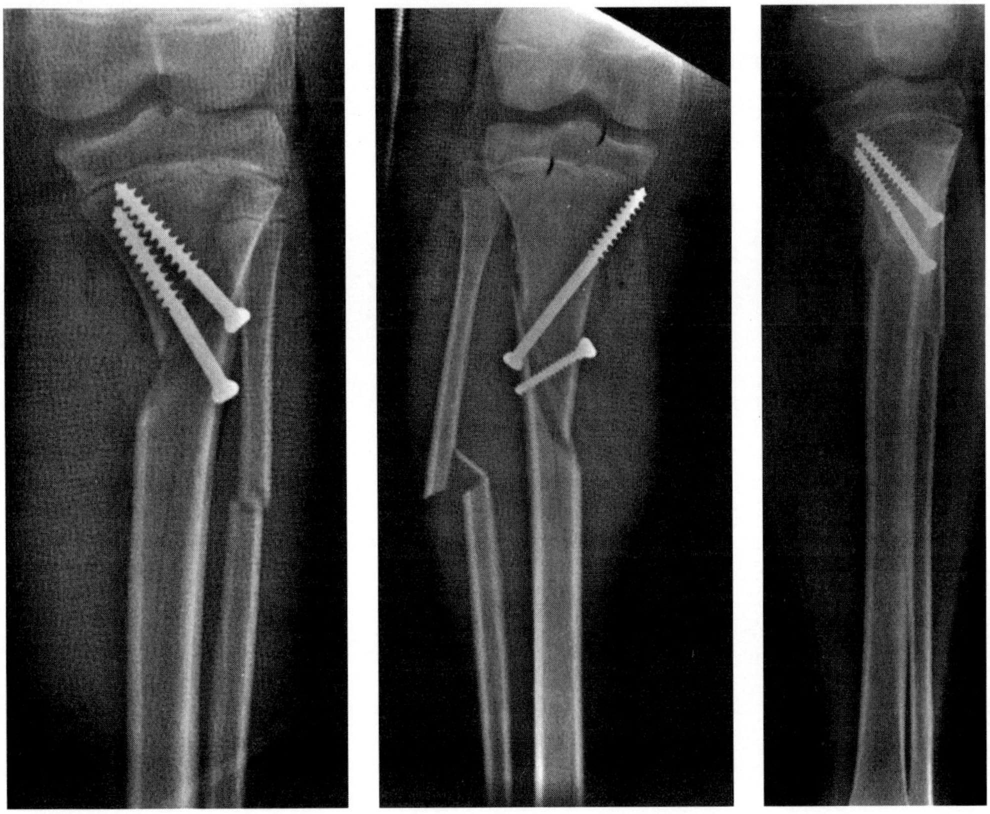

C,D,E

CUIDADOS PÓS-OPERATÓRIOS

Em geral, o dreno pode ser removido no primeiro dia de pós-operatório. Se o paciente tiver idade suficiente para deambulação confiável com muletas e marcha com três pontos e sustentação parcial de peso, a deambulação é iniciada no segundo dia do pós-operatório. A consolidação óssea é geralmente suficiente em 6 semanas para permitir remoção do gesso, progressão para sustentação de peso total e reabilitação vigorosa do joelho.

Referências

1. Williams AT. Tibial realignment by oblique wedge osteotomy. Int Orthop 1986;10:171.

6.5 OSTEOTOMIA CORONAL OBLÍQUA DA TÍBIA PROXIMAL

Rab (1) descreveu uma osteotomia oblíqua da tíbia proximal no plano coronal para corrigir deformidades angulares e rotacionais observadas na doença de Blount. O princípio é o mesmo que o introduzido por MacEwen e Shands (2) para a osteotomia do fêmur proximal. A correção do varo ou valgo requer uma osteotomia no plano coronal. A correção da rotação requer uma osteotomia no plano transverso. Devido ao fato de os pacientes com doença de Blount possuírem ambas as deformidades, uma osteotomia inclinada no plano frontal deve corrigir os dois componentes da deformidade. Um corte feito a 45° no plano frontal corrige em graus iguais a angulação e a rotação. Rab (1) determinou que este é o caso usual na doença de Blount, mas forneceu um nomograma para auxiliar o cirurgião a determinar o ângulo da osteotomia quando diferentes graus de varo, valgo e rotação estão presentes. A osteotomia é fixada com um parafuso simples que permite a rotação no local da osteotomia. Portanto, o grau de correção pode ser determinado após a remoção dos campos cirúrgicos e imediatamente antes da aplicação de gesso. Se houver desenvolvimento de complicações vasculares no período pós-operatório, o gesso deve ser removido e a correção revertida sem perda da fixação da osteotomia (Figs. 6-28 a 6-32).

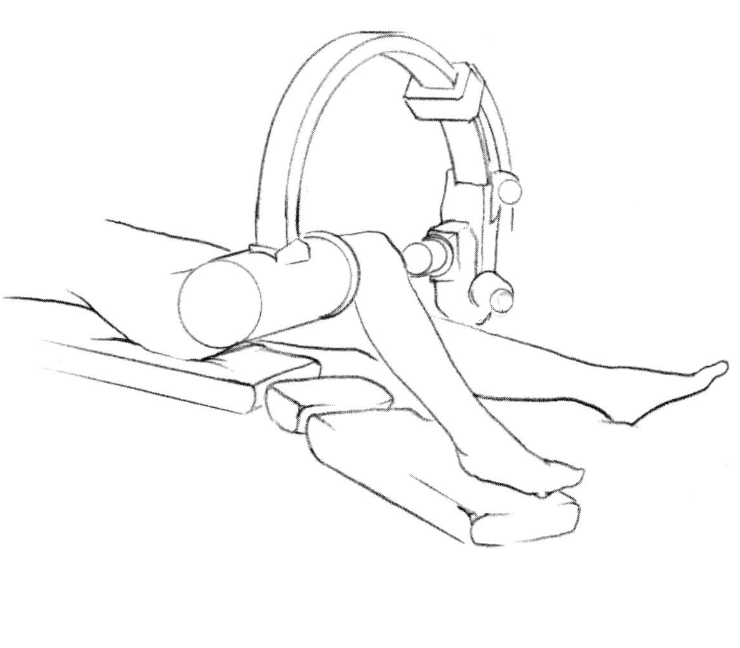

FIGURA 6-28. O paciente é colocado em uma mesa cirúrgica rádiotransparente na posição de decúbito dorsal. Um controle por intensificador de imagens é parte essencial desse procedimento. O cirurgião deve ter certeza de ser capaz de obter uma boa vista lateral da tíbia, o que é essencial para confirmar a localização da osteotomia e a profundidade da serra ou dos osteótomos. O intensificador de imagens pode ser posicionado horizontalmente sobre a mesa de operação e movido na direção da cabeceira ou do pé da cama quando não estiver em uso para manter livre o espaço do cirurgião. Embora Rab (1) descreva uma incisão transversa abaixo do tubérculo tibial com uma incisão separada para a osteotomia fibular, continuamos a usar, e preferimos, a incisão oblíqua descrita para a osteotomia em cúpula da tíbia proximal. A exposição da tíbia também é a mesma que a descrita para a osteotomia em cúpula (ver Procedimento 6.1). É importante que a exposição seja suficiente para permitir que os afastadores sejam posicionados atrás da tíbia. A fíbula é dividida como descrito anteriormente.

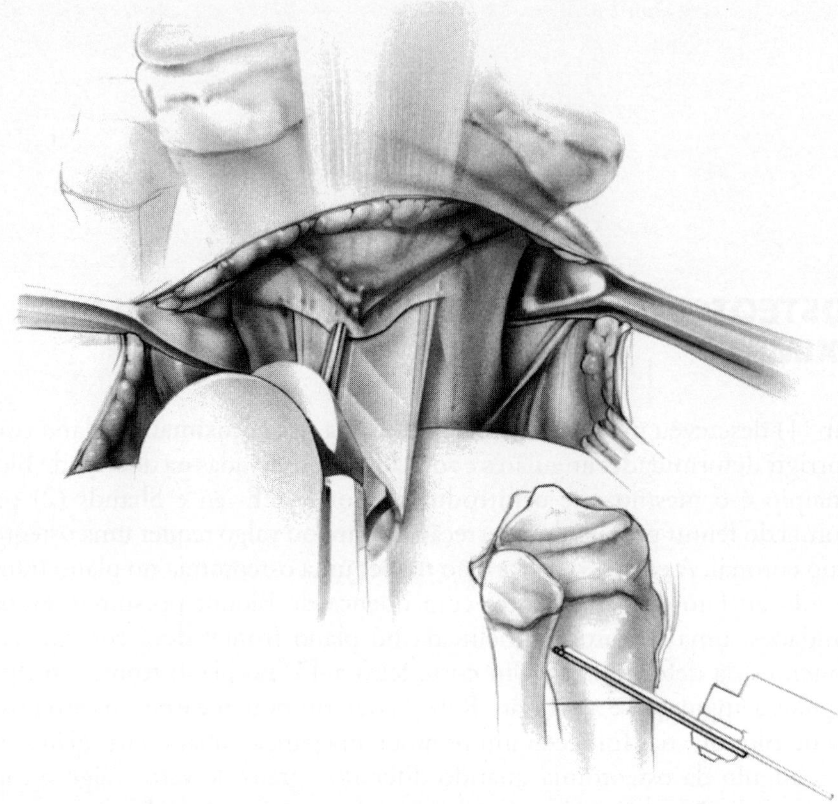

FIGURA 6-29. Iniciando cerca de 1 cm abaixo do tubérculo tibial, um pino liso de Steinmann é colocado dentro da tíbia no ângulo escolhido para a osteotomia. O ângulo, a profundidade e a localização desse pino podem ser verificados na imagem lateral. O ponto no qual o corte da osteotomia irá atingir a cortical posterior deve estar a uma distância distal segura da placa fisária. A serra é usada agora para criar a osteotomia distalmente ao pino. O progresso da serra é cuidadosamente monitorado na vista lateral do intensificador de imagens. Normalmente não é possível completar a osteotomia com a serra porque a lâmina da serra bate nos afastadores. Uma serra de lâmina estreita ou um pequeno osteótomo pode ser usado para completar a osteotomia. O fragmento distal deve ser manipulado para liberar o periósteo da superfície posterior da tíbia, permitindo movimentação livre no local da osteotomia. É possível manipular o fragmento distal e demonstrar a correção tanto do varo quanto da rotação interna.

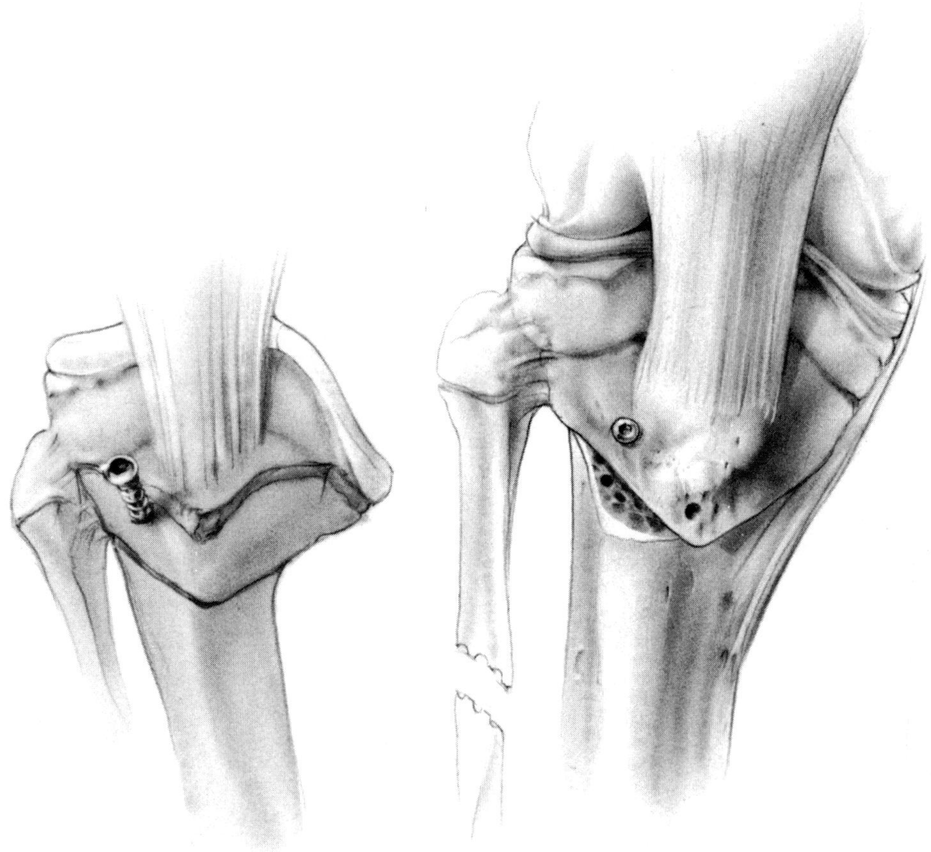

FIGURA 6-30. A osteotomia é fixada com um único parafuso que irá juntar os dois fragmentos ao mesmo tempo que permitirá a movimentação entre eles no plano da osteotomia. Isso é alcançado primeiro reduzindo os fragmentos a suas posições originais, e então perfurando um orifício para o parafuso lateral ao tubérculo tibial, que irá penetrar ambos os fragmentos. O orifício no fragmento proximal deve ser hiperperfurado. É importante para uma boa fixação que o parafuso penetre a cortical do fragmento distal. Devido ao fato dessa osteotomia ser usada normalmente em crianças pequenas, um parafuso cortical de 3,5 mm é escolhido. O parafuso não deve ser apertado para evitar a livre movimentação entre os fragmentos. Antes de fechar a ferida, o cirurgião deve verificar se os fragmentos podem se mover suficientemente para fornecer a correção desejada.

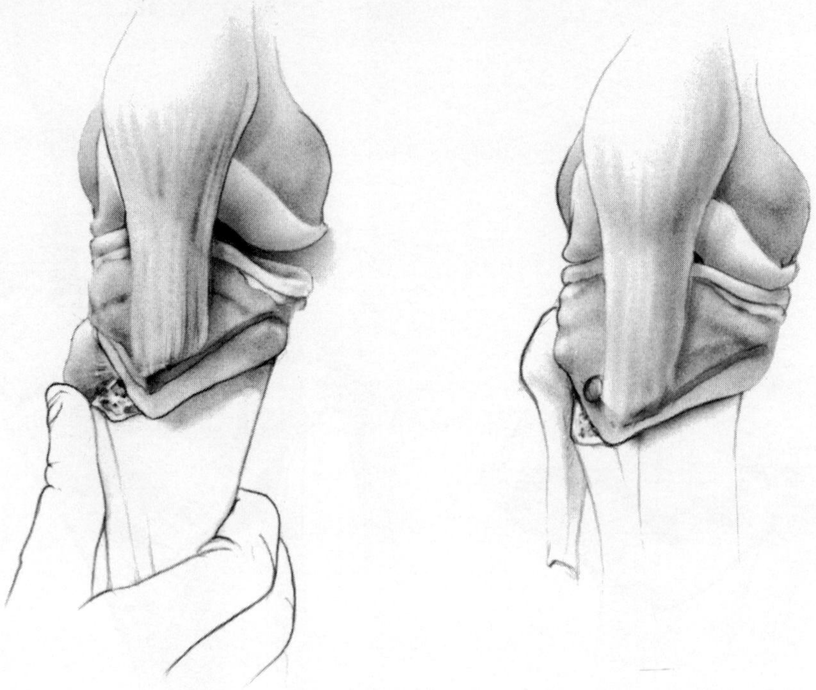

FIGURA 6-31. Após a ferida ser coberta por um curativo, a perna é manipulada para ficar na posição correta para o engessamento. A posição correta pode ser verificada pela intensificação da imagem, ou melhor, uma radiografia em um filme grande que inclua as articulações dos joelhos e o movimento completo da tíbia.

Existe uma armadilha em potencial na determinação da posição final da osteotomia que está presente em todas as osteotomias para a doença de Blount, mas é mais difícil de evitar nessa técnica. A qualquer momento em que a osteotomia é segura na posição em valgo enquanto o grau de correção está sendo determinado, existem dois fatores na execução que podem levar o cirurgião a superestimar o grau de correção que foi atingido. Primeiro, a articulação do joelho está sendo aberta medialmente e em diversas deformidades ao redor do joelho, ligamentos frouxos são a regra. Segundo, pode haver mais correções no local da osteotomia do que a fixação irá manter quando a força for liberada. Quando a perna se posicionar na mesa sem ser segura ou após a remoção do gesso e o início da deambulação do paciente, o problema se tornará evidente. A melhor solução para esse problema é fixar a osteotomia rigidamente, e então forçar a perna de volta para o varo para inspeção visual enquanto a radiografia é tirada. Nessa osteotomia, a fixação rígida é evitada; contudo, se o cirurgião estiver ciente desse problema em potencial, normalmente é possível evitá-lo.

Após o posicionamento da osteotomia ter sido verificado e considerado aceitável, um aparelho de gesso inguinopodálico é aplicado. Se o joelho for mantido reto, é fácil manter e verificar radiograficamente a posição da osteotomia. Com o joelho reto, contudo, pode não ser possível manter uma criança pequena sem caminhar apoiando-se na perna. Após o gesso ser aplicado, a posição pode ser verificada novamente com uma radiografia. Se a correção não for a desejada ou se um problema com a circulação se desenvolver, o gesso pode ser removido, a posição da osteotomia modificada e um novo gesso aplicado, tudo sem a perda da fixação do local da osteotomia.

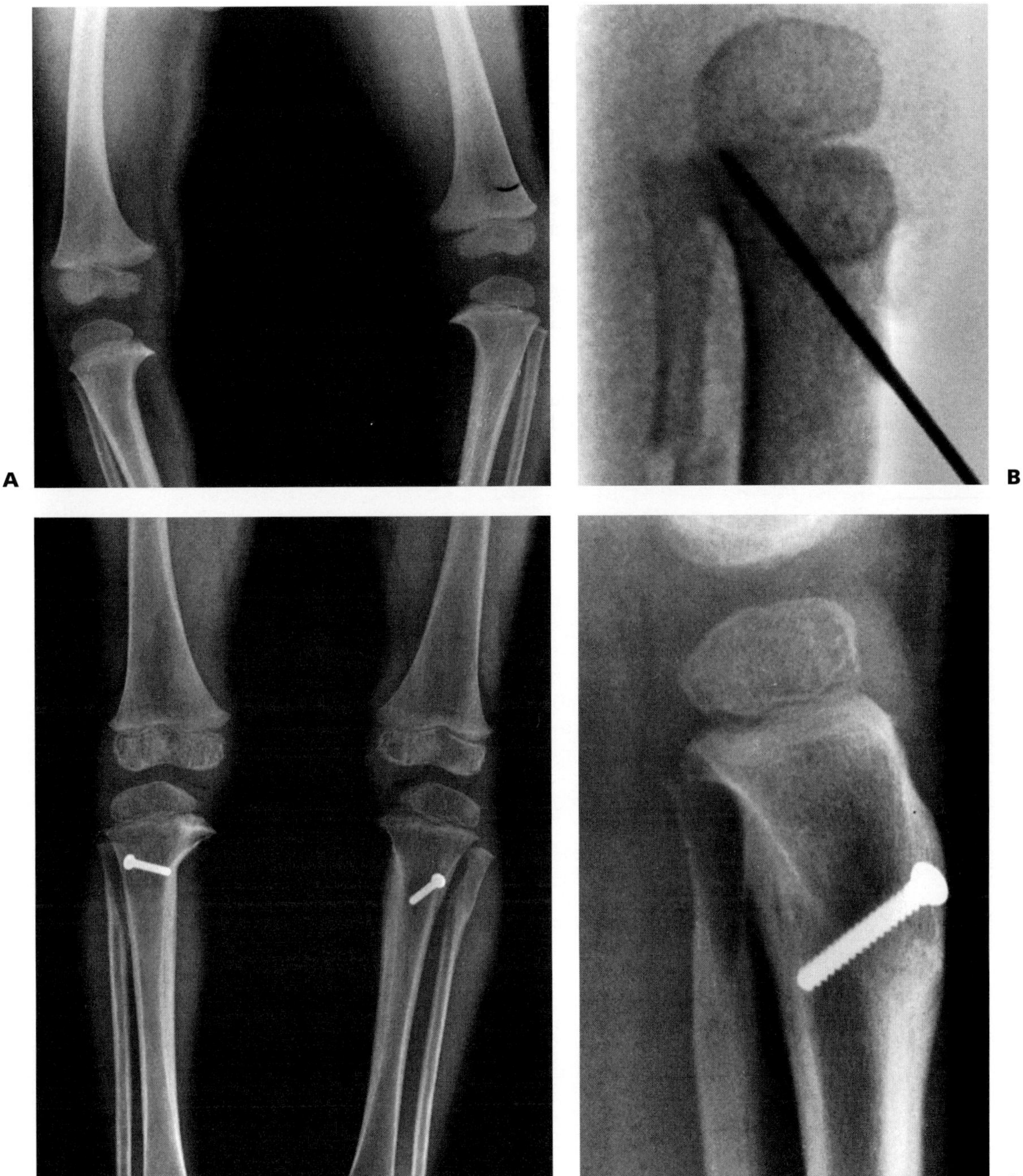

FIGURA 6-32. A: Radiografias ântero-posteriores de uma criança de 2 anos e 6 meses de idade com doença de Blount. **B:** Imagem obtida no momento da cirurgia, mostrando o pino-guia no local na perna esquerda. Embora esteja na placa fisária, o corte da osteotomia foi feito abaixo do pino. Incidências ântero-posterior **(C)** e lateral **(D)** da perna esquerda 3 meses após a cirurgia mostram que a correção foi obtida.

CUIDADOS PÓS-OPERATÓRIOS

O dreno é removido no dia seguinte à cirurgia. O paciente usualmente está pronto para a alta 1 a 2 dias após a cirurgia. A sustentação de peso não é permitida. A consolidação óssea geralmente é suficiente após 6 semanas para a remoção do gesso ou colocação do paciente em um aparelho de gesso de perna inteira para deambulação. Após a remoção do gesso, é iniciada fisioterapia para reabilitação do joelho, e a progressão para sustentação total de peso é feita o mais rápido possível possível.

Referências

1. Rab GT. Oblique tibial osteotomy for Blount's disease (tibia vara). J Pediatr Orthop 1988;8:715.
2. MacEwen GD, Shands AR Jr. Oblique trochanteric osteotomy. J Bone Joint Surg [Am] 1967;49:345.

6.6 OSTEOTOMIA DA TÍBIA DISTAL: TÉCNICA DE WILTSE

A osteotomia da tíbia distal é uma operação usada mais freqüentemente em crianças do que em adultos (1). Sua necessidade geralmente surge de distúrbios de crescimento após fratura epifisária ou a partir de problemas congênitos da perna, tais como a articulação do tornozelo do tipo bola e soquete (Figs. 6-33 a 6-39).

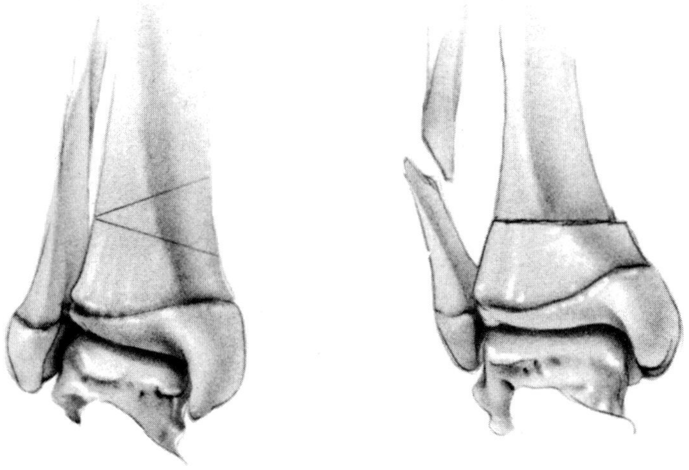

FIGURA 6-33. Wiltse (1) chama a atenção para o fato de que se uma simples osteotomia em cunha de fechamento for feita em uma deformidade em valgo do tornozelo, o resultado será o mal-alinhamento com luxação da articulação do tornozelo e uma protuberância evidente do maléolo medial, e descreveu uma osteotomia que evita esse problema. Embora esse problema seja verdadeiro para qualquer osteotomia, ele é mais óbvio no tornozelo e, em menor proporção, também no úmero distal.

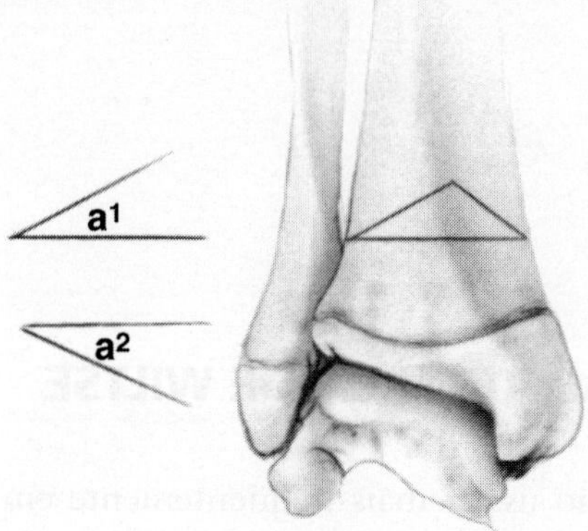

FIGURA 6-34. O cálculo dos ângulos da osteotomia não tem de ser preciso, porque um ajuste considerável é possível no re-alinhamento do fragmento distal; entretanto, uma aproximação dos ângulos corretos da cunha irá criar um ajuste melhor, melhorar a estabilidade, e promover uma consolidação óssea mais rápida. O ângulo da osteotomia em a^1 deve ser igual ao nível de deformidade angular na superfície articular a^2. Além disso, quanto maior a deformidade, mais distante o ápice da osteotomia deve ser deslocado lateralmente.

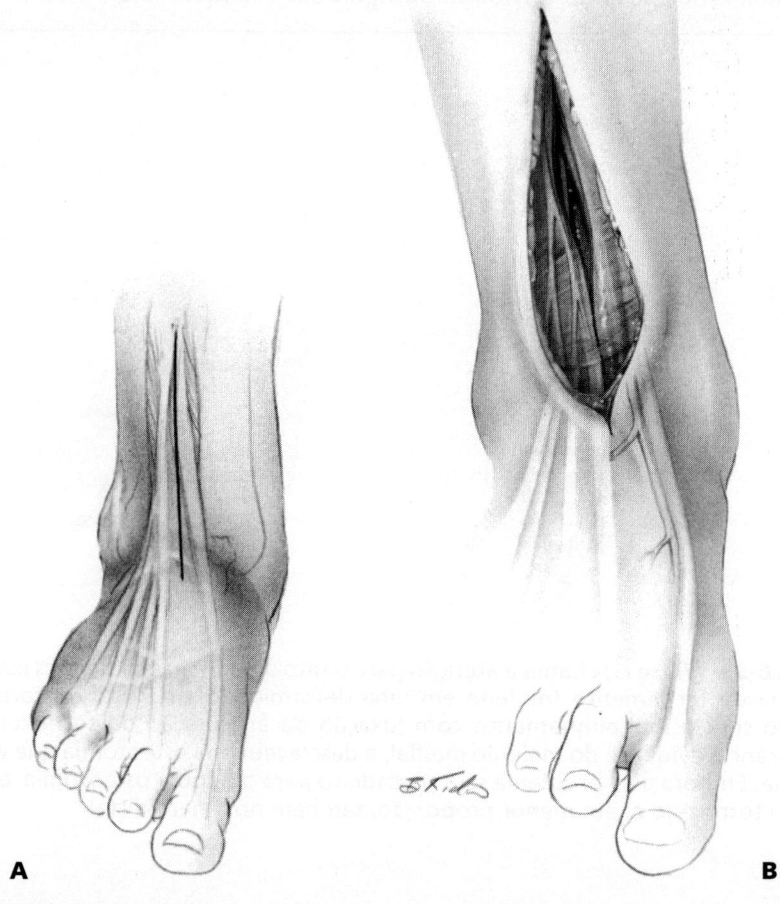

FIGURA 6-35. A abordagem para essa osteotomia é similar àquela para uma artrodese do tornozelo, mas com uma extensão proximal maior. A incisão é feita anteriormente entre o extensor longo dos dedos lateralmente e o extensor longo do hálux medialmente, onde eles se juntam logo acima da articulação do tornozelo. Ela deve se estender até o nível da articulação do joelho, e distante o suficiente proximalmente para permitir por meio do afastamento das partes moles, expor toda a tíbia anterior **(A)**. O nervo fibular superficial terá emergido debaixo da fáscia profunda e do retináculo, e deve-se ter cuidado para não danificá-lo. Quando a fáscia o retináculo são separados, os dois tendões são identificados e separados **(B)**. O feixe neurovascular está situado lateralmente à exposição na parte proximal da ferida cirúrgica; entretanto, ele situa-se entre os dois tendões no nível da articulação. Sendo assim, deve-se ter cuidado para afastá-lo medialmente juntamente com o tendão do extensor longo do hálux. O periósteo é dividido, e toda a circunferência da tíbia é exposta subperiostealmente.

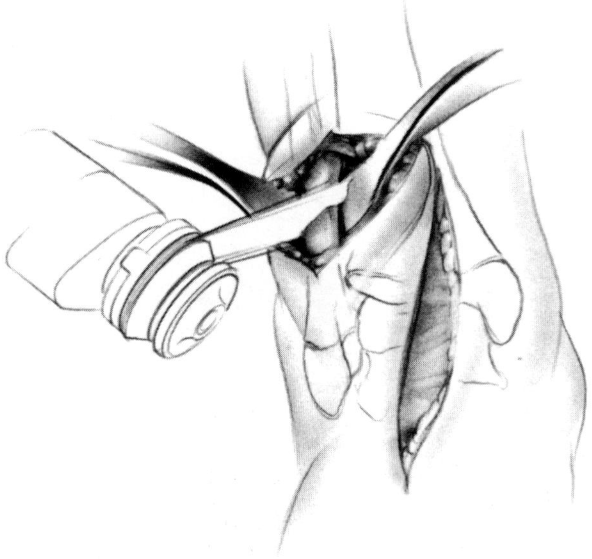

FIGURA 6-36. A fíbula é exposta através de uma pequena incisão lateral e dividida acima da sindesmose obliquamente com uma serra elétrica.

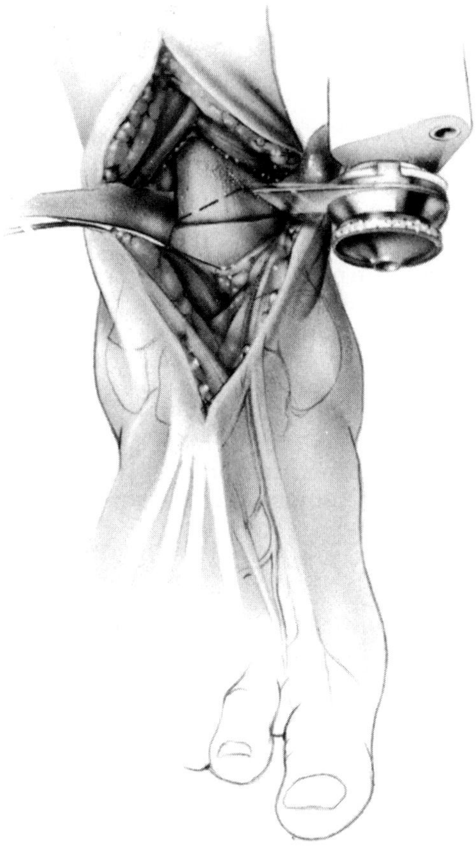

FIGURA 6-37. Com afastadores protegendo os tecidos, o corte transversal da osteotomia é feito primeiramente com uma serra elétrica. O triângulo de osso apropriado é então removido mais facilmente, utilizando-se de novo uma serra elétrica com uma lâmina menor.

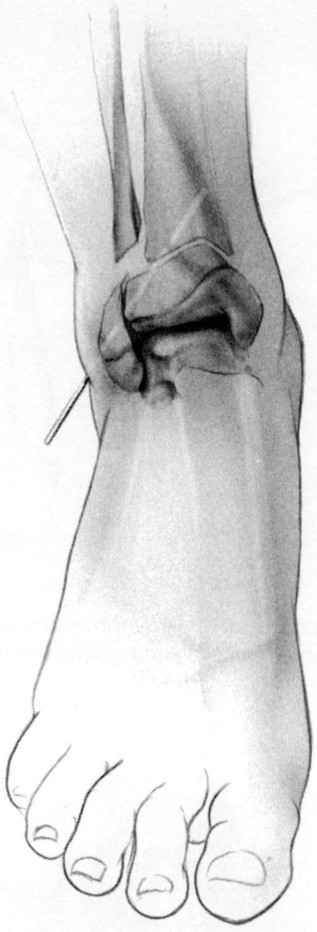

FIGURA 6-38. O fragmento distal é rodado e deslocado de forma que o lado medial fique situado de encontro à face medial do corte triangular. É importante verificar que a correção desejada tenha sido obtida. Em geral isso pode ser feito clinicamente, mas é mais bem confirmado com uma radiografia, a qual mostra a diáfise tibial, bem como a articulação do tornozelo. Se um ajuste maior for necessário, para maior correção ou melhor ajuste dos fragmentos, isso pode ser feito removendo-se osso com o saca-bocado. A estabilização da osteotomia é conseguida com um pino único de Steinmann inserido a partir da direção medial ou lateral, da maneira que funcionar melhor. O pino de Steinmann deve atingir a cortical oposta e prender-se a ele.

A ferida cirúrgica é fechada com um dreno e um aparelho de gesso curto é aplicado na perna.

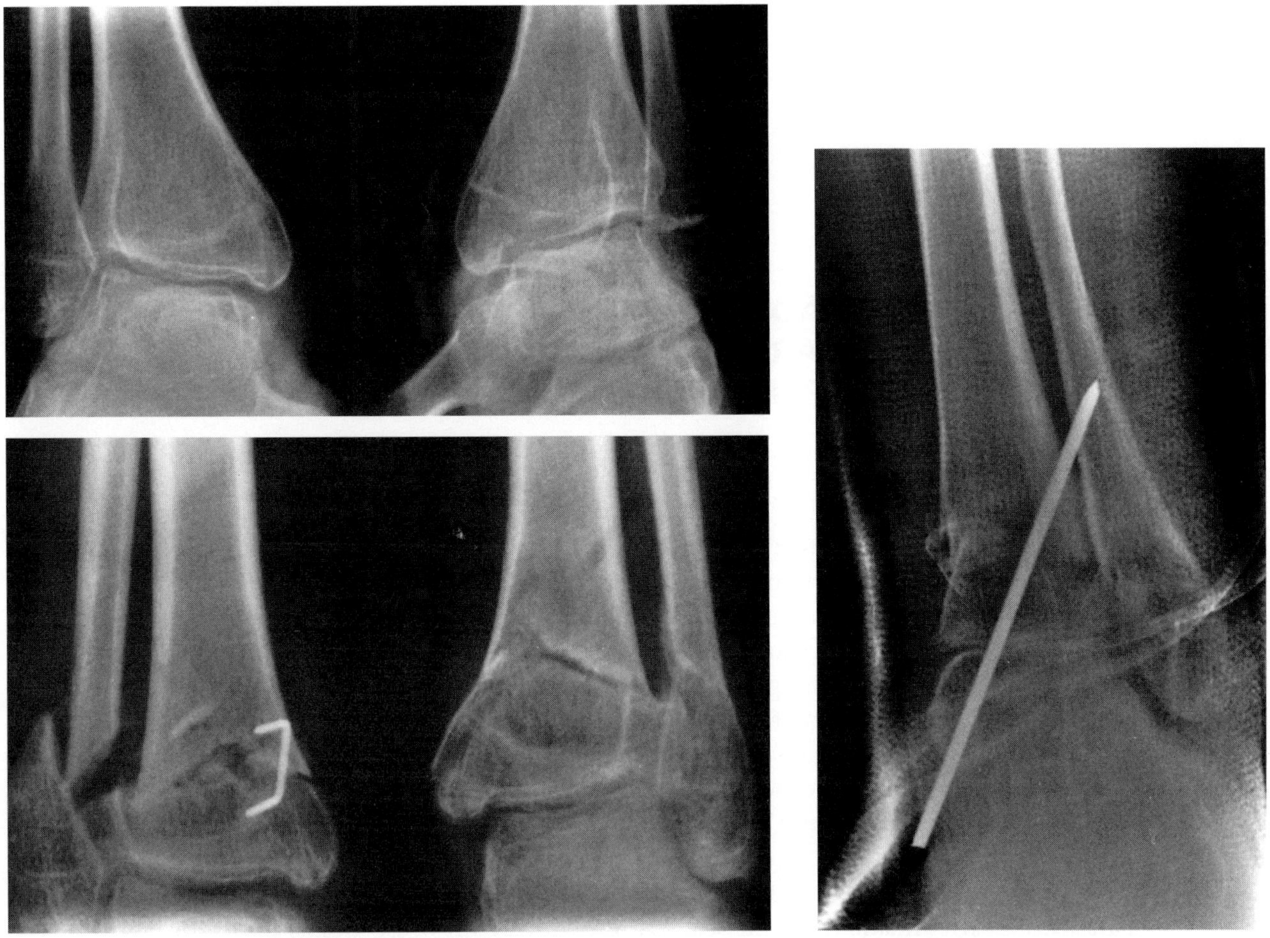

A C B

FIGURA 6-39. A: Imagem do pé de um menino de 12 anos com displasias epifisárias múltiplas e pé torto residual. Ele apresentava limitação no andar devido à dor no tornozelo. **B:** A osteotomia na perna direita foi mantida no lugar por um único pino de Steinmann, que é o método usual de fixação. Na outra perna, um grampo foi usado anteriormente como a única fixação. **C:** Seis semanas mais tarde, o pino de Steinmann foi removido no consultório e o paciente passou a deambular com carga com uma bota gessada com salto por mais 4 semanas. A configuração das osteotomias e a correção obtida são demonstradas na radiografia de pé nessa época.

CUIDADOS PÓS-OPERATÓRIOS

Em geral o dreno pode ser removido um dia após a cirurgia, e o paciente inicia a marcha com muletas de três pontos sem sustentação de peso. A consolidação óssea geralmente se completa em 6 semanas, quando os pinos são removidos no consultório, e o paciente é instruído a prosseguir com sustentação de peso total.

Referências

1. Wiltse LL. Valgus deformity of the ankle: a sequel to acquired or congenital abnormalities of the fibula. J Bone Joint Surg [Am] 1972;54:595.

6.7 FRAGMENTAÇÃO, REALINHAMENTO E FIXAÇÃO INTRAMEDULAR PARA DEFORMIDADE DA TÍBIA EM OSTEOGÊNESE IMPERFECTA (PROCEDIMENTO DE SOFIELD)

Em 1959, Sofield e Millar (1) reportaram sua experiência de dez anos usando fragmentação, realinhamento e fixação com haste intramedular em 52 crianças com osteogenese imperfecta, pseudoartrose congênita da tíbia, deformidades raquíticas e displasia fibrosa. Eles usaram pinos de Steinmann, hastes de Rush e hastes de Kuntscher, de acordo com o tamanho do osso. Em 1965, Williams (2) relatou sua experiência usando dois pinos grossos de Steinmann, que eram rosqueados no centro. Essas hastes e a técnica para seu uso são descritas na seção sobre o tratamento da pseudoartrose congênita da tíbia (ver Procedimento 6.11). Bailey e Dubow (3) desenvolveram uma haste telescópica com uma peça em forma de T em ambas as suas extremidades para manter as hastes nas extremidades do osso de forma que ela se alongaria à medida que o osso crescesse. Há uma peça em T fixada em uma extremidade da haste sólida central, e uma segunda peça em T que se prende por parafusos à extremidade da haste oca. Os resultados com o uso dessas hastes foi reportado por outros investigadores (4,5).

O cirurgião deve decidir se vai usar uma haste extensível ou uma haste sólida de comprimento fixo. A haste sólida tem a vantagem de apresentar maior resistência e inserção mais fácil com menos complicações, mas precisa ser substituída a cada 2 ou 4 anos, dependendo do crescimento. A haste extensível é feita para alongar-se com o crescimento do osso. Sua inserção, entretanto, requer uma artrotomia das articulações do joelho e do tornozelo. A peça em T pode se soltar, requerendo uma artrotomia subseqüente para reparo. Às vezes, essas hastes travam e não se alongam, além de apresentarem maior probabilidade de angularem-se no osso (6). Há evidências na literatura especializada para ambas as escolhas, e a familiaridade do cirurgião com uma das técnicas é, provavelmente, o fator decisivo (7,8).

Nós preferimos usar as hastes de Rush. Elas são inseridas facilmente, são relativamente baratas, e várias hastes de todos os tamanhos podem ser facilmente armazenadas. O comprimento é ajustado cortando-se a extremidade da haste. Quando a haste fica muito curta, ela pode ser substituída por meio de uma pequena incisão feita ambulatorialmente. As hastes de Williams são as melhores quando é necessário deixar a haste no pé para fixação, mas a dificuldade em substituí-las devido ao crescimento torna as hastes de Rush nossa haste de escolha em todas as outras circunstâncias.

O cirurgião deve lembrar-se que a tíbia é menor do que o fêmur. Antes de iniciar a operação, assegure-se de que haja osso suficiente ou uma cavidade medular capaz de aceitar a haste de escolha. Devido a esse fato, é freqüentemente necessário retificar a tíbia primeiro, com uma fixação menor do que a ideal, e então mais tarde, quando ela estiver maior, usar uma haste intramedular. Uma das técnicas utilizadas para conseguir isso é executar uma perfuração percutânea do osso seguida por osteoclasia manual com correção através, apenas, de gesso. Similarmente em algumas crianças que apresentam ossos pequenos, frágeis, e fraturas freqüentes, a fixação intramedular com uma haste de diâmetro menor do que as hastes de Rush ou Bailey-Dubow, tal como um pino de Steinmann, pode ser benéfica em combinação com o uso adequado de órteses (Figs. 6-40 a 6-46).

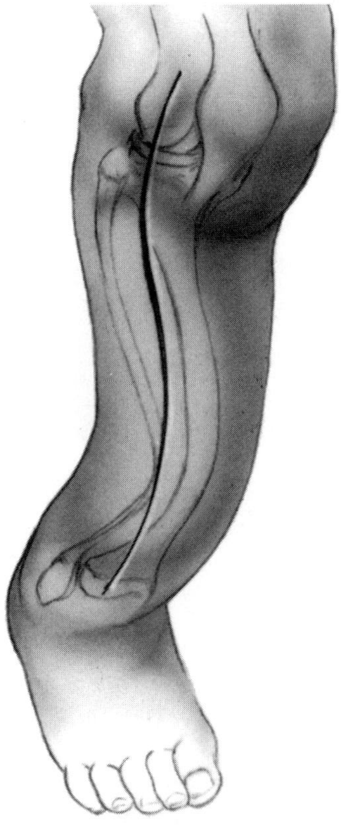

FIGURA 6-40. Um torniquete é usado. Isso torna possível a correção de ambas as tíbias na mesma operação, sem a necessidade de transfusões de sangue. Além disso, é possível corrigir os fêmures primeiro e então aplicar os torniquetes antes da cirurgia nas tíbias. Isso torna possível corrigir ambas as tíbias e fêmures na mesma operação, o que é uma grande vantagem para o paciente. A abordagem da tíbia é feita em sua borda ântero-lateral, estendendo-se ao longo da borda parapatelar lateral ou medial, como o cirurgião desejar. Como no fêmur, é preciso enfatizar e deixar bem claro que todo o osso, de fise a fise, precisa ser exposto. O erro mais comum em deformidades graves é tentar muito poucas osteotomias e não ter a haste centrada no osso. Fazer menos não permite correção da deformidade, a qual quase sempre está presente na metáfise e torna a inserção central da haste impossível. A fíbula é freqüentemente acessível através da mesma incisão por causa da deformidade. Geralmente é necessário remover uma pequena porção da fíbula no ápice do arco para permitir que ela se endireite e encurte sem se tornar proeminente após a tíbia ser reparada.

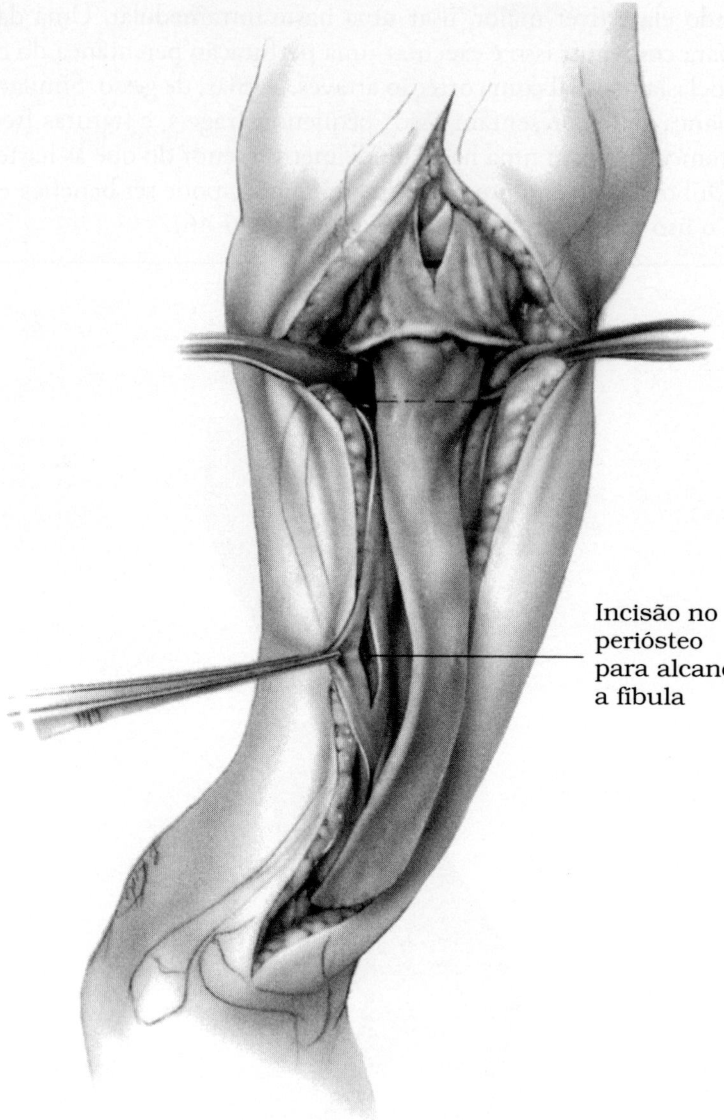

FIGURA 6-41. Após a exposição do periósteo, ele é incisado, e todo o osso é exposto subperiostealmente. Nesse ponto, o ápice da fíbula geralmente pode ser alcançado por uma incisão através do periósteo. Usando um saca-bocado, uma porção pode ser removida. Ao mesmo tempo, a articulação do joelho é aberta para permitir acesso ao ponto inicial anterior aos ligamentos cruzados. Usando-se uma serra elétrica (não um osteótomo, que tende a fragmentar o osso), remova toda a diáfise e o máximo da metáfise que for necessário.

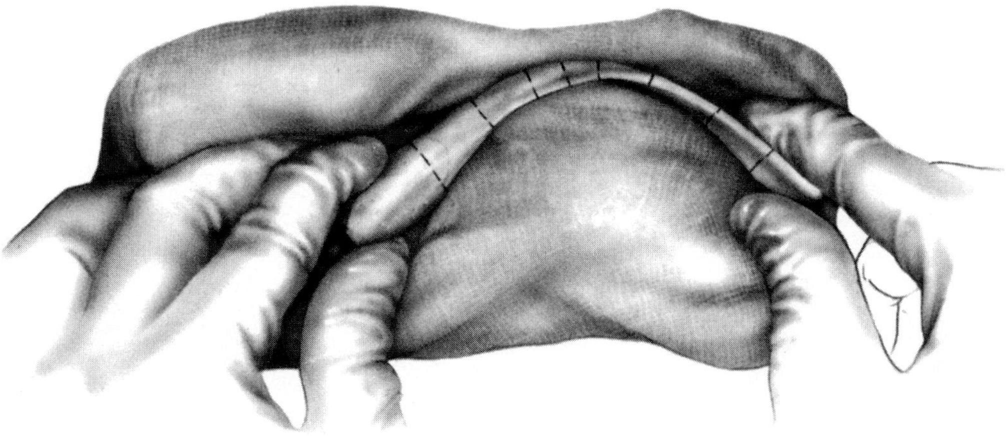

FIGURA 6-42. O osso é levado para ser preparado na mesa de apoio. Dois passos precisam ser tomados. Primeiro, o osso deve ser dividido em tantos pedaços quantos forem necessários, de forma que possa ser realinhado. O número de pedaços, entretanto, deve ser mantido no mínimo necessário, por que cada uma dessas osteotomias precisará consolidar-se. Isso freqüentemente ocorre com retardo da consolidação, como pode ser visto nas radiografias e pelas queixas do paciente sobre áreas com dor persistente. O osso precisa ser cortado com uma serra elétrica e deve ser seguro firmemente, mas não esmagado. Algumas vezes, segurá-lo com a mão é a única opção.

Segundo, cada pedaço de osso deve ter um canal central grande o suficiente para acomodar a haste selecionada. Em alguns casos, o canal é maior do que a haste, e nada precisa ser feito. É geralmente inútil tentar redirecionar o canal para uma localização mais central; o cirurgião tem de aceitar sua localização. Em outros casos, o osso é duro, quase sem canal central. Comece com um pequeno orifício e progrida para um tamanho que seja apenas um pouco maior do que o diâmetro da haste.

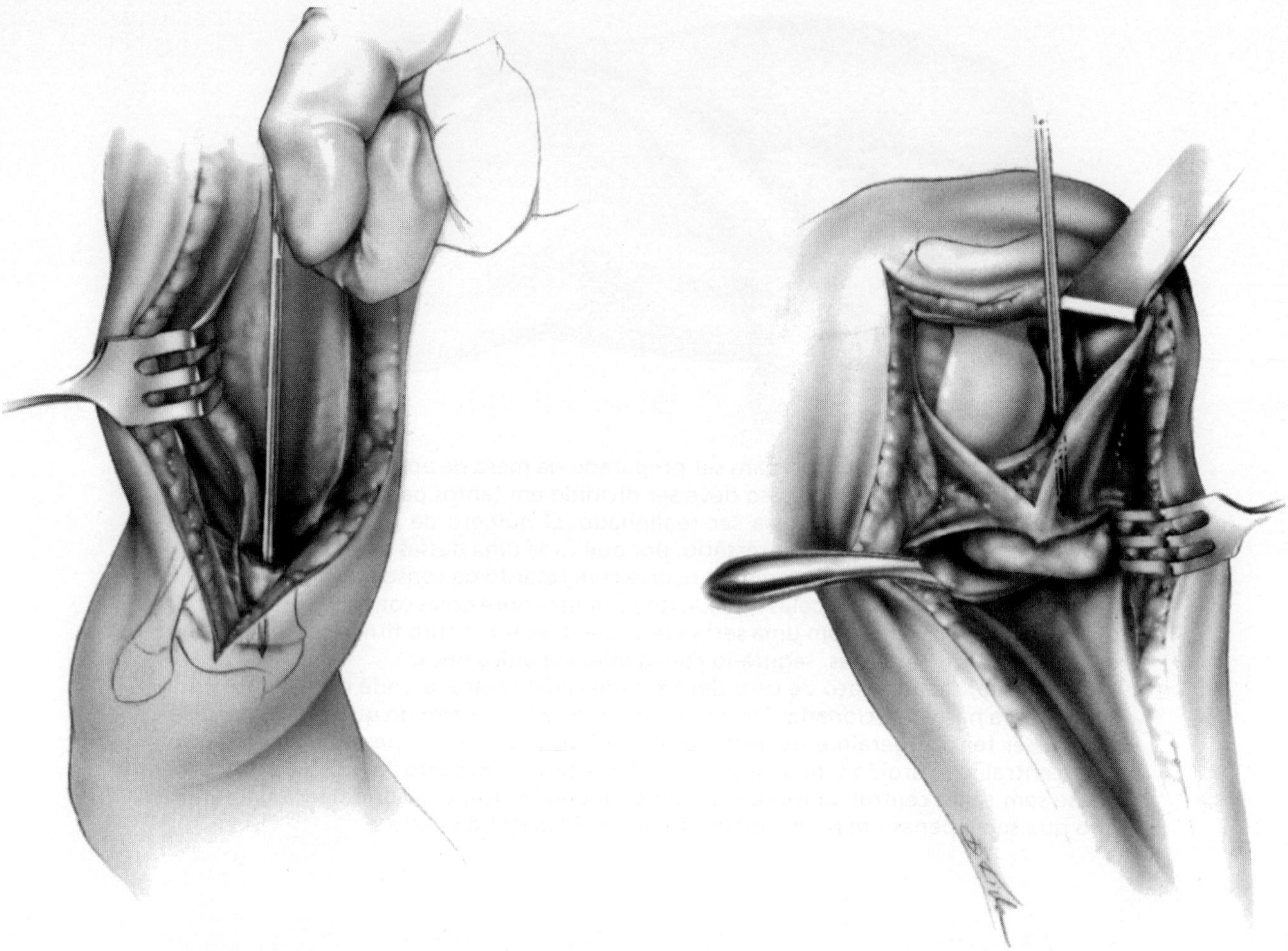

A B

FIGURA 6-43. Usando uma broca, sovela ou outro dispositivo, prepare o canal no fragmento distal, onde a haste será colocada. Esse canal deve passar através da placa fisaria, porque este será o único osso rotado de resistência no fragmento distal para fixação. Sua localização deve ser verificada em ambos os planos com um intensificador de imagens **(A)**.

O canal proximal pode ser feito diretamente a partir da articulação do joelho. Com o joelho flexionado em ângulo agudo, um ponto central anterior ao ligamento cruzado é penetrado com a sovela. A sovela ou broca é então avançada até ficar visível no local da osteotomia proximal **(B)**.

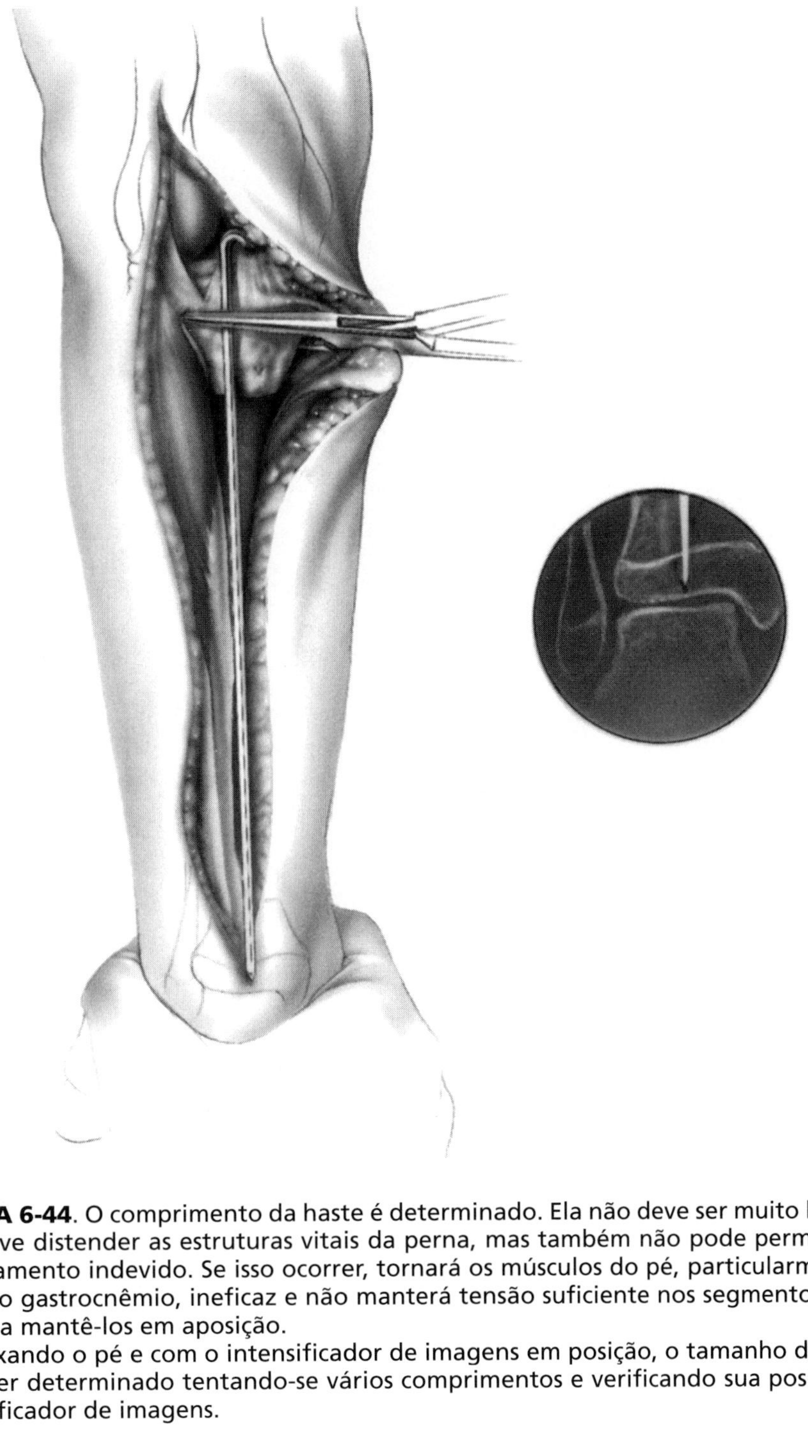

FIGURA 6-44. O comprimento da haste é determinado. Ela não deve ser muito longa e não deve distender as estruturas vitais da perna, mas também não pode permitir um encurtamento indevido. Se isso ocorrer, tornará os músculos do pé, particularmente o músculo gastrocnêmio, ineficaz e não manterá tensão suficiente nos segmentos da tíbia para mantê-los em aposição.

Puxando o pé e com o intensificador de imagens em posição, o tamanho da haste pode ser determinado tentando-se vários comprimentos e verificando sua posição no intensificador de imagens.

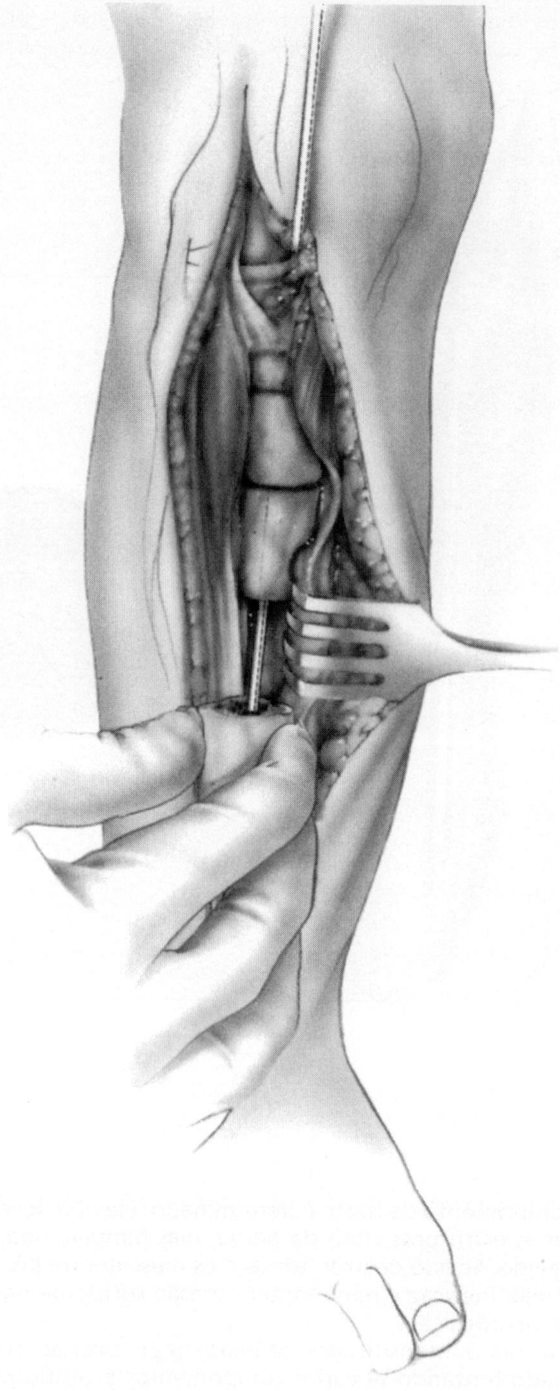

◀ **FIGURA 6-45**. A haste é então inserida proximalmente através do joelho, e os vários fragmentos que foram cortados são presos à haste à medida que essa é inserida. Eles devem ser colocados de modo a obter o melhor contato entre os fragmentos. Lembre-se também que um pouco do osso deve ser descartado, ou o osso ficará superalongado em relação aos tecidos moles. Quando os fragmentos estiverem encaixados, a haste é avançada no fragmento distal, e sua posição é verificada no intensificador de imagens. Essa é a parte mais difícil da cirurgia, porque se a haste não for colocada corretamente uma angulação residual irá permanecer. Acreditamos que essa é a principal vantagem da haste de Bailey-Dubow ou Williams: ela assegura que o cirurgião coloque a haste na localização correta porque ela deve penetrar a articulação para que a peça distal seja inserida.

O periósteo é fechado com uma sutura contínua absorvível. Um dreno é colocado ao longo da tíbia antes da fáscia crural e a pele serem fechadas. Um aparelho de gesso leve de fibra de vidro é aplicado com o joelho dobrado para controlar a rotação.

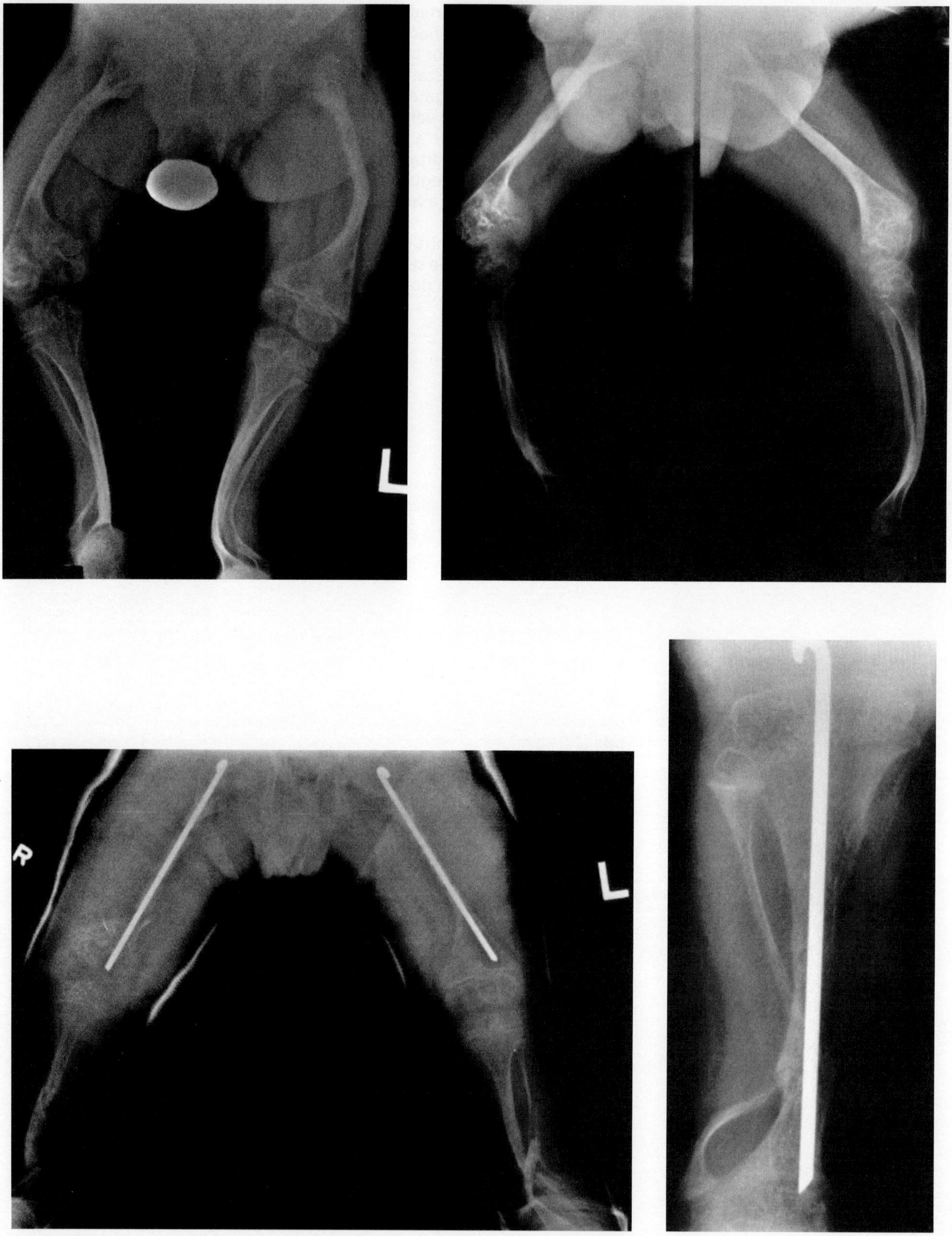

A B C D

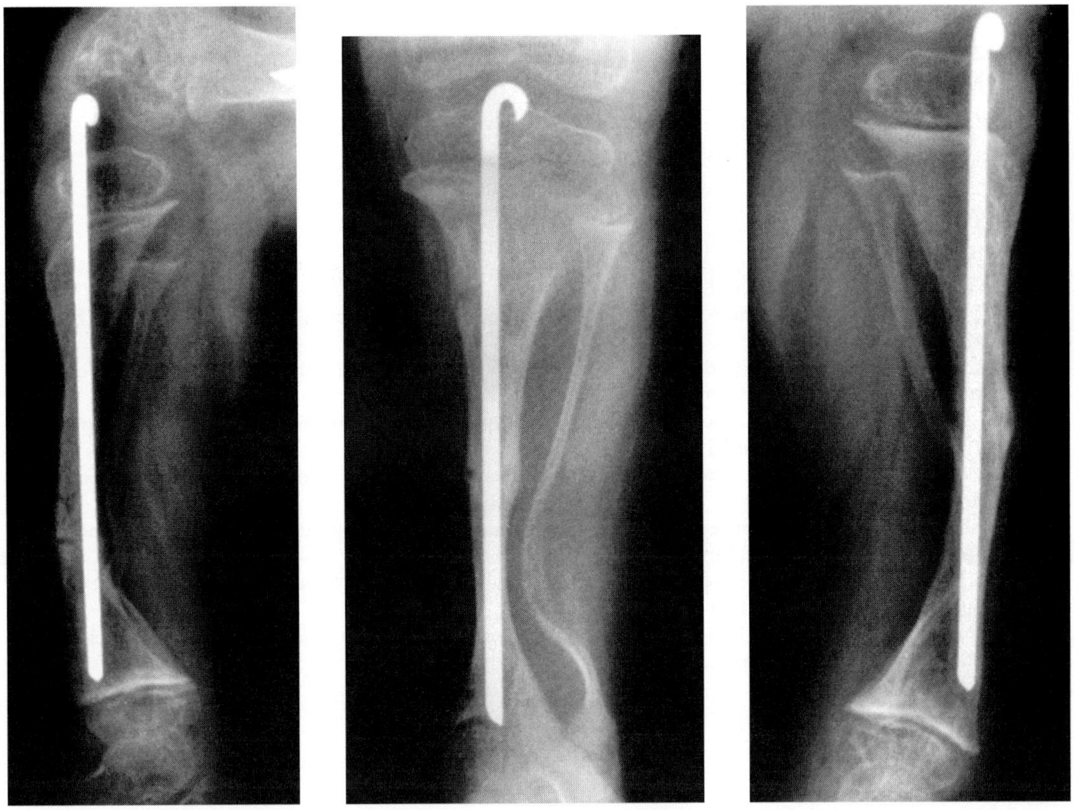

E,F G

FIGURA 6-46. Radiografias **(A)** ântero-posterior e **(B)** lateral de um menino de 5 anos com osteogênese imperfecta que nunca andou. Um exame cuidadoso dessas tíbias mostra que seria difícil inserir uma haste ou um pino de Steinmann de qualquer grossura por causa do canal medular muito estreito. Sendo assim, na primeira cirurgia, o paciente foi submetido a múltiplas osteotomias de fragmentação de ambos os fêmures e osteoclase fechada de ambas as tíbias **(C)**. Após a consolidação óssea, ele foi colocado em órteses de perna inteira e começou a ficar de pé. Dezoito meses depois, o crescimento das tíbias era suficiente para aceitar uma haste de Rush de 1/8 de polegada, e o paciente foi submetido a uma osteotomia de fragmentação em ambas as tíbias, bem como substituição das hastes femorais para acomodar o crescimento. Um ano após esse procedimento, ocorreu a consolidação óssea das osteotomias. Radiografias ântero-posteriores **(D,F)** e laterais **(E,G)** são mostradas. Note o crescimento que ocorreu: todas as hastes tinham penetrado a fise na cirurgia original, um ano antes. Além disso, note que na porção média de cada tíbia, uma pequena linha brilhante permanece no osso. Essas áreas ocasionalmente permanecem doloridas, ou até mesmo uma fonte de dor, e tais sintomas provavelmente indicam pseudoartrose nessas áreas.

CUIDADOS PÓS-OPERATÓRIOS

O aparelho de gesso geralmente pode ser removido em 4 a 6 semanas para permitir a fabricação e o ajuste de uma órtese. Depois de ter sido observado algum calo nos locais das osteotomias, o osso em geral ficará estável o suficiente. A órtese, entretanto, deve ser pré-planejada e pode geralmente ser fabricada e ajustada em 48 horas. Dependendo das condições do paciente e dos objetivos da cirurgia (caminhar ou simplesmente ter alívio da dor causada por fraturas recorrentes), os pacientes podem ficar de pé em aparelhos de gesso e órteses. Acreditamos que isso resulte em melhor consolidação óssea dos locais da osteotomia, mas a seleção dos pacientes pode ser um fator mais importante na decisão a ser tomada.

Após a consolidação óssea estar completa, é importante acompanhar o paciente de perto com radiografias para determinar quando as hastes precisam ser substituídas. Se isso for feito antes da haste se tornar tão curta que permita a recorrência da deformidade, então ela é facilmente substituída em um procedimento ambulatorial. A recorrência da deformidade distal pode tornar necessária uma osteotomia distal única, o realinhamento e a re-inserção de uma haste mais longa.

Referências

1. Sofield HA, Millar EA. Fragmentation, realignment, and intramedullary rod fixation of deformities of the long bones in children. J Bone Joint Surg [Am] 1959;41:1371.
2. Williams PF. Fragmentation and rodding in osteogenesis imperfecta. J Bone Joint Surg [Br] 1965;47:23.
3. Bailey RW, Dubow HI. Evolution of the concept of an extensible nail accommodating to normal longitudinal bone growth. Clin Orthop 1981;159:157.
4. Marafioti RL, Westin GW. Elongating intramedullary rods in the treatment of osteogenesis imperfecta. J Bone Joint Surg [Am] 1977;59:467.
5. Rodriguez RP, Bailey RW. Internal fixation of the femur in patients with osteogenesis imperfecta. Clin Orthop 1981;159:126.
6. Williams PF, Cole WHJ, Bailey RW, et al. Current aspects of the surgical treatment of osteogenesis imperfecta. Clin Orthop 1973;96:288.
7. Nicholas RW, James P. Telescoping intramedullary stabilization of the lower extremities for severe osteogenesis imperfecta. J Pediatr Orthop 1990;10:219.
8. Porat S, Heller E, Seidman DS, et al. Functional results of operation in osteogenesis imperfecta: elongating and nonelongating rods. J Pediatr Orthop 1991;11:200.

6.8 OSTEOTOMIA ROTACIONAL SUPRAMALEOLAR DA TÍBIA E DA FÍBULA DISTAL

A necessidade de corrigir uma deformidade rotacional na perna não é comum. As indicações mais comuns dizem respeito a crianças com mielodisplasia e acentuado mal-alinhamento rotacional, interno ou externo, que interfira com a deambulação; para rotação interna residual após a correção do pé torto, e para as poucas crianças com rotação da tíbia persistente e significativa. Freqüentemente há um debate sobre se a osteotomia deve ser feita distal ou proximalmente. Embora a decisão seja geralmente tomada segundo a preferência do cirurgião, há alguns fatores a considerar. Com a osteotomia distal, a operação é menor, e a fixação é menor. Proponentes da osteotomia proximal citam uma melhor fixação e consolidação óssea. Os dois problemas principais da osteotomia distal são que a consolidação óssea pode ser lenta e, a despeito de estudos reportando a não-necessidade de fixação, o ajuste da rotação em ambas as pernas de forma precisa e sua sustentação de forma confiável não são feitos facilmente.

Se a osteotomia for feita distalmente, a principal consideração é realmente ser distal, isto é, distal o suficiente para estar no osso metafisário exatamente proximal à fise. Se necessário, deve ser usado um intensificador de imagens para identificar a localização correta. Embora seja sugerido que a cirurgia possa ser feita percutaneamente sem fixação (1), não é difícil usar pinos cruzados, como sugeriram Banks e Evans (2). Também é possível usar uma placa, mas isso mais provavelmente irá requerer a remoção da placa em uma segunda cirurgia. Embora nós tenhamos tentado a técnica percutânea sem fixação, preferimos usar uma pequena incisão, elevando e preservando o periósteo, bem como utilizando fixação.

A cirurgia é feita com o uso de torniquete. Se uma perna apenas for feita, um saco de areia sob o quadril do local operado torna a osteotomia fibular mais fácil. Em razão do alinhamento visual do pé com a coxa ser importante, é melhor ter não só a perna mas também a coxa no campo operatório. Dessa forma, o joelho pode ser dobrado a 90° e a tíbia rodada para a posição desejada. Ambas as pernas também podem ser comparadas. Provavelmente não é necessário fazer a osteotomia da fíbula se 20° ou menos de rotação forem planejados (Figs. 6-47 a 6-51).

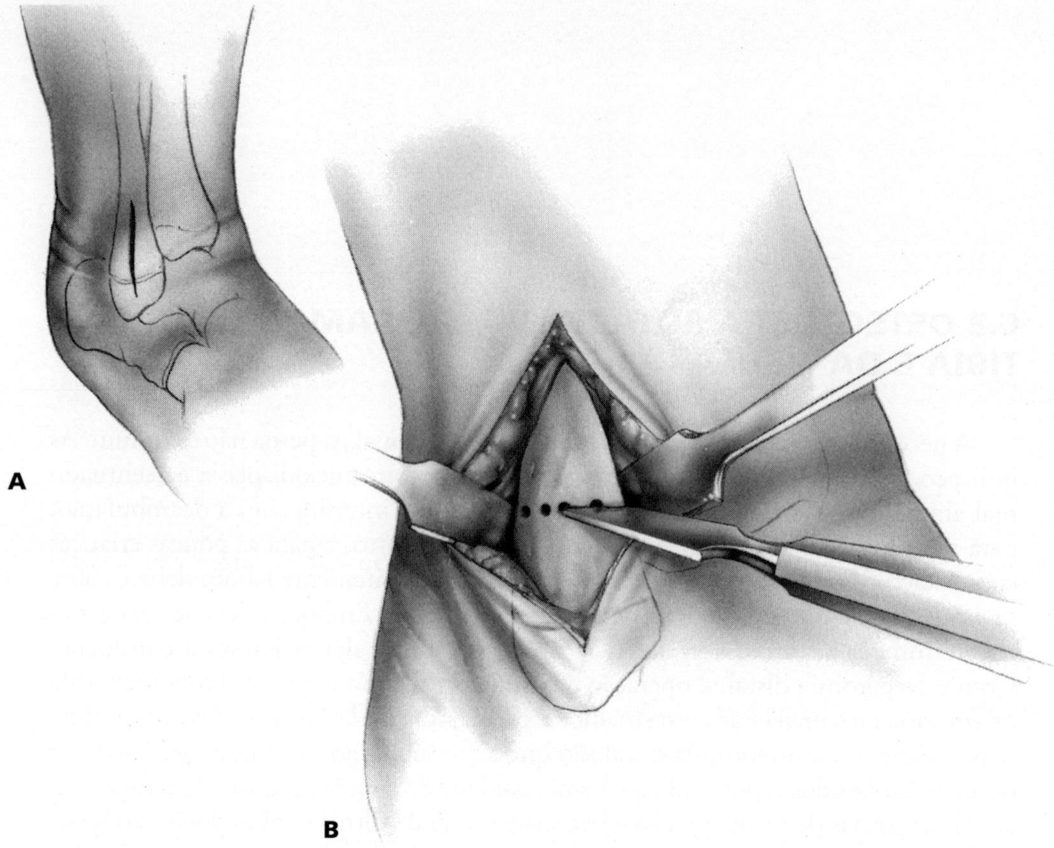

FIGURA 6-47. A fíbula pode ser dividida primeiro. Uma incisão de 3 cm diretamente sobre a borda subcutânea da fíbula exatamente acima do alargamento irá permitir acesso direto ao osso **(A)**. Após a colocação de alguns orifícios, um osteótomo é usado para completar a osteotomia. Essa deve ser transversa **(B)**. O cirurgião também pode usar uma serra elétrica com uma lâmina pequena. Uma irrigação abundante deve ser usada para evitar dano ao osso pelo aquecimento que pode atrasar a consolidação óssea. Deve-se ter cuidado para ficar sob o periósteo, porque há uma pequena veia perto da superfície medial da fíbula nessa localizaçã, que, se cortada, irá causar sangramento considerável. A ferida cirúrgica pode ser fechada antes do início da osteotomia tibial.

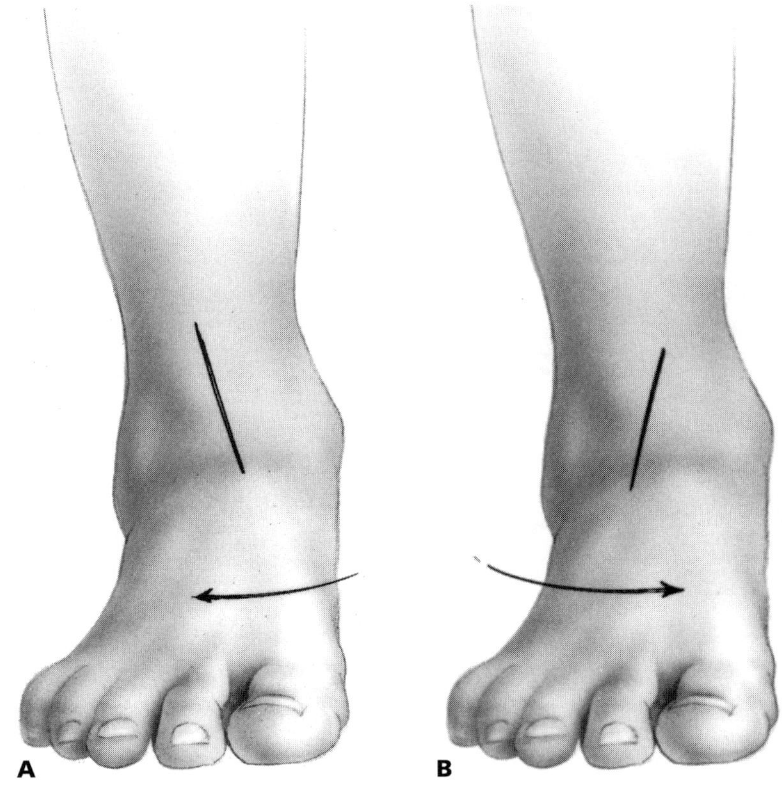

FIGURA 6-48. A incisão para a osteotomia tibial é feita imediatamente lateral à borda anterior da tíbia. Ela precisa ter cerca de 4 cm de extensão, e deve se estender a um ponto situado logo acima da dobra do tornozelo proximalmente. Se precisar ser realizada uma correção rotacional considerável, a incisão pode ser oblíqua, de forma que, após a rotação, ela ficará reta. Isso irá evitar qualquer tensão sobre a pele. Se a rotação precisa ser externa **(A)**, a incisão fará uma angulação do lado proximal-lateral para o lado distal-medial. O oposto é verdadeiro se a rotação precisa ser interna **(B)**.

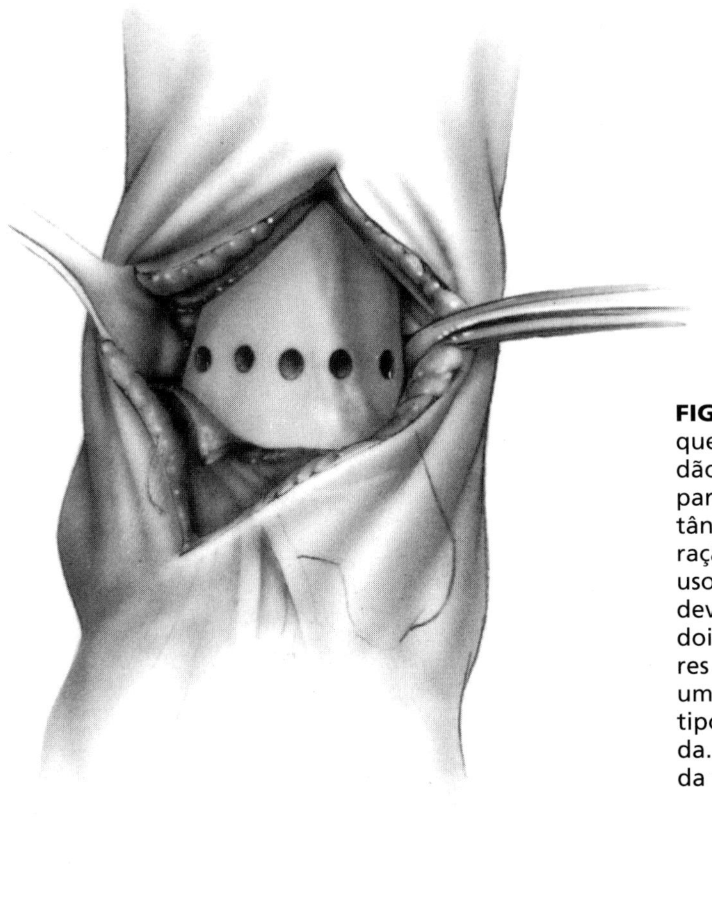

FIGURA 6-49. A abordagem mais simples para essa operação, que requer exposição limitada da tíbia, é medialmente ao tendão do músculo tibial anterior e todas as outras estruturas na parte frontal do tornozelo. Após a exposição da borda subcutânea medial da tíbia, a fise deve ser identificada, pela exploração da cartilagem macia com uma agulha de Keith ou com o uso de um intensificador de imagens. A incisão no periósteo deve se estender para baixo até a fise. Ela é aumentada com dois cortes transversais exatamente acima da fise. Os elevadores periosteais Crego são ideais para elevar o periósteo. Com um elevador Crego em volta da tíbia e um pequeno afastador tipo Chandler no lado oposto, uma excelente exposição é obtida. Vários orifícios são abertos através da cortical 1 cm acima da fise.

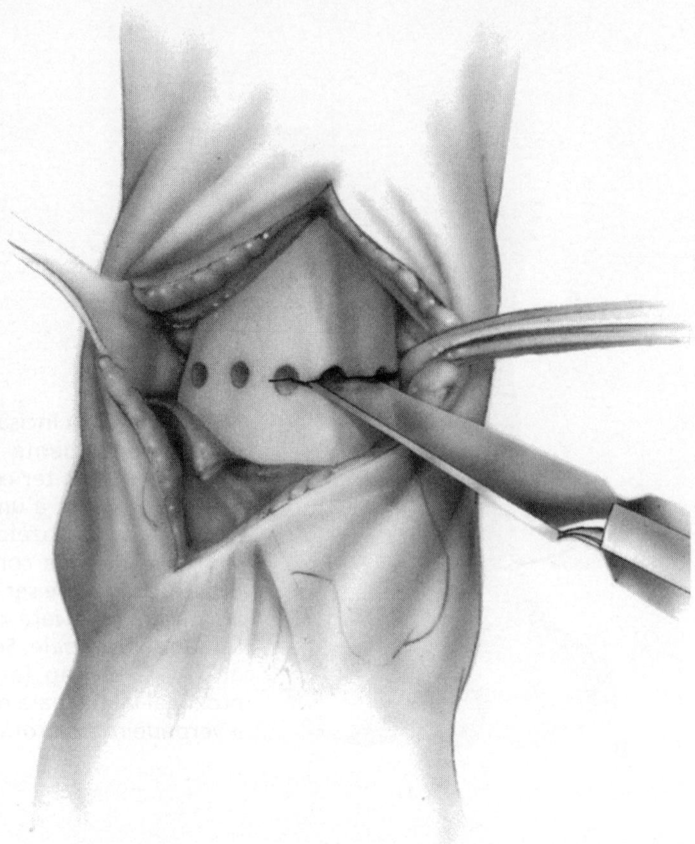

FIGURA 6-50. Vários orifícios são feitos transversalmente e conectados com um osteótomo afiado. Para facilitar essa parte da operação, deve-se ter cuidado para abrir os orifícios adequadamente nas corticais posterior, lateral e medial. Se isso não for feito, pode haver uma tendência de quebra do osso, deixando uma ponta que pode interferir com a rotação e aposição. Se a rotação precisar ser simples e não produzir uma deformidade angular, a osteotomia deve ser transversa e não oblíqua.

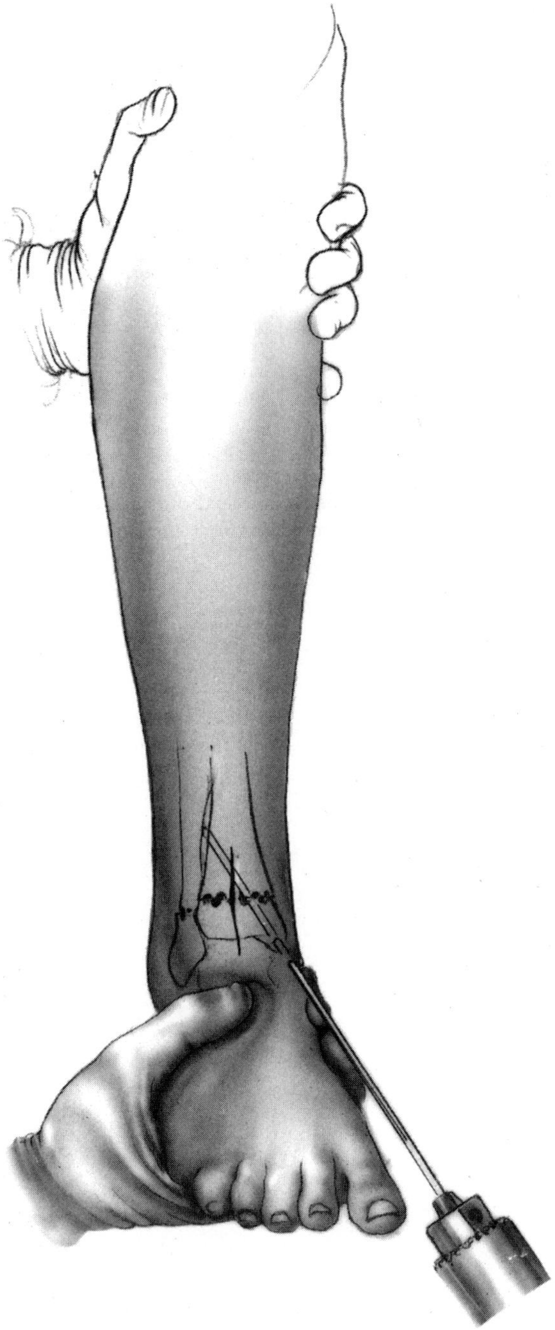

FIGURA 6-51. O joelho é fletido a 90°, e a tíbia é rodada até a correção desejada. Nesse ponto, um pino de Steinmann liso é inserido a partir do maléolo medial através do sítio da osteotomia e através da cortical lateral da tíbia. Se desejado, um segundo pino pode ser colocado a partir do lado lateral; mas em nossa experiência, esse pino, junto com um aparelho de gesso inguinopodálico com o joelho em 90°, de flexão é suficiente. O pino deve ser deixado projetando-se através da pele para facilitar a remoção.

CUIDADOS PÓS-OPERATÓRIOS

O paciente é colocado em aparelho de gesso inguinopodálico com o joelho fletido em 90°. O pino deve ser bem acolchoado, para que não se mova com o aparelho de gesso e cause problemas na ferida cirúrgica. Quando houver consolidação óssea verificada radiograficamente, geralmente em 6 semanas, o gesso é removido. O pino pode ser simplesmente removido com um alicate. Embora isso possa causar alguma ansiedade à criança, não é doloroso. A deambulação pode ser retomada assim que possível.

Referências

1. Bennett JT, Bunnell WP, MacEwen D. Rotational osteotomy of the distal tibia and fibula. J Pediatr Orthop 1985;5:294.
2. Banks SW, Evans EA. Simple transverse osteotomy and threaded pin fixation for controlled correction of torsion deformities of the tibia. J Bone Joint Surg [Am] 1955;37:193.

6.9 TÉCNICA DE ILIZAROV PARA ALONGAMENTO DA TÍBIA

O método e o aparelho Ilizarov para alongamento de membros têm sido amplamente usados pelo prof. Ilizarov, na Rússia, desde a década de 1950 e têm sido usados por alguns cirurgiões na Itália desde o fim da década de 1980. A experiência nos Estados Unidos, embora breve, é mais difundida. Por essa razão, há poucos trabalhos publicados de um número significativo de pacientes de um centro norte-americano (1).

O dispositivo de Ilizarov é diferente do de Wagner e de dispositivos monolaterais (por ex., o dispositivo Orthofix) por consistir de anéis em vez de uma estrutura unilateral, e por ser conectado ao osso por fios pequenos e lisos (1,5 e 1,8 mm) que se unem aos anéis sob tensão em oposição aos pinos mais grossos e rosqueados que se prendem a ambas as corticais, mas não passam através do membro. No teste mecânico, o dispositivo de Ilizarov é o menos rígido, permitindo mais movimento de cisalhamento e deslizamento axial no espaço da osteotomia do que os outros dispositivos (2). Seus proponentes acreditam que isso promove melhor formação óssea pelo fato de evitar a proteção do estresse.

É evidente que essa falta de rigidez não sacrifica nada em termos de controle dos fragmentos ósseos. De fato, devido aos múltiplos planos de fixação tanto no eixo vertical como no horizontal, a eficiência no controle dos fragmentos pode ser maior do que com os outros fixadores. A ampla latitude permitida ao cirurgião na construção da estrutura também permite a correção de deformidades angulares e rotacionais de uma forma mais eficiente do que é possível com qualquer outro dispositivo.

O dilema com relação a essas vantagens é a necessidade de uma curva de aprendizado significativa. O cirurgião precisa de conhecimento completo do anatomia de corte transversal dos membros por causa da inserção de vários fios transversos através deles, e do fato de que esses fios serão puxados através de tecidos moles durante o alongamento. A correção das deformidades angulares e rotacionais exige um nível de planejamento pré-operatório maior do que é requerido pela maioria dos outros procedimentos cirúrgicos. Finalmente, é evidente que o aparelho não elimina a miríade de problemas encontrados em qualquer tentativa de alongamento de um membro (3).

A ampla e variada aplicação do dispositivo de Ilizarov aos problemas clínicos torna-se impossível dentro do escopo desse atlas, sendo possível apenas a ilustração de um caso típico para que o cirurgião possa conhecer seu uso e os princípios gerais desse método (Figs. 6-52 a 6-61).

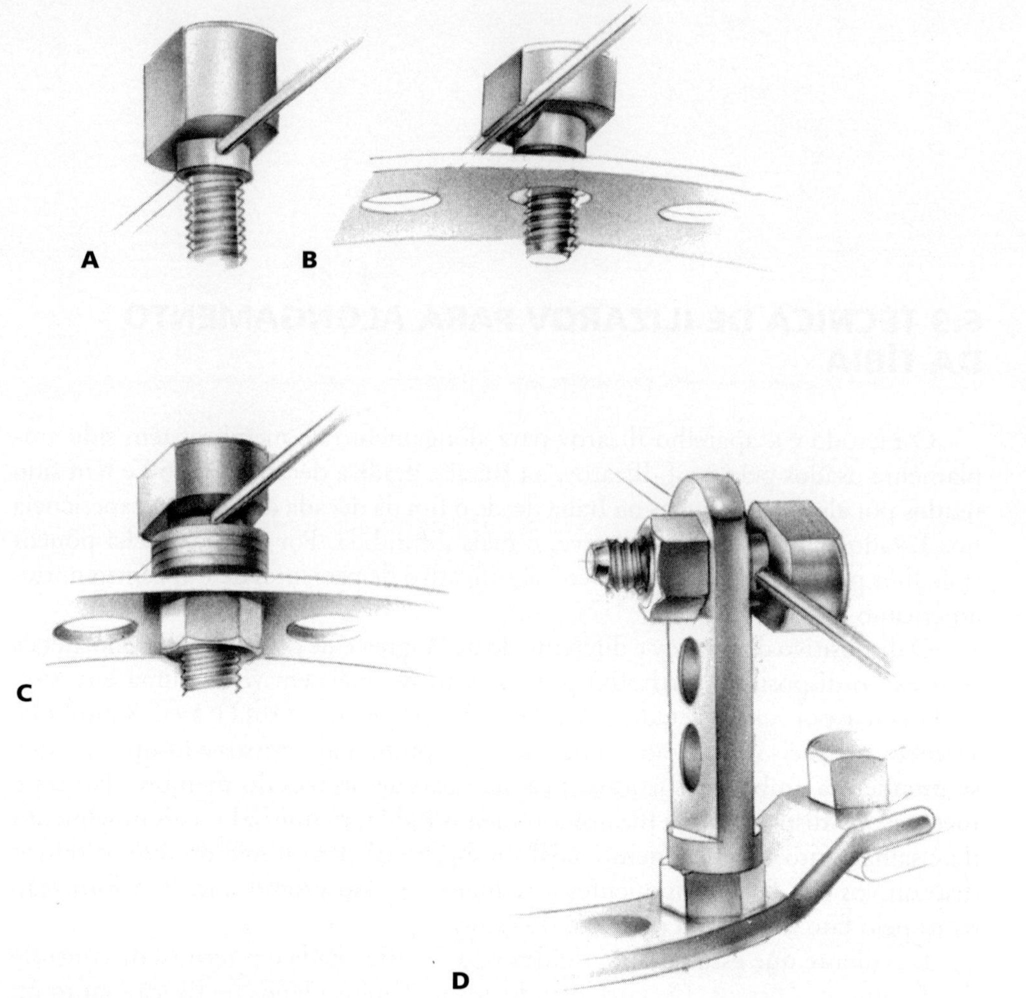

FIGURA 6-52. Dois tamanhos de fio podem ser usados, dependendo do tamanho do paciente. Os fios de 1,8 mm são usados na extremidade inferior. Os fios estão também disponíveis com uma "azeitona" (oliva) no fio. Essas olivas são usadas para resistir a forças laterais antecipadas no osso durante o alongamento.

Os fios são ligados aos anéis de várias formas. Para evitar pressão na pele e no osso, os fios não devem ser dobrados para atingir o anel; em vez disso, ajustes devem ser feitos através de seu método de fixação ao anel de forma que eles sejam deixados completamente retos. Há diferentes conectores que permitem esse ajuste nos planos vertical ou horizontal. Se o fio passar diretamente sobre o orifício, uma porca canulada é usada **(A)**. Se o fio é passado no lado do orifício, uma porca com entalhe é usada **(B)**. Se o fio for passado acima ou abaixo do anel, a porca apropriada é elevada acima ou abaixo do anel com arruelas **(C)** ou pode-se usar uma coluna-suporte **(D)**. Essa última técnica é freqüentemente mais usada para colocar um único fio através do osso em um plano diferente do anel, e é chamado um *fio caído*. Ele é utilizado em crianças pequenas, no lugar de um segundo anel.

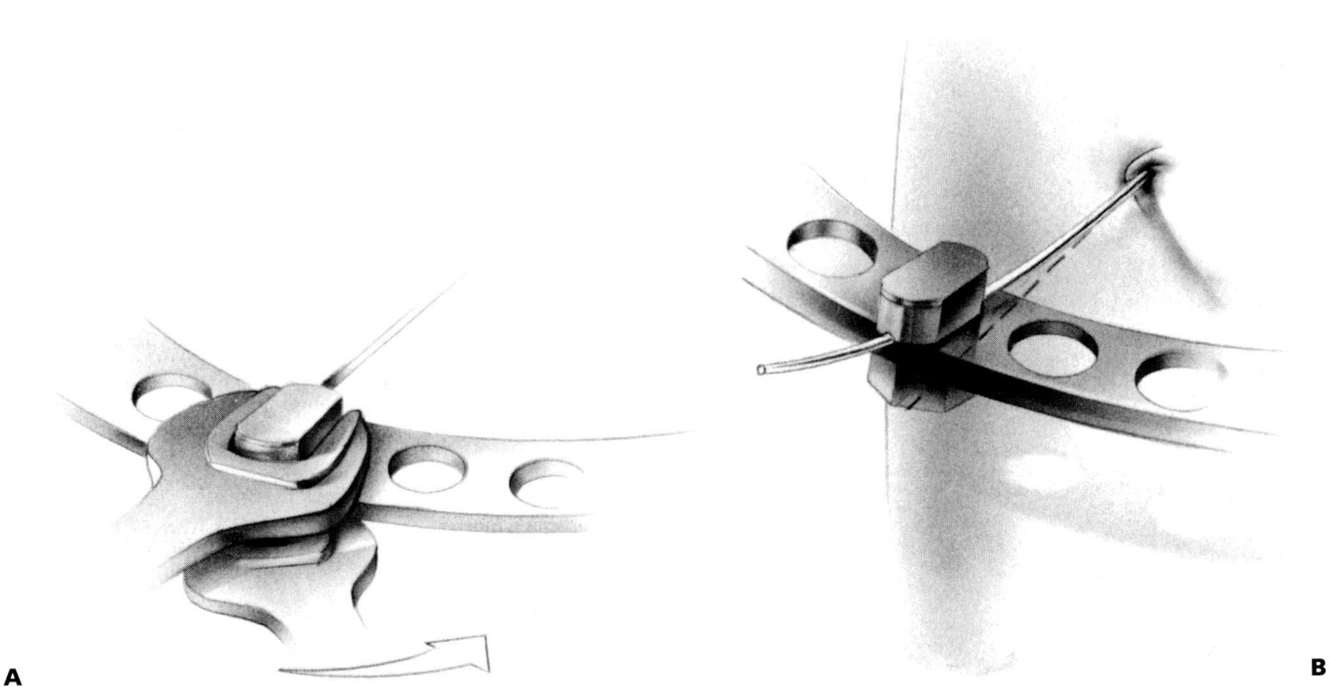

FIGURA 6-53. O fio é primeiro apertado de um lado. A porca que segura o fio deve ser segura com uma chave de parafusos para evitar que ela rode e entorte o fio **(A)**. Se isso não for feito, a porca irá girar o fio e fará com que ele se desvie de sua posição apropriada **(B)**.

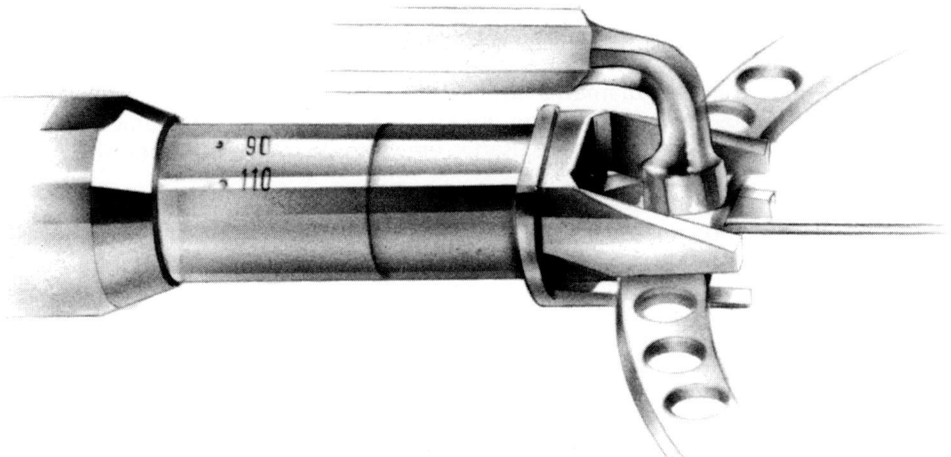

FIGURA 6-54. Os fios são apertados com um dispositivo de tensão de cerca de 100 a 130 kg de força mediante a observação das marcações no dispositivo, e então são mantidos presos pelo tensionamento da porca remanescente. Após cada fio ter sido apertado, ele deve ser cortado, permitindo que uma porção do fio permaneça caso haja necessidade de reapertar o fio. O fio remanescente é dobrado sobre a porca.

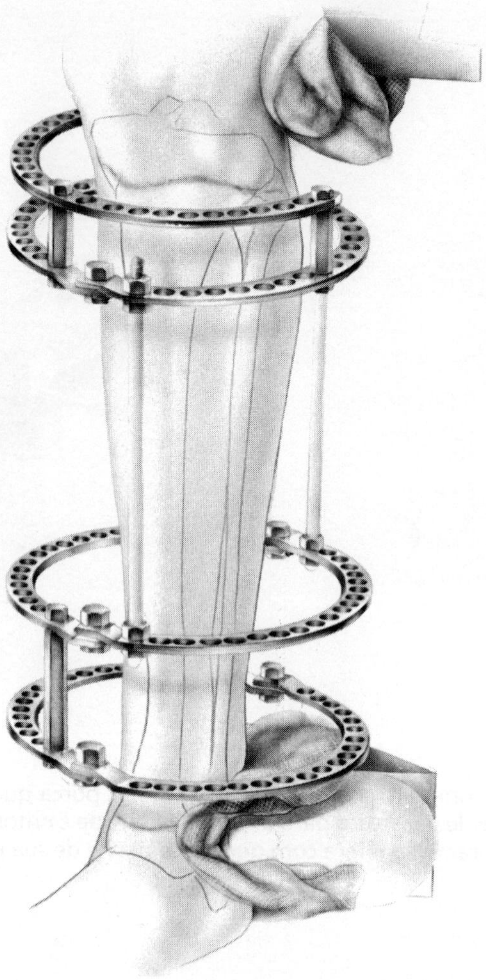

FIGURA 6-55. A maior parte possível do dispositivo deve ser montada antes da cirurgia. Na tíbia, geralmente o dispositivo inteiro pode ser montado. Os anéis mais proximal e distal devem ficar imediatamente distal e proximal às placas fisárias, respectivamente.

Os anéis são construídos a partir de meios anéis, que são parafusados juntos. As conexões têm um pequeno degrau para manter ambas as metades do anel no mesmo plano ao serem acoplados. O diâmetro dos anéis completados deve permitir uma folga de cerca de dois dedos de distância entre um anel e a pele. Anéis com diâmetro de 5/8 também estão disponíveis e podem ser usados em volta do joelho para permitir maior flexão.

Cada segmento do osso será fixado a dois anéis que serão rigidamente ligados por conectores. Inicialmente, apenas dois conectores são usados para conectar esses anéis, para evitar interferência com a colocação dos fios. Após todos os fios terem sido colocados, entretanto, conectores adicionais são incluídos para fornecer rigidez. Os anéis que ficarão mais próximos à osteotomia devem estar bem próximos um do outro para permitir que a osteotomia seja feita na metáfise. No outro segmento removido da osteotomia, o segundo anel pode ficar mais distante do primeiro anel para aumentar a estabilidade. Ao conectar os dois semi-anéis para formar um anel completo é melhor posicionar primeiro os anéis com suas articulações exatamente anterior e posterior. Os dois conectores são então colocados no lado medial dessas articulações, deixando uma parte maior do lado lateral do anel livre para servir como ponto de ligação para os fios.

Esses dois conjuntos de anéis, um proximal e outro distal, são conectados com duas hastes rosqueadas de comprimento adequado. Esses conectores são colocados em um ponto imediatamente lateral ao local onde as duas metades dos anéis se juntam para formar um anel completo. Esses conectores serão removidos para completar a osteotomia, e os anéis serão ligados, formando quatro conectores.

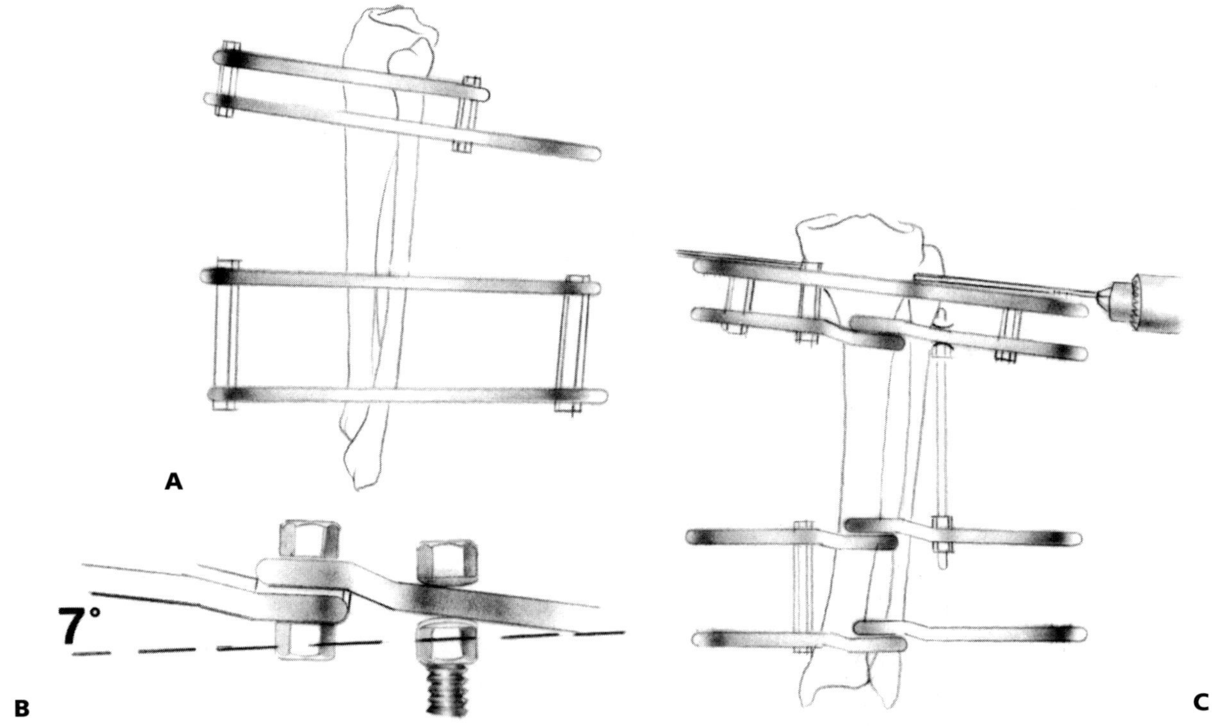

FIGURA 6-56. Se uma angulação em valgo e anterior for antecipada, os anéis distal e proximal não serão montados paralelos um ao outro. Em vez disso, o conjunto proximal de anéis irá ser fixado à tíbia com cerca de 5° de angulação posterior **(A)**. Esse grau de ajustabilidade na estrutura inicial é atingido colocando-se uma arruela cônica nas hastes, conectando os dois conjuntos de anéis com o lado convexo em direção ao anel **(B)**. Isso irá permitir 7° de movimento em qualquer das direções. Após a osteotomia completar-se, os conjuntos de anéis distais e proximais serão unidos em paralelo, criando cerca de 5° de recurvato, que irá endireitar-se durante o alongamento. Uma varização pode ser embutida direcionando-se os fios de fixação em um pequeno ângulo em relação à epífise **(C)**. Novamente, quando os anéis forem finalmente unidos paralelos uns aos outros, um pequeno grau de varo será embutido, o qual irá se corrigir durante o alongamento. Muitos cirurgiões não acreditam que esse passo seja necessário na maioria dos alongamentos tibiais, e a descrição subseqüente não inclui essa característica.

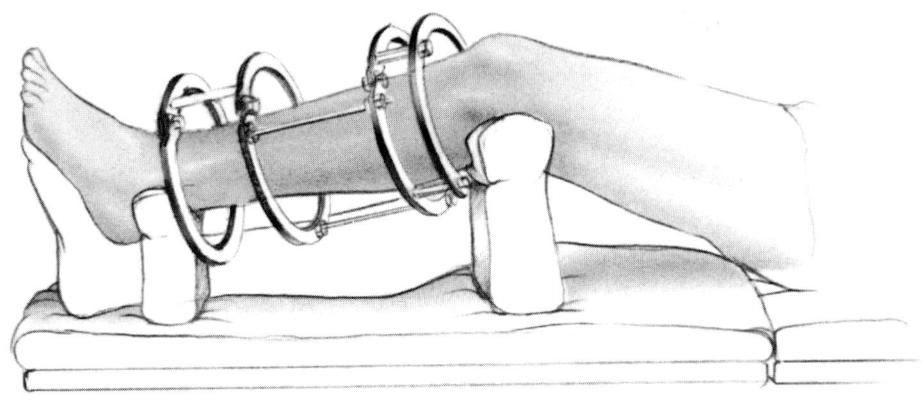

FIGURA 6-57. O paciente é colocado em decúbito dorsal na mesa de cirurgia com o membro descoberto. Um torniquete não costuma ser necessário, mas pode ser utilizado. A cirurgia é em grande parte facilitada ao ter-se o membro apoiado livremente. A estrutura pré-construída é colocada na perna.

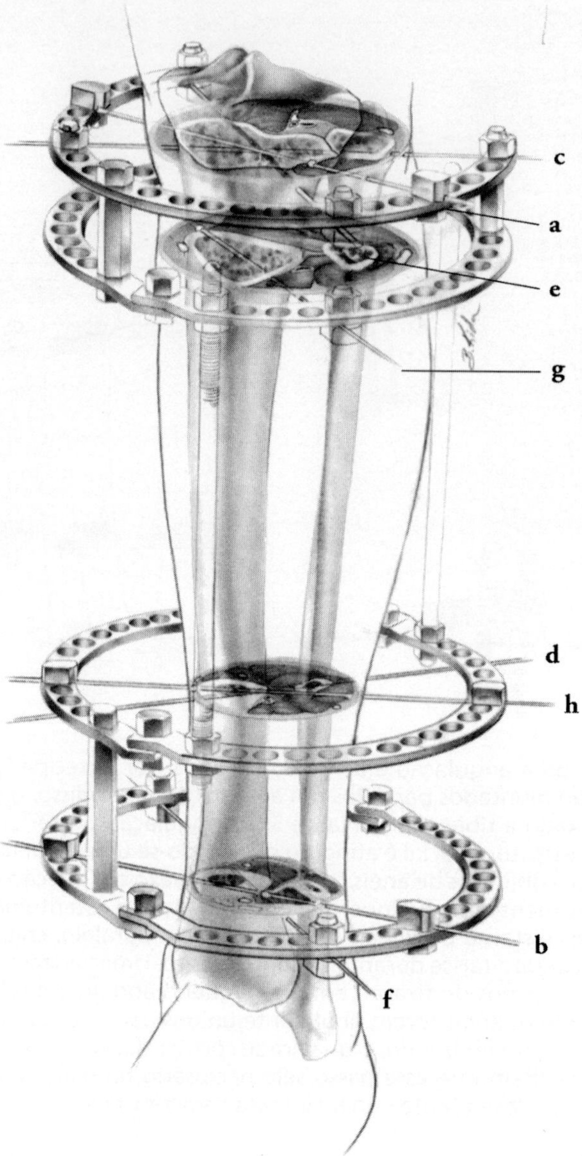
c
a
e
g
d
h
b
f

◀ **FIGURA 6-58**. Os primeiros fios colocados são transversos. Eles se ligam ao anel mais proximal e mais distal. Eles devem ser colocados o mais próximo possível da placa epifiseal. Primeiro, o fio transverso mais proximal é colocado de lateralmente a medialmente **(a)**. Esse fio deve ser um fio com uma oliva. Esse fio deve ficar paralelo à articulação do joelho ou à fise proximal. Depois, o fio mais distal é colocado imediatamente proximal à fise distal no mesmo plano transverso **(b)**. Esse deve ser um fio com oliva passando-se lateral a medialmente. É possível, nesse ponto, fixar a estrutura à perna por meio desses dois fios. Deve-se ter cuidado para permitir espaço suficiente, cerca de dois dedos de distância, para os tecidos moles. A barra de conexão deve ficar diretamente sobre a superfície anterior da tíbia, e deve ser paralela à margem anterior da tíbia.

Os dois fios seguintes são os fios fibulares. Esses não são fios com oliva. Eles são passados de lateral a medialmente. Proximalmente, o fio deve passar através da cabeça fibular, onde o nervo fibular passa posteriormente a este plano **(c)**. Ele deve se dirigir de anterior e medialmente quase perpendicular à face medial da tíbia. Distalmente, o fio fibular liga-se ao anel mais proximal dos dois anéis distal para evitar prender a sindesmose. A direção desse fio é a mesma do fio fibular proximal **(d)**.

Os próximos fios são paralelos à face medial da tíbia e ligam-se aos anéis mais proximais e mais distais. Eles são fios lisos passados lateral a medialmente **(e,f)**.

Os últimos fios são dois fios transversos com oliva ligando-se aos anéis mais centrais proximal e distalmente. Eles passam de medial para lateral **(g,h)**.

Após todos os fios, quatro distais e quatro proximais estarem conectados, as duas hastes rosqueadas ou alongadores que foram usadas para conectar os dois anéis proximais com os dois anéis distais são removidas na preparação para a osteotomia.

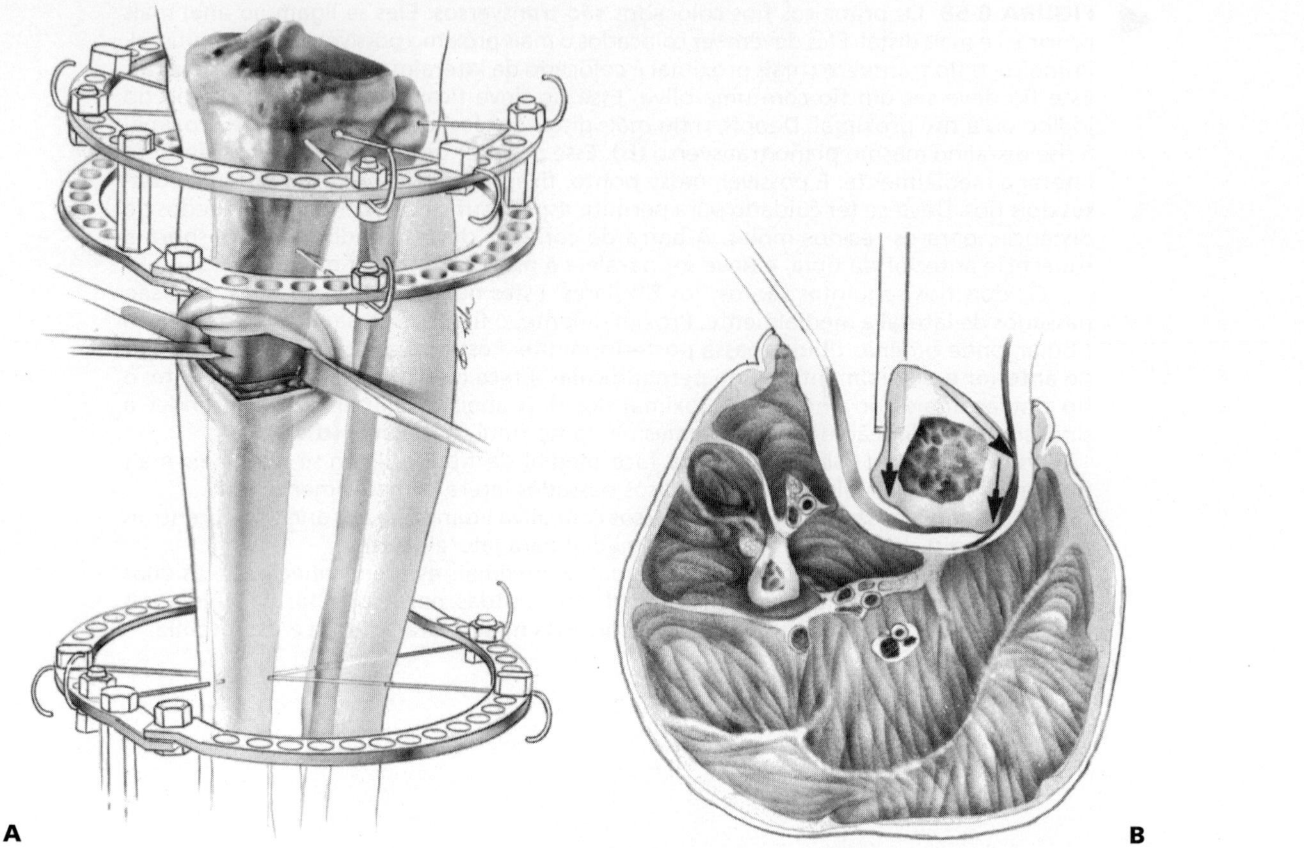

A B

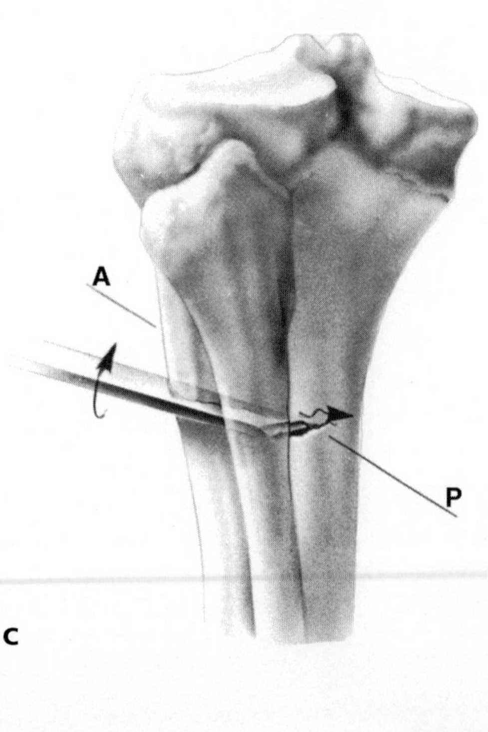

C

FIGURA 6-59. Um princípio enfatizado na técnica de Ilizarov é que apenas o osso cortical é cortado, deixando o espaço medular com seus vasos intactos (daí os termos *compactotomia* e *corticotomia*). Essa osteotomia deve ser feita na metáfise cerca de 1 cm distal aos fios. Diferente da osteotomia femoral, que é feita na extremidade distal do osso, a osteotomia da tíbia é feita na tíbia proximal.

Uma pequena incisão de 1 a 2 cm é feita imediatamente lateral à crista da tíbia. O periósteo é incisado verticalmente, e as superfícies medial e lateral da tíbia são expostas subperiostealmente. Deve-se ter cuidado para proteger o periósteo durante as manobras subseqüentes **(A)**.

Usando um osteótomo de 1 cm, um corte é feito somente na cortical anterior. O osteotómo de 0,5 cm é usado para cortar a cortical lateral e então a cortical medial **(B)**. Visto que não é possível cortar a cortical posterior sem violar o espaço medular, ele é fraturado colocando-se o osteótomo nos cantos póstero-medial e póstero-lateral, alternadamente, e então girando-o para quebrar ou fraturar a cortical posterior **(C)**. Para assegurar que a osteotomia esteja completa, os anéis distal e proximal são agarrados para estabilização e os anéis distais são girados externamente (relaxando o nervo peroneal). Tanto o periósteo quanto a ferida são fechados.

É difícil acreditar que essa manobra não rompa o suprimento sanguíneo medular, e não é provavelmente um fator importante na consolidação óssea. Além disso, a fratura da cortical posterior na maneira descrita pode levar à propagação da fratura em um dos locais dos pinos. A técnica da osteotomia descrita para o alongamento com um fixador monolateral parece ser preferível porque não é difícil, evita essa complicação de fratura e parece não afetar a consolidação.

A fíbula é dividida em sua porção média, a uma distância segura do nervo fibular. É aconselhável remover uma pequena seção da fíbula para evitar consolidação prematura.

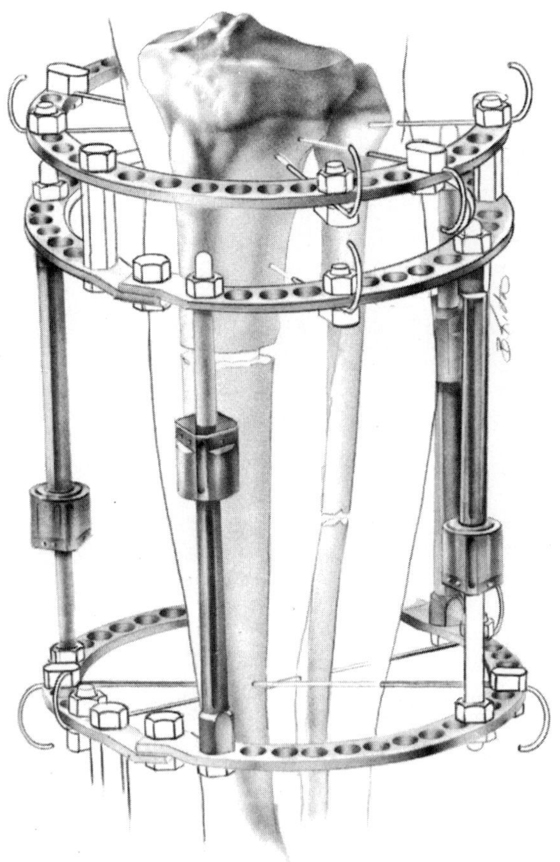

FIGURA 6-60. Os dois conjuntos de anéis são ligados por quatro alongadores. Conectores adicionais são adicionados entre pares de anéis para aumentar sua rigidez.

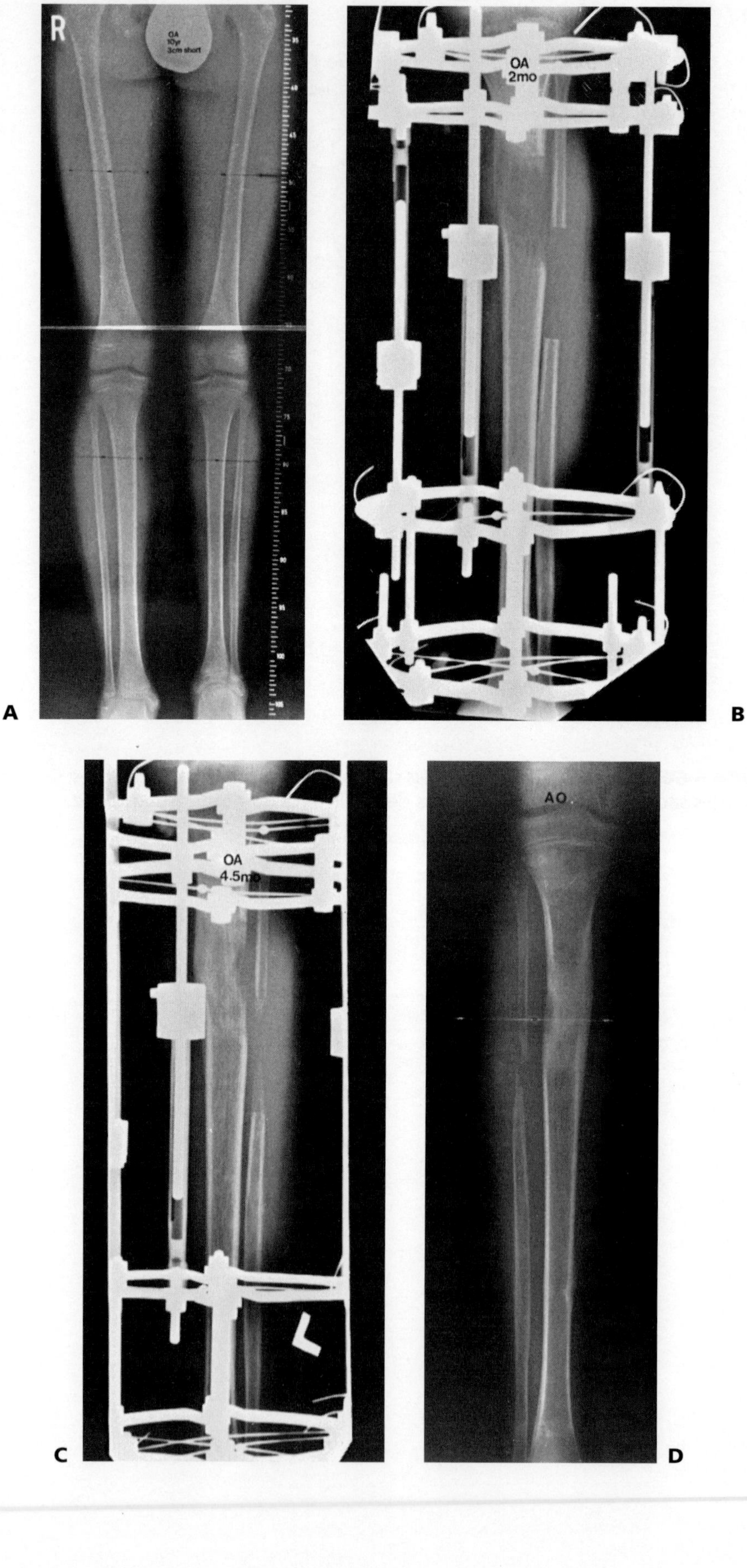
R
OA
10yr
3cm short
OA
2mo
OA
4.5mo
L
AO
A
B
C
D

FIGURA 6-61. OA é um menino de 10 anos com encurtamento congênito da tíbia associado com uma articulação do tornozelo em bola e soquete. Agora com 3 cm, sua discrepância final é calculada como sendo de quase 6 cm **(A)**. Dois meses **(B)** e 4,5 meses **(C)** após o alongamento, a quantidade de correção e a regeneração do osso pode ser visto. Quatorze meses após o alongamento e 6 meses após a remoção da estrutura, a maturação do osso regenerado é visível **(D)**. (Cortesia da dra. Deborah F. Stanitski, F.R.C.S.C., Charleston, SC.)

CUIDADOS PÓS-OPERATÓRIOS

A fisioterapia é iniciada assim que o paciente puder tolerá-la. É melhor iniciar no primeiro dia de pós-operatório com exercícios suaves de amplitude de movimento e progredir para sustentação de peso no segundo ou terceiro dia. O alongamento da perna pode começar do terceiro ao quinto dia para crianças, e mais tarde para adolescentes e adultos. O uso dos alongadores simplifica isso significativamente, porque cada "clique" é igual a um quarto de volta, ou 1/4 mm. Quatro voltas por dia produzem a quantia necessária de alongamento.

Note que 1 mm por dia é a quantia usual de alongamento. Isso pode precisar ser aumentado se uma consolidação prematura estiver ocorrendo, ou diminuido se houver uma quebra na formação do calo.

Quando houver evidência radiográfica de formação de osso cortical no osso regenerado, considera-se a remoção das hastes conectoras e armação. É melhor remover os alongadores conectando os dois conjuntos de anéis primeiro. A perna deve estar estável clinicamente e livre de desconforto com manipulação e sustentação de peso. Se esse for o caso, deve-se permitir ao paciente suportar peso com muletas por alguns dias antes da remoção dos fios. Isso permite a reaplicação da fixação externa se ocorrer fratura. Muitos cirurgiões preferem proteger a perna em uma órtese por alguns meses após a remoção da estrutura.

Referências

1. Velazquez RJ, Bell DF, Armstrong PF, et al. Complications of use of the Ilizarov technique in the correction of limb deformities in children. J Bone Joint Surg [Am] 1993;75:1148.
2. Paley D, Fleming B, Catagni M, et al. Mechanical evaluation of external fixators used in limb lengthening. Clin Orthop 1990;250:50.
3. Paley D. Problems, obstacles, and complications of limb lengthening by the Ilizarov method. Clin Orthop 1990;250:81.

6.10 ALONGAMENTO DA TÍBIA COM FIXADOR UNILATERAL

As vantagens e desvantagens de um dispositivo monolateral comparado com outros dispositivos de alongamento para o alongamento da tíbia são as mesmas para o alongamento do fêmur. A técnica básica de inserção de parafusos pode ser encontrada na descrição do alongamento femoral (ver Procedimento 4.15). Enquanto a descrição do alongamento femoral mostrava o uso do sistema de reconstrução do membro, o uso do alongador padrão é mostrado aqui. Em nossa opinião, esse alongador não oferece vantagem sobre o sistema de reconstrução de membro para o alongamento simples, e não tem nenhuma capacidade para permitir correção de deformidade (Figuras 6-62 a 6-68).

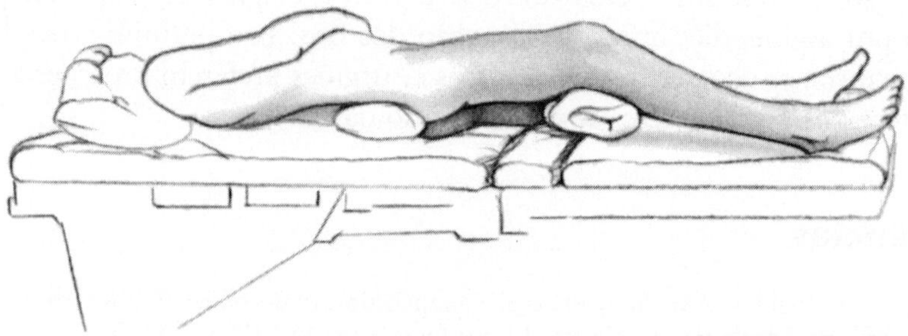

FIGURA 6-62. O paciente é colocado em decúbito dorsal sobre uma mesa de cirurgia radiotransparente com um suporte sob o quadril e um rolo grande sob o joelho para ajudar no posicionamento da perna. A perna é preparada para ficar livre no campo cirúrgico. O intensificador de imagens é colocado no lado da perna que sofrerá a cirurgia. A operação começa pela divisão da fíbula com o paciente virado para o lado da perna operada. O cirurgião se move para o lado oposto da mesa para inserir os parafusos na tíbia enquanto o intensificador de imagens é posicionado no lado da perna operada. Isso permite que o intensificador de imagens permaneça no lugar para monitorar a colocação e a profundidade dos parafusos, sem perturbar o cirurgião. Após os pinos serem inseridos e o modelo removido, o cirurgião pode se mover de volta para o lado oposto da mesa para executar a osteotomia tibial, porque o intensificador de imagens não será mais necessário.

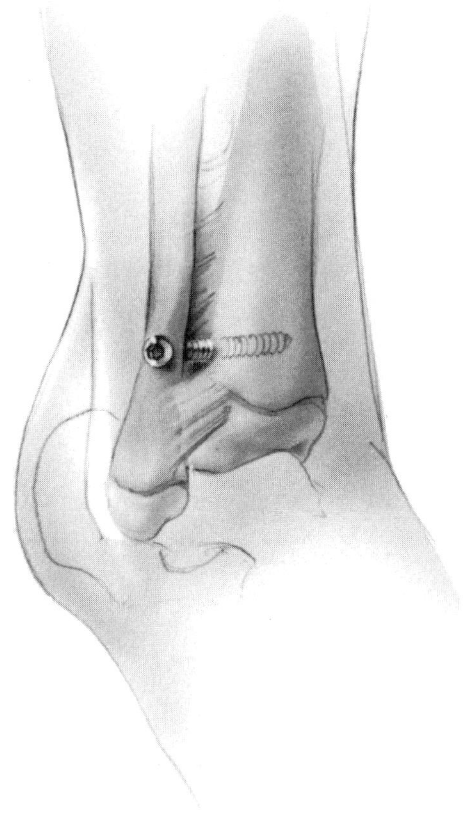

FIGURA 6-63. Com o paciente posicionado como foi descrito, o cirurgião inicia o alongamento dividindo a fíbula. É necessário remover um pedaço dela para retardar a sua consolidação. O alongamento é atrasado para permitir a formação precoce do calo, e se ela for meramente dividida, é possível que uma união prematura ocorra antes que o alongamento tibial tenha sido completado. Muitos cirurgiões escolhem fazer a osteotomia fibular proximal e não fixam o encaixe do tornozelo com um parafuso.

Uma incisão é feita sobre a borda subcutânea da fíbula distal, e uma pequena seção do osso acima da sindesmose é exposta subperiostealmente. Para estabilizar a sindesmose tibial-fibular, a fíbula é fixada à tíbia com um parafuso cortical AO. Uma broca de 3,2 cm é usada para fazer um buraco que passe através da fíbula até dentro da tíbia, fixando primeiro as corticais medial e lateral da fíbula e depois as corticais da tíbia. Essa última fica anterior à primeira; assim sendo, o orifício deve estar localizado em uma direção anterior, já que ele deve passar da tíbia para a fíbula. Os orifícios feitos nelas são macheados e o parafuso cortical de comprimento adequado é inserido. Esse parafuso deve ser totalmente rosqueado, porque o objetivo é segurar a fíbula em sua relação normal com a tíbia. Se esse parafuso ficar frouxo ou muito apertado, ele irá girar o fragmento fibular distal.

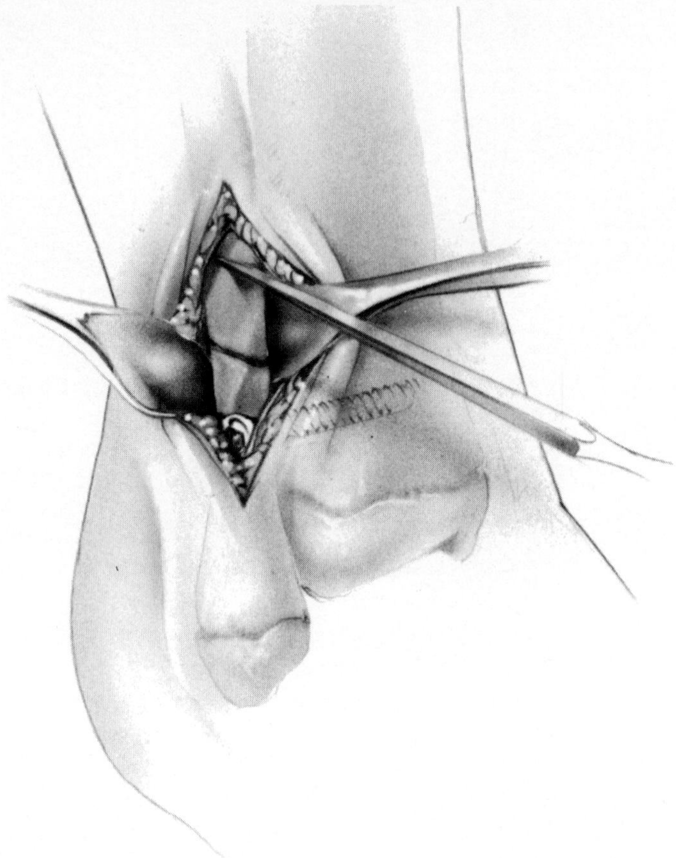

FIGURA 6-64. Um centímetro acima do parafuso, toda a circunferência da fíbula é exposta subperiostealmente. Isso é importante porque há uma pequena veia que fica próxima à superfície medial da fíbula nessa área. Se ela for dividida, pode causar sangramento considerável após a liberação do torniquete. Os tecidos moles são protegidos por dois pequenos afastadores, e uma seção de 1 cm da fíbula é removida com uma serra elétrica. O periósteo é aproximado para diminuir o sangramento, e a ferida é fechada. Um dreno pode ser colocado no espaço subcutâneo se o cirurgião desejar.

FIGURA 6-65. Além do sistema de reconstrução de membros descrito para o alongamento do fêmur, há dois alongadores diferentes: um que irá alongar 5 cm e outro que irá alongar 10 cm. Se o alongador de 5 cm for usado, o modelo fica totalmente comprimido; se o alongador for o de 10 cm, fica totalmente estendido. Aqui está ilustrado o caso de uma criança pequena em quem o alongador menor foi usado, e o modelo está totalmen-

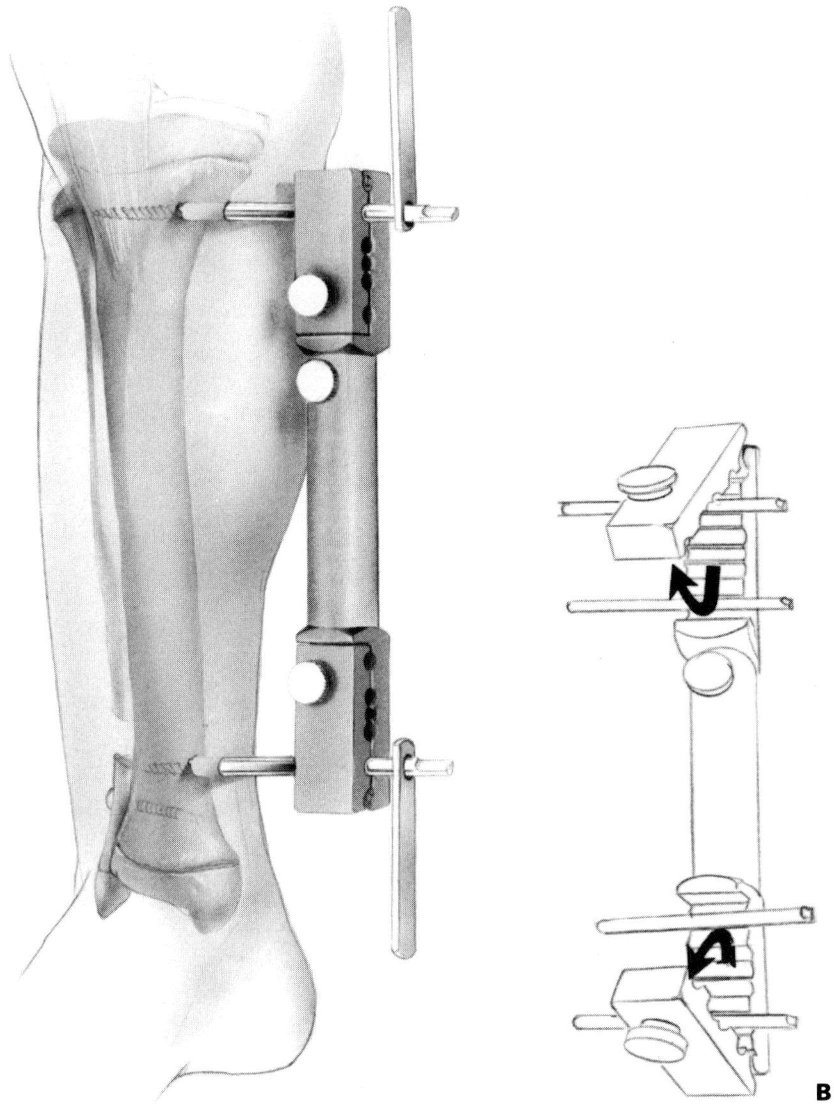

A B

te comprimido. Somente dois parafusos proximais e dois parafusos distais serão utilizados. Em crianças maiores, próximas da adolescência, é desejável usar três parafusos proximalmente e três parafusos distalmente para melhor fixação e estabilidade.

O fixador pode ser colocado diretamente sobre a tíbia anterior. Alguns cirurgiões acreditam que essa posição diminui a tendência de a tíbia ficar em valgo durante o alongamento. Nós tentamos isso, mas acreditamos que não oferece nenhuma vantagem. Além disso, se o sistema de reconstrução dos membros for usado para corrigir a deformidade, o fixador deve ficar localizado sobre a superfície medial da tíbia.

O modelo é alinhado com o eixo da tíbia, a menos que se deseje um deslocamento medial ou lateral do fragmento distal. O parafuso proximal deve ser colocado cerca de 1 cm distal à placa fisária da tíbia proximal. O intensificador de imagens é usado para identificar essa localização. O parafuso mais proximal é colocado primeiro, e o parafuso mais distal é colocado em segundo lugar **(A)**. Isso é diferente da fixação para tratamento de uma fratura porque a tíbia permanece inteira, e não há ajuste para os parafusos colocados em eixos diferentes com o alongador. A colocação desses dois parafusos é crucial, porque ela determina a posição do alongador e de todos os outros parafusos. Nenhum ajuste é possível quando se usa o alongador de perna.

Os parafusos remanescentes são agora colocados como descrito para a técnica de alongamento femoral (ver Procedimento 4.15). A colocação dos parafusos na tíbia é muito mais fácil, porque o osso é subcutâneo. A incisão para os parafusos pode ser feita através da pele e do periósteo com um corte. Após todos os parafusos estarem colocados, o modelo é removido **(B)**.

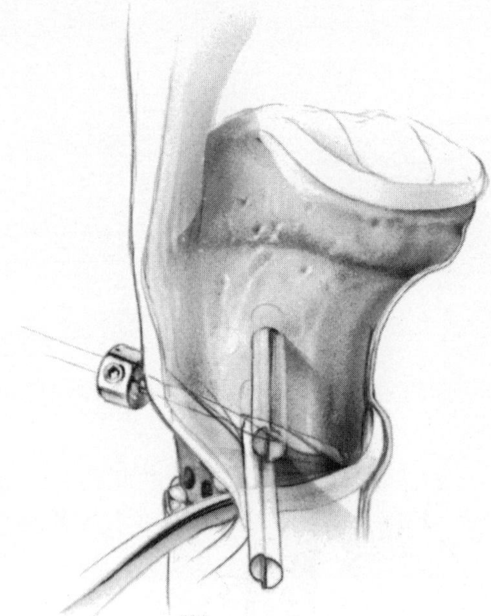

A

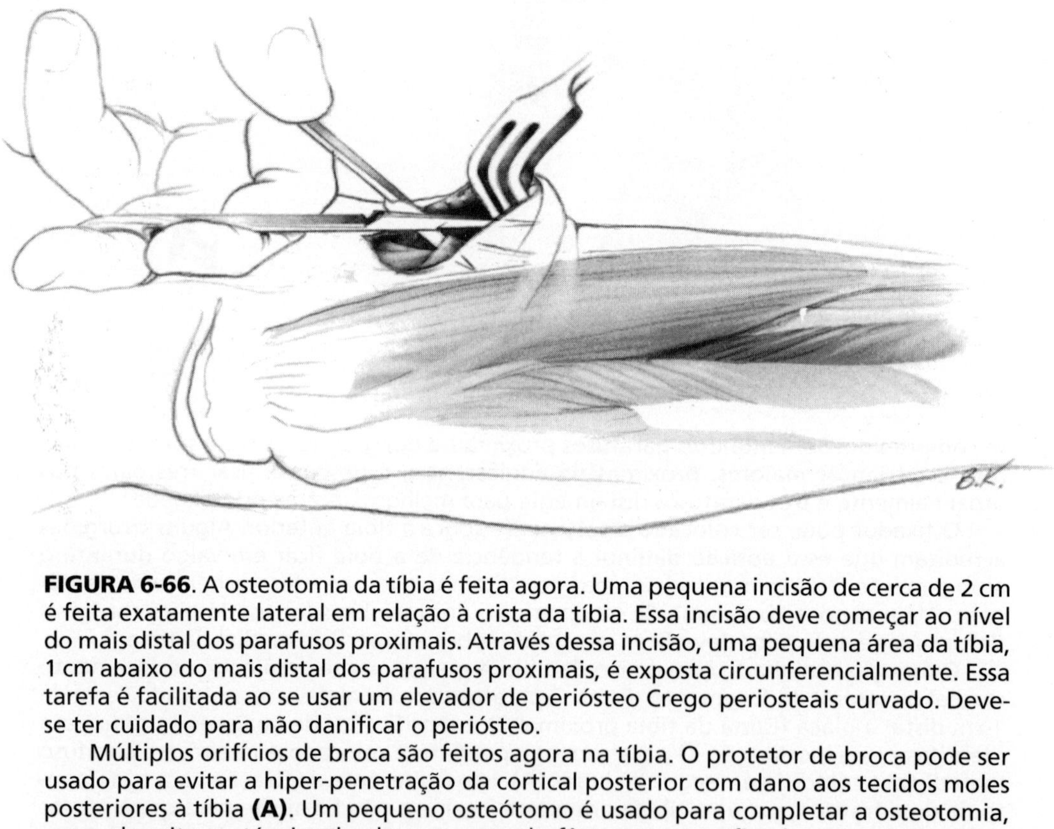

B

FIGURA 6-66. A osteotomia da tíbia é feita agora. Uma pequena incisão de cerca de 2 cm é feita exatamente lateral em relação à crista da tíbia. Essa incisão deve começar ao nível do mais distal dos parafusos proximais. Através dessa incisão, uma pequena área da tíbia, 1 cm abaixo do mais distal dos parafusos proximais, é exposta circunferencialmente. Essa tarefa é facilitada ao se usar um elevador de periósteo Crego periosteais curvado. Deve-se ter cuidado para não danificar o periósteo.

Múltiplos orifícios de broca são feitos agora na tíbia. O protetor de broca pode ser usado para evitar a hiper-penetração da cortical posterior com dano aos tecidos moles posteriores à tíbia **(A)**. Um pequeno osteótomo é usado para completar a osteotomia, como descrito na técnica de alongamento do fêmur com um fixador monolateral (ver Cap. 4, Fig. 4-117). O término da osteotomia pode ser verificado girando-se os parafusos distais externamente (para evitar o estiramento do nervo fibular) enquanto os parafusos proximais são mantidos fixos.

O periósteo pode ser aproximado de forma não tensa com suturas absorvíveis assimétricas. Se for desejado, uma fasciotomia da parte proximal do compartimento anterior pode ser feita deslizando-se uma tesoura distal e proximal para cortar a fáscia **(B)**. Um dreno pode ser usado. A ferida cirúrgica é fechada.

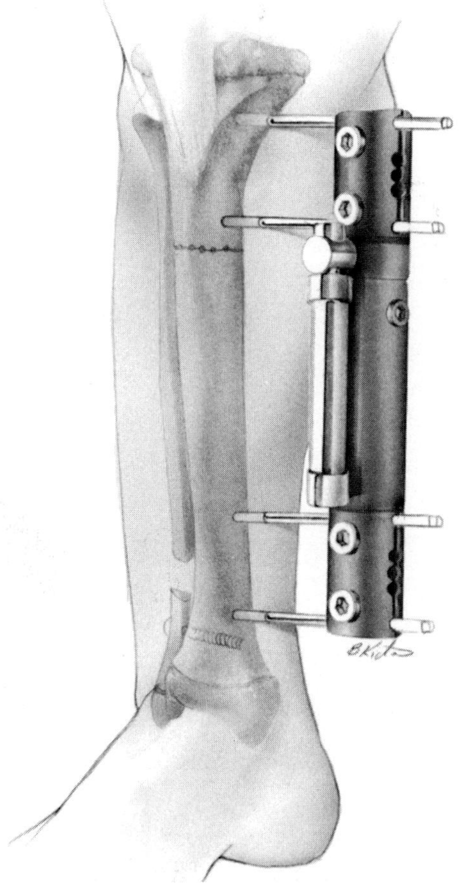

FIGURA 6-67. O alongador é fixado aos parafusos com os orifícios para a barra de distração e compressão virados para cima e as porcas de travamento viradas para fora. A barra de distração e compressão é conectada ao dispositivo com a porca de ajuste virada em direção à cabeça do paciente. Ela é então totalmente comprimida para atingir-se a estabilidade máxima no local da osteotomia. A porca de travamento é apertada. Agora, a barra de distração e compressão é alongada até que fique apertada. Isso assegura que, quando o alongamento se iniciar, não haverá afrouxamento, e logo nas primeiras voltas já irá ocorrer o alongamento.

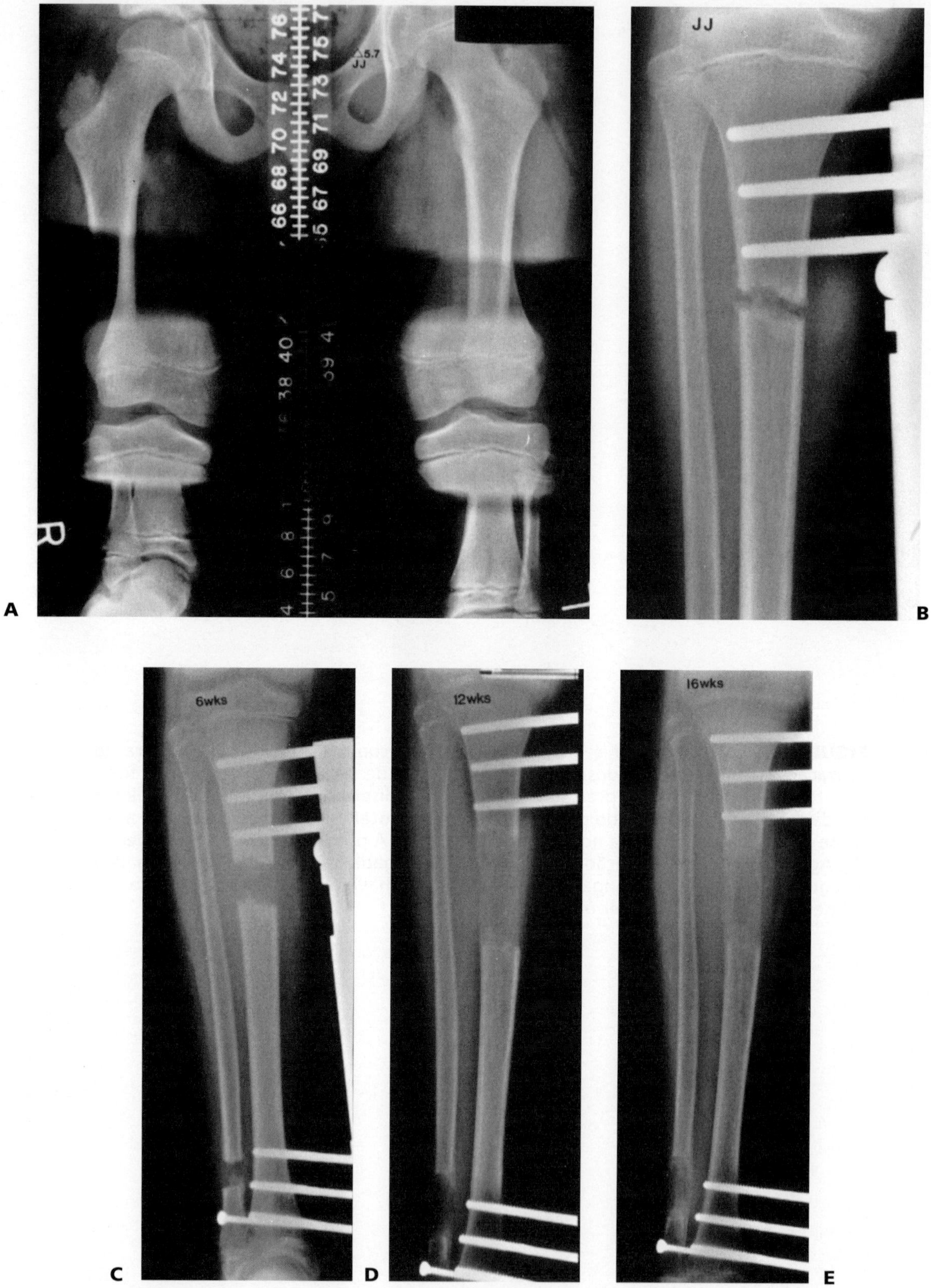
A
R
JJ
B
6wks
C
12wks
D
16wks
E

◀ **FIGURA 6-68**. **A:** Escanograma de um menino de 14 anos com encurtamento congênito da tíbia e fíbula. Note a articulação do tornozelo em bola e soquete; como no tornozelo normal, a placa fisária da fíbula fica ao nível do teto. A discrepância é de 5,7 cm, com uma discrepância antecipada na maturidade de 6,3 cm. **B:** O local da osteotomia 2 semanas após a cirurgia e 1 semana após o alongamento ter começado. **C-E**: Alongamento a 6, 12 e 16 semanas, respectivamente. O calo permanece homogêneo sem espaços vazios. O fixador permaneceu no lugar por 21 semanas. O curso subseqüente do paciente foi normal, e ele retornou às atividades atléticas completas 18 meses após a cirurgia inicial.

CUIDADOS PÓS-OPERATÓRIOS

No dia seguinte à cirurgia, exercícios de amplitude de movimento para o joelho e tornozelo são iniciados. O paciente pode iniciar a deambulação assim que estiver se sentindo bem, geralmente no primeiro dia do pós-operatório se apenas a tíbia estiver sendo alongada. A descarga total do peso pode ser permitida então. Analgesia caudal contínua acelera o progresso pós-operatório e melhora significativamente a atitude da criança em relação à cirurgia.

A distração tem início quando houver evidência de formação de algum calo. Isso ocorre entre 1 e 2 semanas, dependendo da idade da criança e das circunstâncias. A distração é feita pelo paciente enquanto estiver em casa, e é monitorado. Primeiramente, isso pode ser feito toda semana, mas o intervalo aumenta para cada 3 a 4 semanas, dependendo da família e do alongamento estar indo bem.

O alongamento é feito à razão de 1 mm/dia em quatro incrementos. O paciente gira a barra de desvio um quarto de volta 4 vezes ao dia. O cirurgião deve perceber que 1 mm/dia é o ritmo usual, e isso deve servir como guia. Em muitas crianças, isso é bastante vagaroso, e o resultado pode ser uma consolidação prematura, enquanto em outras, uma quebra no calo pode ser observada, indicando que o ritmo de desvio precisa ser diminuído ou até mesmo parado por algum tempo.

No alongamento tibial, a articulação que causa a maior parte dos problemas é o tornozelo em vez do joelho. Não há procedimentos estabelecidos em relação à quantidade de movimento que deve ser mantida durante o alongamento. Nós aceitamos até 30° de deformidade em eqüino fixa em adolescentes sem problemas subseqüentes ou necessidade de cirurgia corretiva. O que se pode esperar é que o tornozelo, se for anatomicamente normal, irá recuperar a função normal; entretanto, nos pacientes com fíbula curta, articulação em bola e soquete, etc., o cirurgião deve provavelmente ter muito cuidado.

Depois de obtido o alongamento desejado, a porca de travamento é apertada enquanto se espera a consolidação do espaço vazio. Embora no passado fosse necessário esperar a formação de uma cortical para soltar a porca de travamento e permitir a compressão do calo, agora é possível aplicar o colar dinâmico de travamento para evitar o encurtamento enquanto se permite a compressão do calo (ver Fig. 4-104).

Quando uma evidência radiográfica sugere que existe consolidação óssea suficiente para remover o dispositivo, preferimos remover o colar dinâmico de travamento, deixar a porca de travamento solta e permitir a descarga total de peso sem proteção por 2 semanas. Se o paciente não sentir desconforto e se não houver quebra do calo nas radiografias, o corpo do alongador é removido. Sustentação do peso com proteção usando um aparelho de gesso ou um gesso articulado tipo *cast brace* são usualmente utilizados nesse ponto.

6.11 REPARO DE PSEUDOARTROSE CONGÊNITA DA TÍBIA COM HASTES DE WILLIAMS

A pseudoartrose congênita da tíbia é uma condição incomum, caracterizada pela não-união persistente de uma fratura tibial patológica. As características biológicas peculiares dessa condição não são bem compreendidas. Seu tratamento exige algum tipo de enxerto ósseo junto com a fixação dos fragmentos como tratamento inicial. Embora os resultados históricos do tratamento tenham sido ruins (1), séries mais recentes usando fixação intramedular com a técnica das hastes de Williams têm mostrado grande melhora (2,3).

Além das características biológicas únicas, há características mecânicas especiais. Normalmente, a operação é executada primeiro em crianças pequenas com placas fisárias abertas. Existe um encurvamento lateral e anterior da tíbia que deve ser corrigido como parte do tratamento. O osso é pequeno e osteopênico. O segmento distal é freqüentemente curto, tornando a fixação nele difícil e insegura. A cobertura de tecido mole da perna de uma criança pequena não é grande. A fratura pode demorar um longo tempo para consolidar, necessitando que a fixação sirva aos seus propósitos por anos. Finalmente, existe uma grande tendência à refratura, incentivando o cirurgião a evitar os problemas de redução de estresse que ocorre sob a placa rígida e a concentração de estresse criado pelos orifícios dos parafusos que permanecem quando a placa é removida.

Todos esses fatores tornam a fixação intramedular a escolha ideal. O estímulo do suporte de peso é preservado, nenhum problema ligado a aplicação de estresse é criado no osso, e o implante pode atravessar o tornozelo para dentro do tálus e do calcâneo com pequena morbidade para ajudar a segurar a fixação de um fragmento distal curto. As hastes de Williams, criadas por Peter Williams, de Melbourne, Austrália, resolveram o problema de encontrar hastes pequenas o suficiente para as tíbias de crianças pequenas, e que podem ser inseridas facilmente.

As hastes de Williams são compradas sob encomenda do fabricante de Zimmer (Zimmer Co., Varsóvia, IN), e consistem de dois pinos de Steinmann parafusados em uma das extremidades. Uma das extremidades é um encaixe macho, e a outra é fêmea, o que permite que as duas hastes sejam ligadas. Os tamanhos disponíveis são 1/8, 3/16 e 1/4 de polegada de diâmetro (Figs. 6-69 a 6-73).

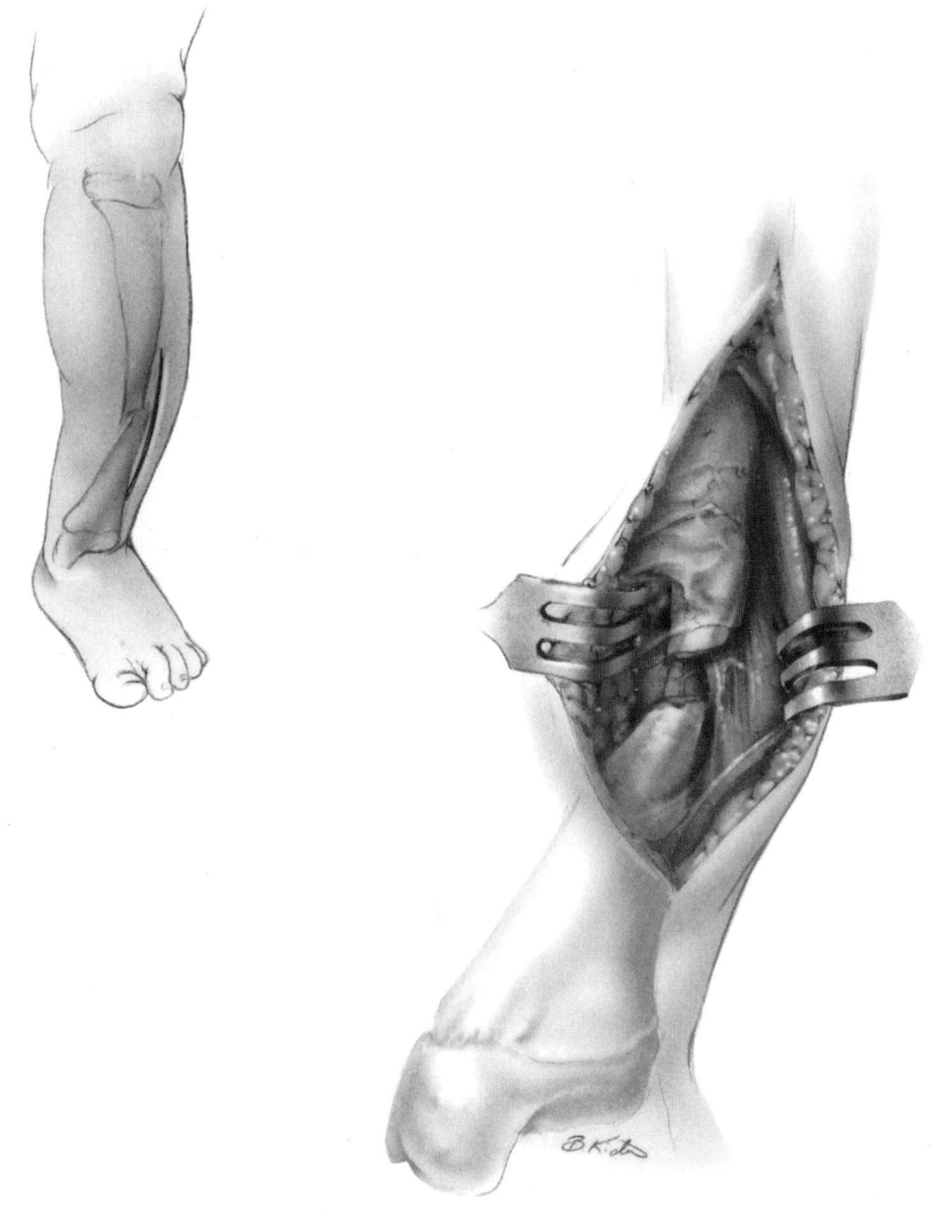

FIGURA 6-69. A pseudoartrose é exposta através de uma incisão ântero-lateral sobre a porção média da tíbia. Há um debate entre os cirurgiões sobre o que e quanto deve ser excisado. Alguns cirurgiões acreditam que todo tecido e todo osso com aparência anormal devem ser excisados, enquanto outros advogam que somente deve-se ressecar o suficiente para corrigir a deformidade e expor um canal medular razoável. Nós somos partidários da segunda alternativa, porque alguns dos piores resultados aconteceram após a excisão radical de tecido mole e de osso anormais. Não há evidência de que a excisão radical melhore a consolidação óssea; o resultado depende da história natural de cada caso. Se uma excisão radical for executada, entretanto, o cirurgião precisa se preocupar com a questão do suprimento de sangue do segmento distal da tíbia.

Uma pseudoartrose da fíbula freqüentemente coexiste. Quando a fíbula está intacta, entretanto, pode ser necessário dividí-la para corrigir a tíbia. Se isso criar uma pseudoartrose, não parece afetar o resultado final. Entretanto, em casos nos quais a pseudoartrose fibular é distal pode haver instabilidade da sindesmose tibial-fibular e, assim, do encaixe do tornozelo. Em tais casos, o cirurgião deve considerar a estabilização por meio da fixação intramedular da fíbula com um fio de Kirschner, ou pelo estabelecimento de união óssea entre a tíbia distal e a fíbula distal.

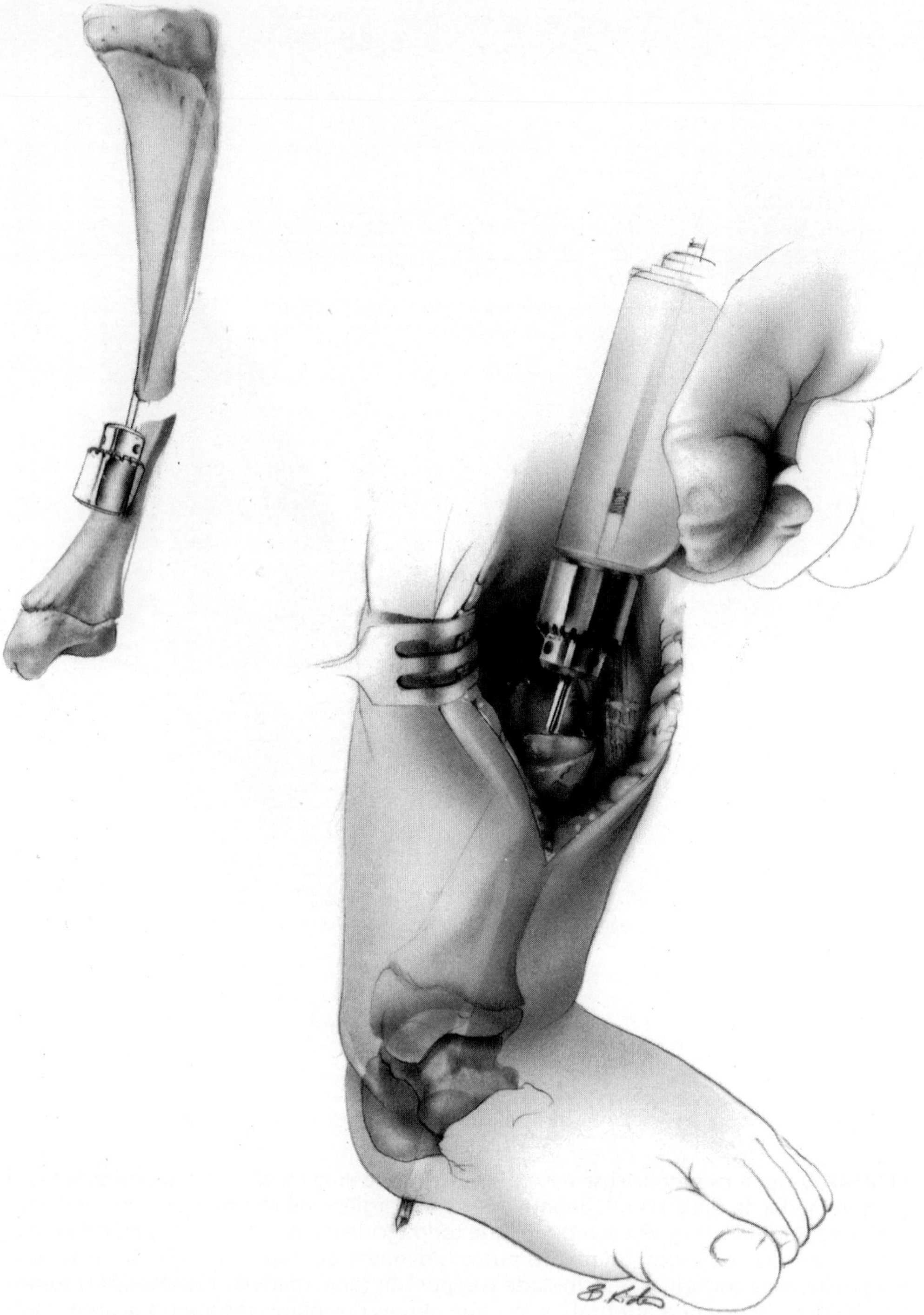

◀ **FIGURA 6-70**. As hastes de Williams que irão se encaixar de forma exata no canal medular são ligadas, formando uma longa haste com um ponto em cada extremidade. Pode ser necessário fazer um orifício no canal medular dos fragmentos proximal e distal para permitir a passagem de uma haste de tamanho apropriado. A haste é inserida até o fragmento proximal através da porção estreita do canal medular, para se ter certeza de que a haste irá passar e para estabelecer a direção apropriada para a haste que, por sua vez, irá assegurar um alinhamento adequado do fragmento proximal. Se qualquer curvatura residual permanecer nesse fragmento, a haste deve iniciar anteriormente e medialmente. Em alguns casos, há uma curvatura considerável que é inaceitável do ponto de vista mecânico, e que torna a colocação central da haste impossível. Nesses casos, uma segunda osteotomia deve ser feita na extensão proximal da curvatura. A remoção do periósteo deve ser mínima, de forma que esse segmento intercalado do osso não seja completamente destituído de periósteo e, assim, de seu suprimento sanguíneo.

Então, a haste é inserida no fragmento distal, novamente de forma a assegurar o alinhamento axial adequado desse fragmento. Isso pode ser verificado em um intensificador de imagens. Esse segmento da haste que é inserida no fragmento distal deve ser a porção macho parafusada que deixará a extremidade fêmea na tíbia. As razões para isso se tornarão óbvias no próximo passo. Quando a direção é satisfatória, a haste é inserida através da fise, na articulação do tornozelo, no tálus, no calcâneo e para fora da parte inferior do pé. O orifício é colocado naquela seção da haste que se projeta a partir do pé, e a haste é removida até que a junção entre as duas hastes esteja rente à extremidade cortada do osso.

Se for antecipado que a haste precisará ser deixada no calcâneo cruzando a articulação do tornozelo, o pé deve ser mantido cuidadosamente na posição anatômica correta enquanto a haste estiver sendo inserida através dele. Freqüentemente é necessário deixar o tornozelo da haste em posição neutra no calcâneo de crianças muito pequenas, ou em casos nos quais a pseudoartrose é distal e a fixação no fragmento distal é insuficiente. Se a pseudoartrose estiver na porção média da diáfise, isso geralmente não é necessário. É desejável deixar a haste atravessando a placa fisária, por duas razões: essa é a região mais forte dentro da tíbia, o que ajuda na fixação, e o comprimento extra da haste permitirá comportar um crescimento extra do osso.

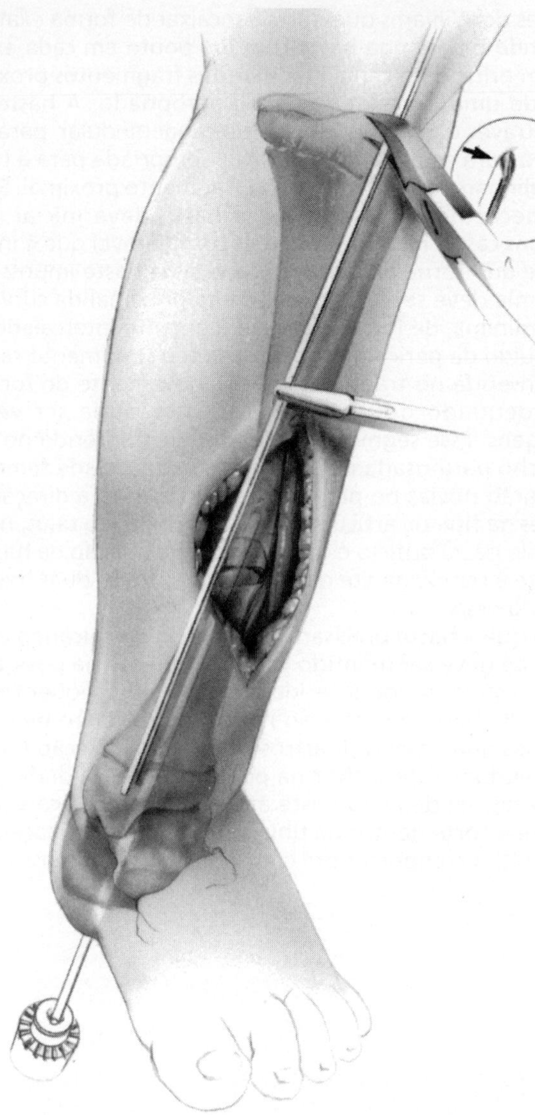

FIGURA 6-71. As hastes são desparafusadas e a porção proximal que não está dentro do osso é colocada de lado. A tíbia é reduzida para o alinhamento correto e mantida temporariamente na posição pela inserção da haste no fragmento distal, parte dentro do segmento proximal. Por essa ser a extremidade macho da haste, os sulcos podem ser facilmente limpos de fragmentos ósseos quando as hastes forem unidas novamente. A porção fêmea da haste que foi removida é colocada sobre a tíbia, e o comprimento desejado é medido a partir da extremidade parafusada com a ajuda de um intensificador de imagens. Em geral é desejável, e não é absolutamente prejudicial, fazer com que a haste cruze ambas as placas fisárias. Esse comprimento extra permite acomodar um crescimento ósseo adicional e fornece melhor fixação, como já foi mencionado. O comprimento extra da haste que será descartada é cortado da extremidade afiada de forma oblíqua para produzir a extremidade mais afiada possível na haste remanescente.

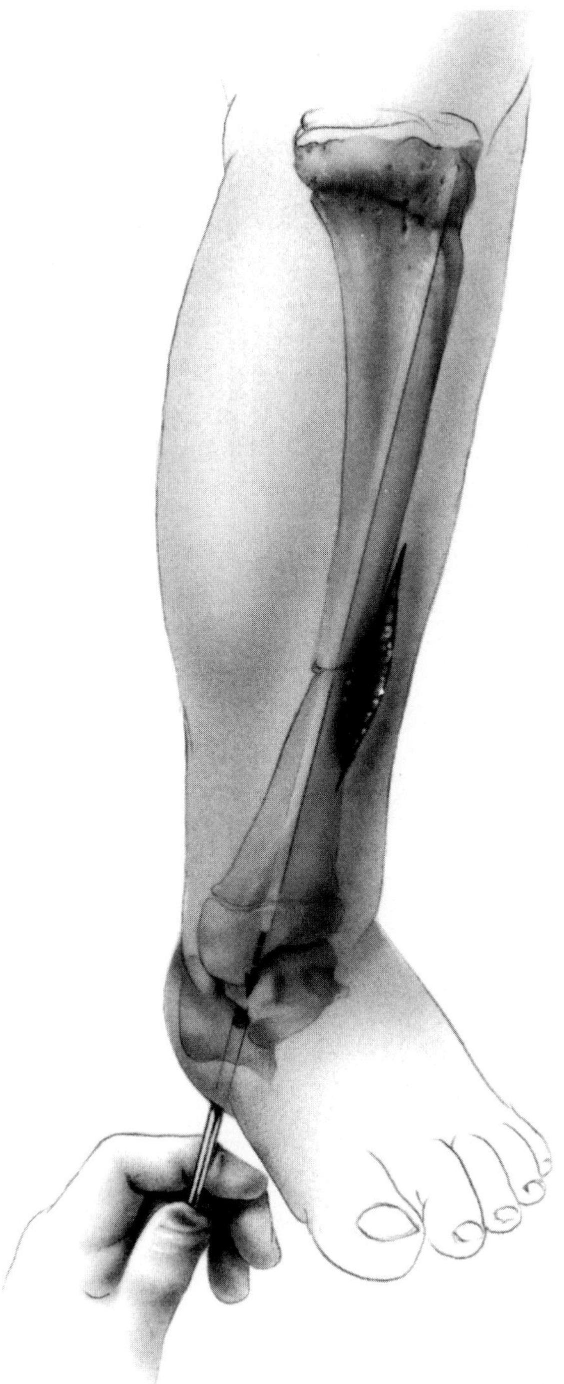

FIGURA 6-72. A haste é removida do fragmento proximal, e o segmento fêmea que acabou de ser cortado é religado. As duas hastes juntas são removidas um pouco mais do fragmento distal, até que a extremidade cortada da haste esteja rente à extremidade cortada do fragmento distal. Os fragmentos são reduzidos tendo-se cuidado para manter o alinhamento correto, e a haste é inserida no fragmento proximal sob controle do intensificador de imagens até que a extremidade fique dentro da fise proximal. A perna é verificada novamente para que se confira se o alinhamento está correto, e o intensificador de imagens é usado a fim de assegurar que quando as hastes estiverem desparafusadas a porção remanescente ficará no nível desejado distalmente (i. e., dentro do calcâneo ou dentro da epífise distal). A epífise tibial distal é pequena na criança em crescimento, e não há muito espaço para a fixação. Se a extremidade macho, com sua porção fina e parafusada, fosse deixada na epífise, não proporcionaria muita fixação, o que é outra razão para deixar a haste fêmea na tíbia. Se tudo estiver correto, a haste que se projeta do pé é desparafusada e removida.

Aplicação de enxerto ósseo é adicionado, e a ferida cirúrgica é fechada sobre um dreno de aspiração. Um aparelho de gesso é aplicado. É importante que o paciente não carregue peso durante as primeiras semanas; se a criança for pequena ou se houver dúvida de que seus pais possam assegurar seu repouso no leito, um gesso pelvipodálico incluindo os dois membros pode ser usado para assegurar que não haja sustentação de peso. Além disso, as pequenas pernas rechonchudas de crianças pequenas fazem com que um gesso pelvipodálico seja utilizado para obter uma boa imobilização.

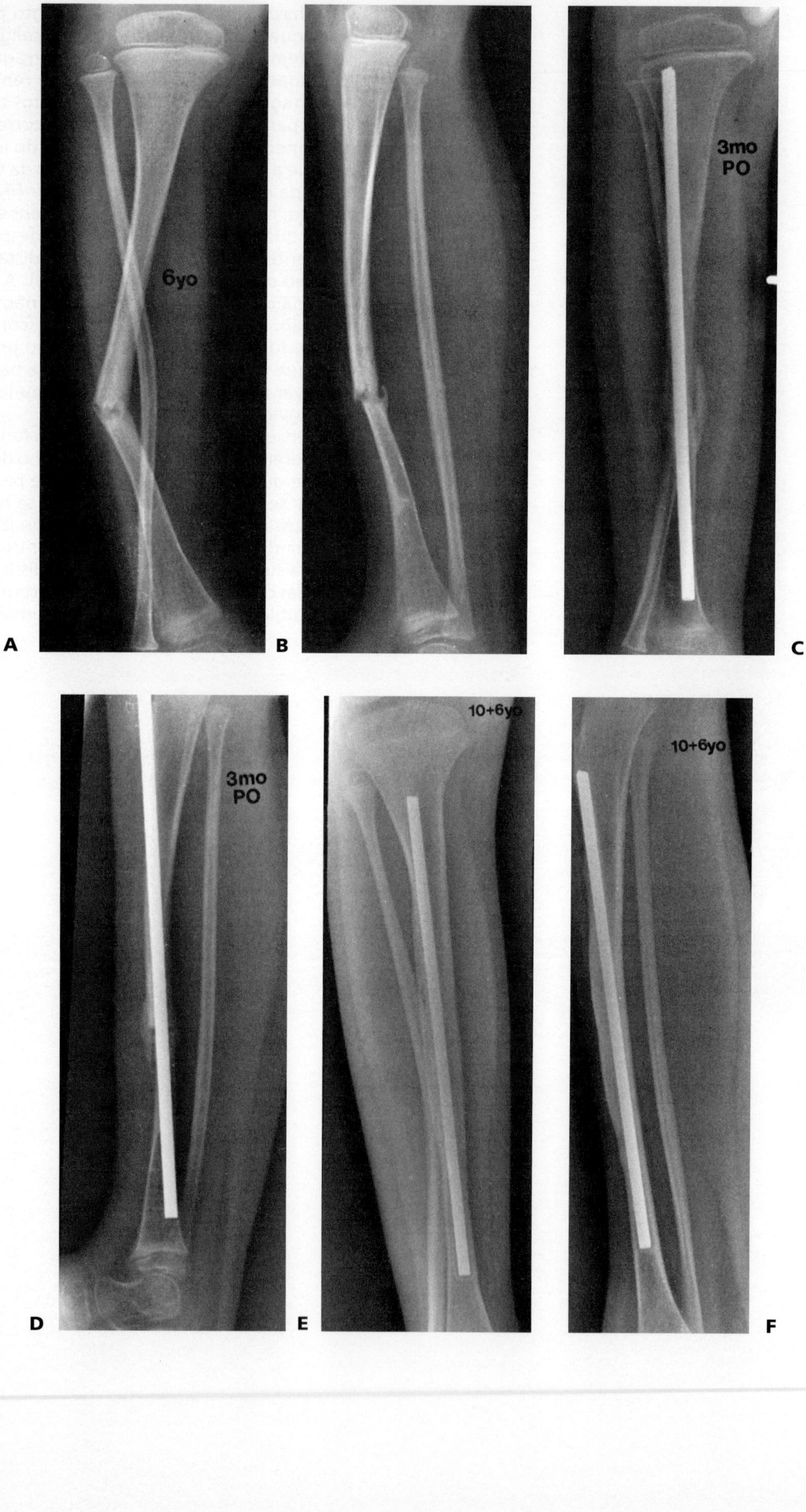
6yo
3mo PO
3mo PO
10+6yo
10+6yo
A
B
C
D
E
F

FIGURA 6-73. A,B: Pseudoartrose em uma menina de 6 anos. A pseudoartrose esteve presente por 2 anos e uma amputação fora recomendada. Ela foi tratada com estimulação elétrica por 1 ano sem melhora. **C,D**: Radiografias mostram o resultado 3 meses após a cirurgia. Note que essas hastes não atravessaram as placas fisárias e que, proximalmente, a haste está colocada anteriormente por causa da curvatura residual no fragmento proximal. Esse último problema poderia ter sido resolvido através de uma osteotomia adicional do fragmento proximal. **E,F:** Quatro anos e meio depois, a tíbia permanece unida. A paciente permaneceu em AFO (*Ankle Foot Orthosis*) — Órtese de Pé e Tornozelo — sólida durante esse período. A quantidade de crescimento em ambas as extremidades do osso é ilustrada aqui pela distância que as placas fisárias se moveram a partir das extremidades da haste.

CUIDADOS PÓS-OPERATÓRIOS

O dreno geralmente pode ser removido no primeiro dia de pós-operatório, e o paciente pode receber alta hospitalar 1 a 2 dias após a cirurgia. Quanto tempo o paciente deve evitar suportar peso é uma questão mais difícil de ser determinada. Em todos os casos, a consolidação óssea ocorre muito mais vagarosamente do que após uma osteotomia através de osso normal, e em geral o cirurgião é forçado a permitir a deambulação antes da consolidação óssea estar completa. Na maioria dos casos, permitimos deambulação por volta de 8 semanas em crianças mais velhas que possam ser imobilizadas em um aparelho de gesso ou uma órtese. Em crianças pequenas, entretanto, com pernas rechonchudas, 3 meses é provavelmente mais seguro. Todas as crianças, independente do sucesso da consolidação óssea, são mantidas em uma órtese até a maturidade esquelética. A órtese é uma órtese sólida de pé e tornozelo (AFO) que segura os côndilos tibial e femoral e tem uma "concha de ostra" que mantém um ajuste apertado sobre o aspecto anterior da tíbia.

O paciente é periodicamente monitorado radiograficamente para união bem como o correto posicionamento da haste. Se a fise distal continuar a crescer (um bom sinal prognóstico), a haste eventualmente sairá dos ossos do pé e da articulação do tornozelo por causa do movimento no pé que afrouxa a haste distalmente enquanto permanece fixada proximalmente. Nesse ponto, o paciente é em geral mais velho e uma AFO articulada de tornozelo pode ser usada.

A haste pode ser deixada na tíbia indefinidamente. Se o paciente crescer a um ponto em que a haste fique muito curta, ela não precisa ser substituída como na osteogênese imperfeita, desde que o osso esteja bem consolidado. Se a consolidação óssea não for suficiente, entretanto, a haste deve ser trocada por uma mais longa, e se possível mais grossa, quando a fixação estiver em risco. É mais fácil remover a haste proximalmente, onde ela geralmente vem a se apoiar contra a cortical lateral anterior.

Referências

1. Morrissy RT, Riseborough EJ, Hall JE. Congenital pseudarthrosis of the tibia. J Bone Joint Surg [Br] 1981;63:367.
2. Anderson DJ, Schoenecker PL, Sheridan JJ, et al. Use of an intramedullary rod for the treatment of congenital pseudarthrosis of the tibia. J Bone Joint Surg [Am] 1992;74:161.
3. Baker JK, Cain TE, Tullos HS. Intramedullary fixation for congenital pseudarthrosis of the tibia. J Bone Joint Surg [Am] 1992;74:169.

6.12 EPIFISIODESE TIBIAL E FIBULAR PROXIMAL, TÉCNICA DE PHEMISTER

Epifisiodese da tíbia e da fíbula proximais é executada menos raramente do que a epifisiodese do fêmur distal. Há várias razões para isso. Primeiro, a tíbia proximal cresce mais lentamente e, assim, fornece menos correção. Mesmo quando a discrepância está na tíbia, freqüentemente não é a melhor escolha porque a epifisiodese deve ser feita vários anos antes do término do crescimento para se atingir a correção desejada. Isso resulta em uma maior chance de que os cálculos da discrepância final estejam errados. Por essas razões, a epifisiodese da tíbia e da fíbula proximais é feita com mais freqüência em combinação com a epifisiodese do fêmur distal, quando uma maior correção é necessária do que a que pode ser obtida no fêmur distal ou quando uma doença ou uma lesão destruiu o crescimento tibial proximal oposto.

Embora a operação para destruir a placa de crescimento da tíbia seja essencialmente a mesma que a usada para o fêmur distal, a abordagem é diferente, e para alguém que não esteja familiarizado com ela, pode parecer mais difícil do que aparenta. Isso se deve ao formato peculiar da tíbia proximal, ao formato encurvado da fise e à necessidade de obter acesso à fise fibular proximal.

A operação é feita com um torniquete. Se o cirurgião não estiver familiarizado com essa operação, pode ser útil identificar a placa fisária da tíbia proximal antes de fazer a incisão. É mais fácil começar com o aspecto lateral. Um saco de areia pode ser colocado sob o quadril no lado operado para ajudar na rotação interna da perna, para um melhor acesso ao aspecto lateral da perna. Após a cirurgia desse lado ser completada, a enfermeira de plantão remove o saco de areia antes do início no lado medial (Figs. 6-74 a 6-80).

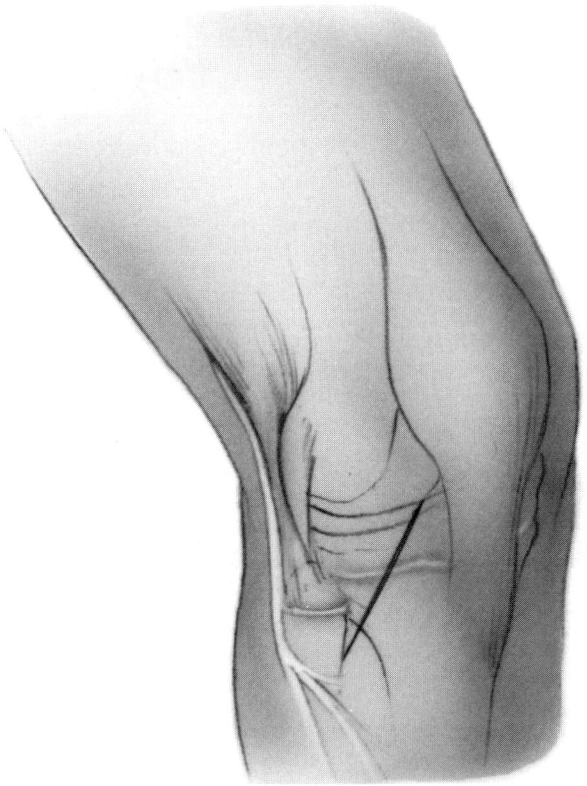

FIGURA 6-74. A placa fisária da fíbula proximal fica abaixo e posterior à fise no lado lateral da tíbia proximal. Devido ao fato dessas duas estruturas ficarem tão próximas, uma incisão única é usada. Ela se estende do lado proximal-anterior até o lado distal-posterior. Ela se inicia na proeminência da tíbia e termina exatamente abaixo da cabeça fibular. É melhor manter a incisão anterior à fíbula porque ela será a partir dessa direção sem expor o nervo fibular.

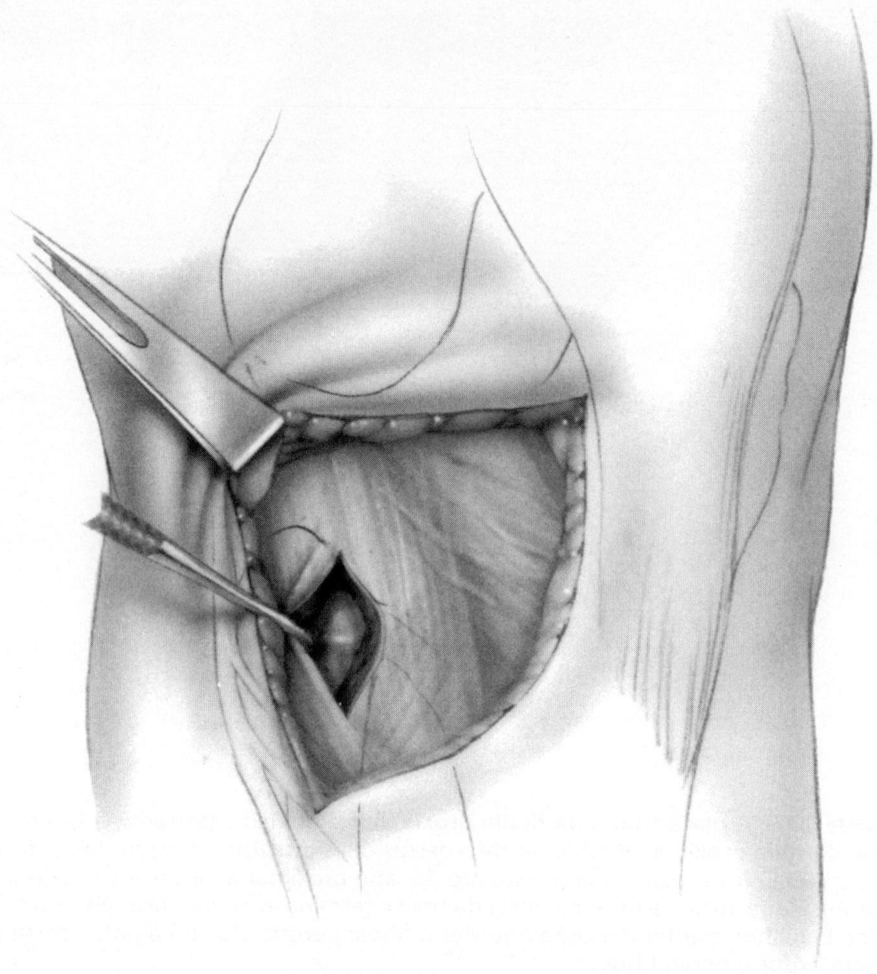

FIGURA 6-75. A epifisiodese fibular pode ser feita primeiro. O nervo fibular pode ser evitado permanecendo-se no aspecto anterior da cabeça fibular e não se movendo para a região distal à cabeça fibular. Um retalho de pele é elevado até que a cabeça fibular fique exposta. Ela é coberta por fáscia e músculo. Uma incisão longitudinal é feita diretamente sobre a porção anterior da cabeça fibular. Isso corta o periósteo proximalmente e algumas fibras do fibular longo ou extensor longo dos dedos distalmente. De novo, muito cuidado para não ir muito longe distalmente; essa é uma incisão pequena.

O periósteo é elevado em ambas as direções. A fise é identificada e, se necessário, uma pequena incisão em H pode ser feita no periósteo para ajudar na exposição da fise. Um saca-bocado pequeno, levemente curvado, é usado para remover tanto da fise quanto possível. O periósteo é fechado.

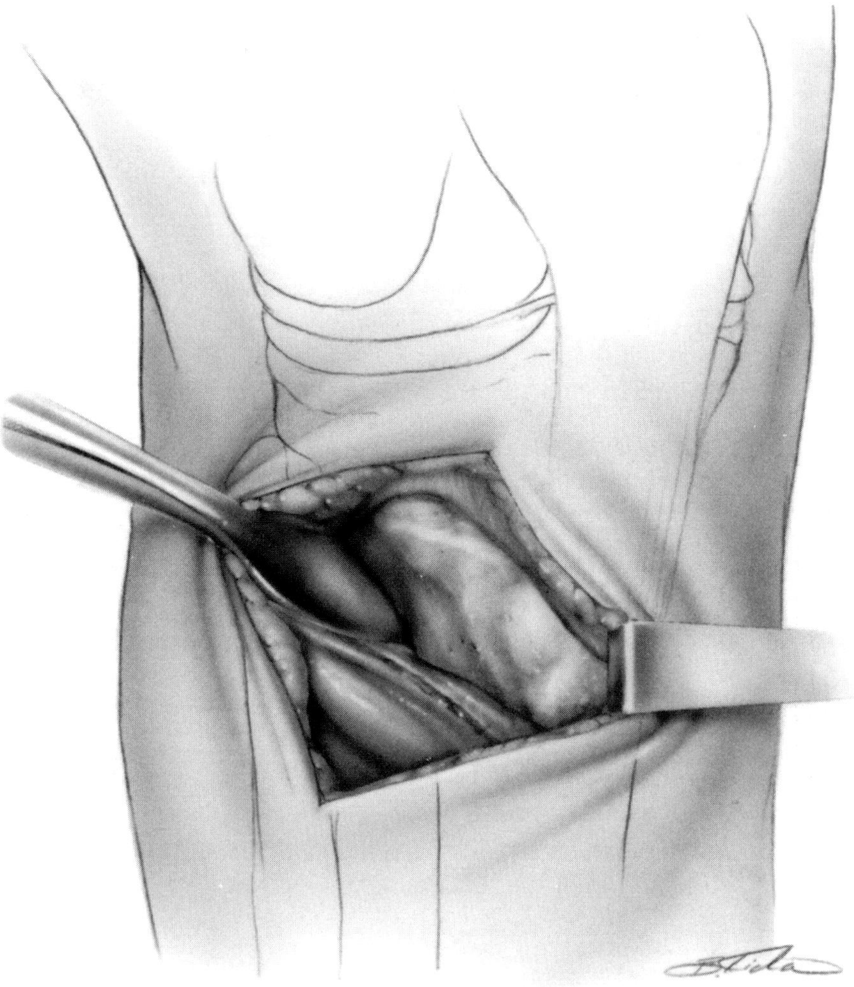

FIGURA 6-76. Para expor a fise tibial proximal, uma incisão curva é feita começando-se próximo ao tubérculo tibial e seguindo-se a crista tíbia posteriormente (ver Fig. 6-69). Então o periósteo é elevado distalmente ao longo da origem do músculo tibial anterior. Se a incisão for muito baixa na crista, o periósteo também precisará ser elevado proximalmente para expor a placa.

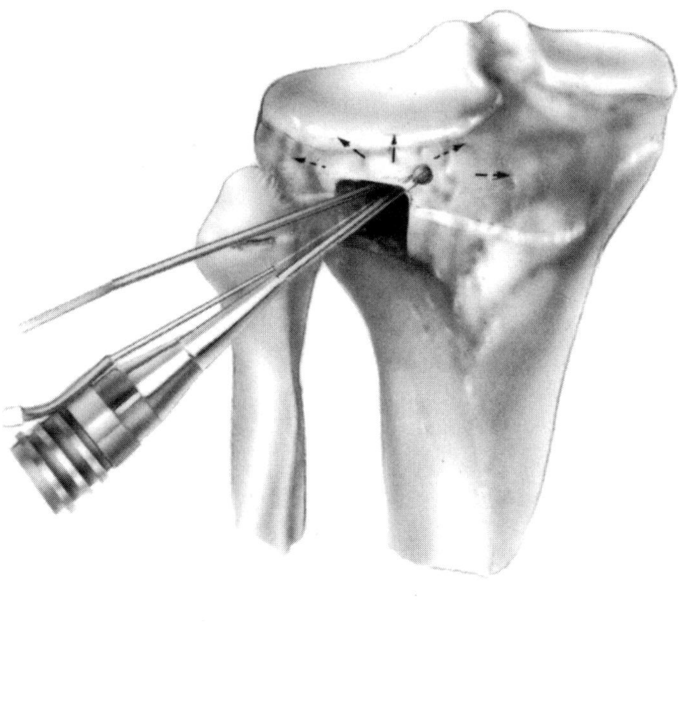

FIGURA 6-77. Com o cinzel de entalhe, remove-se um bloco de osso da porção média da superfície lateral da tíbia, criando-se uma janela. Uma broca de 5 mm de alta velocidade é usada para remover a fise. A broca ideal para esse procedimento é uma que combine irrigação na extremidade. Deve-se ter cuidado ao usar a broca, porque a dura cartilagem fisária é mais elástica do que o macio osso poroso circundante. A broca tende a se desviar da cartilagem e remover osso. Se o cirurgião não for cuidadoso, um canal profundo pode ser cortado por causa da suposição de que a broca removeu fise quando na realidade ela não removeu. O importante para evitar que isso aconteça é manter a cartilagem fisária branca sempre à vista. Uma luz direta ou uma pequena lâmpada de fibra óptica pode ser usada, mas isso raramente é necessário. O uso de uma cureta para remover a placa está descrito na técnica de epifisiodese femoral distal (ver Procedimento 4-19).

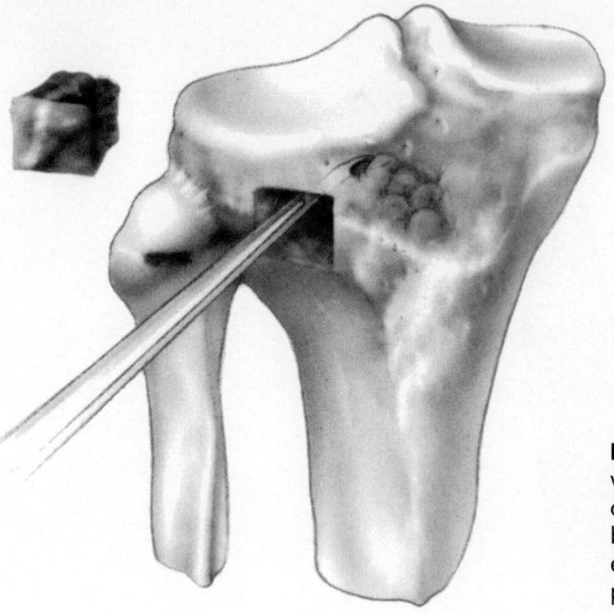

FIGURA 6-78. Toda a porção da placa fisária que for vista é removida. O osso poroso da metáfise é cortado com um osteótomo ou cureta e colocado para preenchimento do defeito, após o que o bloco ósseo é recolocado após reversão a 90° ou 180°. O periósteo é fechado, seguido pela fáscia crural, pelo tecido subcutâneo e pela pele. O saco de areia é removido, e a rotação externa é permitida à perna.

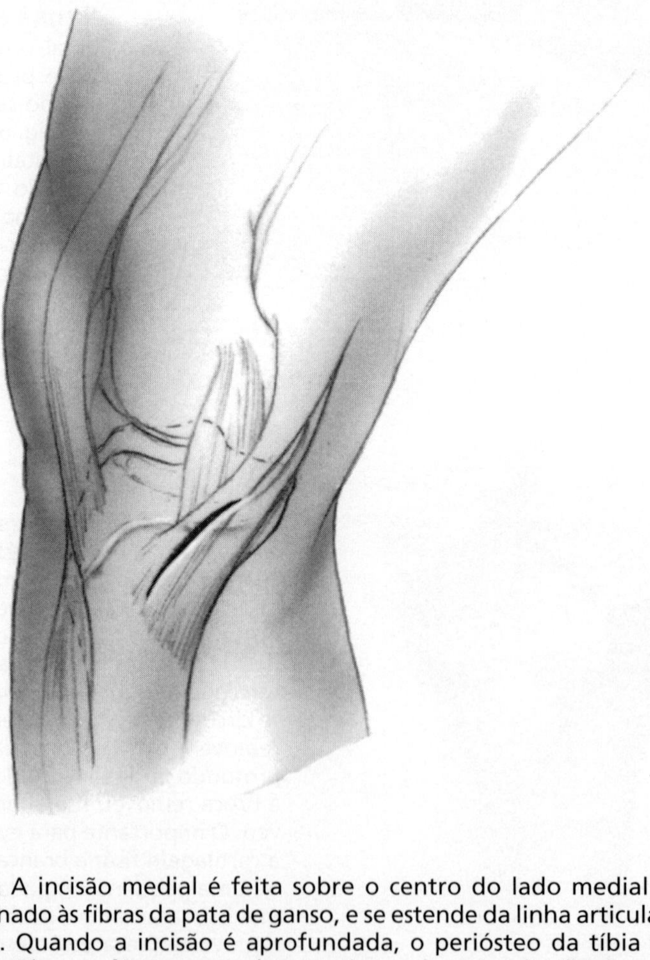

FIGURA 6-79. A incisão medial é feita sobre o centro do lado medial da tíbia com ângulo direcionado às fibras da pata de ganso, e se estende da linha articular distalmente cerca de 4 cm. Quando a incisão é aprofundada, o periósteo da tíbia está na parte proximal da ferida, e a fáscia que cobre a origem do músculo tibial anterior está na parte distal. A fise fica quase diretamente sobre essa inserção, e deve ser removida para que se tenha acesso à placa.

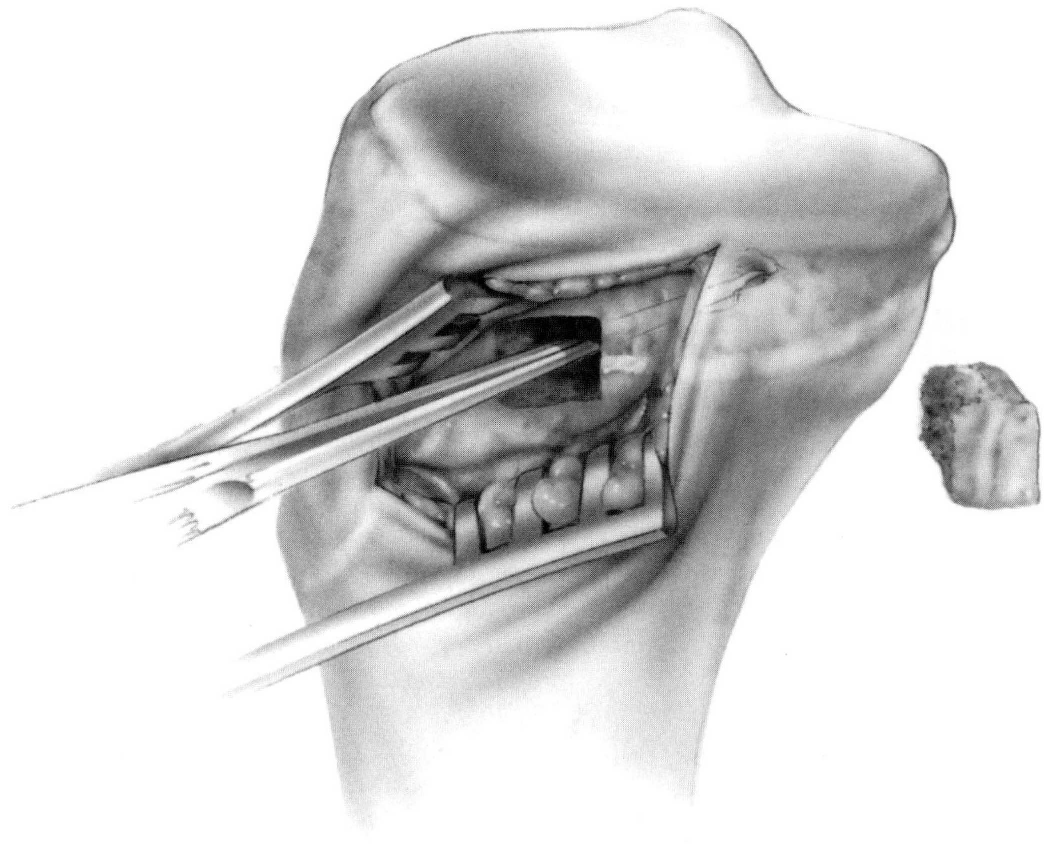

FIGURA 6-80. Uma incisão é feita no periósteo iniciando-se ao longo do tubérculo e estendendo-se proximalmente, e então curvando-se posteriormente cerca de 2/3 do caminho posterior na tíbia. Um elevador de periósteo é usado para elevar o periósteo e com ele a origem dos músculos tibial anterior e extensor longo dos dedos. A fise deve agora ficar visível. A fise é destruída da mesma forma que no aspecto lateral.

CUIDADOS PÓS-OPERATÓRIOS

A despeito da percebida eficácia do cirurgião, há ainda uma considerável continuidade entre a epífise e a diáfise. Para o conforto do paciente, esse deve ser colocado em um imobilizador de joelho, e, por segurança, é ensinada ao paciente a deambulação com muleta e uma marcha de três pontos com suporte parcial de peso com 12,5 a 25 quilos de peso permitidos. Devido ao fato dessa cirurgia ser freqüentemente feita em base ambulatorial, a deambulação com muletas deve ser ensinada pré-operativamente. Após 3 dias, o imobilizador de joelho é removido para a realização de exercícios de amplitude de movimento, os quais logo progridem para o fortalecimento dos musculos isquiotibiais e quadríceps com baixo peso. A consolidação óssea é em geral suficiente para permitir sustentação total de peso por volta de 6 semanas.

6.13 EPIFISIODESE PERCUTÂNEA DA TÍBIA PROXIMAL

Embora a epifisiodese aberta de Phemister seja a técnica padrão, está sendo substituída no uso geral pelo método percutâneo, o qual é igualmente eficaz (1-3) e tem uma taxa de morbidade mais baixa.

Devido ao fato de a perna ser um sistema constituído de dois ossos, a fíbula também precisa ser considerada. É aconselhável parar o crescimento da fíbula proximal se houver dois anos ou mais de crescimento remanescentes, ou em qualquer situação em que a fíbula proximal estiverproeminente.

A cirurgia é realizada com um torniquete, e geralmente pode ser feita de forma ambulatorial. É mais fácil iniciar com o lado lateral. Se a fíbula precisa ter uma parada de crescimento, uma pequena incisão será necessária (a menos que o cirurgião sinta-se capaz de destruir a fise proximal da fíbula de forma segura percutaneamente). Um saco de areia pode ser colocado sob o quadril no lado operado para ajudar na rotação interna da perna, para um melhor acesso ao aspecto lateral da perna. (Ver posicionamento no Procedimento 4-20, na epifisiodese femoral distal). Se o acesso ao lado medial for necessário, a enfermeira em circulação remove o saco de areia antes do início no lado medial (Figs. 6-81 a 6-85).

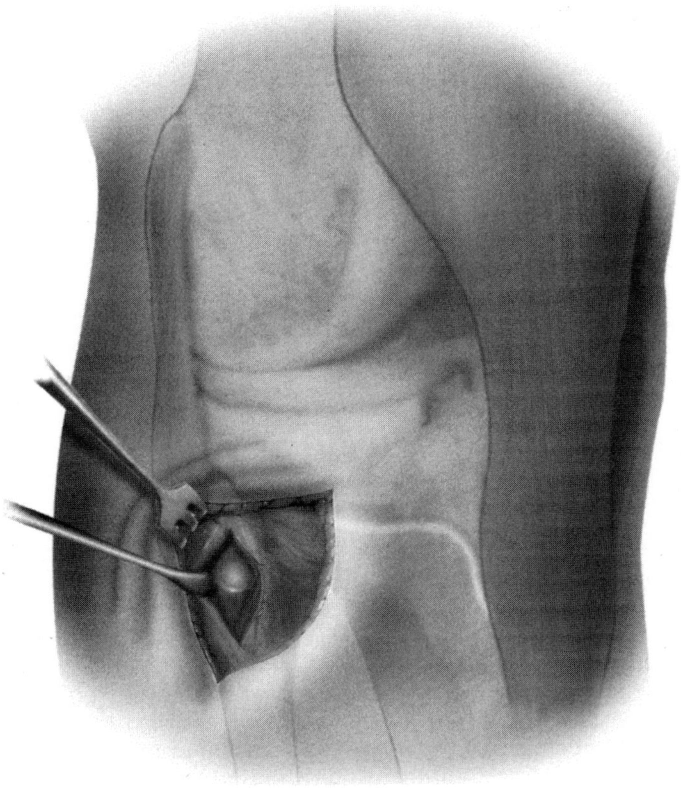

FIGURA 6-81. O paciente é posicionado como na epifisiodese de Phemister com um saco de areia sob as nádegas do lado operado para facilitar a rotação interna da perna e o acesso à fíbula e ao lado lateral da tíbia. A incisão usada também é a mesma. A razão para uma incisão no lado lateral é que provavelmente é mais seguro destruir a fise fibular proximal sob visão direta com um saca-bocado. Se não for necessário interromper o crescimento fibular proximal, o procedimento pode ser inteiramente percutâneo e feito a partir do lado medial, lateral ou de ambos os lados. Em geral não é necessário interromper o crescimento da fíbula proximal se ela não for proeminente de modo anormal e se houver menos de 2 anos de crescimento remanescente.

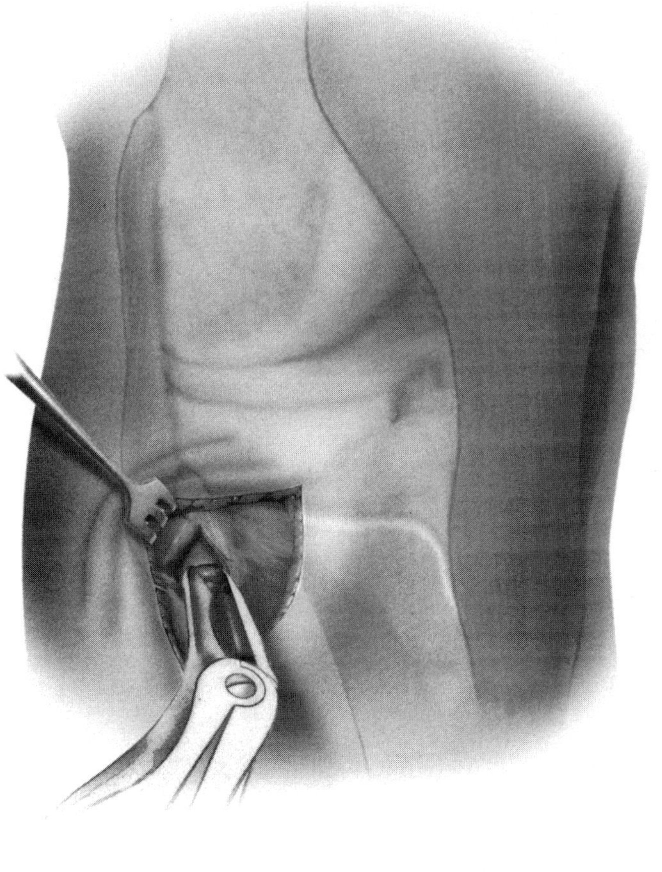

FIGURA 6-82. A fise fibular proximal é exposta na sua superfície dorsal. Isso elimina a necessidade de expor o nervo fibular, o qual se curva sobre a superfície dorsal da fíbula abaixo da fise. É desnecessário dizer que é preciso cuidado na exposição. O periósteo é dividido no padrão de H e é elevado, dando um bom acesso à fise. Um pequeno saca-bocado é utilizado para remover o aspecto mais dorsal da fise e um saca-bocado menor e mais pontudo, ou uma cureta, é utilizado para as porções mais profundas. Uma broca elétrica também pode ser usada, mas geralmente isso não é necessário. Quando este trabalho estiver completo, o periósteo será fechado.

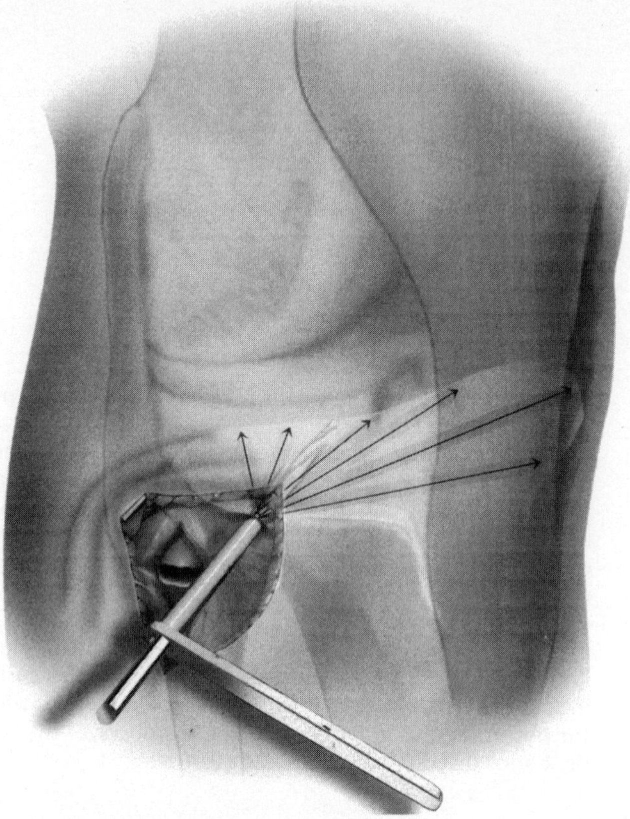

FIGURA 6-83. A técnica para a destruição da fise tibial é a mesma que a descrita para epifisiodese percutânea do fêmur distal. Uma broca é introduzida através da fise sob controle de intensificador de imagem. Vários movimentos para frente e para trás são feitos, tomando-se cuidado para que a broca, cada vez que for avançada, permaneça na fise e não acima ou abaixo dela. Também é preciso ter cuidado para que a broca permaneça dentro do osso. Quanto mais próximos forem feitos esses sulcos com a broca, mais fácil será o próximo passo.

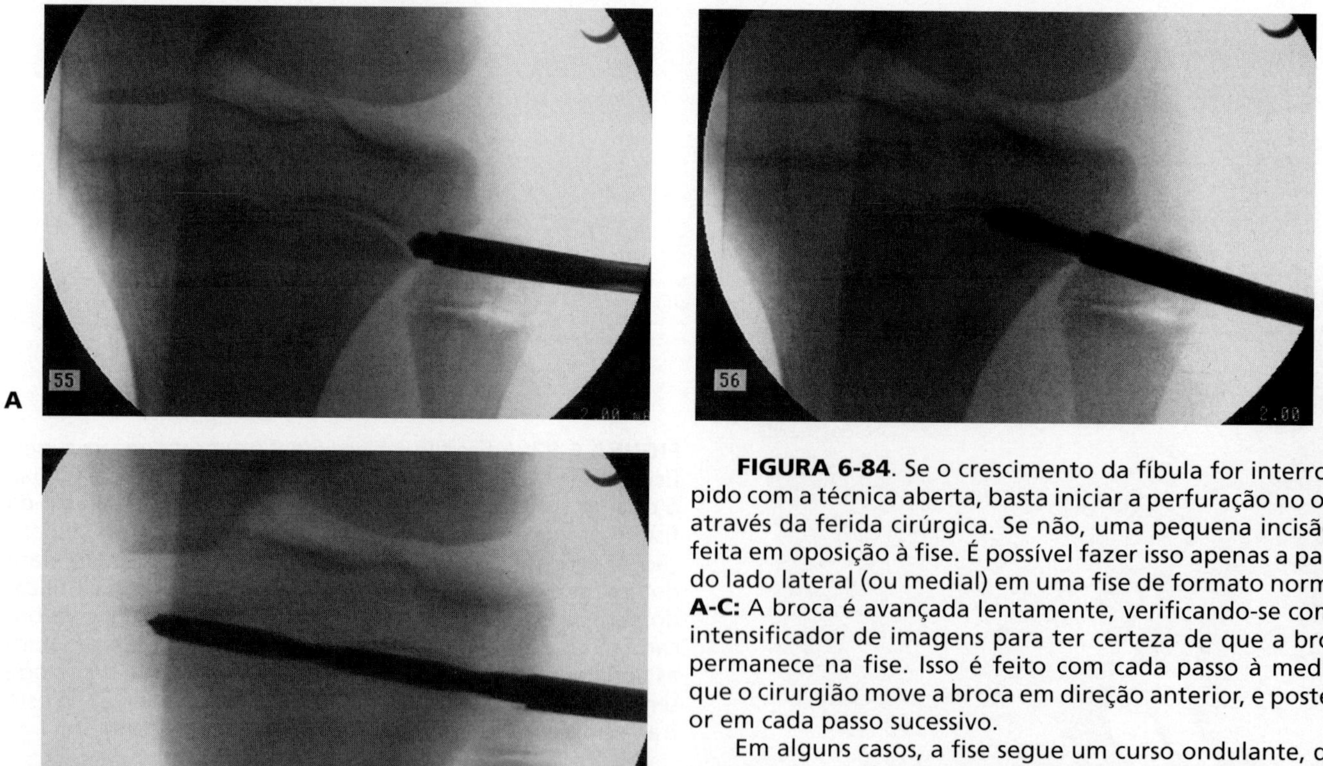

FIGURA 6-84. Se o crescimento da fíbula for interrompido com a técnica aberta, basta iniciar a perfuração no osso através da ferida cirúrgica. Se não, uma pequena incisão é feita em oposição à fise. É possível fazer isso apenas a partir do lado lateral (ou medial) em uma fise de formato normal. **A-C:** A broca é avançada lentamente, verificando-se com o intensificador de imagens para ter certeza de que a broca permanece na fise. Isso é feito com cada passo à medida que o cirurgião move a broca em direção anterior, e posterior em cada passo sucessivo.

Em alguns casos, a fise segue um curso ondulante, que requer que a epifisiodese seja feita de ambos os lados, medial e lateral. Além disso, alguns cirurgiões podem se sentir temerosos com o risco de passar a broca completamente através da fise, sobretudo posteriormente, por medo de sair do osso e danificar alguma estrutura importante.

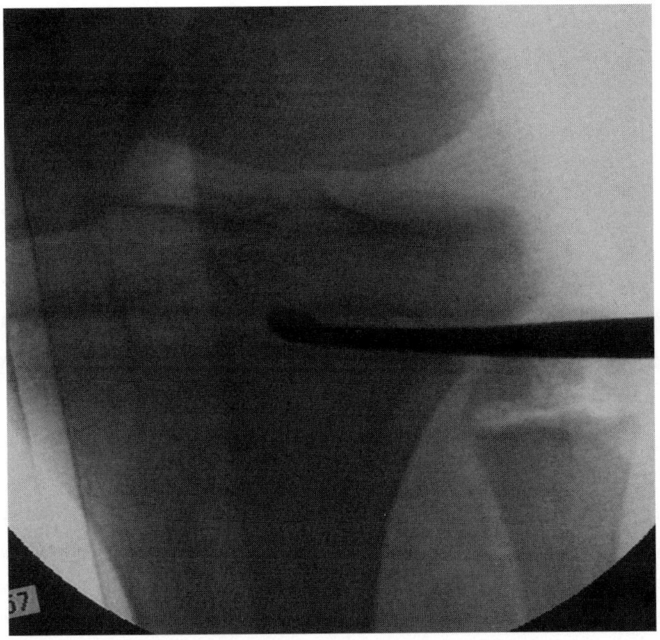

FIGURA 6-85. Após múltiplos passos com a broca, uma cureta é usada para conectar o orifício feito pela broca e remover fise adicional. A cureta deve ser verificada com o intensificador de imagens para se ter certeza de estar removendo a fise e não osso metafisário. Além disso, um esforço deve ser feito para manter o orifício na cortical o menor possível para minimizar o sangramento nos tecidos moles. A ferida cirúrgica é fechada com suturas absorvíveis. Um dreno não é útil, porque ele é imediatamente bloqueado com material do osso.

Se um membro tem menos de dois anos de crescimento remanescentes, geralmente não é necessário interromper o crescimento da fíbula proximal. Nesse caso, costuma ser mais fácil executar a epifisiodese a partir do lado medial, porque a borda da tíbia é subcutânea. Essa é a única situação em que a cirurgia é realmente percutânea.

CUIDADOS PÓS-OPERATÓRIOS

Um curativo é aplicado com uma bandagem de compressão, se for desejado. Um Cryo-Cuff pode ser útil para eliminar o inchaço, e pode resultar em uma reabilitação mais rápida. O procedimento é feito ambulatorialmente. O paciente deve ser instruído a afrouxar qualquer bandagem de compressão se o pé começar a inchar. Muletas devem ser usadas para se obter mais conforto durante os primeiros dias. A reabilitação ativa do quadríceps pode ser iniciada em poucos dias.

Referências

1. Timperlake RW, Bowen JR, Guille JT, et al. Prospective evaluation of fifty-three consecutive percutaneous epiphysiodeses of the distal femur and proximal tibia and fibula. J Pediatr Orthop 1991;11:350–357.
2. Horton GA, Olney BW. Epiphysiodesis of the lower extremity: results of the percutaneous technique. J Pediatr Orthop 1996;16:180–182.
3. Porat S, Peyser A, Robin GC. Equalization of lower limbs by epiphysiodesis: results of treatment. J Pediatr Orthop 1991;11:442–448.

6.14 HEMIEPIFISIODESE DA TÍBIA PROXIMAL POR GRAMPEAMENTO PARA CORREÇÃO DE GENO VARO

Uma epifisiodese feita com grampos pode ser permanente ou feita de acordo com os princípios originais propostos por Blount e Clarke (1). Nesse método, os grampos são inseridos bem antes do fim do crescimento e removidos quando a correção é obtida. Nessa técnica, uma pequena quantidade de supercorreção é desejável, porque um rebote de crescimento pode ocorrer após a remoção.

Também deve ser levada em conta a causa da deformidade: se ela continuar, a recorrência pode ser esperada. A permanência dos grampos por um período de 3 a 4 anos pode causar o fechamento permanente da fise (2). Esses pontos são importantes quando se considera o uso da hemiepifisiodese em casos de Doença de Blount em adolescentes ou jovens. Visto que o crescimento no lado oposto da interrupção de crescimento não ser normal nem previsível, porém permanente, um período de crescimento mais longo que o usual é necessário para a correção. A interrupção permanente do crescimento pode causar supercorreção, e a remoção dos grampos com continuação do crescimento pode causar recorrência da deformidade.

Quando as circunstâncias são mais previsíveis (p. ex., geno valgo idiopático), uma epifisiodese parcial permanente pode ser utilizada para corrigir uma deformidade angular. Bowen et al. (3,4) descreveram essa técnica e um método para calcular o melhor momento para realizar a epifisiodese. A epifisiodese deve ser feita de forma que a correção tenha sido obtida quando a fase de crescimento tiver terminado, de modo muito similar aos cálculos utilizados para determinar o comprimento dos membros. Embora a correção seja angular nesse caso, os dados utilizados são os mesmos dados de crescimento de Anderson e Green (5), que são utilizados para calcular o comprimento final do membro (Fig. 6-86).

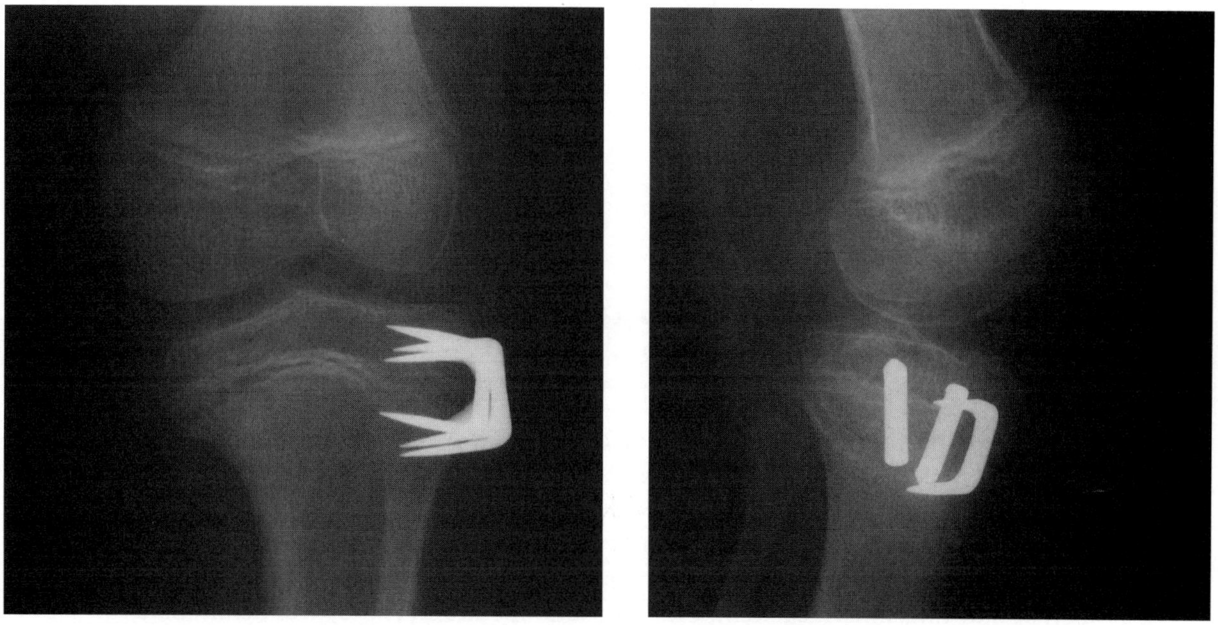

A B

FIGURA 6-86. O paciente é posicionado de forma igual à indicada para o grampeamento percutâneo, e a incisão é a mesma que foi descrita para aquele procedimento. A fise tibial proximal anterior à cabeça da fíbula é exposta e identificada no intensificador de imagens. Três grampos são inseridos, e a posição de cada um é confirmada nas projeções do intensificador de imagens. Os princípios de inserção são discutidos na seção de hemiepifisiodese por grampeamento para corrigir o geno valgo no fêmur distal. No caso ilustrado aqui, nem todos os grampos estão perfeitamente colocados de acordo com os princípios delineados por Blount e Clarke.

CUIDADOS PÓS-OPERATÓRIOS

Um curativo é aplicado com uma faixa de compressão, se desejado. Um Cryo-Cuff pode ser útil para eliminar o inchaço, e pode resultar em uma reabilitação mais rápida. O procedimento é feito ambulatorialmente. O paciente deve ser instruído a afrouxar qualquer bandagem de compressão se o pé começar a inchar. Muletas podem ser necessárias para se ter conforto durante os primeiros dias. A reabilitação ativa do quadríceps pode ser iniciada em poucos dias.

Referências

1. Blount WP, Clarke GR. Control of bone growth by epiphyseal stapling: a preliminary report. J Bone Joint Surg [Am] 1949;31:646–478.
2. Brockway A, Craig WA, Cockrell RR Jr. End-result study of sixty-two stapling operations. J Bone Joint Surg [Am] 1954;36:1060–1070.
3. Bowen JR, Leahey JL, Zhang Z, et al. Partial epiphysiodesis at the knee to correct angular deformity. Clin Orthop 1985;198:184–190.
4. Bowen JR, Torres RR, Forlin E. Partial epiphysiodesis to address genu varum or genu valgum. J Pediatr Orthop 1992;12:359–364.
5. Anderson M, Green WT, Messner MB. Growth and predictions of growth in the lower extremities. J Bone Joint Surg [Am] 1963;45:1.

6.15. EPIFISIODESE COM PARAFUSO PARA TORNOZELO VALGO

Tornozelo valgo é uma deformidade comum a diversas condições congênitas, cromossômicas e paralíticas. Sendo assim, a sua correção é uma preocupação comum dos cirurgiões ortopédicos. A técnica da epifisiodese parcial do lado medial da fise tem sido utilizada há anos, mas uma outra mais recente vem ganhando popularidade por causa de sua simplicidade e reversibilidade. Essa técnica envolve a criação de uma amarração temporária no lado medial da fise através de um parafuso (1,2).

A cirurgia é recomendada para crianças de 6 anos ou mais. Embora não tenha sido relatada no pequeno número de casos publicados até hoje, a interrupção permanente da fise continua sendo uma possibilidade. O parafuso será removido quando se alcançar a correção. A recorrência da deformidade pode ser esperada, dependendo da causa da deformidade original (Figs. 6-87 a 6-88).

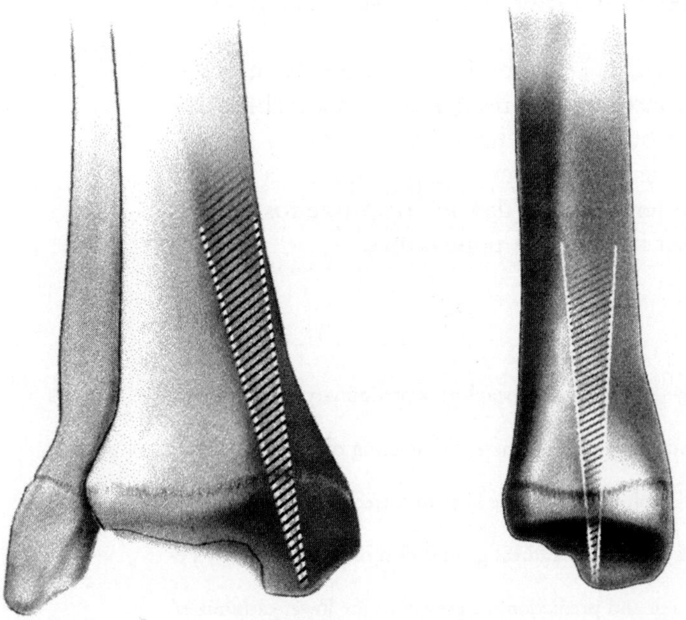

FIGURA 6-87. O paciente é posicionado em campo estéril sob um intensificador de imagens. Um pequeno orifício é feito sobre a ponta do maléolo medial, e um fio guia para parafuso canulado com 4,5 a 5 mm de diâmetro é inserido.

O objetivo é manter o parafuso o mais próximo possível da cortical tibial do lado medial, e no terço médio da tíbia na vista sagital. A posição deve ser confirmada pelo exame de duas incidências obtidas com o intensificador de imagens.

O macho é passado sobre o fio guia seguido por um parafuso parcial ou totalmente canulado com pelo menos 45 mm de comprimento. A ferida cirúrgica é fechada com uma sutura subcuticular absorvível, e um pequeno curativo é aplicado.

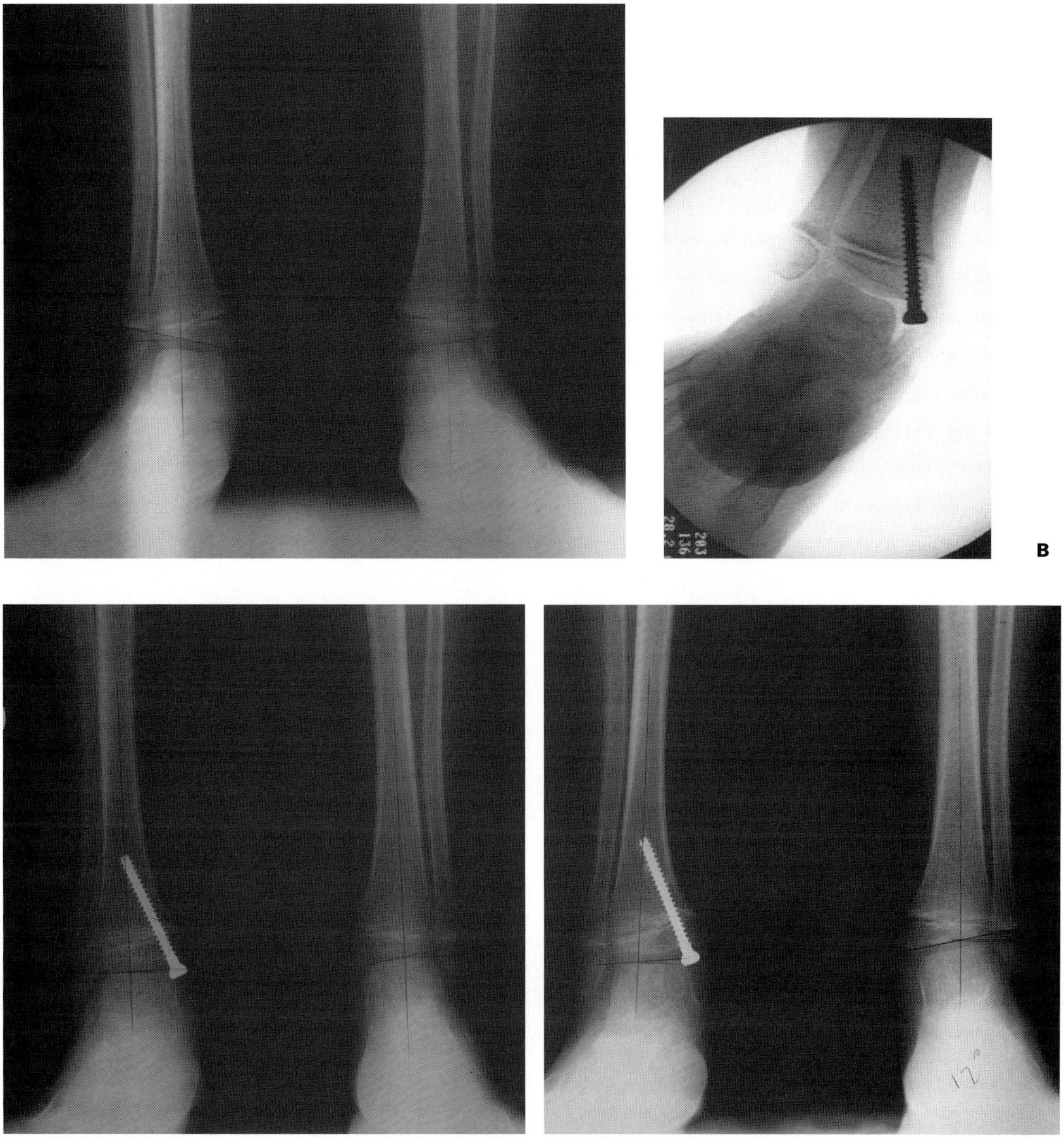

A B C D

FIGURA 6-88. **A:** Radiografias de uma menina de 4 anos e 10 meses que teve um tálus vertical direito corrigido aos 8 meses de idade. Ela tinha tornozelo valgo sintomático medindo 13°. **B:** Colocação intra-operatória do parafuso, com uma vista melhor da epífise triangular. **C:** Correção para posição neutra é obtida 9 meses após a colocação do parafuso. Note a linha de crescimento assimétrico na tíbia e a ausência de qualquer linha de crescimento na fíbula. **D:** Quatorze meses após a cirurgia, há uma leve supercorreção. O parafuso foi removido nessa época. (Cortesia do dr. Peter M. Stevens, Salt Lake City, UT.)

CUIDADOS PÓS-OPERATÓRIOS

O procedimento é feito com cirurgia ambulatorial. O paciente pode re-iniciar suporte total de peso. É importante acompanhar o paciente de perto de forma que não ocorra supercorreção significativa. Uma pequena quantidade de supercorreção pode ser desejável por causa do efeito-rebote após a remoção do parafuso. Na época apropriada, o parafuso é removido.

Referências

1. Davids JR, Valadie AL, Ferguson RL, et al. Surgical management of ankle valgus in children: use of a transphyseal medial malleolar screw. J Pediatr Orthop 1997;17:3–8.
2. Stevens PM, Belle RM. Screw epiphysiodesis for ankle valgus. J Pediatr Orthop 1997;17:9–12.

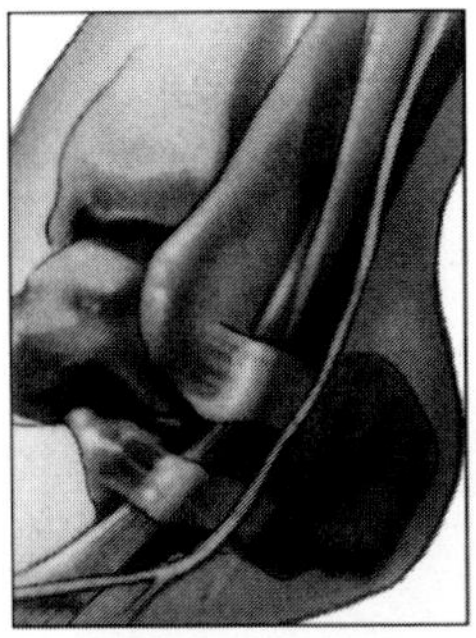

7

O PÉ

7.1 CORREÇÃO CIRÚRGICA DO PÉ TORTO

Turco (1) popularizou a liberação póstero-medial da deformidade do pé torto nos Estados Unidos em 1971, prosseguindo com um segundo estudo em 1979 (2). Desde então, surgiram numerosos artigos sobre a correção cirúrgica da deformidade do pé torto resistente. Uma leitura cuidadosa de todos esses artigos, entretanto, pode não convencer o cirurgião de que ele já conheça a melhor técnica operatória. Isso se deve a vários fatores: nem todos os pés tortos são iguais, e assim nem todos requerem a mesma cirurgia; não existe uma boa classificação que permita fazer comparações de pés tortos antes e depois da cirurgia; nem sempre os cirurgiões estão de pleno acordo sobre a natureza da anatomia mórbida do pé (3); e a importância das incisões é freqüentemente enfatizada sobre aquilo que é feito embaixo da pele. Para resumir, a cirurgia do pé torto resistente ainda permanece exigente e requer muita habilidade por parte do cirurgião que a executa.

A liberação cirúrgica do pé torto resistente é discutida, bem como os vários componentes de uma cirurgia que o cirurgião pode escolher usar ou omitir. Não há intenção de defender uma operação ou incisão particular, e o cirurgião deve decidir o que é necessário para cada pé torto. As técnicas que diferentes cirurgiões empregam para o tratamento do pé torto são tão numerosas e sem evidência objetiva de superioridade baseada em resultados publicados que nenhuma cirurgia em particular pode ser recomendada. Os passos operatórios são descritos de acordo com três incisões separadas, embora se reconheça que alguns cirurgiões podem preferir utilizar uma incisão grande ou duas incisões separadas (Figs. 7-1 a 7-18).

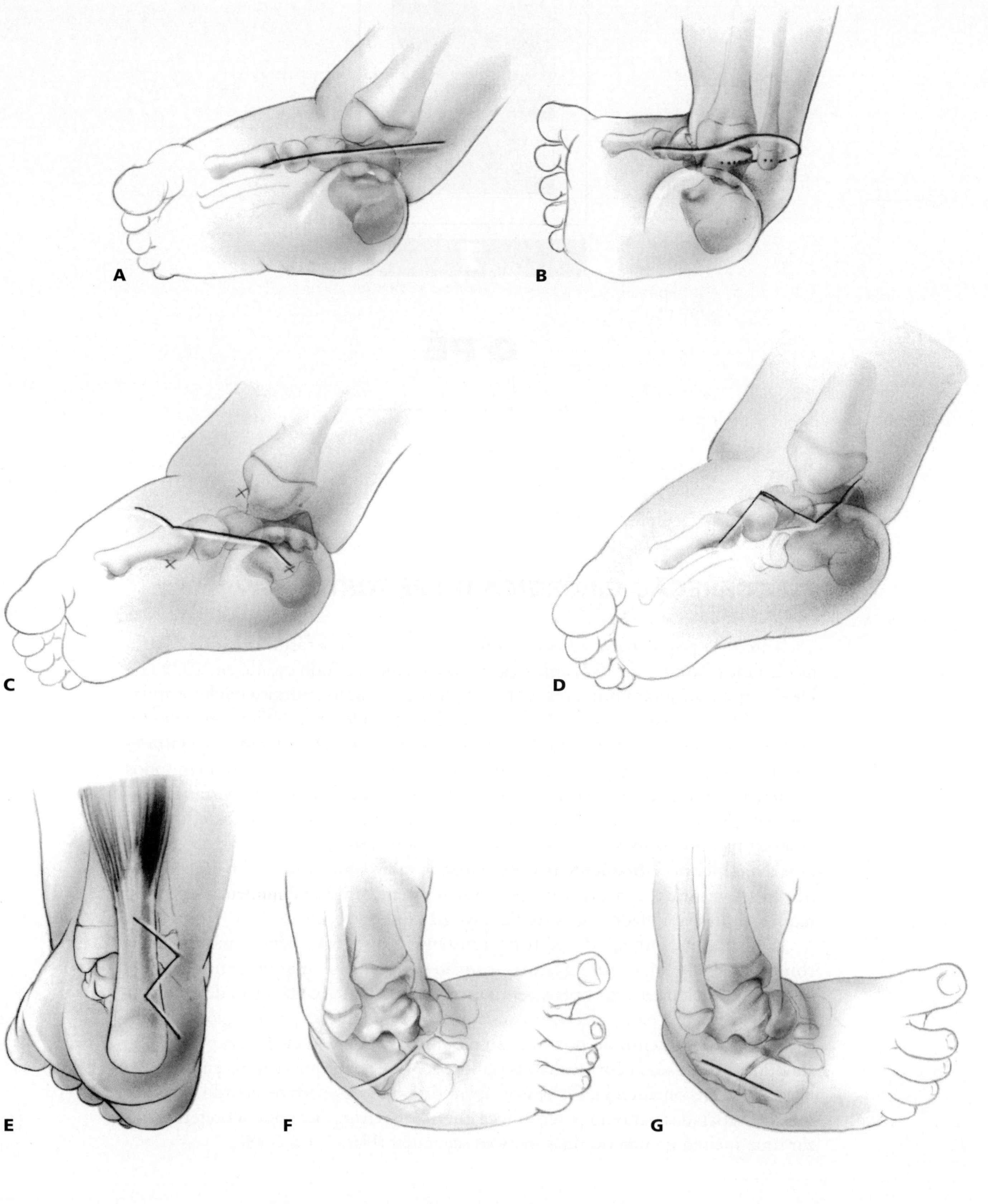
A
B
C
D
E
F
G

◀ **FIGURA 7-1.** As incisões usadas variam amplamente, e são mais numerosas do que pode ser descrito aqui. Todas elas têm sido utilizadas com sucesso, mas o que é feito sob a incisão é muito mais importante do que o resultado da incisão em si.

Turco (1) descreveu uma incisão reta que se estende da base do primeiro metatarsal, sob o maléolo medial, até alcançar o tendão de Aquiles **(A)**. Ele enfatizou que uma extensão proximal da incisão ao longo do tendão de Aquiles era contra-indicada e que não deveria ser realizado dissecção subcutânea e sim um aprofundamento da incisão cirúrgica até ser atingido o plano ósseo. O fato de ignorar essas duas advertências tem causado muitos problemas com a ferida.

Crawford et al. (4) descreveram uma incisão popularizada por Giannestras em Cincinnati **(B)**. Essa incisão transversa inicia-se no lado medial do pé, sobre a articulação naviculocuneiforme. A partir dela, a incisão passa posteriormente para cruzar imediatamente abaixo da extremidade do maléolo medial. Ela continua através da parte posterior do pé sobre o tendão de Aquiles no nível da articulação tibiotalar, e continua lateralmente para passar sobre o maléolo lateral, terminando no seio do tarso. Embora muitos cirurgiões tenham abandonado essa incisão por causa de complicações com a ferida cirúrgica, muitos estudos reportam seu uso rotineiro sem problemas.

Muitos cirurgiões preferem usar duas incisões: uma posterior e uma medial, com uma terceira incisão lateralmente sobre a articulação calcaneocubóide, se isso for necessário. Carroll (3) descreveu uma incisão medial com três membros **(C)**. O centro do calcâneo, a parte anterior do maléolo medial, e a base do primeiro metatarsal (marcados por X) formam um triângulo. A parte central dessa incisão é paralela à base do triângulo, enquanto a parte proximal se curva em um ângulo em direção ao centro do calcanhar, e a parte distal cruza sobre o dorso do pé. A incisão posterior vai de um ponto na linha média cerca de 4 cm acima da articulação tibiotalar obliquamente a um ponto a meio caminho entre o tendão de Aquiles e o maléolo lateral.

Uma incisão útil que nós usamos foi aprendida com Campos de Pas e seu grupo em Brasília, Brasil **(D, E)**. Ela consiste de uma incisão separada medial e outra posterior em zigue-zague. O primeiro membro da incisão medial começa acima e atrás do maléolo medial e se estende para frente e para baixo em direção à sola do pé. O segundo membro tem um ângulo distal e dorsal para terminar na região do navicular. O terceiro membro se estende em direção distal plantar e termina na base do primeiro metatarsal. A incisão posterior é também composta de três membros. Ao colocar essa incisão no lado lateral do tendão de Aquiles, preserva-se uma ponte cutânea maior entre as duas incisões e não se limita a exposição das estruturas mediais. O primeiro membro inicia-se ao longo do lado póstero-lateral do calcâneo, e tem um ângulo proximal à borda lateral do tendão de Aquiles. Dois membros de comprimento igual estendendo-se proximalmente completam a incisão. A vantagem da incisão em ziguezague é que muito mais exposição lado-a-lado pode ser obtida com uma incisão mais curta, e à medida que o pé é corrigido, a tensão na incisão é amplamente eliminada. Com a incisão posterior, é possível a abordagem a partir do tendão tibial posterior medialmente até bem além dos tendões fibulares lateralmente.

Se o cirurgião não usar a incisão de Cincinnati e desejar abrir a articulação calcaneocubóide a partir do aspecto lateral, ele tem duas escolhas. Uma incisão oblíqua nas linhas cutâneas pode ser feita diretamente sobre a articulação calcaneocubóide **(F)**. Se essa incisão for usada, o cirurgião deve ter certeza de sua localização diretamente sobre a articulação, ou a exposição torna-se difícil. A segunda opção é uma incisão curvilinea perpendicular à articulação calcaneocubóide **(G)**. Essa incisão tem a vantagem de permitir uma exposição mais fácil, e deixa cicatrizes surpreendentemente pequenas.

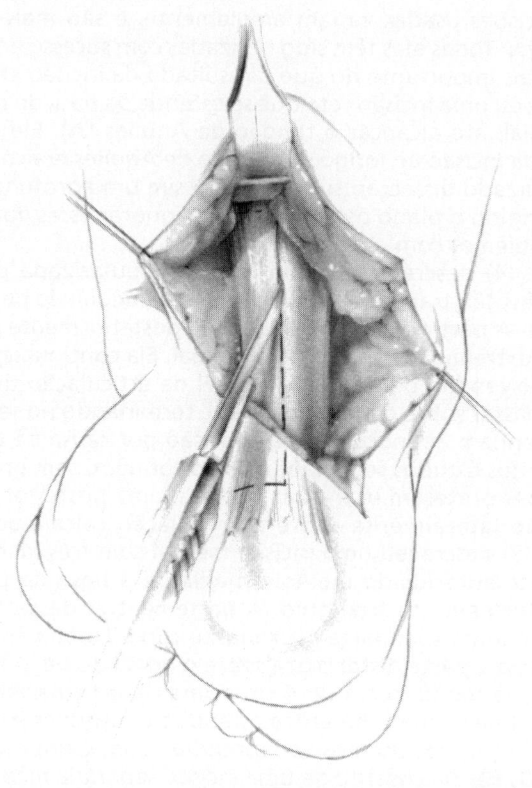

FIGURA 7-2. O paciente é colocado em decúbito ventral. O suporte de cabeça de espuma emborrachada que é usado por anestesiologistas para apoiar a cabeça serve como excelente apoio para o bebê em decúbito ventral. Esse suporte pode ser elevados com um lençol dobrado sob ele para melhorar o acesso ao pé.

A pele é incisada até o tendão de Aquiles. É importante preservar a bainha do tendão. O melhor modo de conseguir isso é deixar a bainha presa ao tecido subcutâneo. Assim, a incisão na pele e no tecido subcutâneo é feita diretamente para baixo até o tendão, passando através de sua bainha transparente. Então, o tendão é exposto circunferencialmente ao se separar com cuidado a bainha com um pequeno elevador. Uma grande quantidade de exposição pode ser obtida colocando-se a lâmina do afastador de Senn proximalmente e puxando-o para cima".

É possível dividir o tendão em Z. Essa divisão inicia-se proximalmente com um corte no meio do tendão. Este corte deve ser longo o bastante porque, com freqüencia, é surpreendente ver quanto comprimento é necessário para poder ser obtida a correção de um pé torto grave. Quando o bisturi alcança o calcâneo, ele é virado medialmente para separar a metade medial do tendão de Aquiles. A metade medial é separada para diminuir a força varizante. Com o afastador Senn elevando a pele proximalmente, a metade lateral do tendão é separada proximalmente. Ambas as metades são dissecadas e liberadas. A metade proximal pode ser enrolada sob a pele e tecido subcutâneo proximalmente onde um túnel foi preparado. Uma sutura pode ser passada através da metade distal do tendão que é conectada a um pequeno hemostato e embrulhada em uma esponja úmida para ficar fora do caminho.

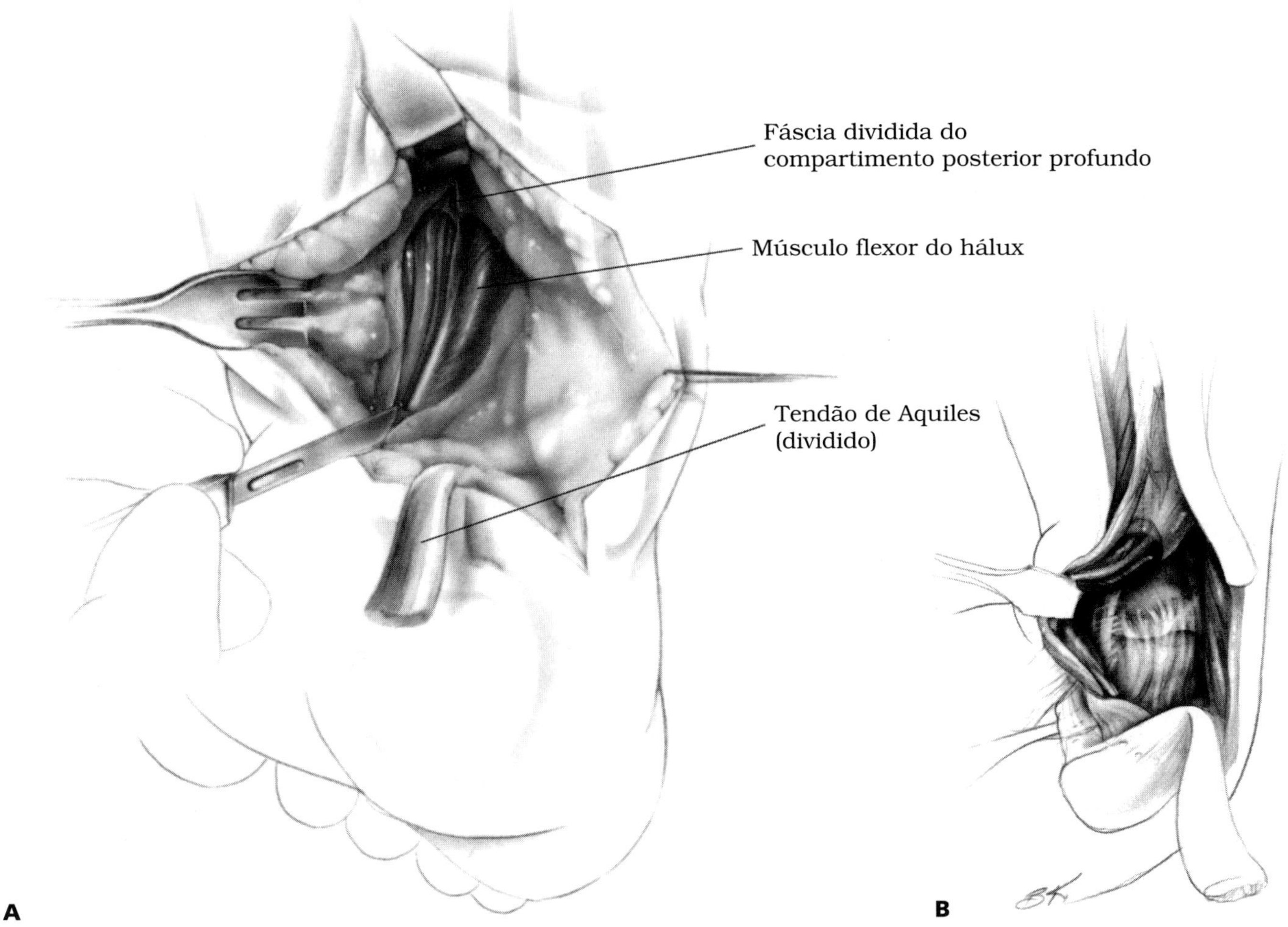

FIGURA 7-3. O próximo passo é abrir o compartimento posterior profundo. O cirurgião pode ficar tentado a fazer isso abrindo-o com tesouras ou um hemostato, mas isso é desnecessariamente destrutivo e só pode levar a má cicatrização e fibrose. O compartimento posterior é um compartimento anatômico distinto e pode ser aberto por meio de uma incisão feita com bisturi. Começando proximalmente, o tecido adiposo sob o tendão de Aquiles é incisado de forma cortante em linha reta. À medida que a incisão é aprofundada, a borda fascial do compartimento é encontrada e, sob ela, mais tecido adiposo no compartimento posterior. Freqüentemente, após essa incisão ser completada, as estruturas anatômicas no compartimento posterior podem ser instantaneamente visualizadas **(A)**. Além disso, em pé torto grave, as relações anatômicas normais podem não permanecer. Em tais casos, a incisão pode descer diretamente sobre o nervo tibial posterior, como ilustrado aqui. Observe o flexor como do hálux situado imediatamente lateral ao nervo. Essa estrutura é o primeiro marco a ser identificado no compartimento posterior, e é facilmente reconhecível como o único tendão passando atrás do maléolo medial no qual o ventre do músculo se estende tão baixo. Isso é facilmente lembrado como o único músculo com "carne no tornozelo".

Um pequeno elevador periosteal é usado para dissecar abaixo desse músculo, permanecendo em contato próximo com a cápsula posterior. Essa dissecção é continuada em volta do lado medial do tornozelo até o aspecto posterior do maléolo medial. A dissecção é facilitada pela abertura da bainha do flexor longo do hálux distal ao maléolo medial para permitir que esse músculo seja deslocado. O feixe neurovascular é elevado com o tecido adiposo, e não precisa ser perturbado. Se uma liberação plantar for feita mais tarde durante o procedimento, é mais fácil dissecar o feixe neurovascular para fora nesse ponto para facilitar sua exposição a partir da incisão medial. Um afastador Senn ou House pode ser usado para afastar todas essas estruturas, dando uma visão clara da cápsula posterior desde a linha média até o maléolo medial **(B)**. Quando o pé fica em flexão plantar, essa exposição se torna ainda mais fácil.

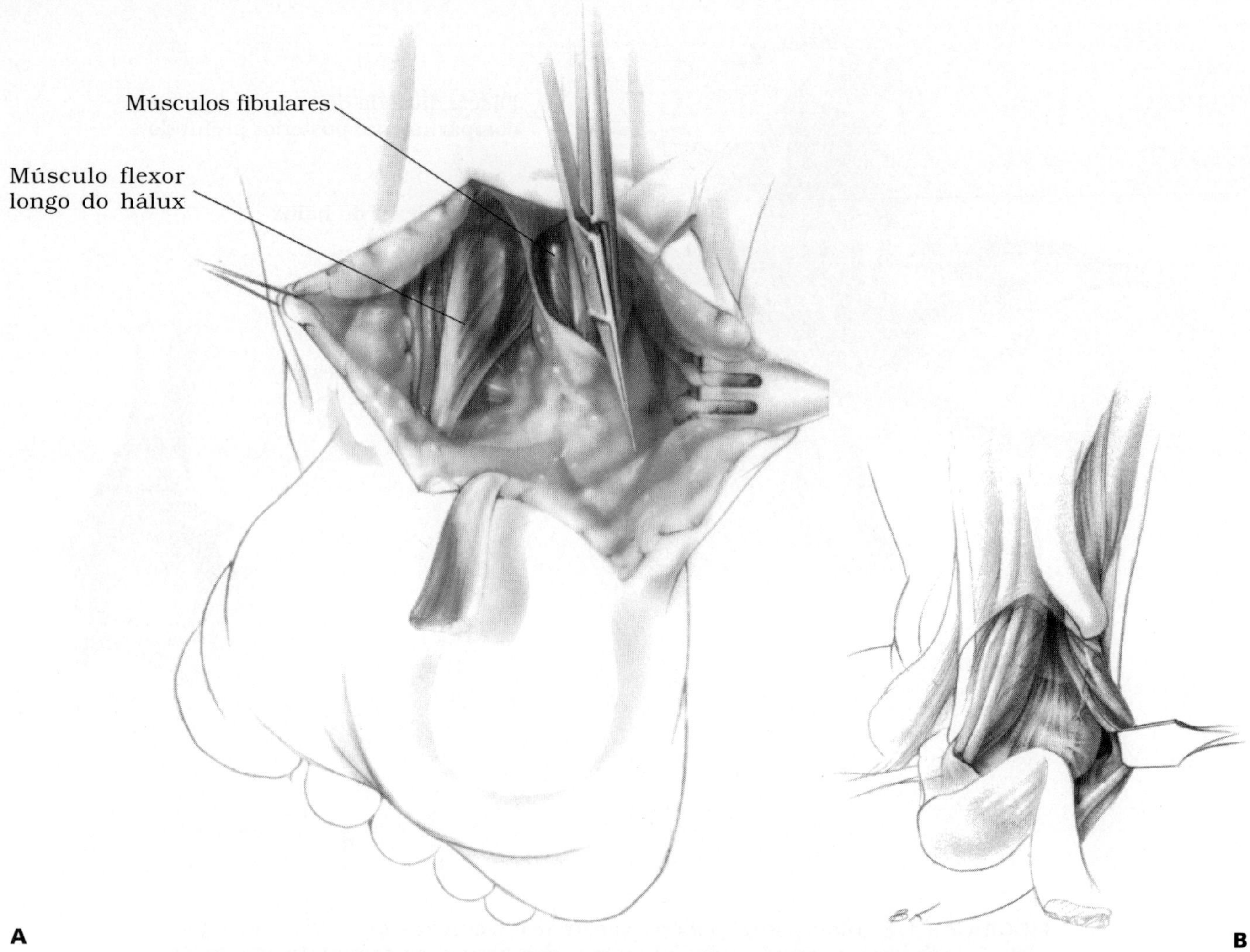

A **B**

FIGURA 7-4. O aspecto lateral das cápsulas agora deve ser exposto da mesma forma. Isso é feito mais facilmente por meio de uma incisão na fáscia sobre os ventres dos músculos fibulares. Esses músculos estão envolvidos em gordura e fáscia lateral ao flexor longo do hálux, cujo ventre muscular é mostrado exposto ao longo do feixe neurovascular. Após o tecido muscular ser identificado, uma tesoura é usada para abrir esse envelope fascial em volta dos músculos fibulares e tendões **(A)**. Essa incisão deve ser levada até o ponto em que os tendões fibulares curvam-se sob o maléolo lateral, de forma que esses tendões possam ser afastadores o bastante para permitir uma completa divisão do ligamento calcâneo-fibular, que fica abaixo da bainha do tendão fibular **(B)**. Isso completa a exposição do aspecto posterior das articulações tíbio-talar e subtalar.

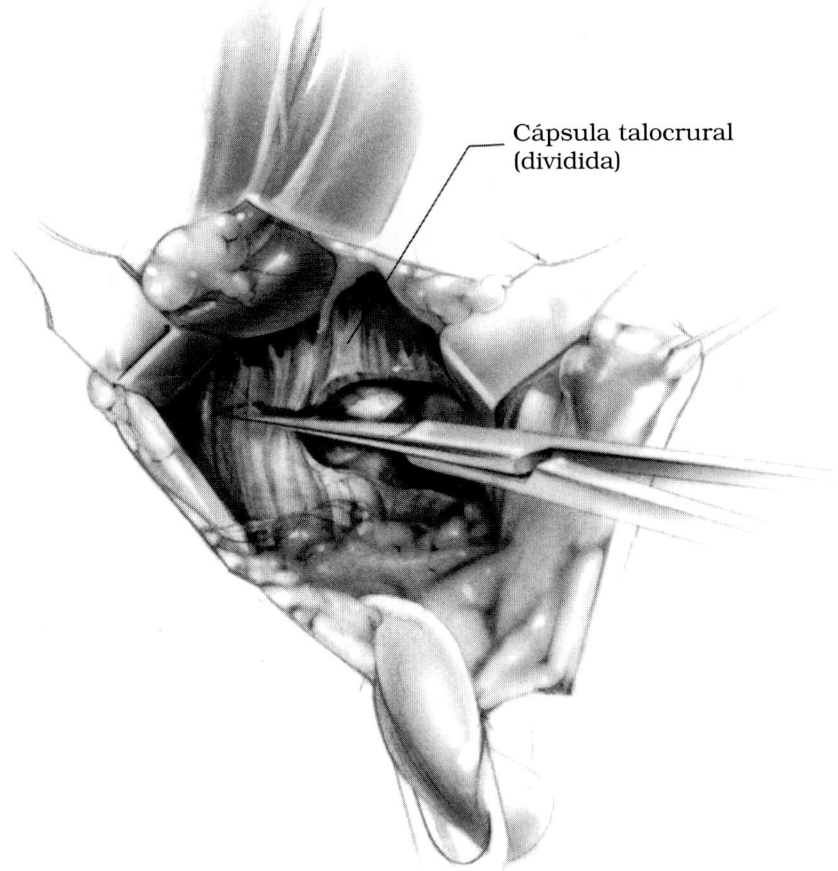

FIGURA 7-5. O próximo passo é abrir as articulações posteriores. Em um pé torto grave, a borda posterior do calcâneo pode estar em contato direto com a borda posterior da tíbia, obscurecendo o tálus. Para facilitar essa exposição, o tecido fibro-adiposo e a cápsula sobre o aspecto posterior da articulação são excisadas de forma cortante com um bisturi. Isso deve expor as articulações talocrural e subtalar ao mesmo tempo. Uma tesoura pode ser usada para estender a incisão capsular medial e lateralmente.

A articulação tíbio-talar pode ser identificada por palpação e inspeção enquanto o pé está flexionado e estendido. O tecido fibro-adiposo é primeiro excisado com um bisturi, e então a tesoura é inserida com uma lâmina na articulação e a outra fora da articulação. A cápsula é aberta em volta do lado medial até que o músculo flexor longo dos dedos seja identificado. Dois avisos de precaução: assegure-se de que as estruturas neurovasculares estejam afastadas e protegidas, e prossiga devagar atrás do maléolo medial para evitar dividir os tendões flexor longo dos dedos e tibial posterior. Os tendões fibulares são agora afastados e a incisão na cápsula continua em volta do aspecto lateral. À medida que o pé é dorsiflexionado, o domo do tálus é visualizado. O corte do ligamento calcâneo-fibular geralmente faz a maior diferença na quantidade de dorsiflexão que é obtida.

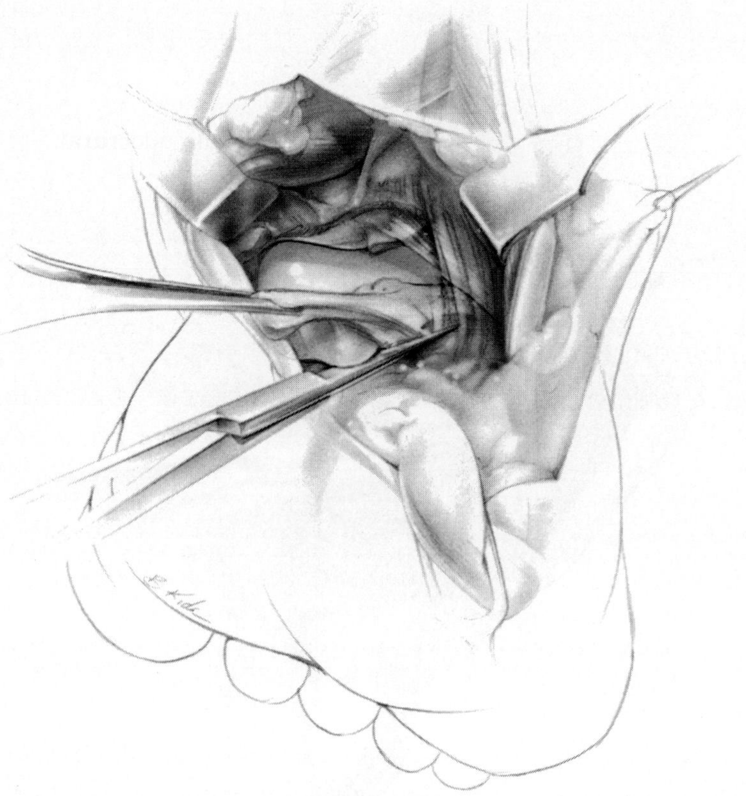

FIGURA 7-6. A articulação subtalar pode ser aberta agora se o cirurgião assim o desejar. A articulação subtalar é encontrada próxima à articulação tíbio-talar posteriormente. Use a tesoura para abrir a cápsula e estender a incisão na cápsula, medial e lateralmente. No lado medial, deve-se ter cuidado para evitar cortar o tendão flexor do hálux que corre ao longo do aspecto medial da articulação subtalar. Com cuidado, isso pode ser afastado, permitindo que a articulação subtalar seja aberta medialmente até a articulação tíbio-talar.

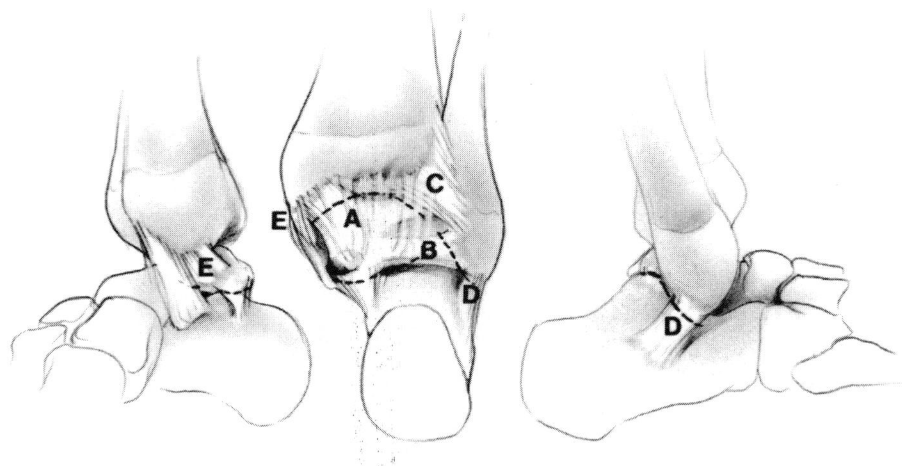

FIGURA 7-7. Embora muitas ilustrações de cirurgia de pé torto mostrem os ligamentos da cápsula posterior como estruturas distintas, o cirurgião raramente as vê dessa forma, porque elas são meramente condensações da cápsula posterior contínua. Ocasionalmente, o ligamento fibulotalar posterior e o ligamento calcâneo-fibular se evidenciam, o último aparecendo como um tendão. Os cortes geográficos na cápsula posterior das articulações tíbio-talar e subtalar dividem os ligamentos como mostrado: o ligamento tíbio-talar posterior **(A)**, o ligamento talofibular posterior **(B)**, o ligamento talofibular **(C)**, o ligamento calcâneo-fibular **(D)** e o ligamento deltóideo **(E)**.

O ligamento deltóideo consiste de várias partes. Uma parte do ligamento deltóideo chamada de *ligamento deltóideo profundo* (parte tíbio-talar anterior do ligamento deltóideo) é ligada ao tálus e, na opinião de muitos cirurgiões, não deveria ser dividida para evitar a complicação de subluxação lateral do tálus. A divisão dessa parte do ligamento deltóideo é evitada pela interrupção da capsulotomia da articulação tíbio-talar no aspecto posterior do maléolo medial. Se o que se quer é dividir essa porção do ligamento deltóideo como parte da operação, como é feito no procedimento descrito por Goldner (5), ele deve ser reparado.

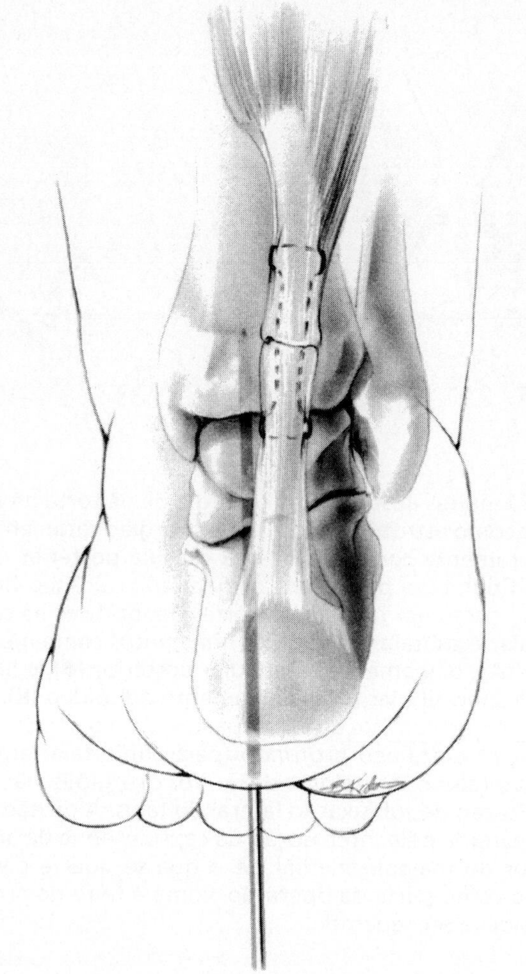

FIGURA 7-8. O reparo do tendão de Aquiles é tudo o que permanece para ser feito posteriormente. Isso deve ser feito após o término de toda a liberação, e depois que o pé foi reduzido e fixado com fios de Kirschner. O tendão pode ser reparado de forma término-terminal (ponta com ponta) com uma sutura do tipo Kessler ou então suturado lado a lado. O reparo deve ser feito sob tensão, porém reduzida, para evitar um enfraquecimento desnecessário do músculo gastrocnêmio.

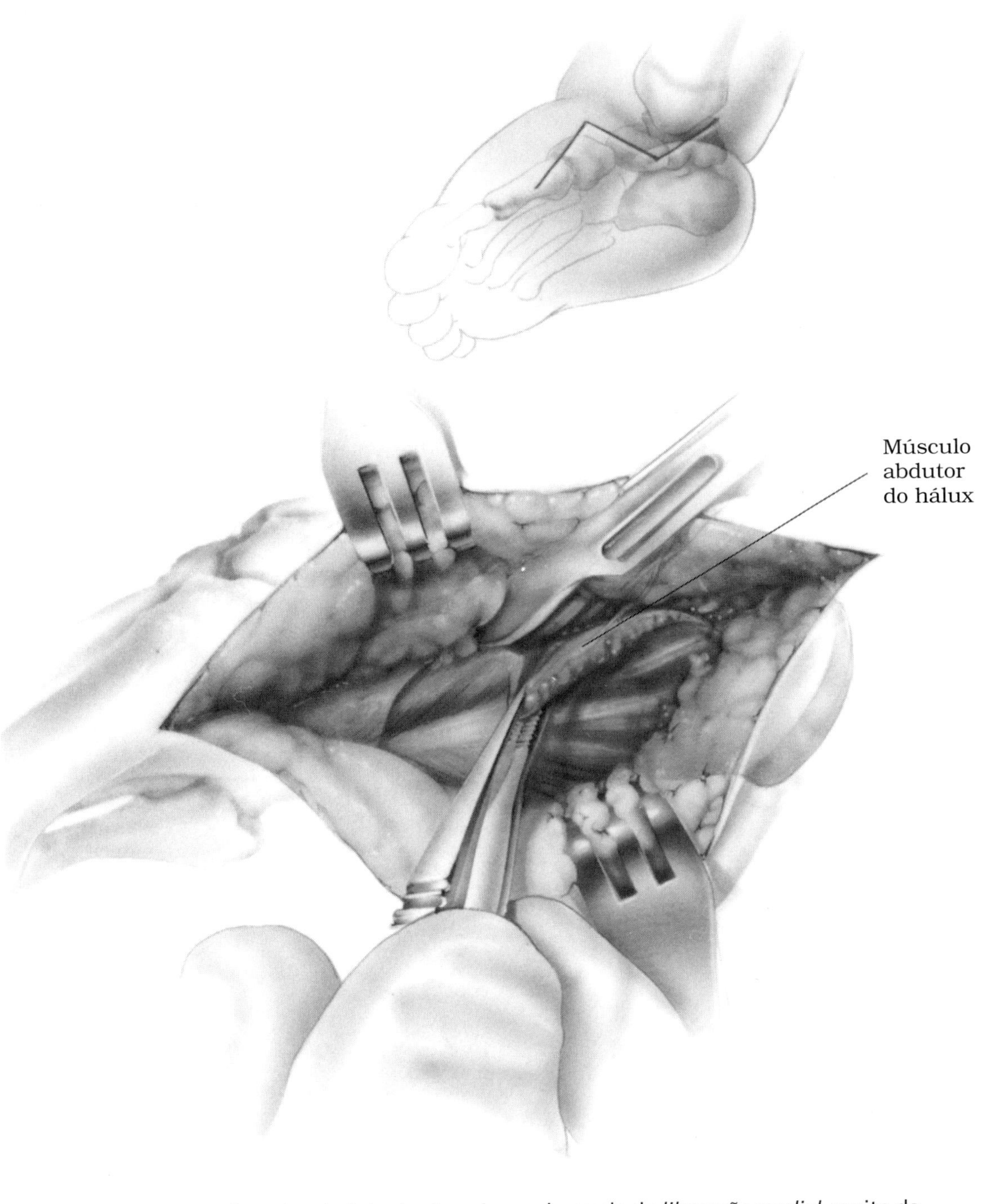

FIGURA 7-9. A despeito do fato da cirurgia ser chamada de *liberação medial*, muito da operação ocorre na sola do pé e uma parte menor no dorso do pé. O elemento-chave para essa parte da operação é uma boa exposição, e o elemento-chave para a exposição é o músculo abdutor do hálux, o qual Henry chamou de porta para a gaiola (6). A gaiola é o espaço formado pelo arco do esqueleto.

Após ser feita a incisão na pele, ela é aprofundada até o ventre do músculo abdutor do hálux. A borda dorsal desse músculo é então identificada e separada até a sua inserção na tuberosidade medial do calcâneo. Esse músculo é levado para baixo com um pequeno elevador de periósteo que o disseca da fáscia subjacente. Tenha cuidado ao separar a inserção posterior do abdutor do hálux, porque o feixe neurovascular corre embaixo do músculo nessa região. Nesse ponto da dissecção, muito pouco da anatomia importante é visível porque está toda escondida embaixo da fáscia. O próximo passo é expor todas as estruturas anatômicas essenciais.

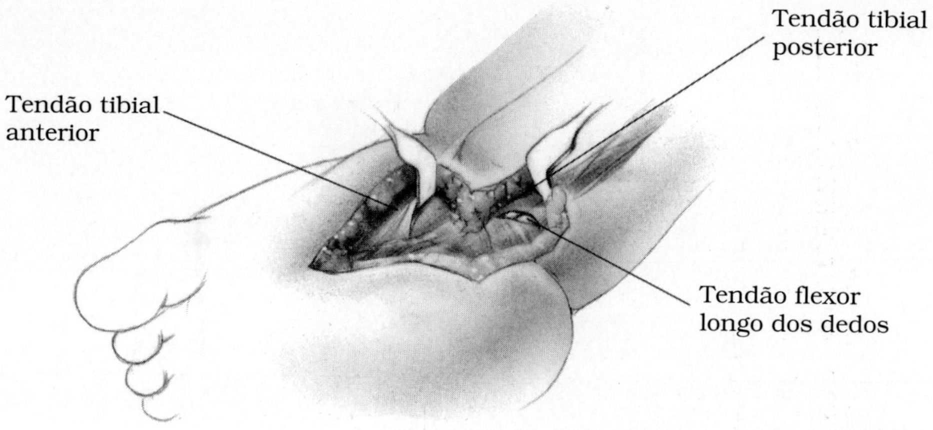
Tendão tibial posterior
Tendão tibial anterior
Tendão flexor longo dos dedos

A

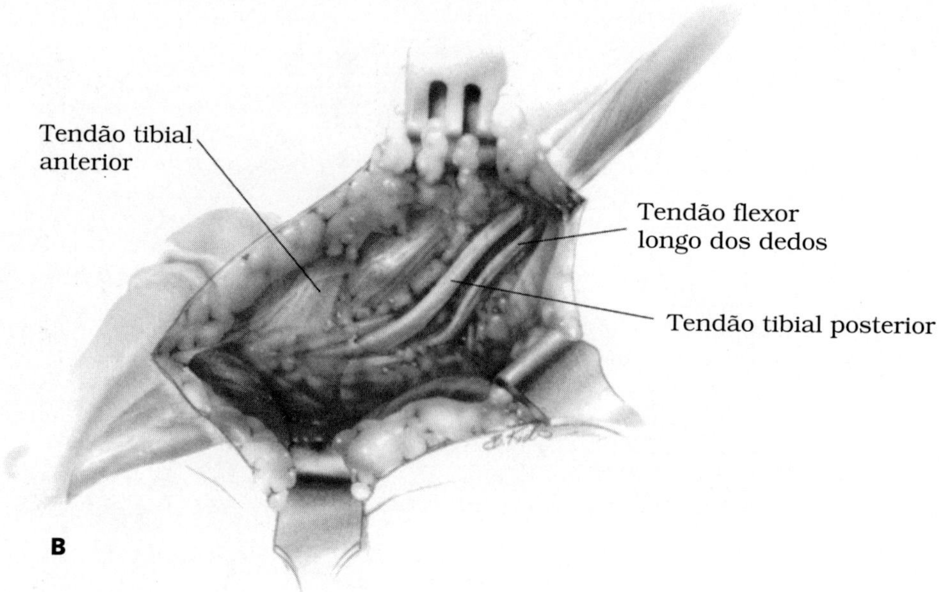
Tendão tibial anterior
Tendão flexor longo dos dedos
Tendão tibial posterior

B

◀ **FIGURA 7-10.** A dissecção na superfície dorsal do pé é a mais fácil. Essa parte da dissecção é necessária apenas para abrir a cápsula dorsal da articulação talonavicular; e sendo assim, não precisa ser extensa. Ela pode ser feita com um bisturi ou por meio de separação com a tesoura. O tecido adiposo subcutâneo é erguido da fáscia profunda que cobre os ossos. A única estrutura importante que precisa ser identificada é o tendão tibial anterior. Essa dissecção fica abaixo desse tendão, permanecendo diretamente na estrutura óssea do dorso do pé próxima ao tornozelo. Não seccione desnecessariamente os pequenos vasos que são vistos nessa área; tudo o que é preciso é uma exposição suficiente para dividir a cápsula dorsal da articulação talonavicular **(A)**.

Para obter acesso seguro abaixo da fáscia que cobre as estruturas na sola do pé, primeiro identifique os tendões tibial posterior e flexor longo dos dedos, que correm atrás do maléolo medial. Uma incisão pequena, transversa, feita cuidadosamente, estendendo-se posteriormente da extremidade do maléolo medial, irá abrir suas bainhas sem que os tendões sejam cortados **(A)**. A bainha do tendão flexor longo dos dedos, que fica imediatamente posterior ao tendão tibial posterior, é aberta primeiro com uma tesoura. Essa bainha irá guiar a tesoura abaixo do navicular, onde será encontrado o nó mestre de Henry, o qual será dividido. A dissecção do flexor dos dedos deve continuar distal à região abaixo dos metatarsais. A fáscia é muito mais fina após a passagem pelo nó mestre.

O tendão tibial posterior será dorsal. Ele é muito mais curto, parecendo terminar na tuberosidade do navicular. Devido ao fato de o navicular estar tão próximo do maléolo medial em um pé torto não-reparado, o iniciante pode achar que esse tendão está faltando, ou pode, sem saber, cortá-lo em sua inserção **(B)**.

O nervo plantar medial que tem origem no nervo tibial posterior corre quase paralelo ao tendão do flexor longo dos dedos na sola do pé e estará situado imediatamente volar a ele. O ramo plantar medial do nervo tibial posterior pode ser seguido proximalmente para ajudar a identificar o feixe neurovascular localizado posterior ao tendão do flexor longo dos dedos atrás do maléolo medial.

No término desse estágio da dissecção, as seguintes estruturas são visíveis: em posição mais volar estará o ramo plantar medial do nervo tibial posterior, imediatamente dorsal a ele e em paralelo com seu curso está o flexor longo dos dedos, cruzando esse tendão transversalmente no nó mestre de Henry está o tendão flexor longo do hálux, e deslocando-se sobre a tuberosidade do navicular está a inserção do tendão tibial posterior. Se o tendão flexor longo dos dedos for afastado, os ligamentos plantares, o tendão fibular longo que vem a se inserir na base do primeiro metatarsal e o lado medial da articulação calcaneocubóide podem ser expostos.

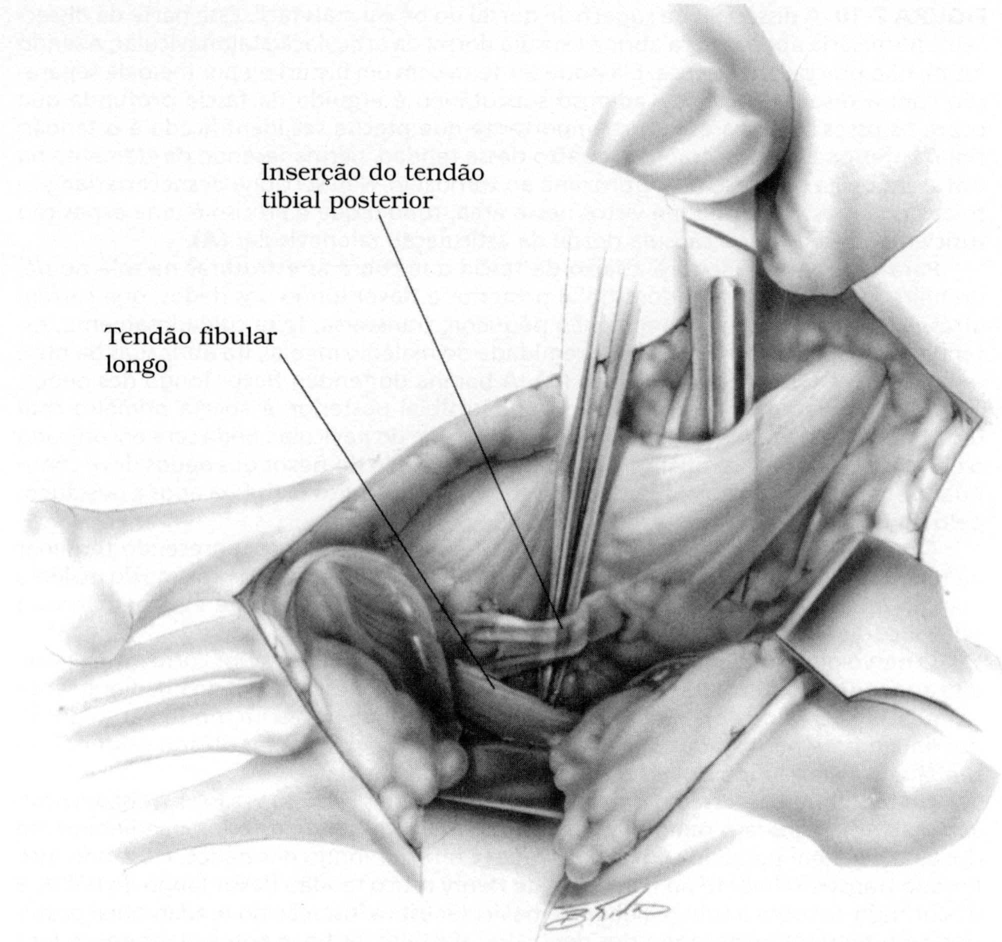

FIGURA 7-11. O tendão posterior tibial é agora alongado. Isso é necessário para permitir a liberação da articulação talo-navicular, bem como para tornar mais longo o tendão.

O tendão tibial posterior pode ser alongado em Z atrás do maléolo medial, através da incisão medial ou da incisão posterior. Um outro método é separá-lo de sua inserção. Para fornecer ao tendão o comprimento extra que é necessário para alongá-lo, uma de suas inserções distais à tuberosidade do navicular é identificada e separada. Essas inserções não são facilmente vistas. Uma das maiores inserções passa na parte inferior até o sustentaculum tali (processo do calcâneo que dá apoio ao tálus), enquanto outra inserção é quase uma continuação reta do tendão tibial posterior que corre abaixo do osso cuneiforme até a base do primeiro metatarsal. Isso parece ser preferível.

Uma extensão do tendão tibial posterior é exposta pela remoção da fáscia sobre ele com um elevador periosteal pequeno e afiado. Ao mesmo tempo, e por meio do mesmo método, o tendão do músculo fibular longo, que vem do aspecto lateral do pé para inserir-se na base do primeiro metatarsal, também deve ser identificado. (Para ficar mais claro, ele é mostrado como se estivesse retraído, mas irá se sobrepor à extensão do tendão tibial posterior.) Isso permite que a inserção distal do tendão tibial posterior seja dividida sem perigo de cortar o tendão fibular longo. Essa extensão da inserção tibial posterior é dividida tão distalmente quanto possível. Ela é muito menor do que a ampla inserção do tendão tibial posterior, que é agora separado da tuberosidade do navicular, mas é suficiente para religar o tendão.

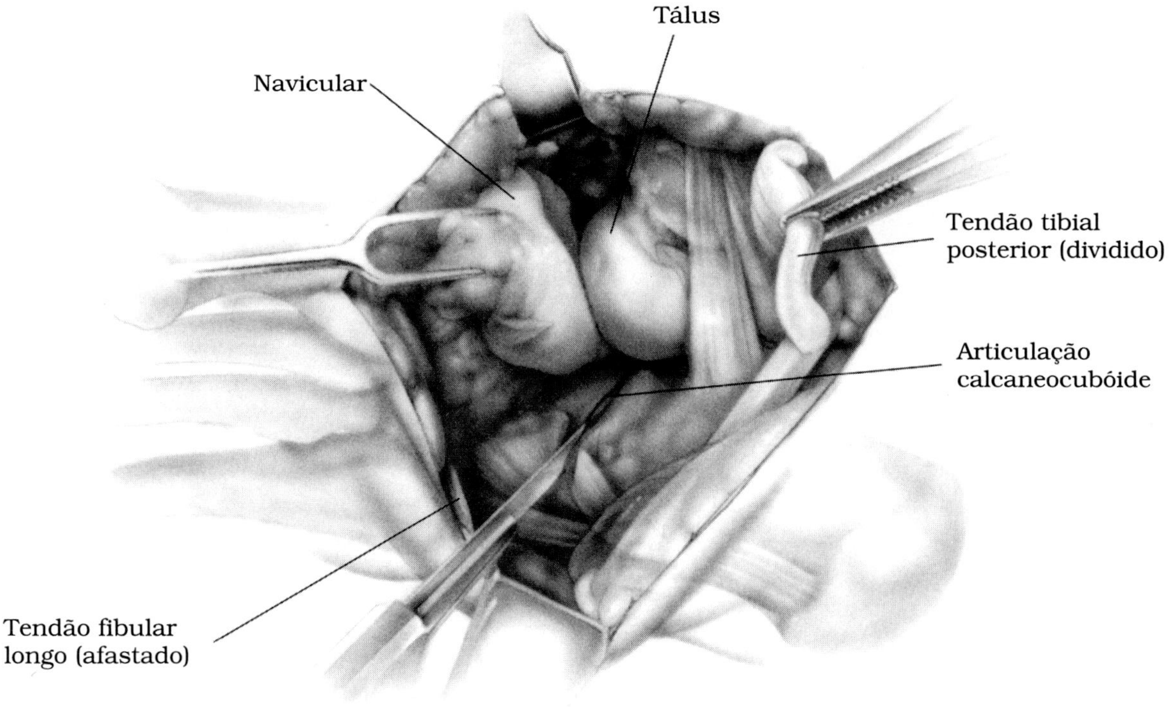

A

FIGURA 7-12. **(A)** Com o tendão tibial posterior separado, deveria ser fácil identificar a articulação talonavicular, e isso seria fácil em um pé normal. Em um pé torto, deve-se lembrar que o navicular estará deslocado medialmente, fazendo com que ele fique no lado medial do colo do tálus e mais próximo do que o normal do maléolo medial **(B)**. Além disso, o espaço entre a tuberosidade do navicular e o maléolo medial é preenchido com tecido fibroso e denso. Esse tecido pode ser excisado com um bisturi se o cirurgião tiver conhecimentos de anatomia. Deixe uma pequena porção ligada ao navicular para religação do tendão tibial posterior. (*A figura continua.*)

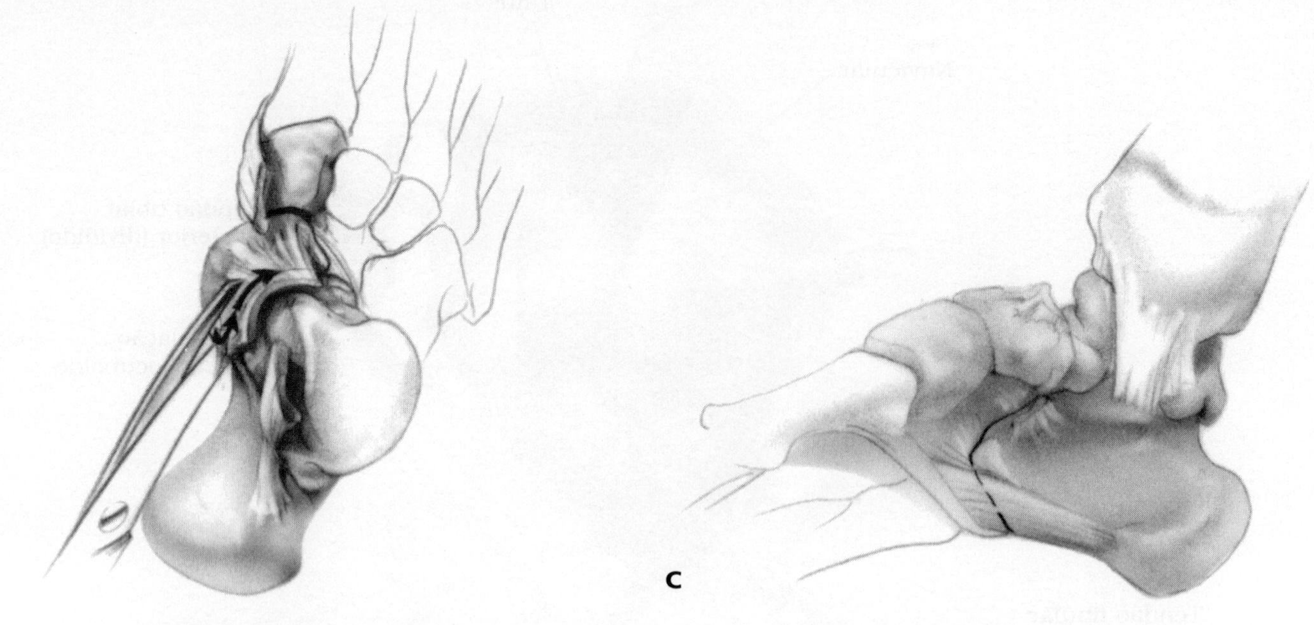

B C

FIGURA 7-12. (*Continuação*)

Uma tesoura é usada para abrir a articulação talonavicular. Essa articulação é encontrada direcionando-se a tesoura distalmente em direção ao primeiro metatarsal entre o colo do tálus e o navicular **(B)**. O erro é cortar transversalmente através do pé como se a relação anatômica entre o navicular e o tálus fosse normal. Isso é especialmente perigoso se for feito com bisturi, porque não é difícil dividir o colo cartilaginoso do tálus. Ao mesmo tempo, o cirurgião deve ter cuidado para evitar abrir a articulação naviculocuneiforme. Isso irá desvascularizar ainda mais o navicular e tende a desestabilizar o navicular, permitindo que ele gire para fora da posição e criando uma "recorrência" significativa. O navicular é facilmente afastado pela inserção de um gancho de pele de pontas duplas. Isso expõe a articulação e ajuda no corte da cápsula volar e dorsal. (Muito da cápsula nesse desenho foi removido para maior clareza, mas isso não deve ser feito durante a cirurgia.)

O aspecto dorsal da articulação talonavicular é fácil de abrir; entretanto, o aspecto volar geralmente permanece apertado mesmo após a cápsula ser cortada. Para liberá-lo, o ligamento calcaneonavicular plantar (mola) e a porção anterior do ligamento deltóideo que se insere no navicular (ligamento tíbio-navicular) devem ser divididos. Devido ao fato de esses ligamentos serem condensações das cápsulas, eles serão divididos quando as cápsulas entre o tálus e o navicular dorsalmente e o calcâneo e o cubóide volarmente forem abertos. Isso pode ser feito com tesoura ou bisturi quando o cirurgião tiver certeza de que identificou a articulação.

Volar e lateral à articulação talonavicular e quase alinhado com ela está o lado medial da articulação calcaneocubóide **(C)**. Essa cápsula medial pode ser aberta, mas é improvável que uma porção suficiente da cápsula seja aberta a partir do lado medial para permitir muita mobilidade dessa articulação.

Devido ao fato do tendão do fibular longo cruzar o aspecto mais volar e lateral dessa articulação, ele deve ser afastado. Mostrado em **A** está o tendão do fibular longo retraído; ele é visto em sua relação mais normal na Figura 7-11. A cápsula medial da articulação calcaneocubóide, como todas as outras cápsulas, pode ser aberta com segurança com tesoura, embora alguns cirurgiões experimentados prefiram usar o bisturi. O aspecto lateral da cápsula pode ser dividido passando-se um pequeno e afiado elevador de periósteo ou instrumento similar através da articulação e empurrando-o repetidamente através da cápsula lateral, enquanto apalpa-se o aspecto lateral da articulação através da pele com a mão oposta.

Se for desejado, o remanescente da cápsula da articulação subtalar pode ser dividido. Se o navicular não deslizar em volta da cabeça do tálus, mas, em vez disso, abrir como um livro, pode ser necessário abrir o aspecto lateral da articulação calcaneocubóide e remover osso do aspecto lateral. A liberação da fáscia plantar é outro passo que ajuda na redução adequada do navicular no tálus.

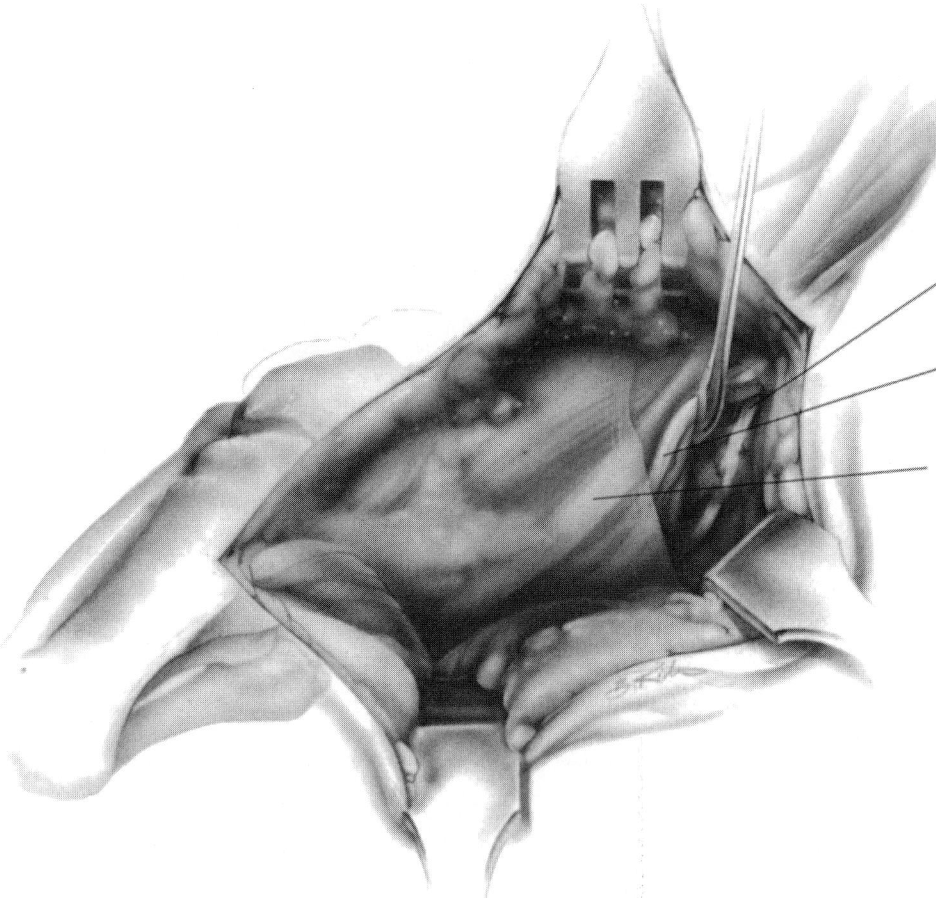

FIGURA 7-13. Outro componente da liberação medial é a divisão da fáscia e músculos plantares na sua inserção no calcâneo, como descrito por Carroll (3). Essa parte da operação é feita posteriormente às estruturas neurovasculares. O nervo plantar medial é identificado facilmente no feixe neurovascular. O lateral também deve ser identificado. Isso pode ser feito seguindo-se o ramo plantar medial proximalmente até que o ramo plantar lateral seja encontrado. Ele fica posterior ao ramo plantar medial e, se for seguido por uma curta distância, terá um curso que é mais volar e lateral. Ambos esses ramos e as estruturas vasculares são afastadas distalmente, expondo um espaço adiposo atrás deles e acima das estruturas plantares que devem ser divididas.

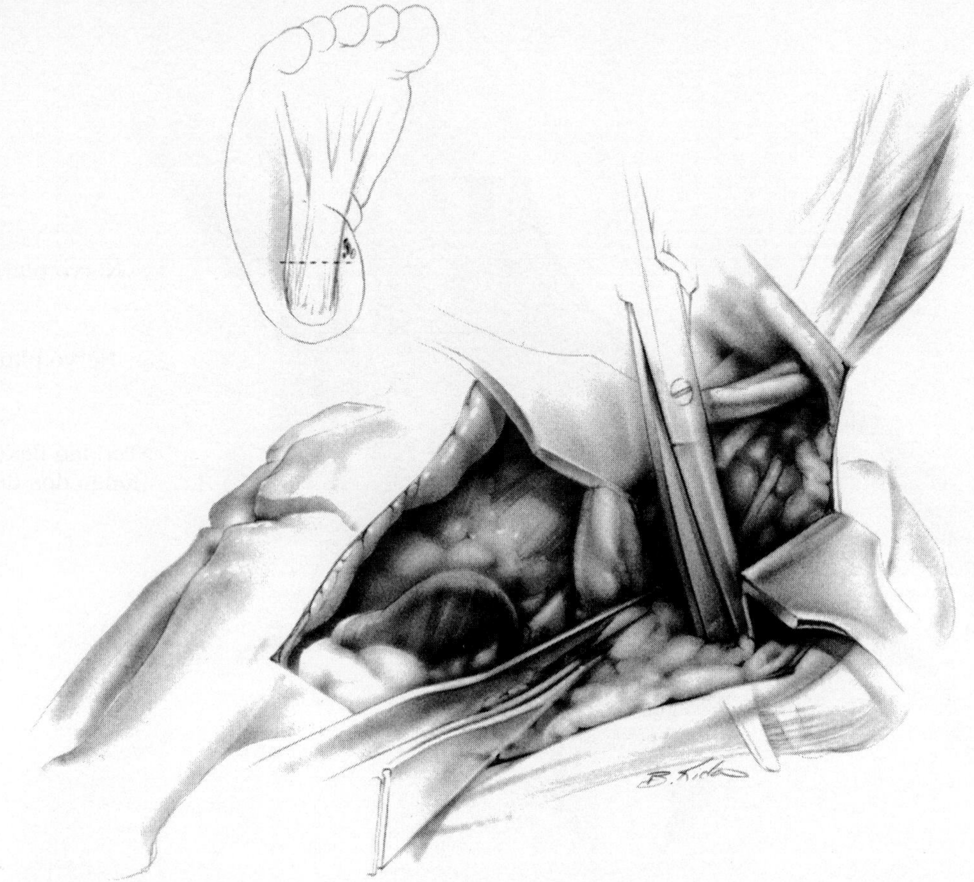

FIGURA 7-14. Um plano é desenvolvido entre o aspecto volar da fáscia plantar e o tecido subcutâneo estendendo-se à borda lateral do pé. Uma tesoura robusta de Mayo é inserida do lado medial para o lateral com uma lâmina nesse plano e a outra no espaço adiposo atrás das estruturas neurovasculares e acima da fáscia e dos músculos plantares. Essas estruturas podem ser divididas em sua inserção no calcâneo.

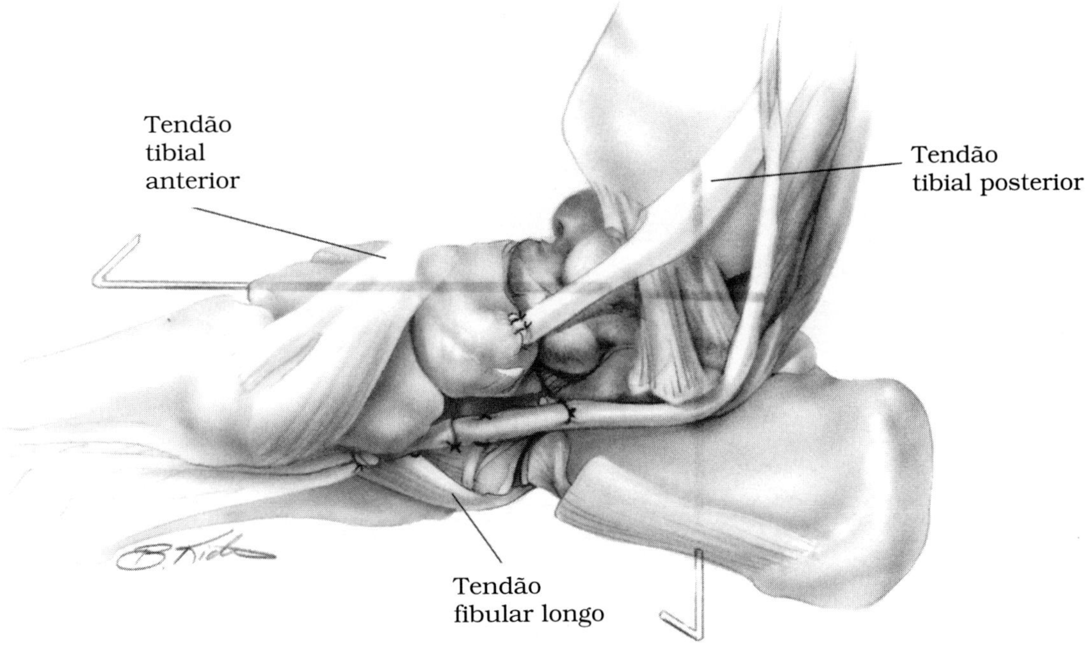

FIGURA 7-15. Após a liberação ser completada e estar de acordo com os desejos do cirurgião, a correção do pé pode ser fixada com dois pequenos fios de Kirschner. A articulação talonavicular é reduzida primeiro e transfixada com um fio liso. Esse fio pode ser passado de distal a proximal ou proximal a distal, iniciando através da exposição posterior. Durante esse passo, tome cuidado para que o navicular não seja deslocado dorsalmente em relação à cabeça do tálus, mantendo o pé dorsiflexionado. O fio não deve se projetar do tálus posteriormente. Ele deve permanecer apontando através da pele no dorso do pé, onde uma leve curvatura é colocada nele. O fio poderá ser removido no consultório.

Com o tornozelo mantido em posição neutra, um fio é passado ou inserido através de um orifício na pele do calcanhar, através do calcâneo e do tálus, e dentro da tíbia. O fio é cortado, deixando-se um pequeno pedaço que será dobrado.

Se o cirurgião deseja obter radiografias do pé para verificar a correção, elas serão feitas nesse ponto. O tendão tibial posterior é religado ao navicular. O flexor longo do hálux e o flexor longo dos dedos são interligados na sola do pé. Eles geralmente ficam tensionados após a correção do pé, e alguma liberação é necessária. Se o flexor hálux for cortado, o flexor longo dos dedos não fica mais sob tensão. O cirurgião, entretanto, pode não se sentir satisfeito com essa técnica. Uma técnica para alongamento desses tendões é descrita.

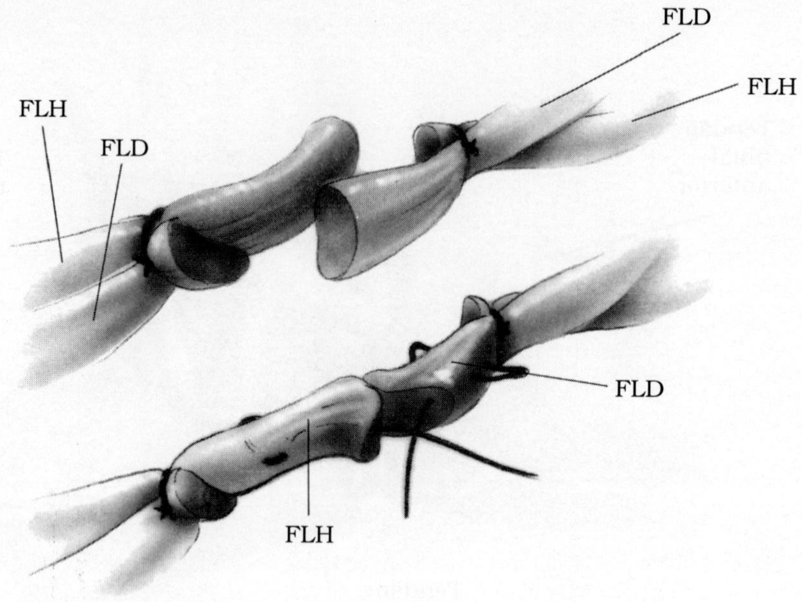

FIGURA 7-16. O flexor longo do hálux (FLH) e o flexor longo dos dedos (FLD) precisam ser alongados. Se não o forem, quando o tornozelo estiver dorsiflexionado eles irão causar uma grave flexão dos artelhos. Embora esses tendões possam ser alongados através da incisão posterior, isso também pode ser feito na sola do pé. À medida que esses dois tendões forem dissecados na sola do pé, eles serão vistos cruzando-se com uma quantidade variável de interconexão. Essa é a razão pela qual com frequência eles se movem simultaneamente.

Para atingir esse alongamento, os dois tendões — o FLH e o FLD — são suturados juntos, tanto proximal quanto distalmente. Em seguida, os tendões são divididos: um imediatamente proximal ao local onde serão suturados juntos distalmente, e o outro imediatamente distal ao local onde serão suturados juntos proximalmente. As pontas de tendão resultantes do corte são suturadas sob a tensão adequada. Isso é feito mais facilmente após o tornozelo e a articulação talonavicular serem corretamente posicionados e transfixados com fios de Kirschner.

Suturas finas absorvíveis usadas para fechar a pele não causam reações indevidas e evitam a necessidade de remoção. Um pequeno dreno de aspiração pode ser colocado correndo no campo operatório posterior, sob a ponte cutânea medial para a ferida cirúrgica medial, e para fora através da pele distal à incisão medial. Isso irá reduzir grandemente o inchaço pós-operatório.

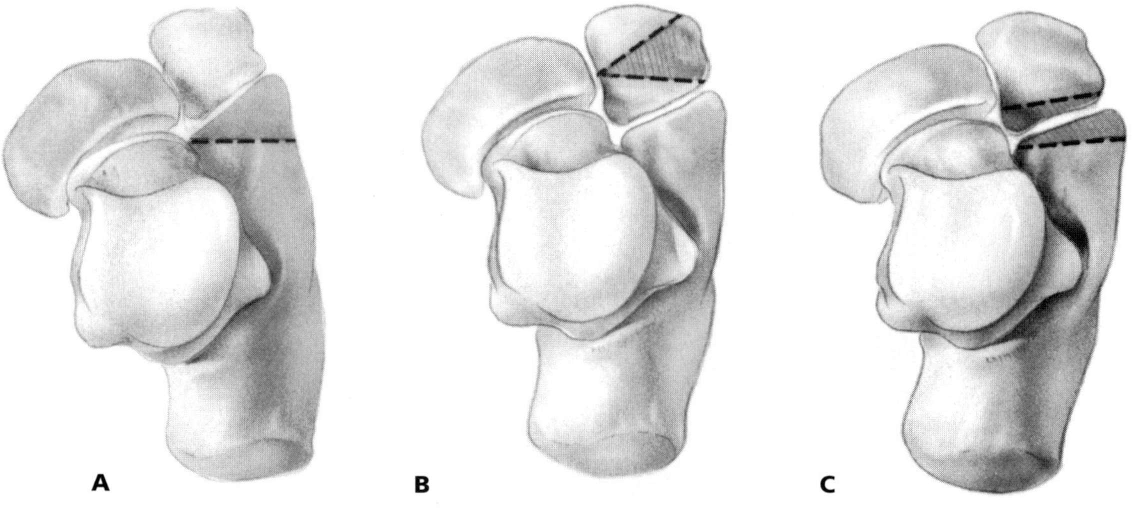

FIGURA 7-17. Se uma liberação lateral for necessária, a articulação calcaneocubóide pode ser exposta usando-se a incisão Cincinnati ou qualquer uma das duas incisões descritas.

Após a divisão do tecido subcutâneo, o músculo abdutor curto torna-se visível. Esse músculo é separado proximalmente e rebatido distalmente para expor a articulação calcaneocubóide. O tendão do fibular curto corre sobre o aspecto volar da articulação e deve ser liberado e afastado volarmente.

Embora diversos métodos tenham sido descritos para encurtar a coluna lateral do pé, três deles são mais usados. O procedimento de Lichtblau é baseado na suposição de que as mudanças adaptativas na articulação calcaneocubóide constituem o fator que previne uma redução adequada (7). Com o deslocamento medial do navicular, o aspecto lateral do calcâneo cresce em excesso, e o resultado é uma articulação calcaneocubóide inclinada de tal forma que o cubóide não pode ser posicionado lateralmente no calcâneo **(A).** A operação, que é recomendada para crianças maiores de 2 anos de idade, corta uma cunha baseada lateralmente da extremidade distal do calcâneo. A articulação fibrocartilaginosa resultante funciona bem e mantém-se assintomática.

Goldner (5) obtém o encurtamento do aspecto lateral do pé cortando uma cunha óssea do osso cubóide. Isso preserva as superfícies da articulação e é mais eficaz que a remoção da parte esponjosa do osso **(B).** Essa operação, se considerada necessária pelo cirurgião, pode ser executada em pessoas de qualquer idade.

O método final de obtenção do encurtamento da coluna lateral é o descrito por Evans (8), que chamou a atenção para a coluna lateral do pé. Essa operação corta uma porção de cada lado da articulação calcaneocubóide. O defeito criado pela cunha é mantido fechado por grampos e deve resultar em fusão **(C).** A operação não é recomendada antes dos 4 anos de idade; antes dessa idade, grande parte dessas estruturas ósseas é constituído de cartilagem, e a fusão não irá ocorrer.

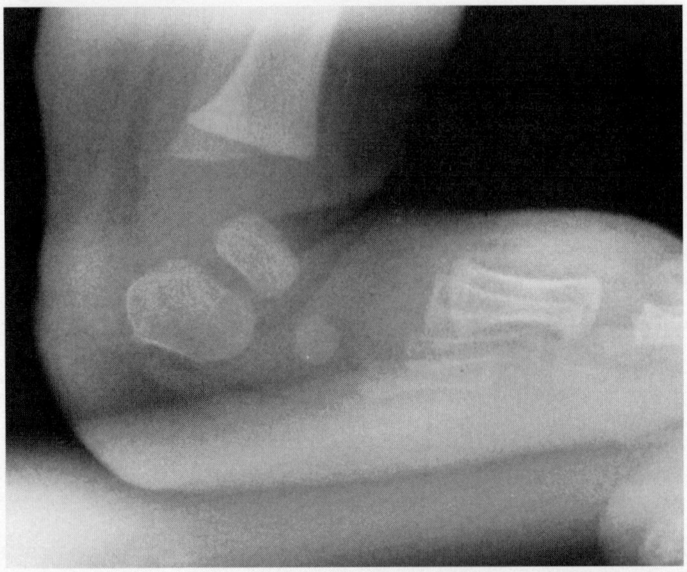

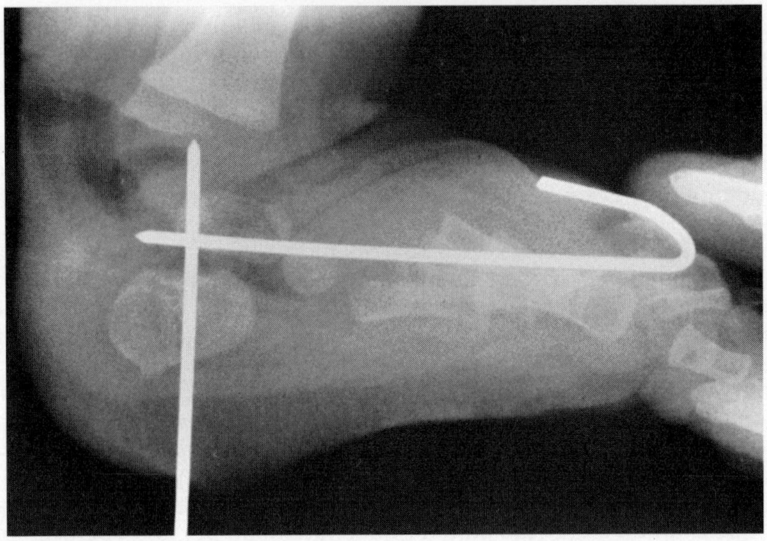

FIGURA 7-18. A: Radiografia lateral de um bebê de quatro meses de idade com pé torto não corrigido. **B:** No pós-operatório, o paralelismo entre o tálus e o calcâneo foi corrigido. Os pinos são vistos no lugar. O cirurgião escolheu não transfixar a articulação talotibial.

CUIDADOS PÓS-OPERATÓRIOS

Existem tantas crenças sobre o que é importante no tratamento pós-operatório do pé torto que ficamos limitados a relatar somente o que fazemos e porque fazemos (sem maiores certezas científicas do que o cirurgião que executa alguma coisa diferente).

Antes do fechamento da ferida cirúrgica, alguns passos devem ser seguidos para que se minimize o sangramento no pé, porque isso causa inchaço considerável, o que pode necessitar imobilização em tala ou remoção do gesso. Cada um de nós usa uma técnica diferente. Um cirurgião prefere inserir um pequeno dreno Silastic da parte posterior da ferida, através da ferida medial e para fora de um pequeno orifício distal até a incisão medial. Esse dreno é removido um dia após a cirurgia. Outro libera o torniquete e obtém hemotasia da ferida cirúrgica antes do seu fechamento. Na conclusão da cirurgia, um gesso longo inguinopodálico é colocado no paciente com o joelho dobrado em 90°. Isso permite que um gesso mais solto seja aplicado sem perigo de escorregar. Em 6 semanas, esse gesso e os pinos são removidos no consultório. Não há manipulação do pé durante as 6 semanas iniciais porque uma correção completa é obtida na mesa de operação e mantida com fios. O uso de duas incisões em ziguezague na pele correndo longitudinalmente na direção da tensão, junto com a área medial ampla de pele intacta, previne qualquer tensão indevida na ferida.

Após a remoção dos pinos, um gesso curto de perna é aplicado e mantido por mais 4 semanas. Após a remoção do gesso, existem diversas alternativas. Um de nós não faz nenhum tratamento adicional. Outra opção é o uso de sapatos com curvatura invertida em 20° de rotação externa em uma barra Fillaeur de 6 polegadas. Os sapatos de curvatura invertida têm o objetivo de manter a correção do antepé, enquanto a barra promove a inversão e a eversão junto com alguma dorsiflexão e flexão plantar quando a criança flexiona e estende a perna. Os sapatos são usados de 3 a 4 meses. Uma terceira opção é usar uma órtese tornozelo-pé em posição supercorrigida como tala noturna.

Referências

1. Turco VJ. Surgical correction of the resistant club foot: one stage posteromedial release with internal fixation. A preliminary report. J Bone Joint Surg [Am] 1971;53:447.
2. Turco VJ. Resistant congenital club foot: one-stage posteromedial release with internal fixation. A follow-up report of a fifteen-year experience. J Bone Joint Surg [Am] 1979;61:805.
3. Carroll N. Clubfoot. In: Morrissy RT, ed. Lovell and Winter's Pediatric Orthopaedics, 3rd ed. Philadelphia: JB Lippincott, 1990:931.
4. Crawford AH, Marxen JL, Osterfeld DL. The Cincinnati incision: a comprehensive approach for surgical procedures of the foot and ankle in childhood. J Bone Joint Surg [Am] 1982;64:1355.
5. Goldner JL. Congenital talipes equinovarus: fifteen years of surgical treatment. Curr Pract Orthop Surg [Am] 1969;4:61.
6. Henry AK. Extensile exposure. Baltimore: Williams & Wilkins, 1970:303.
7. Lichtblau S. A medial and lateral release operation for clubfoot: a preliminary report. J Bone Joint Surg [Am] 1973;55:1377.
8. Evans D. Relapsed club foot. J Bone Joint Surg [Br] 1961;43:722.

7.2 RESSECÇÃO DE COALIZÃO CALCANEONAVICULAR

Mitchell e Gibson (1) relataram sobre a excisão de barras calcaneonaviculares que permaneceram sintomáticas após o tratamento conservador como uma alternativa ao tratamento usual com a realização de articulação artrodese tripla. Um relato subseqüente de Cowell (2) ajudou a popularizar essa abordagem, e relatos seguintes validaram o sucesso dessa operação (3-6). Entre 80 e 90% dos pacientes que sofrem excisão podem esperar um resultado aceitável. Alguns cirurgiões acreditam que a formação de bico talar representa artrite da articulação talonavicular, e, portanto, uma contra-indicação a essa cirurgia. Tem-se destacado, contudo, que essa alteração é realmente extra-articular e provavelmente um resultado da movimentação excessiva nessa articulação, produzindo tração nos ligamentos. A partir dos resultados relatados, parece que isso não representa uma contra-indicação a esse procedimento (Figs. 7-19 a 7-23).

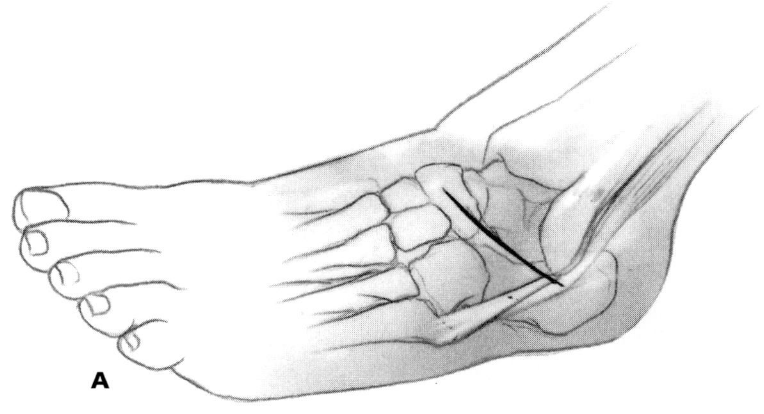

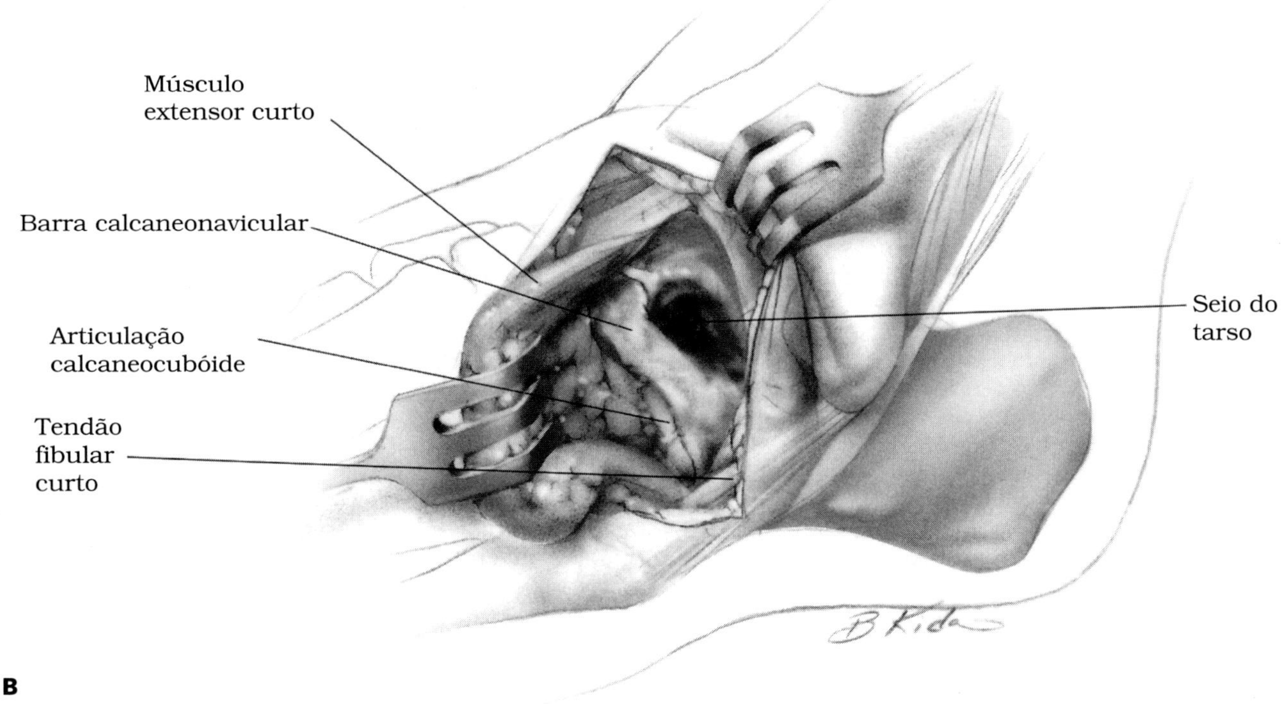

FIGURA 7-19. A barra calcaneonavicular é abordada através da incisão de Ollier no aspecto lateral do pé. A incisão deve se estender dos tendões extensores até os tendões fibulares em uma dobra de pele sobre a coalizão **(A)**. É importante que a incisão inicial seja feita através de toda a camada de pele, tecidos subcutâneos e fáscia sobrejacente ao músculo extensor breve sem pivulsionamento das bordas da ferida cirúrgica. Essa pele é muito fina e deve ser manuseada com cuidado.

Após a abertura da fáscia do músculo extensor curto, ela é dissecada proximalmente para fora do músculo. Isso leva a um tecido fibroadiposo que preenche o seio do tarso. Não é necessário remover todo esse tecido, mas somente a porção mais distal que cobre a superfície distal do calcâneo e o tálus. Após expor a origem do músculo extensor brevis, faz-se uma incisão nesse tecido fibroadiposo. Essa incisão é feita profundamente no seio do tarso. Essas porções do tecido fibroadiposo e do músculo extensor brevis são dissecadas distalmente como uma unidade, expondo o tálus distal e o calcâneo, a barra que faz a conexão entre a extremidade distal do calcâneo e o navicular, e a porção proximal do cubóide **(B).**

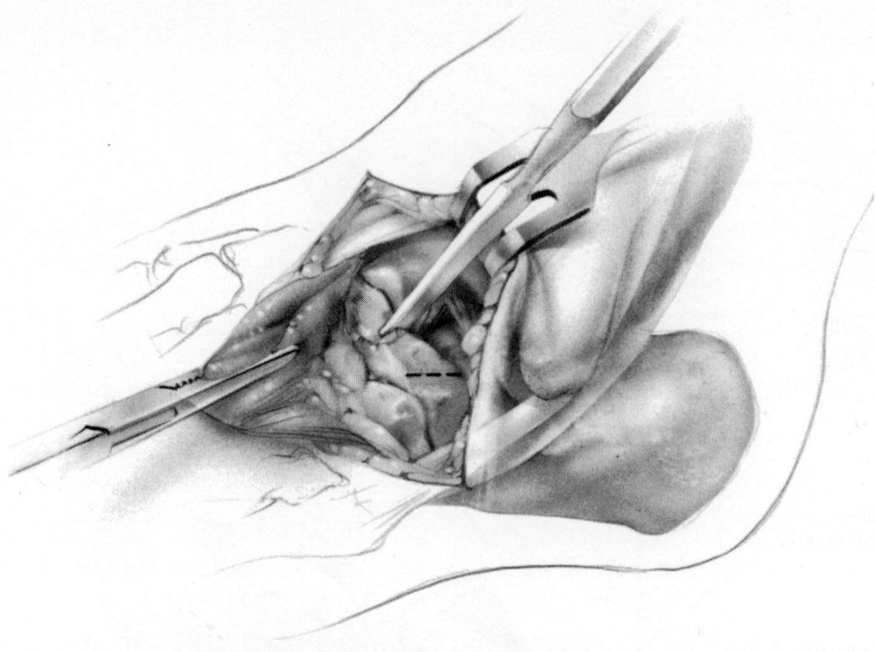

FIGURA 7-20. Um hemostato pode ser posicionado sobre o tecido fibroadiposo para retraí-lo juntamente com o músculo extensor curto para fora do caminho sem danificar o músculo que mais tarde será usado para preencher a área na qual a barra será excisada. Nesse ponto, a anatomia deve ser facilmente visível, mostrando a coalizão. Um entendimento da anatomia normal é importante nesse ponto no planejamento da excisão. Se a excisão ocorrer em excesso, as articulações serão comprometidas. Se ocorrer muito pouca excisão, o movimento não será restaurado, e a barra pode reformar. O erro mais comum é excisar pouco osso do lado medial da barra. É importante que o pedaço do osso excisado seja trapezoidal, e não triangular.

Um osteótomo de 1/4 de polegada é usado para excisar a barra. Uma boa exposição do seio do tarso, onde o calcâneo e o tálus estão próximos, irá ajudar no posicionamento do osteótomo na direção correta. Se o cirurgião estiver em dúvida, um intensificador de imagens pode ser utilizado.

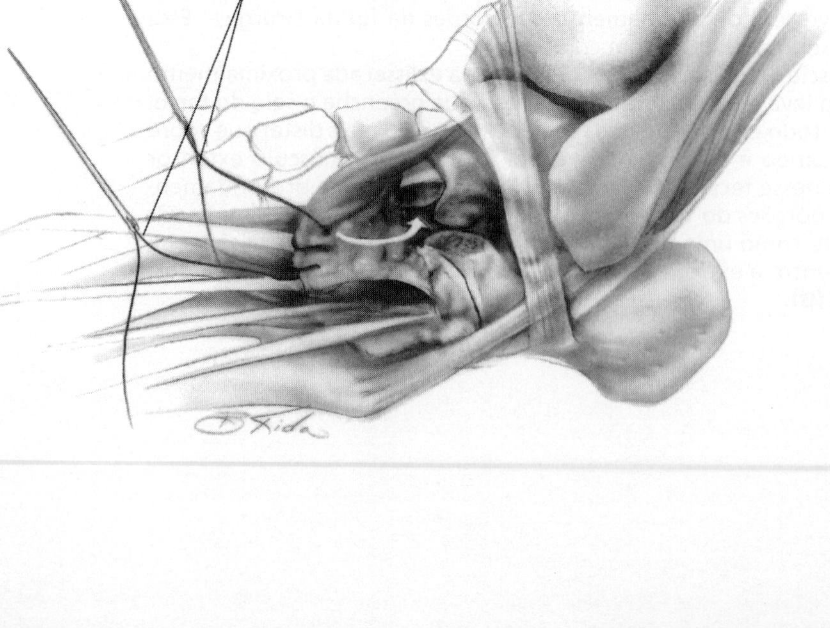

FIGURA 7-21. Após a excisão da barra, o cirurgião deve ser capaz de distinguir o espaço distinto separando o aspecto anterior do calcâneo e do navicular. Além disso, o exame do pé deve confirmar que o movimento subtalar está restaurado. Deve ser possível deslocar a origem do músculo extensor curto para dentro deste espaço entre o calcâneo e o navicular que foi criado pela remoção da barra. O excesso de tecido fibroadiposo que não for necessário pode ser retirado e descartado.

Uma sutura forte e absorvível é passada através da extremidade do músculo extensor curto, e uma agulha Keith longa, forte e reta é passada através de cada extremidade da sutura.

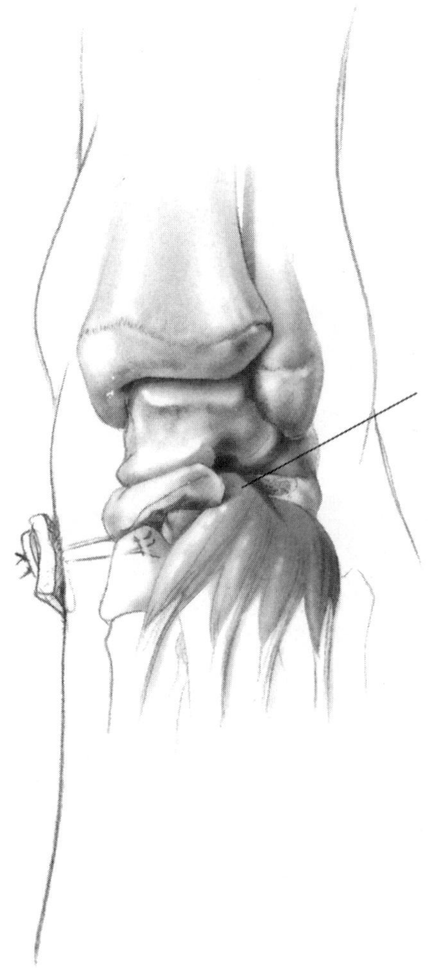

FIGURA 7-22. As duas agulhas retas de Keith são passadas através do espaço que foi deixado pela excisão da barra, e para fora através da pele do lado medial do pé. Quando as agulhas emergem, elas são passadas através de um pequeno pedaço de espuma de borracha e de um botão estéril.

Um fórceps é utilizado para guiar o músculo profundamente para dentro do defeito enquanto a sutura é puxada e apertada sobre o botão no lado medial do pé. Isso deve resultar no músculo interpondo-se entre as extremidades cortadas do calcâneo e do navicular.

A ferida cirúrgica é fechada com suturas interrompidas absorvíveis na camada profunda da fáscia muscular e tecido subcutâneo que foi cuidadosamente preservado no início da operação. A pele é fechada com cuidado para fazer a eversão das bordas da pele. Um aparelho de gesso curto para a perna é aplicado.

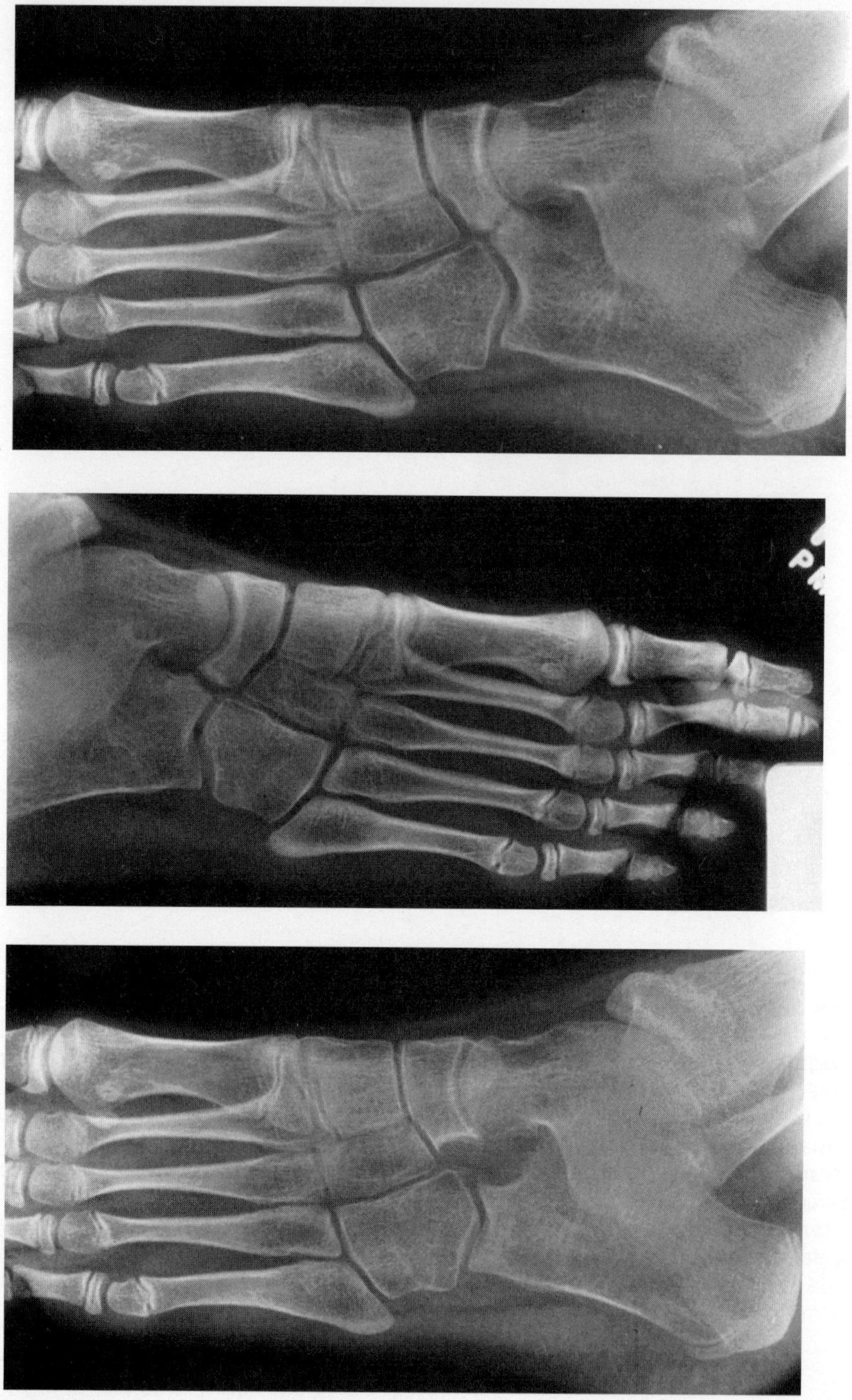

FIGURA 7-23. **A:** Radiografia oblíqua do pé de uma menina de 10 anos de idade com 1 ano de dor no pé esquerdo, demonstrando a presença de uma coalizão calcaneonavicular incompleta. **B:** Observe a coalizão incompleta no pé direito assintomático. **C:** Um ano após a ressecção da coalizão, nenhuma reforma da barra ocorreu.

CUIDADOS PÓS-OPERATÓRIOS

Cowell (2) recomendou a remoção do gesso após 10 dias. Nesse tempo, a almofada de espuma e o botão são cortados e removidos da sutura. Exercícios ativos e passivos são iniciados para aumentar a amplitude de movimento na articulação subtalar. O suporte de peso progressivo é iniciado utilizando-se muletas com marcha de três pontos com suporte de peso parcial. Assim que os pacientes tolerarem, o peso pode ser aumentado até que a descarga total do peso possa ser tolerada sem assistência.

Referências

1. Mitchell GP, Gibson JMC. Excision of calcaneo-navicular bar for painful spasmodic flat foot. J Bone Joint Surg [Br] 1967;49:281.
2. Cowell HR. Extensor brevis arthroplasty. J Bone Joint Surg [Am] 1970;52:820.
3. Chambers RB, Cook TM, Cowell HR. Surgical reconstruction for calcaneonavicular coalition: evaluation of function and gait. J Bone Joint Surg [Am] 1982;64:829.
4. Swiontkowski MF, Scranton PE, Hansen S. Tarsal coalitions: long-term results of surgical treatment. J Pediatr Orthop 1983;3:287.
5. Inglis G, Buxton RA, Macniclo MF. Symptomatic calcaneonavicular bars: the results 20 years after surgical excision. J Bone Joint Surg [Br] 1986;68:128.
6. Gonzalez P, Jumar SJ. Calcaneonavicular coalition treated by resection and interposition of the extensor digitorum brevis muscle. J Bone Joint Surg [Am] 1990;72:71.

7.3 EXCISÃO DE COALIZÃO TALOCALCÂNEA

Historicamente, a excisão de coalizão talocalcânea não tem sido popular por causa da incerteza de um resultado bem-sucedido (1-3); entretanto, vários estudos documentaram um sucesso maior com esse procedimento (4-6). Isso é em parte devido ao uso de tomografia computadorizada para determinar a extensão do envolvimento da articulação antes de empreender a excisão cirúrgica. Ainda não se sabe exatamente quanto da articulação pode estar envolvido e quão bem sucedido um resultado pode ser. Scranton (4) não recomenda a excisão se mais de 50% da articulação estiver envolvida (Figs. 7-24 a 7-27).

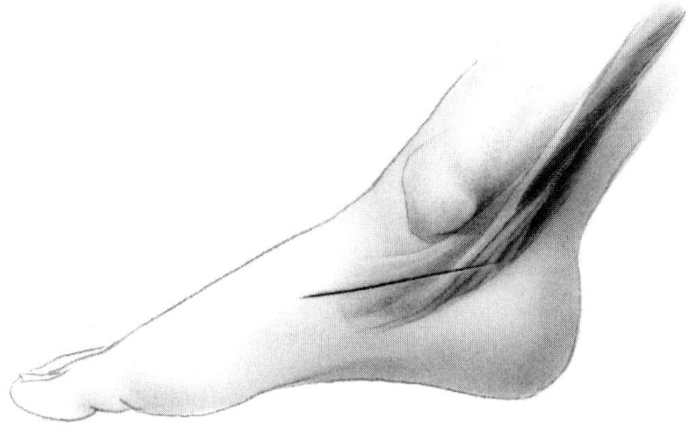

A

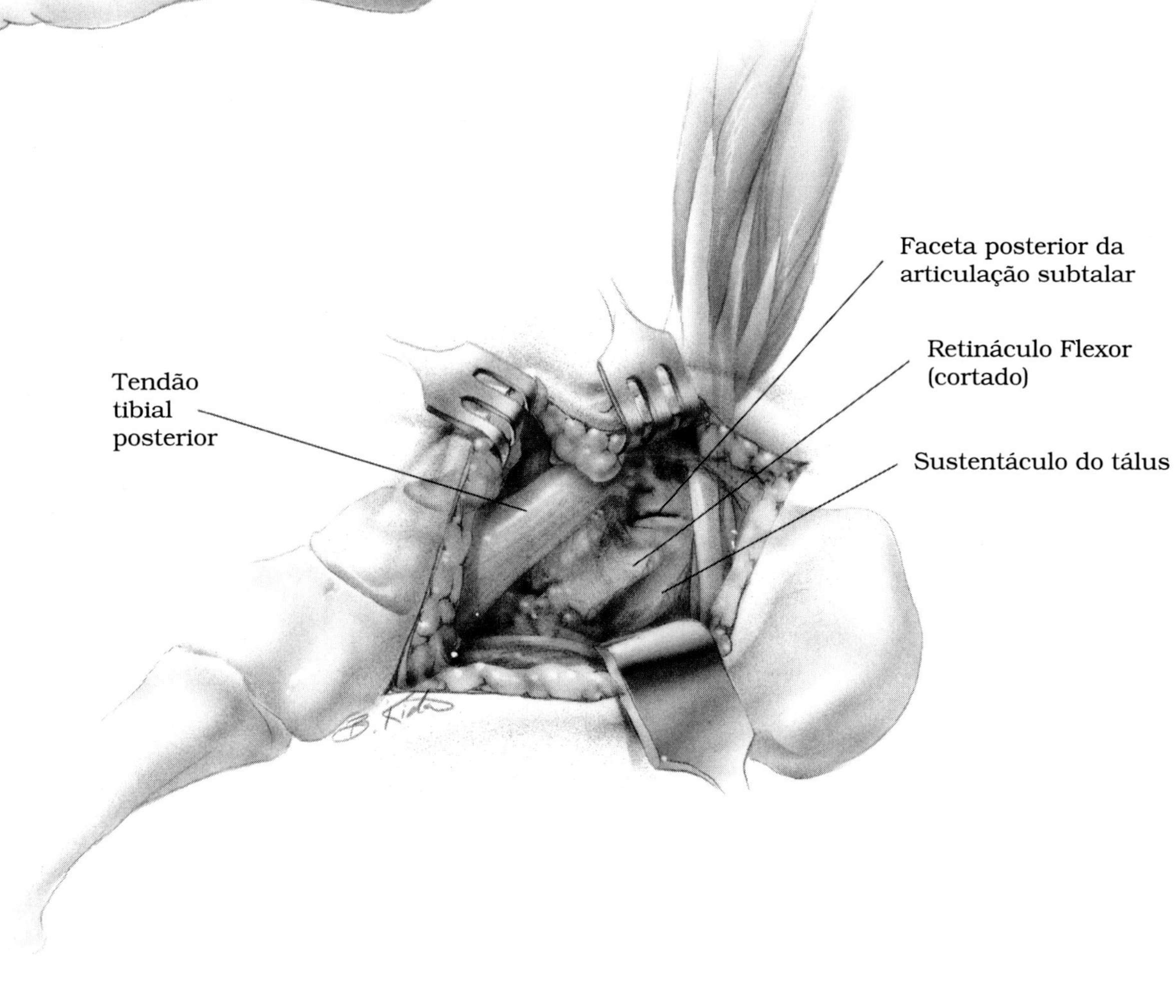

B

FIGURA 7-24. Uma incisão levemente curvada de 6 a 7 cm de comprimento é feita sobre o sustentáculo do tálus seguindo o trajeto do tendão flexor longo dos dedos **(A)**. A incisão deve se estender da proeminência do navicular até a área posterior à faceta posterior da articulação subtalar. Se as fibras musculares do abdutor do hálux forem encontradas, elas deverão ser rebatidas em direção plantar. O retináculo flexor, que fica sobre o sustentáculo do tálus, deve ser aberto para permitir que o tendão flexor longo dos dedos, junto com o feixe neurovascular, seja afastado em direção plantar. O tendão flexor longo do hálux, que corre imediatamente abaixo do sustentáculo do tálus, também pode ser afastado para fora do caminho. O tendão tibial posterior pode ser identificado passando acima do sustentáculo do tálus.

Nesse ponto, a coalescência não será aparente, porque ela fica sob o periósteo e a bainha do flexor longo dos dedos **(B)**.

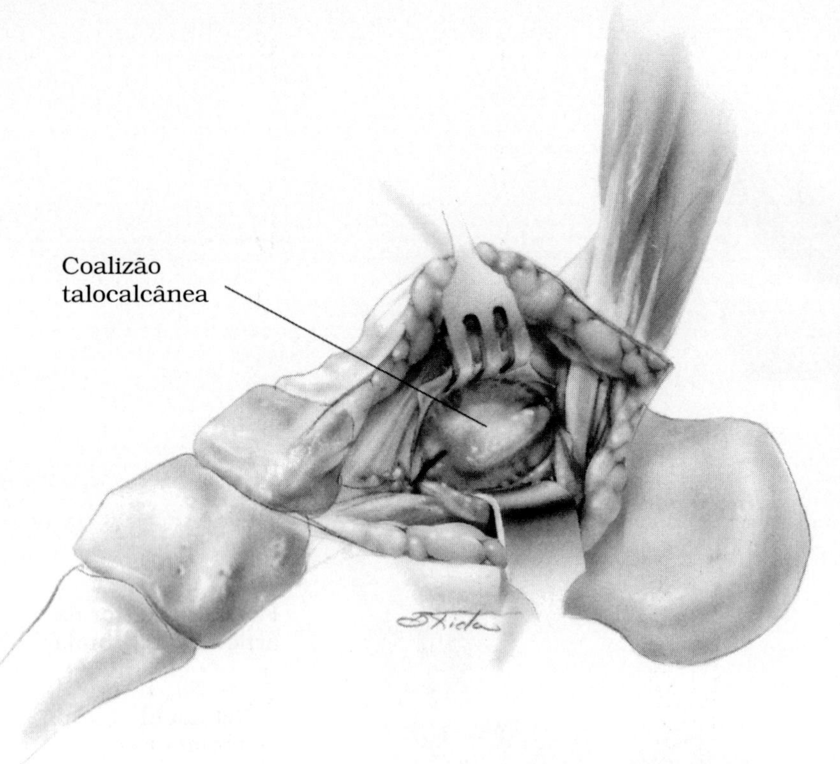

FIGURA 7-25. Para expor a coalizão e definir seus limites anterior e posterior, uma incisão é feita no periósteo levemente para o lado dorsal da proeminência, que é o sustentáculo do tálus e a coalizão da faceta média. O periósteo, incluindo a bainha do tendão flexor longo dos dedos, é elevado da proeminência óssea e rebatida em sentido volar. Isso deve ser feito com cuidado, porque, embora esse periósteo seja freqüentemente fino, será necessário aproximá-lo mais tarde para manter o enxerto adiposo no lugar. Essa dissecção deve ser levada longe o suficiente anterior e posteriormente para que se identifique o espaço articular normal. O aspecto medial da coalizão e seus limites anterior e posterior são agora identificados. A extensão lateral da coalizão pode ser julgada a partir de tomografias computadorizadas pré-operatórias. É uma boa idéia, nesse ponto, testar o movimento da articulação subtalar. Um leve movimento pode ser observado nas partes normais da articulação que forem expostas. Isso será útil para comparação após a excisão da coalizão.

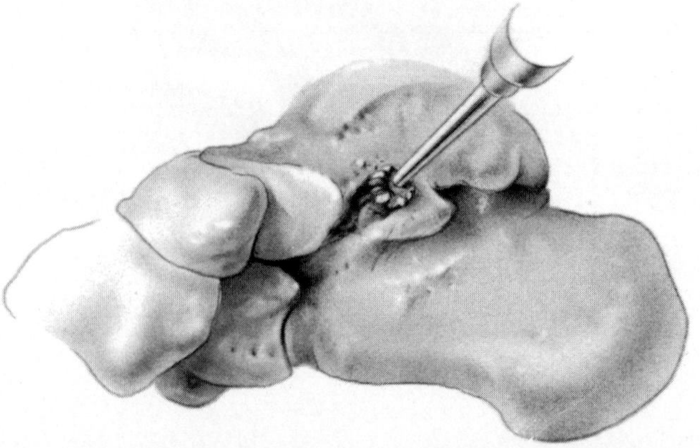

FIGURA 7-26. Para iniciar a excisão da coalizão e preservar tanto do sustentáculo quanto possível, é útil definir a exata localização da coalizão dentro da massa óssea. Para conseguir isso, um pequeno osteótomo pode ser usado para raspar finas camadas de osso até que a coalizão fibrosa ou cartilaginosa seja identificada. Isso somente é possível quando a coalizão não está completamente ossificada. Se ela estiver completamente ossificada, sua remoção pode ser guiada pelas superfícies articulares normais distal e proximal.

Usando um pequeno saca-bocado ou broca elétrica, a coalizão é excisada. A excisão não deve ser desnecessariamente ampla, e tanto do sustentáculo quanto possível deve ser preservado. A remoção do osso é continuada até que a cartilagem articular seja vista anteriormente, posteriormente e lateralmente a partir da excisão. Nesse ponto, o movimento subtalar deve melhorar acentuadamente.

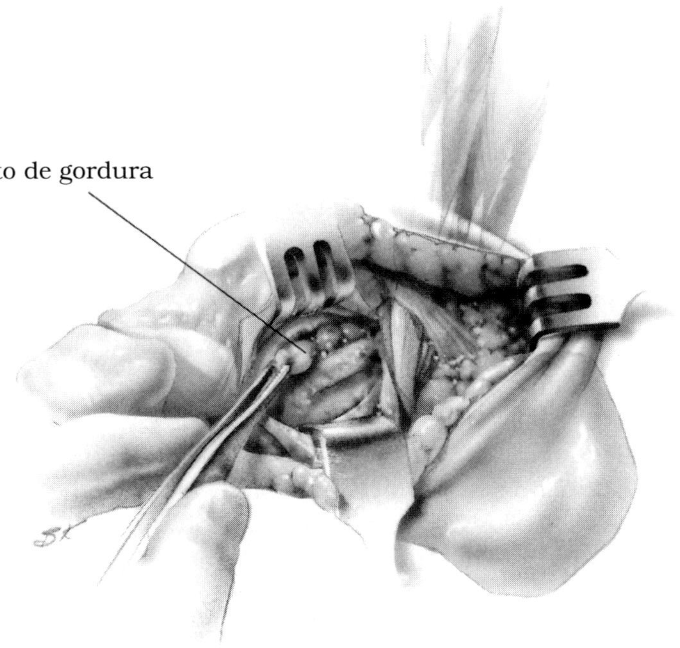

FIGURA 7-27. O passo final é interpor tecido adiposo entre as duas superfícies ósseas. Isso pode ser obtido mais facilmente a partir da área na superfície dorsal do calcâneo entre a faceta posterior e o tendão de Aquiles. Essa é a razão para o aspecto posterior da incisão.

Uma pequena quantidade de tecido fibro-adiposo é excisada dessa área. As superfícies ósseas podem ser seladas com cera óssea para diminuir o sangramento que pode apresentar tendência a deslocar o enxerto adiposo. Empurra-se o tecido adiposo cuidadosamente para dentro do defeito criado pela excisão, tomando-se cuidado para assegurar que ele alcance a profundidade da excisão. O tecido adiposo é mantido no lugar pela aproximação do periósteo com pequenas suturas.

Os tendões podem ser devolvidos às suas bainhas, as quais podem ser aproximadas com suturas finas absorvíveis. O tecido subcutâneo e a pele são fechados, e um aparelho de gesso curto é aplicado.

CUIDADOS PÓS-OPERATÓRIOS

O paciente não pode suportar peso por 3 semanas para evitar a extrusão do tecido adiposo. Então, o gesso é removido e o paciente inicia a deambulação com muleta com marcha de três pontos e descarga de peso parcial por 3 semanas adicionais. Exercícios para aumentar a amplitude de movimento das articulações do tornozelo e subtalar podem ser ensinados.

Referências

1. Hark FW. Congenital anomalies of the tarsal bones. Clin Orthop 1960;16:21.
2. Jayakumar S, Cowell HR. Rigid flatfoot. Clin Orthop 1977;122:77.
3. Swiontkowski MF, Scranton PE, Hansen S. Tarsal coalitions: long-term results of surgical treatment. J Pediatr Orthop 1983;3:287.
4. Scranton PE Jr. Treatment of symptomatic talocalcaneal coalition. J Bone Joint Surg [Am] 1987;69:533.
5. Olney BW, Asher MA. Excision of symptomatic coalition of the middle facet of the talocalcaneal joint. J Bone Joint Surg [Am] 1987;69:539.
6. Comfort TK, Johnson LO. Resection for symptomatic talocalcaneal coalition. J Pediatr Orthop 1998;18:283.

7.4 OSTEOTOMIA PARA CALCÂNEO VALGO

Numerosas osteotomias do calcâneo para correção de calcâneo valgo têm sido descritas. A osteotomia mais popular foi a descrita por Dwyer (1,2). Entretanto problemas com a ferida cirúrgica, resultantes da cunha de abertura e o colapso do enxerto, têm limitado o uso dessa técnica. Esses problemas em potencial são solucionados, e os mesmos objetivos são atingidos pela osteotomia do calcâneo com deslocamento medial. A operação foi primeiro descrita por Koutsogiannis (3), mas é atribuída a Pridie (Figs. 7-28 a 7-33).

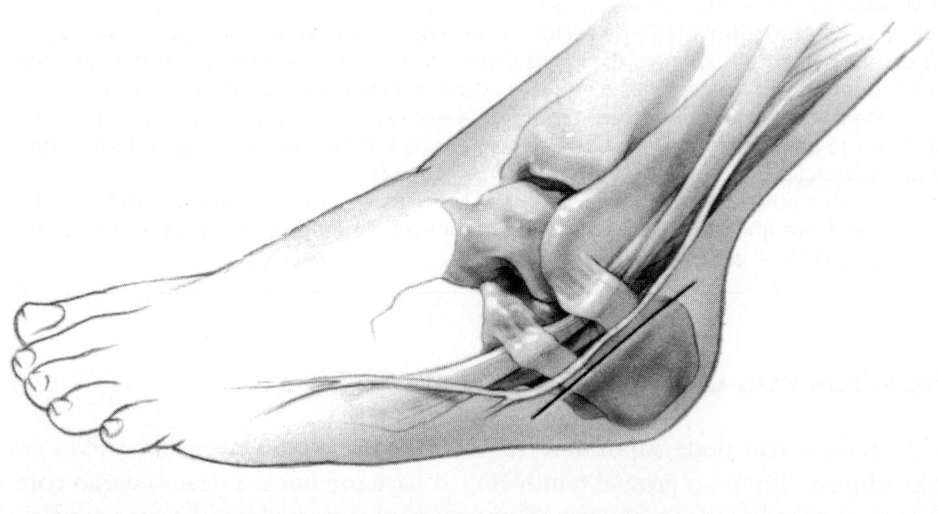

FIGURA 7-28. Uma incisão estreita é feita sobre o aspecto lateral do calcâneo. A incisão é póstero-inferior aos tendões fibulares. Ela deve ser longa o suficiente para permitir a exposição da superfície inferior e dorsal do calcâneo, o que na verdade significa que ela não precisa ser muito longa. É importante evitar dano ao nervo sural, cujo trajeto passa logo abaixo dos tendões fibulares.

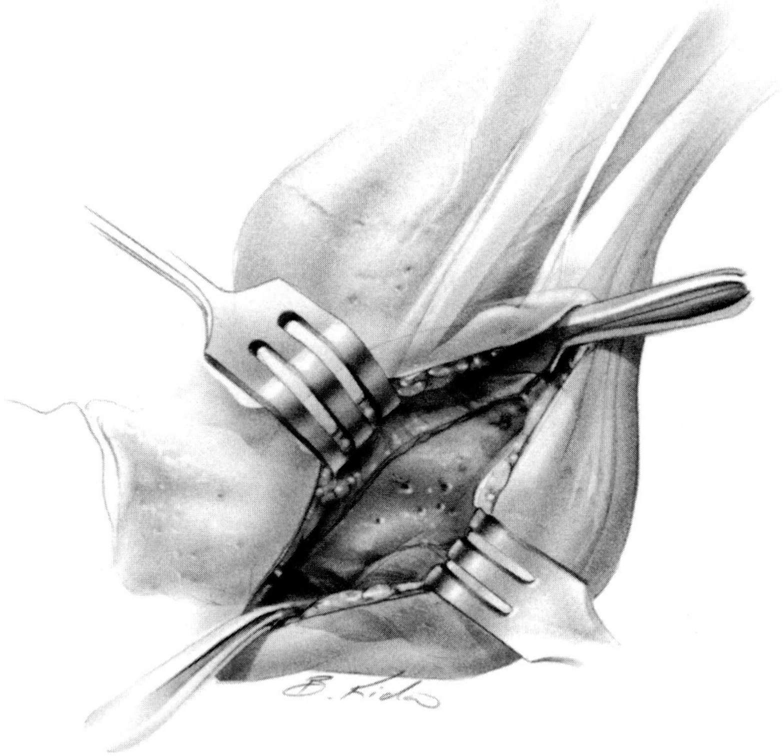

FIGURA 7-29. A incisão deve alcançar o periósteo do calcâneo com um mínimo de divulsionamento. Deve ser possível deslizar um afastador pequeno (p. ex., um afastador de Homann ou de Chandler) não só sobre a superfície dorsal do calcâneo anterior ao tendão de Aquiles como também sob o aspecto plantar do calcâneo. Um elevador Crego grande e curvo é útil para a dissecção do periósteo no lado oposto do calcâneo, e também como afastador. Uma incisão reta é feita no periósteo, e este é elevado por cerca de 5 mm em cada lado da incisão. A cápsula da faceta posterior da articulação subtalar deve ser vista, mas não perturbada. Isso assegura que a osteotomia esteja longe o suficiente distalmente para evitar a criação de um fragmento do calcâneo muito pequeno.

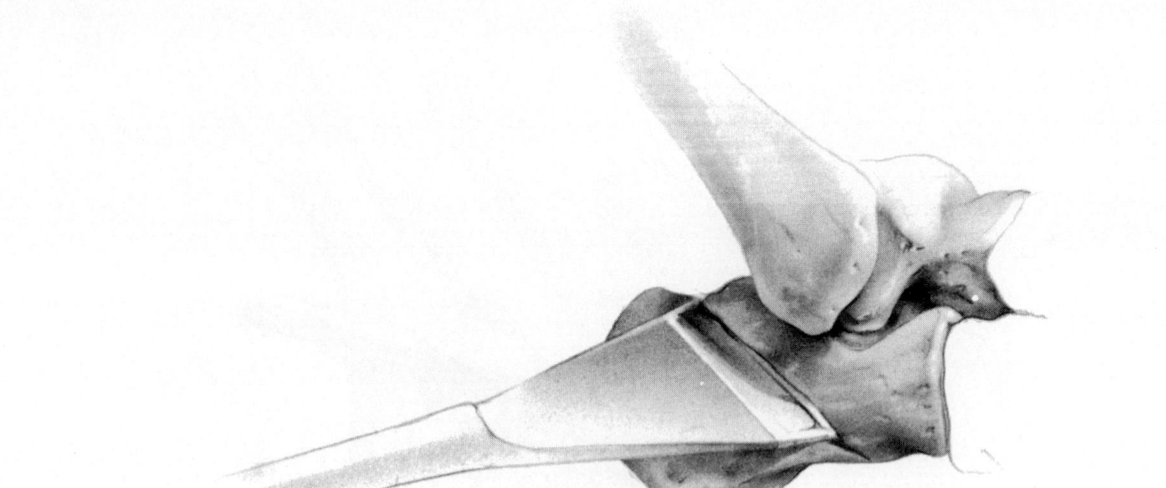

FIGURA 7-30. A osteotomia pode ser feita tanto com uma serra elétrica quanto com irrigação abundante, com um osteótomo amplo de 1,5 polegada, ou melhor, com um cinzel. A colocação e o direcionamento da osteotomia são importantes. A osteotomia deve permanecer cerca de 1 cm abaixo da cápsula da faceta posterior da articulação subtalar. O osteótomo deve ser posicionado obliquamente, paralelo à faceta posterior da articulação subtalar **(A)**. À medida que o osteótomo é dirigido através do calcâneo, ele deve permanecer no plano transverso ou levemente angulado em relação à articulação subtalar (**B**). Quando ele se curva em um ângulo distante da articulação subtalar, o fragmento tende a ficar preso à medida que se desloca, tornando o deslocamento muito mais difícil **(C)**. Isso é análogo à inclinação de 10° em direção cefálica que é usada na osteotomia pélvica de Chiari.

Deve-se ter cuidado ao completar a osteotomia através da cortical medial por causa da proximidade dos vasos e nervos tibiais posteriores. Assegure-se de que as corticais inferior e superior do calcâneo sejam divididas primeiro. Então, divida o aspecto mais plantar da cortical medial e prossiga em direção ao aspecto dorsal, o qual está onde o feixe neurovascular é separado do periósteo por apenas uma fina camada de fáscia. Ao dividir a cortical medial, assegure-se de que não haja pressão atrás do maléolo lateral que manteria as estruturas neurovasculares contra o osso.

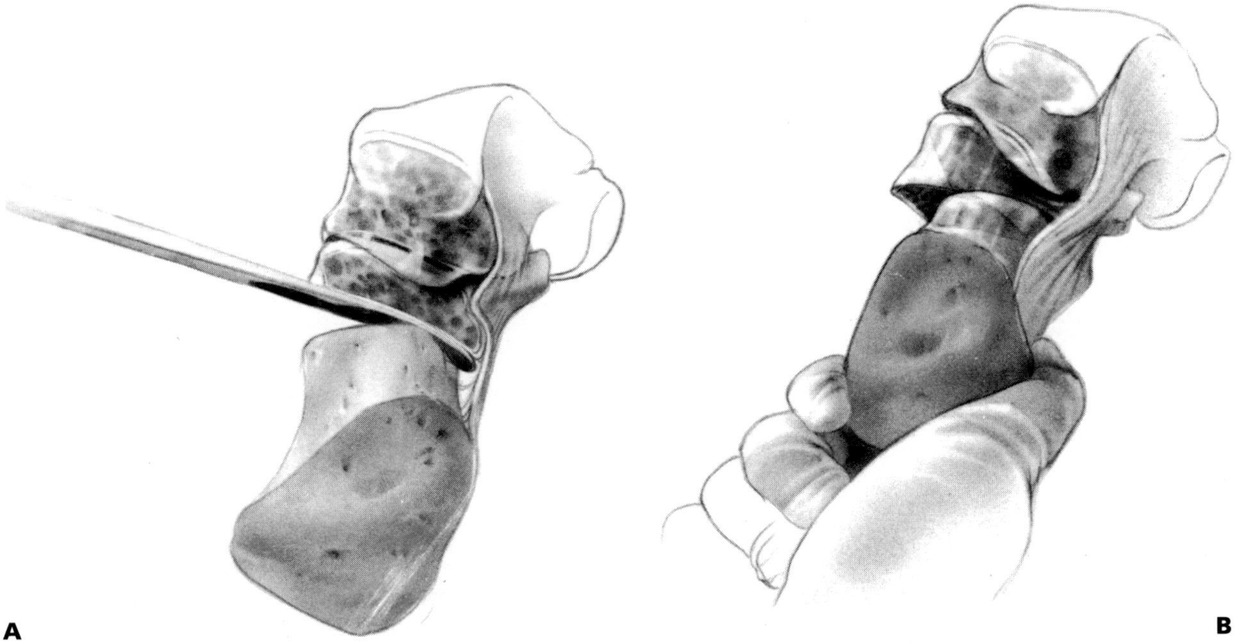

A B

FIGURA 7-31. A grande porção sustentadora de peso do calcâneo pode ser deslocada. Geralmente é necessário deslocá-la em pelo menos metade da largura do calcâneo. Inicialmente, isso não parecerá possível, mas com alguma perseverança, pode ser conseguido. Um osteótomo robusto e largo ou um elevador de periósteo pode ser inserido para separar os dois fragmentos **(A)**. Isso tende a romper o periósteo e separá-lo da cortical medial. A manipulação forte e repetida do fragmento também tende a separar o periósteo ao deslocá-lo do osso **(B)**. Devido ao fato de o tendão de Aquiles e a fáscia plantar manterem os fragmentos juntos quando se encontram sob tensão, o pé deve ser mantido em flexão plantar para todas as manipulações. Se o deslocamento necessário for muito grande, pode ser preciso dividir o periósteo. Um distrador de lâmina (*spreader*) pequena pode ser usado para separar os fragmentos e fornecer melhor acesso, mantendo ao mesmo tempo o periósteo sob tensão. Em virtude da proximidade do feixe neurovascular, usamos um osteótomo para fazer isso, em vez de um bisturi afiado. Finalmente, o ligamento plantar longo pode ser dividido de forma similar.

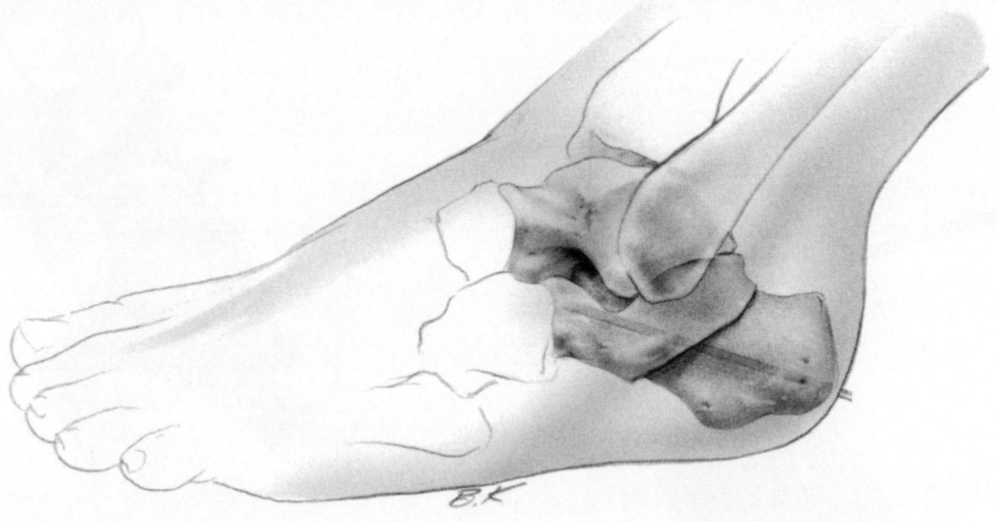

FIGURA 7-32. O pé é plantar-flexionado e o fragmento livre osteotomizado do calcâneo é empurrado medialmente. Assegure-se de que ele não se desloque dorsalmente. O pé é então dorsiflexionado para juntar as superfícies da osteotomia e manter o deslocamento.

Para assegurar que o deslocamento seja mantido, um pino de Steinmann grande e liso é inserido a partir do aspecto posterior do calcâneo distalmente através do local da osteotomia. O pino é cortado, deixando-se apenas o suficiente projetando-se através da pele, de forma que possa ser removido facilmente no consultório.

Não será possível fechar o periósteo. A fáscia profunda e a pele são fechadas com suturas interrompidas, tendo-se o cuidado de não danificar o nervo sural, e um aparelho de gesso curto é aplicado. A ponta do pino de Steinmann que se projeta da pele deve ficar bem protegida com algodão ortopédio independente do acolchoamento que é utilizado para o gesso. Isso irá evitar que ele se prenda ao gesso com excesso de movimento resultante na interface pino-pele quando o pé se move.

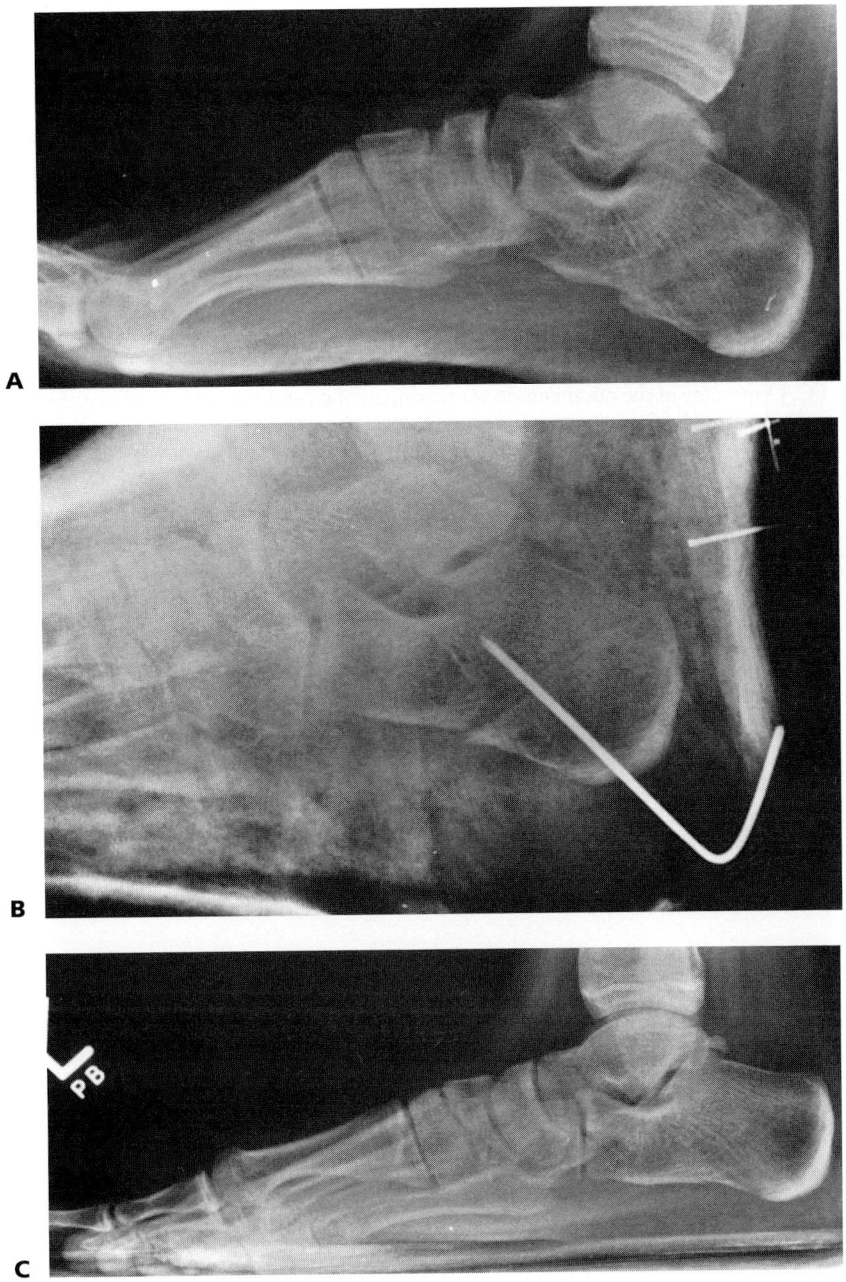

FIGURA 7-33. **A:** Radiografia pré-operatória com incidência lateral do pé em uma menina de 13 anos com pé chato doloroso grave. Por causa da sua incapacidade de usar órteses com seus sapatos usuais e por obter alívio apenas moderado com isso, ela necessitou de correção cirúrgica. **B:** Radiografia pós-operatória imediata demonstra o pino mantendo o deslocamento. Um pino maior poderia ter sido usado, e poderia ter sido inserido mais profundamente. O pino foi removido após 2 semanas e o gesso trocado. **C:** A consolidação óssea estava completa após 6 semanas.

CUIDADOS PÓS-OPERATÓRIOS

O paciente não pode sustentar peso sobre o pé operado durante 2 semanas. O gesso é removido no consultório, e o pino é removido do osso. Um gesso curto ou bota para deambulação é aplicado por 4 semanas enquanto o paciente gradualmente retoma a capacidade de sustentação de peso total. Seis semanas após a cirurgia deveria haver evidência radiográfica de consolidação óssea completa, e a imobilização é interrompida.

Referências

1. Dwyer FC. Osteotomy of the calcaneum in the treatment of grossly everted feet with special reference to cerebral palsy. In: Huitieme congres internationale de chirugie orthopedique. New York, September 4–9, 1960. Societe Internationale de Chirugie Orthopedique et de Traumatologie. Brussels: Imprimerie des Sciences, 1960:892.
2. Dwyer FC. Treatment of relapsed club foot by insertion of a wedge into the calcaneum. J Bone Joint Surg [Br] 1963;45:67.
3. Koutsogiannis E. Treatment of mobile flat foot by displacement osteotomy of the calcaneus. J Bone Joint Surg [Br] 1971;53:96.

7.5 OSTEOTOMIA DO CALCÂNEO COM ALONGAMENTO PARA TRATAMENTO DE DEFORMIDADE DO RETROPÉ VALGO

Evans (1) descreveu uma operação na qual uma osteotomia foi feita na porção distal do calcâneo, e o calcâneo foi alongado pela inserção de um enxerto tibial na osteotomia. Ele observou pacientes nos quais havia feito a excisão da articulação calcaneo-cubóide para correção de pé torto que posteriormente desenvolveram uma deformidade do calcâneo valgo. Em seu primeiro caso, ele corrigiu isso removendo a artrodese calcaneocubóide e inserindo um enxerto para restaurar um maior comprimento à coluna lateral do pé. Os resultados foram bons, e ele aplicou isso a outras condições caracterizadas por um pé torto valgo, tais como pólio, pé plano rígido, incluindo coalizões tarsais, e pé valgo sintomático grave. Ele acreditava que esse procedimento deveria ser contra-indicado em condições paralíticas, tais como paralisia cerebral e espinha bífida.

Mosca (2) ampliou as indicações para incluir pacientes com paralisia cerebral, espinha bífida e pé torto. Ele freqüentemente combinava esses procedimentos, quando apropriado, com um alongamento do tendão de Aquiles, osteotomia de abertura em cunha do primeiro osso cuneiforme, e osteotomia tibial. Em vários casos, ele incluía uma liberação ou plicatura da articulação talonavicular. Mosca elaborou ainda mais sobre os detalhes técnicos da operação.

O paciente que é candidato para esse procedimento geralmente tem sintomas causados por pressão sobre a cabeça palar com depressão devido à descarga do peso do corpo. O pé está em valgo com abdução relativa do cubóide em relação ao calcâneo. Uma radiografia ântero-posterior mostra migração lateral do navicular na cabeça do tálus, o oposto do que é visto na deformidade em varo (Figs. 7-34 a 7-41).

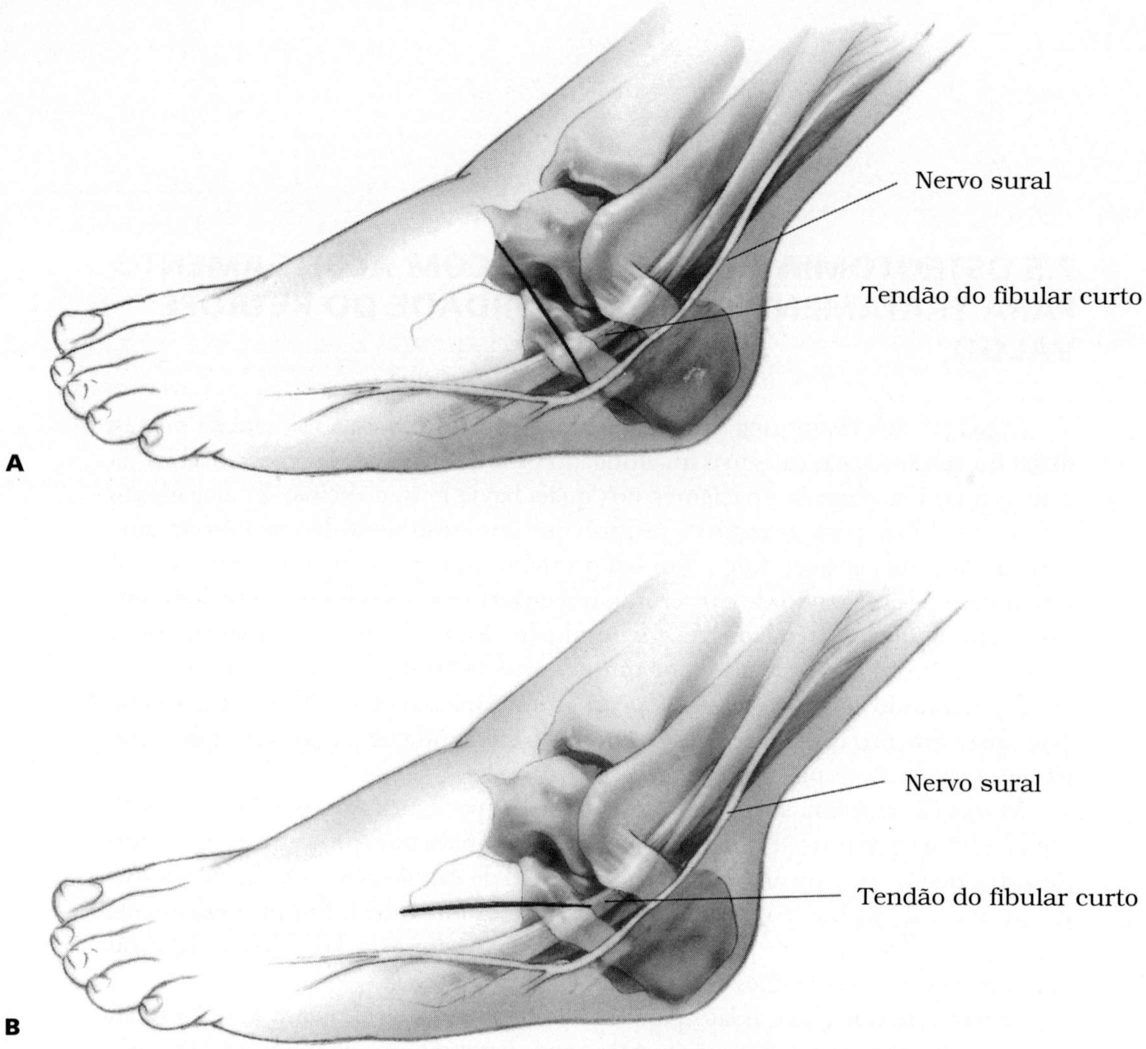

FIGURA 7-34. A incisão pode ser do tipo Ollier oblíqua que cruza o bico talar (**A**) ou uma incisão transversa diretamente acima dos tendões fibulares, como foi originalmente descrito por Evans (1) **(B)**.

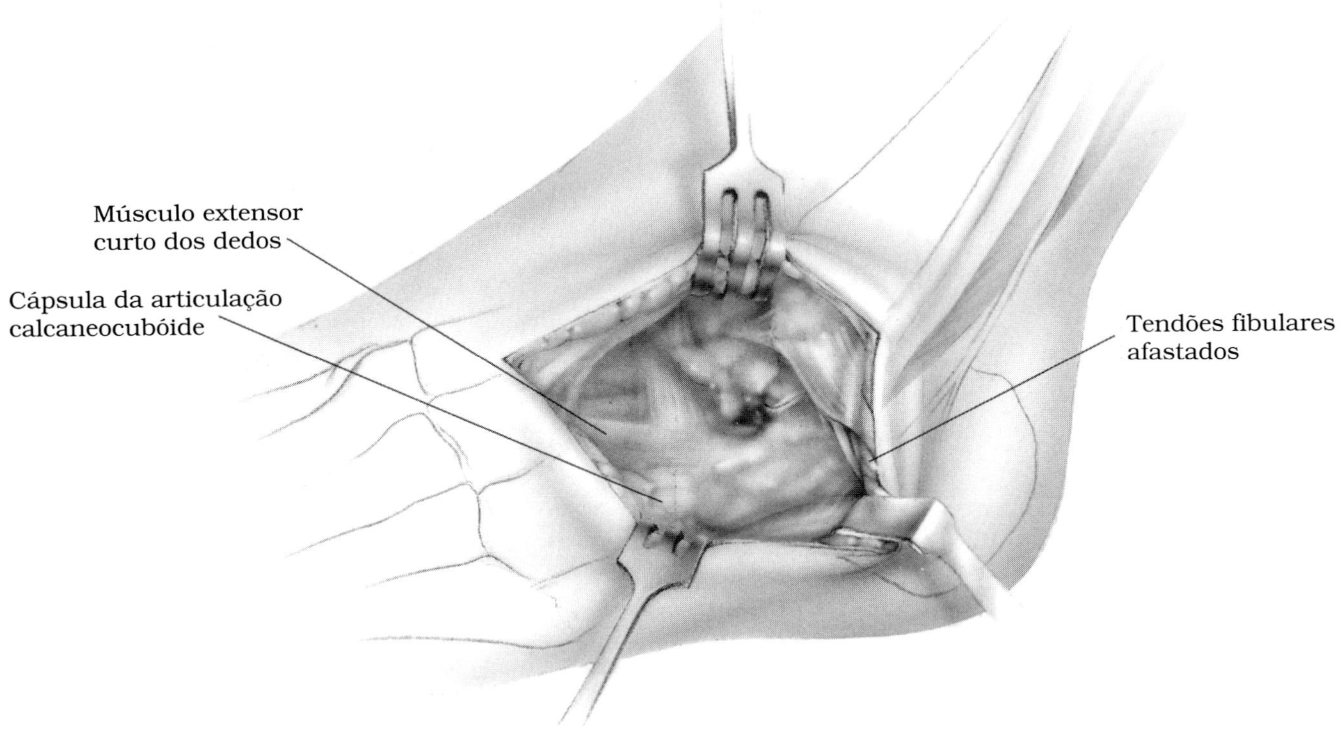

FIGURA 7-35. Após a incisão ser aprofundada através da pele, os tendões fibulares em suas bainhas são identificados. A bainha dos músculos fibulares é aberta, e os tendões são liberados de forma que possam ser afastados para fora do campo cirúrgico. A articulação calcaneocubóide deve ser identificada por seus marcos anatômicos mas não deve ser aberta; sua cápsula é importante para fornecer estabilidade ao fragmento distal.

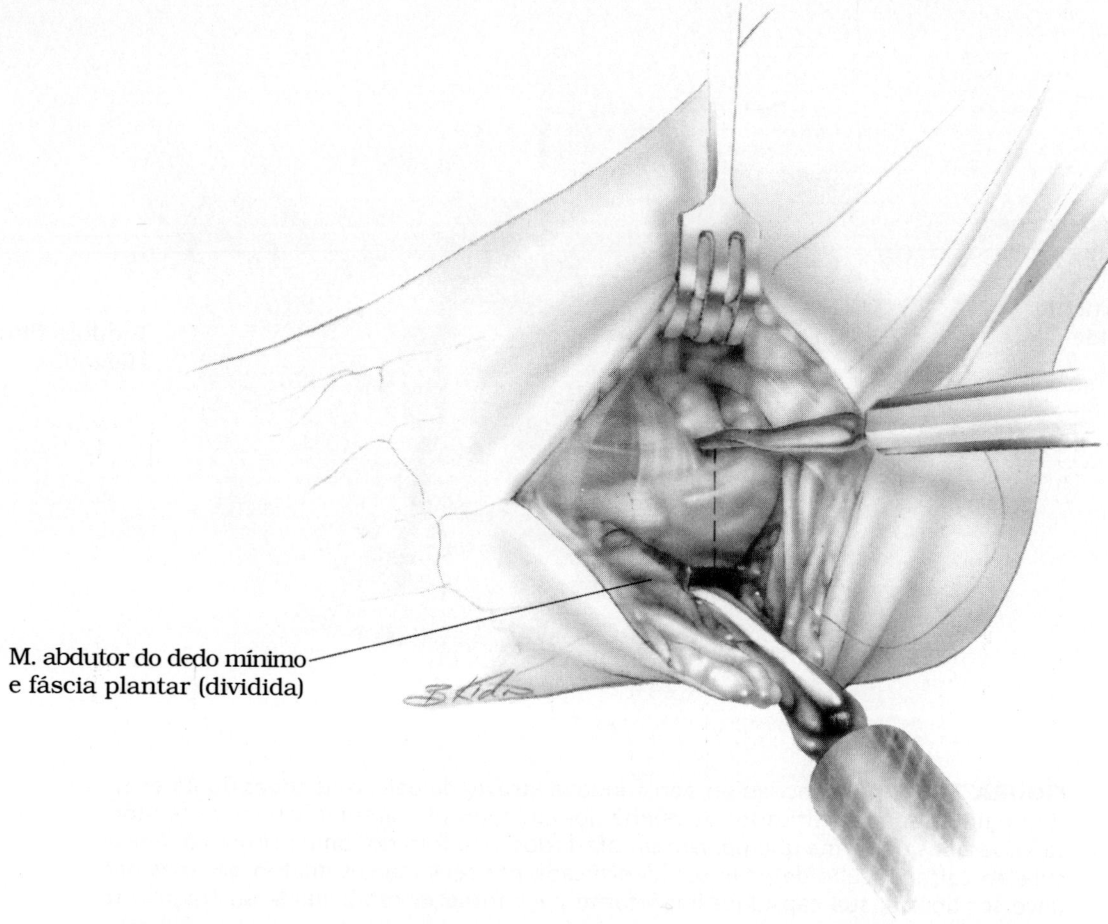

FIGURA 7-36. Um ponto cerca de 1,5 cm atrás da articulação calcaneocubóide é identificado como o local para a osteotomia. O tecido mole é liberado da subsuperfície do calcâneo. Isso é facilitado, bem como a distração da osteotomia, pela divisão da fáscia plantar mais lateral e o músculo abdutor do dedo mínimo. Em seguida, faça uma incisão na fáscia ao longo do assoalho do sinus tarsi (o dorso do calcâneo). Com um pequeno seio do tarso elevador de periósteo, destaque o tecido fibro-adiposo de forma que o elevador alcance o lado medial.

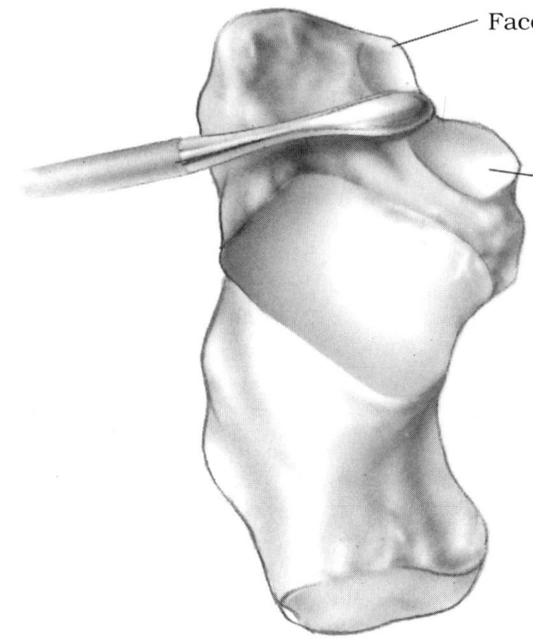

FIGURA 7-37. Embora o ponto de início da osteotomia seja facilmente visto, o ponto de saída no lado medial não é. Mosca (2) acredita que esse ponto de saída deve ficar entre as facetas anterior e média da articulação subtalar. Para identificar isso, deslize um elevador Freer através do lado medial, sentindo o sustentaculum tali ou a faceta média. Sondando distalmente, o cirurgião irá encontrar um intervalo entre as facetas anterior e média. Note que o plano dessa osteotomia não é nem perpendicular à margem lateral do pé nem paralelo à articulação calcaneocubóide.

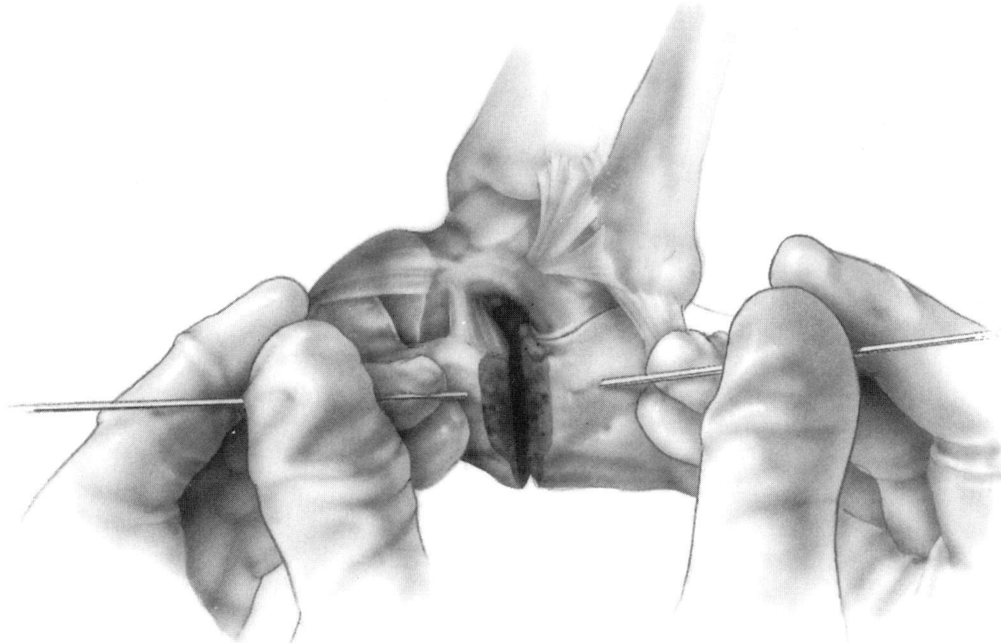

FIGURA 7-38. Dois pequenos afastadores de Chandler são agora usados, um sob e outro sobre o topo do calcâneo, para marcar e expor essa área. Dois fios lisos de Steinmann são colocados em ambos os lados da área proposta para a osteotomia. Eles irão orientar o cirurgião e, mais importante, são necessários para manipular os fragmentos. A osteotomia é feita com um osteótomo ou serra oscilante. A separação e a rotação dos fragmentos utilizando os dois fios de Steinmann demonstram que a osteotomia está completa.

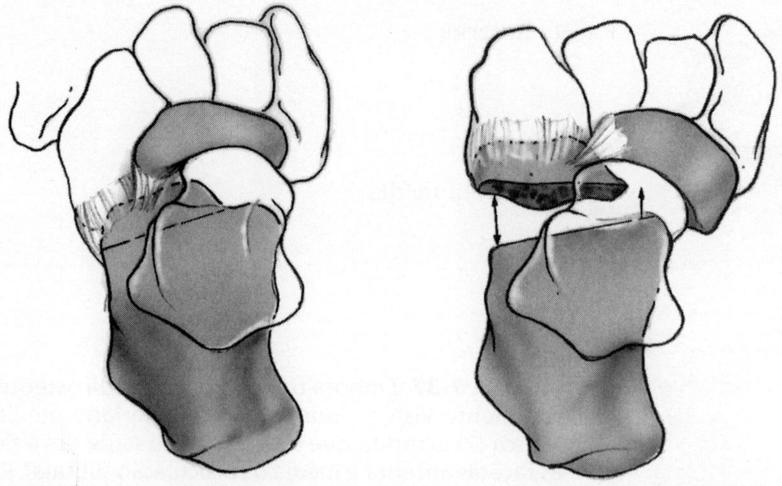

FIGURA 7-39. Para avaliar o tamanho do enxerto a ser inserido, um distrator *spreader* de lâmina pode ser usado. Com isso no lugar, o pé é inspecionado para se ter certeza de que a quantia desejada de correção será conseguida. A liberação da articulação talonavicular com plicatura da cápsula pode ser necessária. Se houver dúvidas, uma radiografia deve ser obtida para demonstrar que o navicular está reduzido medialmente na cabeça do tálus.

Ao obter o enxerto e fazer abertura do local da osteotomia, é importante perceber que o enxerto terá formato trapezoidal e que o centro da rotação não é a cortical medial do calcâneo, mas sim um ponto mais próximo à cabeça talar. Note como o navicular se move medialmente à medida que a osteotomia é aberta. Se essa articulação não for móvel, uma liberação medial pode ser necessária para restaurar a mobilidade.

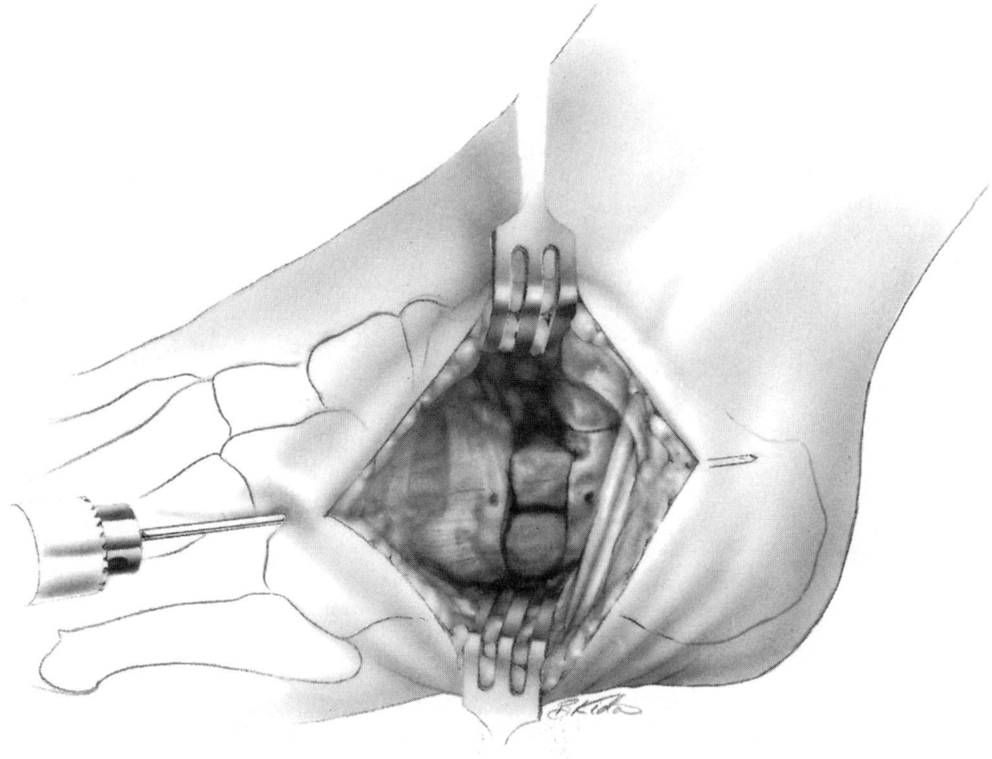

FIGURA 7-40. A osteotomia é mantida aberta por dois pinos de Steinmann enquanto um enxerto de ilíaco tricortical trapezoidal é inserido. Esse deve ser colocado de forma que a cortical do enxerto esteja em contato com a cortical do fragmento do calcâneo para dar estabilidade à osteotomia. Dependendo do tamanho do enxerto, um ou dois pedaços podem ser necessários. O primeiro é colocado em direção mais plantar e o segundo dorsalmente.

Deve-se ter cuidado para assegurar que o fragmento distal do calcâneo não subluxe dorsalmente. Para evitar isso, o fio liso de Steinmann que será usado para fixar o enxerto é inserido primeiro até o fragmento distal do calcâneo. O local da osteotomia é aberto e o enxerto é inserido. Então o fio de Steinmann é estendido através do enxerto para dentro do fragmento do calcâneo.

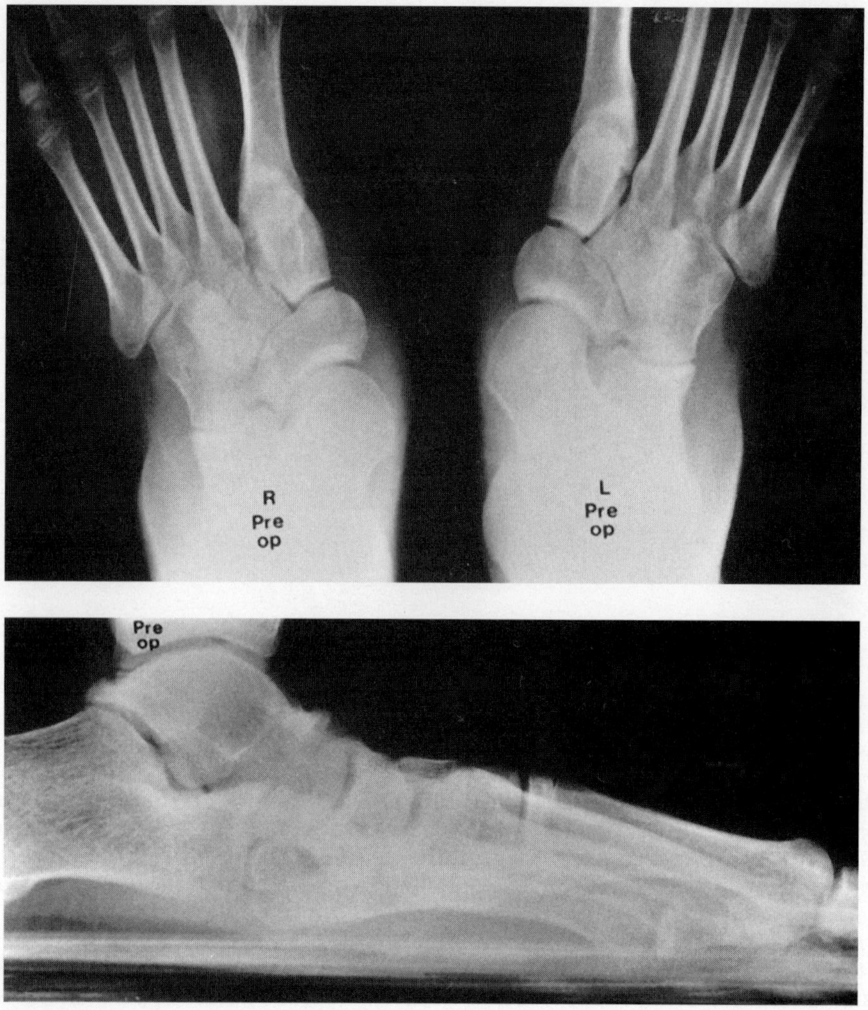

FIGURA 7-41. Radiografias na posição em pé ântero-posterior **(A)** e lateral **(B)** de uma menina de 15 anos com pé chato flexível grave e dor no pé significativa que não era aliviada por métodos não-operatórios.

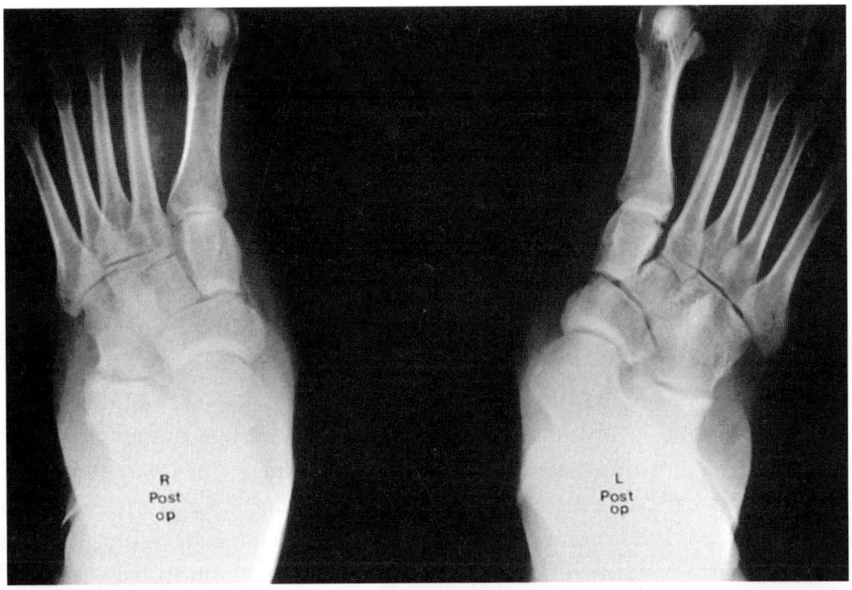

C

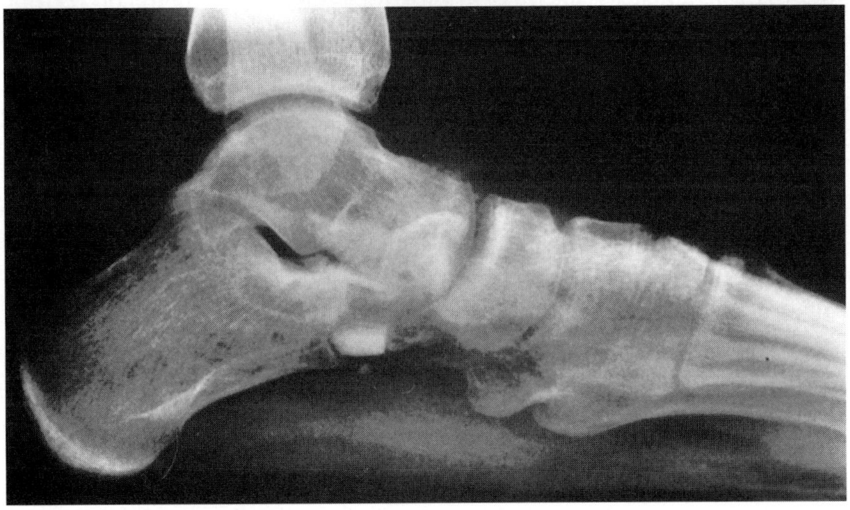

D

FIGURA 7-41. (***continuação***). Radiografias na posição em pé ântero-posterior após a correção do pé direito e antes da correção do pé esquerdo demonstram a correção do navicular em relação ao tálus que é obtida com o alongamento do calcâneo **(C)**. Uma radiografia lateral na posição em pé **(D)**, tirada ao mesmo tempo, demonstra a correção da inclinação talar.

CUIDADOS PÓS-OPERATÓRIOS

Os enxertos levam cerca de 8 semanas para que ocorra sua consolidação óssea. Se desejado, os fios podem ser removidos no consultório passadas cerca de 4 semanas, e o gesso trocado. O suporte de peso não é permitido durante o tempo que leva para o enxerto consolidar.

Referências

1. Evans D. Calcaneo-valgus deformity. J Bone Joint Surg [Br] 1975;57:270.
2. Mosca VS. Calcaneal lengthening for valgus deformity of the hindfoot: results in children who had severe, symptomatic flatfoot and skewfoot. J Bone Joint Surg [Am] 1995;77:500.

7.6 OSTEOTOMIA TARSAL DUPLA PARA CORRIGIR ADUÇÃO DO ANTEPÉ

Adução e supinação residuais são freqüentemente um problema após a correção do pé torto. A deformidade é comumente chamada de "pé em forma de feijão". Os sintomas são dificuldades em utilizar calçados rígidos e o caminhar sobre a borda lateral do pé. Esse procedimento não é indicado se o navicular se encontrar laterizado no tálus e se houver calcaneo valgo, porque a osteotomia em cunha de fechamento da articulação calcaneocubóide irá agravar o problema do retropé. Essa operação representa uma alternativa à repetição da cirurgia de tecidos moles na criança mais velha (4 a 11 anos de idade) que tem essa deformidade.

Uma outra indicação para o uso dessa operação é a criança mais velha com metatarso aduto residual que demonstra uma inclinação medial na faceta distal do primeiro cuneiforme. Essa deformidade não é visível nas radiografias até que o osso esteja ossificado, geralmente aos 3 ou 4 anos de idade. Freqüentemente, nessa situação, apenas a osteotomia de abertura do osso cuneiforme (procedimento de Fowler) é indicada, porque o calcanhar pode apresentar uma tendência para valgo.

No passado, essas deformidades eram com freqüência tratadas por osteotomias metatarsais ou capsulotomias tarso-metatarsais (procedimento de Hyman-Herndon). Mais recentemente, entretanto, o uso dessas operações tem sido menos freqüente, porque elas não fornecem a correção desejada ou resultam em articulações endurecidas e dolorosas.

A origem dessa osteotomia tarsal dupla é obscura. Nós inicialmente a conhecemos por meio de cirurgiões ortopédicos que foram treinados na Universidade Duke com o dr. Leonard Goldner, e a ouvimos ser chamada de *procedimento de Durham*. O procedimento representa uma combinação de duas operações: uma osteotomia em cunha de abertura do primeiro osso cuneiforme, descrita em 1959 por Fowler et al. (1), e um encurtamento da coluna lateral do pé pelos mesmos meios. O conceito de encurtamento da coluna lateral do pé na deformidade do pé torto não é novo. Solly (2) descreveu a remoção do tecido esponjoso do osso cubóide em 1857. Em 1961, Evans (3) descreveu a ressecção em cunha da articulação calcaneocubóide com fusão, e em 1973, Lichtblau (4) descreveu a ressecção da porção anterior do calcâneo.

A primeira descrição por escrito encontrada da operação descrita (5) foi usada para corrigir a deformidade com metatarso aduto e varo persistente após a correção de pé torto com recorrência dessa deformidade do antepé. Um estudo subseqüente por McHale e Lenhart (6) avaliou os resultados desse procedimento em sete pés, mas não discutiu as suas origens (6) (Figs. 7-42 a 7-49).

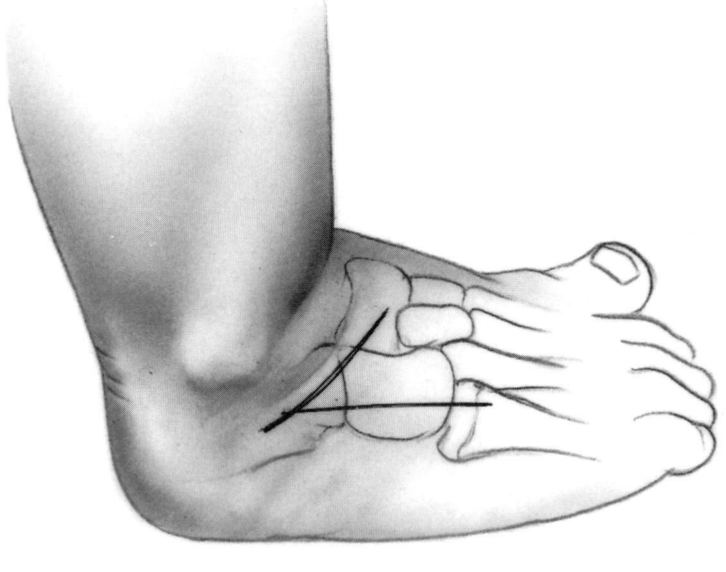

FIGURA 7-42. A cirurgia é iniciada na parte lateral do pé. Coloca-se um suporte embaixo das nádegas, virando-se a perna internamente para facilitar a abordagem ao cubóide. A incisão pode ser oblíqua, seguindo as linhas da pele diretamente sobre o cubóide, ou em curva, sobre o osso.

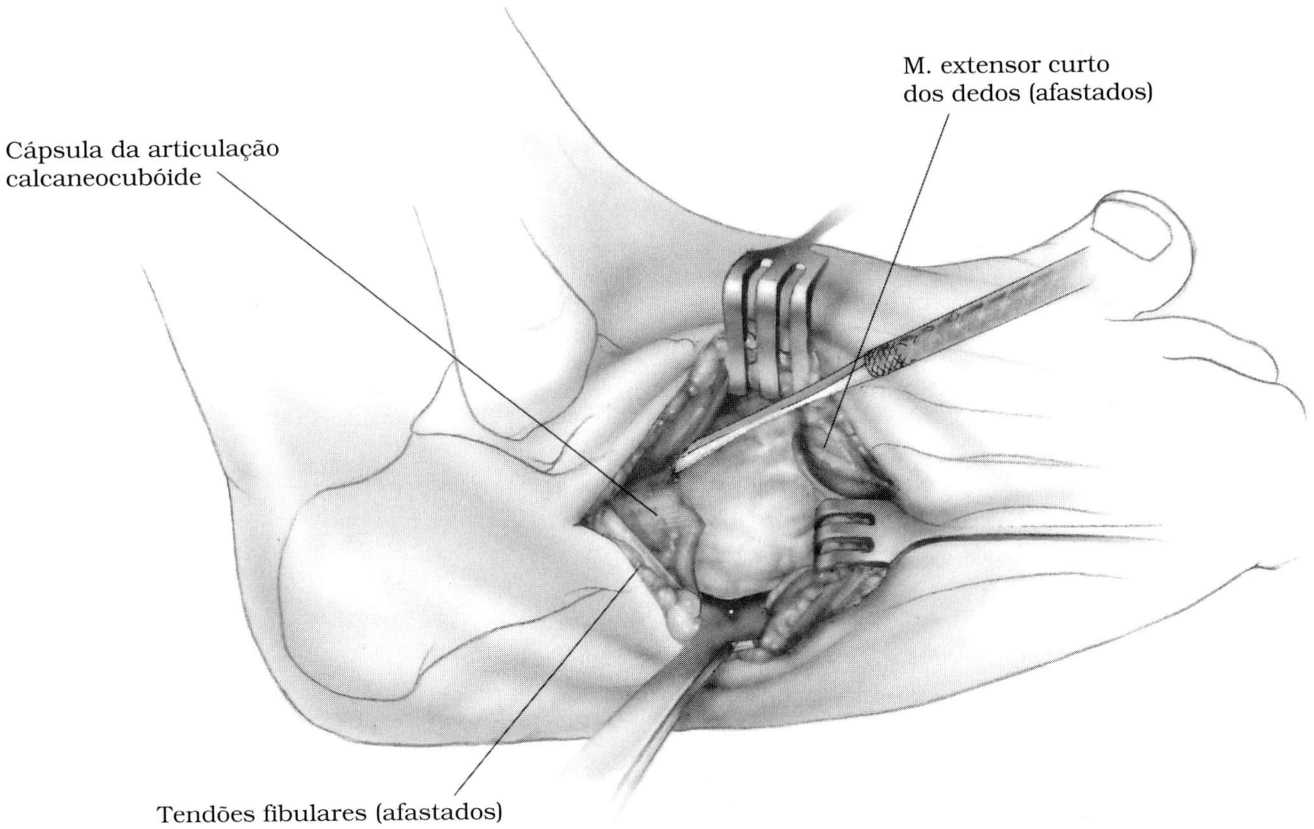

FIGURA 7-43. Após a incisão sobre a pele, os tendões fibulares são identificados, liberados de suas bainhas e afastados em direção plantar. Os tecidos moles são liberados dorsalmente e em direção plantar para expor o osso cubóide, mantendo as cápsulas das articulações intactas. O periósteo do cubóide é incisado a partir do lado dorsal para o plantar e elevado em direção às superfícies articulares. Isso expõe a área de osso a ser removida.

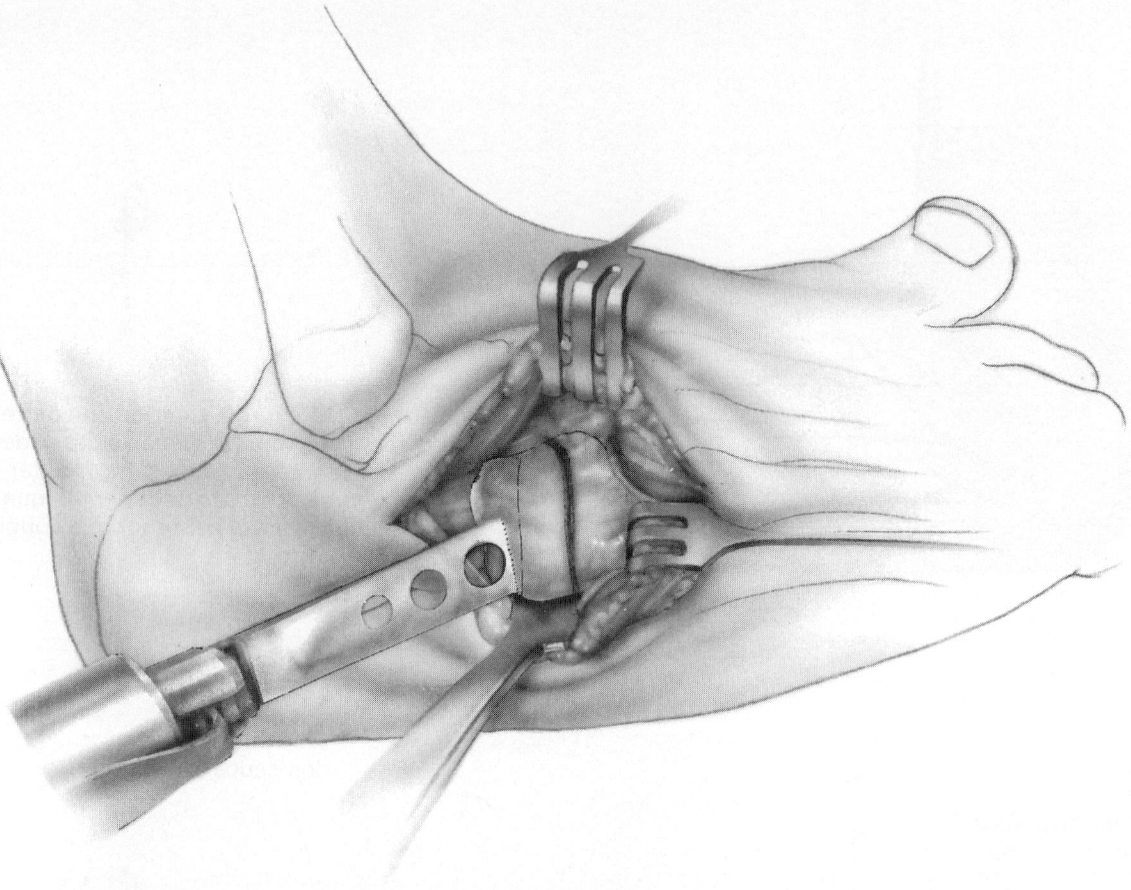

FIGURA 7-44. Com uma serra microssagital, remove-se uma cunha de tamanho desejado com base lateral. É importante atravessar a cortical medial do osso de forma que a osteotomia seja móvel e fácil de fechar. A ferida cirúrgica é deixada aberta e o suporte é removido para fornecer melhor acesso ao osso cuneiforme no lado medial do pé.

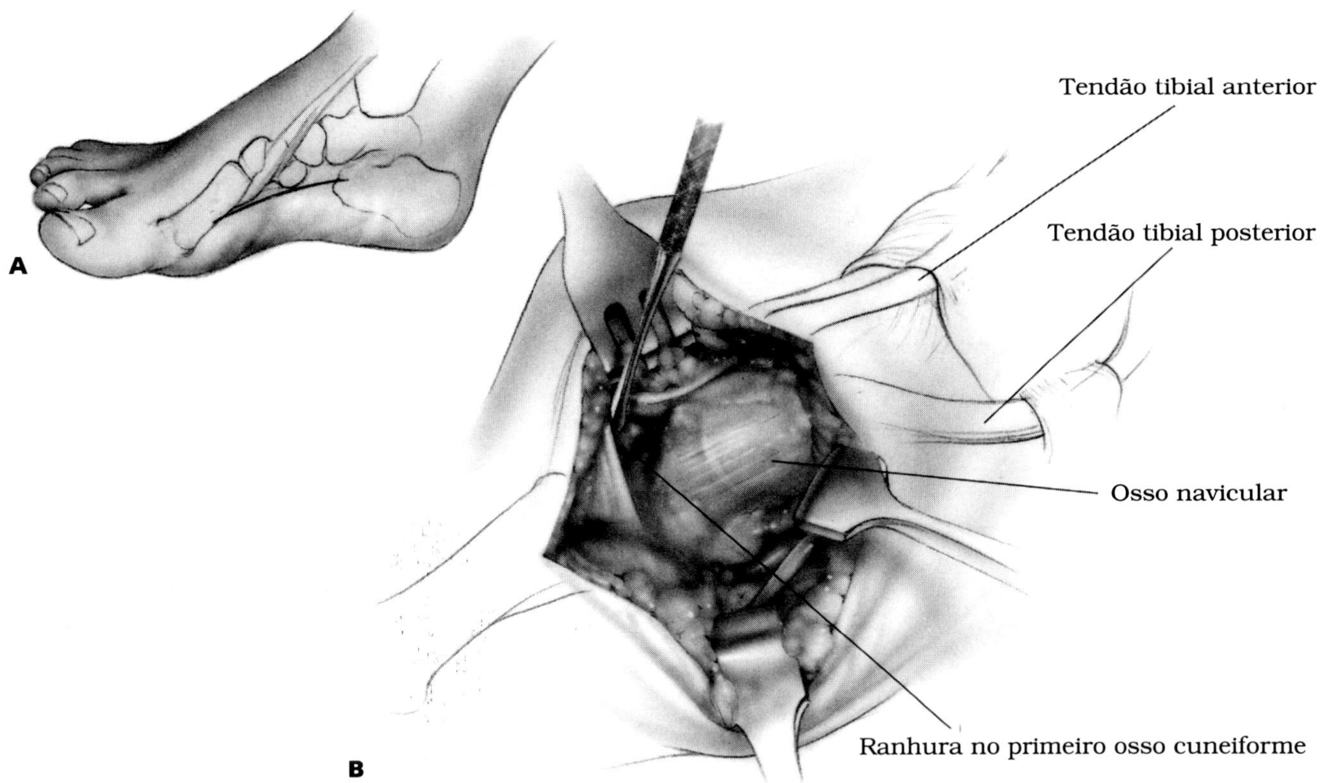

FIGURA 7-45. Uma incisão linear reta é feita diretamente sobre o primeiro osso cuneiforme **(A)**. À medida que a dissecção é aprofundada, o tendão tibial anterior será identificado correndo sobre o primeiro osso cuneiforme. Esse tendão pode ser dissecado e liberado sem perturbar nenhuma de suas inserções essenciais. Comece no aspecto inferior do tendão que é rebatido dorsalmente. Isso em geral permite uma exposição adequada. No tipo idiopático de adução do antepé, esse tendão irá parecer ter cortado uma ranhura de profundidade variável no osso **(B)**. Continue a dissecar o osso cuneiforme (subperiostealmente, se e onde possível) até que ambas as articulações proximal e distal sejam identificadas com segurança, enquanto tenta preservar intactas as cápsulas das articulações, e enquanto os aspectos plantar e dorsal são expostos. Devido à forma peculiar do primeiro osso cuneiforme nessa condição, pode ser aconselhável verificar o trajeto da osteotomia proposta com o intensificador de imagens.

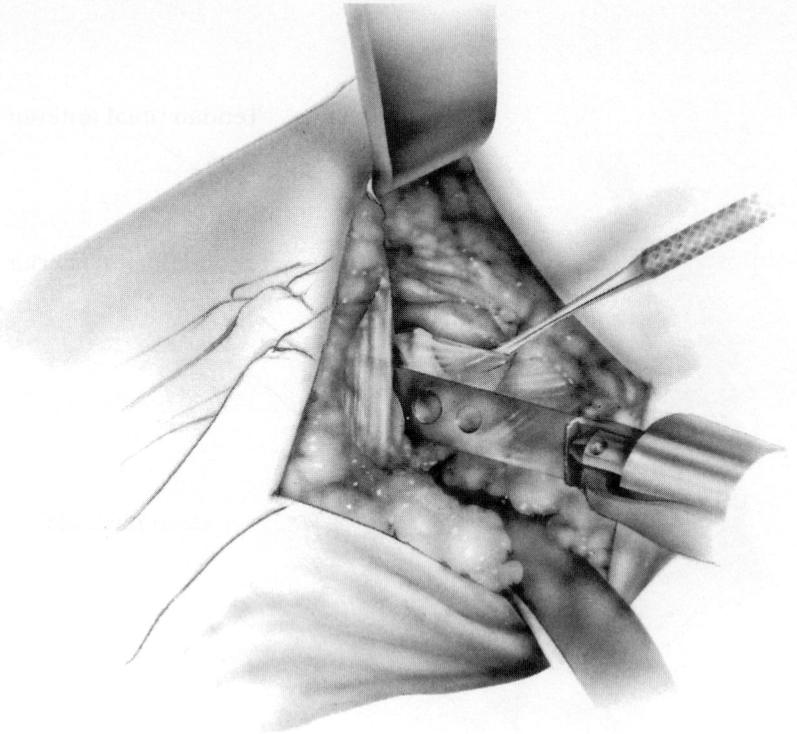

FIGURA 7-46. Usando a serra microssagital, faça um corte único de osteotomia no primeiro osso cuneiforme. Esteja atento à superfície articular inclinada e, se necessário, passe um pequeno dissecador na articulação naviculocuneiforme para marcar seu plano. Após o término da osteotomia, insira um instrumento rombo para afastar os fragmentos e assegurar sua mobilidade.

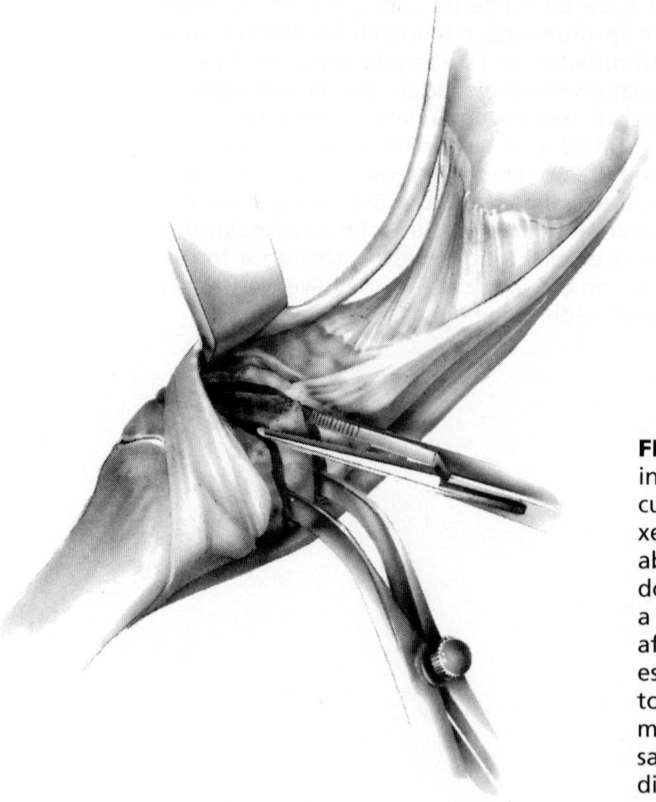

FIGURA 7-47. O enxerto que foi retirado do cubóide é agora inserido na osteotomia do primeiro cuneiforme. Se houver dificuldade em abrir essa osteotomia o suficiente para inserir o enxerto, coloque um fio de Kirschner em cada fragmento para abrir a osteotomia. Pode ser necessário liberar o tendão abdutor do hálux se esse estiver tenso ou produzir adução do hálux após a inserção do enxerto. Se o osso for grande o suficiente, um afastador de lâmina pequeno irá funcionar bem. Quando o osso estiver no lugar, ele deve ficar relativamente seguro; entretanto, com qualquer atividade, há o perigo de haver extrusão do mesmo. Sendo assim, ele é fixado com um fio de Kirschner passado através da base do primeiro metatarsal, do fragmento distal, do enxerto e do fragmento proximal.

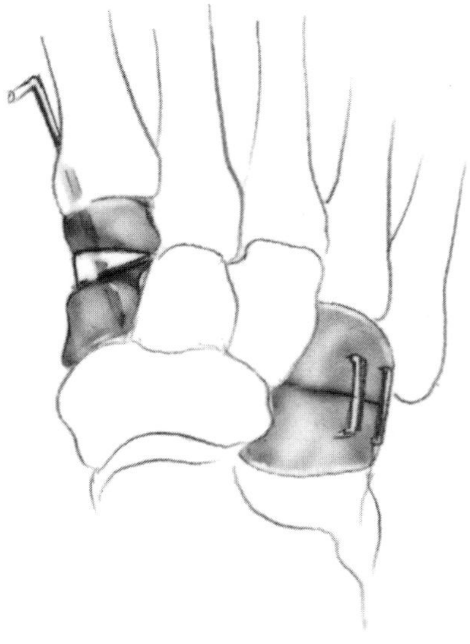

FIGURA 7-48. A osteotomia do cubóide é inspecionada. Se essa osteotomia não estiver fechada, ela pode ser fechada e mantida com um ou dois grampos ou com um fio de Kirschner.

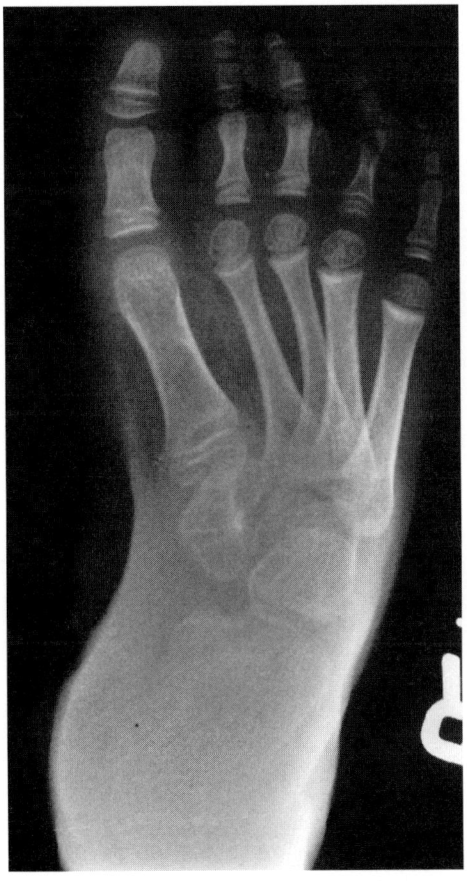

A

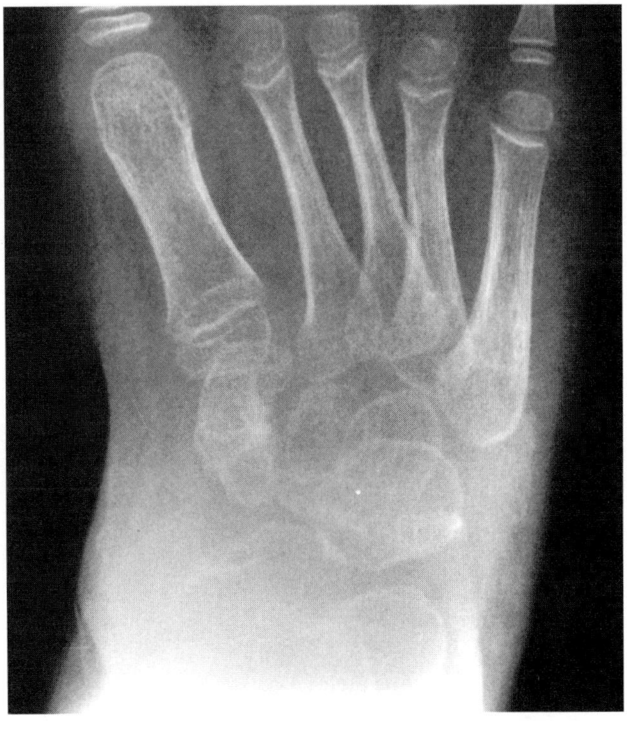

B

FIGURA 7-49. **A:** Radiografia ântero-posterior de um menino de 5 anos com adução do antepé persistente 4,5 anos após a correção de pé torto. **B:** Na época da remoção do gesso, 6 semanas após a cirurgia, a cunha de enxerto ósseo com base medial inserida no lado medial do primeiro osso cuneiforme é vista, bem como a osteotomia em cunha de fechamento no osso cubóide. A correção clínica é maior do que parece nessas radiografias, que variam em sua projeção.

CUIDADOS PÓS-OPERATÓRIOS

Após o fechamento da ferida cirúrgica e a colocação de curativos, o pé é imobilizado em uma bota gessada. A descarga de peso não é permitida. O gesso é removido após seis semanas, quando a consolidação óssea deve ser suficiente para que se reinicie a sustentação de peso. O pino é removido no consultório quando o gesso é removido.

Referências

1. Fowler SB, Broos AL, Parrish TF. The cavovarus foot. Proceedings of the American Academy of Orthopaedic Surgeons. J Bone Joint Surg 1959;41:757.
2. Solly S. Case of double talipes varus in which the cuboid bone was partially removed from the left foot. Med Chir Trans 1857;40:119.
3. Evans D. Relapsed club foot. J Bone Joint Surg [Br] 1961;43:722.
4. Lichtblau S. A medial and lateral release operation for club foot: a preliminary report. J Bone Joint Surg [Am] 1973;55:1377.
5. Goldner JL, Fitch RD. Idiopathic congenital talipes equinovarus (clubfoot). In: Jahss MH, ed. Disorders of the foot and ankle: medical and surgical management, 2nd ed. Philadelphia: WB Saunders; 1991:809.
6. McHale KA, Lenhart MK. Treatment of residual clubfoot deformity—the "bean-shaped" foot—by opening wedge medial cuneiform osteotomy and closing wedge cuboid osteotomy: clinical review and cadaver correlations. J Pediatr Orthop 1991;11:374.

7.7 LIBERAÇÃO PLANTAR E OSTEOTOMIA DO PRIMEIRO METATARSAL PARA PÉ CAVO

Embora a correção da deformidade do pé cavo fosse comum no tratamento de pacientes com seqüelas de poliomielite, é agora um procedimento muito menos comum. A deformidade do pé cavo é geralmente vista como resultado de diversas condições, tais como doenças neurológicas degenerativas associadas a doença de Charcot-Marie-Tooth, pé torto recorrente, lesão neurológica traumática e pé cavo idiopático. Além da consideração quanto ao desequilíbrio muscular presente, possível progressão e outros fatores relacionados à etiologia, os fatores mais importantes a serem considerados quando se faz a escolha do método de tratamento são os componentes da deformidade e sua rigidez.

A operação descrita aqui é o procedimento que nós consideramos mais freqüentemente indicado no tratamento da deformidade do pé cavo. Sua aplicação bem-sucedida presume a existência de um fator muito importante: o retropé deve ser flexível. Ele não deve apresentar uma deformidade em varo rígida. O calcâneo deve ser capaz de se mover para neutro ou preferivelmente além, para valgo. A maioria dos pés cavos parece apresentar uma deformidade em varo na posição de pé. Isso pode ser devido a uma depressão do primeiro metatarsal, que cria o que pode ser melhor descrito como uma pronação rígida do antepé. Na posição em pé, as cabeças do primeiro e do quinto metatarsal podem entrar em contato com o solo somente se o calcanhar estiver em varo. A flexibilidade do calcanhar, isto é, sua capacidade de mover-se para valgo, pode ser demonstrada pelo teste de bloqueio de Coleman (1).

Embora a divisão percutânea da fáscia plantar tenha sido freqüentemente recomendada, isso não é suficiente para o tratamento da maioria dos pés com deformidade cava significativa. Na maioria dos pés, é necessário liberar não apenas a fáscia plantar mas também a origem dos músculos intrínsecos do pé a partir do calcâneo e dos ligamentos plantares. Embora muitas abordagens tenham sido recomendadas, a mais versátil é a dissecção plantar (2). Uma osteotomia do primeiro metatarsal pode ser realizada através de uma extensão distal da incisão. Os resultados desse procedimento foram descritos na literatura (3) (Figs. 7-50 a 7-57).

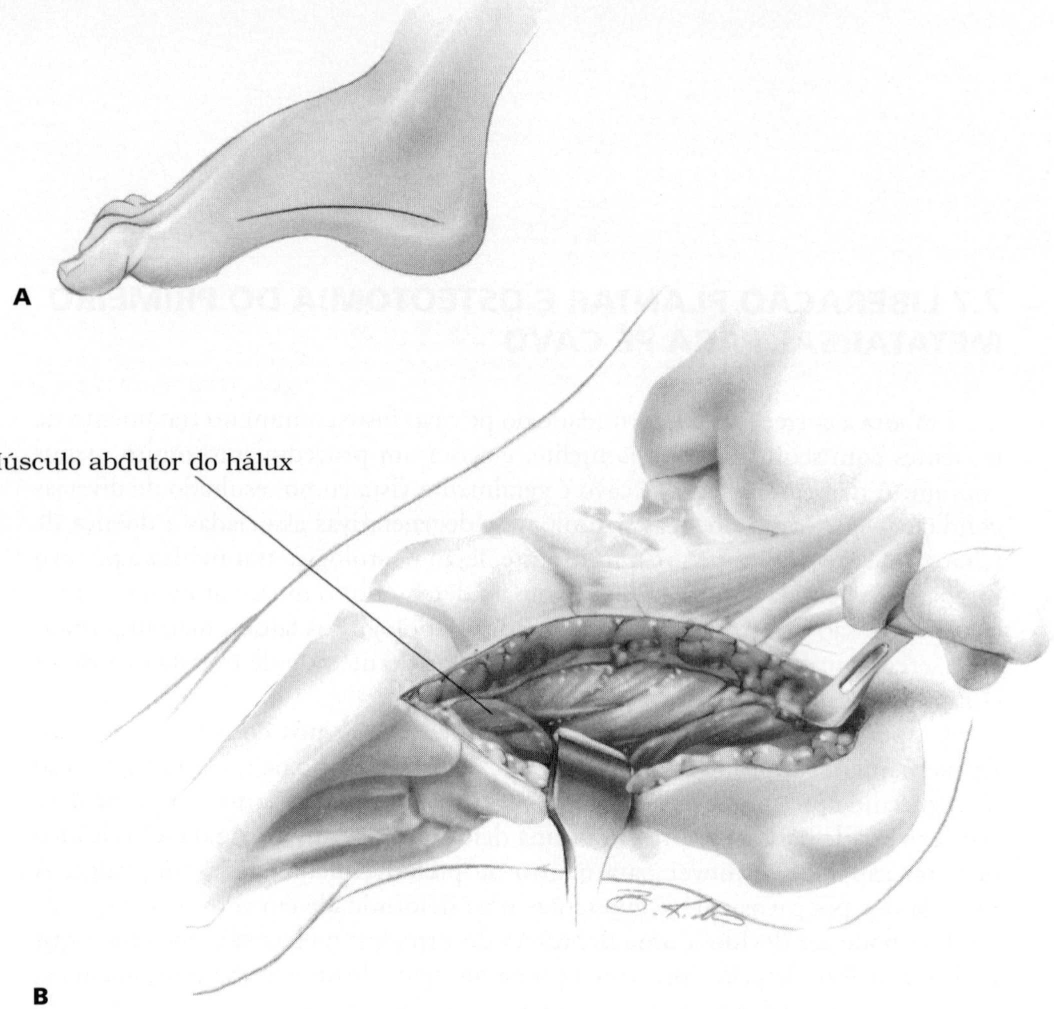

FIGURA 7-50. Uma incisão curva é feita ao longo do lado medial do pé, da porção média do primeiro metatarsal até a tuberosidade posterior do calcâneo **(A)**. Essa incisão deve ser colocada exatamente dorsal à pele plantar, que é geralmente distinguível da pele mais fina que cobre o dorso do pé. A incisão é levada diretamente através da pele e tecido subcutâneo até o ventre do músculo abdutor do hálux ser encontrado. A aba dorsal de pele e tecido subcutâneo é então rebatida para expor a margem dorsal do músculo abdutor do hálux.

A margem dorsal desse músculo é separada por dissecção cortante e rebatida em direção plantar. É importante levar a separação longe o suficiente posteriormente para que a origem do músculo abdutor do hálux seja liberada da tuberosidade medial do calcâneo **(B)**. Deve-se ter cuidado aqui para não cortar muito profundamente, a fim de evitar danificar o feixe neurovascular. Após esse músculo ser completamente rebatido, todas as estruturas do pé que serão divididas estão envoltas pela fáscia profunda.

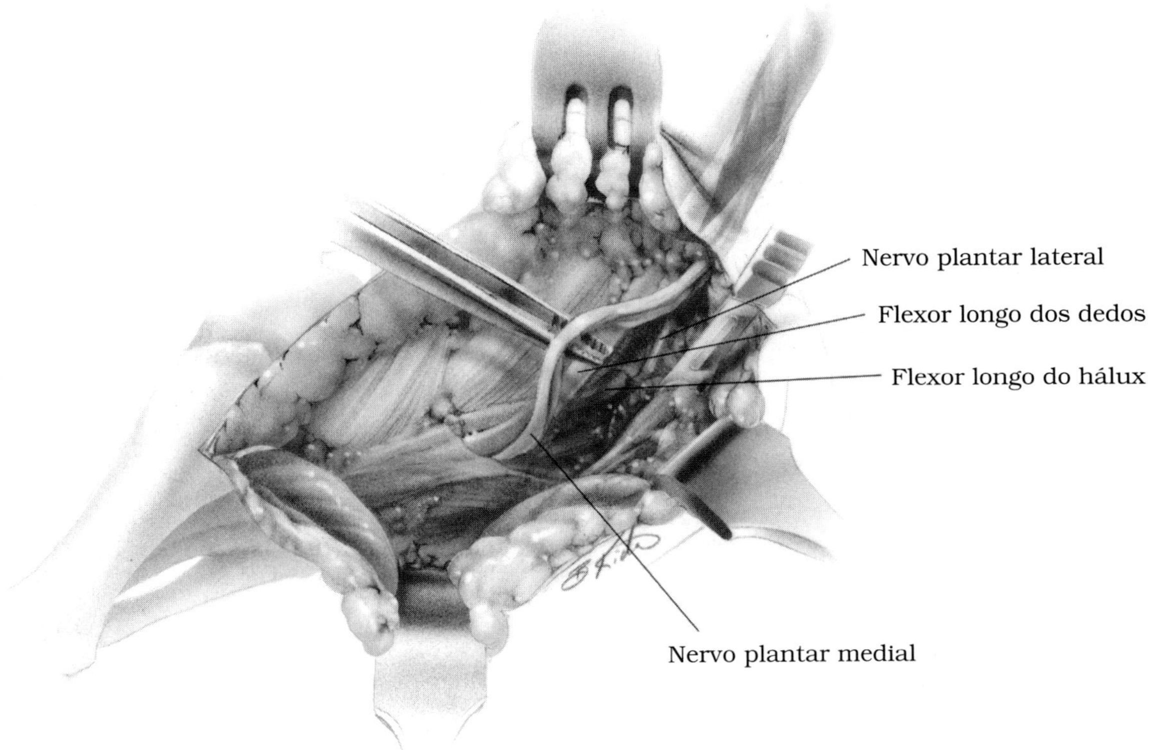

FIGURA 7-51. As estruturas que devem ser protegidas são dissecadas e liberadas na seguinte ordem: Primeiro, o flexor longo dos dedos é identificado imediatamente posterior à extremidade do maléolo medial. Uma pequena incisão transversa nessa região irá penetrar tanto na bainha do flexor longo dos dedos quanto na do tendão tibial posterior, que está situada imediatamente anterior a ele. A bainha do flexor longo dos dedos é aberta distalmente, cortando o nó mestre de Henry e permitindo que esse tendão seja retraído e colocado fora do caminho.

Em seguida, o feixe neurovascular é localizado posterior ao flexor longo dos dedos. O nervo tibial posterior é dissecado até que a sua bifurcação nos ramos plantares medial e lateral seja identificada. O ramo plantar lateral irá surgir do nervo tibial posterior e correr lateralmente em direção ao aspecto plantar do pé. Se esse ramo plantar lateral não for identificado, ele pode ser cortado inadvertidamente. O ramo plantar medial (sobre o fórceps) e a artéria tibial posterior e suas veias associadas são dissecadas distalmente de forma que elas também possam ser retraídas junto com o flexor longo dos dedos.

Nesse ponto, as inserções musculares adicionais à tuberosidade medial do calcâneo podem ser divididas sob visão direta. Note também o tendão do flexor longo do hálux correndo sob o tendão do flexor longo dos dedos. Esse tendão será liberado quando o nó mestre de Henry for dividido. Com todas essas estruturas identificadas e afastadas para fora do caminho, um plano na superfície dorsal de todos os músculos que se inserem no calcâneo pode ser desenvolvido por dissecção romba.

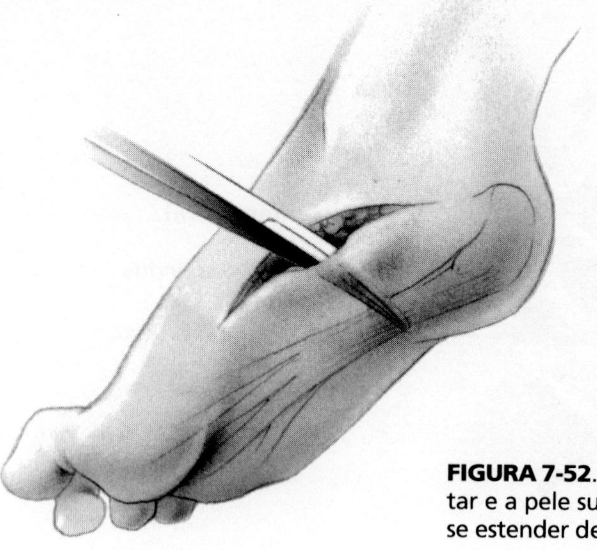

FIGURA 7-52. Um plano é então desenvolvido entre a fáscia plantar e a pele subcutânea no coxim do calcanhar. Este plano deve se estender desde o lado medial até o lado lateral do pé.

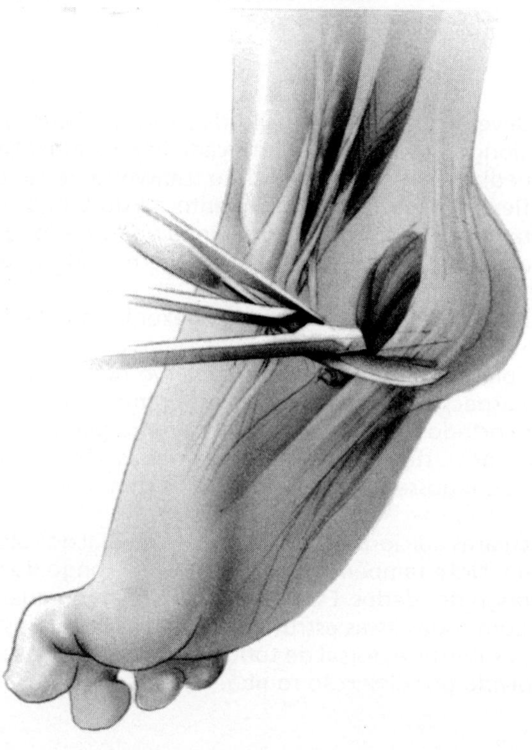

FIGURA 7-53. Com os nervos plantares mediais e laterais afastados distalmente e dorsalmente, uma tesoura robusta pode ser usada para dividir todos os grandes músculos que se originam da superfície medial e plantar do calcâneo. Isso irá incluir o abdutor do hálux, o flexor curto dos dedos, o abdutor do dedo mínimo e o quadrado plantar (músculo quadrado da planta do pé) (flexor acessório). Uma lâmina da tesoura é passada no plano que foi desenvolvido entre a fáscia plantar e a pele, e a outra lâmina é passada sobre a superfície dorsal dos músculos no intervalo posterior à artéria, aos nervos e tendões que se encontram afastados. O cirurgião deve sentir as lâminas da tesoura perto da pele lateral. Após a divisão dessas estruturas, um dedo pode ser passado no espaço para ter-se certeza de que não há nenhuma inserção muscular encurtada e tensa sobrando.

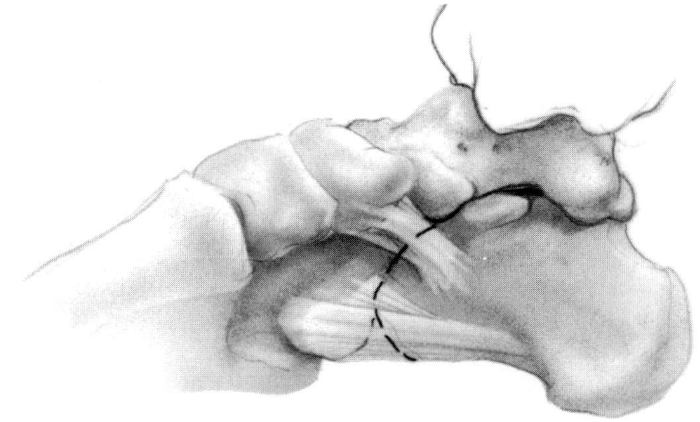

FIGURA 7-54. Um elevador periosteal amplo é usado para dissecar essa massa para longe do osso. Isso deve ser feito extraperiostealmente. Deve-se ter cuidado para assegurar que o ligamento plantar longo não passe despercebido. Pode ser necessário dividí-lo com um bisturi. Através dessa extensa exposição, o ligamento calcaneocubóide e o ligamento calcaneonavicular também podem ser divididos. Isso é mais facilmente conseguido pela abertura das cápsulas volares dessas articulações.

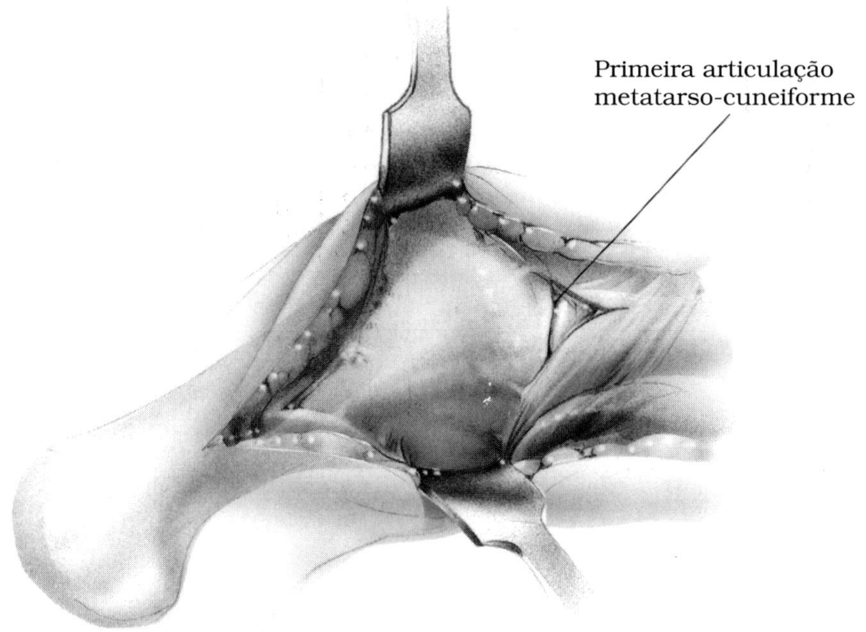

FIGURA 7-55. A porção proximal do primeiro metatarsal é exposta no aspecto distal da incisão. O periósteo é incisado no aspecto dorsomedial do osso, e a porção proximal é exposta subperiostealmente. Dois pequenos afastadores de Hohmann são colocados para proteger os tecidos moles.

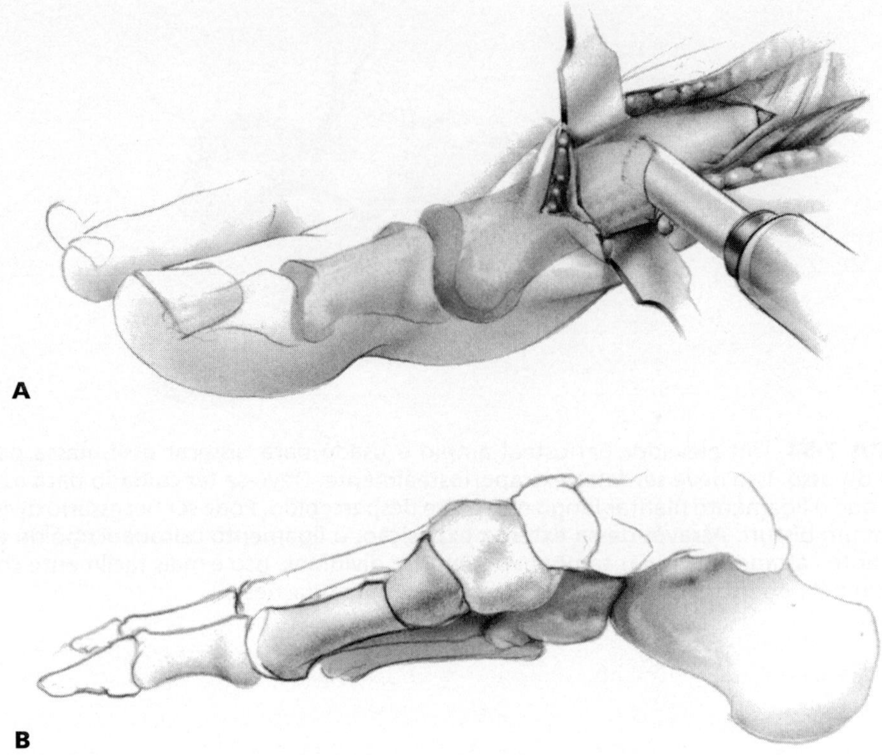

FIGURA 7-56. Uma osteotomia em forma de cúpula é feita de maneira que o fragmento distal possa ser rodado dorsalmente. Isso pode ser feito com uma serra especial que é desenhada para fazer cortes em crescente, ou ao se conectar com um osteótomo orifícios adequadamente localizados, feitos por broca. O canto dorsal do fragmento distal é removido para que a rotação do fragmento distal não seja obstruída **(A)**. Alternativamente, a osteotomia pode ser feita dorsolateralmente, de forma que uma correção biplana do metatarsal seja feita. Quando a posição desejada for obtida, ela pode ser fixada com um fio liso de Kirschner que é deixado projetando-se através da pele para uma fácil remoção quando a consolidação óssea estiver completa **(B)**.

Antes do fechamento, um pequeno dreno de aspiração é colocado em toda a extensão da ferida cirúrgica. Um aparelho de gesso curto é aplicado com o pé na posição de correção que possa ser obtida sem o emprego de grande força.

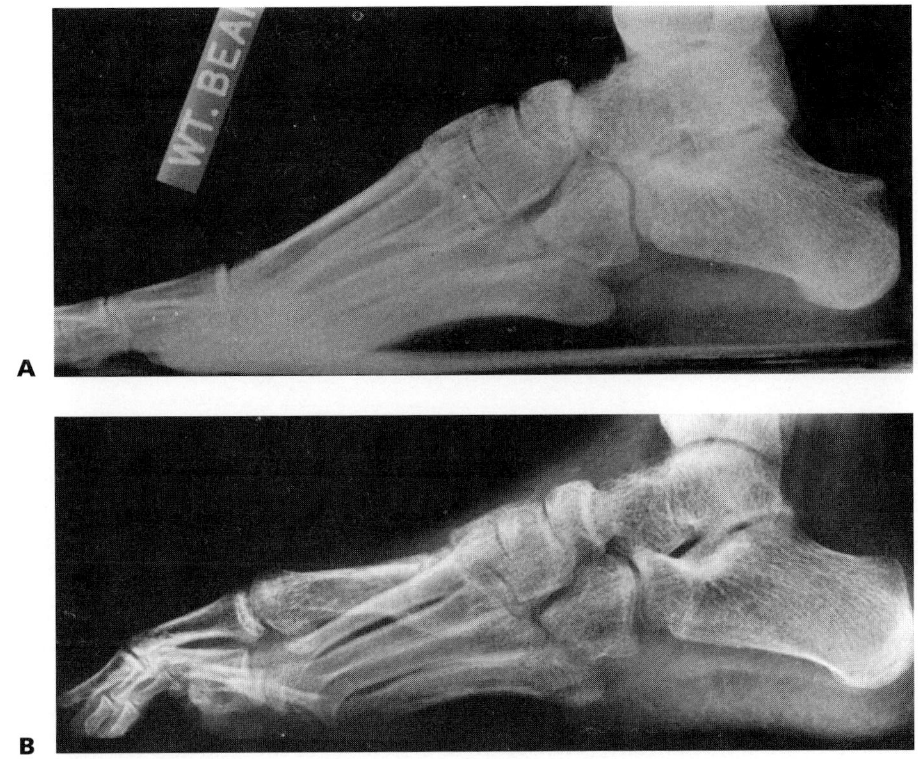

FIGURA 7-57. A: Radiografia pré-operatória lateral em posição de pé de um menino de 15 anos com pé cavo bilateral devido à doença de Charcot-Marie-Tooth. O seu calcanhar apresentava correção para valgo. **B:** Seis semanas após a liberação plantar e osteotomia do primeiro metatarsal, há suficiente consolidação óssea da osteotomia para permitir descarga do peso.

CUIDADOS PÓS-OPERATÓRIOS

Se uma correção completa não for obtida durante a cirurgia, o que é o normal, devem ser feitos planos para trocar o gesso periodicamente durante as primeiras 6 semanas para obter-se maior correção. A correção do cavo não deve aplicar nenhum estresse sobre uma incisão adequadamente colocada. Deve-se ter cuidado para não empurrar para cima o primeiro metatarsal se uma osteotomia tiver sido feita. A sustentação de peso pode ser iniciada assim que for tolerada, se nenhuma osteotomia foi feita, ou após 6 semanas se houve osteotomia. O fio que fixa a osteotomia deve ser removido antes da sustentação de peso ser retomada. Se necessário, transferências de tendões podem ser feitas no mesmo tempo que a liberação plantar é realizada. Se o alongamento do tendão de Aquiles for necessário, entretanto, deve-se esperar 6 semanas, ou até que a correção máxima do cavo seja atingida. Se o tendão de Aquiles for alongado ao mesmo tempo, não será possível aplicar uma força corretora às estruturas plantares.

Referências

1. Coleman SS, Chestnut WJ. A simple test for hindfoot flexibility in the cavovarus foot. Clin Orthop 1977;123:60.
2. Bost FC, Schottstaedt ER, Larsen LJ. Plantar dissection: an operation to release the soft tissues in recurrent or recalcitrant talipes equinovarus. J Bone Joint Surg 1960;42:151.
3. Sherman FC, Westin WG. Plantar release in the correction of deformities of the foot in childhood. J Bone Joint Surg [Am] 1981;63:1382.

7.8 OSTEOTOMIA EM CUNHA TARSAL DORSAL PARA DEFORMIDADE DE PÉ CAVO

A remoção de uma cunha com base dorsal dos ossos tarsais para corrigir um pé cavo rígido com seu ápice no meio do pé foi descrita por Cole (1). Essa cirurgia é indicada somente quando o problema é bilateral, porque ela encurta o pé. Essa desvantagem é compensada pela preservação das articulações metatarso-tarsais distalmente e as articulações talonavicular e calcaneocubóide proximalmente. Devido ao fato dessa operação corrigir apenas a deformidade cava, a ausência de uma deformidade em calcâneo varo rígido é um pré-requisito. A operação deve ser precedida por uma liberação plantar.

Há variações nesse procedimento. Jhass (2) descreveu uma osteotomia similar que remove a cunha distalmente, excisando as articulações metatarsais-tarsais. Uma variação comum é a descrita por Japas (3). Os resultados do procedimento de Cole foi relatado na literatura especializada (4). (Figs. 7-58 a 7-63).

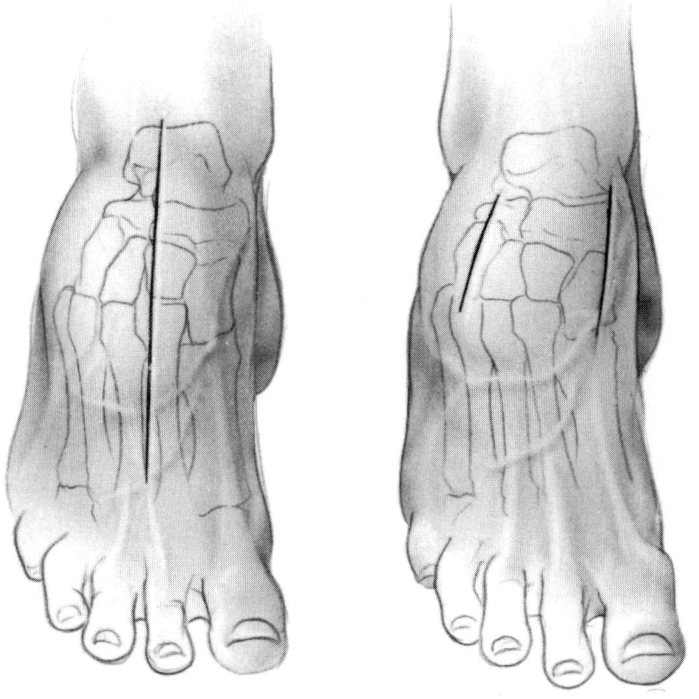

FIGURA 7-58. A operação pode ser feita através de uma longa incisão de linha média ou duas incisões separadas, uma sobre o aspecto dorsomedial do navicular e primeiro osso cuneiforme e a segunda sobre o osso cubóide alinhada com o quarto metatarsal. No pé cavo grave, a incisão única torna difícil alcançar a extensão lateral do osso cubóide. A incisão deve se estender do aspecto dorsal do colo talar distalmente até o meio dos metatarsais. Com essa incisão, toda a área da osteotomia pode ser exposta subperiostealmente sem interferência dos tendões tibiais anteriores ou posteriores. Também é mais fácil ver a osteotomia através dessa incisão única.

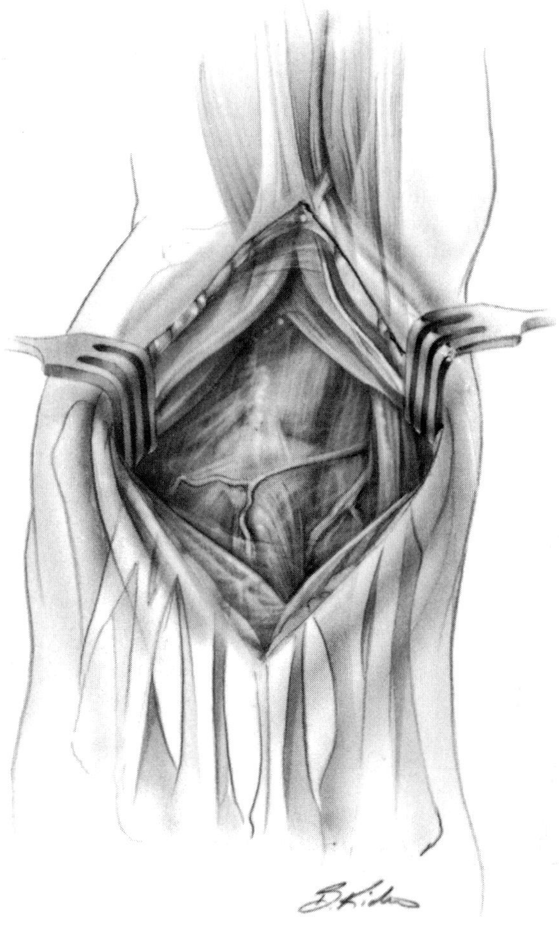

FIGURA 7-59. Após a divisão da pele e do tecido subcutâneo, o intervalo entre os tendões extensores até o segundo e o terceiro artelhos é desenvolvido. O feixe neurovascular fica entre os tendões extensores para o segundo artelho e para o hálux. Ao desenvolver esse intervalo, deve-se ter cuidado para dilacerar o menor número possível de vasos. A artéria arqueada que sai da artéria dorsal do pé irá correr lateralmente ao nível das articulações tarso-metatarsais. Se ela for identificada, deve-se fazer um esforço para preservá-la.

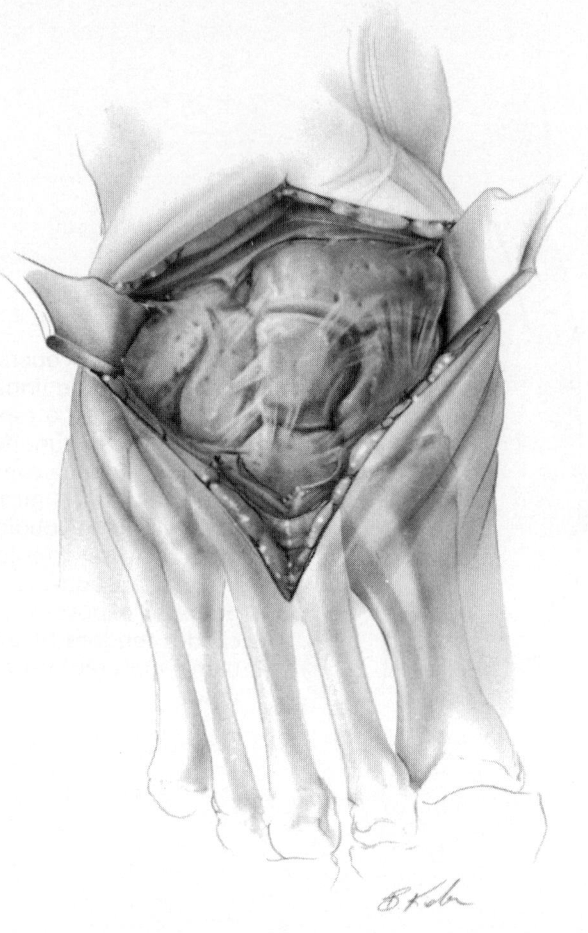

FIGURA 7-60. Após o desenvolvimento do intervalo, o periósteo é incisado da articulação talonavicular até a articulação tarso-metatarsal alinhada com a incisão. Dissecção cortante é utilizada para destacar o periósteo da região das cápsulas articulares, e um elevador de periósteo é usado para separar o periósteo dos ossos. É necessário persistência para desenvolver as extensões medial e lateral da exposição. Medialmente, a dissecção deve circundar por completo a articulação dos ossos navicular e primeiro cuneiforme; lateralmente, ela deve circundar por completo o osso cubóide. Essa dissecção irá expor as articulações entre o navicular proximalmente e os ossos cuneiformes distalmente. A maior parte do osso cubóide deve ser exposta, mas as articulações proximal e distal a ele não precisam ser penetradas. Deve-se expor osso suficiente de cada lado dessas articulações para permitir que o tamanho correto de cunha seja removido.

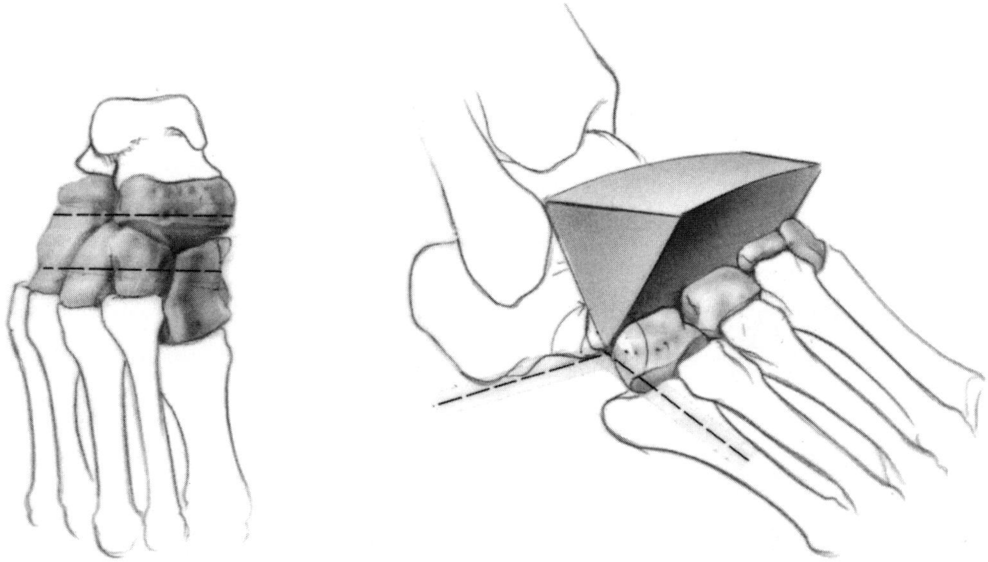

FIGURA 7-61. A osteotomia é feita usando-se um osteótomo ou cinzel grande de 1/2 polegada. O corte proximal é feito primeiro, incluindo a porção distal do navicular e uma porção do osso cubóide. Esse corte é estimado para ser perpendicular ao eixo do retropé. A osteotomia distal é feita na porção proximal de todos os três ossos cuneiformes e a porção distal do osso cubóide. Ela é feita perpendicular ao eixo do antepé. Note que, diferente do restante da osteotomia, as articulações em ambos os lados do osso cubóide não são penetradas. Em vez disso, a cunha é removida inteiramente do osso cubóide. Para evitar encurtamento excessivo do pé, as osteotomias devem ser feitas de forma que não haja espaço vazio de osso no ápice da cunha.

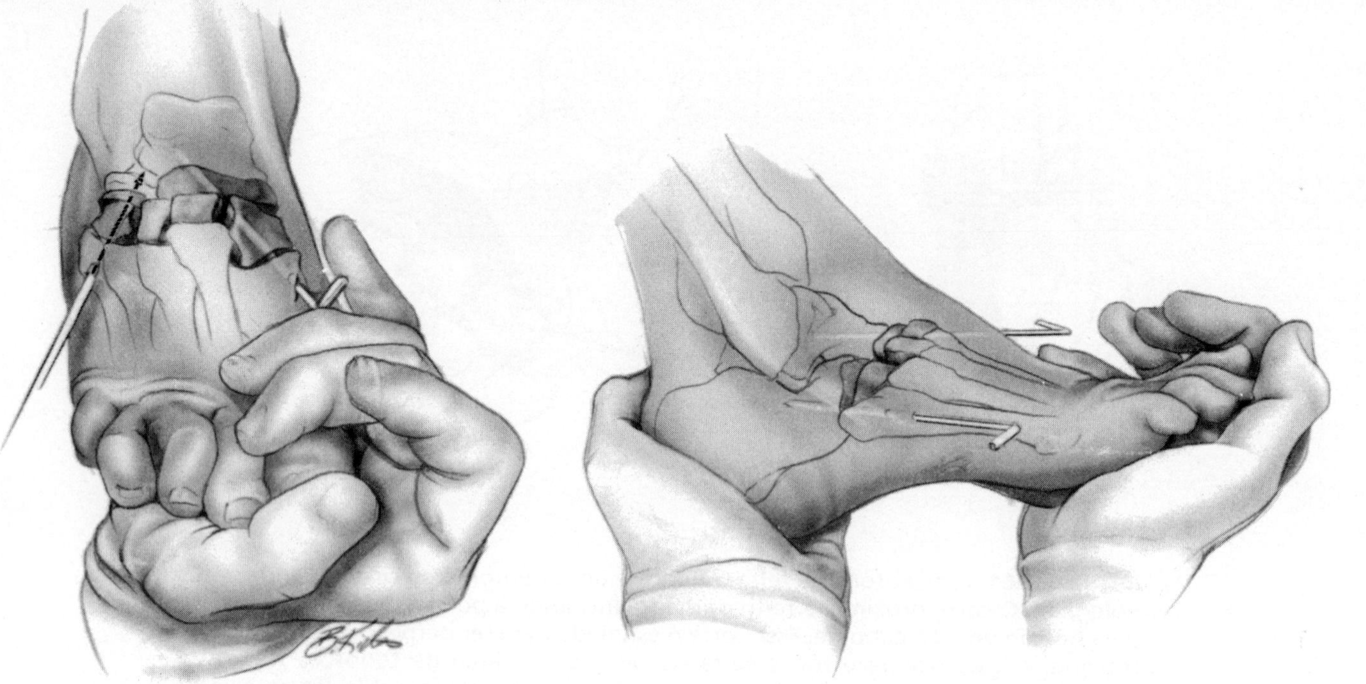

A **B**

FIGURA 7-62. A osteotomia é fechada através da elevação do antepé **(A)**. É possível rodar o segmento distal, se desejado. Freqüentemente, o primeiro metatarsal estará mais rebaixado do que os outros. Isso pode ser corrigido pela rotação externa do antepé; entretanto, deve-se ter cuidado para não produzir uma má rotação não-intencional.

A osteotomia pode ser fixada com dois pinos de Steinmann ou grampos. A superfície dorsal dos ossos cuneiformes é geralmente mais alta do que o navicular, e isso pode tornar a fixação por grampos mais difícil. Uma fixação segura com pinos de Steinmann não é fácil como pode parecer à primeira vista **(B)**. É fácil para o pino medial passar muito longe em direção plantar. O pino medial é inserido primeiro. Ele deve começar no primeiro metatarsal em um ângulo oblíquo direcionado dorsal e lateralmente. O pino pode ser iniciado nesse ângulo oblíquo mais facilmente se uma pequena incisão for feita sobre o ponto de partida e um pequeno orifício for feito no primeiro metatarsal com uma broca. Isso irá evitar que o pino de Steinmann deslize. Esse pino deve penetrar o primeiro metatarsal, o primeiro osso cuneiforme, o navicular e o tálus. O pino lateral é iniciado distal à região do alargamento da base do quinto metatarsal, e é direcionado medialmente e levemente dorsal, cruzando o osso cubóide e entrando no calcâneo. As extremidades dos pinos são deixadas projetando-se para fora da pele.

O periósteo está geralmente dilacerado nesse ponto, mas deve ser aproximado tanto quanto possível. Um dreno pequeno e reto de silicone pode ser deixado na ferida cirúrgica, embora não haja muito espaço morto. Um aparelho de gesso curto bem acolchoado para não-deambulação é aplicado.

A C

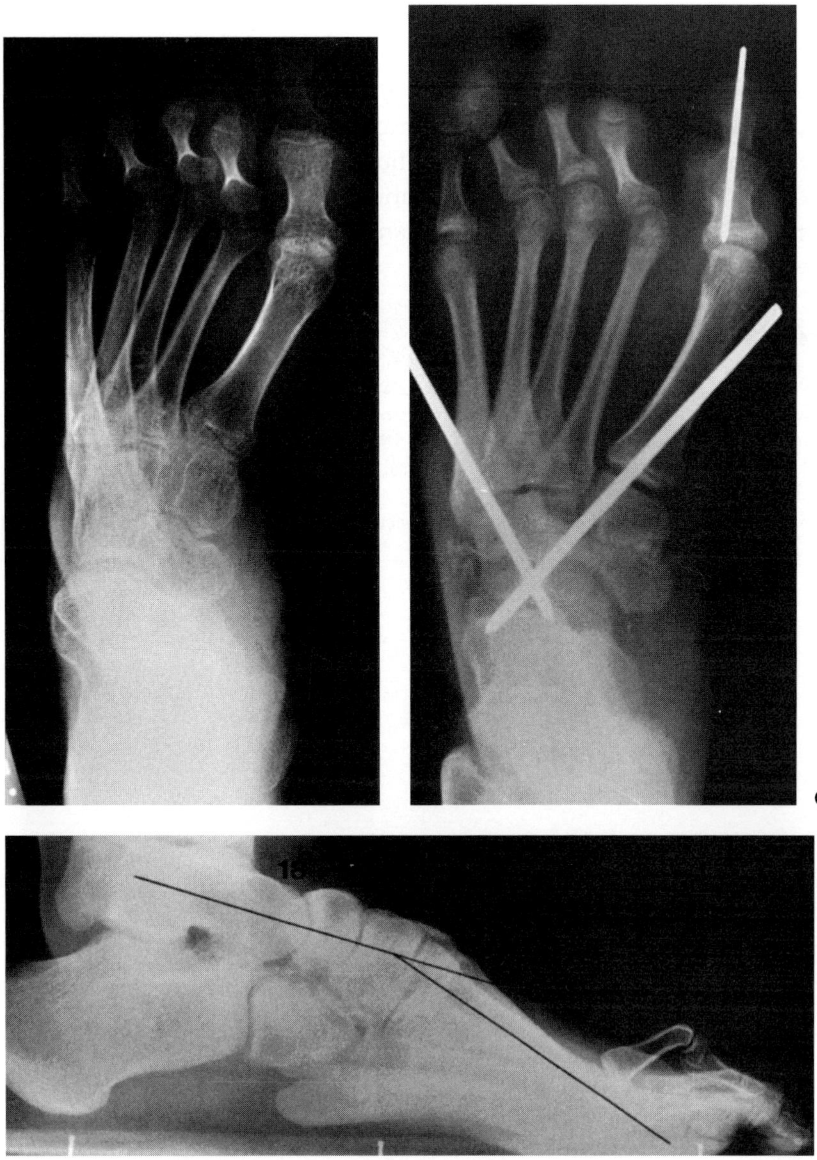

B

FIGURA 7-63. Radiografias ântero-posterior **(A)** e lateral na posição em pé **(B)** de um menino de 15 anos com pés cavos idiopáticos sintomáticos rígidos. O calcanhar se encontra neutro na posição em pé. A incidência ântero-posterior 6 semanas após a osteotomia de mediopé mostra os pinos antes da remoção **(C)**. O osso que sofreu ressecção pode ser visto ao comparar-se essa radiografia com **A**. Os pinos foram removidos, um aparelho de gesso curto foi aplicado e a descarga peso foi iniciada. A consolidação óssea estava completa 12 semanas após a cirurgia.

CUIDADOS PÓS-OPERATÓRIOS

O pé é mantido elevado durante os primeiros dias. Permite-se então que o paciente deambule com muletas com marcha de três pontos sem suporte de peso por 6 semanas. Após 6 semanas, o aparelho de gesso e os pinos são removidos no consultório. Uma bota gessada para deambulação é aplicada, e permite-se ao paciente o suporte de peso total por 4 a 6 semanas, adicionais, quando então a consolidação óssea deve estar completa.

Referências

1. Cole WH. The treatment of claw-foot. J Bone Joint Surg 1940;22:895.
2. Jhass MH. Tarsometatarsal truncated-wedge arthrodesis for pes cavus and equinovarus deformity of the fore part of the foot. J Bone Joint Surg [Am] 1980;62:713.
3. Japas LM. Surgical treatment of pes cavus by tarsal V-osteotomy: a preliminary report. J Bone Joint Surg [Am] 1968;50:927.
4. Leal LO, Bosta SD, Feller DP. Anterior tarsal resection (Cole osteotomy). J Foot Surg 1988;27:259.

7.9 ARTRODESE TRIPLA

A operação comumente conhecida como *artrodese tripla* é atribuída a Hoke (1). Como descrito originalmente, ele dessecou a cabeça e o colo do tálus após a ressecção da articulação talocalcânea. O pé foi luxado posteriormente, e o osso ressecado foi remodelado e reinserido. Duncan e Lovell (2) reportaram 109 casos de artrodese tripla de Hoke nas quais a cabeça e o colo do tálus foram removidos e substituídos, como originalmente descrito, com a adição da ressecção da articulação calcaneocubóide. Ryerson (3) originalmente descreveu a artrodese tripla. Nessa operação clássica, ele adicionou a ressecção da articulação calcaneocubóide à ressecção das articulações talonavicular e talocalcânea. Ele não removeu a cabeça e o colo do tálus. Lambrinudi (4,5) descreveu uma ressecção óssea que é projetada para corrigir a deformidade do pé caído. Vários estudos avaliam esses procedimentos em pacientes com poliomielite (6), pé torto residual (7), doença neuromuscular progressiva (8) e artrogripose (9).

A operação é enganosamente simples. As três articulações mencionadas anteriormente são ressecadas, separando-se o pé em três segmentos móveis: o antepé, o calcâneo e o tálus com o encaixe do tornozelo. Se cunhas de osso de tamanho adequado forem ressecadas, a posição do pé será corrigida quando as superfícies ósseas forem colocadas de frente uma para a outra. Na prática, isso pode ser uma tarefa difícil.

A operação deve ser feita dentro de um ou no máximo 2 anos após a maturidade esquelética. Na criança pequena, muito do osso é composto por cartilagem. A ressecção de cartilagem suficiente para obter boa aposição óssea é difícil na criança pequena. Além disso, essa ressecção diminui o crescimento dos ossos ressecados. Essa interrupção do crescimento, combinada com uma operação que em si encurta o pé, pode resultar em um encurtamento inaceitável do que já pode ser um pé curto (Figs. 7-64 a 7-70).

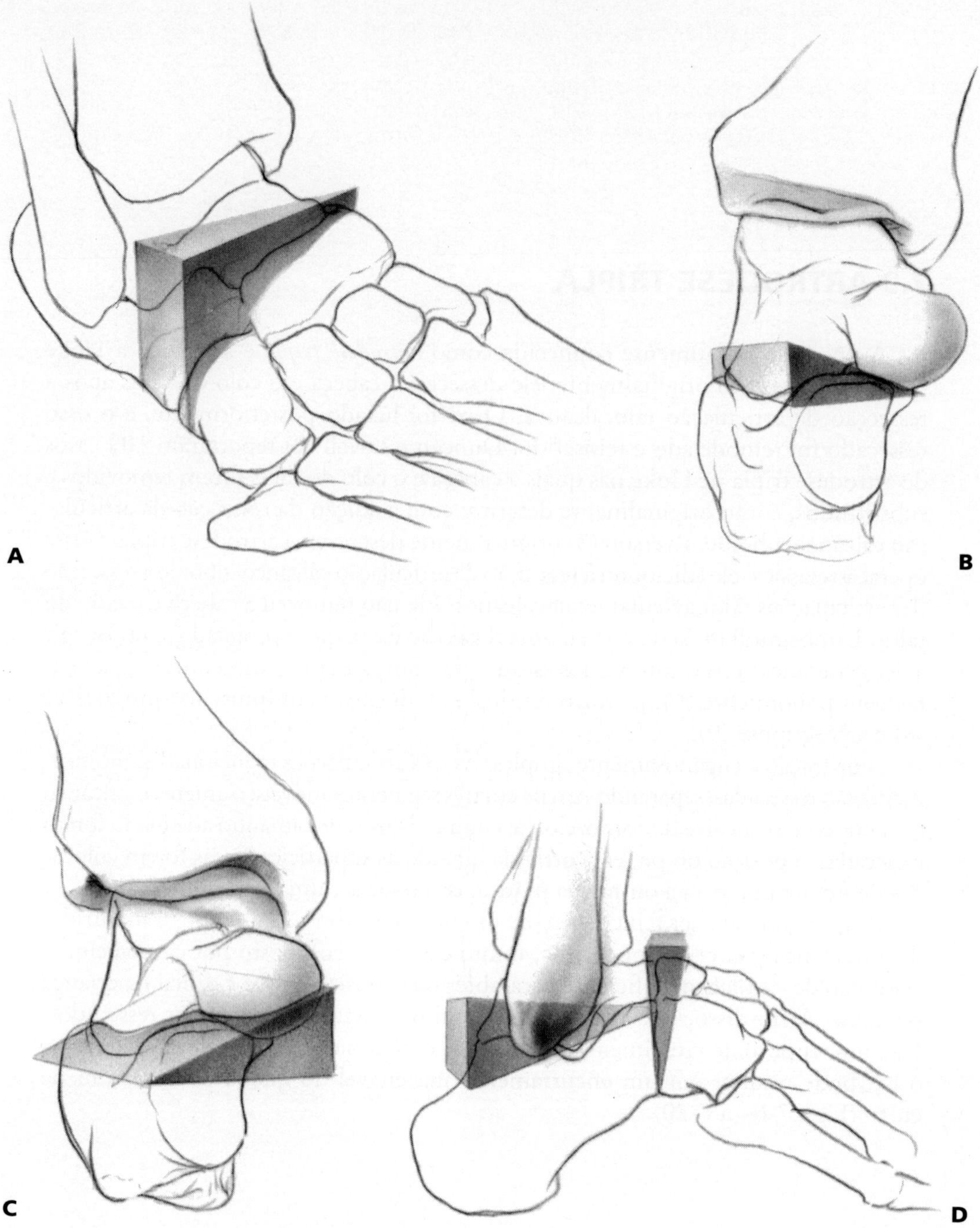
A
B
C
D

FIGURA 7-64. O cirurgião deve considerar as cunhas de osso a serem removidas e, em particular, a quantia de osso a ser removido antes de dar início a operação. Entretanto, nós nunca consideramos útil planejar cunhas precisas com modelos cortados após o início da operação. Visualizar o pé real na cirurgia e fazer os cortes da osteotomia para criar as cunhas, como descrito na discussão subseqüente, parece muito mais prático e preciso. Uma técnica levemente diferente para deformidades que não são tão grandes para requerer a ressecção do osso é a remoção das superfícies articulares com osteótomos e curetas, até que haja mobilidade suficiente para ganhar a correção desejada.

A deformidade mais comum para a qual a artrodese tripla é incidada é a deformidade em varo fixa. Para corrigir essa deformidade, uma cunha com base lateral é removida de cada uma das articulações a serem ressecadas. Conceitualmente, duas cunhas de osso em ângulo reto uma para a outra são removidas. A cunha que irá permitir correção do antepé irá excisar as articulações talonavicular e calcaneocubóide. Para obter a correção para uma posição neutra, o corte distal é perpendicular ao eixo longo do antepé, e o corte proximal é perpendicular ao eixo longitudinal do calcâneo **(A)**. Quando essas duas superfícies estão em oposição, o antepé deve estar reto.

Para corrigir o varismo do retropé, uma cunha de base lateral deve ser removida da articulação subtalar. Para corrigir o calcanhar para uma posição neutra, o corte proximal da superfície inferior do tálus deve ser perpendicular ao eixo longo da tíbia (ou paralelo ao encaixe do tornozelo), enquanto o corte distal da superfície superior do calcâneo deve ser paralelo à parte inferior do calcanhar **(B)**. Quando essas duas superfícies ficarem em oposição, o calcanhar deve estar em posição neutra.

Uma artrodese tripla para deformidade em valgo fixa está entre as mais difíceis, porque cunhas baseadas medialmente criadas com o uso dos mesmos princípios descritos anteriormente devem ser removidas do aspecto lateral **(C)**. Essa tarefa ficará simplificada se todas as articulações forem amplamente abertas através de capsulotomias extensas, e cortando-se o ligamento interósseo da articulação subtalar. Um pequeno distrator de laminectomia (*spreader*) pode ser usado para manter as articulações abertas.

Uma deformidade calcaneocavo é a indicação mais incomum para a artrodese tripla. Nessa circunstância, uma cunha de base posterior é removida da articulação subtalar, o que permite correção do calcâneo. Uma cunha dorsal é removida das articulações talonavicular e calcaneocubóide para permitir a dorsiflexão do antepé **(D)**.

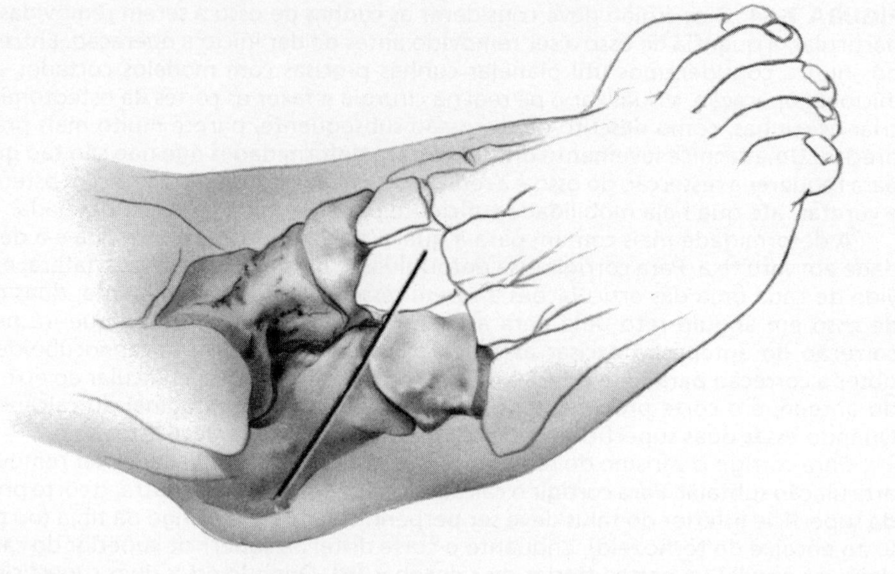

FIGURA 7-65. A operação é ilustrada para a deformidade mais comum: varo. O paciente é colocado na mesa de cirurgia com um saco de areia sob o quadril no lado a ser operado, trazendo assim o aspecto lateral do pé para uma posição melhor. Um pequeno saco de areia estéril ou outro apoio é colocado sob o lado medial do pé. Isso apóia o pé enquanto as superfícies articulares são cortadas. A incisão é um corte reto lateral que cruza o aspecto lateral da articulação talonavicular e a extremidade distal do calcâneo. Ela deve se estender de uma posição exatamente medial até o mais lateral dos tendões extensores dorsalmente atingindo os tendões fibulares volarmente. Não deve haver divulsionamento ao redor das bordas cutâneas. Após a fáscia sobre o músculo extensor curto ser incisada, a inserção proximal do músculo é encontrada, e o músculo é elevado para expor as cápsulas laterais das articulações calcaneocubóide e talonavicular. O tecido fibro-adiposo é removido do seio do tarso, expondo o aspecto lateral da articulação subtalar. (Essa exposição é descrita em maiores detalhes no Procedimento 7.10.)

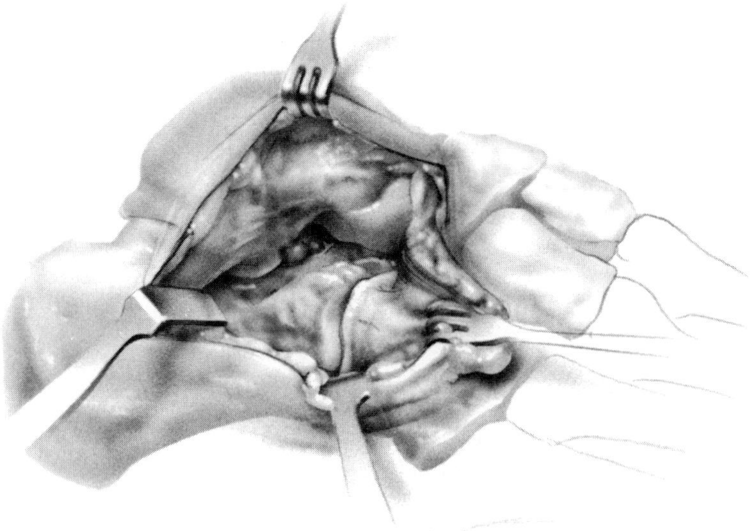

FIGURA 7-66. As cápsulas talonavicular e calcaneocubóide são amplamente incisadas, expondo as superfícies articulares. Isso irá ajudar na remoção das cunhas ósseas da articulação subtalar se a remoção de sua cápsula for feita tanto quanto possível. Isso pode ser realizado deslizando-se um elevador periosteal curvado (p. ex., um elevador Crego) em volta do aspecto lateral e então do aspecto posterior da articulação subtalar. Depois disso, tanto quanto possa ser visto da cápsula da articulação subtalar é incisado, o ligamento interósseo é dividido, e um grande deslizador ósseo é utilizado para abrir a articulação. Isso irá fornecer ao cirurgião uma vista excelente das duas superfícies ósseas da articulação subtalar que devem ser excisadas.

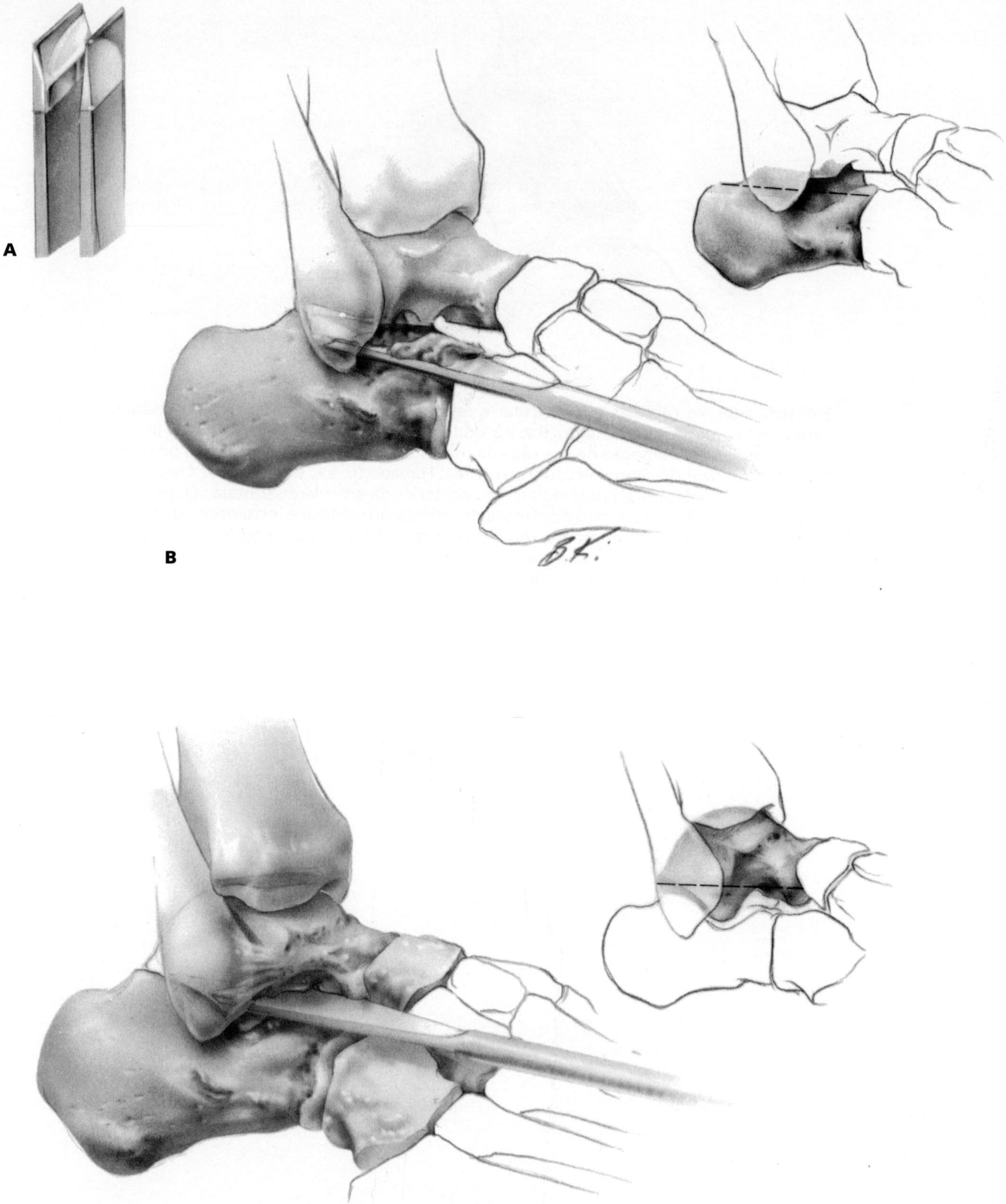
A
B
C

◀ **FIGURA 7-67**. As cunhas de osso são agora excisadas. A articulação subtalar é feita em primeiro lugar. A maior parte do osso que será responsável pela correção deve ser removido do calcâneo. É melhor usar um cinzel do que um osteótomo para esses cortes. O cinzel, com sua superfície plana em oposição à superfície duplamente oblíqua de um osteótomo, é mais fácil de manter em linha reta **(A)**.

O corte na superfície dorsal do calcâneo deve ser paralelo à parte inferior do calcanhar **(B)**, enquanto o corte na parte inferior do tálus deve ser paralelo ao encaixe do tornozelo de medial a lateral **(C)**. É melhor fazer os aspectos mais proximal e distal desses cortes primeiro e a porção média entre eles por último. Isso é porque a parte média será mais difícil de remover com a cápsula remanescente ligada ao sustentáculo do tálus proeminente e a mais preocupante quando for cortada, com o feixe neurovascular em grande proximidade.

Se esses cortes forem feitos corretamente, quando as duas superfícies estiverem opostas, o calcanhar estará em posição neutra em relação a posição em valgo ou varo.

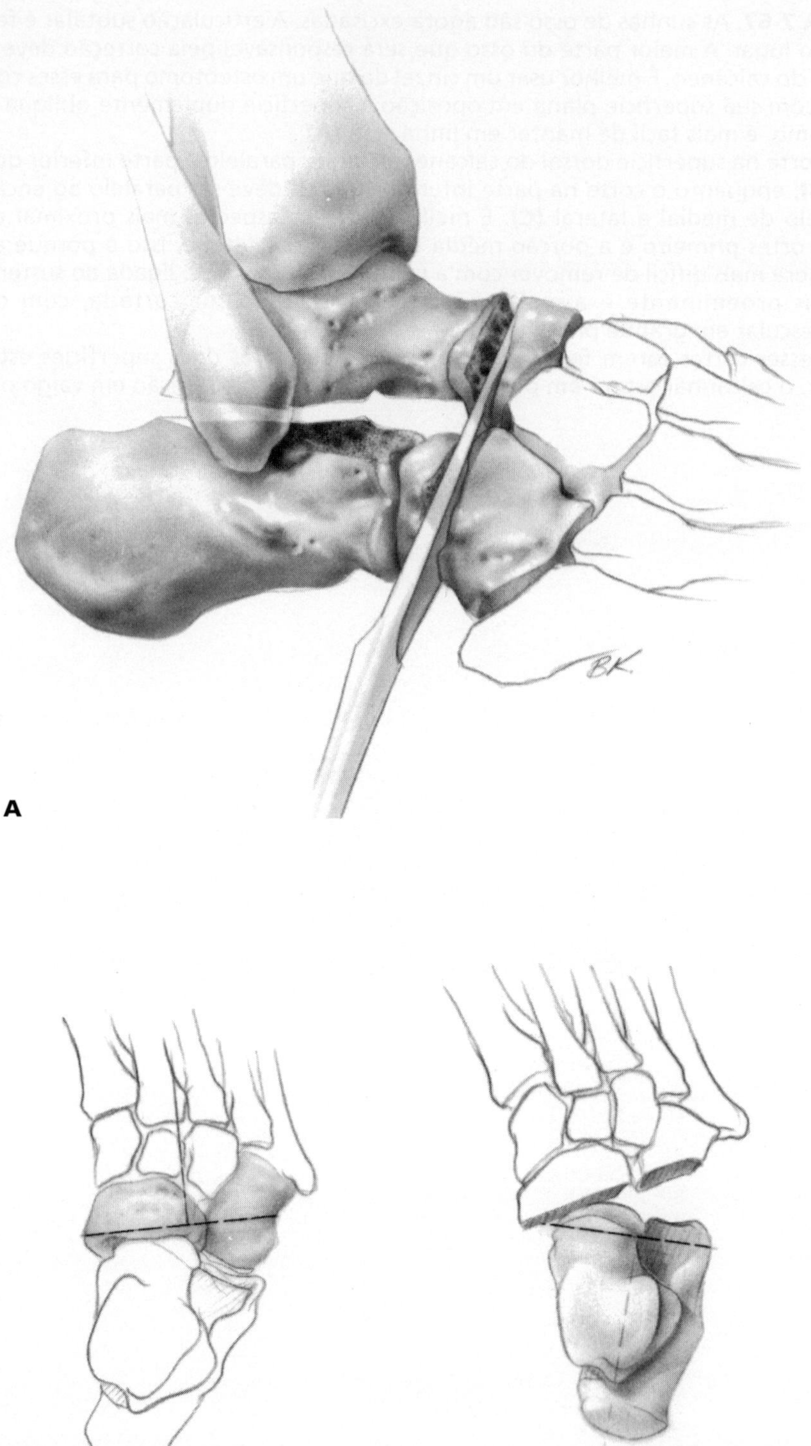

FIGURA 7-68. O mesmo princípio é usado no alinhamento do antepé. Os cortes no navicular e no cubóide devem ser perpendiculares ao eixo longitudinal do antepé **(A, B)**, ao passo que os cortes no tálus distal e calcâneo devem ser perpendiculares ao eixo longitudinal do retropé ou calcâneo **(C)**.

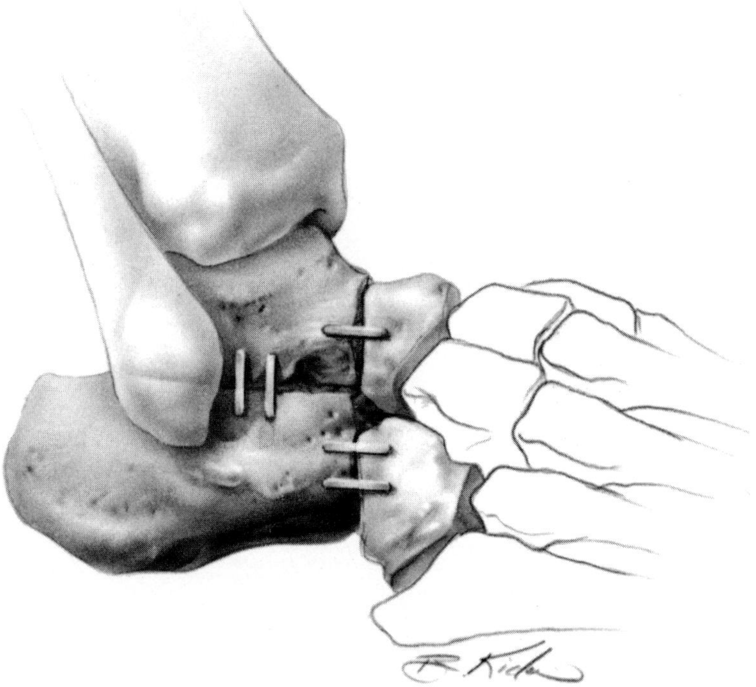

FIGURA 7-69. Após as cunhas serem removidas, o pé é colocado na posição correta e as superfícies são inspecionadas. Uma boa coaptação deve estar presente para assegurar uma consolidação óssea imediata. O contorno externo do pé deve ser inspecionado para que se tenha certeza de que o alinhamento desejado foi sentido. Se tudo correr como esperado, cada uma das articulações é mantida junta com um grampo. O grampeador elétrico é a ferramenta ideal para isso. Um dreno é colocado na ferida cirúrgica e trazido distalmente, onde pode ser facilmente removido. Um aparelho de gesso curto bem acolchoado é aplicado. Alguns cirurgiões preferem usar pinos de Steinmann ou nenhuma fixação além do gesso.

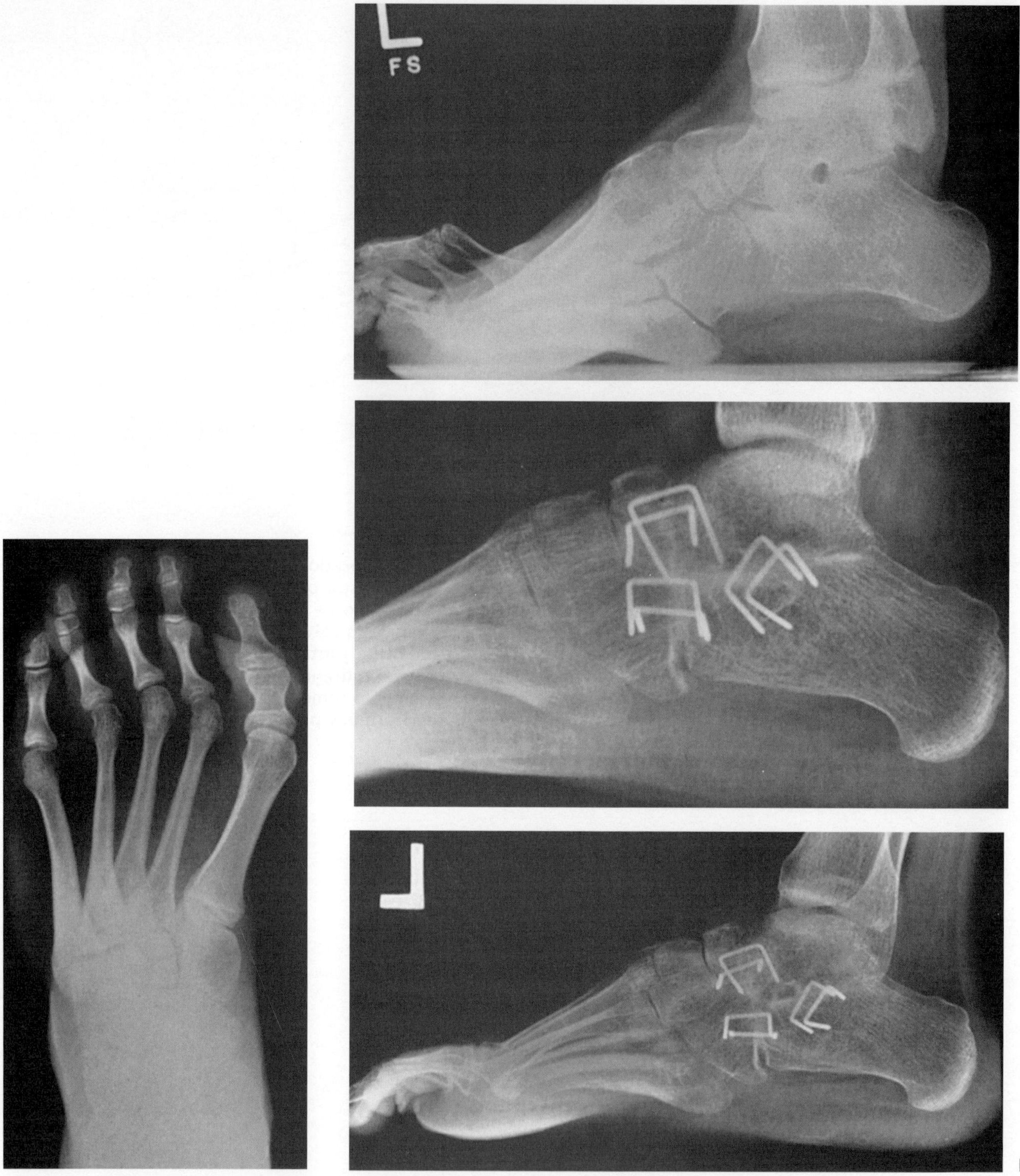

FIGURA 7-70. Radiografias ântero-posterior **(A)** e lateral **(B)** de um menino de 16 anos com pé cavo rígido com o calcanhar fixo em varo resultante da doença de Charcot-Marie-Tooth. Após 6 semanas, ainda não há trabeculação através das linhas da ressecção articular; entretanto, a cicatrização é suficiente para permitir o suporte de peso com uma bota gessada **(C)**. Após 12 semanas, a consolidação óssea está completa, e nenhuma proteção adicional com uso de aparelho de gesso se faz necessário **(D)**.

CUIDADOS PÓS-OPERATÓRIOS

O período pós-operatório é geralmente caracterizado por desconforto significativo. Por esta razão, uma analgesia epidural contínua é um bom recurso de tratamento no período pós-operatório. Ela pode ser continuada pelos primeiros 2 a 3 dias, enquanto o paciente é mantido em repouso no leito com o pé elevado. O paciente recebe alta e pode deambular com muletas com marcha de três pontos, sem descarga de peso. Após 6 semanas, o gesso é removido, e radiografias são obtidas para monitorar o progresso da consolidação óssea. Nessa época, é geralmente existe consolidação óssea suficiente para permitir a aplicação de um aparelho de gesso curto por 4 a 6 semanas adicionais, e após este período a consolidação óssea deve estar completa, como evidenciado pela obliteração dos cortes da osteotomia, e a imobilização gessada pode ser interrompida.

Referências

1. Hoke M. An operation for stabilizing paralytic feet. Am J Orthop Surg [Am] 1921;3:494.
2. Duncan JW, Lovell WW. Hoke triple arthrodesis. J Bone Joint Surg [Am] 1978;60:795.
3. Ryerson EW. Arthrodesing operations on the feet. J Bone Joint Surg [Am] 1923;5:453.
4. Lambrinudi C. New operation on drop-foot. Br J Surg [Am] 1927;15:193.
5. Hart VL. Lambrinudi operation for drop-foot. J Bone Joint Surg [Am] 1940;22:937.
6. Patterson RL, Parrish FF, Hathaway EN. Stabilizing operations on the foot: a study of the indications, techniques used and end results. J Bone Joint Surg [Am] 1950;32:1.
7. Herold HZ, Torok G. Surgical correction of neglected club foot in the older child and adult. J Bone Joint Surg [Am] 1973;55:1385.
8. Levitt RL, Canale ST, Cooke AJ Jr, et al. The role of foot surgery in progressive neuromuscular disorders in children. J Bone Joint Surg [Am] 1973;55:1396.
9. Drummond DS, Cruess RL. The management of the foot and ankle in arthrogryposis multiplex congenita. J Bone Joint Surg [Br] 1978;60:96.

7.10 ARTRODESE EXTRA-ARTICULAR SUBTALAR DE GRICE

A artrodese extra-articular da articulação subtalar desenvolvida por Grice foi inicialmente usada no tratamento de crianças com pólio (1). O procedimento é aplicado com mais freqüência no tratamento de deformidade em valgo espástica na paralisia cerebral, sendo menos comum em outras condições paralíticas e congênitas. Devido ao fato de a artrodese ser extra-articular, ela não atrapalha o crescimento do osso e não necessita da remoção de grandes quantidades de cartilagem articular que seria necessária para expor o osso esponjoso em uma criança imatura. O procedimento de Grice é comumente reconhecido entre cirurgiões ortopédicos experientes como uma operação difícil de executar corretamente, e que tem uma taxa de fracasso significativa (2-4). Embora bons resultados tenham sido reportados em pacientes com paralisia cerebral (5), outros acharam que esse procedimento é o pior para ser executado nessa população (6). As complicações mais comuns no acompanhamento a longo prazo são orientação anterior do enxerto levando ao deslizamento e não-união, deformidade de tornozelo valgo não-reconhecida, supercorreção para varus e deformidade não-corrigida do calcâneo (7).

O procedimento é planejado como um bloqueio ósseo para evitar a eversão do calcâneo com conseqüente deformidade em vargo. O pé deve ser corrigível a uma posição neutra antes da operação ser considerada. Além disso, qualquer deformidade eqüina deve ser corrigida antes do procedimento de Grice. Um erro comum é executar a estabilização subtalar quando há instabilidade na articulação do tornozelo. Esse problema é em geral encontrado em crianças com espinha bífida, e pode ser evitado pela avaliação da articulação do tornozelo com uma radiografia em pé antes da cirurgia. O enxerto ósseo é melhor se for tirado da crista ilíaca. Se tirado da tíbia, como descrito originalmente, ele pode resultar em fratura, e se for tirado da fíbula pode resultar em encurtamento fibular e uma deformidade com valgo subseqüente do tornozelo (Figs. 7-71 a 7-75).

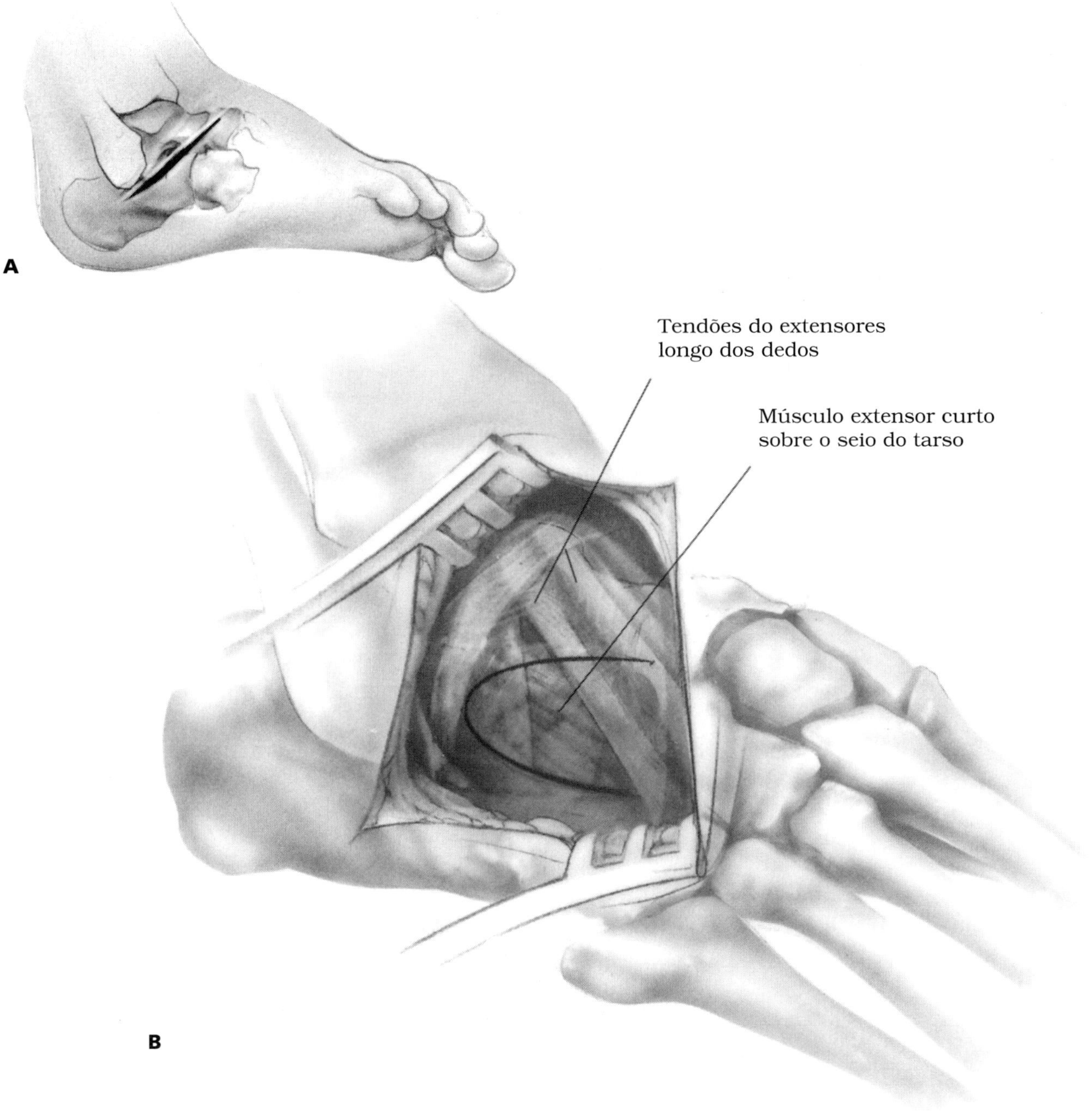

FIGURA 7-71. A incisão é um corte reto, colocado obliquamente sobre o seio do tarso, que segue as linhas cutâneas normais como descrito na excisão da coalescência calcaneonavicular **(A)**. A incisão é levada diretamente para baixo até a camada da fáscia profunda que cobre a origem do músculo extensor curto, e através dela. A fáscia é dividida e divulsionada proximalmente para expor a origem do músculo e o tecido fibro-adiposo que preenche o seio do tarso, bem como os tendões fibulares que são liberados e afastados em direção plantar. Quando a ferida é fechada, a aproximação dessa fáscia profunda também aproxima a pele fina, diminuindo a tensão nela e minimizando os problemas com a ferida.

Nesse ponto, o cirurgião inexperiente pode ficar desorientado em relação aos marcos ósseos e começar por remover o tecido fibro-adiposo do seio do tarso com um bisturi e um saca-bocado. Se o cirurgião souber onde o osso fica sob os tecidos moles, entretanto, será mais fácil excisar o tecido fibro-adiposo que preenche o seio do tarso e elevá-lo, bem como o músculo, como uma aba única, de base distal. O corte ao longo da parte inferior do tálus e a superfície dorsal do calcâneo é ilustrado como uma *linha sólida* **(B)**. Com um bisturi, uma incisão é feita para baixo até o osso, primeiro começando na superfície dorsal do calcâneo, imediatamente proximal à articulação calcaneocubóide. Essa incisão é levada proximalmente e então dorsalmente ao longo do lado medial do corpo do tálus sobre o lado inferior-lateral do colo talar, onde a incisão então vira distalmente até alcançar a articulação talonavicular.

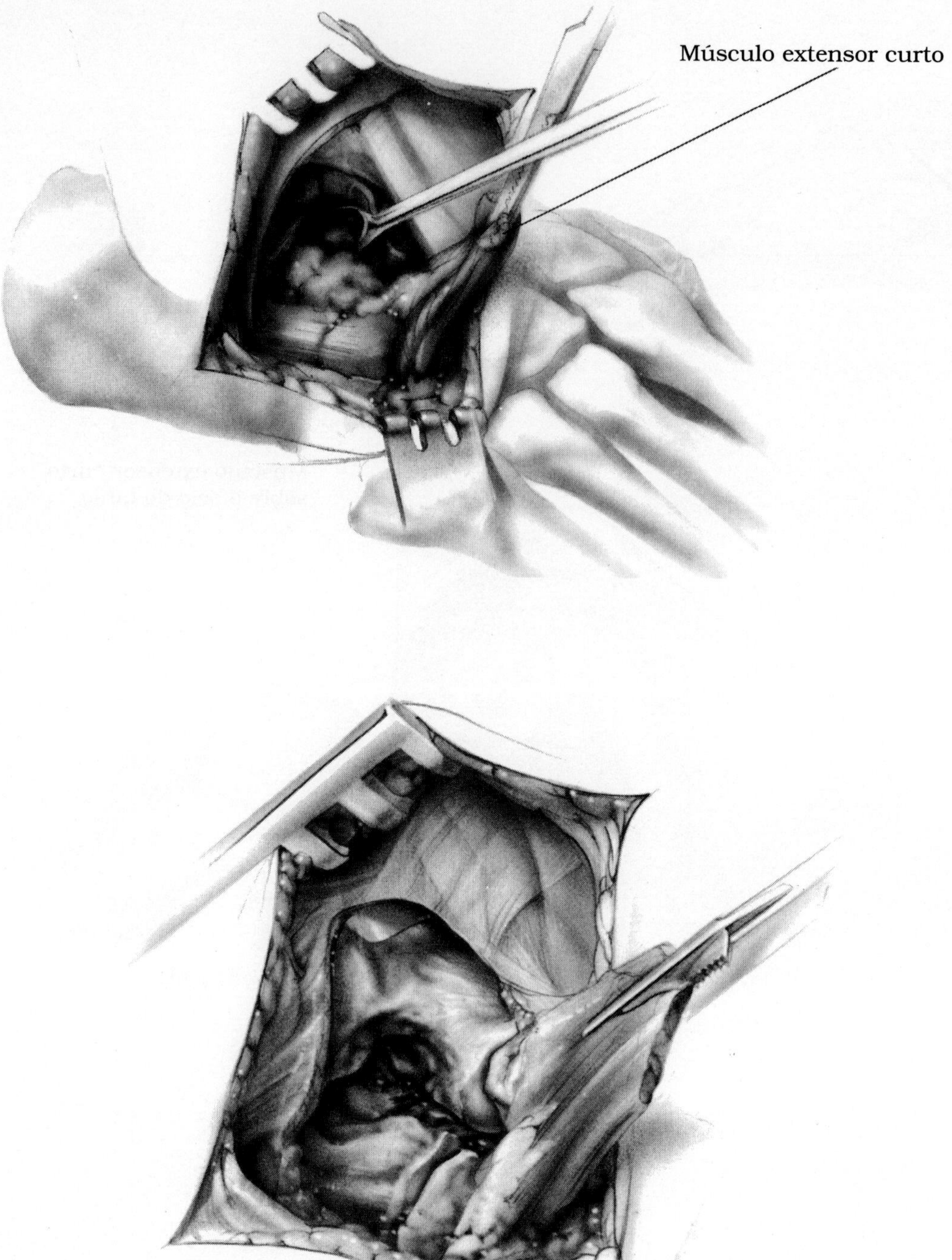

FIGURA 7-72. Essa incisão em U é aprofundada para excisar todo o material do seio do tarso. Se isso for feito, o tecido fibro-adiposo irá permanecer ligado ao músculo e pode ser extraído com um hemostato. Qualquer tecido mole remanescente que obscureça a anatomia óssea pode ser excisado com um saca-bocado ou cureta **(A)**. Durante essa exposição, a articulação subtalar pode ser aberta, mas isso não traz conseqüências. O cirurgião deve ser capaz de ver claramente o colo do tálus que forma o teto do seio do tarso e a superfície dorsal do calcâneo que forma o assoalho do seio do tarso **(B)**. Essa exposição mostra as cápsulas da articulação calcaneocubóide e da articulação talonavicular. Isso é mostrado para melhor orientação da anatomia, mas deve ser evitado, se possível, porque não é uma parte necessária da exposição.

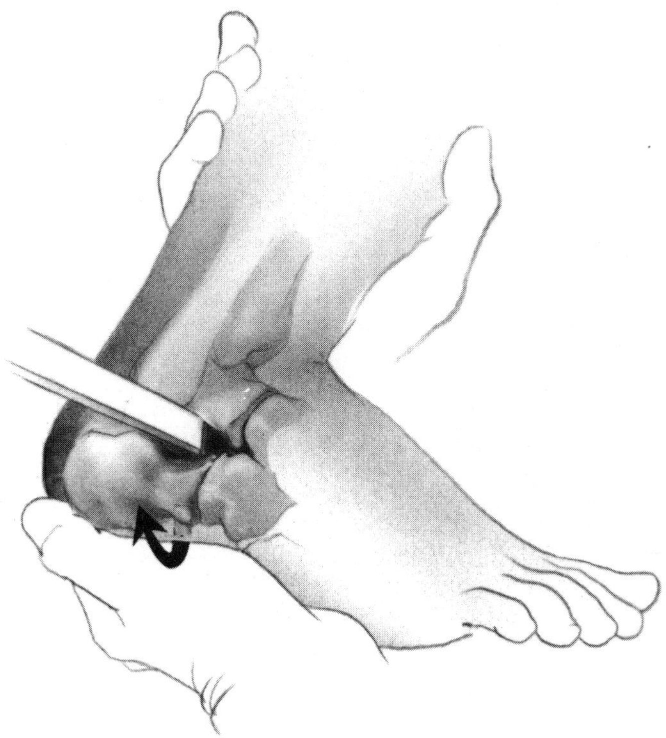

FIGURA 7-73. Um osteótomo pode ser usado para determinar não só o tamanho correto do enxerto mas também sua localização. Com o pé em eqüino, o calcâneo é invertido, abrindo o seio do tarso. Osteótomos de vários tamanhos podem ser colocados no seio do tarso enquanto o pé é dorsiflexionado e evertido. A inspeção do pé, nesse ponto, irá dar ao cirurgião uma idéia de qual será a posição do pé com enxertos de vários tamanhos. Quando o pé é dorsiflexionado, o osteótomo (e subseqüentemente o enxerto) deve estar alinhado em linha reta com a tíbia.

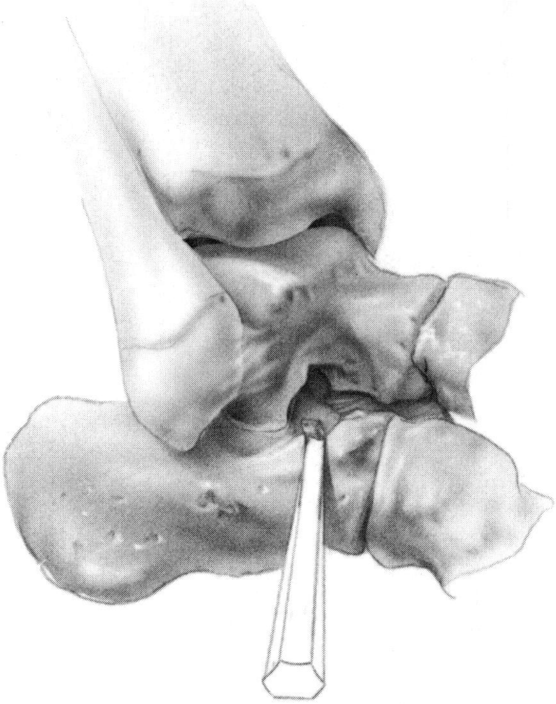

FIGURA 7-74. Uma vez que tenha sido determinada a localização correta para o enxerto, um pequeno canal é cortado no colo do tálus e na superfície dorsal do calcâneo com um osteótomo estreito. Como originalmente descrito, esse corte não deve atravessar por completo a cortical para dentro do osso esponjoso porque ele afundaria dentro do osso esponjoso, com resultante perda de correção. Isso, em parte, pode causar o problema da não-união. Pelo menos as margens corticais laterais devem ser deixadas intactas. O enxerto é modelado de forma que sua porção lateral se encaixe sobre essa borda cortical, enquanto o remanescente do enxerto pode penetrar o osso esponjoso.

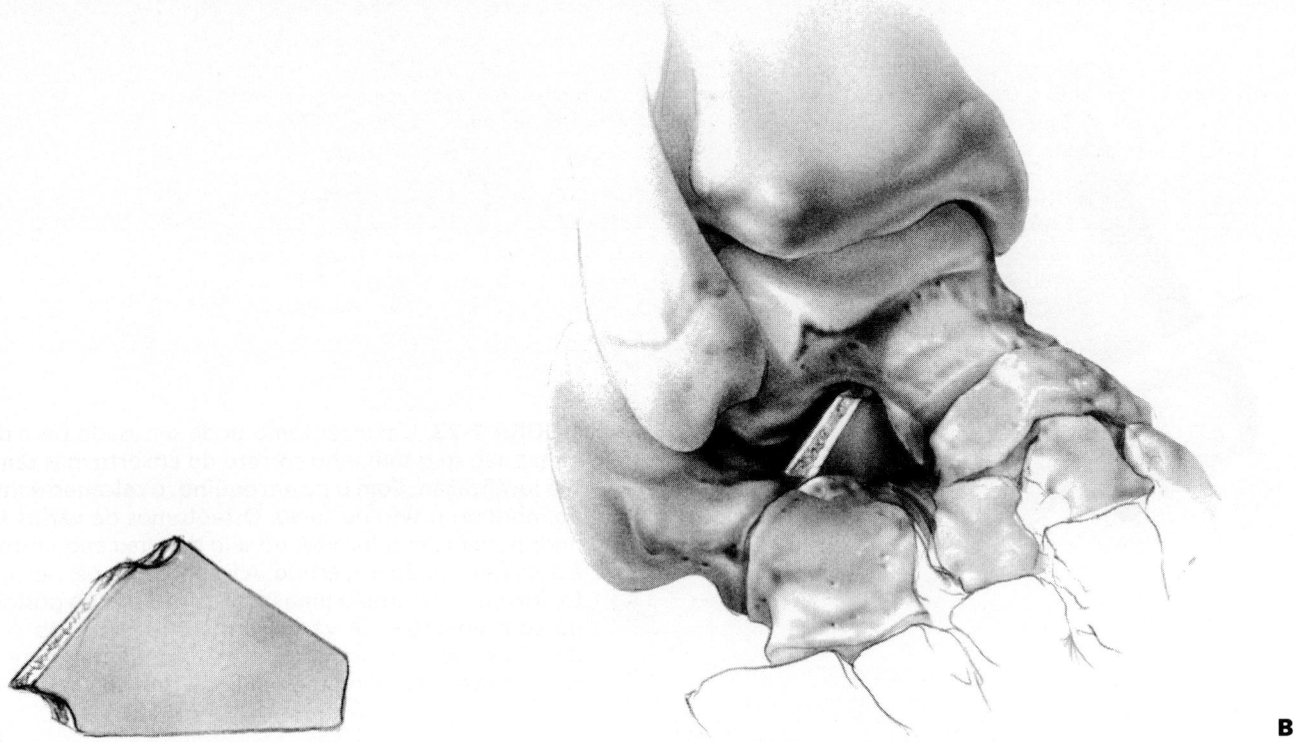

A B

FIGURA 7-75. O enxerto ósseo é tirado da crista ilíaca anterior exatamente atrás da espinha ilíaca ântero-superior. O enxerto é modelado para se encaixar nos canais preparados. A altura aproximada do enxerto pode ser julgada pelo tamanho do osteótomo que produziu a correção desejada **(A)**. Ele deve ser deixado levemente mais longo do que o que foi medido, porque sempre pode ser aparado, mas nunca aumentado em tamanho.

O enxerto é colocado no lugar por meio de flexão plantar e inversão do pé, colocação do enxerto e então pela dorsiflexão e eversão do pé **(B)**. Com o enxerto firmemente mantido no lugar, o pé é inspecionado cuidadosamente para assegurar que a correção está como desejado. É melhor deixar um leve valgo para assegurar-se contra a pior complicação de produzir um varo.

A ferida cirúrgica é fechada removendo-se o excesso do tecido fibro-adiposo do seio do tarso e trazendo o músculo extensor brevis de volta sobre o seio do tarso. A camada de fáscia profunda é fechada, seguida por fechamento da pele. Durante esse fechamento, um assistente deve segurar o pé dorsiflexionado e evertido para evitar que ocorra deslocamento do enxerto. É possível fixar a articulação subtalar com um pino de Steinmann, se desejado. Um aparelho de gesso curto é aplicado com o pé mantido na posição correta.

CUIDADOS PÓS-OPERATÓRIOS

O gesso deve ser deixado no lugar até que o enxerto tenha mostrado união sólida. Isso pode levar de 10 a 12 semanas. Durante esse tempo, o paciente não deve sustentar peso. Após a confirmação radiográfica da integração do enxerto, o paciente inicia exercícios de amplitude de movimento para o tornozelo e progride de marcha com muletas com descarga de peso parcial para descarga de peso total, como tolerado.

Referências

1. Grice DS. An extra-articular arthrodesis of the subastragalar joint for the correction of paralytic flat feet in children. J Bone Joint Surg 1952;34:927.
2. Pojllock JH, Carrell B. Subtalar extra-articular arthrodesis in the treatment of paralytic valgus deformities: a review of 112 procedures in 100 patients. J Bone Joint Surg 1964;44:533.
3. Ross PM, Lyne DE. The Grice procedure: indications and evaluation of long-term results. Clin Orthop 1980;153:194.
4. Moreland JR, Westin WG. Further experience with Grice subtalar arthrodesis. Clin Orthop 1986;207:113.
5. Alman BA, Craig CL, Zimbler S. Subtalar arthrodesis for stabilization of valgus hindfoot in patients with cerebral palsy. J Pediatr Orthop 1993;13:634.
6. Gallien R, Morin F, Marquis F. Subtalar arthrodesis in children. J Pediatr Orthop 1989;9:59.
7. Scott SM, Janes PC, Stevens PM. Grice subtalar arthrodesis followed to skeletal maturity. J Pediatr Orthop 1988;8:176.

7.11 ARTRODESE SUBTALAR EXTRA-ARTICULAR COM ENXERTO ESPONJOSO E FIXAÇÃO INTERNA (TÉCNICA DE DENNYSON-FULFORD)

Variações da técnica de Grice de artrodese subtalar extra-articular têm sido tentadas para contornar os problemas inerentes a essa técnica. A mais popular dessas é a técnica de Dennyson e Fulford (1), também chamada de *técnica Princesa Margaret Rose*, usando osso esponjoso para uma integração do enxerto mais certa e rápida e um parafuso para fixação interna da articulação subtalar. Os resultados e complicações desse procedimento foram apresentados na literatura médica (2).

CUIDADOS PÓS-OPERATÓRIOS

A consolidação óssea geralmente está completa em 6 a 8 semanas. Embora Dennyson e Fulford não tenham especificado quando a descarga de peso seria permitida, nós geralmente preferimos manter o paciente sem suporte de peso pelas primeiras 3 semanas. Após 3 semanas, o aparelho de gesso é trocado, e a deambulação é permitida (Figs. 7-76 a 7-79).

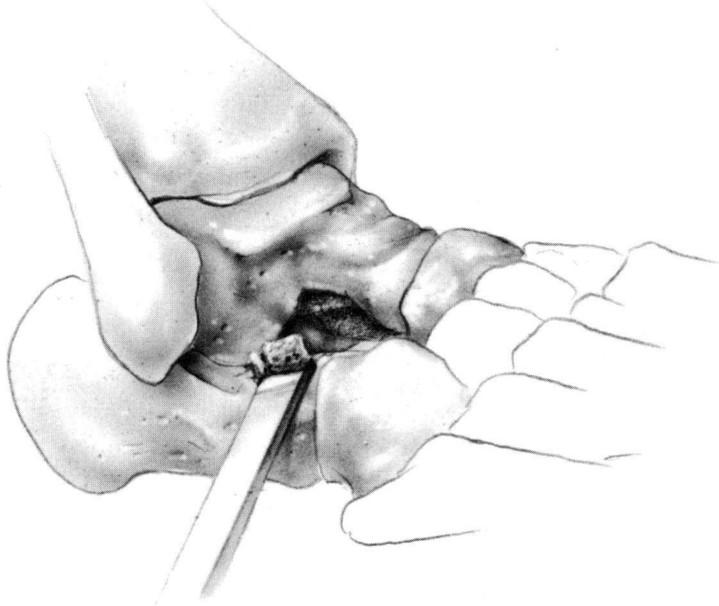

FIGURA 7-76. A abordagem e exposição cirúrgicas são as mesmas que foram utilizadas para o procedimento de Grice (ver Procedimento 7.10). Após isso ser completado, um pequeno osteótomo ou cureta é usada para remover osso cortical da superfície inferior do colo talar e da superfície dorsal do calcâneo. Essa decorticação deve ser confinada ao aspecto medial do seio do tarso porque é importante preservar o osso cortical lateralmente, onde o parafuso irá passar.

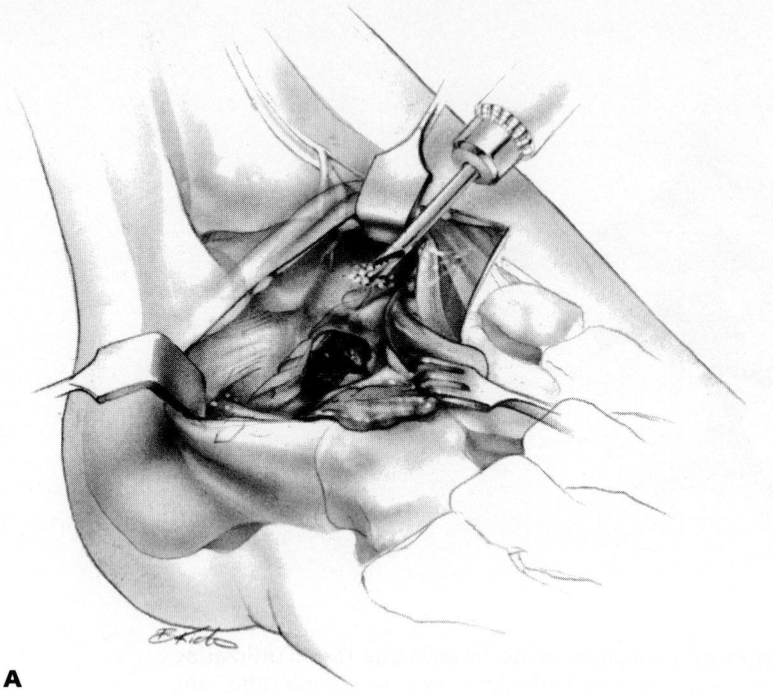

A

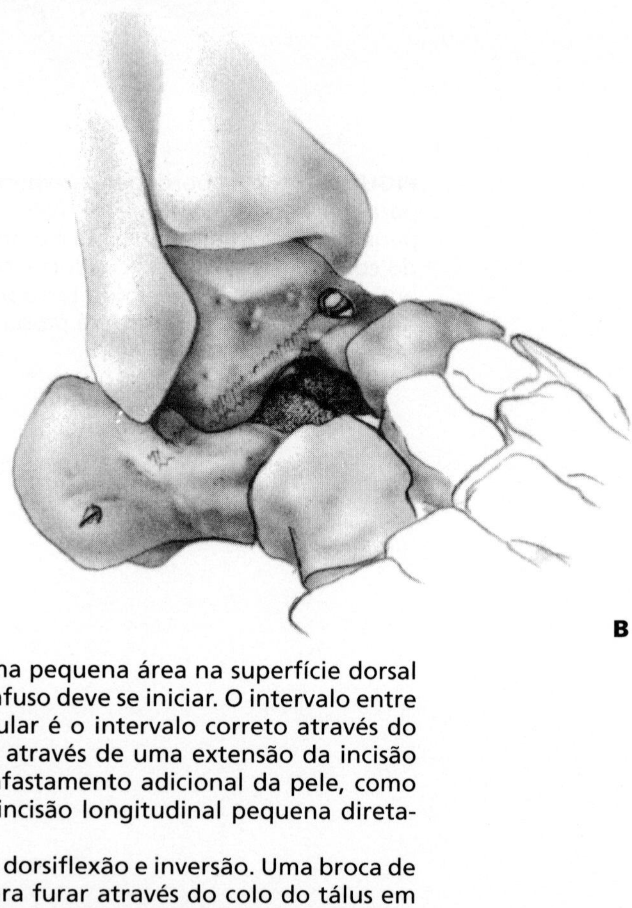

B

FIGURA 7-77. Em seguida, é necessário expor uma pequena área na superfície dorsal do colo do tálus, porque esse é o local onde o parafuso deve se iniciar. O intervalo entre o extensor longo dos dedos e o feixe neurovascular é o intervalo correto através do qual deve-se abordar o tálus. Isso pode ser feito através de uma extensão da incisão lateral mais longe medialmente e por meio de afastamento adicional da pele, como ilustrado aqui, ou então fazendo uma segunda incisão longitudinal pequena diretamente sobre a área.

O pé é mantido na posição desejada relativa à dorsiflexão e inversão. Uma broca de tamanho apropriado para o parafuso é usada para furar através do colo do tálus em direção póstero-lateral **(A)**. O parafuso não deve passar diretamente através do centro do tálus e calcâneo, porque isso estará muito perto do eixo de rotação da articulação subtalar e irá resultar em fixação ruim. Este é um dos problemas da técnica de Batchelor para artrodese subtalar.

Mais freqüentemente, o melhor parafuso é um parafuso cortical AO de 4,5 mm. Ele deve passar através do calcâneo para emergir através da cortical lateral perto da superfície plantar **(B)**. A broca pode ser vista passando através do seio do tarso, e deve entrar no calcâneo póstero-lateral à área de decorticação. O comprimento do parafuso pode ser medido pelo comprimento da porção da broca que está dentro do osso. A broca é removida e um parafuso de tamanho apropriado é inserido e apertado **(A)**. A articulação subtalar deve agora estar fixada na posição correta.

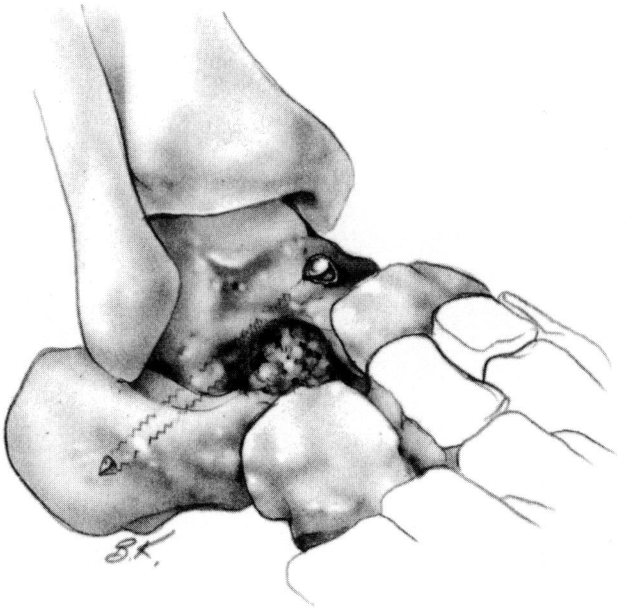

FIGURA 7-78. Após o término da fixação, um enxerto de osso esponjoso é obtido da crista ilíaca na região da espinha ilíaca ântero-superior e é colocado no seio do tarso. Osso esponjoso do banco de ossos também pode ser usado.

A ferida cirúrgica é fechada, como descrito na seção sobre o procedimento de Grice (ver Procedimento 7.10), pelo fechamento da camada fascial em primeiro lugar para ajudar a manter o enxerto ósseo no lugar.

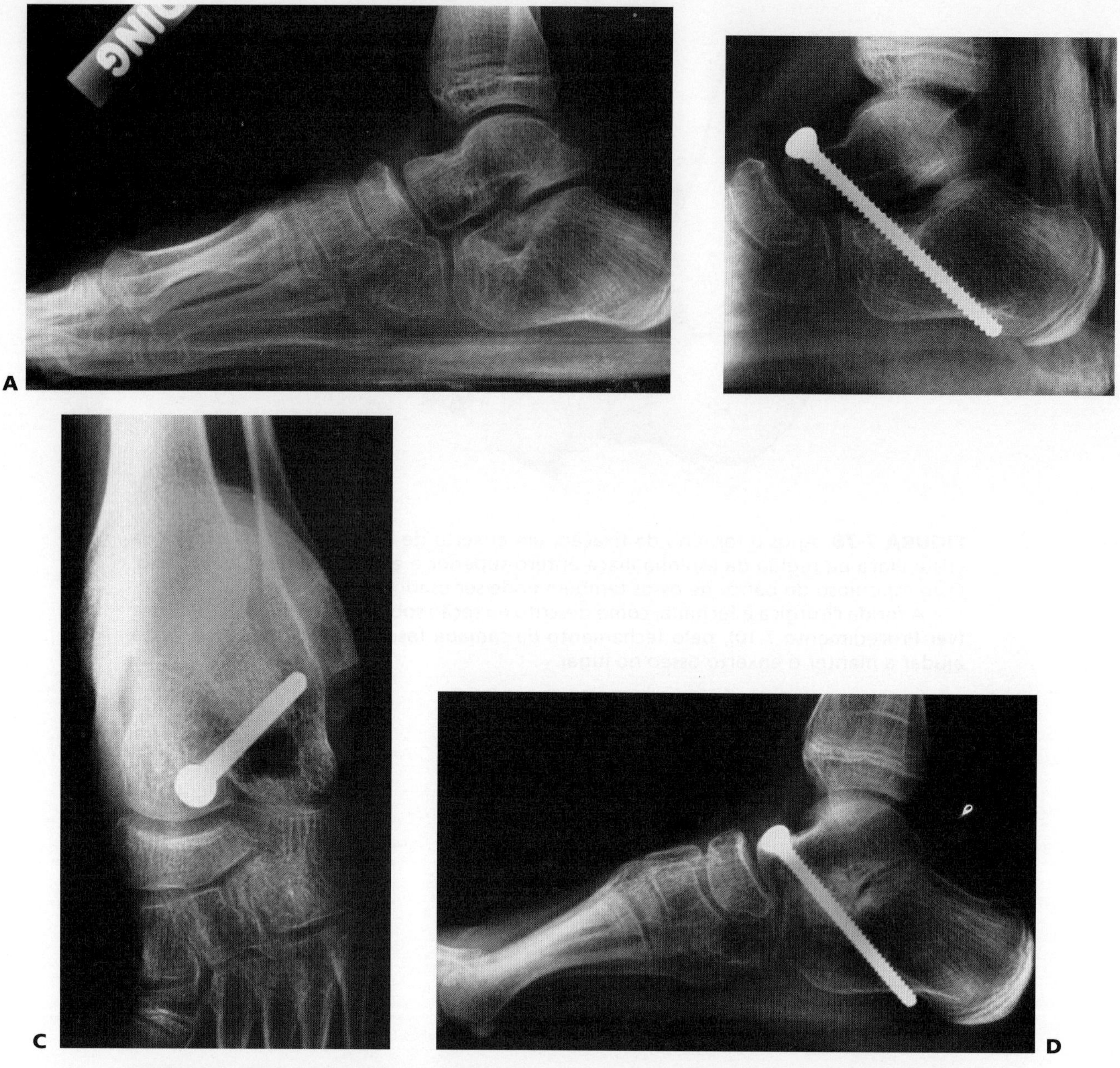

FIGURA 7-79. **A:** Radiografia lateral na posição em pé do pé de uma menina de 8 anos e 5 meses com artrite reumatóide juvenil. O pé apresentou um aumento da deformidade em valgo com dor nos últimos 2 anos. O pé pode ser corrigido para neutro. **B,C:** Radiografias intra-operatórias demonstram a colocação apropriada do parafuso antes do enxerto ósseo ser colocado. **D:** Seis meses depois, quando a paciente foi admitida para remoção do parafuso, a consolidação do enxerto ósseo produzindo um bloco ósseo extra-articular pode ser vista. Note o subseqüente estreitamento da faceta posterior da articulação subtalar.

Referências

1. Dennyson WG, Fulford GE. Subtalar arthrodesis by cancellous grafts and metallic internal fixation. J Bone Joint Surg [Br] 1976;58:507.
2. Hadley N, Rahm M, Cain TE. Dennyson-Fulford subtalar arthrodesis. J Pediatr Orthop 1994;14:363.

7.12 CIRURGIA DE MITCHELL PARA HÁLUX VALGO

Em adolescentes, o hálux valgo é mais freqüentemente acompanhado pelo metatarso *primus varus* do que em adultos (1). Em geral se aceita que o metatarso *primus varus* está quase sempre presente em adolescentes com hálux valgo, e sua correção deve ser parte de qualquer plano cirúrgico para corrigir o hálux valgo. A correção normalmente exige a remoção da exostose, tomando-se cuidado para não remover a própria articulação; correção do hálux valgo; e realinhamento do primeiro metatarsal.

Embora a remoção da exostose e a reparação do tecido mole para corrigir o valgo do grande artelho sejam padrões, existem muitos métodos descritos para correção do metatarso *primus varus*. A maioria dos cirurgiões parece ter o seu método favorito, mas outras considerações, tais como se o metatarsal é curto ou longo, também deveriam ter importância na escolha do procedimento.

O procedimento de Mitchell desloca a cabeça do metatarsal lateralmente através de um corte em degrau abaixo da cabeça metatarsal (2). Embora este procedimento apresente um bom registro, ele é tecnicamente difícil caso tenham que ser evitadas as complicações relatadas de necrose avascular da cabeça metatarsal, pseudo artrose, consolidação viciosa e encurtamento excessivo (3). Devido ao fato do encurtamento do primeiro metatarsal ser inevitável com este procedimento, ele é melhor utilizado em pacientes com o primeiro metatarsal mais longo que o segundo metatarsal (Figs. 7-80 a 7-88).

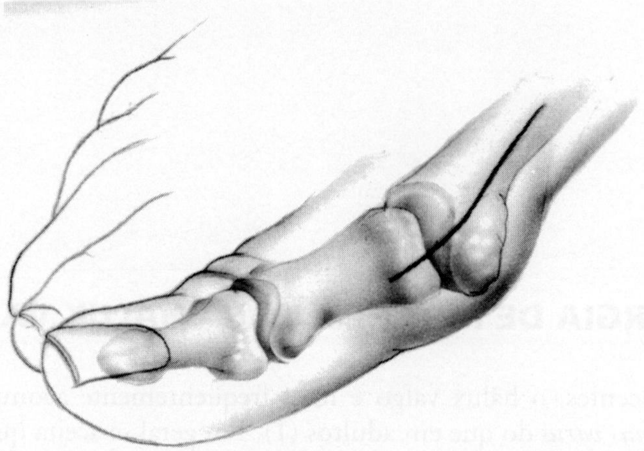

FIGURA 7-80. A incisão é feita no lado dorsomedial do primeiro metatarsal. Ela deve se estender desde o alargamento da falange proximal e proximalmente até 3/4 do comprimento do metatarsal. A incisão é aprofundada diretamente para baixo até o periósteo e a cápsula, tomando-se cuidado para não danificar o ramo dorsal ou plantar do nervo.

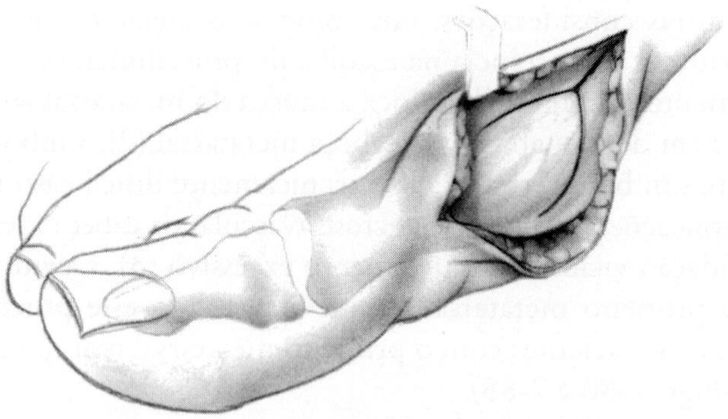

FIGURA 7-81. Uma incisão em V com a base na falange proximal é feita na cápsula da articulação metatarsofalangeana. As duas pernas do V devem estar distantes o suficiente e posicionadas de tal forma que quando a cápsula for reparada ela não irá puxar o dedo em uma dorsiflexão ou plantarflexão. Isso pode ocorrer se a base do V na falange estiver muito distante no sentido dorsal ou plantar. Esta aba é levantada da parte proximal para distal por dissecção romba e cortante. Além disso, o periósteo é levantado a partir da metade distal do metatarsal. Deve-se tomar cuidado para preservar os anexos laterais da cápsula e do periósteo, porque este é o único suprimento sanguíneo remanescente para suprir o que irá se tornar o fragmento distal.

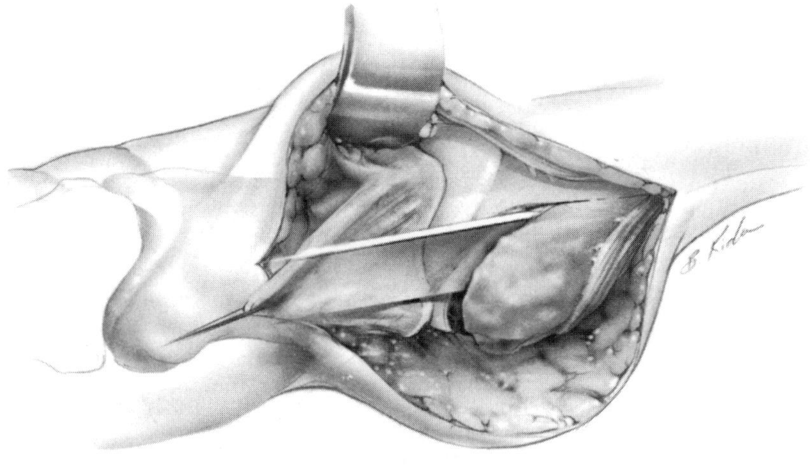

FIGURA 7-82. Ao final do levantamento do retalho capsular, a articulação estará aberta e a exostose exposta. Normalmente existe uma clara demarcação entre a exostose e a superfície da articulação metatarsal. Esta demarcação é um sulco, freqüentemente citado como *sulco de Clark*. É importante resistir à tentação de remover um excesso de osso da exostose porque isso pode deixar o lado medial da cabeça metatarsal deficiente.

Um osteótomo de 1/2 polegada é posicionado na borda medial do sulco de Clark e direcionado proximalmente alinhado com a diáfise metatarsal. Em adolescentes, esta exostose normalmente não é grande, e boa parte dela consiste de cartilagem e tecido fibroso. Isso é um problema em potencial caso seja planejada uma osteotomia proximal em cunha de abertura com utilização da exostose como enxerto.

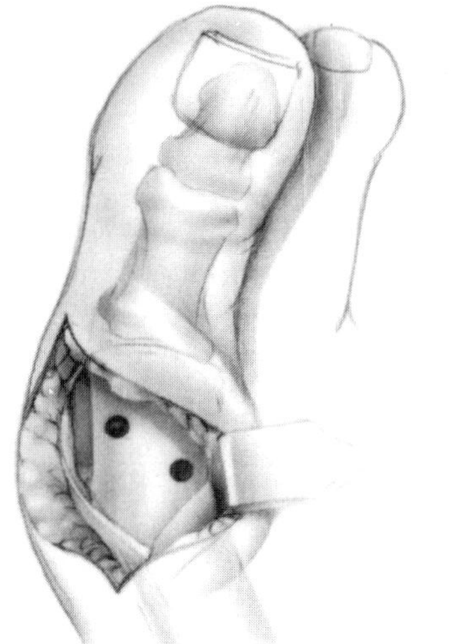

FIGURA 7-83. Após a remoção da exostose, os orifícios através dos quais a sutura irá passar para segurar a osteotomia são perfurados. O posicionamento destes orifícios irá determinar a localização da osteotomia, e portanto eles devem ser posicionados cuidadosamente. O primeiro orifício é colocado 1 cm atrás da superfície articular e em direção a cortical medial, enquanto o segundo é colocado 1 cm proximal ao primeiro orifício e em direção a cortical lateral. Os orifícios são perfurados a partir do aspecto dorsal do metatarsal e devem ser mantidos perpendiculares ao eixo da diáfise.

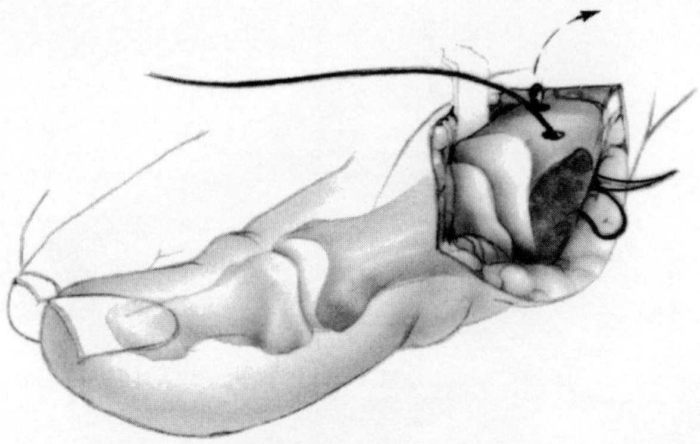

FIGURA 7-84. A sutura que irá manter unida a osteotomia pode ser passada neste ponto. É usada uma sutura forte, grande, absorvível, em uma agulha grossa. A agulha é tornada levemente reta e passada através dos orifícios pela extremidade na qual a sutura se liga, em vez da extremidade afilada. Desse modo, haverá uma tendência menor de tocar no osso poroso no orifício. Devido ao fato de que será mais fácil amarrar a sutura no aspecto dorsal do metatarsal, a sutura é passada através do primeiro orifício a partir do lado dorsal até o plantar e através do segundo orifício do lado plantar até o dorsal. A sutura é deixada solta de forma a não ser cortada durante a osteotomia. Se o cirurgião desejar, a sutura pode ser passada depois da osteotomia.

Alguns cirurgiões preferem fixar esta osteotomia com um fio de Kirschner ou um parafuso pequeno sem cabeça.

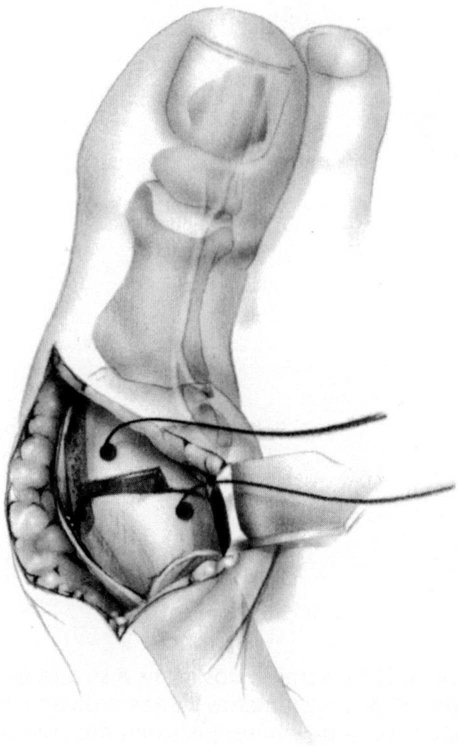

FIGURA 7-85. A osteotomia é criada primeiro removendo-se uma pequena cunha de osso dos dois terços mediais do metatarsal a meio caminho entre os dois orifícios. Se o corte distal for angulado distalmente para produzir um trapezóide, será obtida mais inclinação da cabeça metatarsal com menor encurtamento (3). Esta cunha deve ser mantida pequena o suficiente para evitar encurtamento excessivo, mas com um degrau de tamanho suficiente para produzir estabilidade quando a cabeça metatarsal for deslocada.

Além disso, é crucial que os cortes sejam perpendiculares ao eixo longitudinal do metatarsal. Se isso não for feito corretamente, a cabeça do metatarsal pode ficar plantarflexionada ou dorsiflexionada, resultando em metatarsalgia da primeira ou segunda cabeça metatarsal, respectivamente.

Após a criação da cunha, o corte mais proximal é completado através da diáfise metatarsal, finalizando a osteotomia.

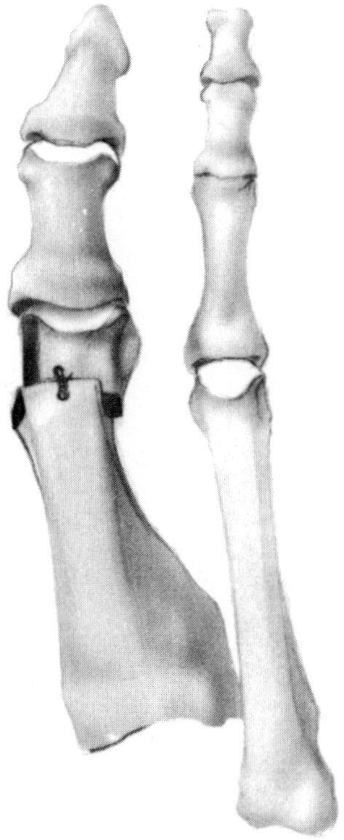

FIGURA 7-86. O fragmento distal é deslocado lateralmente, prendendo o degrau de osso no fragmento proximal sobre a cortical lateral do fragmento proximal. Quando julgada satisfatória, a sutura é amarrada,estabilizando a osteotomia.

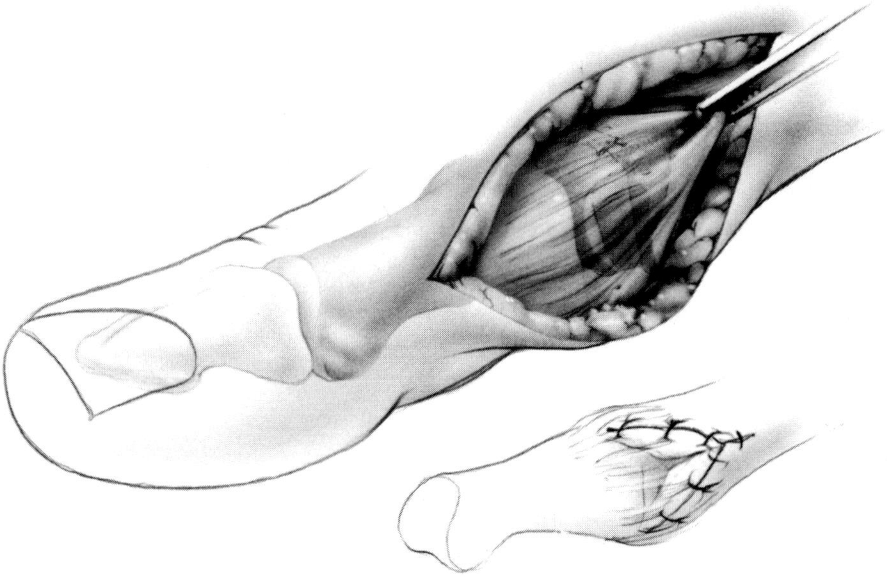

FIGURA 7-87. O retalho capsular é puxado proximalmente, e a correção do hálux valgo é observada. Não será necessária tensão excessiva nesta aba para corrigir o hálux valgo. Esta aba é em essência um avanço de Y-para-V. Ela é suturada à cápsula e ao periósteo. Uma âncora óssea com sutura anexada também pode ser utilizada. A ferida cirúrgica é fechada sem deixar um dreno.

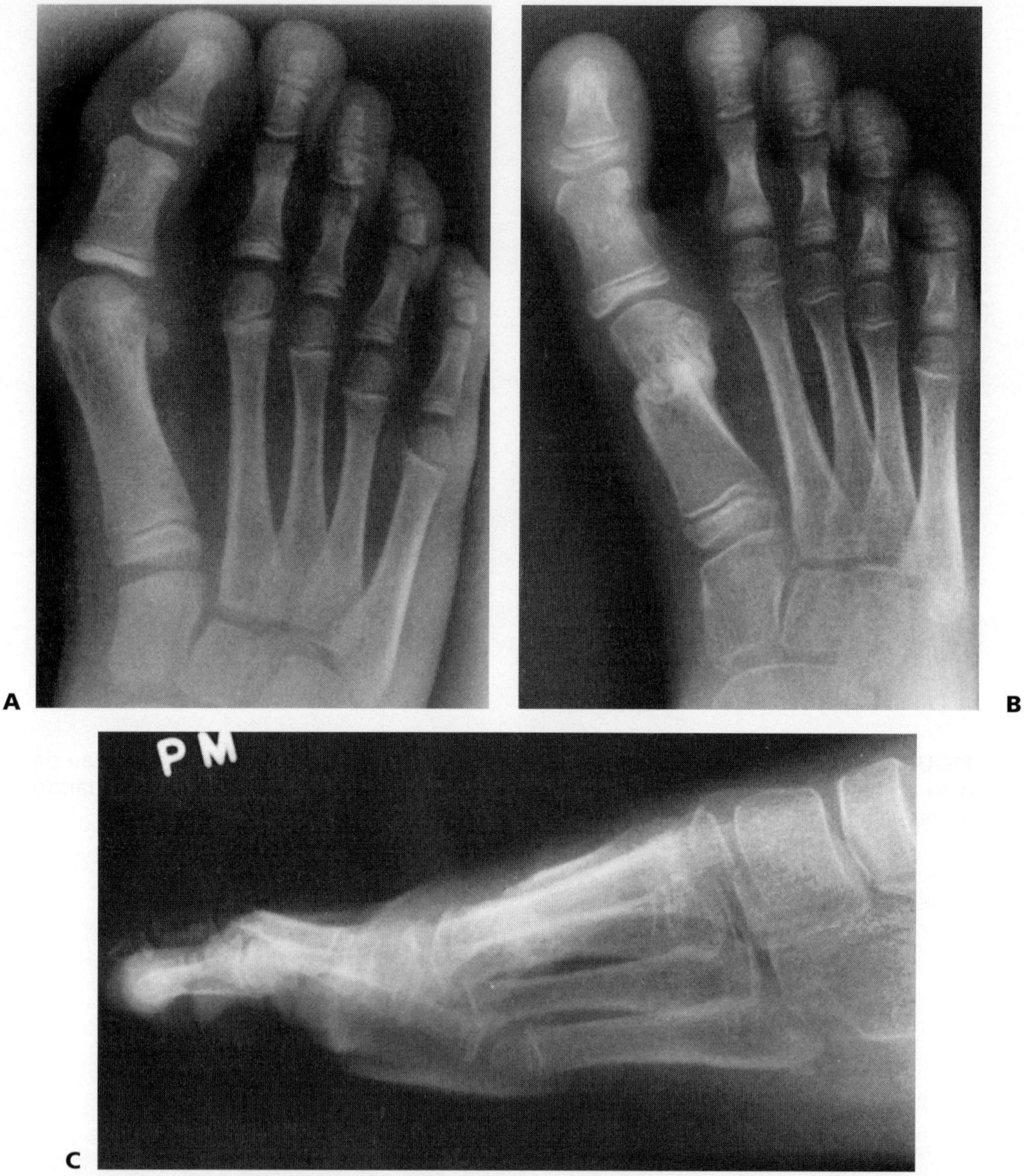

FIGURA 7-88. A: Radiografia pré-operatória do pé direito de uma criança de 10 anos de idade com joanetes bilaterais sintomáticos. Observe o metatarso *primus varus* além do hálux valgo. Não é usual para uma criança desta idade apresentar sintomas. **B, C:** Correção em 6 semanas.

CUIDADOS PÓS-OPERATÓRIOS

A maioria dos cirurgiões tem seus curativos pós-operatórios favoritos para joanetes. É importante observar, contudo, que a média dos adolescentes não se comporta como a média dos adultos durante o período pós-operatório. Após a cirurgia, um aparelho de gesso curto é aplicado. Ele deve ser moldado ao redor do antepé e manter uma almofada macia entre o primeiro e segundo dedo para evitar qualquer tensão na reparação capsular. Este aparelho de gesso é usado por 6 semanas, tempo no qual a osteotomia normalmente estará em um estágio de consolidação óssea suficiente para permitir sustentação de peso total sem proteção. Enquanto estiver com o gesso, o paciente pode caminhar com proteção de muletas para suportar o peso.

Referências

1. Mann RA. Surgery of the foot, 5th ed. St. Louis: CV Mosby, 1986:69.
2. Hawkins FB, Mitchell CL, Hedrick DW. Correction of hallux valgus by metatarsal osteotomy. J Bone Joint Surg [Am] 1945;27:387.
3. Weiner BK, Weiner DS, Mirkopulos N. Mitchell osteotomy for adolescent hallux valgus. J Pediatr Orthop 1997;17:781.
4. Hammond G. Mitchell osteotomy-bunionectomy for hallux valgus and metatarsus primus varus. In: Instructional Course Lectures, vol 21. The American Academy of Orthopaedic Surgeons. St. Louis: CV Mosby, 1972:246.

7.13 OSTEOTOMIA METATARSAL PROXIMAL

A osteotomia proximal tem a finalidade de alcançar os mesmos objetivos que as osteotomias distais (p. ex., a osteotomia de Mitchell). As vantagens da osteotomia proximal são as seguintes: o encurtamento ósseo é pequeno ou nenhum, a possibilidade de necrose avascular da cabeça metatarsal é evitada, e a fixação é razoavelmente mais segura. A excisão da exostose e a correção do hálux valgo são executadas da mesma forma que a descrita para a osteotomia de Mitchell (Figs. 7-89 a 7-93).

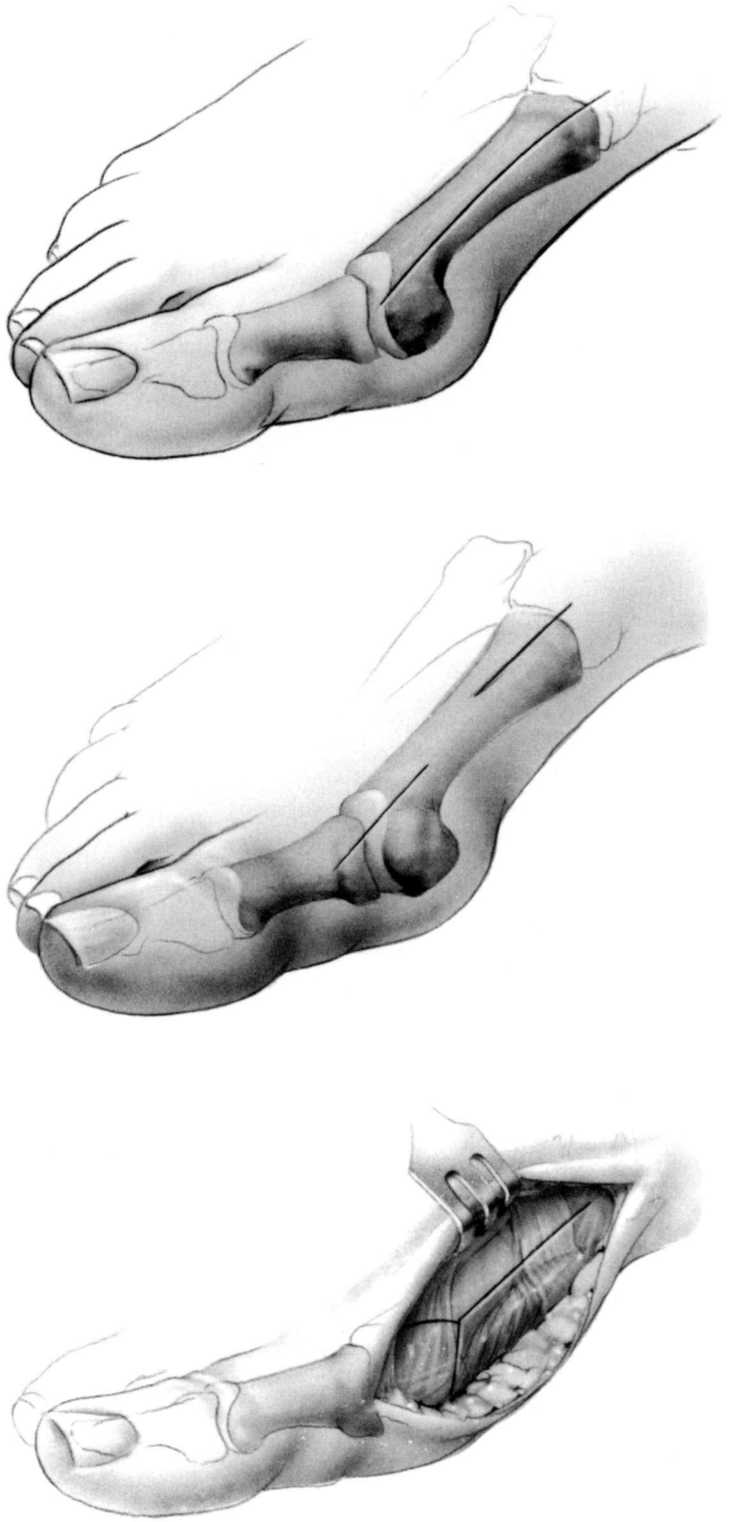

A

B

C

FIGURA 7-89. A operação pode ser executada por meio de uma longa excisão que é simplesmente uma extensão proximal à incisão utilizada no procedimento de Mitchell **(A)**, ou por duas incisões separadas com a remoção da exostose e reparo do hálux valgo, executados através de uma incisão distal, e a osteotomia feita através de uma incisão proximal separada, posicionada mais dorsalmente **(B)**. As incisões no periósteo são ilustradas por meio de uma abordagem de incisão única **(C)**.

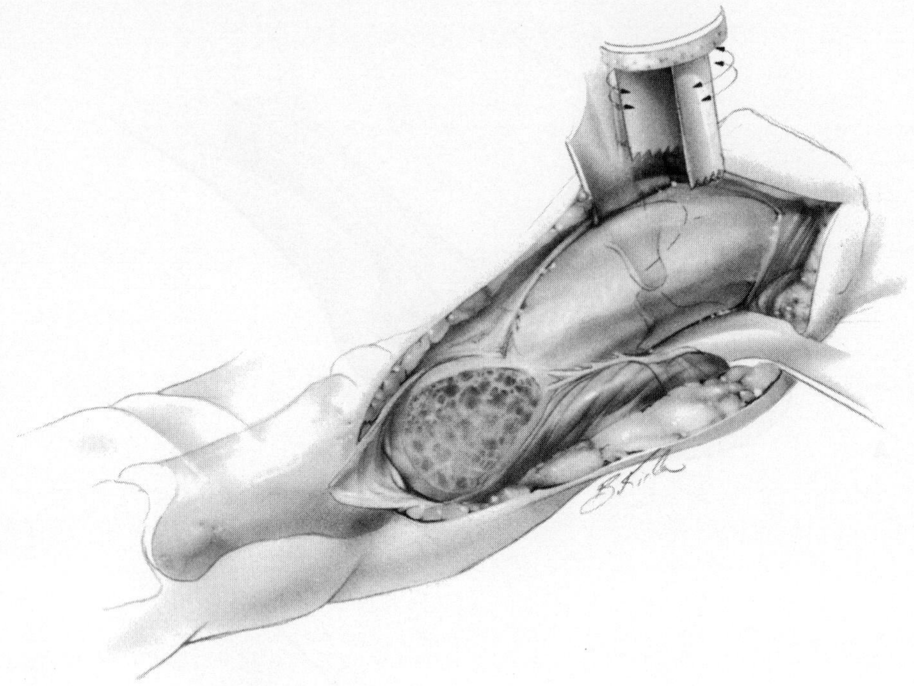

FIGURA 7-90. O perióstео é deslocado do metatarsal proximal para expor o osso 1 cm distal à articulação metatarsocuneiforme. A remoção periosteal pode ser minimizada com o uso de dois afastadores de Hohmann pequenos, afiados e com pontas agudas, sob o periósteo no local da osteotomia.

Embora a osteotomia possa ser executada conectando-se múltiplos orifícios com um pequeno osteotomo, uma serra elétrica em crescente para osteotomia pode conseguir isto de forma muito mais fácil e com menor perda óssea. Observe que a lâmina nesta serra apresenta uma excursão bastante pequena; conseqüentemente, se a serra for mantida fixa, e pior, se for muito pressionada contra o osso, ela não se moverá, mas irá vibrar de forma indetectável na mão do cirurgião. Portanto, quando o corte estiver sendo feito, a serra deve ser mantida movendo-se em um arco, que descreve a osteotomia desejada, e não deve ser empurrada com muita força sobre o osso. A irrigação abundante deve ser empregada para evitar calor excessivo no osso.

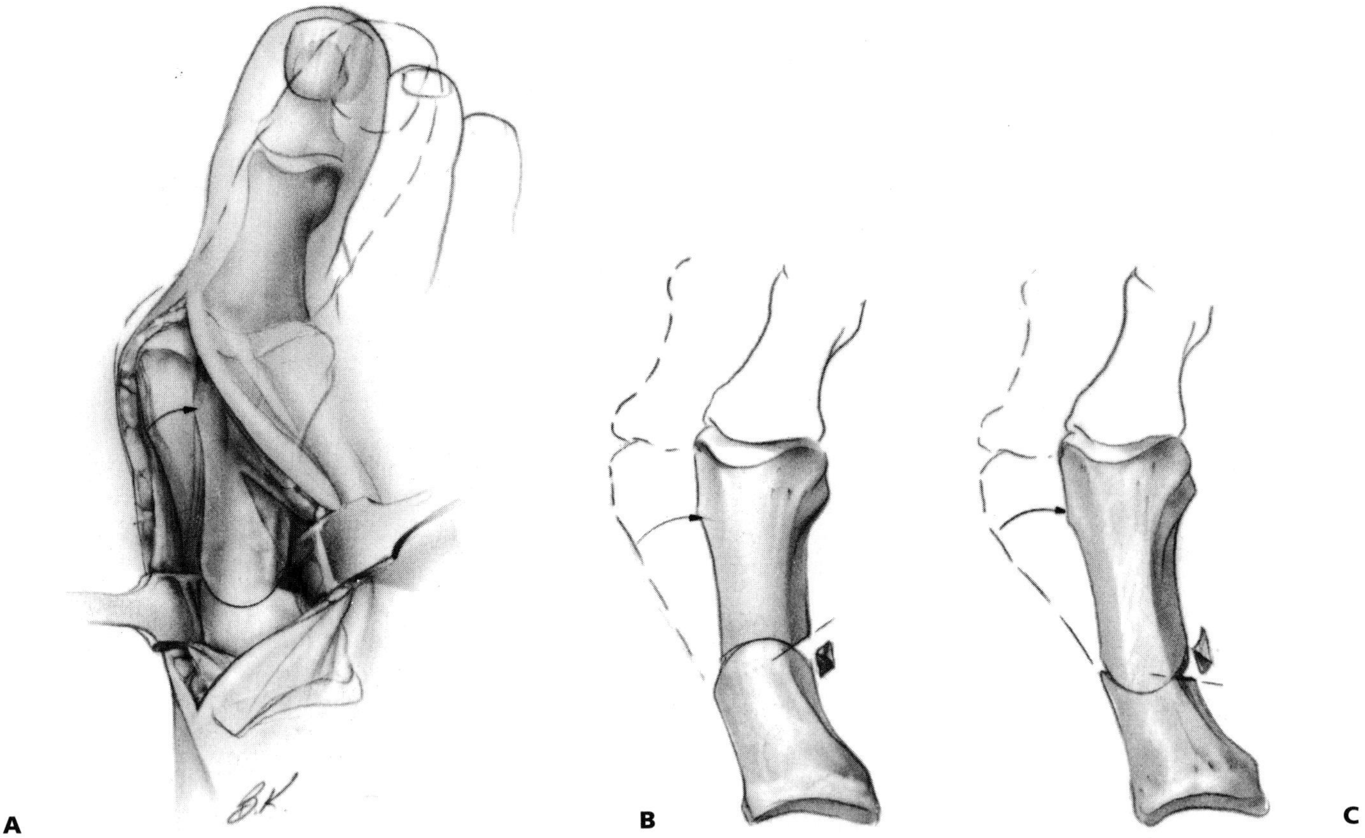

FIGURA 7-91. É motivo de debate se a osteotomia deve ser côncava no fragmento distal ou proximal. Mann (1) acredita que a superfície proximal deve ser côncava. Isso tende a deslocar medialmente a parte proximal do fragmento distal, enquanto a cabeça metatarsal é deslocada lateralmente **(A,B)**. Posicionando-se a superfície côncava no fragmento proximal, desloca-se toda a diáfise lateralmente e inclina-se a cabeça metatarsal lateralmente **(C)**. Para permitir que ocorra rotação, o canto lateral da superfície côncava deve ser removido. Isto é facilmente obtido com um pequeno saca-bocado.

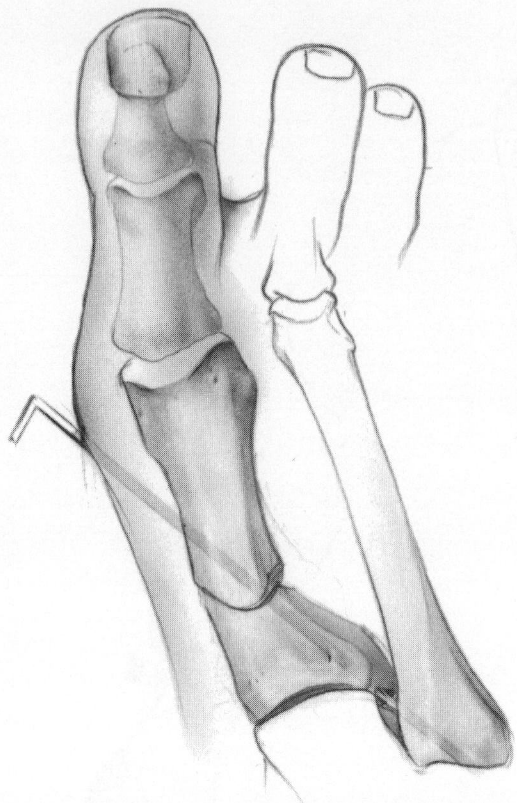

FIGURA 7-92. A osteotomia pode ser mantida por vários métodos de fixação, mas nenhum é tão simples como o forte fio adequado de Kirschner ou pino de Steinmann. A dificuldade de iniciar este pino no ângulo desejado através do grosso osso cortical é evitada perfurando-se um orifício no aspecto lateral da diáfise metatarsal a 1 cm distal à osteotomia. Se forem usadas duas incisões, isso pode ser feito por meio de uma pequena incisão na pele. Este pino normalmente penetra na base do segundo metatarsal situado mais proximalmente. Ele pode ser continuado até o osso cuneiforme. Uma pequena porção do pino é deixada fora da pele, de forma que possa ser facilmente retirado.

O reparo da cápsula para corrigir o hálux valgo é finalizado, e as feridas cirúrgicas são fechadas.

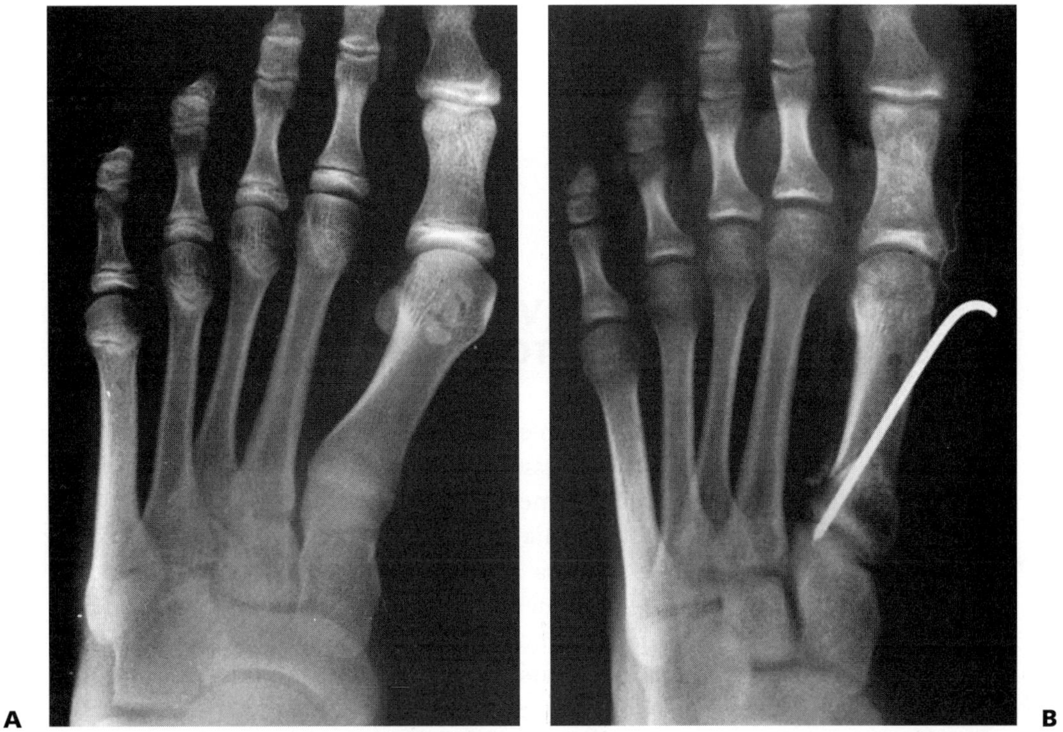

FIGURA 7-93. Incidência ântero-posterior do pé direito de uma menina de 13 anos e 2 meses, que apresentava joanete doloroso secundário a um metatarso *primus varus* **(A).** Vinte meses mais tarde, uma osteotomia metatarsal proximal e a remoção da exostose na cabeça do metatarsal foram executadas devido à incapacidade de fornecer alívio da dor com a mudança de sapatos aceitáveis para a paciente. Seis semanas após a cirurgia **(B)**, podem ser vistas a correção do metatarso *primus varus* e a remoção do joanete.

CUIDADOS PÓS-OPERATÓRIOS

Os cuidados pós-operatórios são os mesmos utilizados para o procedimento de Mitchell (ver Procedimento 7.12).

Referências

1. Mann RA. Surgery of the foot, 5th ed. St. Louis: CV Mosby, 1986:95.

7.14 CORREÇÃO DE HÁLUX VALGO E METATARSO *PRIMUS VARUS* POR OSTEOTOMIA METATARSAL DUPLA

Peterson e Newman (1) modificaram e reportaram um procedimento originalmente descrito por Logroscino (2). Nesse procedimento, uma cunha de osso é removida da parte distal do primeiro metatarsal imediatamente atrás da cabeça metatarsal, e é inserida em uma osteotomia na parte proximal do mesmo metatarsal. Nós reservamos esse procedimento para as deformidades mais graves; o ângulo médio metatarsal-falangeado nos pacientes de Peterson e Newman (1) era de 38°. A cunha de fechamento colocada distalmente corrige a angulação em valgo da cabeça metatarsal e da articulação metatarsofalangeana sem prejudicar as relações ósseas e de tecidos moles da articulação. A osteotomia de cunha aberta colocada proximalmente corrige o ângulo intermetatarsal aumentado, realinhando o primeiro com o segundo metatarsal. Ambos os componentes da deformidade são corrigidos sem a necessidade de deslocamento ou remodelagem do metatarsal. As osteotomias são então transfixadas com um pino liso (1) (Figs. 7-94 a 7-98).

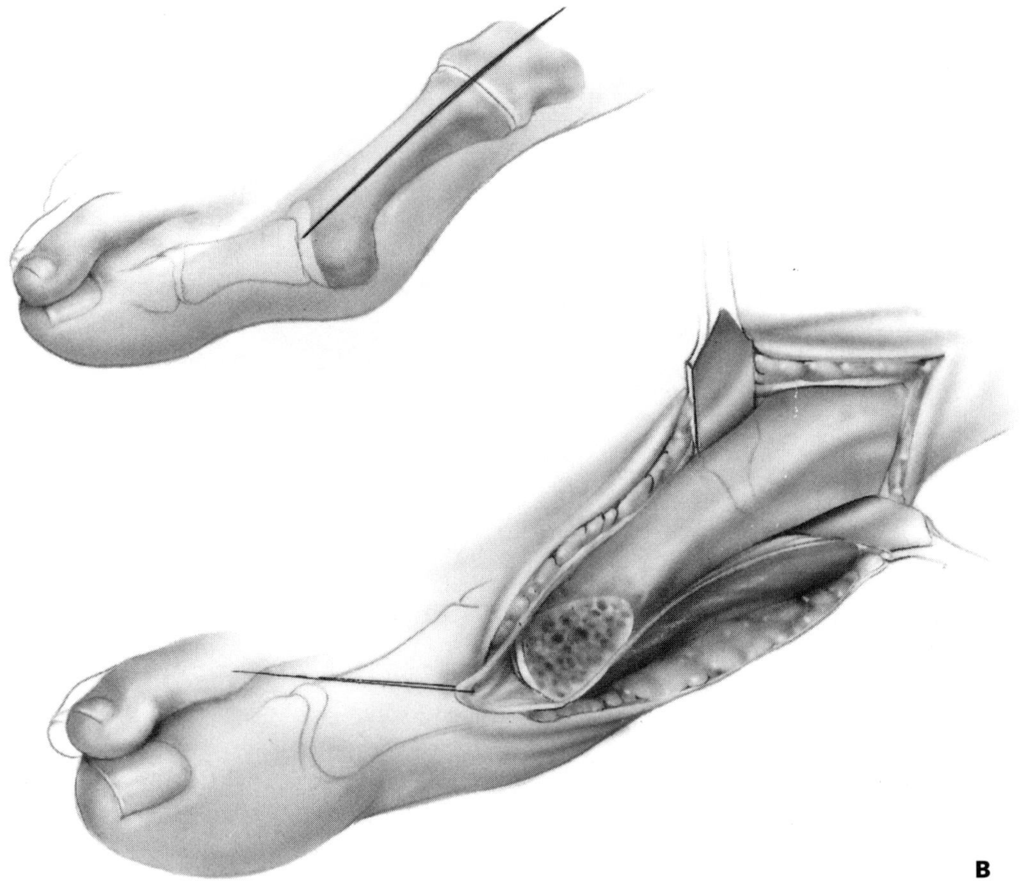
A

B

FIGURA 7-94. O primeiro metatarsal é exposto, como descrito para a osteotomia metatarsal proximal e resecção da exostose. Essa incisão, entretanto, é continuada mais proximalmente para expor a parte proximal bem como a parte distal do metatarsal **(A)**. O metatarsal é deslocado subperiostealmente, tomando-se cuidado em preservar as ligações mais laterais ao osso. A cápsula é aberta com uma incisão em Y com base distal. A proeminência medial do metatarsal ou joanete é excisada com um osteótomo, como descrito para a cirurgia de Mitchell **(B)** (ver Procedimento 7.12). Pequenos metatarsais são colocados para ajudar a exposição.

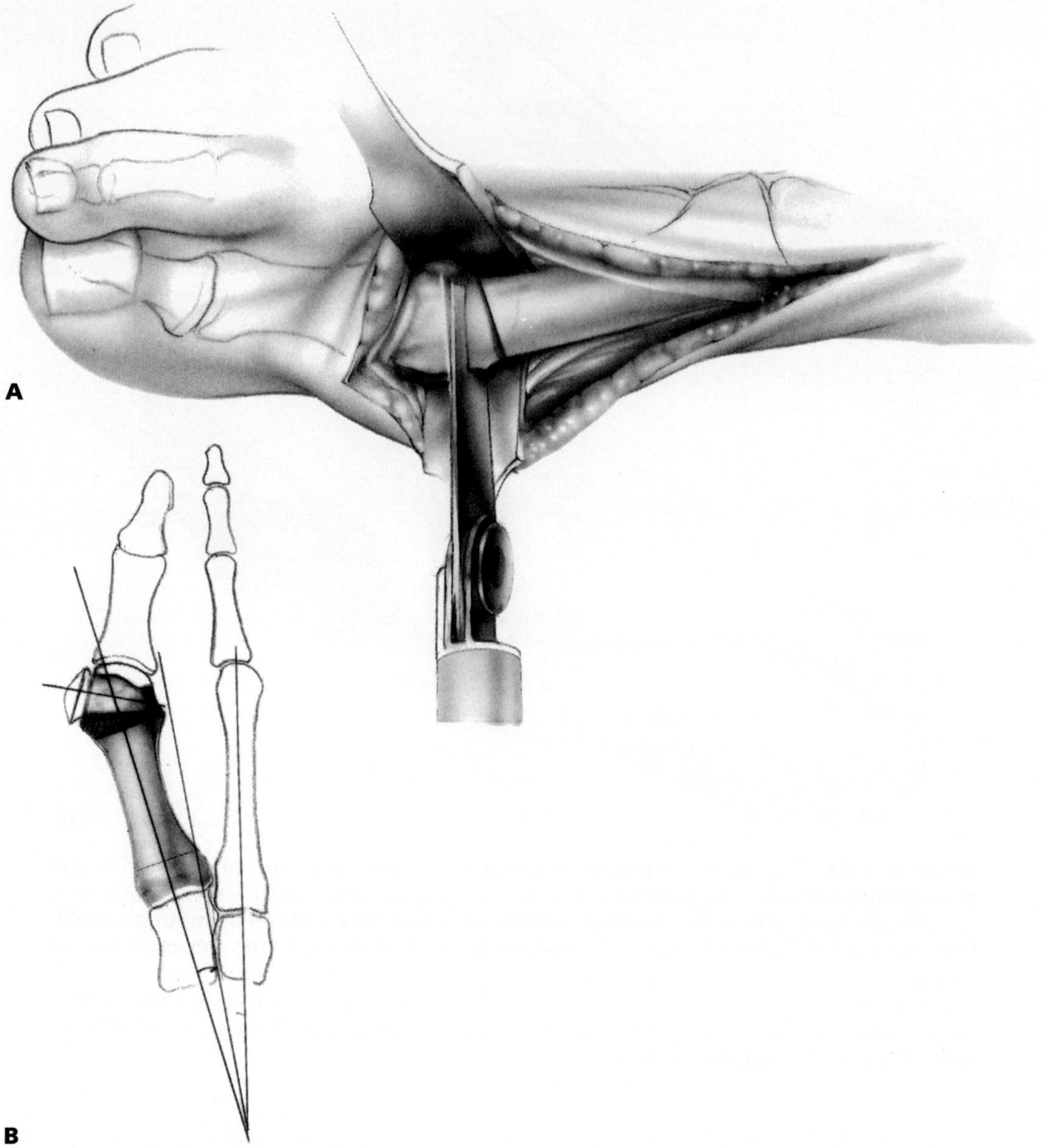

FIGURA 7-95. Uma pequena serra microssagital é usada para remover uma cunha de base medial de osso do aspecto distal do metatarsal onde a cabeça e o colo se unem **(A)**. O tamanho dessa cunha depende do ângulo metatarsal-falangeal, mas geralmente se aproxima de 20°. O corte proximal é perpendicular à diáfise metatarsal, e o membro distal é paralelo à superfície articular **(B)**. A cunha deve ser removida, preservando-se o periósteo e uma pequena conexão de osso cortical no aspecto lateral para dar estabilidade. Se uma correção rotacional do artelho for necessária, o osso é dividido completamente para permitir a rotação.

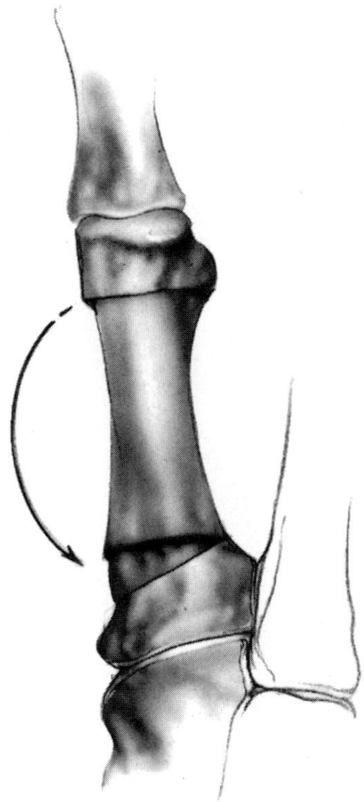

FIGURA 7-96. A serra é utilizada para criar uma osteotomia de cunha de abertura medial na extremidade proximal do metatarsal. Esse corte no osso deve ser paralelo à superfície articular da articulação tarsal-metatarsal proximal. A cunha óssea que foi removida distalmente é inserida na osteotomia.

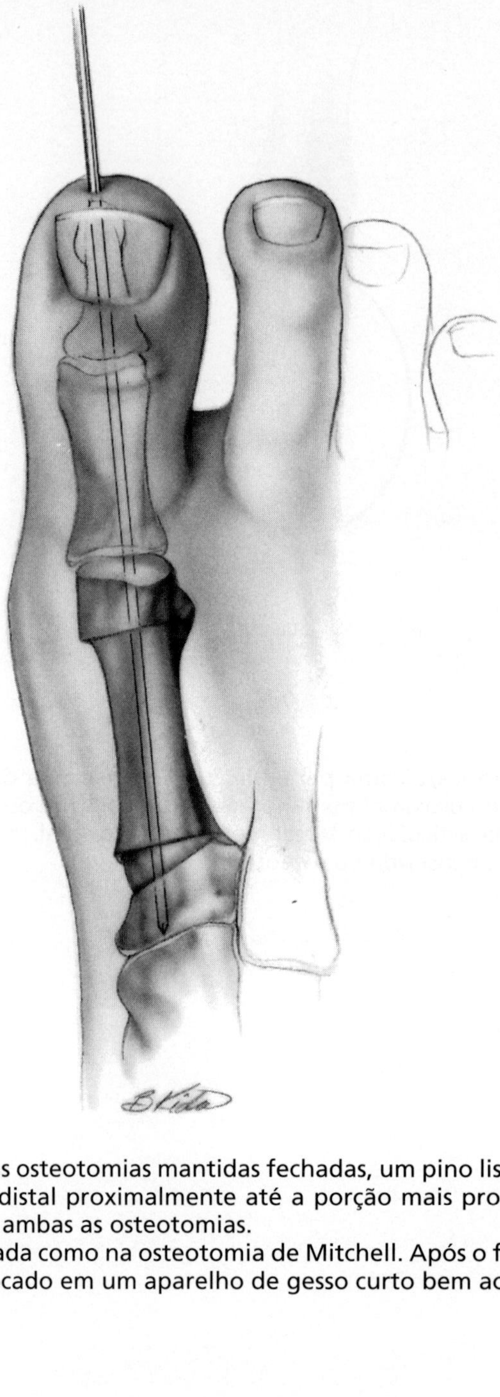

FIGURA 7-97. Com as osteotomias mantidas fechadas, um pino liso de 3/16 polegada é passado da falange distal proximalmente até a porção mais proximal do metatarsal, fixando dessa forma ambas as osteotomias.

A cápsula é fechada como na osteotomia de Mitchell. Após o fechamento da ferida cirúrgica, o pé é colocado em um aparelho de gesso curto bem acolchoado.

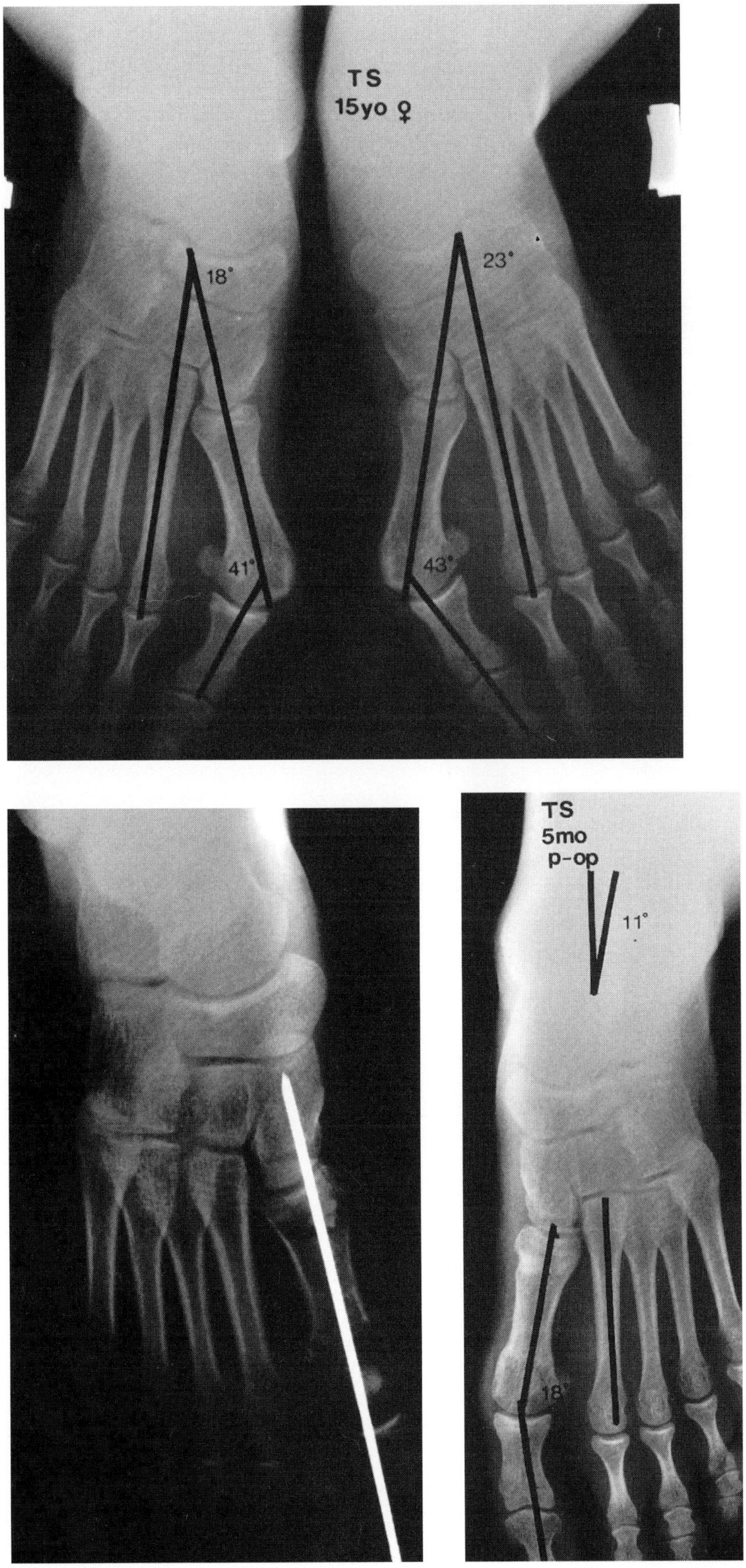

A

B

C

FIGURA 7-98. TS é uma menina de 15 anos com hálux valgo sintomático grave e joanete. **A:** Radiografias ântero-posteriores em pé demonstram a extensão da deformidade. **B:** Uma radiografia ântero-posterior tirada 6 semanas após a cirurgia quando o pino foi removido, demonstra a osteotomia de fechamento distal e a osteotomia de abertura proximal. **C:** Cinco meses após a cirurgia, uma radiografia ântero-posterior em pé mostra a correção da deformidade.

CUIDADOS PÓS-OPERATÓRIOS

Após 6 semanas, o gesso é removido e o pino é retirado. Isso pode ser feito no consultório sem anestesia. Dependendo da consolidação óssea, o paciente pode (e provavelmente irá precisar) ser colocado em um aparelho de gesso curto para deambulação, até que haja evidência radiográfica de união sólida de ambas as osteotomias.

Referências

1. Peterson HA, Newman SR. Adolescent bunion deformity treated with double osteotomy and longitudinal pin fixation of the first ray. J Pediatr Orthop 1993;13:80.
2. Logroscino D. Il trattemento chirugico dell'alluce valgo. Chir Organi Mov 1948;32:81.

7.15 FISIÓLISE E OSTEOTOMIA METATARSAL NO TRATAMENTO DE SUPORTE EPIFISÁRIO LONGITUDINAL DO PRIMEIRO METATARSAL

O suporte epifisário longitudinal do metatarsal é análogo à falange delta do polegar (1). Embora essa condição tenha sido descrita em vários ossos da mão e do pé (2,3), Mubarak e colegas (4) têm destacado esse problema no primeiro metatarsal.

A condição é caracterizada por um primeiro metatarsal encurtado e angulado. A patoanatomia foi descrita por Ogden et al. (5). A diáfise e metáfise do osso são suportadas por uma epífise contínua. Há um grau variável de angulação, deformidade e encurtamento do osso. Essa condição pode ocorrer nos ossos falangeais, metatarsais ou metacarpais, mas parece limitada àqueles ossos que ordinariamente têm uma fise proximal. Ela também ocorre com freqüência em associação com polidactilia. O cirurgião, portanto, deve estar especialmente consciente dessa condição ao excisar um dedo extra, adjacente a um metacarpal encurtado.

A natureza contínua da fise não é aparente nas radiografias simples até que a criança seja mais velha e tenha havido ossificação do suporte epifisario (ver Fig. 7-104A). Em tais casos, ela pode ser documentada, se necessário, com ressonância magnética. O suporte quase sempre fica situado no lado medial plantar do metatarsal, e é mais bem visto por qualquer estudo de imagens quando isso é levado em consideração.

No tratamento da falange delta do polegar, os princípios são remover a fise anormal e realinhar a fise remanescente proximal e distal com o eixo longitudinal do osso. Em tais casos, acontece um grau variável de crescimento. A tensão nos tecidos moles é um dos obstáculos que limitam, de acordo com o que se tem observado, a correção com osteotomia da falange delta. Mubarak et al. (4) recomendaram que polimetil metacrilato seja usado como material de interposição para evitar o recrescimento da fise, no entanto, ainda é preciso constatar a necessidade deste procedimento. O uso desse material no tratamento da falange delta do polegar é desnecessário (Figs. 7-99 a 7-104).

A

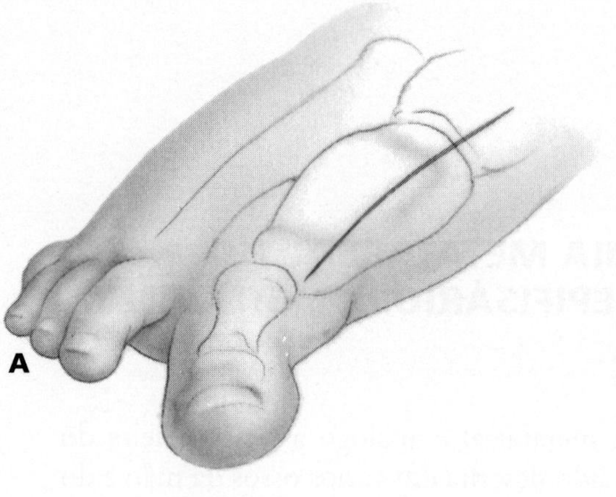

B

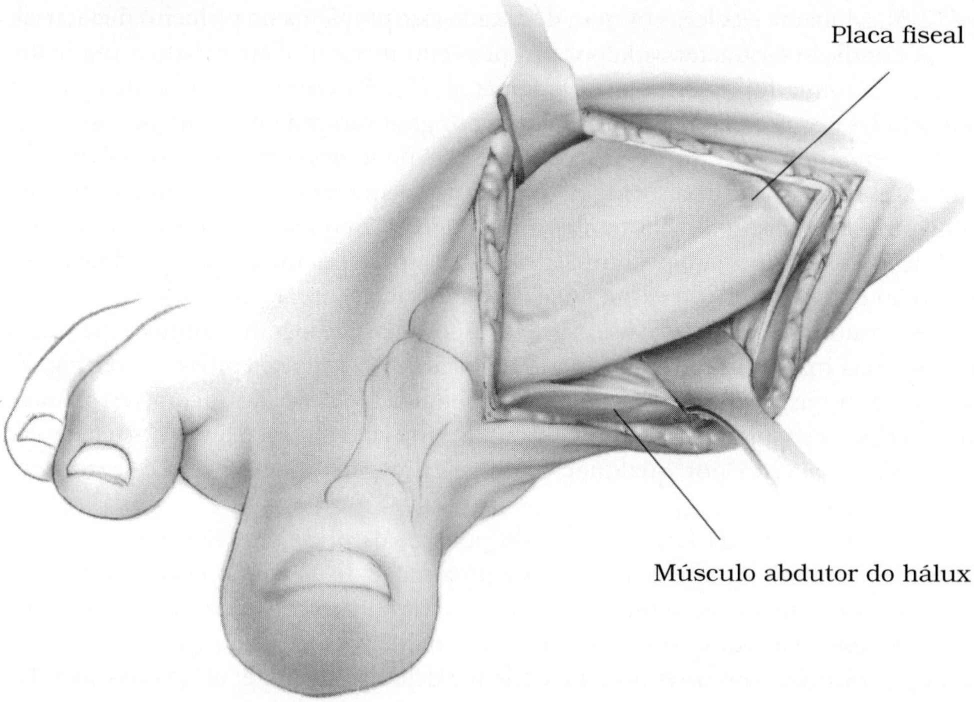

FIGURA 7-99. A incisão é longitudinal e abrange todo o comprimento do metacarpal **(A)**. O músculo abdutor do hálux é liberado de sua inserção distal porque estará sob tensão e irá limitar a correção. O periósteo do metacarpal é incisado, e uma exposição subperiosteal dos aspectos dorsal, medial e plantar do osso é obtida. Em crianças mais velhas, o suporte fisário pode ser obscurecido pelo osso, tornando-o difícil de localizar **(B)**. Se houver incerteza nesse ponto em relação à localização das fises distal e proximal ou da barra, elas podem ser identificadas pela inserção de agulhas de Keith nas áreas desejadas, com a ajuda do intensificador de imagens.

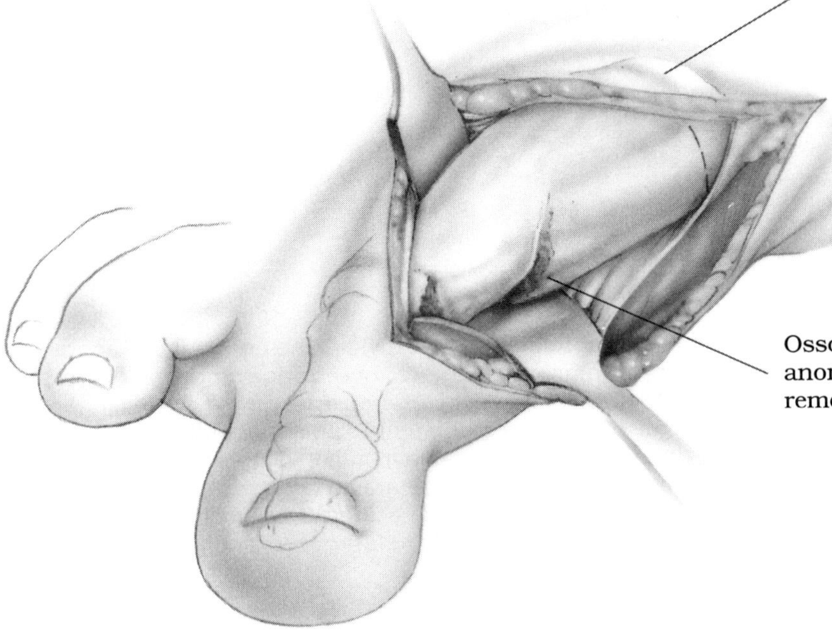

FIGURA 7-100. Um saca-bocados é usado para remover pedaços da ponte óssea e fise anormais. Isso deve ser feito distalmente e medialmente até que as partes das fises mais normalmente orientadas sejam atingidas. É nesse local que a verificação da área correta com o intensificador de imagens geralmente é necessária.

Nesse ponto, o cirurgião deve tomar uma decisão. Se for preciso executar uma osteotomia, não parece desejável, do ponto de vista da cicatrização, nem útil, do ponto de vista do recrescimento da barra fiseal, usar interposição com cimento. Se uma osteotomia não for necessária para reorientar as fises distal e proximal e as falanges perpendiculares ao eixo longitudinal do osso, pode-se usar cimento.

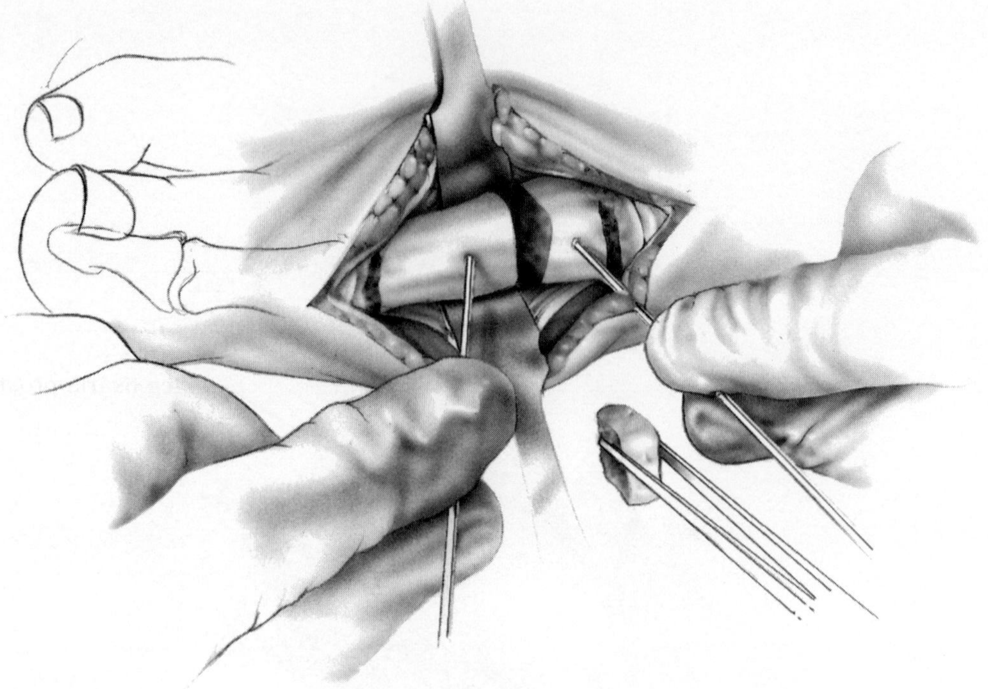

FIGURA 7-101. Para executar uma osteotomia, o osso é dividido no ponto de seu ângulo mais agudo. Para manipular os fragmentos, pode ser necessário colocar pequenos pinos de Steinmann nos fragmentos proximal e distal. Usando esses pinos para realinhar o fragmento distal, as estruturas de tecidos moles sob tensão podem ser identificadas e liberadas. Também pode ser desejável corrigir qualquer hálux valgo verdadeiro por meio da liberação da cápsula medial da articulação metatarso falangeana. Um pequeno pedaço de osso autógeno ou aloenxerto é inserido na abertura. Um pino longitudinal é então passado através das falanges dentro do metatarsal, fixando o enxerto e ambos os fragmentos.

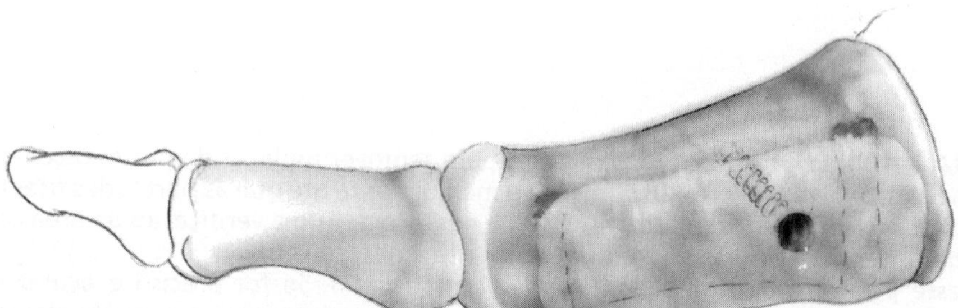

FIGURA 7-102. Se uma osteotomia não for necessária e o cirurgião deseja usar cimento, um fio de Kirschner pequeno e rosqueado é inserido na porção média do metatarsal, fixando ambas as corticais. Uma camada de cimento é então aplicada ao lado do metatarsal entre as duas porções remanescentes da fise. Quando isso estiver pronto, o pino é cortado rente com o cimento. Se um reparo da cápsula for feito, ele é executado como descrito previamente (ver Figs. 7-81 e 7-87).

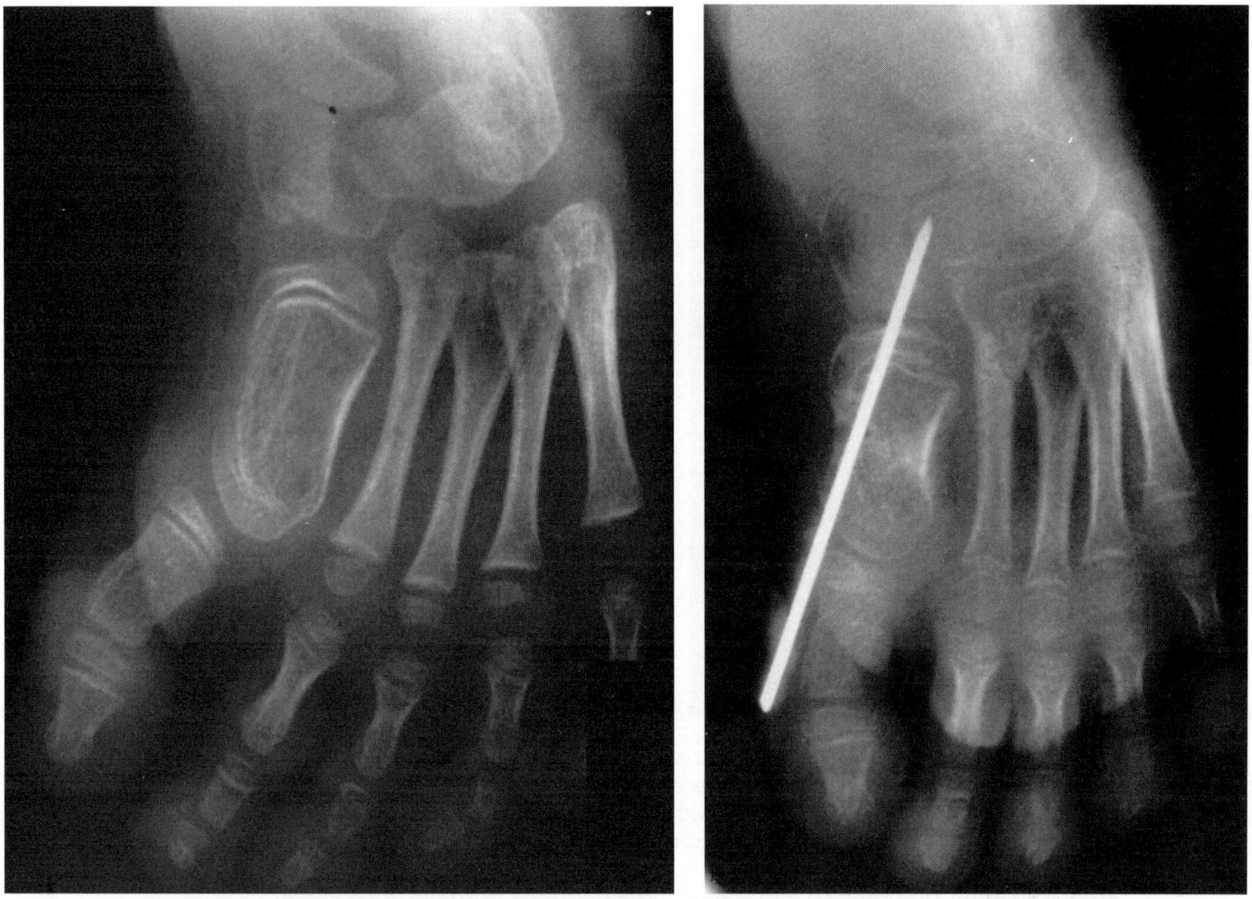

A B

FIGURA 7-103. A radiografia ântero-superior do pé de uma menina de 5 anos que nasceu com primeiro raio extra rudimentar, que foi cirurgicamente removido aos 6 meses de idade. A correção desse pé torto foi ao mesmo tempo. Com o crescimento, o lado medial do pé permaneceu mais curto, e a deformidade piorou. Radiografias demonstraram a epífise de suporte do primeiro raio. A fise e a epífise em ambas as extremidades do primeiro metatarsal eram contínuas ao longo do lado inferior-medial do osso. **B:** O resultado 5 semanas após a ressecção da barra sem interposição de cimento e uma osteotomia metatarsal ao mesmo tempo.

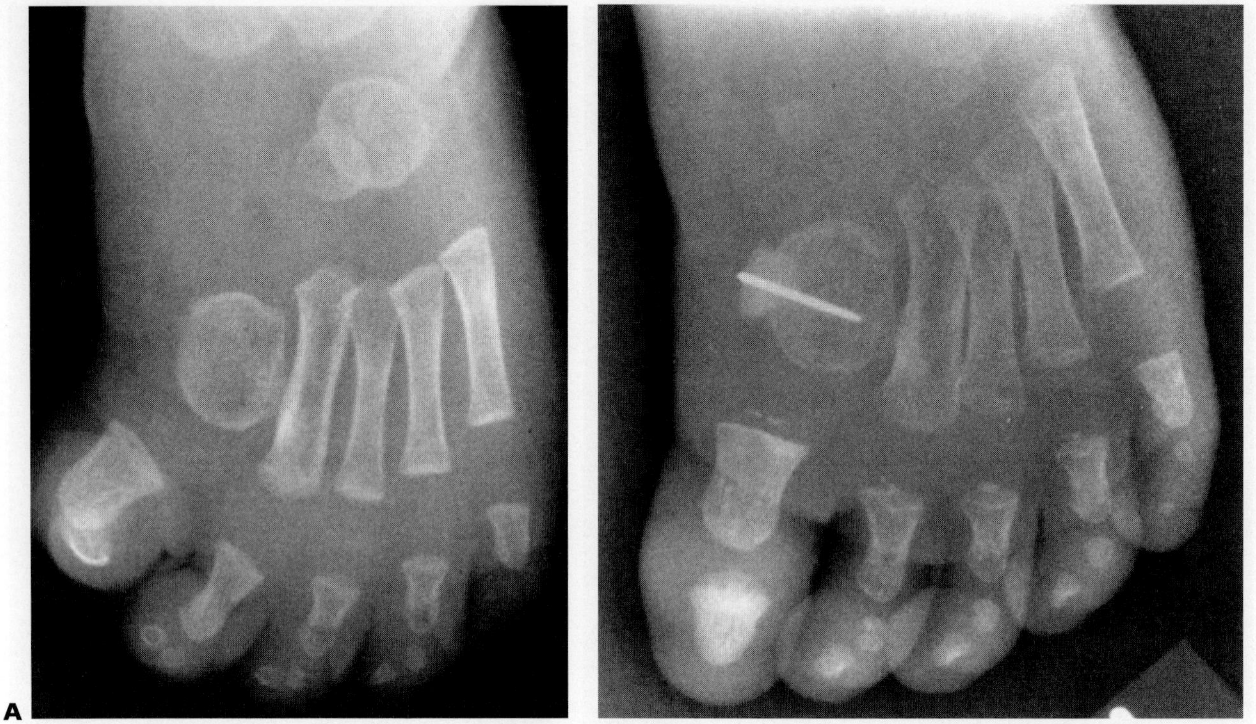

FIGURA 7-104. A: Radiografia ântero-posterior de um menino de 11 meses que apresentava um primeiro raio encurtado e desviado medialmente. Na radiografia, a barra óssea do suporte não é visível nesse momento, mas pode ser inferida pela deformidade. B: A aparência imediata após a excisão do osso e fise anormais e interposição com metacrilato. Note que com uma perspectiva radiográfica diferente, mostrando mais do aspecto plantar do primeiro metatarsal, uma pequena borda óssea é visível.

CUIDADOS PÓS-OPERATÓRIOS

O paciente é colocado em aparelho de gesso curto. Se uma osteotomia foi executada ou um fio longitudinal de Kirschner utilizado, o suporte de peso não é permitido. O gesso e o fio são removidos após 6 semanas, quando a consolidação óssea da osteotomia e cicatrização da cápsula devem ter ocorrido. Devido à deformidade residual que geralmente está presente, o cirurgião pode ser tentado a continuar o uso do gesso, ou prescrever o uso de tala. O benefício do tratamento continuado não foi provado, mas o uso de talas a longo prazo parece fazer mais efeito após 6 semanas.

Referências

1. Jones BG. Delta phalanx. J Bone Joint Surg [Br] 1964;46:226.
2. Carstam N, Theander G. Surgical treatment of clinodactyly caused by longitudinally bracketed diaphysis. Scand J Plast Reconstr Surg 1975;9:199.
3. Jaeger M, Refior HJ. The congenital triangular deformity of the tubular bones of the hand and foot. Clin Orthop 1971;81:139.
4. Mubarak SJ, O'Brien TJ, Davids JR. Metatarsal epiphyseal bracket: treatment by central physiolysis. J Pediatr Orthop 1993;13:5.
5. Ogden JA, Light TR, Conlogue GJ. Correlative roentgenography and morphology of the longitudinal epiphyseal bracket. Skel Radiol 1981;6:109.

7.16 ALONGAMENTO ABERTO DO TENDÃO DE AQUILES

O alongamento do tendão de Aquiles é uma das operações mais comuns em ortopedia pediátrica. Tradicionalmente, a cirurgia é feita por meio de uma completa exposição do tendão. Uma vez exposto, o tendão pode ser dividido completamente em Z e então suturado adquirindo um comprimento mais longo. Esta conduta é indicada quando também é necessário abrir o aspecto posterior das articulações subtalar e tibiotalar.

Devido ao arranjo anatômico peculiar das fibras no tendão, também é possível executar um alongamento e ao mesmo tempo deixar as fibras em continuidade (1). Dentro da porção do tendão que é exposta para o alongamento, as fibras sofrem rotação de 90°. Sendo assim, como descrito por White (1), se os 2/3 anteriores do tendão forem divididos imediatamente acima de sua inserção no calcâneo, e seus 2/3 mediais forem divididos na extensão proximal do tendão, os dois feixes de fibras irão deslizar um pelo outro quando o pé for dorsiflexionado. Embora inicialmente descrito como uma técnica percutânea, este tipo de alongamento é mais freqüentemente executado como uma técnica aberta (Figs. 7-105 a 7-110).

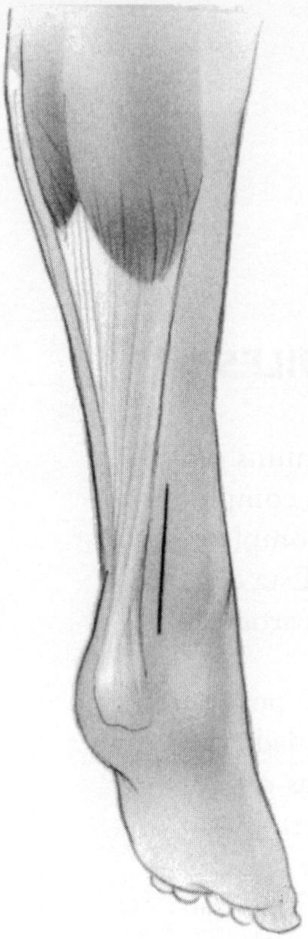

FIGURA 7-105. Um alongamento aberto do tendão de Aquiles é mais facilmente executado com o paciente em decúbito ventral. Entretanto, com um assistente para segurar a perna, é possível executar a operação com o paciente em decúbito dorsal se essa posição for necessária devido a outros procedimentos que forem executados ao mesmo tempo.

A pele sobre o tendão de Aquiles é fina, e isso por sua vez pode levar a problemas na cicatrização da ferida cirúrgica. A incisão não deve ser feita sobre a pele fina diretamente posterior ao tendão de Aquiles (ela deve evitar cruzar a prega mais proximal do calcanhar). Incisões com curvas não são necessárias e podem levar a problemas futuros. A incisão deve ser feita no lado medial do tornozelo exatamente anterior ao tendão de Aquiles. Essa pele tem uma boa camada de tecido subcutâneo e não apresentará problemas para fechamento ou cicatrização da ferida cirúrgica.

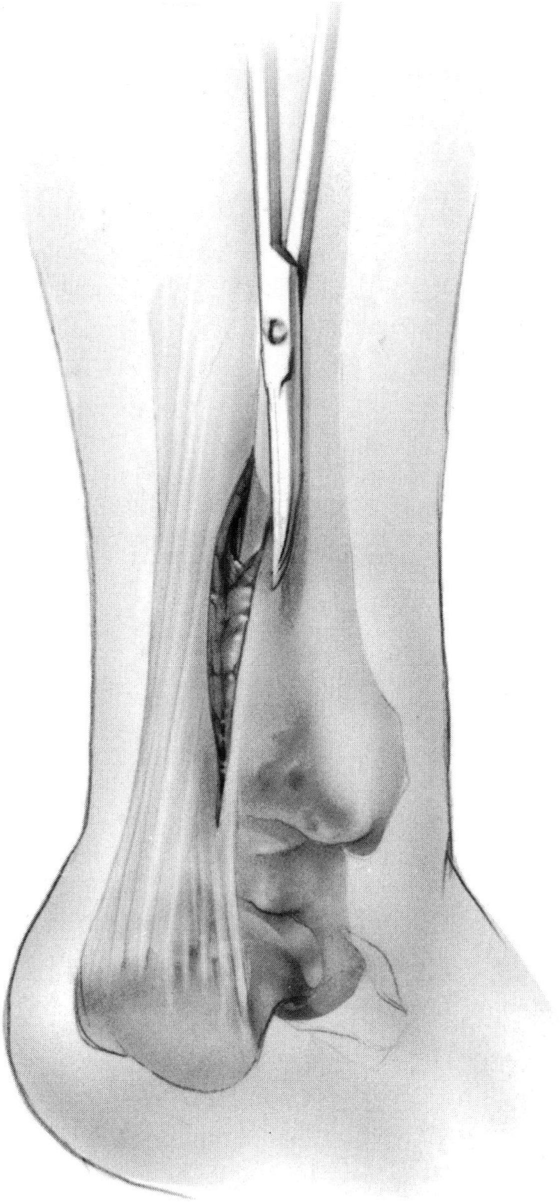

FIGURA 7-106. A incisão é levada através da derme e até o tecido adiposo subcutâneo. O bisturi então assume um ângulo levemente posterior, cortando diretamente dentro da bainha do tendão de Aquiles. A bainha em volta do tendão é composta de múltiplas camadas de tecido fino e transparente. Em uma pequena área da incisão, antes de todo o tecido adiposo subcutâneo ser dividido, deve-se ter o cuidado de aprofundar o corte para penetrar cada camada desse tecido transparente.

Nesse ponto, uma pequena pinça é usada para elevar essa bainha de tecido transparente do tendão, e uma lâmina de tesoura é passada entre ela e o tendão. O restante da incisão é aberto agora, com a tesoura cortando através do tecido adiposo subcutâneo e bainha do tendão juntos. Ao se fazer isso, a bainha do tendão é deixada ligada ao tecido adiposo subcutâneo. Isso irá preservar a bainha, e quando o tecido subcutâneo é fechado, a bainha também se fecha sem necessidade de suturas.

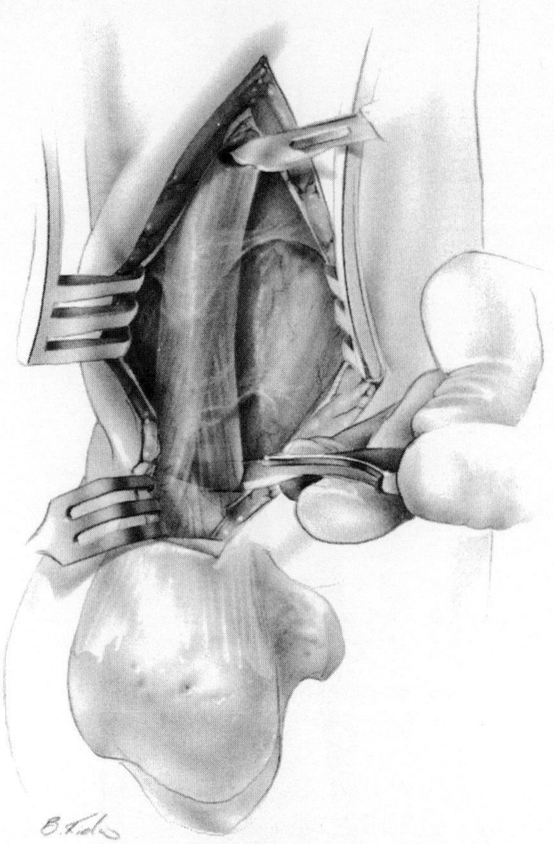

FIGURA 7-107. Se for executado um alongamento por deslizamento, a primeira incisão é feita imediatamente acima da inserção do tendão no calcâneo. Começando na superfície anterior ou superfície inferior do tendão, os 2/3 anteriores das fibras são divididos quase completamente através do aspecto lateral.

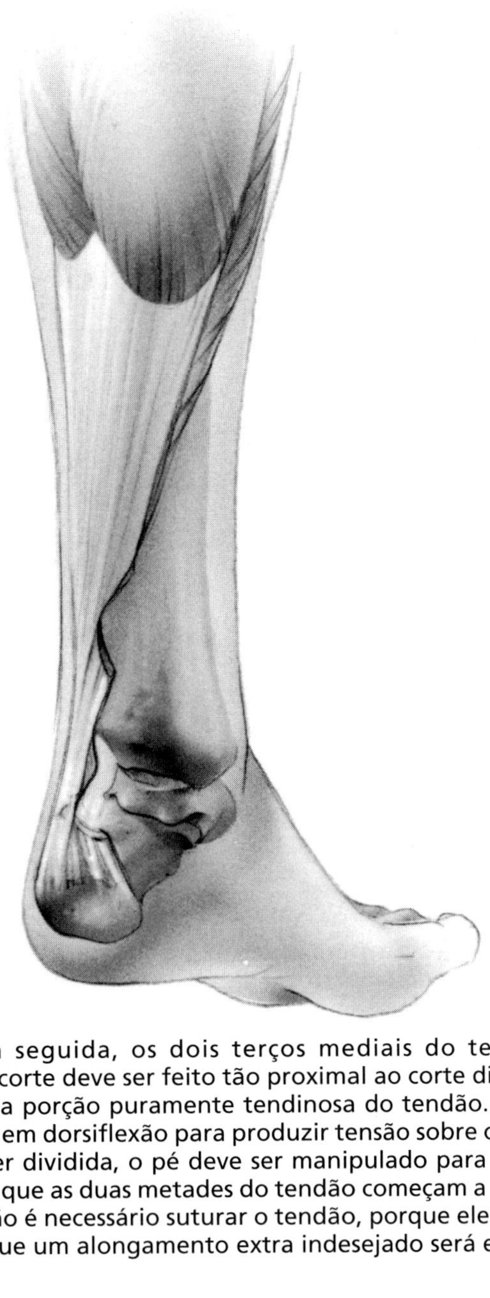

FIGURA 7-108. Em seguida, os dois terços mediais do tendão são divididos proximalmente. Esse corte deve ser feito tão proximal ao corte distal quanto for possível, permanecendo na porção puramente tendinosa do tendão. Quando esse corte é feito, o pé é mantido em dorsiflexão para produzir tensão sobre o tendão. Logo após a metade do tendão ser dividida, o pé deve ser manipulado para assumir a posição de dorsiflexão a medida que as duas metades do tendão começam a deslizar uma contra a outra. Geralmente não é necessário suturar o tendão, porque ele deve permanecer em continuidade, e porque um alongamento extra indesejado será evitado pelo gesso.

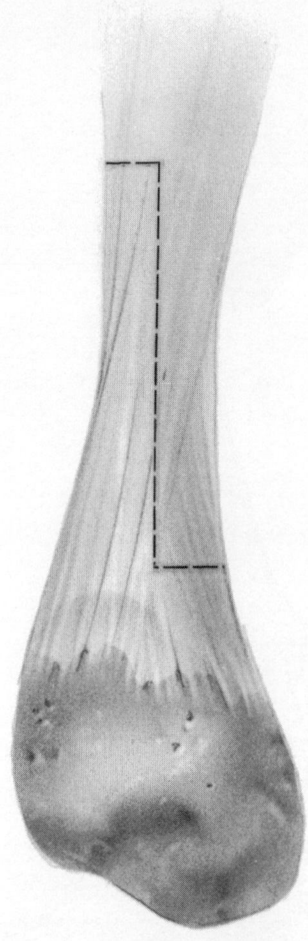

FIGURA 7-109. Se for desejado executar um alongamento em Z, é mais fácil começar a incisão na região proximal do tendão. Um bisturi número 15 é inserido completamente através do tendão e, com um movimento de serradura, é levado distalmente, produzindo uma divisão para baixo através do meio do tendão. À medida que o bisturi atinge a inserção no calcâneo, ele é girado em 90°, e a metade distal-medial do tendão é destacada do calcâneo. O bisturi é então reinserido na região proximal do corte longitudinal que foi feito previamente e girado lateralmente, dividindo a metade lateral proximal do tendão.

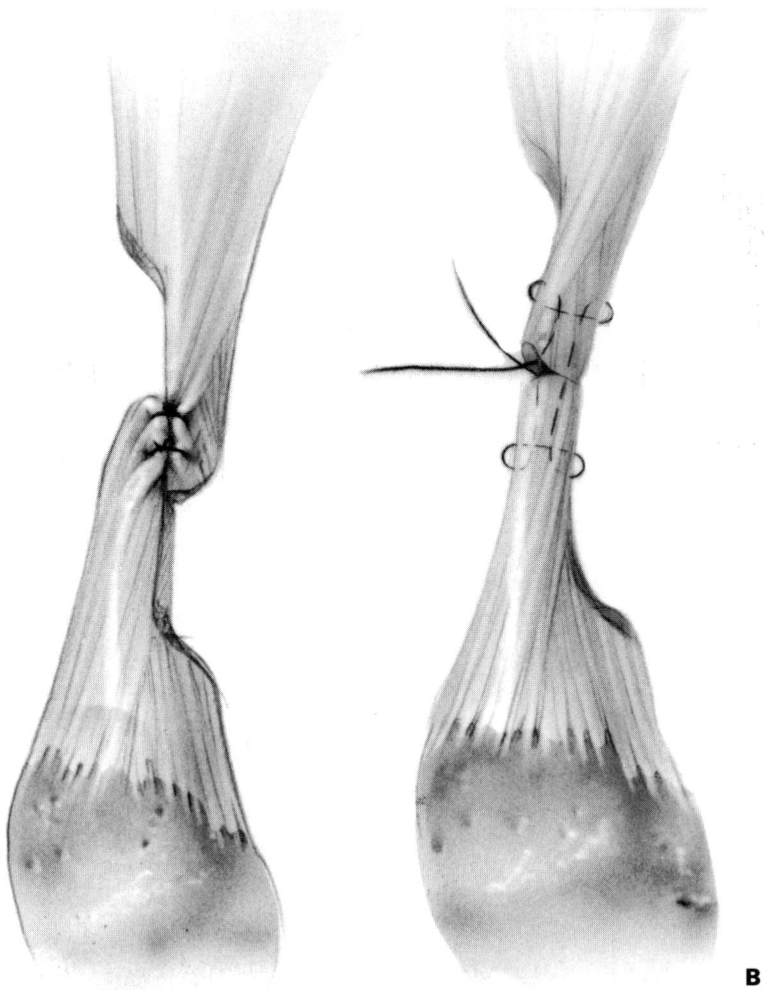

A B

FIGURA 7-110. O pé agora pode ser dorsiflexionado para a posição desejada. Com um assistente mantendo o pé na posição correta, o cirurgião determina onde o tendão deve ser suturado. Isso pode ser feito pela sobreposição das duas extremidades do tendão e suturando-as lado a lado **(A)**. Também é possível, especialmente em crianças pequenas, cortar o excesso de comprimento de um ou de ambos os lados e executar um reparo termino-terminal unindo uma extremidade com a outra extremidade com sutura sepultada **(B)**. Essa técnica minimiza a quantia de corpos estranhos (suturas) e assim deve minimizar a inflamação na bainha do tendão. O cirurgião deve suturar o tendão sob tensão moderada para evitar enfraquecimento significativo da flexão plantar e uma conseqüente marcha de tipo calcâneo.

A ferida cirúrgica é fechada com suturas finas, interrompidas, absorvíveis, no tecido subcutâneo e sutura subcuticular na pele. Embora o fato do músculo gastrocnêmio cruzar a articulação do joelho indicar a necessidade de ser aplicado um aparelho de gesso de perna longo, isso raramente é necessário. Um aparelho de gesso curto é aplicado com o pé na posição desejada.

CUIDADOS PÓS-OPERATÓRIOS

Geralmente, o procedimento é feito em base ambulatorial. Pede-se aos pais que mantenham o pé da criança elevado por 2 a 3 dias, após os quais o paciente pode iniciar deambulação com o gesso. O gesso pode ser removido com segurança após 6 semanas, quando o tendão deverá estar completamente cicatrizado.

Referências

1. White WJ. Torsion of the Achilles tendon: its surgical significance. Arch Surg [Am] 1943;46:784.

7.17 ALONGAMENTO PERCUTÂNEO DO TENDÃO DE AQUILES

O alongamento percutâneo do tendão de Aquiles tem várias vantagens sobre o alongamento aberto, e em nossa opinião, quase nenhuma desvantagem. Pode ser realizado em qualquer idade, e pode ser feito para o alongamento repetido do tendão. Não há incisão e a dor pós-operatória é consideravelmente menor.

O alongamento percutâneo do tendão de Aquiles é melhor executado com um bisturi de tenotomia. Esse é um bisturi pequeno, com formato especial, desenhado para tenotomia percutânea. Ele tem um formato tal que pode perfurar a pele. Sua lâmina não é tão afiada quanto a do bisturi cirúrgico descartável, e é muito menos provável que corte a pele.

Embora a tenotomia possa ser feita com dois cortes no tendão (1), é mais facilmente feita com 3 cortes no tendão (Figs. 7-111 a 7-113).

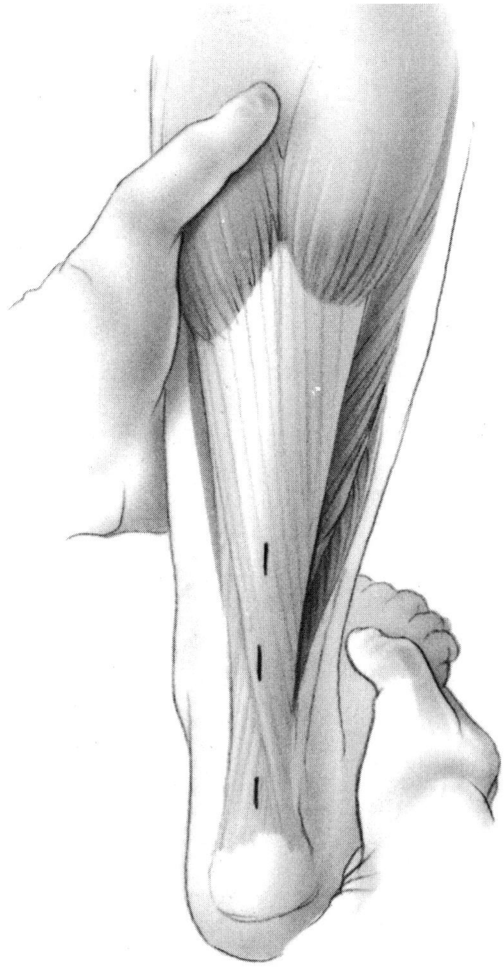

FIGURA 7-111. O tendão é dividido em três locais. A metade medial do tendão é dividida nas regiões proximal e distal do tendão, e a metade lateral é dividida a meio caminho entre os dois cortes mediais. A localização dos portais de entrada fica imediatamente acima da inserção no calcâneo, na porção mais proximal do tendão antes que ele se torne muscular, e no meio do caminho entre esses dois.

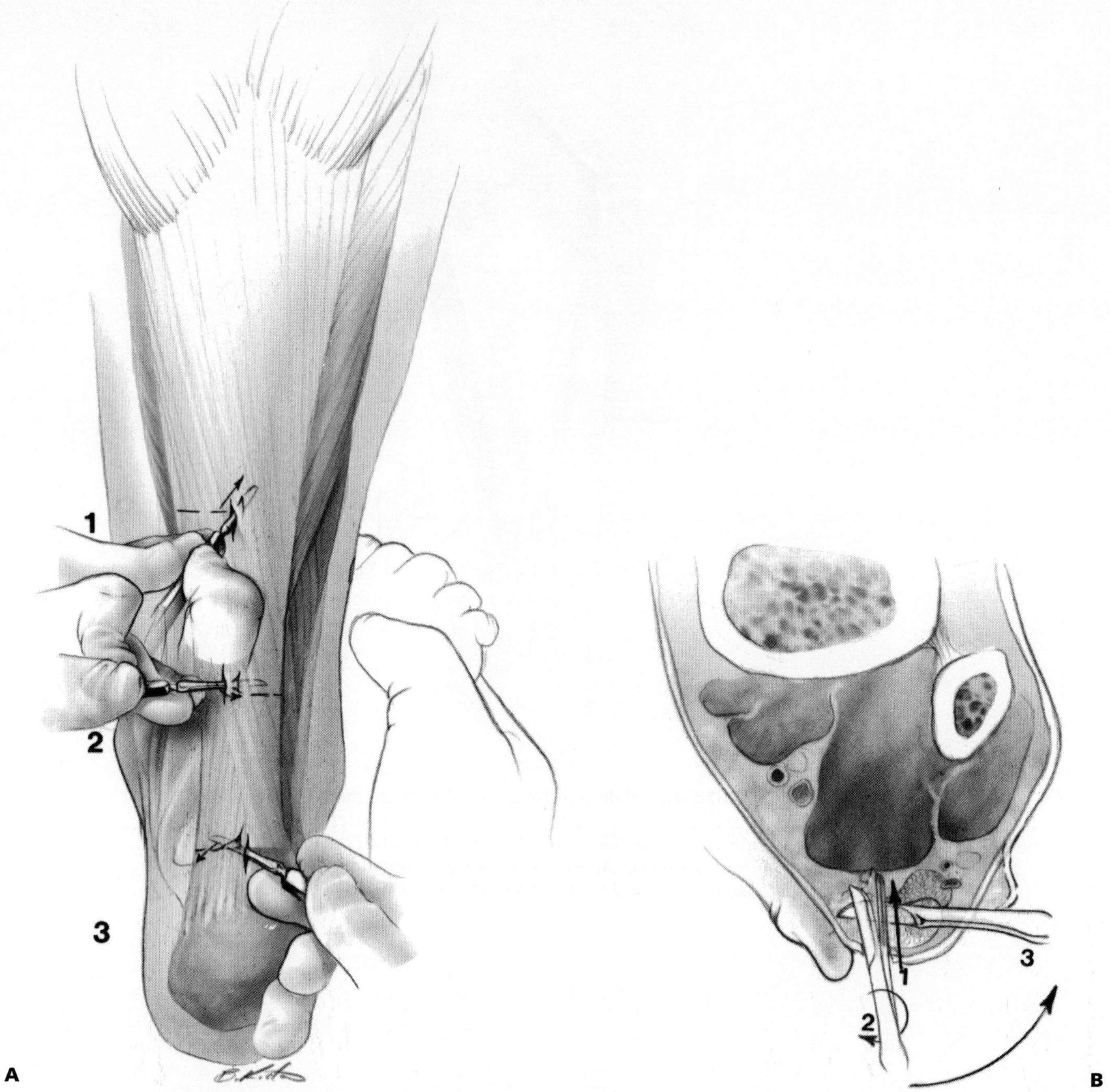

FIGURA 7-112. Os três passos seqüenciais no corte do tendão são ilustrados. Passo 1: o bisturi de tenotomia é empurrado diretamente através da pele e do tendão, mantendo a lâmina orientada longitudinalmente com o tendão. (É mais fácil fazer o furo inicial na pele com uma lâmina cirúrgica descartável número 15.) Passo 2: a lâmina do bisturi é rodada 90° em direção à parte do tendão que deve ser dividida. Passo 3: o cirurgião abaixa a mão para trazer a lâmina do bisturi sob a porção do tendão que deve ser cortada. Usando um movimento de serradura, uma porção do tendão é cortada. O bisturi estará cortando em direção à pele. Se o cirurgião mantiver o seu dedo diretamente sobre a porção do tendão sendo cortado, ele irá sentir a lâmina do bisturi quando o corte estiver completo. O bisturi não estará tão afiado para cortar através da pele como faria a lâmina de um bisturi descartável.

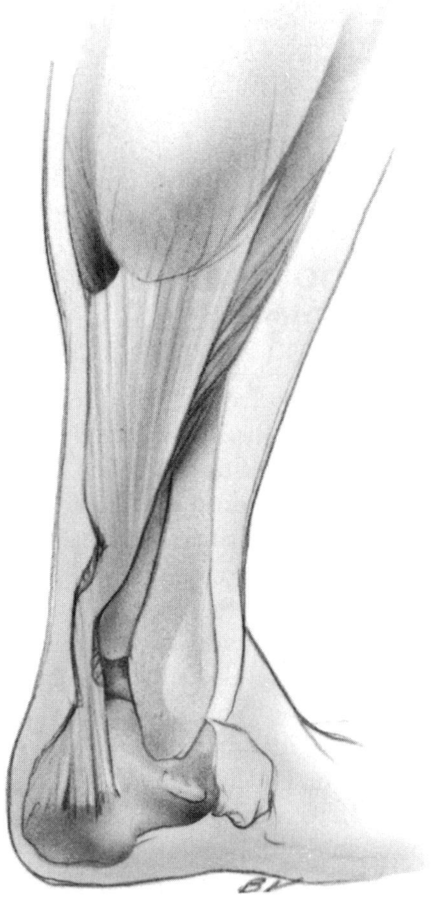

FIGURA 7-113. Os cortes mais proximais e distais devem ser feitos primeiro, e o corte médio por último. Se o corte médio for feito antes dos cortes proximal e distal, o segmento distal ou o proximal podem ser alongados, porque a tensão é mantida sobre o tendão. Quando o corte médio é feito, o pé deve ir para dorsiflexão, e as fibras do tendão começam a deslizar. Um pequeno curativo é colocado sobre os orifícios na pele, e um aparelho de gesso curto para deambulação é aplicado.

CUIDADOS PÓS-OPERATÓRIOS

A cirurgia é feita como procedimento ambulatorial. Pede-se aos pais que mantenham o pé da criança elevado por 24 a 48 horas, após as quais o paciente pode reiniciar a deambulação. Uma analgesia leve pode ser necessária para a primeira noite. O gesso pode ser removido em 6 semanas.

Referências

1. White WJ. Torsion of the Achilles tendon: its surgical significance. Arch Surg [Am] 1943;46:784.

7.18 TRANSFERÊNCIA DO TENDÃO TIBIAL POSTERIOR DIVIDIDO

A espasticidade do tendão tibial posterior é reconhecida como uma causa freqüente de retropé varo na paralisia cerebral. Geralmente, isso está associado com deformidade eqüina, produzindo o pé equinovaro típico. Muitas cirurgias têm sido descritas para o tratamento do varismo do retropé por esta etiologia, incluindo alongamento, redirecionamento do tendão com posicionamento anterior ao maléolo medial, transferência anterior do tendão através da membrana interóssea, e tenotomia. Todas essas operações, entretanto, têm estado associadas com uma incidência significativa de complicações, variando de recorrência a colapso do pé.

Kaufer (1) descreveu a divisão do tendão tibial posterior e a transferência de metade dele para a parte lateral do pé. Seu objetivo era usar parte do músculo espástico para equilibrar o pé, em vez de transferir o músculo espástico inteiro, ou eliminar sua função completamente. Green et al. (2) e Kling e associados (3) descreveram em maiores detalhes essa técnica e seus resultados. Uma técnica para executar esse procedimento por meio de uma incisão de Cincinnati também foi descrita (4).

O cirurgião deve ter certeza que é o tendão tibial posterior e não o tendão tibial anterior o responsável pela força deformadora. Isso geralmente pode ser determinado pela observação da criança em marcha. O pé se encontra tipicamente em eqüino bem como em varo. O pé permanece em varo durante todo o ciclo de balanço da marcha, e a parte lateral do pé atinge o chão primeiro. O tendão tibial posterior em vez do tendão tibial anterior parece estar sob tensão. Não deve haver deformidade fixa. Um alongamento percutâneo do tendão de Aquiles pode ser feito no início do procedimento para corrigir o componente em eqüino, da deformidade caso ele esteja presente (Figs. 7-114 a 7-117).

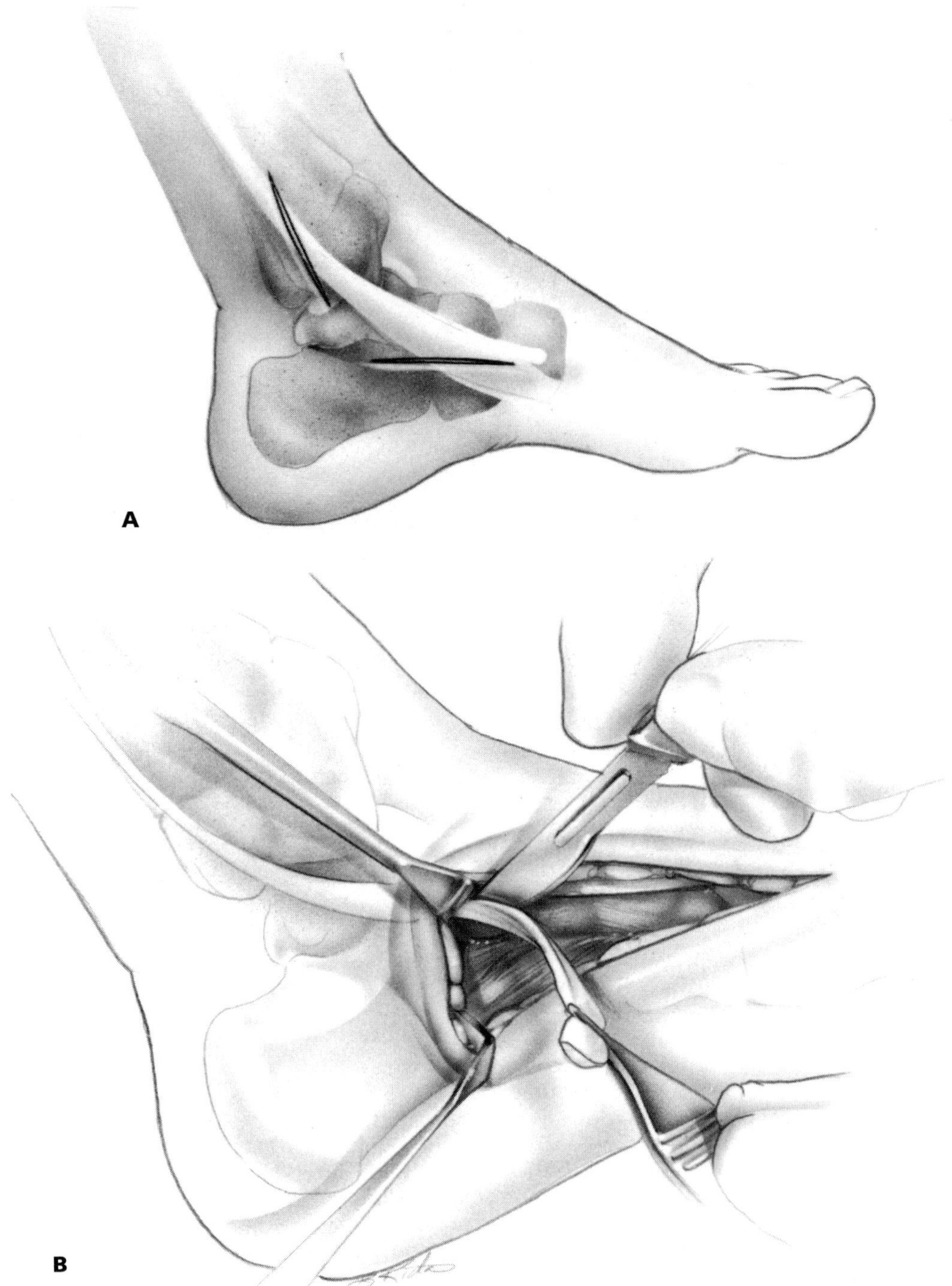

FIGURA 7-114. O paciente é colocado em decúbito dorsal sobre a mesa de cirurgia. Colocar um saco de areia grande sob o quadril no lado a ser operado torna a operação a ser realizada do aspecto lateral do pé mais fácil e não interfere com a parte medial do procedimento. Kling et al. (3) descreveram o uso de duas grandes incisões, enquanto Green et al. (2) descreveram quatro incisões menores. A primeira incisão é diretamente sobre a inserção do tendão tibial posterior, estendendo-se da área distal à extremidade do maléolo medial até à inserção do tendão no navicular **(A)**.

Através dessa incisão, a metade inferior do tendão tibial posterior é aberta e destacada **(B)**. É aconselhável destacar uma das extensões plantares do tendão, como descrito na liberação medial do pé torto. Isso será útil na fixação do tendão ao término da operação. O pé é evertido para tracionar tanto do tendão para dentro da ferida quanto possível, e o tendão é dividido tão distante proximalmente quanto possível. Uma porção da bainha do tendão deve ser deixada intacta para manter o tendão remanescente no lugar atrás do maléolo medial.

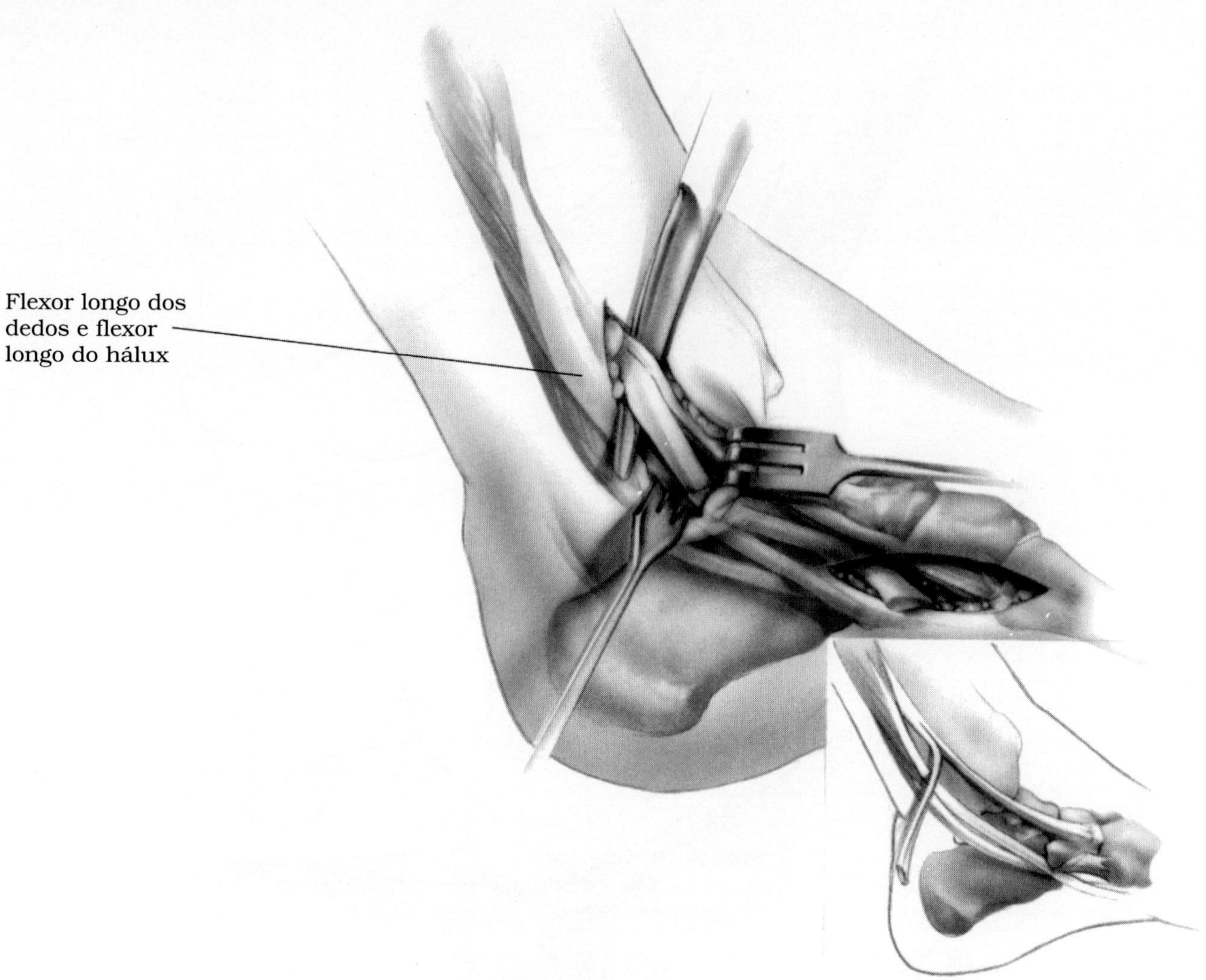

FIGURA 7-115. A segunda incisão é feita sobre o trajeto do tendão tibial posterior ao longo da margem posterior da tíbia, começando 1 cm acima do maléolo medial e estendendo-se por cerca de 4 cm. O pé é então invertido para permitir que a parte distal do tendão seja levada para dentro dessa ferida cirúrgica. Geralmente é possível identificar a parte proximal da divisão do tendão que foi conseguida através da primeira incisão. Quando a divisão no tendão é identificada, a incisão no tendão é continuada, para dividí-lo tão longe proximalmente quanto possível. Deve-se ter cuidado, porque, em muitas crianças, esse tendão não é grande, e pode ser difícil dividí-lo em duas metades iguais. Quando a divisão estiver completa, a porção dividida do tendão é levada para dentro dessa ferida cirúrgica.

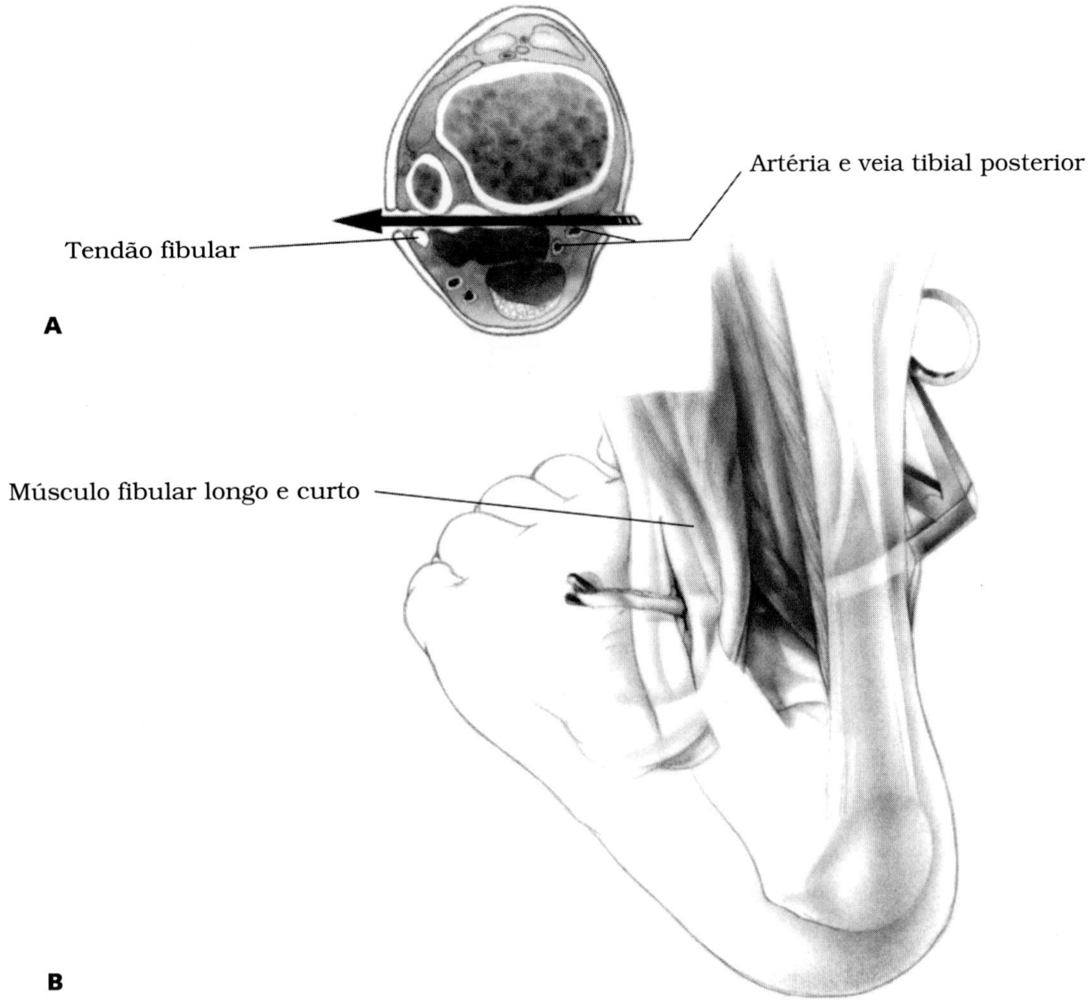

FIGURA 7-116. Uma terceira incisão é feita atrás do maléolo lateral. Ela deve se estender desde à porção distal do maléolo proximalmente por cerca de 4 cm. Os tendões fibulares são expostos e o tendão fibular curto é identificado. O músculo fibular curto é o menor e o mais superficial e móvel dos dois tendões fibulares. Pode-se fazer a confirmação após a próxima incisão ser feita.

A próxima tarefa é passar a porção dividida do tendão tibial posterior a partir do lado medial da perna até a lateral. Ao fazer isso, o tendão deve permanecer em contato com a superfície posterior da tíbia e anterior às estruturas neurovasculares **(A)**. É mais fácil iniciar a passagem do tendão no lado medial, onde é certo que ele esteja em contato com a superfície posterior da tíbia **(B)**. Após puxar o tendão, sua direção deve ser verificada para que se tenha certeza de que ele tome um trajeto relativamente reto. Um erro é não dividir o tendão longe o suficiente proximalmente de forma que ele saia do ventre muscular em um ângulo agudo.

Nesse ponto, as duas feridas cirúrgicas mediais devem ser fechadas.

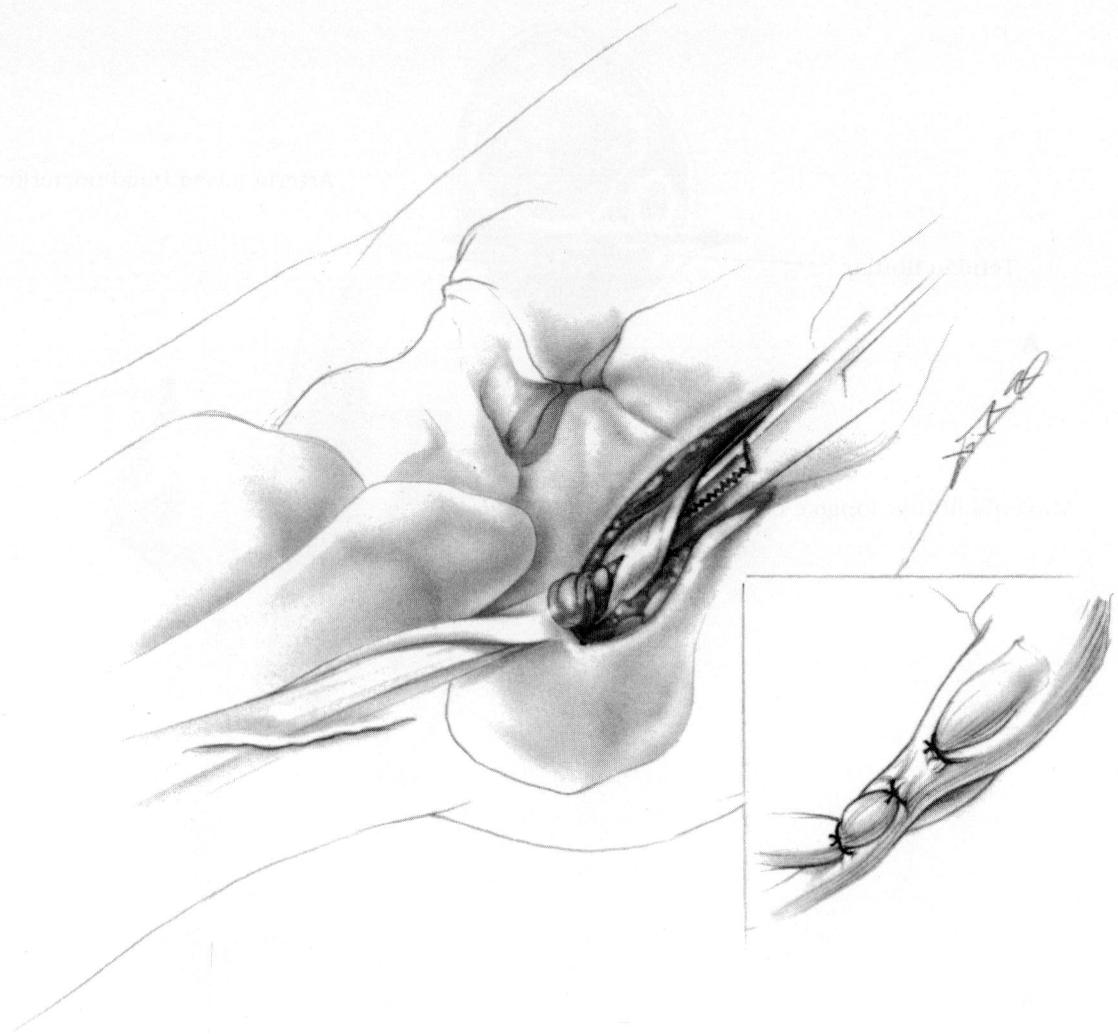

FIGURA 7-117. A incisão final é feita ao longo do trajeto do tendão do fibular curto desde um ponto distal à extremidade do maléolo lateral a um ponto imediatamente proximal à base do quinto metatarsal. O músculo fibular curto é exposto.

A porção dividida do tendão tibial posterior é passada atrás do maléolo lateral, sob o retináculo mantendo os tendões fibulares no lugar, e dentro da bainha do tendão fibular curto.

Nesse ponto, a ferida cirúrgica proximal é fechada, deixando apenas a ferida distal para ser fechado após o tendão ser fixado.

A porção dividida do tendão tibial posterior é agora entrelaçada através de duas ou três pequenas incisões no tendão fibular curto. Deve-se ter cuidado para ajustar a tensão na transferência. Com o pé mantido em posição neutra de varo-valgo, a porção do tendão tibial posterior é puxada firmemente e suturada ao tendão fibular curto passando através dele. A sutura final deve fixar a extremidade do tendão tibial posterior ao tecido forte da inserção do tendão fibular curto. É nesse ponto que o cirurgião aprecia os poucos minutos extras que gastou para obter o máximo de comprimento possível no tendão tibial posterior. Essa ferida cirúrgica é então fechada.

CUIDADOS PÓS-OPERATÓRIOS

Não usamos um gesso de perna longo para esse procedimento ou para um alongamento de tendão de Aquiles em uma criança que é paciente ambulatorial. Isso não afeta o resultado nem causa maior desconforto, e permite à criança deambular mais rápido e mais facilmente. O gesso é mantido por 6 semanas. Após a remoção do gesso, a criança é colocada em uma órtese, se indicado, ou deve ser permitida deambulação irrestrita se a órtese não for indicada. A utilização da órtese é dispensável quando a criança é capaz de dorsiflexionar o pé ativamente até a posição neutra. É raro para uma criança com deformidade em equinovaro resultante de paralisia cerebral ser capaz de fazer isso, razão pela qual o uso de uma órtese normalmente é necessário nesses pacientes por pelo menos 1 ano.

Referências

1. Kaufer H. Split tendon transfers. Orthop Trans 1977;1:191.
2. Green NE, Griffin PP, Shiavi R. Split posterior tibial-tendon transfer in spastic cerebral palsy. J Bone Joint Surg [Am] 1983;65:748.
3. Kling TF, Kaufer H, Hensinger RN. Split posterior tibial-tendon transfers in children with cerebral spastic paralysis and equinovarus deformity. J Bone Joint Surg 1985;67:186.
4. Townsend DR, Wells L, Lowenberg D. The Cincinnati incision for the split posterior tibial tendon transfer: a technical note. J Pediatr Orthop 1990;10:667.

7.19 TRANSFERÊNCIA DO TENDÃO TIBIAL POSTERIOR PARA O DORSO DO PÉ

A transferência do tendão tibial posterior para o dorso do pé tem sido recomendada no tratamento de muitas condições, incluindo deformidade cavo-vara, como é encontrado na doença de Charcot-Marie-Tooth ou na distrofia muscular de Duchenne; a recorrência da deformidade do antepé no pé torto; e condições que enfraquecem a dorsiflexão do pé, tais como pólio, lesões traumáticas e paralisia cerebral (1, 2). Essa transferência atinge dois objetivos: remove o tendão tibial posterior como força deformadora e reforça a dorsiflexão do pé. É importante perceber que o músculo tibial posterior não pode substituir o músculo tibial anterior. As razões para isso são numerosas: é exigido que o músculo aja fora de fase após a transferência, será difícil estabelecer tensão apropriada no músculo transferido, e embora o músculo tibial posterior seja mais forte do que o músculo tibial anterior, sua excursão é menor (3). Com esses fatos em mente, a decisão cirúrgica freqüentemente é entre transferência e tenotomia do tendão tibial posterior. Na doença de Charcot-Marie-Tooth, na qual o tendão tibial posterior freqüentemente permanece forte por tempo considerável, a transferência para aumentar a dorsiflexão faz sentido; por outro lado na distrofia muscular de Duchenne, na qual a progressão do enfraquecimento muscular em todos os músculos é muito mais rápida e o uso de órtese é necessário independente da cirurgia, a tenotomia faz mais sentido.

Duas técnicas foram descritas para a transferência do tendão tibial posterior ao dorso do pé. Uma técnica direciona o tendão em volta do lado medial da tíbia e através do compartimento anterior da perna ao dorso do pé. Essa técnica não parece ser amplamente utilizada. A segunda técnica é transferir o tendão através da membrana interóssea até o compartimento anterior e então sobre o dorso do pé. Essa é a técnica descrita aqui (Figs. 7-118 a 7-124).

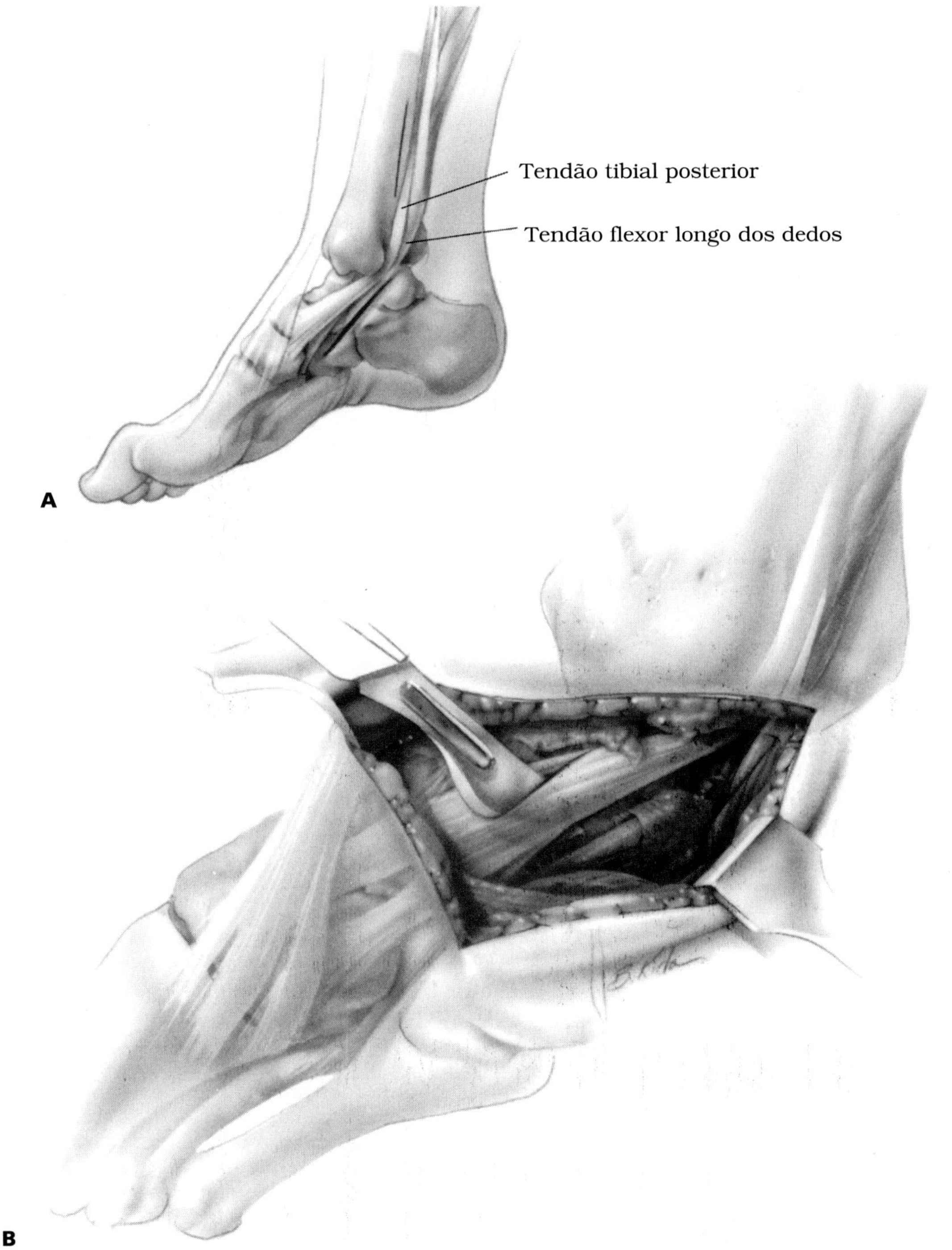

FIGURA 7-118. A primeira incisão estende-se ao longo do trajeto do tendão tibial posterior até a extremidade do maléolo medial **(A)**. O tendão pode ser identificado como uma estrutura distinta em sua bainha na parte proximal da ferida cirúrgica na extremidade do maléolo medial. A partir dali, ele se abre em sua ampla inserção. É importante reconhecer que profundamente e fundindo-se com a inserção do tendão tibial posterior estão os ligamentos tibiotalar anterior e tibionavicular, os quais são porções do ligamento deltóideo. Ao rebater o tendão tibial posterior, esses ligamentos não devem ser perturbados, tendo o cuidado de evitar a tendência de remover tanto do tendão quanto puder ser dissecado do osso **(B)**. É necessário obter comprimento extra, não largura. Isso pode ser obtido pela dissecação e separação da inserção plantar do tendão que se insere na superfície plantar do primeiro e do segundo metatarsais. Essa continuação do tendão tibial posterior não é visível inicialmente, e deve ser exposta pela remoção do tecido fascial que o cobre. Essa extensão do tendão, uma de suas muitas inserções, será consideravelmente menor do que a porção mais proximal do tendão.

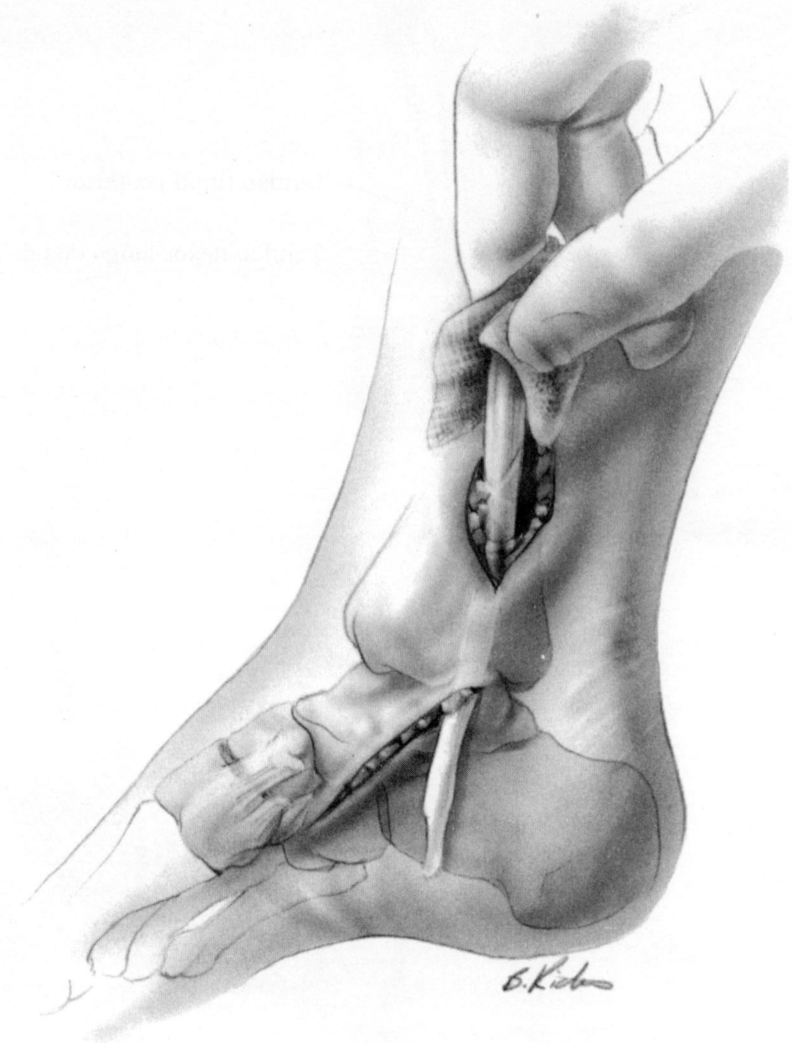

FIGURA 7-119. A próxima incisão é feita atrás da margem posterior da tíbia (ver Fig. 7-118**A**). Essa incisão deve começar ao nível da porção média da perna e estender-se tão longe distalmente quanto for necessário para liberar o tendão. O músculo e tendão tibial posterior devem ficar imediatamente abaixo da fáscia profunda logo atrás da margem posterior da tíbia. Eles podem ser identificados puxando-se a extremidade distal do tendão onde ele foi liberado no tornozelo. Uma vez exposto, uma esponja úmida é usada para agarrar o músculo e puxá-lo para dentro da ferida cirúrgica proximal. (Colocar um hemostato sob o tendão e puxá-lo para cima pode esticar e danificar o tecido muscular se houver muita resistência para puxar o tendão para dentro da ferida). Puxar o tendão para a incisão mais proximal irá encontrar resistência das ligações do paratendão, que pode ser dividido cegamente. Dissecação romba pode ser usada para liberar o ventre muscular por uma distância proximalmente, mas não tão longe de forma a interromper o suprimento sanguíneo e nervoso.

Coleman (4) elimina essa incisão. Ele remove uma grande janela da membrana interóssea anteriormente (a ser descrito em seguida) e puxa o ventre muscular e tendão através dessa janela a partir do compartimento posterior. Nós achamos que isso é fácil de fazer, e elimina uma incisão.

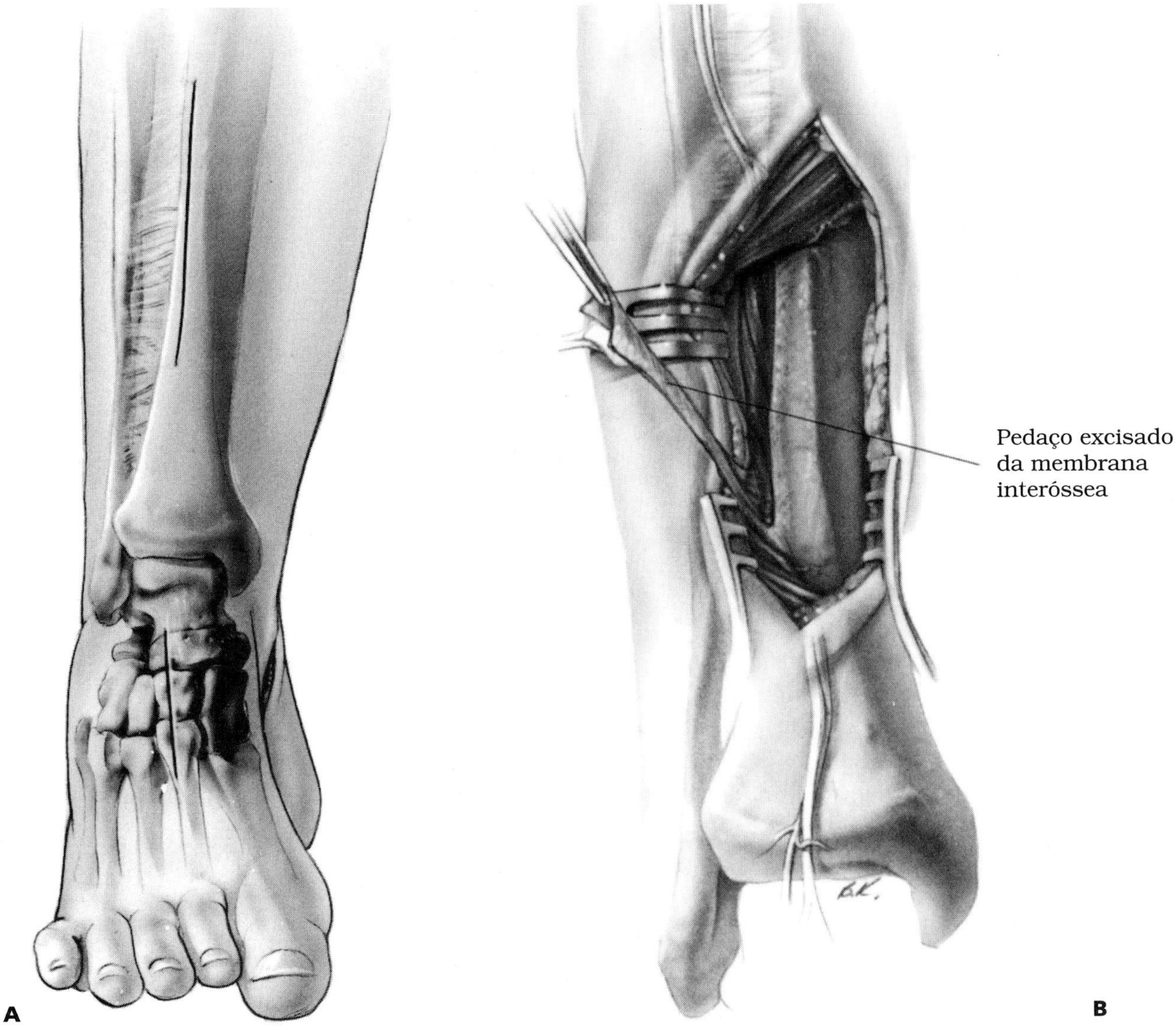

FIGURA 7-120. Uma incisão proximal é feita sobre o compartimento muscular anterior da perna, lateral à crista tibial, e se estende do terço médio da perna em direção distal **(A)**. Para permitir exposição adequada, será necessário ter cerca de 6 a 7 cm de comprimento. A fáscia profunda sobre o músculo tibial anterior é aberta. Um elevador de periósteo é usado para elevar os músculos tibial anterior e extensor do hálux, bem como o feixe neurovascular, para fora da superfície lateral da tíbia e da membrana interóssea. Isso é feito extra-periostealmente. Com essas estruturas a salvo retraídas para fora do caminho, um segmento tão grande quanto possível da membrana interóssea é removido **(B)**. O músculo tibial posterior se encontra no lado oposto dessa membrana.

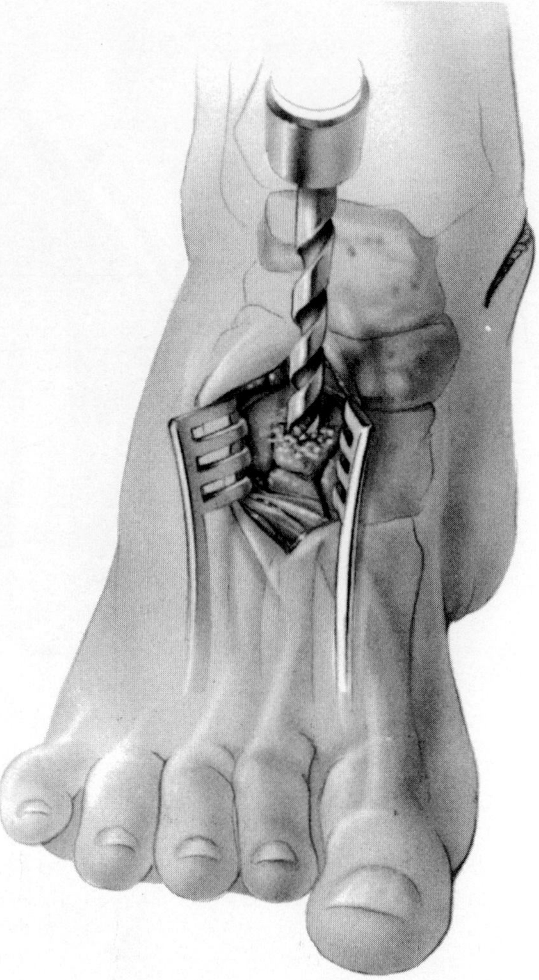

FIGURA 7-121. A incisão final é colocada sobre o segundo ou terceiro osso cuneiforme e a porção proximal do metatarsal correspondente, dependendo de onde o cirurgião deseja colocar o tendão. Após a exposição e identificação do osso, o periósteo é elevado, e uma broca é usada para fazer um orifício que passa completamente através do osso. Devido ao comprimento do tendão e o tamanho do orifício necessário para acomodar o tendão, é melhor usar o osso cuneiforme em vez de um osso metatarsal.

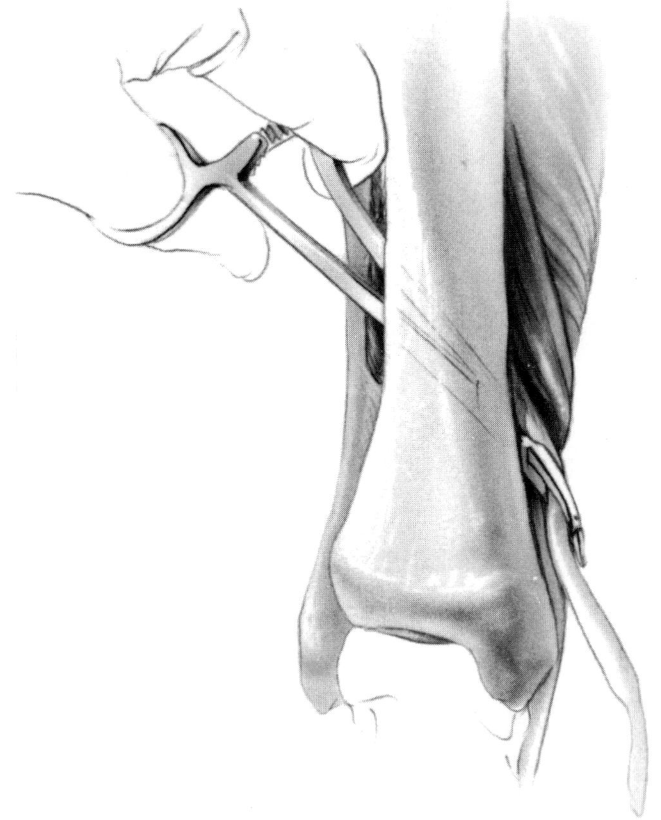

FIGURA 7-122. O tendão pode ser passado do compartimento posterior para o compartimento anterior. Para fazer isso, um fórceps de tendão é passado do compartimento anterior para dentro do compartimento posterior para fora da incisão proximal ao longo da margem medial da tíbia. O fórceps deve ser mantido próximo à superfície posterior da tíbia. A extremidade distal do tendão é agarrada e puxada para dentro do compartimento anterior. Nesse ponto, deve-se ter cuidado para assegurar que a janela na membrana interóssea seja grande o suficiente e esteja colocada de forma que o músculo e o tendão tibial posterior possa ter uma linha de tração reta.

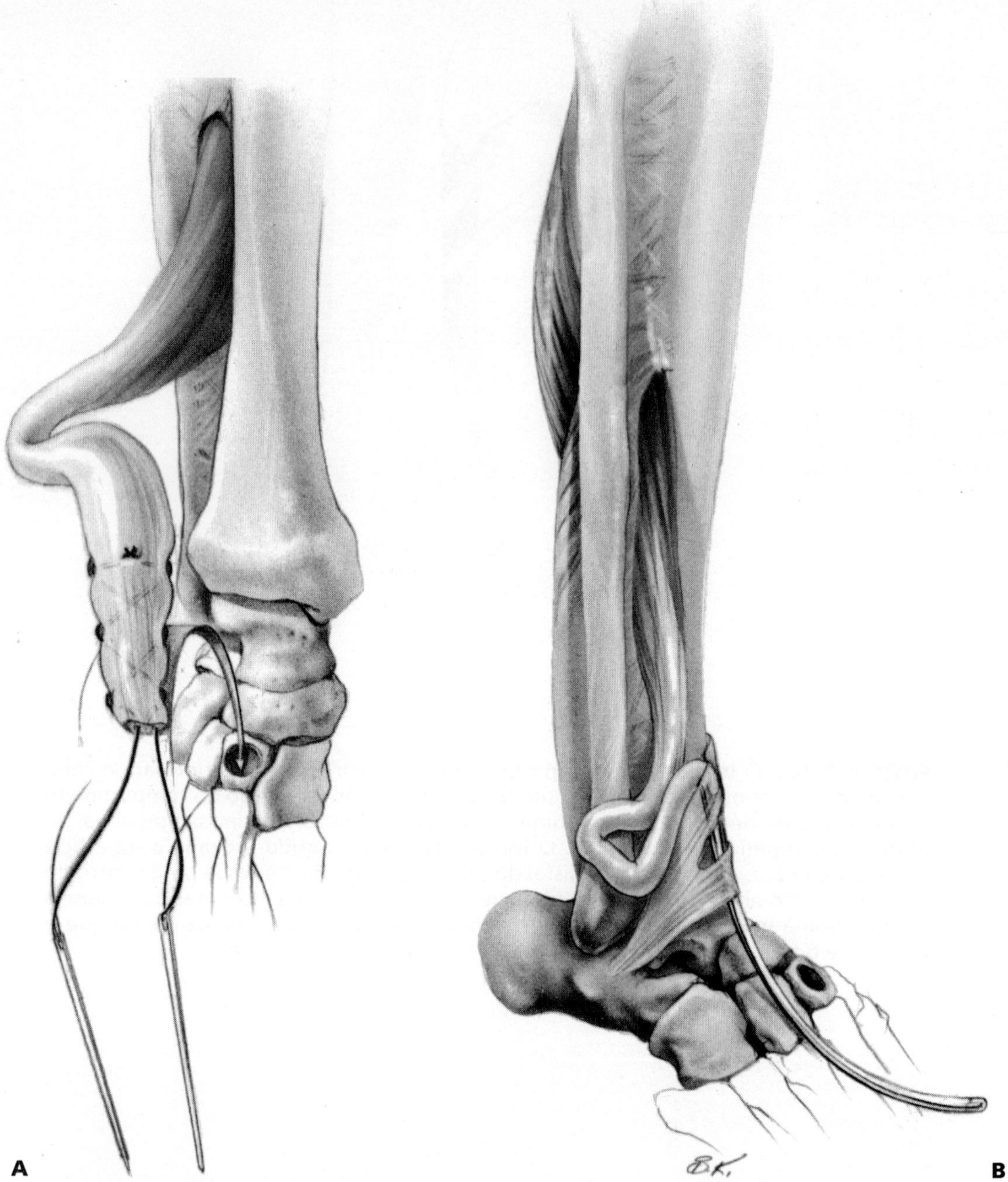

A B

FIGURA 7-123. Uma sutura absorvível bem forte é entrelaçada através da extremidade do tendão de forma a estreitá-lo, tornando sua passagem através do orifício no osso mais fácil **(A)**. Um passador achatado e maleável de tendão é passado embaixo do retináculo extensor do tornozelo **(B)**. Ambas as extremidades da sutura que estão ligadas ao tendão são passadas através do orifício no passador de tendão, que é então levado para dentro da ferida distal. Puxando-se a extremidade distal do tendão, este deve demonstrar ausência de arqueamento e tensão do tendão ao nível do tornozelo, indicando que ele foi passado inferiormente ao retináculo extensor.

As primeiras três incisões são agora fechadas.

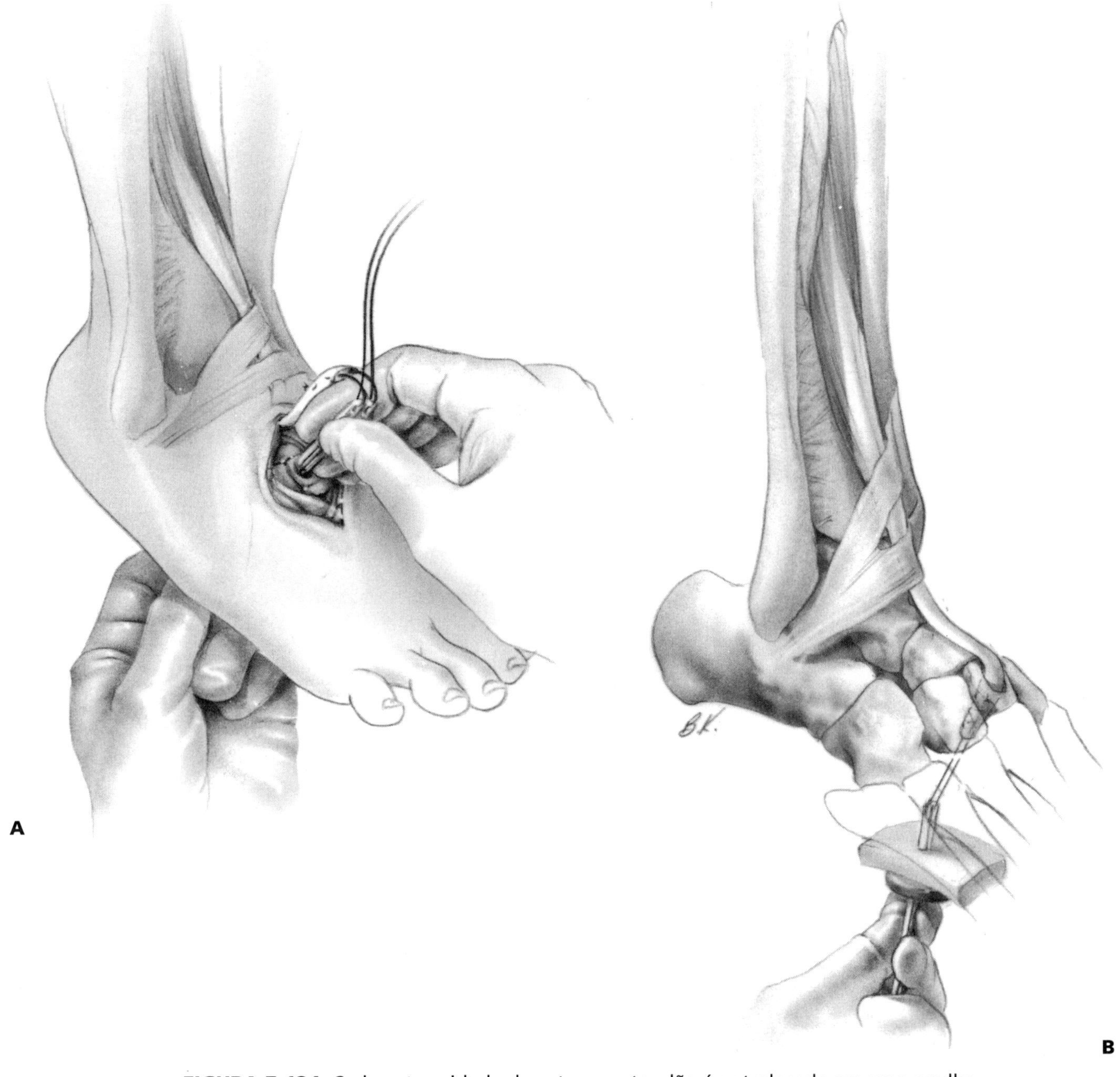

FIGURA 7-124. Cada extremidade da sutura no tendão é entrelaçada em uma agulha Keith grande e reta. Ambas as agulhas, mantidas juntas, são passadas através do orifício no osso cuneiforme e para fora através da sola do pé **(A)**. À medida que as agulhas emergem da sola do pé, elas são passadas através de um pedaço de feltro estéril ou esponja de borracha, e então através dos orifícios de um botão **(B)**.

Com o pé mantido na posição corrigida, as suturas são puxadas enquanto o tendão é guiado para dentro do orifício no osso. Um problema comum e significativo nesse ponto é que o tendão não irá passar facilmente através do orifício. Se isso ocorrer, o cirurgião pode acreditar que ele exerceu tensão sobre o tendão quando, na verdade, ele permanece muito frouxo para fornecer qualquer força eficaz. Para corrigir o problema, assegure-se de que o orifício seja grande o suficiente e que nenhuma porção externa do tendão permaneça presa. Quando estiver convencido que a tensão esteja correta, amarre as suturas sobre o botão. Isso não deve ser feito com força excessiva, senão poderá ocorrer necrose de pressão da pele subjacente. O periósteo no dorso do osso cuneiforme é suturado sobre o tendão.

Enquanto o assistente mantém o pé na posição corrigida, a ferida cirúrgica é fechada. Aplica-se um aparelho de gesso curto. Nenhum dreno é necessário.

CUIDADOS PÓS-OPERATÓRIOS

O paciente permanece com o gesso por 6 semanas. Um aparelho de gesso de perna inteira não é necessário, porque o músculo não cruza a articulação do joelho. O paciente pode locomover-se com o gesso.

Os cuidados após a remoção do gesso dependem de fatores relacionados à doença em si (por ex., uma órtese é necessária?) e àquilo em que o cirurgião acredita ser necessário fazer (por ex., terapia intensiva para retreinar o músculo melhora o resultado?).

Referências

1. Miller GM, Hsu JD, Hoffer MM, et al. Posterior tibial tendon transfer: a review of the literature and analysis of 74 procedures. J Pediatr Orthop 1982;2:363.
2. Root L, Miller SR, Kirz P. Posterior tibial-tendon transfer in patients with cerebral palsy. J Bone Joint Surg [Am] 1987;69:1133.
3. Silver RL, de la Garza J, Rang M. The myth of muscle balance: a study of relative strengths and excursions of normal muscles about the foot and ankle. J Bone Joint Surg [Br] 1985;67:432.
4. Coleman SS. Complex foot deformities in children. Philadelphia: Lea & Febiger, 1983:237.

7.20 PROCEDIMENTO DE BUTLER PARA SOBREPOSIÇÃO DO QUINTO DEDO DO PÉ

A sobreposição do quinto dedo sobre o quarto dedo do pé é uma condição comum em crianças, freqüentemente devido a uma tendência familiar. Embora alguns pacientes apresentem sintomas com o uso de sapatos, muitos deles vêm devido a preocupações dos pais ou preocupações estéticas durante a adolescência. Muitos pacientes não apresentam sintomas, e é bastante provável que muitos irão permanecer livres de sintomas. Isso torna difícil decidir quem precisa de cirurgia para esta condição, especialmente porque o procedimento é mais fácil quando é executado antes da idade adulta, e os resultados provavelmente são melhores.

A deformidade consiste de uma dorsiflexão e adução na articulação metatarsofalangica com rotação externa do dedo. A operação libera o tendão extensor e a cápsula e mantém a correção por meio da dermodese (1). Em nossa experiência, isso tem sido extremamente eficaz (Figs. 7-125 a 7-128).

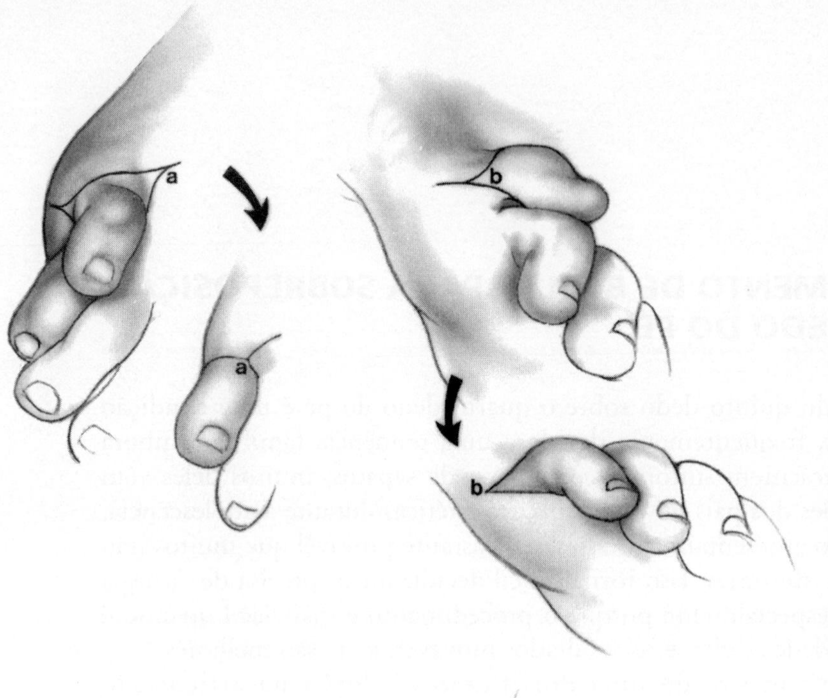

FIGURA 7-125. Uma incisão em raquete com alça extra no aspecto plantar é realizada. Essa alça deve ser mais longa que a dorsal e deve ser direcionada mais lateralmente. A razão fica aparente quando se entende que a dermodese é realizada mediante um avanço V-para-Y da incisão dorsal e um avanço Y-para-V para a incisão plantar.

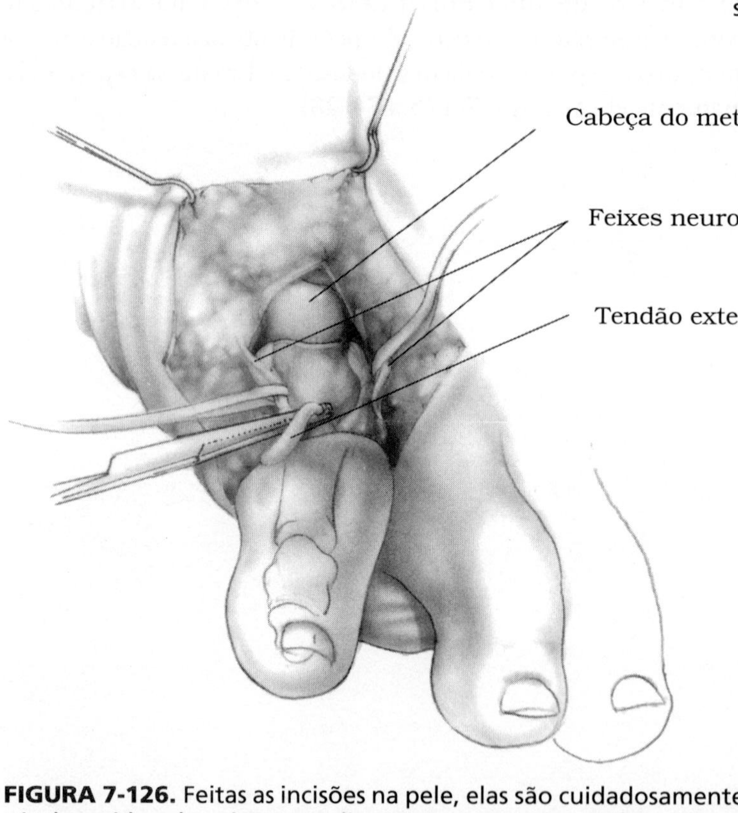

FIGURA 7-126. Feitas as incisões na pele, elas são cuidadosamente aprofundadas através do tecido subcutâneo por dissecação cortante e romba para mobilizar a pele. Deve-se sempre tomar cuidado para não causar danos aos feixes neurovasculares. Iniciando dorsalmente pelo tendão extensor (o qual pode ser tensionado flexionando-se o dedo), um pequeno hemostato é usado para separar o tecido para fora da cápsula tanto medial quanto lateralmente. Aqui, os feixes neurovasculares são ilustrados como tendo sido isolados, para maior clareza; contudo, isto não é necessário se tomar cuidado em manter-se próximo à cápsula e ao osso.

O tendão extensor é dividido junto com o aspecto dorsal da cápsula. Com a cápsula agora exposta de ambos os lados, torna-se simples dividi-la de forma segura medialmente e lateralmente para baixo até o aspecto plantar.

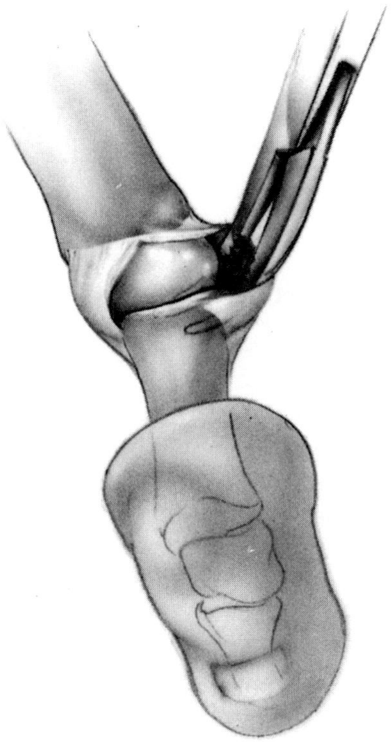

FIGURA 7-127. Se os dedos não ficarem em uma posição normal após essa liberação, provavelmente isso se deve à aderência da cápsula ao aspecto plantar da cabeça metatarsal. Esta aderência pode ser liberada inserindo-se um hemostato curvo, pequeno, ao redor da cabeça, e abrindo o hemostato.

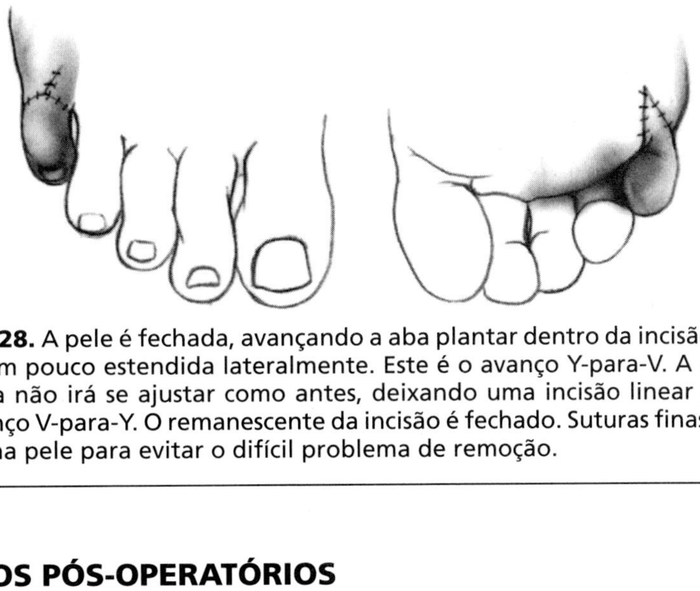

FIGURA 7-128. A pele é fechada, avançando a aba plantar dentro da incisão em raquete que foi um pouco estendida lateralmente. Este é o avanço Y-para-V. A aba de pele dorsal agora não irá se ajustar como antes, deixando uma incisão linear mais longa. Este é o avanço V-para-Y. O remanescente da incisão é fechado. Suturas finas absorvíveis são usadas na pele para evitar o difícil problema de remoção.

CUIDADOS PÓS-OPERATÓRIOS

Um curativo é aplicado. O paciente pode andar com ajuda de muletas ou simplesmente sobre os calcanhares, se forem confiáveis. Após 3 semanas, a cicatrização deve ser suficiente para permitir a sustentação total de peso.

Referências

1. Cockin J. Butler's operation for an over-riding fifth toe. J Bone Joint Surg [Br] 1968;50:78.

7.21 TENOTOMIA DO TENDÃO FLEXOR PARA DEFORMIDADE DO DEDO CURVO

A deformidade do dedo curvo, algumas vezes chamada de *dedos subpostos*, é uma deformidade comum em crianças. É caracterizada por variados graus de flexão na articulação proximal interfalangeal, desvio em varo e rotação externa. A deformidade parece ser o resultado de um encurtamento congênito do tendão flexor longo. Se a articulação metatarsofalangeal for flexionada, a articulação interfalangeada pode ser corrigida.

Raramente estas deformidades causam problema na infância, e é motivo de debate a freqüência com a qual se tornam um problema durante a vida adulta (1-3). Embora a maior parte das crianças seja avaliada devido às preocupações dos pais, um atleta adolescente eventualmente pode apresentar sintomas relacionados à ponta do dedo.

Embora diversas operações tenham sido propostas para esta condição, evidências apontam em favor de uma simples liberação dos tendões flexores longo e curto e não para transferência de tendão (procedimento de Girdlestone) (4,5). Especialistas concordam que, seja qual for a incisão usada, ela não deve cruzar a dobra de flexão, e que amarração solidária entre os dedos e outras medidas conservadoras não têm valor (Figs. 7-129 e 7-130).

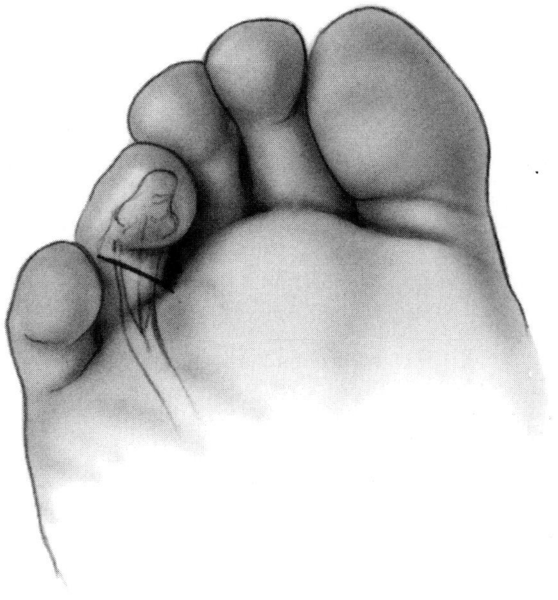

FIGURA 7-129. O paciente pode ser mantido em posição de decúbito dorsal com a mesa elevada, e na posição de Trendelenburg com o cirurgião sentado. Uma incisão oblíqua é feita sobre a falange proximal, tomando-se cuidado para não cruzar nenhuma das dobras de flexão.

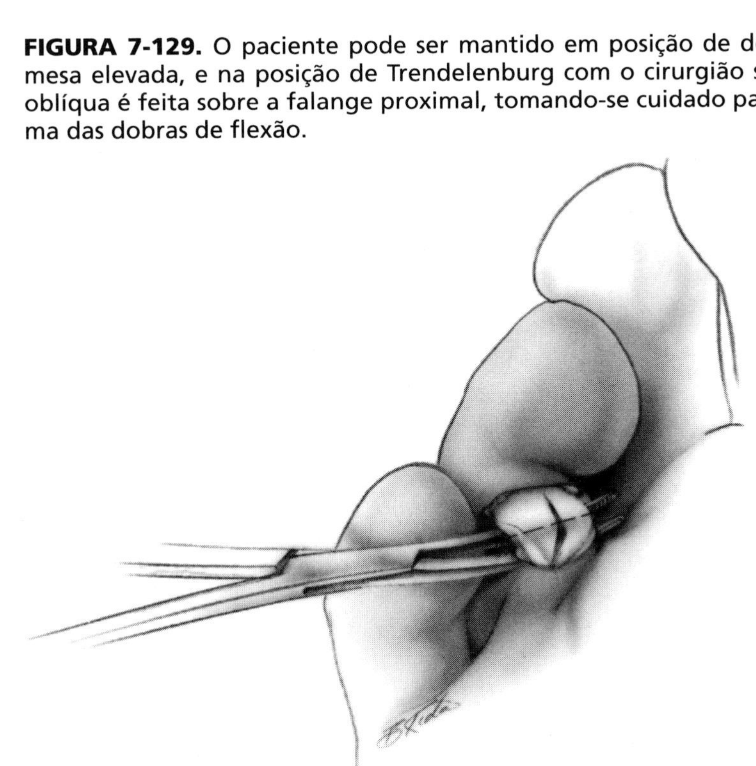

FIGURA 7-130. Após dividir o tecido subcutâneo, a bainha do flexor é aberta. Um hemostato pequeno e curvo é usado para levar todas as três partes do tendão, longo e curto, no campo cirúrgico, onde elas são divididas. A articulação interfalângica deve ser corrigível com extensão na articulação metatarsofalângica. Para o fechamento há necessidade apenas de uma ou duas suturas simples de pele, de material fino e absorvível.

CUIDADOS PÓS-OPERATÓRIOS

Um curativo leve é aplicado, e permite-se ao paciente deambular na medida do tolerável.

Referências

1. Mann RA. Surgery of the foot, 5th ed. St. Louis: CV Mosby, 1986:559.
2. Tachdjian MO. Congenital deformities. In: Jahss MH, ed. Disorders of the foot and ankle: medical and surgical management, 2nd ed. Philadelphia: WB Saunders, 1991:641.
3. Sweetnam R. Congenital curly toes: an investigation into the value of treatment. Lancet 1958;2:398.
4. Pollard JP, Morrison PJM. Flexor tenotomy in the treatment of curly toes. Proc R Soc Med 1975;68:480.
5. Hammer AJ, Stanley D, Smith TWD. Surgery for curly toe deformity: a double-blind randomised, prospective trial. J Bone Joint Surg [Br] 1993;75:662.

7.22 AMPUTAÇÃO DE SYME

Harris (1) escreveu uma excelente revisão histórica e justificativa para a amputação de Syme. Embora a amputação de Syme ou desarticulação no tornozelo seja mais freqüentemente feita na infância para deficiências congênitas da extremidade inferior, Syme primeiro reportou essa operação para controle de infecção 22 anos antes de seu genro, Joseph Lister, iniciar seus experimentos em cirurgia antisséptica e 3 anos antes de Morton administrar éter como anestesia pela primeira vez no Massachusetts General Hospital (1).

Há duas diferenças importantes em relação à amputação de Syme em crianças com deficiências congênitas, em comparação com adultos. Primeiro, em crianças com essa deficiência, o pé está freqüentemente em eqüino grave, com o coxim proximal à extremidade da tíbia. Isso pode resultar em dificuldade para trazer o coxim do calcanhar para baixo sobre a extremidade da tíbia, mesmo após a secção do tendão de Aquiles. Segundo, nenhuma alteração óssea da tíbia distal é necessária. Os maléolos não são um problema com relação a ajuste protético porque eles não atingem as dimensões usuais medial e lateral do adulto (2). Na verdade, uma leve proeminência é necessária para a suspensão da prótese.

O benefício mais citado dessa amputação é a capacidade de suporte da extremidade do coto, que permite caminhar sem prótese e uma melhor utilização da protese. Essa qualidade de apoio da extremidade depende da preservação da anatomia estrutural única do coxim do calcanhar por meio de uma dissecção subperiostal cuidadosa do calcâneo. Um dos benefícios mais óbvios da amputação de Syme (ou qualquer desarticulação) na infância é a eliminação do crescimento ósseo excessivo com a necessidade de revisão que acompanha amputação através de osso na criança em crescimento.

Embora haja muitos estudos de resultados a longo prazo em pacientes que foram submetidos à amputação de Syme, a maior parte delas foi feita devido a outras indicações (3,4) (Figs. 7-131 a 7-136).

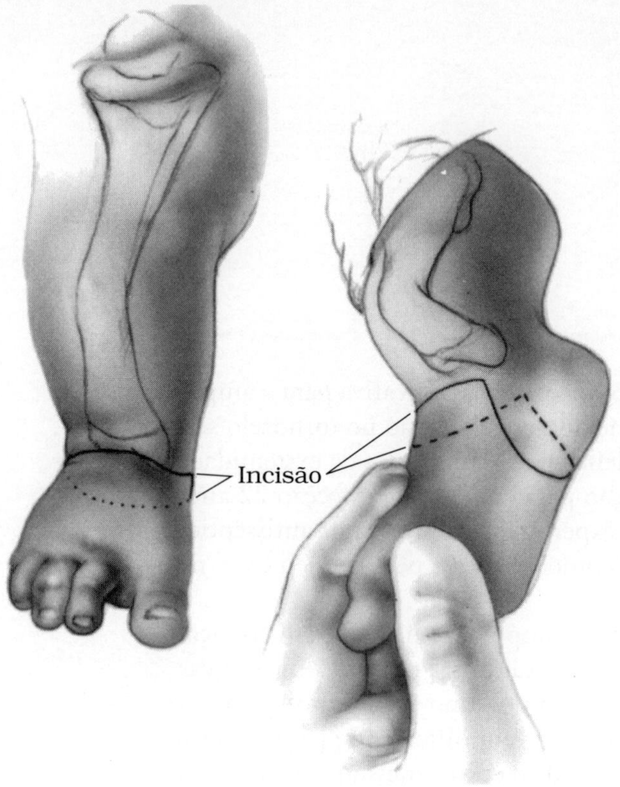

FIGURA 7-131. A parte dorsal da incisão começa na extremidade do maléolo lateral, cruza sobre o dorso do pé perto da prega de dorsiflexão do tornozelo e termina cerca de 1 cm abaixo da extremidade do maléolo medial. Em crianças com ausência completa da fíbula, esse marco pode ser estimado pela palpação da anatomia, ou visualmente. A parte volar da incisão conecta as extremidades da incisão dorsal cruzando o aspecto plantar do pé na extremidade distal do coxim do calcanhar. Em crianças pequenas que não têm andado, o coxim do calcanhar é freqüentemente difícil de identificar, e deve-se ter cuidado para trazer a incisão longe o bastante distalmente para manter tecido suficiente.

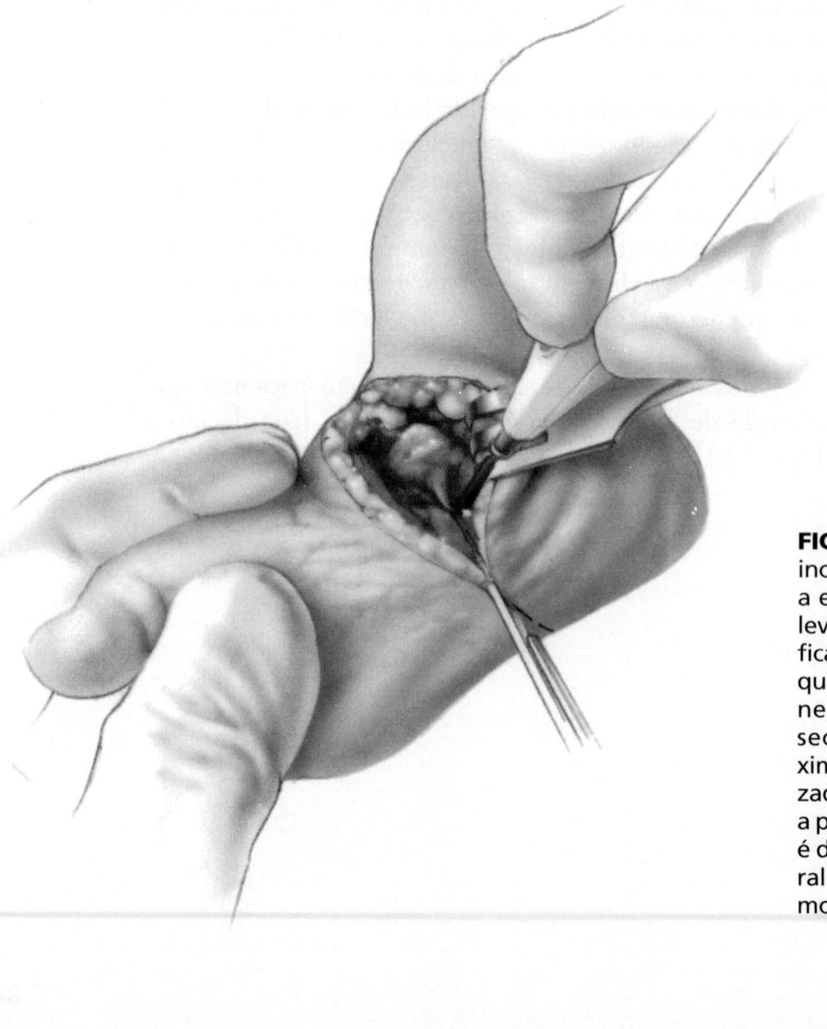

FIGURA 7-132. O próximo passo é completar a incisão plantar. Devido ao fato de que nada distal a esse ponto será mantido, essa incisão pode ser levada diretamente para baixo até o osso, identificando e cauterizando os vasos que sangrarem quando o torniquete for liberado. Os tendões e nervos podem ser tracionados distalmente e seccionados de forma que se retraiam proximalmente e o vaso possa ser ligado ou cauterizado. O término dessa parte da incisão simplifica a parte mais difícil e importante da operação, que é dividir as estruturas de ligamento medial e lateral sem danificar o vaso tibial posterior e seus ramos que suprem o coxim do calcanhar.

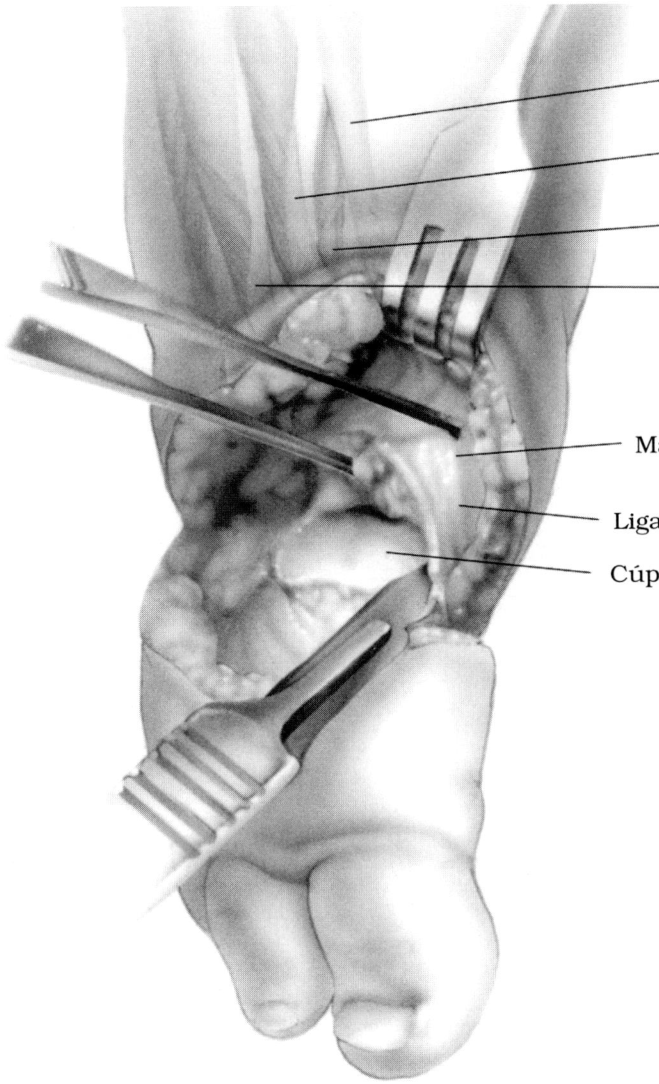

FIGURA 7-133. Em seguida, a incisão dorsal é aprofundada através do tecido subcutâneo. Os vasos dorsais do pé são identificados e cauterizados, e todos os tendões e nervos são tracionados distalmente e seccionados, e é permitido a eles retraírem-se proximalmente. Isso expõe a articulação anterior do tornozelo, que é agora cortada e aberta completamente. Trabalhando cuidadosamente entre o tálus e o maléolo medial, o ligamento deltóide é cortado, liberando o aspecto medial da articulação do tornozelo. É preciso ter cuidado aqui para evitar dano a artéria e veia tibial posterior. Trabalhando na lateral do tornozelo, o cirurgião secciona os ligamentos tíbio-fibulares. A única porção remanescente da cápsula do tornozelo que permanece é a posterior.

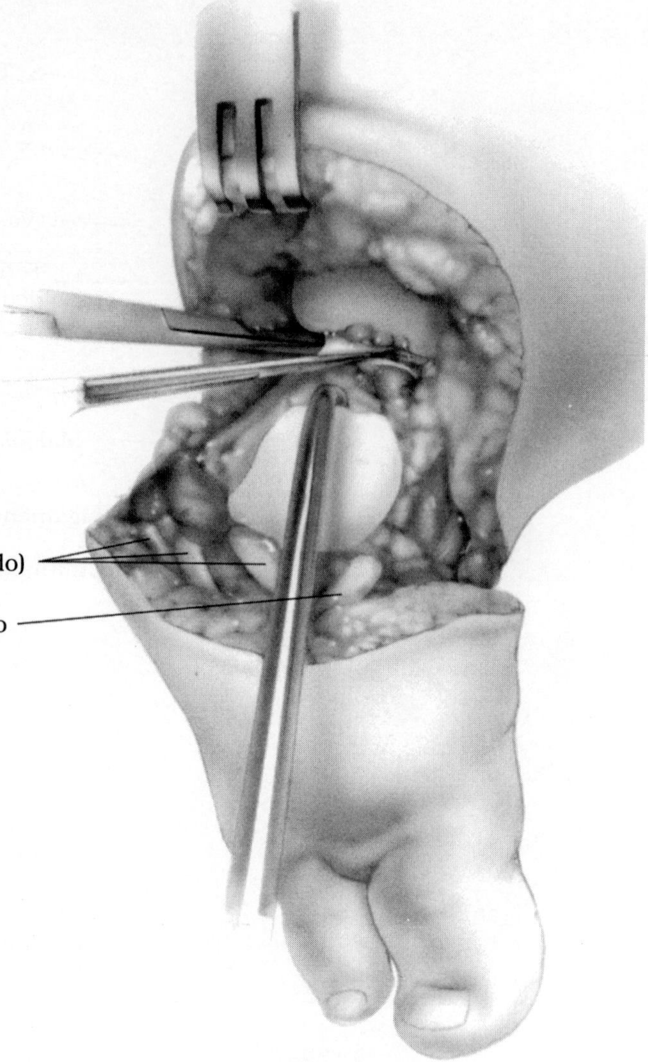

FIGURA 7-134. Com o pé posicionado rigorosamente em flexão plantar e com um pequeno gancho ósseo colocado no aspecto posterior do tálus, a dissecação da cápsula posterior do tornozelo é completada, liberando o tálus. Em caso com deformidade congênita grave do pé, isso não é fácil, e deve-se ter cuidado para evitar cortar através da porção cartilaginosa do tálus posterior. Quando essa parte da liberação estiver completa, o tálus deve vir para frente, expondo o calcâneo.

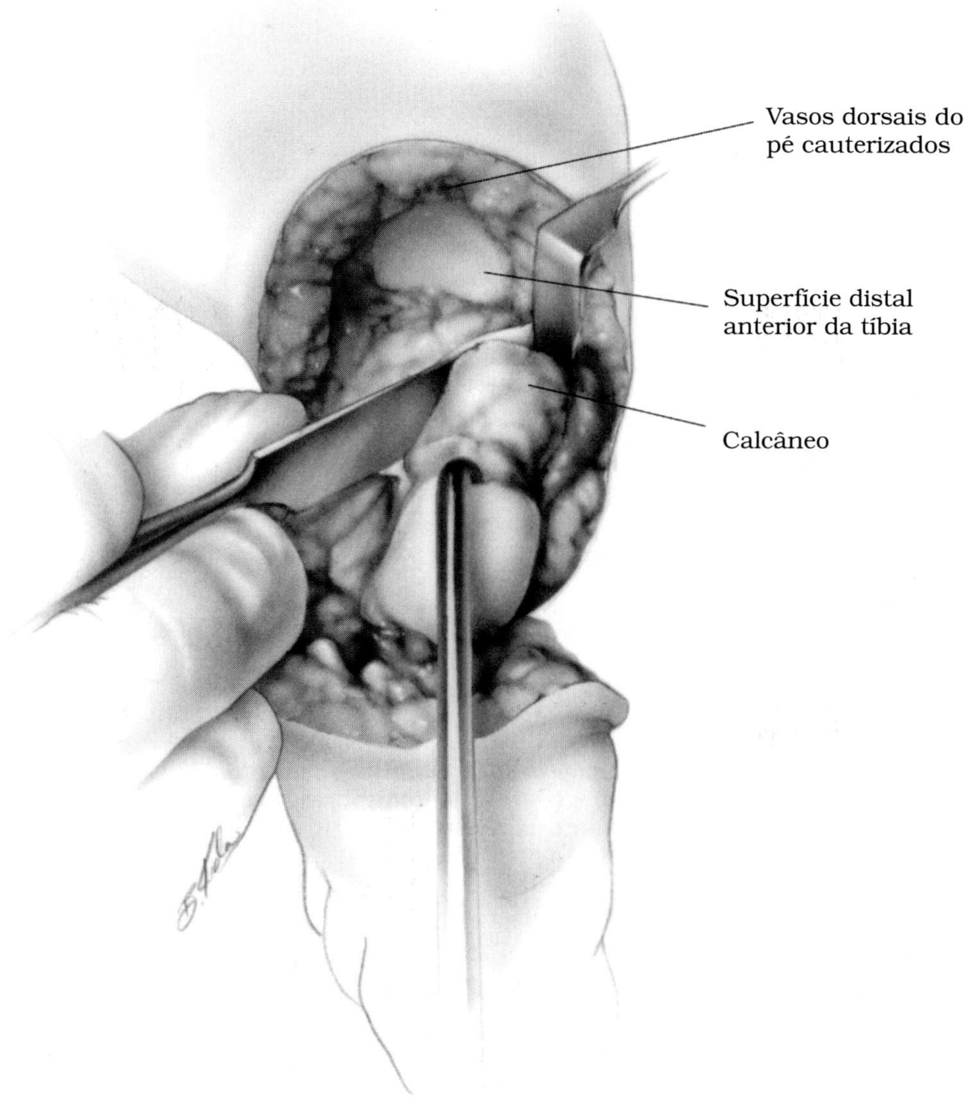

FIGURA 7-135. A dissecção é completada com a remoção subperiostal do calcâneo. Usando-se um bisturi e um elevador de periósteo, a dissecção é iniciada posterior na parte de dentro da articulação do tornozelo. Aqui, novamente, o cirurgião deve ter cuidado para não separar a apófise calcaneal do calcâneo. Assim que o tendão de Aquiles for identificado, ele deve ser exposto e uma porção dele deve ser removida. Isso elimina a tendência do músculo gastrocnêmio de tracionar o coxim do calcanhar para fora da tíbia, uma complicação comum. Após a divisão do tendão de Aquiles, a dissecção do calcâneo prossegue em volta até a superfície plantar. Em algumas anomalias congênitas, entretanto, nas quais o calcanhar está atrás da tíbia, será muito mais fácil começar a dissecar o calcâneo a partir do lado distal até o lado proximal.

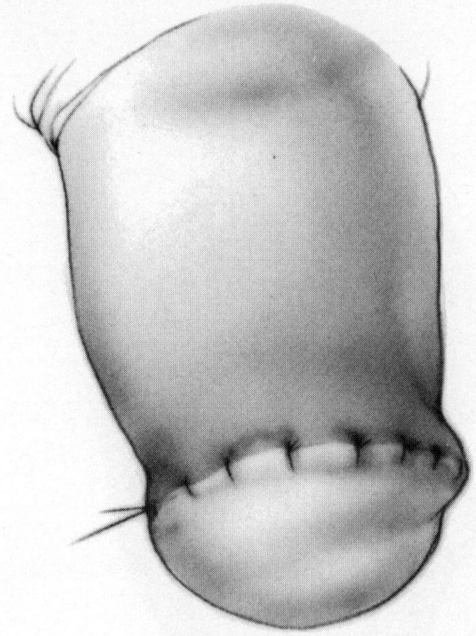

FIGURA 7-136. Não é necessário remover a cartilagem da tíbia distal nem cortar nenhum osso dela. O fechamento é feito pela sutura da camada profunda do coxim do calcanhar até a fáscia profunda e tecido periostal da parte proximal da incisão dorsal. Isso irá ancorar o coxim do calcanhar. Pinos de fixação não são necessários e são amplamente ineficientes, porque a migração posterior do coxim do calcanhar ocorre tardiamente, como resultado do desequilíbrio de forças criadas pela falha em seccionar completamente todos os tendões que exercem tensão sobre ele. É aconselhável remover o torniquete antes do fechamento para verificar a perfusão nos retalhos cutâneos e controlar o sangramento. Drenos não parecem ser necessários.

CUIDADOS PÓS-OPERATÓRIOS

Após o fechamento, um curativo é aplicado. Um curativo rígido pode ser usado, mas nossa experiência não tem mostrado nenhum benefício em relação ao curativo com uma faixa elástica. Um curativo rígido em crianças pequenas geralmente fica frouxo em uma semana, e acaba saindo logo depois, devido aos movimentos de chutar e outros. Assim que o inchaço tiver diminuído suficientemente, pode-se tirar o molde para a confecção do soquete protético. Em geral, isso acontece 3 a 4 semanas após a cirurgia.

Referências

1. Harris RI. Syme's amputation: the technical details essential for success. J Bone Joint Surg [Br] 1956;38:614.
2. Davidson WH, Bohne WHO. The Syme amputation in children. J Bone Joint Surg [Am] 1975;57:905.
3. Hornby RRH. Syme's amputation: follow-up study of weight-bearing in sixty-eight patients. J Bone Joint Surg [Am] 1975;57:346.
4. Mazet RJ. Syme's amputation: a follow-up study of fifty-one adults and thirty-two children. J Bone Joint Surg [Am] 1968;50:1549.

7.23 AMPUTAÇÃO DE BOYD COM OSTEOTOMIA DA TÍBIA PARA DEFICIÊNCIA FIBULAR

Esta amputação, descrita primeiramente por Boyd em 1939 (1), é mais indicada para criança com deficiência de membro. A amputação é similar à de Syme, exceto pelo fato de preservar o calcâneo com o retalho cutâneo do calcanhar anexá-lo, e por fundi-lo à tíbia distal. No pé congenitamente deformado encontrado nas deficiências das extremidades inferiores, a fixação e o crescimento do normalmente pequeno coxim do calcanhar podem ser afetados favoravelmente pela artrodese, deixando-o intacto no calcâneo. Sua desvantagem é que, nestes mesmos pacientes, o calcâneo e a tíbia distal são em grande parte cartilagem, tornando difícil conseguir a artrodese que caso não seja obtida, fará o calcâneo migrar para debaixo da fíbula, requerendo revisão ou conversão para a amputação de Syme, o que não é necessário quando o coxim do calcanhar migra sozinho. O procedimento, embora mais comumente usado no tratamento das deficiências fibulares, também tem sido utilizado no tratamento das deficiências tibiais através da fusão do calcâneo à fíbula (2,3) (Figs. 7-137 a 7-139).

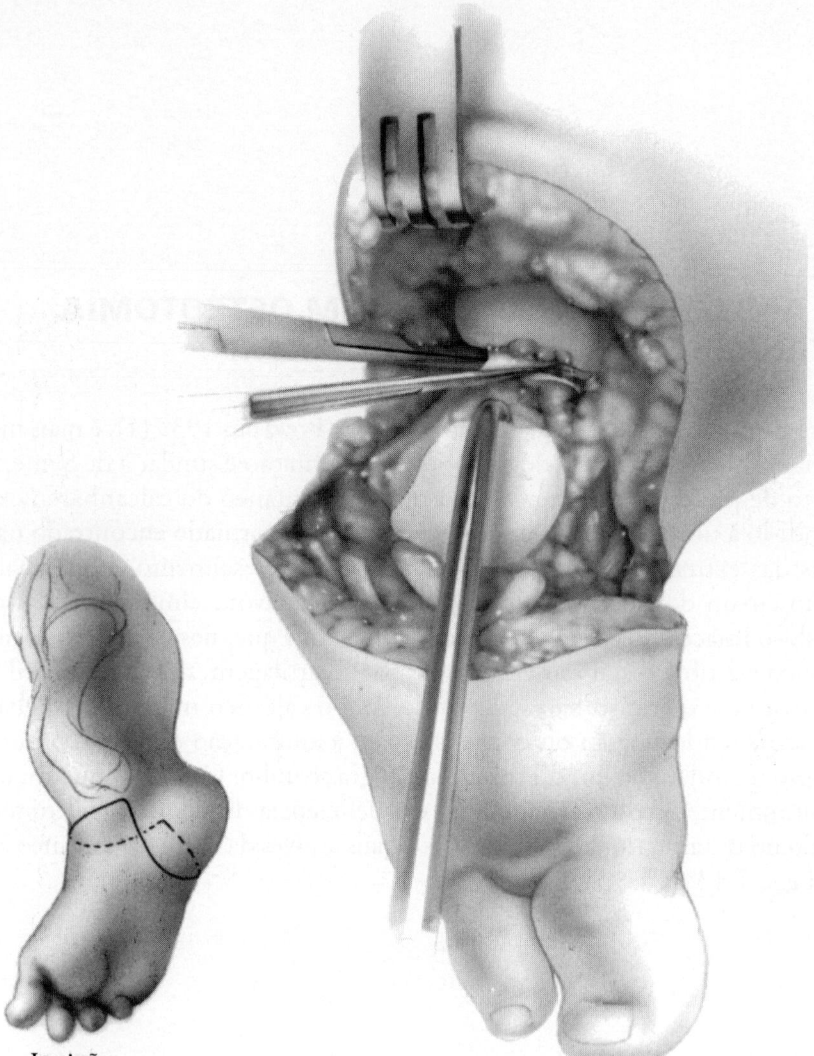

FIGURA 7-137. A incisão e a exposição inicial para a amputação de Boyd são as mesmas da amputação de Syme, através da liberação da cápsula do tornozelo posterior. Neste ponto, o pé é amputado através das articulações mediotarsais (calcaneocubóide e talonavicular). Devido ao fato do antepé fornecer um bom ponto de apoio para manipular o retropé durante a cirurgia, isto torna mais fácil dissecar a maior parte do tálus e seccionar o tendão de Aquiles, antes de remover o antepé.

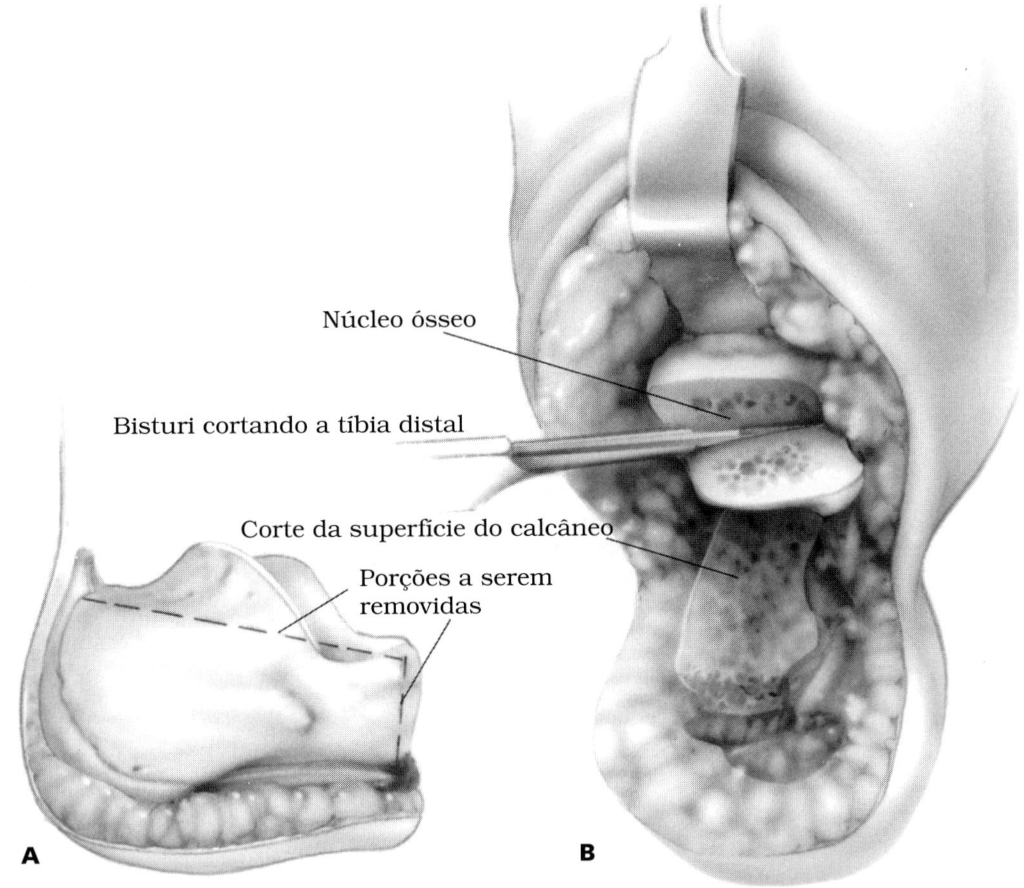

FIGURA 7-138. O tálus é completamente removido através do corte dos ligamentos talocalcaneais. Uma serra (ou freqüentemente apenas um bisturi) é usada para moldar uma porção do calcâneo para ajustá-lo sob a superfície articular da tíbia. Primeiro, remova uma porção do calcâneo anterior. Em seguida, remova a superfície articular do calcâneo para expor o osso esponjoso **(A).** Finalmente, faça suficiente ressecção da tíbia distal para expor o núcleo ósseo da epífise distal **(B).**

Utilize um saca-bocados para moldar o calcâneo de forma que haja um bom contato ósseo entre o calcâneo e a tíbia distal. Isso é estabilizado com um pino liso de Steinmann que passa através do coxim do calcanhar e dentro da tíbia. O calcâneo deve ser puxado para frente antes de fixá-lo à tíbia, para que se evite uma proeminência posterior que possa interferir com o ajuste e uso da prótese.

FIGURA 7-139. Em muitos casos de deficiência fibular, a tíbia é curvada anteriormente. Embora isso não constitua um problema com o ajuste prostético durante os primeiros anos da criança, pode piorar com o crescimento, tornando tanto o ajuste quanto o alinhamento prostético mais difíceis posteriormente. Caso haja a indicação de que esta deformidade será significativa, é melhor corrigi-la ao mesmo tempo que a amputação (Syme ou Boyd), porque não atrasará o ajuste de forma significativa, e nesta idade este procedimento é preferível a uma osteotomia da tíbia no fim da infância.

Uma incisão reta é feita diretamente sobre a borda subcutânea da tíbia no ápice da curva e carregada diretamente para baixo através do periósteo **(A).** Uma pequena área da tíbia é exposta subperiostealmente, deixando o periósteo posterior intacto. Uma serra ou saca-bocados é usado para remover uma pequena cunha do osso no plano apropriado para corrigir a deformidade. Normalmente, esta não é uma curva anterior reta **(B)**. Um fio de Steinmann é passado através do coxim do calcanhar, através do calcâneo, dentro do fragmento distal da tíbia, e então dentro do fragmento proximal da tíbia. Então as feridas são fechados **(C).**

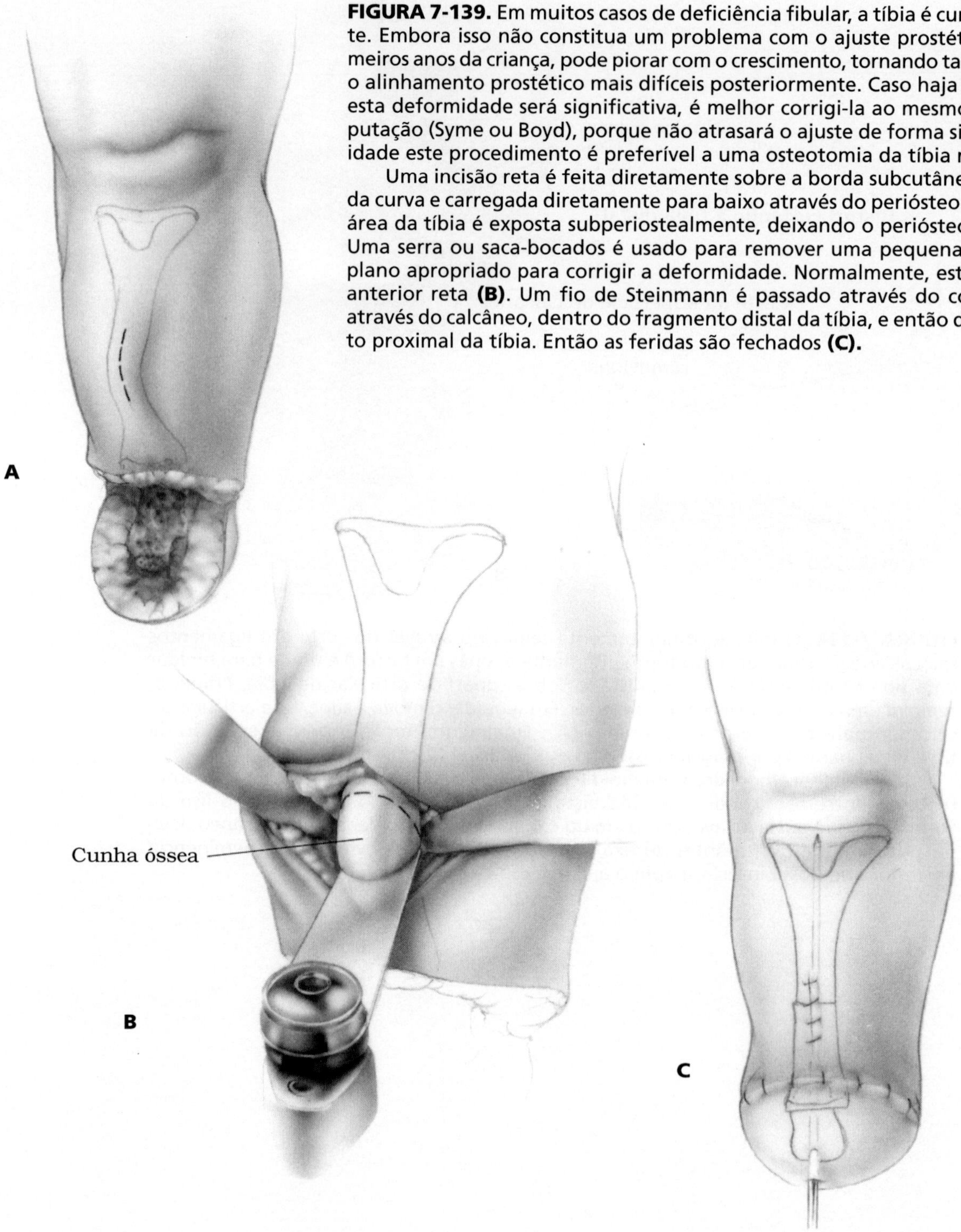

CUIDADOS PÓS-OPERATÓRIOS

O cirurgião pode escolher um curativo macio ou rígido. Devido à utilização do pino de Steinmann e sua tendência a sair, particularmente se for realizado uma osteotomia tibial, preferimos usar um curativo rígido com o joelho flexionado em 90°. O ajuste da prótese é normalmente atrasado por 4 a 6 semanas para permitir a consolidação inicial das superfícies ósseas e a diminuição do inchaço.

Referências

1. Boyd HB. Amputation of the foot with calcaneotibial arthrodesis. J Bone Joint Surg 1939;21:997.
2. Kumar A, Kruger LM. Fibular dimelia with deficiency of the tibia. J Pediatr Orthop 1993;13:203.
3. Meyers TH. Congenital absence of the tibia: transplantation of the head of the fibula: arthrodesis at the ankle joint. Am J Orthop Surg 1905;3:72.

ÍNDICE REMISSIVO

Números de página seguidos por *f* referem-se a figuras.

P

Q

U